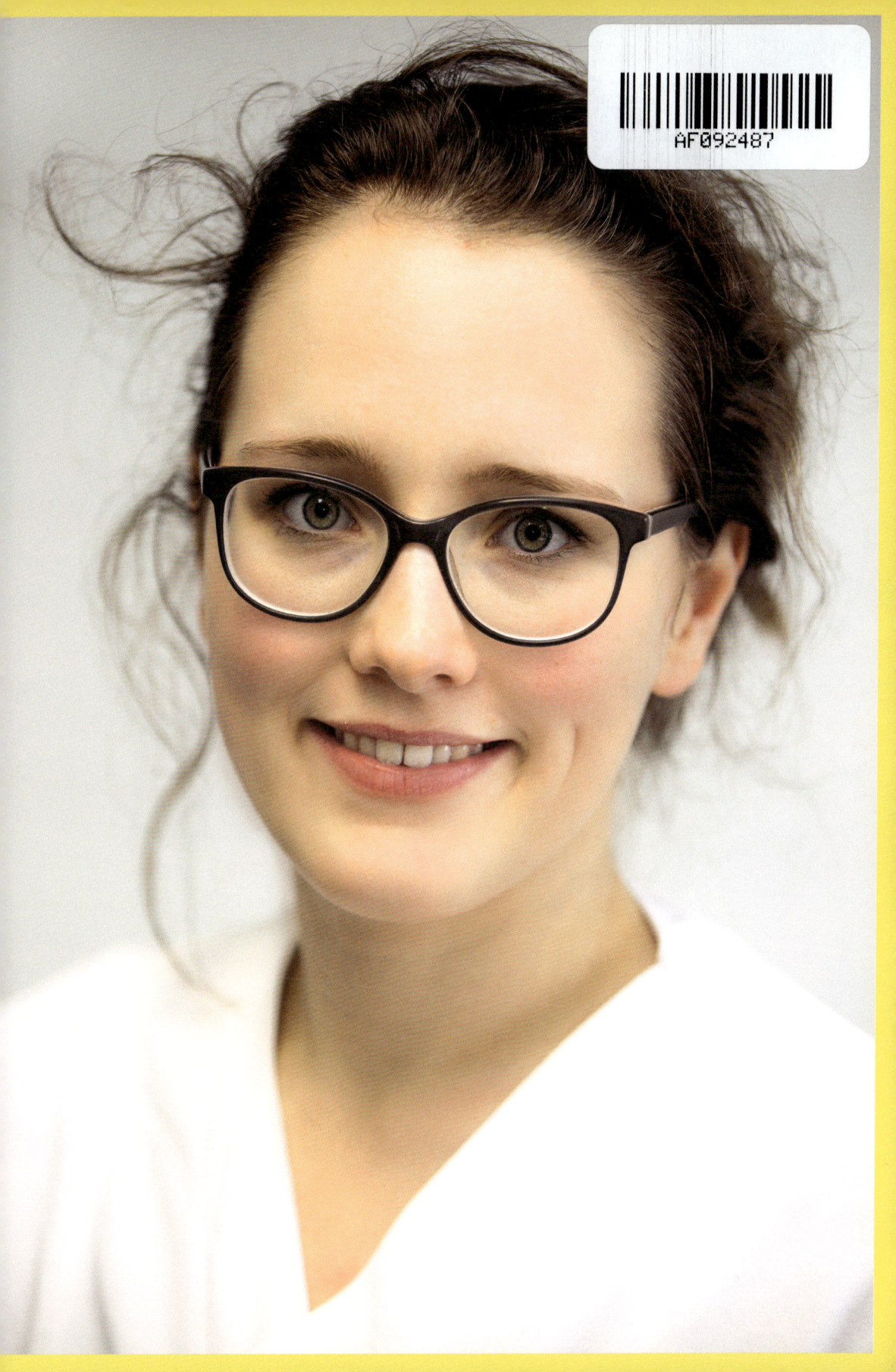

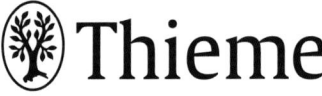

verstehen & pflegen 1

verstehen & pflegen 1

Grundlagen beruflicher Pflege

Herausgegeben von
Annette Lauber

unter Mitarbeit von
Marion Kaster
Elke Kobbert
Brigitte Maurer
Hanna Mayer

4., aktualisierte Auflage

241 Abbildungen

Georg Thieme Verlag
Stuttgart · New York

Bibliografische Information der Deutschen Nationalbibliothek
Die Deutsche Nationalbibliothek verzeichnet diese Publikation in der Deutschen Nationalbibliografie; detaillierte bibliografische Daten sind im Internet über http://dnb.d-nb.de abrufbar.

Ihre Meinung ist uns wichtig! Bitte schreiben Sie uns unter
www.thieme.de/service/feedback.html

Wichtiger Hinweis:

Wie jede Wissenschaft ist die Medizin ständigen Entwicklungen unterworfen. Forschung und klinische Erfahrung erweitern unsere Erkenntnisse, insbesondere was Behandlung und medikamentöse Therapie anbelangt. Soweit in diesem Werk eine Dosierung oder eine Applikation erwähnt wird, darf der Leser zwar darauf vertrauen, dass Autoren, Herausgeber und Verlag große Sorgfalt darauf verwandt haben, dass diese Angabe **dem Wissensstand bei Fertigstellung des Werkes** entspricht.

Für Angaben über Dosierungsanweisungen und Applikationsformen kann vom Verlag jedoch keine Gewähr übernommen werden. **Jeder Benutzer ist angehalten**, durch sorgfältige Prüfung der Beipackzettel der verwendeten Präparate und gegebenenfalls nach Konsultation eines Spezialisten festzustellen, ob die dort gegebene Empfehlung für Dosierungen oder die Beachtung von Kontraindikationen gegenüber der Angabe in diesem Buch abweicht. Eine solche Prüfung ist besonders wichtig bei selten verwendeten Präparaten oder solchen, die neu auf den Markt gebracht worden sind. **Jede Dosierung oder Applikation erfolgt auf eigene Gefahr des Benutzers.** Autoren und Verlag appellieren an jeden Benutzer, ihm etwa auffallende Ungenauigkeiten dem Verlag mitzuteilen.

© 2018 Georg Thieme Verlag KG
Rüdigerstraße 14
D-70469 Stuttgart
Deutschland
www.thieme.de

Printed in Germany

1. Auflage 2001
2. Auflage 2007
3. Auflage 2012

Zeichnungen: Barbara Gay, Bremen; Christine Lackner, Ittlingen; BITmap, Mannheim
Umschlaggestaltung: Thieme Gruppe
Umschlagfotos: ©Africa Studio – Fotolia,
©VRD – Adobe Stock
Satz: Druckhaus Götz GmbH, D-71636 Ludwigsburg
Druck: Grafisches Centrum Cuno GmbH & Co. KG, Calbe

DOI: 10.1055/b-005-143656

ISBN 978-3-13-240649-0   1 2 3 4 5 6

Auch erhältlich als E-Book:
eISBN (PDF) 978-3-13-240650-6

Geschützte Warennamen (Warenzeichen) werden **nicht** besonders kenntlich gemacht. Aus dem Fehlen eines solchen Hinweises kann also nicht geschlossen werden, dass es sich um einen freien Warennamen handele.

Das Werk, einschließlich aller seiner Teile, ist urheberrechtlich geschützt. Jede Verwertung außerhalb der engen Grenzen des Urheberrechtsgesetzes ist ohne Zustimmung des Verlages unzulässig und strafbar. Das gilt insbesondere für Vervielfältigungen, Übersetzungen, Mikroverfilmungen und die Einspeicherung und Verarbeitung in elektronischen Systemen.

Vorwort

Liebe Leserin, lieber Leser,

wir freuen uns, Ihnen hiermit die 4. Auflage der Lehrbuchreihe *verstehen & pflegen* vorlegen zu können. Herausgeberinnen und Autorinnen ist es ein Anliegen, mit der vorliegenden Lehrbuchreihe einen Beitrag zu einer fundierten und qualitativ hochwertigen Pflegeausbildung zu leisten und Lehrende wie Lernende in ihrem beruflichen Handeln zu unterstützen. Ihren konstruktiven und ermutigenden Rückmeldungen, liebe Leserinnen und Leser, entnehmen wir, dass wir dieses Ziel in aller Regel auch erreichen.

Als die Lehrbuchreihe in den Jahren 2001 bis 2004 erstmals aufgelegt wurde, befanden sich die Diskussionen um eine Zusammenführung der 3 Pflegeberufe Altenpflege, Gesundheits- und Krankenpflege sowie Gesundheits- und Kinderkrankenpflege noch in den Anfängen. Heute, 15 Jahre später, geht es stärker darum, den besten Weg der Zusammenführung auszuwählen und zu beschreiben. Daher verfolgt auch die 4. Auflage von *verstehen & pflegen* einen integrativen Ansatz, der gleichermaßen Gemeinsamkeiten und Spezifika der Pflegeberufe thematisiert.

Beibehalten wurde auch der bisherige Aufbau und die didaktische Konzeption, bei der jeder Band einen Schwerpunkt ausführlich thematisiert und dabei eine konsequent pflegeberufliche Perspektive einnimmt: Grundlagen beruflicher Pflege (Band 1), Wahrnehmen und Beobachten (Band 2), Pflegerische Interventionen (Band 3) sowie Prävention und Rehabilitation (Band 4). Inhalte und Themen der einzelnen Bände der Reihe sind aufeinander bezogen; selbstverständlich ist aber auch eine Einzelnutzung möglich. Alle Kapitel wurden für die 4. Auflage inhaltlich überprüft und aktualisiert; neue Erkenntnisse und Entwicklungen aufgenommen; Layout und grafische Darstellung modernisiert.

Wenngleich für die Aktualisierung eines Werkes auf viel Bewährtes zurückgegriffen werden kann, stellt der Bearbeitungsprozess Autorinnen und Herausgeber dennoch immer wieder vor Herausforderungen, von denen die termingerechte Abgabe der bearbeiteten Manuskripte nicht zwangsläufig die größte ist. In solchen Phasen gewinnt dann eine verbindliche und wertschätzende Unterstützung durch den Verlag an Bedeutung. Unser Dank gilt deshalb den Mitarbeiterinnen und Mitarbeitern des Georg Thieme Verlags für ihre ausgesprochen motivierende und engagierte Unterstützung. Danken möchten wir auch allen Autorinnen und Autoren, die wir für die Mitarbeit an dieser Auflage gewinnen konnten, und die – teilweise nun schon über viele Jahre – ihre Expertise für *verstehen & pflegen* zur Verfügung stellen.

Ihnen, liebe Leserinnen und Leser, wünschen wir viel Freude bei der Arbeit mit den Bänden der Lehrbuchreihe!

Hildesheim und Stuttgart im Oktober 2017

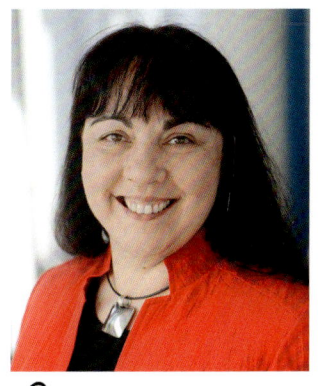 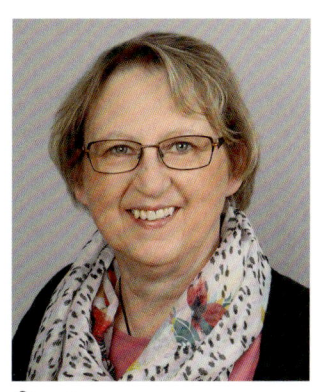

Herausgeberin
Dr. rer. cur. Annette Lauber
Dipl.-Pflegepädagogin (FH)
Pflegewissenschaftlerin (M.Sc.)
Irmgard-Bosch-Bildungszentrum
Auerbachstraße 110
70376 Stuttgart

Autorinnen

P. Fickus*

A. Hammer*

A. Heißenberg*

Marion Kaster
Dipl.-Pflegewirtin (FH)
Dipl.-Sozialmanagerin (FH)
Angstweg 29
53547 Dattenberg

Elke Kobbert
Leitung der Weiterbildung Pflege in der Onkologie
Irmgard-Bosch-Bildungszentrum
Auerbachstraße 110
70376 Stuttgart

Brigitte Maurer
Dipl.-Pflegewissenschaftlerin (FH)
Irmgard-Bosch-Bildungszentrum
Auerbachstraße 110
70376 Stuttgart

M. Nagl-Cupal*

Univ.-Prof. Mag. Dr. Hanna Mayer
Diplomierte Gesundheits- und Krankenschwester
Professorin für Pflegewissenschaft
Leiterin des Instituts für Pflegewissenschaft
der Universität Wien
Universität Wien – Fakultät für Sozialwissenschaften
Alser Straße 23/12
A-1080 Wien

Die im Buch mit * gekennzeichneten Autoren haben an früheren Auflagen mitgewirkt, und ihre Beiträge sind in der aktuellen Auflage noch teilweise enthalten.

Inhalt

I Pflege und Entwicklung

1 Leitbild und Pflege 4
Annette Lauber
Einleitung 4
1.1 Pflege – Eine Begriffsbestimmung 4
1.2 Berufsbild 5
1.3 Definitionen der Pflege 10
1.4 Menschenbild 11
1.5 Gesundheit und Krankheit 15
    1.5.1 Gesundheit und Krankheit in Altertum und Mittelalter 15
    1.5.2 Biomedizinisches Krankheitsmodell 16
    1.5.3 Definition der Weltgesundheitsorganisation (WHO) 18
    1.5.4 Salutogenetisches Modell 19

2 Entwicklung der Pflege zum Beruf 24
Marion Kaster
Einleitung 24
2.1 Antike 28
    2.1.1 Griechenland 28
    2.1.2 Römisches Reich 30
    2.1.3 Christentum 31
2.2 Mittelalter 32
    2.2.1 Klöster als Hospitäler und Bildungsstätten 32
    2.2.2 Pflege durch die Hospitaliterorden 35
    2.2.3 Hexenverfolgung 37
    2.2.4 Kinderheilkunde und Altersfürsorge 38
2.3 Neuzeit 38
    2.3.1 Lohnwartesystem und katholische Pflegeorden 39
    2.3.2 Krise der Krankenpflege im 18. Jh. 41
    2.3.3 Hospitalwesen in der Neuzeit . 42
2.4 19. Jahrhundert 44
    2.4.1 Organisationsformen der Pflege 44
    2.4.2 Florence Nightingale und Jean Henri Dunant 51
2.5 20. Jahrhundert 54
    2.5.1 Pflege im 1. Weltkrieg und in der Weimarer Republik 55
    2.5.2 Pflege im Nationalsozialismus und im 2. Weltkrieg 55
    2.5.3 Neuordnung der Pflegeausbildungen nach 1945 58
2.6 21. Jahrhundert 61
    2.6.1 Gesetz über die Berufe in der Krankenpflege 61
    2.6.2 Gesetz über die Berufe in der Altenpflege 62
    2.6.3 Ausblick 63
    2.6.4 Weiterbildungsmöglichkeiten für Pflegepersonen 64
    2.6.5 Berufspolitische Entwicklungen 65

3 Berufliche Handlungskompetenz 69
Anja Heißenberg, *Annette Lauber*
Einleitung 69
3.1 Kompetenzbegriff 69
    3.1.1 Zuständigkeitsbereich 70
    3.1.2 Handlungskompetenz 72
3.2 Kompetenzerwerb 77

II Pflege und Profession

4 Pflegetheorien 86
Annette Lauber
Einleitung 86
4.1 Professionelle Pflege 87
4.2 Theorien und Modelle in der Pflege ... 88
    4.2.1 Konzepte 88
    4.2.2 Theorien 89
    4.2.3 Modelle 90
    4.2.4 Theoriebildung 91
    4.2.5 Einteilung 93
4.3 Ausgewählte Theorien und konzeptionelle Modelle der Pflege 95
    4.3.1 Hildegard Peplau – Interpersonale Beziehungen in der Pflege 95

4.3.2	Ida Jean Orlando – Die lebendige Beziehung zwischen Pflegenden und Patienten	98	
4.3.3	Martha Rogers – Theoretische Grundlagen der Pflege	102	
4.3.4	Dorothea Orem – Strukturkonzepte der Pflegepraxis	105	
4.3.5	Betty Neuman – Das System-Modell	109	
4.3.6	Madeleine Leininger – Kulturelle Dimensionen menschlicher Pflege	114	
4.3.7	Jean Watson – Pflege: Wissenschaft und menschliche Zuwendung	117	
4.3.8	Juliet Corbin/Anselm Strauss: Modell der Krankheitsverlaufskurve (Chronic Illness Trajectory Model)	119	
4.3.9	Das Roper-Logan-Tierney-Modell	123	
4.3.10	Marie-Luise Friedemann – Familien- und umweltbezogene Pflege	127	
4.3.11	Monika Krohwinkel – Fördernde Prozesspflege mit integrierten ABEDLs	132	

4.4 Ausblick 134

5 Pflegewissenschaft und -forschung ... 137
Hanna Mayer, Martin Nagl-Cupal*
Einleitung 137
5.1 Historischer Exkurs 138
5.2 Wissensquellen beruflicher Pflege 138
5.3 Pflegewissenschaft: Begriffsbestimmung und Gegenstandsbereich 140
5.4 Pflegeforschung: Begriffsbestimmung und Gegenstandsbereich 141
  5.4.1 Forschung auf der Mikro-Ebene 142
  5.4.2 Forschung auf der Meso-Ebene 142
  5.4.3 Forschung auf der Makro-Ebene 143
5.5 Grundlagen der Empirischen Pflegeforschung: Quantitativer und qualitativer Forschungsansatz 144
  5.5.1 Quantitativer Forschungsansatz 144
  5.5.2 Qualitativer Forschungsansatz . 145
5.6 Der Weg zum empirischen Wissen: Der Forschungsprozess 148
  5.6.1 Theoretische Phase 148
  5.6.2 Planungsphase 150
  5.6.3 Durchführungsphase 153
  5.6.4 Auswertungsphase 153
  5.6.5 Publikationsphase 154
5.7 Evidence Based Nursing – eine auf Forschung begründete Pflegepraxis 155
5.8 Pflegeforschung – eine ethische Herausforderung 156
  5.8.1 Grundsätze ethischen Vorgehens in der Pflegeforschung . 156
  5.8.2 Ethikkommissionen und die Verantwortung des Einzelnen . 157

6 Pflegeprozess und Pflegequalität 160
Astrid Hammer*, Elke Kobbert, Brigitte Maurer
Einleitung 161
Astrid Hammer*, Brigitte Maurer
6.1 Entwicklung des Pflegeprozesses 161
6.2 Ansätze zur Problemlösung 164
  6.2.1 Nicht-rationale Ansätze zur Problemlösung 164
  6.2.2 Rationale Ansätze zur Problemlösung 166
6.3 Modelle des Pflegeprozesses 168
  6.3.1 Vier-Phasen-Modell 169
  6.3.2 Fünf-Phasen-Modell 169
  6.3.3 Sechs-Phasen-Modell 170
6.4 Pflegeprozess als Problemlösungs- und Beziehungsprozess 172
6.5 Schritte des Pflegeprozesses 174
  6.5.1 Informationssammlung 174
  6.5.2 Erkennen von Pflegeproblemen und Ressourcen des pflegebedürftigen Menschen 180
  6.5.3 Festlegung der Pflegeziele 185
  6.5.4 Planung der Pflegemaßnahmen 187
  6.5.5 Durchführung der Pflege 191
  6.5.6 Beurteilung der Wirkung der Pflege auf den pflegebedürftigen Menschen 192
6.6 Entlassungsmanagement und Pflegeüberleitung 193
  6.6.1 Pflegeüberleitung/Überleitungspflege 194
  6.6.2 Expertenstandard Entlassungsmanagement in der Pflege 194
  6.6.3 Funktion und Rolle des Pflegeprozesses im Entlassungsmanagement 195

6.7 Einflussfaktoren auf die Durchführung der Pflege nach dem Pflegeprozess ... 197
6.8 Pflegeprozess und Pflegetheorie 198
    6.8.1 Roper/Logan und Tierney: Die Elemente der Krankenpflege .. 199
    6.8.2 Hildegard Peplau: Interpersonale Beziehungen in der Pflege .. 200
6.9 Pflegeprozess und Pflegestandards 202
    6.9.1 Strukturorientierte Standards . 202
    6.9.2 Prozessorientierte Standards . 203
    6.9.3 Ergebnisorientierte Standards . 205
    6.9.4 Vorteile und kritische Aspekte beim Arbeiten mit Pflegestandards 206
6.10 Pflegequalität 207
    Elke Kobbert
    6.10.1 Grundlagen zum Qualitätsbegriff 207
    6.10.2 Gesetzliche Grundlagen zur Qualitätssicherung in der Pflege 209
    6.10.3 Qualitätsmanagement 211
    6.10.4 Qualitätsmangementsysteme im Gesundheitswesen 213
    6.10.5 Maßnahmen und Instrumente zur Förderung des Verbesserungsprozesses 214
    6.10.6 Maßnahmen und Instrumente zur Förderung der Pflegequalität 217

7 Pflegediagnosen 221
Annette Lauber
Einleitung 221
7.1 Entwicklung der Pflegediagnosen 221
7.2 Arten von Pflegediagnosen 224
    7.2.1 Problemfokussierte Pflegediagnosen 225
    7.2.2 Risikopflegediagnosen 226
    7.2.3 Pflegediagnosen der Gesundheitsförderung 226
7.3 Klassifikation von Pflegediagnosen 227
    7.3.1 Klassifikation der NANDA 227
    7.3.2 Andere Ordnungssysteme 229
7.4 Pflegediagnosen im Pflegeprozess 231

8 Arbeitsorganisation und Pflegesysteme 235
Astrid Hammer*, Elke Kobbert
Einleitung 235
8.1 Pflegesysteme 235
    8.1.1 Funktionelle Pflege/Funktionspflege 236
    8.1.2 Patientenorientierte Pflege/ Individualisierte Pflege 238
8.2 Arbeitsorganisationen 240
    8.2.1 Gruppenpflege/Bereichspflege 240
    8.2.2 Zimmerpflege 240
    8.2.3 Einzelpflege 240
    8.2.4 Primary Nursing 241

III Pflege und Beziehung

9 Ethik und Pflege 248
Annette Lauber
Einleitung 248
9.1 Zentrale Begriffe der Ethik 249
    9.1.1 Werte 249
    9.1.2 Normen 251
    9.1.3 Gewissen 253
9.2 Ethik 254
    9.2.1 Formen der Ethik 255
    9.2.2 Normative Ethik 255
9.3 Pflegeethik 259
    9.3.1 Geschichtlicher Überblick 259
    9.3.2 Berufskodizes 260
    9.3.3 Verantwortung und verantwortliches Handeln in der Pflege 265
    9.3.4 Ethische Prinzipien für die Pflegepraxis 267
9.4 Ethische Entscheidungsfindung 275
    9.4.1 Modell für die ethische Reflexion 275
    9.4.2 Stufenpläne 276
    9.4.3 Ethische Fallbesprechung 278
    9.4.4 Nimwegener Methode der ethischen Fallbesprechung ... 279

10 Kommunikation und Pflege 283
Anja Heißenberg*, Annette Lauber
Einleitung 283
10.1 Kommunikation im täglichen Handeln . 284
10.2 Kommunikation als Regelkreis 285
10.3 Formen der Kommunikation 286
    10.3.1 Verbale Kommunikation 286
    10.3.2 Nonverbale Kommunikation .. 287
    10.3.3 Kongruenz und Inkongruenz der Nachricht 289
    10.3.4 Beziehungen und Kommunikation 289
10.4 Das Kommunikationsmodell nach Schulz von Thun 291
    10.4.1 Vier Seiten einer Nachricht ... 292
    10.4.2 Vier Empfangs-Ohren 294
10.5 Kommunikationsstörungen vermeiden 296
10.6 Kommunikation als Beziehungsgrundlage in der Pflege 300
10.7 Spezielle Gesprächssituationen 301
    10.7.1 Vorüberlegungen 301
    10.7.2 Informationsgespräche 306
    10.7.3 Anleitungsgespräche 310
    10.7.4 Beratungsgespräche 311
    10.7.5 Kollegiale Beratung 313
    10.7.6 Konfliktgespräche 314
10.8 Partnerzentrierte Gespräche 315
10.9 Themenzentrierte Interaktion (TZI) ... 318
    10.9.1 Axiome 318
    10.9.2 Zentrale Elemente 319
    10.9.3 Postulate 319
    10.9.4 Hilfsregeln 320
    10.9.5 Themenzentrierte Interaktion in der Pflege 321
10.10 Supervision 321
    10.10.1 Supervision in der Pflege 322
    10.10.2 Formen der Supervision (Setting) 323
    10.10.3 Balint-Gruppen 324

Glossar 326

Abbildungsverzeichnis 335

Sachverzeichnis 336

I   Pflege und Entwicklung

II Pflege und Profession

III Pflege und Beziehung

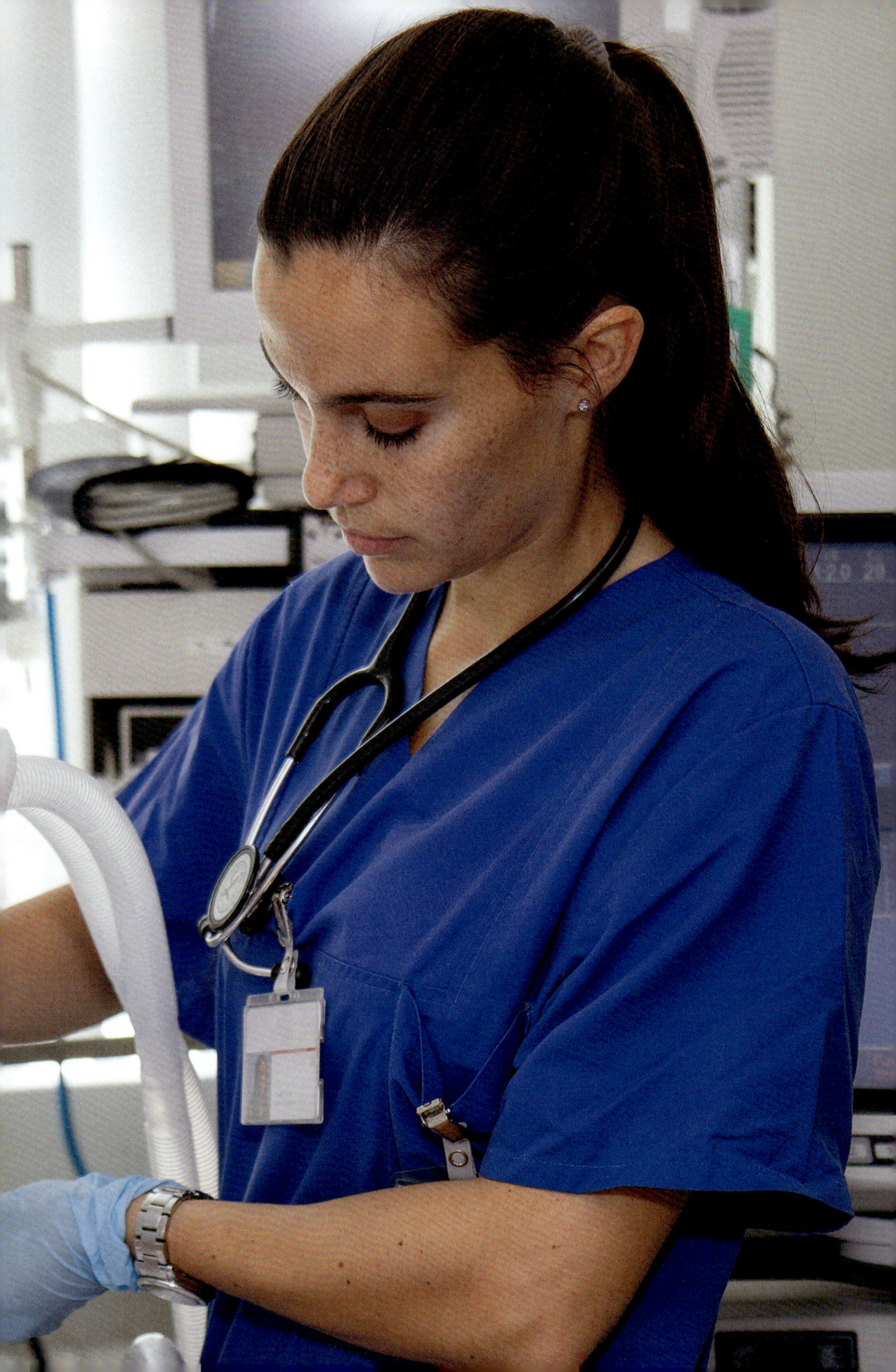

I Pflege und Entwicklung

Übersicht
1 Leitbild und Pflege · 4
2 Entwicklung der Pflege zum Beruf · 24
3 Berufliche Handlungskompetenz · 69

Das, was heute unter Pflege verstanden wird, ist zu einem großen Teil das Ergebnis historischer Prozesse und gesellschaftlicher Entwicklungen, die nicht nur ausschließlich die Pflege, sondern auch andere wissenschaftliche Disziplinen in hohem Maße beeinflusst haben. Für die Pflege und das Pflegeverständnis besonders relevant sind dabei Überlegungen zur Sichtweise des Menschen und die Auseinandersetzung mit zentralen Begriffen wie Gesundheit und Krankheit, da diese sich sowohl auf die Beziehung zum pflegebedürftigen Menschen als auch auf den Aufgabenbereich der Pflege ausgewirkt haben und noch immer auswirken.

Der Blick in die Geschichte der Pflege zeigt darüber hinaus, dass Pflegen eine elementare Tätigkeit von Menschen ist, die aber erst seit ca. 100 Jahren als eigenständiger Beruf mit einer dazugehörigen Ausbildung anerkannt wird. Gleichzeitig zieht die berufliche Anerkennung der Pflege die Frage nach den für die Berufsausübung erforderlichen Kompetenzen nach sich, denn diese müssen in den Ausbildungen der Pflegeberufe vermittelt werden, um den Berufsangehörigen die Bewältigung des beruflichen Alltags zu ermöglichen. In den drei Kapiteln des ersten Teils dieses Buches werden grundsätzliche Überlegungen zur Pflege im Hinblick auf zentrale Themen wie Menschenbild, Gesundheit und Krankheit vorgestellt. Weiter werden die Entwicklung der Pflege zum Beruf sowie die für die beruflich ausgeübte Pflege erforderlichen Kompetenzen der Pflegepersonen beleuchtet.

1 Leitbild und Pflege

Annette Lauber

Übersicht

Einleitung · 4
1.1 Pflege – Eine Begriffsbestimmung · 4
1.2 Berufsbild · 5
1.3 Definitionen der Pflege · 10
1.4 Menschenbild · 11
1.5 Gesundheit und Krankheit · 15
1.5.1 Gesundheit und Krankheit in Altertum und Mittelalter · 15
1.5.2 Biomedizinisches Krankheitsmodell · 16
1.5.3 Definition der Weltgesundheitsorganisation (WHO) · 18
1.5.4 Salutogenetisches Modell · 19
Fazit · 21
Literatur · 22

Schlüsselbegriffe

- Berufsbild
- Menschenbild
- Patientenorientierte Pflege
- Umfassende Pflege
- Individuelle Pflege
- Gesundheit
- Krankheit
- Biomedizinisches Modell
- Salutogenetisches Modell

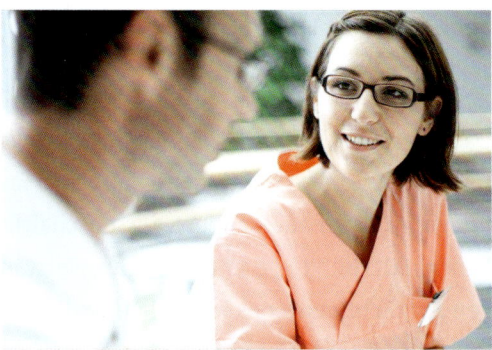

Einleitung

Berufliche Pflege ist auf pflegebedürftige Menschen ausgerichtet. Ihre Aufgabenbereiche und Tätigkeitsfelder werden zu einem wesentlichen Teil von dem zugrunde liegenden Menschenbild und dem Verständnis von Gesundheit und Krankheit beeinflusst. Beide unterliegen vielfältigen Einflüssen aus Geschichte, Kultur und Wissenschaft. Ebenso wie diese sich veränderten, hat sich auch die Sichtweise vom Pflegeberuf gewandelt.

Für Angehörige der Pflegeberufe ist es deshalb wichtig, sich mit den grundlegenden Annahmen über den Menschen und mit den verschiedenen Betrachtungsweisen von Gesundheit und Krankheit auseinanderzusetzen, da sie sowohl die Pflegetheorie als auch die Pflegepraxis maßgeblich beeinflussen.

Das folgende Kapitel beschreibt grundlegende Aufgaben der Pflegeberufe und stellt Sichtweisen vom Menschen sowie den Wandel des Gesundheits- und Krankheitsverständnisses vor.

1.1 Pflege – Eine Begriffsbestimmung

Der Begriff „Pflege" bzw. „pflegen" wird in vielen Zusammenhängen gebraucht.

Menschen pflegen ihr Auto, ihre Schönheit, Blumen, Beziehungen zueinander und den Umgang miteinander. Personen, die sich um die Sauberkeit in Büros oder anderen Räumen kümmern, werden als Raumpfleger und Raumpflegerinnen bezeichnet.

Die Tätigkeit „pflegen" kann also als etwas gesehen werden, das selbstverständlich in den Alltag von Menschen integriert ist.

„Pflegen" bezieht sich in diesem Zusammenhang auf eine angemessene Behandlung von Gegenständen bzw. Objekten, damit diese z. B. schön aussehen und so dem menschlichen Empfinden von Ästhetik entsprechen, wachsen und sich entwickeln oder einfach nur Freude bereiten. Etwas pfleglich behandeln ist immer auch Ausdruck einer gewissen Wertschätzung, die dem zu pflegenden Gegenstand entgegengebracht wird.

Entsprechend dem jeweils gepflegten Objekt nimmt die Pflege eine bestimmte konkrete Gestalt an, d. h. sie äußert sich in objektspezifischen Handlungen und Tätigkeiten, die die jeweilige Pflege ausmachen.

Bei der Blumenpflege ist dies z. B. die Zufuhr von ausreichend Wasser und Dünger; zur Autopflege gehört das Waschen und Polieren des Autos in regelmäßigen Abständen. Schönheitspflege kann u. a. in einer sorgfältigen Mani- und Pediküre bestehen und Beziehungen werden durch regelmäßige Telefonate oder wechselseitige Besuche gepflegt.

Beruflich ausgeübte Pflege ist auf den pflegebedürftigen Menschen und seinen individuellen Pflegebedarf ausgerichtet. An ihm orientieren sich die auszuführenden Pflegehandlungen der Pflegepersonen. Im Gegensatz zu den oben genannten Gegenständen wie Autos, Blumen etc. ist der Mensch als Subjekt, d. h. als Lebewesen mit einem eigenen Bewusstsein, jedoch ungleich komplexer. Er ist fähig zu empfinden, Gefühle zu haben und diese zu äußern, und über die physiologischen Bedürfnisse nach Nahrung, Luft und Flüssigkeit hinaus ist er u. a. angewiesen auf ein soziales Umfeld, in dem er Zuwendung, Nähe, Akzeptanz und Wertschätzung erfährt und wechselseitig austauscht.

Das, was der einzelne Mensch benötigt, um zu gedeihen und sein Menschsein zu entfalten, ist in höchstem Maße individuell. Dabei spielen Einflussfaktoren, wie z. B. das Alter, soziale Beziehungen, der kulturelle Hintergrund, ökonomische Verhältnisse etc., eine wichtige Rolle.

Hieraus ergeben sich für die Pflege von Menschen entsprechend individuelle Anforderungen, die die Pflege zu einem komplexen Feld machen und die die inhaltliche Bestimmung dessen, was zur Pflege von Menschen gehört, häufig erschweren. Ebenso wird eine einheitliche Begriffsbestimmung bzw. Definition von „Pflege" hierdurch kompliziert.

Eine zusätzliche Problematik ergibt sich aus der Tatsache, dass Pflege nicht nur von Angehörigen der Pflegeberufe, also professionell oder beruflich Pflegenden, ausgeübt wird, sondern auch von Personen, die keine pflegerische Berufsausbildung absolviert haben. Jeder kennt einfache Maßnahmen der Selbstpflege, wenn er Kopf- oder Zahnschmerzen verspürt oder eine Grippeinfektion auskuriert. Nicht immer werden hier beruflich Pflegende hinzugezogen.

Auch Eltern, die ihre kranken Kinder pflegen, oder erwachsene Männer und Frauen, die ihre pflegebedürftigen Eltern zuhause versorgen und betreuen, besitzen keine pflegerische Berufsausbildung. Die pflegerische Berufsausübung ist im Gegensatz zur Berufsbezeichnung von Gesundheits- und Krankenschwestern/-pflegern, Gesundheits- und Kinderkrankenschwestern/-pflegern sowie Altenpflegerinnen und Altenpflegern, die im Gesetz über die Berufe in der Krankenpflege bzw. im Gesetz über die Berufe in der Altenpflege geregelt ist, gesetzlich nicht geschützt. Daher können auch „Laien", d. h. Personen ohne Pflegeausbildung, pflegerisch tätig werden.

Demnach stellt sich die Frage, wozu Pflegepersonen eine Berufsausbildung benötigen, wenn doch auch Personen ohne Ausbildung pflegen dürfen, bzw. welche Kennzeichen und Merkmale die Abgrenzung der beruflich ausgeübten Pflege von der nicht beruflich ausgeübten ermöglichen.

1.2 Berufsbild

Mit der Abgrenzung der beruflich bzw. professionell ausgeübten Pflege von der „Laienpflege" und der Erarbeitung spezifischer Aufgaben, Inhalte und Tätigkeiten der beruflich ausgeübten Pflege haben sich u. a. verschiedene pflegerische Berufsverbände beschäftigt. Sie haben hierzu Stellungnahmen und Richtlinien herausgegeben, die allesamt unter der Bezeichnung **Berufsbild** geführt werden.

Die Berufsbilder der Verbände enthalten genauere Aussagen über den Verantwortungsbereich der Pflege sowie über die speziellen Aufgaben von professionellen Pflegepersonen.

Der Deutsche Pflegerat e.V. (DPR) wurde 1998 gegründet. Als Bundesarbeitsgemeinschaft Pflege- und Hebammenwesen haben sich in dieser Organisation Berufsverbände der Pflege zusammengeschlossen, um gemeinsame Positionen zu entwickeln und die Interessen der Pflege und des Hebammenwesens auf politischer Ebene zu vertreten.

2004 hat der deutsche Pflegerat eine Rahmenberufsordnung verabschiedet, die beruflich Pflegenden u. a. eine Orientierung für ihr berufliches Handeln bieten soll. Die Aufgaben der beruflich ausgeübten Pflege werden in der Rahmenberufsordnung wie folgt beschrieben:

Berufsbild „Professionell Pflegende"

■ **„Präambel**

Die ethischen Grundsätze der professionell Pflegenden basieren auf dem Grundgesetz der Bundesrepublik Deutschland, das die Unantastbarkeit der Würde des Menschen festlegt. Darüber hinaus gelten die aktuellen wissenschaftlich fachlichen Erkenntnisse sowie die ethischen Regeln der einzelnen Berufsorganisationen und -verbände. Pflege heißt, den Menschen in seiner aktuellen Situation und Befindlichkeit wahrnehmen, vorhandene Ressourcen fördern und unterstützen, die Familie und das soziale, kulturelle und traditionelle Umfeld des Menschen berücksichtigen und in die Pflege einbeziehen sowie gegebenenfalls den Menschen auf seinem Weg zum Tod begleiten.

■ **Professionell Pflegende**

- leisten ihren berufsspezifischen Beitrag zum gesellschaftlichen Auftrag zur Gesundheitsfürsorge und Krankheitsverhütung, zur Wiederherstellung von Gesundheit, zur Unterstützung und Hilfeleistung bei chronischen Erkrankungen, Behinderungen, Gebrechlichkeit und im Sterbeprozess.
- ermitteln den Pflegebedarf, führen die Maßnahmen des Pflegeplanes durch und überprüfen die Effektivität des pflegerischen Handelns.
- erhalten und unterstützen die Lebensaktivitäten und eigenständige Lebensführung des Menschen.
- kommunizieren und kooperieren mit allen am Pflege- und Betreuungsprozess Beteiligten.
- fördern durch ihr Handeln das Ansehen des Berufsstandes und durch Beteiligung an Pflegeforschungsprojekten die Pflegewissenschaft.
- stärken die berufliche Interessenvertretung, indem sie sich in einem Berufsverband organisieren.
- arbeiten an den Lösungen der gesellschaftlichen Probleme mit, die sich auf die Pflege auswirken, und informieren die Gesellschaft über Gesundheitsfragen.

[...]

■ **§ 2 Aufgaben**

- I. Professionell Pflegende sind verpflichtet, ihren Beruf entsprechend dem allgemein anerkannten Stand pflegewissenschaftlicher, medizinischer und weiterer bezugswissenschaftlicher Erkenntnisse auszuüben. Sie müssen sich über die für die Berufsausübung geltenden Vorschriften informieren und sie beachten.
- II. Professionell Pflegende üben die Pflege ohne Wertung des Alters, einer Behinderung oder Krankheit, des Geschlechts, der sexuellen Orientierung, des Glaubens, der Hautfarbe, der Kultur, der Nationalität, der politischen Einstellung, der Rasse oder des sozialen Status aus.
- III. Eigenverantwortliche Aufgaben professionell Pflegender sind:
  - Feststellung des Pflegebedarfs, Planung, Organisation, Durchführung und Dokumentation der Pflege,
  - Evaluation der Pflege, Sicherung und Entwicklung der Qualität der Pflege,
  - Beratung, Anleitung und Unterstützung von Leistungsempfängern und ihrer Bezugspersonen,
  - Einleitung lebenserhaltender Sofortmaßnahmen bis zum Eintreffen des Arztes oder der Ärztin.
- Aufgaben im Rahmen der Mitwirkung sind:
  - eigenständige Durchführung ärztlich veranlasster Maßnahmen,
  - Maßnahmen der medizinischen Diagnostik, Therapie oder Rehabilitation,
  - Maßnahmen in Krisen- und Katastrophensituationen.

Professionell Pflegende arbeiten interdisziplinär mit anderen Berufsgruppen zusammen. Sie entwickeln multidisziplinäre und berufsübergreifende Lösungen von Gesundheitsproblemen. [...]" (Deutscher Pflegerat e. V. 2004).

Die Rahmenberufsordnung des DPR ist für alle seine Mitgliedsverbände verbindlich. Einige Landespflegeräte haben mittlerweile eigene Berufsordnungen für Pflegende geschaffen, so u. a. Sachsen, Hamburg, Bremen, Berlin-Brandenburg und das Saarland. Sie haben als gesetzliche Ordnung bindenden Charakter für alle Angehörigen der erfassten Pflegeberufe (i. d. R. Gesundheits- und Krankenpfleger, Gesundheits- und Kinderkrankenpfleger sowie Altenpfleger). Berufsordnungen machen Aussagen zum Berufsbild und den Berufsaufgaben und sie beschreiben die Berufspflichten gegenüber anderen sowie diejenigen zur Kompetenzerhaltung und Qualitätssicherung.

Auszug aus der Berufsordnung für Gesundheits- und Krankenpflegerinnen, Gesundheits- und Krankenpfleger, Gesundheits- und Kinderkrankenpflegerinnen und Gesundheits- und Kinderkrankenpfleger sowie Altenpflegerinnen und Altenpfleger (Pflegefachkräfte-Berufsordnung der Hansestadt Hamburg) vom 29. September 2009

§ 2 Ziele

(1) Mit der Festlegung von Berufspflichten der Pflegefachkräfte dient die Berufsordnung dem Ziel,
   1. das Vertrauen zwischen Pflegefachkräften und Pflegebedürftigen herzustellen, zu erhalten und zu fördern,
   2. die Qualität der pflegerischen Tätigkeit im Interesse der Gesundheit der Bevölkerung zu sichern und
   3. berufswürdiges Verhalten zu fördern sowie berufsunwürdiges Verhalten zu verhindern.

(2) Pflege ist unter Berücksichtigung und ohne Bewertung von Nationalität, Glauben, politischer Einstellung, Kultur, sexueller Identität, Hautfarbe, Alter, Geschlecht oder sozialem Status auszuführen.

§ 3 Berufsbild

Grundlage pflegerischer Berufstätigkeit sind das Krankenpflegegesetz und das Altenpflegegesetz. Die Pflegefachkräfte bedienen sich der fachlichen, personalen, sozialen und methodischen Kompetenzen, die zur Pflege von Menschen in unterschiedlichen Pflege- und Lebenssituationen sowie Lebensphasen erforderlich sind. Die Tätigkeit ist dabei unter Einbeziehung geeigneter präventiver, kurativer, rehabilitativer und palliativer Maßnahmen auf die Wiedererlangung, Verbesserung, Erhaltung und Förderung der physischen und psychischen Gesundheit der zu pflegenden Menschen auszurichten. Für sterbende Menschen ist die bestmögliche, würdevolle Begleitung zu gewährleisten.

§ 4 Berufsaufgaben

(1) Pflegefachkräfte üben ihre Berufstätigkeit eigenverantwortlich und im Rahmen ärztlich veranlasster Maßnahmen (Delegation) eigenständig aus. Als Pflegefachkräfte sind sie in Absprache mit den Pflegebedürftigen und ihren Bezugspersonen insbesondere verantwortlich für die Erhebung und Feststellung des Pflegebedarfes sowie für Planung, Organisation, Durchführung, Dokumentation und Evaluation der Pflege. Dabei beraten, fördern und unterstützen sie die Pflegebedürftigen und ihre Bezugspersonen in der individuellen Auseinandersetzung und im Umgang mit ihrer Gesundheit und Krankheit. Pflegefachkräfte leiten Auszubildende und pflegerische Hilfskräfte in der fachpraktischen Pflege an.

(2) Pflegefachkräfte arbeiten mit anderen Berufsgruppen des Gesundheitsbereiches zusammen. Dabei achten sie den Kompetenzbereich anderer Berufsgruppen. Sie übernehmen im Rahmen der Mitwirkung bei Diagnostik, Therapie und Rehabilitation Aufgaben anderer Berufsgruppen, wenn sie ihnen zur eigenständigen Durchführung übertragen werden. Pflegefachkräfte tragen sowohl für die Entscheidung der Übernahme als auch für die Qualität der Durchführung einer über tragenen Maßnahme die Verantwortung. Pflegefachkräfte dürfen nur solche Aufgaben übernehmen, für die sie ausreichend qualifiziert sind.

§ 5 Berufspflichten

Pflegefachkräfte haben insbesondere folgende Vorschriften zu beachten:

1. Allgemeine Berufspflichten:
   Eine pflegerische Berufsausübung verlangt, dass Pflegefachkräfte
   a) beim Umgang mit Pflegebedürftigen deren Selbstständigkeit, Würde und Selbstbestimmungsrecht respektieren sowie die Persönlichkeit und die Privatsphäre stets achten,
   b) sich mit Übernahme der Behandlung der Pflegebedürftigen zur gewissenhaften Versorgung mit geeigneten pflegerischen Einschätzungsverfahren und Behandlungsmethoden verpflichten,
   c) Rücksicht auf die Gesamtsituation der Pflegebedürftigen nehmen,
   d) den Mitteilungen der Pflegebedürftigen gebührende Aufmerksamkeit entgegen bringen und Kritik sachlich begegnen.

2. Spezielle Berufspflichten:
   a) Schweigepflicht:
      Pflegefachkräfte sind grundsätzlich zur Verschwiegenheit über alle ihnen in Ausübung ihres Berufes anvertrauten oder bekannt gewordenen vertraulichen Informationen der ihnen anvertrauten Pflegebedürftigen und deren Bezugspersonen verpflichtet; sie sind zur Offenbarung befugt, soweit dies gesetzlich bestimmt ist, sie von der Schweigepflicht entbunden worden sind oder soweit die Offenbarung zum Schutze eines höherwertigen Rechtsgutes, insbesondere auch bei begründetem Verdacht einer Misshandlung, eines Missbrauchs oder einer schwerwiegenden Vernachlässigung, erforderlich ist; gesetzliche Aussage- und Anzeigepflichten bleiben unberührt; soweit gesetzliche Vorschriften die Schweigepflicht der Pflegenden einschränken, sollen sie die Pflegebedürftigen darüber unterrichten,

b) Auskunftspflicht:
Pflegefachkräfte sind verpflichtet, Pflegebedürftigen oder stellvertretend ihren Bezugspersonen die erforderlichen Auskünfte über die geplanten pflegerischen Maßnahmen in verständlicher und angemessener Weise zu erteilen,

c) Beratungspflicht:
Pflegefachkräfte haben die Pflegebedürftigen unter Berücksichtigung der individuellen Situation über notwendig durchzuführende Pflegemaßnahmen und über mögliche alternative Pflege- und Versorgungsformen zu informieren; dabei ist das Recht auf Ablehnung empfohlener Pflegemaßnahmen zu beachten; die Beratungspflicht schließt die Information über gesundheitsfördernde und gesundheitserhaltende Maßnahmen, Methoden und Verhaltensweisen ein,

d) Informations- und Beteiligungspflicht:
Pflegefachkräfte haben den am Behandlungs- und Betreuungsprozess beteiligten Angehörigen anderer Berufsgruppen die notwendigen Informationen im Rahmen des Behandlungs- oder Betreuungsvertrages und der gesetzlichen Bestimmungen weiterzugeben; es sind rechtzeitig entsprechend spezialisierte Pflegefachkräfte oder Ärztinnen bzw. Ärzte hinzuziehen, wenn die eigene Kompetenz zur Lösung der pflegerischen und therapeutischen Aufgabe nicht ausreicht,

e) Dokumentationspflicht:
Pflegefachkräfte haben die von ihnen erbrachte Pflegetätigkeit in strukturierter Form zu dokumentieren; hierzu wird ein im Arbeitsbereich installiertes Dokumentationssystem verwendet; die Dokumentationen erfolgen ausreichend, zeit- und handlungsnah, leserlich und werden fälschungssicher unterschrieben; das Dokumentationssystem muss allen am Behandlungs- und Betreuungsprozess beteiligten Angehörigen anderer Berufsgruppen im Rahmen des Behandlungs- oder Betreuungsvertrages und der gesetzlichen Bestimmungen zugänglich sein; die Pflegefachkräfte haben den Pflegebedürftigen auf deren Verlangen Einsicht in die sie betreffenden Krankenunterlagen zu gewähren; auf Schutzmaßnahmen zu beachten,

f) Mitteilungspflicht:
Pflegefachkräfte, deren Gesundheit so weit eingeschränkt ist, dass die Berufsausübung wesentlich beeinträchtigt ist oder Pflegebedürftige gefährdet werden können (wie zum Beispiel bei übertragbaren Krankheiten), sind verpflichtet, dieses ihrem Arbeitgeber oder der zuständigen Behörde mitzuteilen, um geeignete Maßnahmen im Interesse des Arbeitnehmer- und Patientenschutzes ergreifen zu können.

§ 6 Kompetenzerhaltung und Qualitätssicherung

(1) Pflegefachkräfte sind verpflichtet, eigenverantwortlich Maßnahmen zur beruflichen Kompetenzerhaltung zu ergreifen. Geeignete Maßnahmen sind neben dem Studium der Fachliteratur insbesondere pflegefachliche Fortbildungen, die dem Erhalt der fachlichen Kompetenz durch kontinuierliche Aktualisierung des Wissensstandes und der pflegerischen Technologie unter Berücksichtigung wissenschaftlicher Erkenntnisse und neuer Verfahren dienen. Die Fortbildungen sollen sich auf alle pflegerischen Fachrichtungen in ausgewogener Weise erstrecken; sie umfassen auch den Erwerb notwendiger pflegerechtlicher und gesundheitsökonomischer Kenntnisse sowie die Verbesserung kommunikativer und sozialer Kompetenzen und schließen Methoden der Qualitätssicherung, des Qualitätsmanagements und der evidenzbasierten Pflege wie die konsentuierten nationalen Expertenstandards ein.

(2) Pflegefachkräfte haben in dem Umfang von kompetenzerhaltenden Maßnahmen Gebrauch zu machen, wie dies zur Erhaltung und Entwicklung der zur Berufsausübung notwendigen Fachkenntnisse erforderlich ist. Der Umfang von mindestens zwanzig Fortbildungspunkten aus kompetenzerhalten den Maßnahmen entsprechend der Anlage ist jährlich von jeder Pflegefachkraft verbindlich zu erbringen. Gegenüber der für das Gesundheitswesen zuständigen Behörde oder einer von dieser ermächtigten Stelle müssen auf Anforderung in geeigneter Form entsprechende kompetenzerhaltende Maßnahmen nachgewiesen werden können.

(3) Pflegefachkräfte übernehmen im Team und in der Institution Verantwortung, indem sie sich an der Qualitätsentwicklung und -sicherung beteiligen."

Hier wird Folgendes deutlich:
- Pflege ist ein eigenständiger Beruf des Gesundheitswesens, der einer Ausbildung bedarf und gegen Bezahlung ausgeübt wird.
- Pflege setzt am ganzen Menschen an. Sie ist sowohl auf kranke als auch auf gesunde Anteile des Menschen gerichtet, was den Bereich der Prävention und Rehabilitation sowie der Palliativpflege einschließt.
- Pflege wird unter Einbezug der Erkenntnisse der Pflegewissenschaft und der Erkenntnisse wichtiger Bezugswissenschaften, wie z. B. der Medizin, Psychologie, Soziologie etc. ausgeübt.
- Angehörige der Pflegeberufe sind zuständig für die Einschätzung der Pflegebedürftigkeit eines Menschen sowie die Planung, Durchführung und Bewertung der Pflege. Sie beraten und leiten pflegebedürftige Menschen an.
- Pflegepersonen sind aufgefordert, das eigene Wissen und Können durch Fort- und Weiterbildung zu entwickeln.
- Die Ausübung der Pflege erfolgt in Zusammenarbeit mit anderen Berufen des Gesundheitswesens.

Hiermit lässt sich auch die berufliche Pflege von der nicht beruflich ausgeübten Pflege abgrenzen: Pflege darf nur dann berufsmäßig ausgeübt werden, wenn eine entsprechende pflegerische Berufsausbildung erfolgreich abgeschlossen wurde.

Im Gegensatz zur nicht beruflich ausgeübten erfolgt die beruflich ausgeübte Pflege gegen Bezahlung. Zur pflegerischen Berufsausübung gehören Kompetenzen, die während der Ausbildung vermittelt werden (s. a. Kap. 3). Die Berufsausübung erfolgt auf der Basis von Erkenntnissen der Pflegewissenschaft, aber auch unter Einbezug der Erkenntnisse anderer Wissenschaftsdisziplinen, wie z. B. der Psychologie, Gerontologie, Soziologie, Pädagogik, Medizin etc. Berufliche Pflege ist darüber hinaus nicht nur auf die kranken und körperlichen Anteile eines Menschen gerichtet, sondern schließt auch seine gesunden Anteile sowie psychische und soziale Komponenten ein.

Merke: *Der Einbezug der gesunden Anteile pflegebedürftiger Menschen und die Ausweitung der Pflegeberufe auf den Bereich der Prävention und Rehabilitation hat sich auch in der Änderung der Berufsbezeichnung zu Gesundheits- und Kinderkrankenpfleger/in bzw. Gesundheits- und Krankenpfleger/in des seit 2004 geltenden Gesetzes über die Berufe in der Krankenpflege niedergeschlagen. Darüber hinaus werden die Gemeinsamkeiten der Pflegeberufe betont, indem immer häufiger von „Pflege" als verbindendem Element gesprochen wird* (**Abb. 1.1**).

Berufliche Pflege wird in verschiedenen stationären, teilstationären und ambulanten Einrichtungen des Gesundheitsweses und der Altenhilfe ausgeübt. Hierzu gehören u. a.:
- Ambulante und stationäre Pflegeeinrichtungen, wie Krankenhäuser, Kinderkliniken, Sozialstationen, Alten- und Pflegeheime,
- Fachkliniken, wie z. B. Psychiatrische Krankenhäuser, Neurologische Rehabilitationszentren oder Kurkliniken,

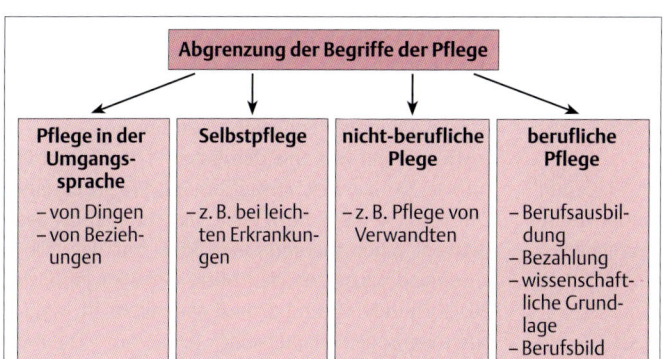

Abb. 1.1 Die Alltagsnähe des Begriffs „pflegen" erfordert eine Darstellung der Merkmale beruflich ausgeübter Pflege.

- Einrichtungen für Menschen mit körperlicher und geistiger Behinderung.

Dabei gewinnen teilstationäre und ambulante Angebote, wie Kurzzeitpflege, Tageskliniken und Tagespflege, durch den vom Gesetzgeber ausgegebenen Grundsatz „ambulant vor stationär" zunehmend an Bedeutung.

Merke: *Die beruflich ausgeübte Pflege zeichnet sich aus durch eine erfolgreich abgeschlossene pflegerische Berufsausbildung, in der die notwendigen Kompetenzen vermittelt wurden. Die Ausübung der Pflege erfolgt gegen Bezahlung und unter Einbezug pflegespezifischer sowie anderer Wissenschaftsdisziplinen. Berufliche Pflege ist nicht nur auf die kranken und körperlichen Anteile eines Menschen, sondern darüber hinaus auch auf seine psychischen und sozialen sowie gesunden Anteile gerichtet.*

1.3 Definitionen der Pflege

Um die Pflege inhaltlich genauer zu bestimmen, haben eine Reihe von Pflegewissenschaftlerinnen und -wissenschaftlern ebenfalls Definitionen für „Pflege" verfasst. Eine der frühesten und bekanntesten Definitionen stammt aus dem Jahre 1960 von der amerikanischen Pflegetheoretikerin Virginia Henderson (1897 – 1996):

Definition: *„Die einzigartige* **Aufgabe der Krankenpflege** *ist es, dem einzelnen, krank oder gesund, bei der Durchführung jener Tätigkeiten zu helfen, die zur Gesundheit oder Rekonvaleszenz (oder zu einem friedlichen Tod) beitragen, die er ohne Hilfe selbst durchführen würde, wenn er die dazu notwendige Kraft, den Willen oder das Wissen hätte. Dieses ist auf eine Weise zu tun, die dem Patienten die schnellstmögliche Wiedererlangung seiner Unabhängigkeit erlaubt"* (zit. n. Steppe 1990, S. 585).

Henderson beschreibt in ihrer Theorie 14 Grundbedürfnisse des Menschen, die gleichzeitig die Bereiche, in denen Pflege tätig wird, verdeutlichen:

1. Normale Atmung,
2. Ausreichendes Essen und Trinken,
3. Beseitigung der Körperausscheidungen,
4. Bewegung und Beibehaltung wünschenswerter Haltung,
5. Schlaf und Ruhe,
6. Auswahl geeigneter Kleidung – Ankleiden und Auskleiden,
7. Aufrechterhaltung der Körpertemperatur im normalen Bereich durch Anpassung der Kleidung und Veränderung der Umwelt,
8. Sauberhalten des Körpers und seine gute Pflege sowie Schutz der Haut,
9. Vermeidung von Gefahren in der Umgebung und Vermeidung der Gefährdung anderer,
10. Kommunikation mit anderen durch Äußerung von Gefühlen, Bedürfnissen, Befürchtungen oder Meinungen,
11. Verehrung Gottes entsprechend dem eigenen Glauben,
12. Arbeit in einer Art und Weise, dass ein Gefühl für Erfolg sich einstellt,
13. Spielen oder an verschiedenen Formen der Erholung teilnehmen,
14. Lernen, entdecken oder Neugierde befriedigen, soweit dies zur normalen Entwicklung und Gesundheit führt, und Inanspruchnahme der verfügbaren Gesundheitseinrichtungen.

Sind Menschen aus irgendeinem Grund, beispielsweise durch eine Erkrankung oder Behinderung, vorübergehend oder dauerhaft nicht in der Lage, die aufgeführten Bedürfnisse zu erfüllen, ist es die Aufgabe der Pflegepersonen, sie in diesen Bereichen zu unterstützen mit dem Ziel, sie schnellstmöglich wieder zur Unabhängigkeit zu befähigen.

Wie jede Definition ist auch die Definition der Pflege von Virginia Henderson abhängig von der jeweils zugrunde gelegten Perspektive, aus der ein Gegenstand – in diesem Fall die Pflege – betrachtet wird. Ihre Definition fokussiert die Annahme, dass Menschen Lebewesen mit spezifischen Bedürfnissen sind. Das Ziel der Pflege bzw. ihre Sichtweise von Gesundheit ist eng verbunden mit Unabhängigkeit in den genannten Bedürfnisbereichen.

Henderson war eine der ersten Pflegetheoretikerinnen. Sie hat ihre Definition von Pflege zu einer Zeit verfasst, als es noch nicht unbedingt üblich war, sich auf einer theoretischen Basis mit der Pflege auseinanderzusetzen. Seit Mitte der 50er Jahre des 20. Jahrhunderts sind jedoch vor allem im angloamerikanischen Raum eine Reihe von Theorien über die Pflege und damit auch eine Vielzahl von

Definitionen der Pflege entstanden. Allen gemeinsam ist, dass sie versuchen, den Handlungsbereich und das Wesentliche der Pflege in Worte zu fassen.

Die jeweilige Definition ist dabei immer eng im Zusammenhang mit dem persönlichen Hintergrund und der wissenschaftlichen Perspektive der Pflegetheoretikerinnen und Pflegetheoretiker zu sehen. Sie setzen jeweils unterschiedliche Schwerpunkte, z. B. auf die Bedürfnisse von Menschen, die Beziehung und Interaktion zwischen Pflegepersonen und pflegebedürftigen Menschen oder auch auf die Ergebnisse pflegerischer Interventionen.

Zu Beginn der theoretischen Auseinandersetzung mit „Pflege" herrschte die Überzeugung vor, dass es eine allgemeingültige Theorie und folglich auch eine allgemeingültige Definition von Pflege geben müsse.

Heute ist dieser Gedanke aufgegeben worden zugunsten der Überzeugung, dass ein so vielfältiges und komplexes Gebiet wie die Pflege auch mehrere Theorien und Definitionen nebeneinander benötigt (s. a. Kap. 4).

Die eine, alle Aspekte der Pflege berücksichtigende Definition für Pflege gibt es demnach nicht.

Eng verbunden mit der Sichtweise bzw. der Definition der Pflege ist immer auch die zugrunde liegende Sichtweise vom Menschen, auf den die Pflege ausgerichtet ist, sowie das vorherrschende Verständnis von Gesundheit und Krankheit.

Zusammenfassung:
Definition der Pflege

- Definition der Pflege von Virginia Henderson 1960: Pflege als Unterstützung von gesunden und/oder kranken Menschen bei der Erfüllung von Grundbedürfnissen.
- Definitionen der Pflege werden beeinflusst vom Menschenbild sowie dem zugrunde gelegten Verständnis von Gesundheit und Krankheit.
- Pflegetheorien akzentuieren jeweils unterschiedliche Aspekte der Pflege, deshalb gibt es viele verschiedene Definitionen der Pflege nebeneinander.

1.4 Menschenbild

 Definition: *Das **Menschenbild** beschreibt die einer wissenschaftlichen Disziplin zugrunde gelegte Sichtweise vom Menschen.*

So betrachtet die Biologie den Menschen als einen biologischen, lebenden Organismus. Entsprechend ist sie auf die naturwissenschaftliche Forschung am Menschen ausgerichtet, während z. B. in der Psychologie die Erforschung des menschlichen Verhaltens und Erlebens zentral ist.

So ließe sich die Reihe weiter fortführen. Die innerhalb einer wissenschaftlichen Disziplin zugrunde liegende Sichtweise vom Menschen bestimmt u. a. den Bereich der Forschung und die hierbei angewendeten Methoden.

Da die Pflege sich am Menschen orientiert, muss auch gerade für die Pflegewissenschaft bzw. die verschiedenen Pflegetheorien das Menschenbild, auf dem sie gründen, beschrieben werden. Die Beschreibung des Menschenbildes ist einerseits wichtig für die Bestimmung der noch relativ jungen Pflegewissenschaft als wissenschaftliche Disziplin, da es maßgeblich den Gegenstand und die Methoden der Pflegeforschung bestimmt. Es hat andererseits auch Auswirkungen auf die in der Praxis ausgeübten Tätigkeiten, die in den Aufgabenbereich der Pflegeberufe fallen.

 Merke: *Das Menschenbild bestimmt maßgeblich die Ausrichtung sowohl innerhalb der Pflegewissenschaft als auch in der Pflegepraxis.*

Kartesianisches Menschenbild

Das kartesianische Menschenbild basiert auf den Ausführungen des französischen Philosophen und Mathematikers René Descartes (1596–1650). Er war auf der Suche nach einem „unerschütterlichen Fundament", auf das sich „sichere Erkenntnis" gründen lässt.

„Geist" und „Materie" betrachtete er als zwei grundsätzlich verschiedene „Substanzen". Daraus folgerte er, dass der Körper des Menschen unabhängig von seinem Geist zu betrachten und zu untersuchen sei und umgekehrt. Diese „Zweiteilung" des Menschen wird auch als kartesianischer Dualismus bezeichnet.

Auf Descartes geht auch das Prinzip von Ursache und Wirkung, das sogenannte „Kausalitätsprinzip", zurück. Nach diesem Prinzip geschieht nichts ohne Ursache; Ursache und Wirkung sind aufeinander bezogen. Einerseits bleibt keine Ursache ohne Wirkung, andererseits gibt es keine Wirkung ohne Ursache, wodurch sich alle Phänomene auf einen Grund zurückführen lassen.

Diese mechanistische Sichtweise wurde in der Folge auf den Menschen übertragen: Der Mensch wurde als eine Art „Maschine" betrachtet, deren Mechanismus Störungen unterliegen kann, für die Ursachen zu suchen sind und die repariert werden können. Dabei sind die Ursachen für die Störungen und die „Reparatur" des Körpers prinzipiell ohne Berücksichtigung anderer Aspekte des Menschen, wie beispielsweise psychischer oder sozialer Anteile, durchführbar.

Die mechanistische Sichtweise vom Menschen fand Eingang in das biomedizinische Krankheitsmodell, das nicht nur in der Medizin, sondern auch in vielen anderen Bereichen der Gesundheitsvorsorgung genutzt wird. Der Mensch erscheint in diesem Verständnis als Ansammlung von Körperteilen und Organen. Krankheit wird entsprechend als Funktionsstörung einzelner Körperteile betrachte. Jede Krankheit kann auf eine Störung bzw. eine bestimmte Ursache zurückgeführt werden. Heilung erfolgt, indem die Ursache für die Organstörung herausgefunden und behoben wird.

> **Merke:** *Das naturwissenschaftlich-mechanistische Menschenbild basiert auf dem Prinzip von Ursache und Wirkung und geht von einer dualistischen Betrachtungsweise des Menschen aus, bei der Körper und Geist als voneinander unabhängige Bereiche gesehen werden.*

Psychosomatische Ansätze

Das naturwissenschaftlich-mechanistische Bild vom Menschen mit der strikten Trennung zwischen Körper und Geist wird insbesondere in psychosomatischen Ansätzen aufgelöst.

Hierbei wird davon ausgegangen, dass der Körper ein „lebendes System" ist. Dieser Ansatz basiert auf Erkenntnissen der sog. Systemtheorie, die von einer hierarchischen Ordnung ausgeht, bei der einfache Systeme (z. B. Zellen) Bestandteile komplexerer Systeme (z. B. von Geweben oder Organen) und diese wiederum in noch komplexeren Systemen (z. B. Organismen) eingegliedert sind. Bis hinauf zu sozialen Systemen können auf diese Weise Systemstufen identifiziert werden.

Die verschiedenen Stufen bzw. Ebenen eines solchen hierarchischen Systems stehen miteinander in Kontakt und tauschen Informationen aus. Auf diese Weise ist zu erklären, warum Veränderungen einer Systemstufe jeweils Auswirkungen auf andere Systemstufen haben und beispielsweise kritische Lebensereignisse auf der sozialen Systemstufe sich auf den Organismus eines Menschen auswirken können.

Systeme werden darüber hinaus als Einheiten gesehen, die sich nicht, bzw. nur unzureichend, durch die Summe ihrer Teile beschreiben lassen. Mit dem Übergang von einfachen zu komplexeren Systemebenen (z. B. von einzelnen Organen zum Organismus) lassen sich Eigenschaften beobachten, die auf einer niedrigeren Stufe nicht zu beobachten waren. Das Ganze wird so mehr als die Summe seiner Teile.

> **Merke:** *Psychosomatische Ansätze betrachten den Menschen als lebendes System. Veränderungen innerhalb der einzelnen Systemebenen haben Auswirkungen auf andere Systemebenen; so stehen physische, psychische und soziale Systeme des Menschen in einer Wechselbeziehung.*

Holistische und ganzheitliche Ansätze

Die Pflegewissenschaft beruft sich häufig auf Beschreibungen des Menschen, die die Betonung auf die Wechselwirkung und das Zusammenspiel von physischen, psychischen und sozialen Anteilen des Menschen legen und so ein „ganzheitliches" Menschenbild entwerfen.

Diese Ansätze werden entsprechend unter dem Begriff „Ganzheitlichkeit" oder auch „Holismus" geordnet, was übersetzt so viel wie „Ganzheit" bedeutet. Holismus beschreibt eine philosophische Richtung, die alle Erscheinungen des Lebens aus einem ganzheitlichen Prinzip ableitet.

Eine Pflegetheorie, die sich explizit auf die holistische Philosophie bezieht, ist die „Wissenschaft vom unitären Menschen" der amerikanischen Pflegetheoretikerin Martha Rogers (s. a. Kap. 4.3.3). Mensch und Umwelt sind in ihrem Verständnis Energiefelder, die in einem ständigen Austausch stehen und so zu einem unteilbaren Ganzen werden.

Innerhalb der holistischen Ansätze werden auch die Selbstheilungskräfte eines Menschen für seinen Krankheitsprozess betont. Der Pflege selbst werden dabei heilende Kräfte zugeschrieben. Auch Konzepte wie therapeutische Berührung, Geistheilung und parapsychologische Elemente können im Rahmen der Pflege zum Einsatz kommen, da unter Bezug auf die holistische Perspektive keine Orientierung und Therapieform ausgeschlossen werden darf. Ein Problem dabei ist, dass sich diese eher philosophisch-spirituellen Aspekte nur schwer bzw. gar nicht wissenschaftlich untersuchen lassen. Für eine junge wissenschaftliche Disziplin wie die Pflege ist aber gerade dieser Aspekt sehr wichtig.

Ganzheitliche Ansätze verzichten auf die philosophisch-spirituelle Grundlegung des Holismus.

Definition: *„Unter „ganzheitlicher Pflege" kann die wissenschaftlich fundierte, umfassende und individuelle Pflege eines Menschen verstanden werden, die unter beruflichen Bedingungen innerhalb eines institutionellen Rahmens und ohne ideologische Bindung stattfindet"* (Bischoff 1996, S. 116). *Im Gegensatz zu den holistischen Ansätzen wird hier also die wissenschaftliche Fundierung grundgelegt und die berufliche Ausübung der Pflege in einem institutionellen Rahmen fokussiert.*

Auch im Rahmen der Ganzheitlichkeit kommen alternative Therapieformen zum Einsatz, wie beispielsweise basale Stimulation, Massagen oder Fußreflexzonenmassage, deren Wirksamkeit sich aber im Vergleich zu denen des Holismus zumindest begründet vermuten lässt.

Bei der Einbeziehung des pflegebedürftigen Menschen in die Pflege werden im Rahmen ganzheitlicher Ansätze weniger seine Selbstheilungskräfte als vielmehr die Begleitung und Beratung betont, um ihn so zu Mitverantwortung zu befähigen.

Merke: *Dem holistischen und dem ganzheitlichen Menschenbild ist gemeinsam, dass sie den Menschen als eine untrennbare Einheit von Körper, Geist und Seele betrachten, die sich in einem Gleichgewicht befinden müssen.*

Konsequenzen für die berufliche Pflege

Entsprechend müssen in eine Pflege, die auf dieser Sichtweise vom Menschen basiert, neben körperlichen auch psychosoziale und umweltbezogene Aspekte einbezogen werden.

Beispiel: *Ist beispielsweise eine alleinerziehende Mutter aufgrund einer Appendizitis gezwungen, sich zur Operation in ein Krankenhaus zu begeben, ist es wahrscheinlich, dass sie sich Sorgen um ihre Kinder macht. Für sie ist damit nicht allein ihre körperliche Verfassung belastend, sondern auch die Trennung von ihren Kindern bzw. die Frage, wer sich während des Krankenhausaufenthaltes um ihre Kinder kümmern kann.*

Eine allein auf die körperliche Situation ausgerichtete Pflege kann den Bedürfnissen dieser Frau nicht gerecht werden.

Ebenso ist es im Rahmen holistischer und ganzheitlicher Ansätze undenkbar, am pflegebedürftigen Menschen zu handeln, den Menschen also als passives Objekt zu betrachten. Beide Ansätze verlangen, dass der „ganze" Mensch in seine Pflege einbezogen wird, wodurch Pflegen zum Handeln mit dem pflegebedürftigen Menschen wird.

Merke: *Ganzheitliche Ansätze betrachten den Menschen als Einheit von Körper, Geist und Seele. Bei der Pflege von Menschen müssen dementsprechend ihre physischen, psychischen und sozialen Anteile bzw. Bedürfnisse berücksichtigt werden.*

Vor allem die ganzheitlichen Ansätze finden sich in nahezu allen Pflegetheorien in unterschiedlicher Ausprägung wieder. Dennoch werden sie von einigen Pflegewissenschaftlern auch kritisch betrachtet. Kritikpunkte sind u. a.:
- Die vorgesehene partnerschaftliche Beziehung zwischen Pflegeperson und pflegebedürftigem Menschen verlangt, dass sich beide als ganze Menschen in den Pflegeprozess einbringen. Dies ist im Rahmen einer beruflich ausgeübten Pflege nur schwer zu erreichen, da nur eine Annäherung an ein symmetrisches Verhältnis geschehen kann, letztlich aber immer ein gewisses asymmetrisches Verhältnis, nämlich das zwischen Helfer und hilfsbedürftigem Menschen, bestehen bleibt. Wenn, wie von den ganzheitlichen Ansät-

zen gefordert, ein absolut partnerschaftliches Verhältnis zwischen Pflegeperson und pflegebedürftigem Menschen entstehen soll, setzt dies voraus, dass nicht nur Probleme und Bedürfnisse des zu Pflegenden zur Sprache kommen, sondern auch die der Pflegeperson, was aber den Abbau von Professionalität zur Folge hätte.

- Das Einbeziehen psychischer und sozialer Aspekte bzw. Bedürfnisse des pflegebedürftigen Menschen wird im Rahmen holistischer und ganzheitlicher Ansätze nicht nur als wichtig erachtet, sondern darüber hinaus mit einem Anspruch auf Absolutheit belegt. Hieraus ergibt sich eine absolute Zuständigkeit der Pflegepersonen für alle Bedürfnisse der zu Pflegenden, die in der beruflichen Pflege nicht eingelöst werden kann und strenggenommen auch zu einer permanenten Überforderung der Pflegepersonen führt.
- Auch der Anspruch, „ganzheitlich" wahrnehmen zu müssen, erweist sich in der Realität als nicht einlösbar. Menschliche Wahrnehmung unterliegt der Selektion, was zwangsläufig dazu führt, dass auch ganze Objekte und Subjekte in Teilen wahrgenommen werden.

Diese Totalität des ganzheitlichen Anspruchs, d.h. die Zuständigkeit der Pflegepersonen für alle körperlichen, psychischen und sozialen Bedürfnisse eines Menschen, und die Notwendigkeit eines absolut partnerschaftlichen Verhältnisses zwischen Pflegepersonen und pflegebedürftigen Menschen lässt sich nach Meinung vieler Pflegewissenschaftler in der Pflegepraxis nicht verwirklichen.

Unbestritten ist jedoch, dass die berufliche Pflege über die körperlichen Anteile und Bedürfnisse der zu Pflegenden hinausgeht und auch psychische und soziale Bedürfnisse eines Menschen berücksichtigt. Die Gestaltung der Beziehung zwischen Pflegepersonen und zu pflegenden Menschen orientiert sich an einem gleichberechtigten, eher partnerschaftlichen Verhältnis. Bezeichnungen für Pflege, die dieser Ausrichtung Rechnung tragen, sind vor allem „patientenorientierte", „umfassende" und „individuelle" Pflege.

Patientenorientierte Pflege

Die Bezeichnung **patientenorientierte Pflege** stellt den pflegebedürftigen Menschen in das Zentrum pflegerischer Handlungen. Zum Ausdruck kommt diese Ausrichtung in der Pflege u.a. in der pflegerischen Arbeitsorganisation, wenn Pflegesysteme wie „Bezugspflege" oder „primary nursing" eingesetzt werden. Hierbei steht nicht der reibungslose organisatorische Ablauf des Krankenhaus- oder Altenheimbetriebs im Mittelpunkt pflegerischer Aktivitäten, sondern der zu pflegende Mensch, an dem sich die Arbeitsorganisation orientiert (s. a. Kap. 8).

Patientenorientierung ist darüber hinaus jedoch nicht nur eine spezifische Aufgabe der Pflegeberufe: Gerade in den Institutionen des Gesundheitswesens sind alle an hauswirtschaftlicher Versorgung, Diagnostik, Pflege und Therapie beteiligte Berufsgruppen aufgefordert, ihre Arbeitsorganisation in Bezug auf die Orientierung am pflegebedürftigen Menschen zu überdenken.

Umfassende Pflege

Die **umfassende Pflege** ist als Gegenstück zu sehen zur einseitig krankheitsbezogenen Sichtweise, die auf dem kartesianischen Menschenbild basiert. Umfassende Pflege bedeutet konsequente Berücksichtigung physischer, psychischer und sozialer Anteile und Bedürfnisse der zu Pflegenden. Hierzu gehört auch der Einbezug von Angehörigen, Eltern oder anderen wichtigen Bezugspersonen.

Individuelle Pflege

Der Begriff **individuelle Pflege** trägt der Ausrichtung pflegerischer Aktivitäten auf den konkreten, einzelnen Menschen Rechnung. Obwohl es grundsätzliche Regeln für pflegerische Handlungen gibt, müssen diese jeweils auf die individuelle Situation des zu pflegenden Menschen angepasst werden. Hierzu gehört z. B., dass vorhandene Fähigkeiten und Ressourchen des zu Pflegenden, miteinbezogen werden und das Regelwissen hinsichtlich seiner Anwendbarkeit auf die konkrete Situation des pflegebedürftigen Menschen überprüft bzw. modifiziert wird.

Beispielsweise unterliegt die Vorgehensweise bei der Ganzkörperpflege im Bett prinzipiell bei allen Menschen denselben Regeln. Individuelle Pflege, d. h. an den Ressourcen des pflegebedürftigen Menschen orientierte Pflege verlangt jedoch, die Situation, Bedürfnisse und Fähigkeiten des jeweiligen pfle-

1.5 Gesundheit und Krankheit

Beschreibungen bzw. Definitionen der Pflege werden nicht nur von der gewählten wissenschaftlichen Perspektive und dem zugrunde gelegten Menschenbild beeinflusst, sondern auch von dem Gesundheits- und Krankheitsverständnis, auf dem sie basieren. Das Verständnis von **Gesundheit** und **Krankheit** hat Auswirkungen auf die Art und den Einsatz pflegerischer Aktivitäten, beispielsweise wenn es um Fragen geht wie „Wann ist Pflege notwendig?" „Wie haben Art und Umfang der pflegerischen Dienstleistung auszusehen?". Das Gesundheits- und Krankheitsverständnis beeinflusst folglich maßgeblich das Pflegeverständnis.

Gesundheit und Krankheit sind Begriffe, die in der Alltagssprache selbstverständlich benutzt werden. Gesundsein stellt in den westlichen Industrienationen einen hohen gesellschaftlichen Wert dar.

Dennoch ist eine allgemeingültige Definition von Gesundheit und Krankheit schwer zu formulieren bzw. zu finden. Das, was unter Gesundheit bzw. Krankheit verstanden wird, unterliegt geschichtlichen, kulturellen, wissenschaftstheoretischen und auch individuellen Einflüssen. Entsprechend hat die Sichtweise von Gesundheit und Krankheit im Laufe der Geschichte der Menschheit einen starken Wandel durchlaufen (s. a. Kap. 2).

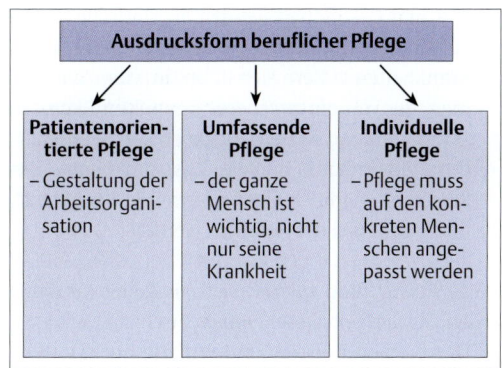

Abb. 1.2 Beschreibung pflegerischer Handlungen

gebedürftigen Menschen und gegebenenfalls seiner Bezugspersonen einzubeziehen.

Beispiel: *Bei der Ganzkörperpflege im Bett kann sich individuelle Pflege darin zeigen, dass die Wassertemperatur individuell angepasst wird, der Patient bei der Einnahme einer angenehmen Position unterstützt wird oder der pflegebedürftige Mensch nach einer Apoplexie mit Halbseitenlähmung des Körpers gemäß seinen verbliebenen Fähigkeiten einbezogen wird und z. B. die gelähmte Körperseite selbstständig wäscht.*

Die Ausrichtung der Pflege auf individuelle Probleme und Ressourcen pflegebedürftiger Menschen wird durch den Einsatz des Pflegeprozesses, einer Methode zur systematischen Erfassung des Pflegebedarfs und zur Problemlösung, unterstützt (s. a. Kap. 6).

Merke: *Patientenorientierte, umfassende und individuelle Pflege sind Begriffe, die die Ausrichtung pflegerischer Handlungen auf den pflegebedürftigen Menschen beschreiben, dabei aber den inhaltlich unscharfen Begriff „Ganzheitlichkeit" meiden und auf den Totalitätsanspruch der ganzheitlichen Ansätze verzichten* (**Abb. 1.2**).

1.5.1 Gesundheit und Krankheit in Altertum und Mittelalter

In vor- und frühgeschichtlicher Zeit sowie in den frühen Hochkulturen China, Ägypten, Mesopotamien und Indien war die Betrachtungsweise von Krankheit stark von magisch-religiösen Vorstellungen geprägt. Krankheit wurde als „Strafe der Götter" betrachtet, die den menschlichen Körper in Form von Dämonen heimsuchen und auf diese Weise ihren Unwillen über menschliches Fehlverhalten zum Ausdruck bringen und bestrafen.

In der griechischen Antike begannen sich mit der Naturphilosophie erste vernunftbetonte Erklärungsversuche für die Entstehung von Gesundheit und Krankheit abzuzeichnen. Unter Gesundheit wurde in erster Linie das harmonische, ausgeglichene Leben im Einklang mit der Natur verstanden.

Ein Beispiel hierfür ist die Elementenlehre, die den Elementen der Natur Wasser, Luft, Feuer und Erde die Eigenschaften feucht, trocken, warm und

1 Leitbild und Pflege

kalt zuordnete. Die ausgewogene Mischung in Zusammensetzung, Wirkung und Menge war gleichbedeutend mit Gesundheit; Abweichungen führten zur Krankheit.

Unter dem Einfluss des Christentums und im Zuge der Christianisierung wurde das Gesundheits- und Krankheitsverständnis wieder stärker in das religiöse Weltbild eingebunden. Vor allem im Mittelalter galt Gesundheit als Belohnung für Gottgefälligkeit, während Krankheit als Strafe für Sünden betrachtet wurde. Heilung erschien in diesem Verständnis als von Gott gegeben, der hierzu heilkundige Menschen als „Instrumente" einsetzte.

1.5.2 Biomedizinisches Krankheitsmodell

Ein Wandel dieser Sichtweise ergab sich vor allem durch das Zeitalter der Aufklärung und die naturwissenschaftliche Wende, die im 17. Jahrhundert mit Descartes ihren Ausgangspunkt hatte.

Die folgenden bahnbrechenden Erfolge der Medizin, beispielsweise Erkenntnisse der Bakteriologie, führten zur Entdeckung einer ganzen Reihe von krankheitsverursachenden Mikroorganismen, womit religiöse Erklärungsmodelle für Krankheit zugunsten der naturwissenschaftlichen Sichtweise immer mehr in den Hintergrund traten.

Krankheit musste immer weniger mit dem Einwirken Gottes erklärt werden, da sich auf einer wissenschaftlichen Basis beweisen ließ, dass hierfür in erster Linie Krankheitserreger verantwortlich waren. Krankheit wurde von der am Prinzip von Ursache und Wirkung orientierten, naturwissenschaftlich-mechanistischen Sichtweise entsprechend als Abweichung von der anatomisch-physiologischen Norm, von der „normalen" Funktion des Körpers betrachtet. Gesundheit war demzufolge das „Freisein", die Abwesenheit von Krankheit bzw. „das noch nicht Kranksein".

Das biomedizinische Modell von Krankheit basiert auf folgenden Grundannahmen:
- Jede Krankheit kann auf eine bestimmte Grundschädigung des Körpers zurückgeführt werden, die entweder in der Zelle oder in einer Störung mechanischer oder biochemischer Abläufe besteht.
- Jede Krankheit hat eine spezifische Ursache und einen spezifischen Verlauf, der sich beschreiben und vorhersagen lässt und der sich ohne medizinische Intervention verschlimmert.
- Krankheit ist objektiv, d. h. unabhängig von der jeweils erkrankten Person zu bestimmen. Krankheit und Gesundheit werden als statische, starre Zustände betrachtet.
- Krankheiten äußern sich in bestimmten Symptomen, die von entsprechend geschulten Experten (Ärztinnen und Ärzten) diagnostiziert werden.
- Gesundheit kann nur im Zusammenhang mit Krankheit, nämlich als „Freisein von Krankheit", und damit negativ definiert werden.

Diese Ausrichtung spiegelt sich bis heute im deutschen Gesundheitswesen wider.

Das biomedizinische Modell hatte auch starken Einfluss auf die Aufgaben der Pflege als Beruf und die pflegerischen Tätigkeiten: Die Berufsausübung war in erster Linie auf die kranken Anteile pflegebedürftiger Menschen gerichtet. Die Notwendigkeit pflegerischer Tätigkeit war dann gegeben, wenn ein Mensch krank wurde, und hatte vor allem die Pflege des kranken Körpers zum Gegenstand.

Vielfach wird Kritik am biomedizinischen Modell von Krankheit geäußert. Die Kritikpunkte beziehen sich nach Waller (2002) vor allem auf:
- die einseitige biologische Orientierung, die das Erfassen und Erklären von Krankheiten ohne erkennbare organische Ursache, z. B. von psychischen und psychosomatischen oder von chronischen Erkrankungen, unmöglich macht,
- die begrenzte Effektivität in Bezug auf die Bewältigung von Krankheiten (beispielsweise spielen in Bezug auf die Bekämpfung von Infektionserkrankungen neben der Entdeckung spezifischer Krankheitserreger umwelt-, ernährungs- und verhaltensbedingte Einflüsse eine wesentliche Rolle),
- die auf den einzelnen Menschen ausgerichtete und kurative Orientierung, die präventive und rehabilitative Maßnahmen vernachlässigt, da die Medizin erst dann einsetzt, wenn die Krankheit bereits vorliegt, sowie
- die Delegation der Verantwortlichkeit für Gesundheit an Experten (Ärzte) mit der Folge der Zunahme einer Medikalisierung der Gesellschaft.

Erst langsam zeichnet sich im Gesundheitswesen ein Wandel weg von der einseitig krankheitsorientierten Sichtweise ab. Viele Krankenkassen bieten z. B. vermehrt Programme zur Gesundheitsförderung für ihre Mitglieder an und bauen ihre Leistungen im präventiven und rehabilitativen Bereich aus.

1.5 Gesundheit und Krankheit

Beispiel: Auch in dem seit 2004 gültigen Gesetz über die Berufe in der Krankenpflege wird den Bereichen Prävention und Rehabilitation und der Beratung und Anleitung von pflegebedürftigen Menschen und deren Bezugspersonen ein größerer Stellenwert in der Pflegeausbildung eingeräumt. Dies zeigt sich konsequent auch in den veränderten Berufsbezeichnungen „Gesundheits- und Krankenpfleger/in" und „Gesundheits- und Kinderkrankenpfleger/in".

Merke: Das biomedizinische Modell von Krankheit ist einseitig krankheitsorientiert und auf körperliche Störungen bezogen. Krankheit und Gesundheit sind fest zu bestimmende Zustände, die sich wechselseitig ausschließen.

Zusammenfassung:
Entwicklung des Gesundheits- und Krankheitsbegriffes
- Altertum: Krankheit als Strafe der Götter;
- griechische Antike: Gesundheit ist Harmonie, Balance der Elemente;
- christliche Sichtweise: Gesundheit ist Belohnung für Gottgefälligkeit;
- Biomedizinisches Modell: Krankheit als Wirkung von Krankheitserregern (Ursache); Gesundheit ist die Abwesenheit von Krankheit.

Erweiterung des biomedizinischen Krankheitsmodells

Das medizinische Krankheitsmodell erfuhr vor allem durch die psychosomatischen Erklärungsmodelle für die Pathogenese, d. h. für die Entstehung von Krankheit, eine Erweiterung. Einer dieser Ansätze ist das sog. „Stress-Coping-Modell" (Belastungs-Bewältigungsmodell, **Abb. 1.3**).

Nach diesem Modell sind nicht mehr nur körperliche Ursachen an der Entstehung von Krankheit beteiligt, sondern auch psychische und soziale Faktoren. Kritische Lebensereignisse, z. B. der Tod eines nahen Angehörigen sowie arbeits- und berufsspezifische Belastungen wirken als Stressoren auf den Menschen ein. In Abhängigkeit von den individuellen Bewältigungsmöglichkeiten (Coping-Strategien) entscheidet sich, ob und in welcher Weise gesundheitliche Konsequenzen für den betroffenen Menschen entstehen.

Bei den Bewältigungsmöglichkeiten werden persönliche und kollektive Bewältigungsmöglichkeiten unterschieden. Zu den persönlichen Bewältigungsmöglichkeiten gehören u. a. psychische Fähigkeiten des betroffenen Menschen wie beispielsweise Selbstbewusstsein und Selbstvertrauen, die eine konstruktive Auseinandersetzung mit kritischen Ereignissen begünstigen.

Kollektiven Bewältigungsmechanismen werden z. B. gute Beziehungen zu Freunden oder die Einbindung in soziale Gruppen zugeordnet. Auch sie können Unterstützung zur Bewältigung einer kritischen Situation geben.

Sind die Bewältigungsmöglichkeiten eines Menschen nicht ausreichend, können die Stressoren Stress im psychosozialen Erleben des Betroffenen auslösen, der sich wiederum auf das organisch-somatische Geschehen negativ auswirkt. Am Ende die-

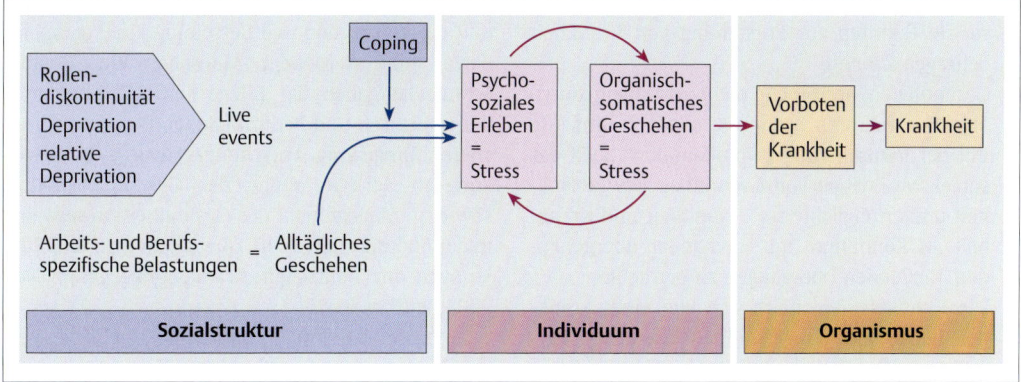

Abb. 1.3 Stress-Coping-Modell

ses Prozesses ergibt sich eine manifeste Erkrankung. Das Modell gibt also eine Erklärung dafür, wie soziale und psychische Konflikte eine körperliche Erkrankung auslösen können.

> **Merke:** *Krankheit entsteht nach dem Stress-Coping-Modell folglich durch ein Ungleichgewicht zwischen auf den Menschen einwirkenden Stressoren einerseits und Bewältigungsmöglichkeiten des betroffenen Menschen andererseits.*

1.5.3 Definition der Weltgesundheitsorganisation (WHO)

Gegen die starke Ausrichtung auf den Krankheitsbegriff und die einseitig auf körperliche Störungen ausgerichtete Betrachtungsweise des biomedizinischen Modells wandte sich bereits 1946 die Weltgesundheitsorganisation (WHO). In ihrer damals formulierten Definition heißt es:

> **Definition:** „Gesundheit *ist ein Zustand vollkommenen körperlichen, geistigen und sozialen Wohlbefindens und nicht allein das Fehlen von Krankheit und Gebrechen"* (zit. n. Klemperer 2014, S. 45 f.).

Damit wurde die stark naturwissenschaftliche Betrachtungsweise und krankheitsbezogene Sichtweise von Gesundheit und Krankheit entscheidend erweitert:

- Gesundheit wurde erstmals nicht nur als körperliche Gesundheit beschrieben. Die WHO-Definition bezieht auch die psychische und soziale Dimension des Menschen mit ein, wodurch gleichzeitig neben körperlichen auch psychische und soziale Faktoren zur Entstehung von Krankheit beitragen können.
- Gesundheit wurde nicht mehr nur allein durch objektive Faktoren bestimmt, sondern umfasste mit der Formulierung „Wohlbefinden" auch das subjektive Erleben von Gesundheit bzw. Krankheit und ermöglichte so, Gesundheit und Krankheit als Kontinuum mit ineinander übergehenden, fließenden Übergängen zu betrachten.
- Die Sichtweise wandelte sich von einer krankheitsbezogenen zur gesundheitsbezogenen Perspektive: Gesundheit wurde hier unabhängig von Krankheit und in einer positiven Formulierung definiert.

Die Definition der Weltgesundheitsorganisation blieb nicht unumstritten. Kritisiert wurde vor allem, dass ein „Zustand vollkommen körperlichen, geistigen und sozialen Wohlbefindens" angesichts der Lebenssituation der Mehrheit der Weltbevölkerung zu unrealistisch bzw. utopisch sei. Strenggenommen könne nach dieser Definition kaum ein Mensch als gesund gelten.

Dennoch setzte sie entscheidende Impulse für einen Wandel des Gesundheits- und Krankheitsverständnisses, das stärker gesundheitsbezogen, umfassend und das subjektive Erleben einbeziehend sein sollte. Die Prävention, d. h. das Vorbeugen und Verhindern von Krankheit, sowie die Gesundheitsförderung, d. h. die Erhaltung und Entwicklung von Gesundheit, erhielten einen hohen Stellenwert.

> **Merke:** *Die Definition der WHO von 1946 führte zu einer verstärkten Ausrichtung auf den Begriff „Gesundheit", wodurch Prävention und Gesundheitsförderung einen höheren Stellenwert im Gesundheitswesen erhielten. Sie bezieht neben dem subjektiven Erleben auch die physische, psychische und soziale Dimension des Wohlbefindens ein.*

Dieser Wandel zeigt sich z. B. in der Definition der Pflege des International Council of Nursing (ICN): „Pflege umfasst die eigenverantwortliche Versorgung und Betreuung, allein oder in Kooperation mit anderen Berufsangehörigen, von Menschen aller Altersgruppen, von Familien oder Lebensgemeinschaften, sowie von Gruppen und sozialen Gemeinschaften, ob krank oder gesund, in allen Lebenssituationen (Settings). Pflege schließt die Förderung der Gesundheit, Verhütung von Krankheiten und die Versorgung und Betreuung kranker, behinderter und sterbender Menschen ein. Weitere Schlüsselaufgaben der Pflege sind Wahrnehmung der Interessen und Bedürfnisse, Förderung einer sicheren Umgebung, Forschung (Advocacy), Mitwirkung in der Gestaltung der Gesundheitspolitik, sowie im Management des Gesundheitswesens und in der Bildung" (ICN 2010, Übersetzung durch DBfK).

Auch im deutschen Krankenpflegegesetz von 2003 heißt es in § 3:

„(1) Die Ausbildung […] soll […] fachliche, personale, soziale und methodische Kompetenzen zur verantwortlichen Mitwirkung insbesondere bei der Heilung, Erkennung und Verhütung von Krankheiten vermitteln. Die Pflege […] ist dabei unter Einbeziehung präventiver, rehabilitativer und palliativer Maßnahmen auf die Wiedererlangung, Verbesserung, Erhaltung und Förderung der physischen und psychischen Gesundheit der zu pflegenden Menschen auszurichten. […] (Ausbildungsziel)" (BGBl. I 2003 Nr. 36).

Gesundheitsförderung, Prävention und Rehabilitation sind hier als Aufgabengebiet der beruflich Pflegenden verankert. Hierdurch werden neue Aufgaben an die Pflegepersonen herangetragen, beispielsweise die Beratung pflegebedürftiger Menschen hinsichtlich gesunder Ernährung.

1.5.4 Salutogenetisches Modell

Die Schwerpunktsetzung der WHO, weg von der Krankheit und hin zur Gesundheit, hat sich auch in den neueren Erklärungsmodellen zur Entstehung von Krankheit niedergeschlagen. Einer dieser Ansätze geht auf den amerikanischen Medizinsoziologen Aaron Antonovsky zurück, der 1987 sein Modell der „Salutogenese" vorstellte. Der Begriff „Salutogenese" stammt aus der griechischen Sprache und bedeutet übersetzt „Entstehung von Gesundheit".

Schon mit der Bezeichnung seines Ansatzes macht Antonovsky deutlich, dass es ihm mit seinem Modell nicht um die Erklärung der Entstehung von Krankheit, der Pathogenese, sondern um die Erklärung der Entstehung von Gesundheit, d. h. der Salutogenese, geht.

Er konzentriert sich auf die Frage: Wie entsteht Gesundheit bzw. welche Faktoren sind daran beteiligt, dass ein Mensch seine Position auf dem Gesundheits-Krankheits-Kontinuum beibehalten bzw. an den Pol „Gesundheit" annähern kann?

Hier wird deutlich, dass Antonovsky Gesundheit und Krankheit nicht als zwei Zustände versteht, die sich gegenseitig ausschließen, wie es beispielsweise im biomedizinischen Modell der Fall ist. Er betrachtet Gesundheit und Krankheit als dynamischen Prozess, der zwischen den beiden Polen „sicher gesund" und „sicher krank" eine Reihe von ineinander übergehenden Zwischenbereichen aufweist.

Ebenso konzentriert sich sein Ansatz nicht auf „krank machende" Risikofaktoren, sondern auf „gesund machende" Bewältigungsmöglichkeiten, die er auch als Gesundheitsfaktoren oder „Copingressourcen" bezeichnet.

Das Modell der Salutogenese besteht aus vier zentralen Konzepten: Kohärenzgefühl, Gesundheits-Krankheits-Kontinuum, Stressoren und Spannungszustand und den generalisierten Widerstandsressourcen (**Abb. 1.4**).

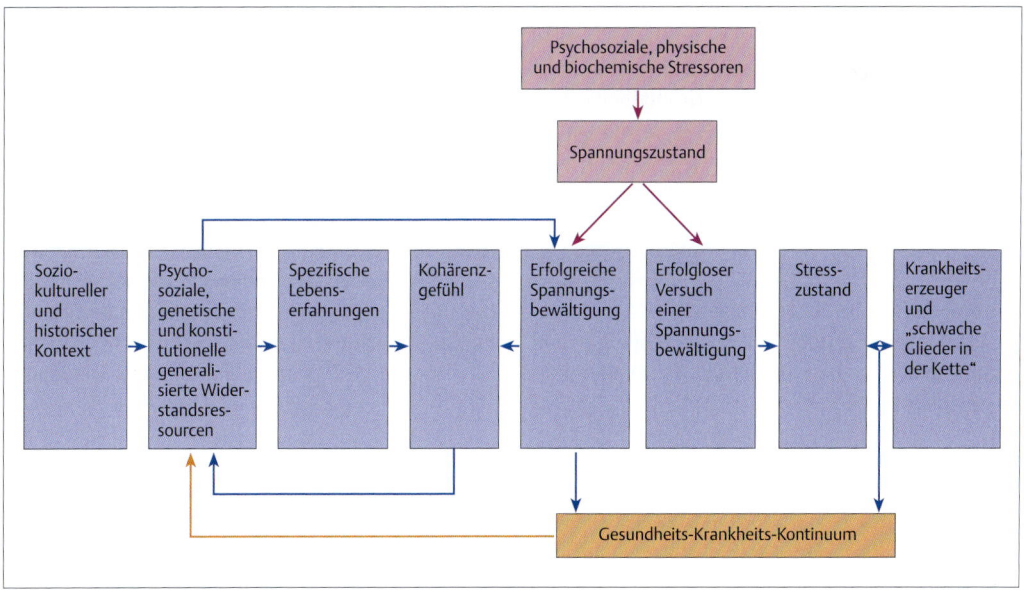

Abb. 1.4   Vereinfachte Darstellung der Gesundheitstheorie nach Antonovsky

Kohärenzgefühl

Als Kohärenzgefühl bezeichnet Antonovsky eine Grundhaltung der Welt und dem eigenen Leben gegenüber. Es kann als eine Art Zuversichtlichkeit oder Vertrauen eines Menschen darauf beschrieben werden, dass Ereignisse im Lebenslauf erklärt, als Herausforderungen eine Auseinandersetzung wert sind und mit den zur Verfügung stehenden Ressourcen bewältigt werden können.

Das Kohärenzgefühl besteht aus drei wesentlichen Komponenten: dem Gefühl der Verstehbarkeit (kognitive Komponente), dem Gefühl von Handhabbarkeit bzw. Bewältigbarkeit (kognitiv-emotionale Komponente) und dem Gefühl von Sinnhaftigkeit bzw. Bedeutsamkeit (motivationale Komponente). Als Gefühl der Verstehbarkeit beschreibt Antonovsky die Fähigkeit von Menschen, Reize, die aus der Umwelt auf sie einströmen, als geordnete und strukturierte Informationen zu verarbeiten. Die Überzeugung eines Menschen, Schwierigkeiten grundsätzlich lösen zu können, bezeichnet er als Gefühl der Handhabbarkeit. Dieses Gefühl hängt eng mit dem Wahrnehmen und Erkennen eigener Ressourcen – auch sozialer Art – zur Problembewältigung zusammen. Das Gefühl der Sinnhaftigkeit betrachtet Antonovsky als entscheidende Komponente des Kohärenzgefühls. Es drückt das Ausmaß aus, in dem ein Mensch das eigene Leben als emotional sinnvoll empfindet, und ermöglicht die Betrachtung auftretender Schwierigkeiten eher als Herausforderung denn als Belastung.

Das Kohärenzgefühl nimmt seiner Meinung nach entscheidenden Einfluss auf den Gesundheits- und Krankheitszustand eines Menschen. Je stärker es ausgeprägt ist, desto eher ist ein Mensch in der Lage, auf Ereignisse und Schwierigkeiten flexibel zu reagieren, da er hilfreiche Ressourcen aktivieren kann. Entsprechend wird er Anforderungen an seine Person weniger als Belastungen bzw. Stressoren empfinden. Das Kohärenzgefühl bildet sich in der Auseinandersetzung mit den Erlebnissen und Erfahrungen aus, die ein Mensch während seines Lebens macht.

Gesundheits-Krankheits-Kontinuum

Antonovsky betrachtet Gesundheit und Krankheit als gegenüberliegende Pole eines Kontinuums, auf dem sich ein Mensch entweder näher zum Pol Gesundheit oder zum Pol Krankheit einordnet. Gesundheit und Krankheit sind in seiner Vorstellung also keine Zustände mehr, die sich gegenseitig ausschließen. Vielmehr ist die Position auf dem Kontinuum veränderbar und jeder Mensch trägt gleichzeitig gesunde und kranke Anteile in sich. Er ist also zu einem bestimmten Zeitpunkt entweder dem Pol Gesundheit oder dem Pol Krankheit näher bzw. weiter entfernt.

Stressoren und Spannungszustand

Physikalische, biochemische und psychosoziale Faktoren wirken als Stressoren auf den Menschen ein und erzeugen einen Spannungszustand. Eine erfolgreiche Spannungsbewältigung hat nach Antonovsky eine gesundheitserhaltende bzw. sogar gesundheitsfördernde Wirkung, da diese Erfahrung sich positiv auf das Kohärenzgefühl auswirken kann. Kann ein Mensch den Spannungszustand nicht bewältigen, entsteht eine für ihn belastende Situation, die – je nach Ausmaß – zur Schwächung der körperlichen Gesundheit führen kann.

Das Kohärenzgefühl eines Menschen kann einerseits helfen, Stressoren als neutral, also nicht bedrohlich zu bewerten, andererseits trägt es dazu bei, situationsangemessen und auf die Lösung des Problems ausgerichtet zu reagieren.

Generalisierte Widerstandsressourcen

Neben dem Kohärenzgefühl nehmen laut Antonovsky auch generalisierte Widerstandsressourcen eines Menschen Einfluss auf die Bewältigung eines Spannungszustandes. Hierzu rechnet er u. a. körperliche Faktoren, Intelligenz, finanzielle Möglichkeiten, soziale Unterstützung und kulturelle Eingebundenheit. Sie können in den unterschiedlichsten Situationen und Lebensereignissen wirksam werden und erhöhen die Widerstandsfähigkeit eines Menschen.

Merke: *Der salutogenetische Ansatz ist ein Erklärungsmodell für die Entstehung von Gesundheit. Gesundheit wird als Ergebnis einer erfolgreichen Spannungsbewältigung betrachtet. Hieran sind maßgeblich das Kohärenzgefühl eines Menschen, das zur Aktivierung und Auswahl der geeigneten Ressourcen beiträgt, und die generalisierten Widerstandsressourcen beteiligt.*

Relevanz hat dieser Ansatz für die beruflich ausgeübte Pflege in erster Linie dadurch, dass er den Stellenwert der Ressourcen eines Menschen für seine Gesundheit verdeutlicht.

Dies verstärkt einerseits die Notwendigkeit, Ressourcen in die Pflege eines Menschen einzubeziehen, mit dem Ziel, zu seiner Gesundheit beizutragen. Andererseits wird hierdurch auch der pflegebedürftige Mensch selbst in die Pflege einbezogen, wodurch er lernt, selbst zu seiner Gesundheit beitragen zu können. Pflegepersonen sollten Menschen in schwierigen Situationen auch beim Erkennen vorhandener Ressourcen unterstützen.

Auf diese Weise kann das Selbstbewusstsein des betroffenen Menschen gestärkt und somit indirekt auch zur Ausbildung eines höheren Kohärenzsinns beigetragen werden.

Gleichzeitig kann die Betrachtung von Gesundheit und Krankheit als Kontinuum und nicht als statische, starre Zustände für die Pflege wertvolle Impulse geben. In das Verständnis von Gesundheit und Krankheit geht auf diese Weise eine individuelle Komponente ein. Beide Begriffe werden so nicht mehr ausschließlich von der medizinischen Diagnose bestimmt, sondern vielmehr vom Erleben des betroffenen Menschen und seiner Einschätzung der Lebensqualität.

Pflegerisches Handeln erweitert sich so auf unterstützende Maßnahmen, die die Stärkung der eingeschränkten bzw. bedingten Gesundheit zum Ziel haben. Dies ist vor allem für Menschen von Bedeutung, die von einer chronischen Einschränkung ihrer Gesundheit betroffen sind.

Bei der Pflege dieser Menschen sind vor allem beratende Fähigkeiten der Pflegepersonen gefragt, beispielsweise in Bezug auf die spezielle Ernährung oder die sportlichen Aktivitäten, die zu einer hohen Lebensqualität auch bei einer dauerhaft eingeschränkten Gesundheit beitragen.

Zusammenfassung:
Moderne Sicht von Gesundheit und Krankheit
- Definition der WHO: Starke Betonung der Gesundheit; Prävention und Gesundheitsförderung als Teil der Pflege.
- Salutogenetisches Modell: Gesundheit und Krankheit als Pole eines Kontinuums; Gesundheit als Ergebnis erfolgreicher Spannungsbewältigung; Kohärenzgefühl und Widerstandsressourcen ermöglichen Spannungsbewältigung.
- Aufgabe der Pflege: Ressourcen aufdecken, Vertrauen des Menschen in eigene Fähigkeiten fördern, indem er aktiv in seine Pflege einbezogen wird und so selbst etwas für seine Gesundheit tun kann.

Fazit: *Der Begriff „Pflegen" findet im Alltag vielfältige Verwendung. Daher ist es notwendig, die beruflich ausgeübte Pflege von den anderen Formen der Pflege klar abzugrenzen. Das wird maßgeblich durch die von verschiedenen pflegerischen Berufsverbänden verfassten Berufsbilder unterstützt, die Aufgaben und Verantwortungsbereich der Pflegeberufe näher beschreiben.*

Beruflich ausgeübte Pflege erfolgt gegen Bezahlung und setzt eine erfolgreich abgeschlossene Berufsausbildung in der Alten-, Gesundheits- und Kinderkranken- oder Gesundheits- und Krankenpflege voraus, in der die für die Berufsausübung erforderlichen Kompetenzen erworben wurden. Sie erfolgt theoriegeleitet auf der Basis der Erkenntnisse der Pflegewissenschaft und ihrer Bezugswissenschaften.

Für den Begriff „Pflege" finden sich bei den verschiedenen Pflegetheoretikerinnen und -theoretikern zahlreiche Definitionen, die sowohl vom zugrunde gelegten Menschenbild als auch vom Gesundheits- und Krankheitsverständnis beeinflusst werden. Beide wirken sich sowohl auf die Pflegewissenschaft als auch auf die Pflegepraxis und das Pflegeverständnis aus.

Lange Zeit waren die naturwissenschaftlich-mechanistische Sichtweise vom Menschen und das biomedizinische Modell von Krankheit allein bestimmend für die Ausübung medizinischer und pflegerischer Arbeit. Die einseitige Ausrichtung auf die Entstehung, Erklärung und Behandlung von Krankheit sowie das Verständnis von Krankheit als rein körperlicher Störung wird zunehmend kritisiert. In jüngerer Zeit werden hier starke Impulse für eine integrative Sichtweise, d. h. den konsequenten Einbezug psychischer und sozialer Einflüsse auf die Gesundheit bzw. Krankheit eines Menschen, sowie eine stärkere Betonung von Gesundheitsförderung, Prävention und Rehabilitation gesetzt. Wegbereiter für diesen Wandel war die bereits 1946 von der Weltgesundheitsorganisation formulierte Definition von Gesundheit, mit der Gesundheit erstmalig positiv, d. h. nicht in Bezug zur Krankheit, beschrieben wurde. Eine konsequente Weiterführung dieses Ansatzes vertritt der Medizinsoziologe Antonovsky in seinem salutogenetischen Modell, in dem er der Frage nach der Entstehung von Gesundheit nachgeht, Gesundheit und Krankheit als Pole eines Kontinuums darstellt und Faktoren beschreibt, die Menschen unterstützen, ihre Gesundheit zu erhalten.

In der Pflege zeigt sich der Wandel des Menschenbildes und des Gesundheits- und Krankheitsverständnisses in der Ausrichtung auf eine patientenorientierte, umfassende und individuelle Pflege des Menschen. Sie hat u. a. Konsequenzen für die Ausrichtung der Arbeitsorganisation sowie den Einbezug psychosozialer und emotionaler Aspekte in die Pflege und verlangt die Anpassung regelgeleiteter Vorgehensweisen auf die individuelle Situation eines pflegebedürftigen Menschen und seiner Bezugspersonen. Die stärkere Ausrichtung auf gesundheitsfördernde, präventive und rehabilitative Bereiche pflegerischen Handelns findet sich auch in den neuen Berufsgesetzen der Altenpflege von 2003 und den Berufen in der Krankenpflege von 2004 wieder, in denen diesen Bereichen deutlich höhere Ausbildungsanteile als bisher zukommen. Nicht zuletzt schlägt sich dies auch in den geänderten Berufsbezeichnungen „Gesundheits- und Kinderkranken- bzw. Gesundheits- und Krankenpfleger/in" nieder.

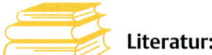

Literatur:

Adler, R. H. et al. (Hrsg.): Uexküll. Psychosomatische Medizin. Theoretische Modelle und klinische Praxis. 7. Aufl. Elsevier Urban&Fischer, München 2012

Antonovsky, A.: Salutogenese. Zur Entmystifizierung der Gesundheit. dgvt (Deutsche Gesellschaft für Verhaltenstherapie)-Verlag, Tübingen 1997

Berufsordnung für Gesundheits- und Krankenpflegerinnen, Gesundheits- und Krankenpfleger, Gesundheits- und Kinderkrankenpflegerinnen und Gesundheits- und Kinderkrankenpfleger sowie Altenpflegerinnen und Altenpfleger (Pflegefachkräfte-Berufsordnung). Hamburgisches Gesetz- und Verordnungsblatt Nr. 43, 2009, S. 339–340

Bischoff, C.: Zum Ganzheitsbegriff in der Pflege. In: Krüger, H., G. Piechotta, H. Remmers: Innovation der Pflege durch Pflegewissenschaft. Perspektiven und Positionen. Altera-Verlagsgesellschaft, Bremen 1996, S. 103ff

Blättner, B., H. Waller: Gesundheitswissenschaft. Eine Einführung in Grundlagen, Theorie und Anwendung, 5. Aufl. Kohlhammer, Stuttgart 2011

Bundeszentrale für gesundheitliche Aufklärung (BZgA) (Hrsg.): Was erhält Menschen gesund? Antonovskys Modell der Salutogenese – Diskussion und Stellenwert. Köln 2001

Deutscher Berufsverband für Pflegeberufe (DBfK): Definition der Pflege - International Council of Nurses ICN. Online: www.dbfk.de

Deutscher Pflegerat e. V. (Hrsg.): Rahmenberufsordnung. Berlin 2004

Dielmann, G.: Krankenpflegegesetz und Ausbildungs- und Prüfungsverordnung für die Berufe in der Krankenpflege. Mabuse, 3. Aufl. Frankfurt am Main 2013

Fawcett, J.: Spezifische Theorien der Pflege im Überblick. Verlag Hans Huber, Bern 1999

Franke, A.: Modelle von Gesundheit und Krankheit. 3. Aufl. Hogrefe, Bern 2012

Hurrelmann, K. et al. (Hrsg.): Lehrbuch Prävention und Gesundheitsförderung. 4. Aufl. Hogrefe, Bern 2014

Hurrelmann, K., O. Razum (Hrsg.): Handbuch Gesundheitswissenschaften. 6. Aufl. Beltz Juventa, Weinheim 2016

Jacob, C.: Gesundheitsförderung im pflegerisch-klinischen Kontext. Verlag Hans Huber, Bern 2004

Klemperer, D.: Sozialmedizin, Public Health, Gesundheitswissenschaften. Lehrbuch für Gesundheits- und Sozialberufe. 3. Aufl. Hogrefe, Bern 2015

Müller, E.: Leitbilder in der Pflege. Eine Untersuchung individueller Pflegeauffassungen als Beitrag zu ihrer Präzisierung. Verlag Hans Huber, Bern 2001

Müller, E.: Pflegewissenschaft und Naturwissenschaften. Kritische Anmerkungen zu einem schwierigen Verhältnis als Ausgangspunkt zu seiner Neubestimmung. Pflege 12 (1999) 35

Robert Bosch Stiftung (Hrsg.): Pflegewissenschaft. Grundlegung für Lehre, Forschung und Praxis. Denkschrift. Bleicher, Gerlingen 1996

Rogers, M.: Theoretische Grundlagen der Pflege. Eine Einführung. Lambertus, Freiburg i.B. 1995

Schwartz, F. W. et al. (Hrsg.): Das Public Health Buch. Gesundheit und Gesundheitswesen. Elsevier Urban & Fischer, München 2012

Steppe, H.: Pflegemodelle in der Praxis. 2. Folge: Virginia Henderson. Die Schwester/Der Pfleger 29 (1990) 584

Uexküll, Th. von: Was weiß die Medizin vom Menschen? In: Rössner, H. (Hrsg.): Der ganze Mensch. Aspekte einer pragmatischen Anthropologie. dtv 1986

Uexküll, Th. von, W. Wesiack: Theorie der Humanmedizin. Grundlagen ärztlichen Denkens und Handelns, 2., durchgesehene Aufl., Urban und Schwarzenberg, München 1991

Waller, H.: Sozialmedizin. Grundlagen und Praxis, 6. Aufl. Kohlhammer, Stuttgart 2007

Wydler, H. u. a. (Hrsg.): Salutogenese und Kohärenzgefühl. Grundlagen, Empirie und Praxis eines gesundheitswissenschaftlichen Konzeptes, 4. Aufl. Juventa, Weinheim 2010

Im Internet:
www.deutscher-pflegerat.de; Stand: 22.06.2017
www.dbfk.de; Stand: 22.06.2017

2 Entwicklung der Pflege zum Beruf

Marion Kaster

Übersicht

Einleitung · 24
2.1 Antike · 28
2.1.1 Griechenland · 28
2.1.2 Römisches Reich · 30
2.1.3 Christentum · 31
2.2 Mittelalter · 32
2.2.1 Klöster als Hospitäler und Bildungsstätten · 32
2.2.2 Pflege durch die Hospitaliterorden · 35
2.2.3 Hexenverfolgung · 37
2.2.4 Kinderheilkunde und Altersfürsorge · 38
2.3 Neuzeit · 38
2.3.1 Lohnwartesystem und katholische Pflegeorden · 39
2.3.2 Krise der Krankenpflege im 18. Jahrhundert · 41
2.3.3 Hospitalwesen in der Neuzeit · 42
2.4 19. Jahrhundert · 44
2.4.1 Organisationsformen der Pflege · 44
2.4.2 Florence Nightingale und Jean Henri Dunant · 51
2.5 20. Jahrhundert · 54
2.5.1 Pflege im 1. Weltkrieg und in der Weimarer Republik · 55
2.5.2 Pflege im Nationalsozialismus und im 2. Weltkrieg · 55
2.5.3 Neuordnung der Pflegeausbildungen nach 1945 · 58
2.6 21. Jahrhundert · 61
2.6.1 Gesetz über die Berufe in der Krankenpflege · 61
2.6.2 Gesetz über die Berufe in der Altenpflege · 62
2.6.3 Ausblick · 63
2.6.4 Weiterbildungsmöglichkeiten für Pflegepersonen · 64
2.6.5 Berufspolitische Entwicklungen · 65
Fazit · 66
Literatur · 67

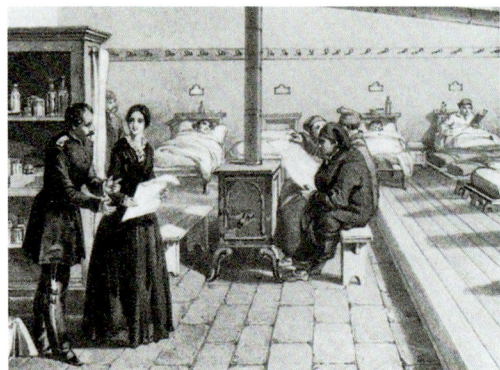

Schlüsselbegriffe

▸ *Caritas*
▸ *Ordenspflege*
▸ *Mutterhaussystem*
▸ *Lohnwartesystem*
▸ *Freiberufliche Pflege*
▸ *Professionalisierung*

Einleitung

Fürsorge und die Bereitschaft, anderen in Notsituationen zu helfen, ist ein wichtiger Bestandteil menschlicher Gemeinschaften. Schon immer halfen die Menschen einander bei Verletzungen und Erkrankungen. Jedoch ist zwischen den einfachen, wissenschaftlich nicht fundierten Pflegehandlungen der frühen Menschheitsgeschichte und der Entstehung des Pflegeberufs, wie wir ihn heute kennen, nicht nur viel Zeit vergangen. Vielmehr ist das heutige Erscheinungsbild der Pflege das Ergebnis einer Reihe von geschichtlichen Entwicklungen und wird durch einen Blick in die Geschichte verständlicher.

Die historische Rückschau macht die Ursprünge des Berufs bewusst, zeigt Fehler und Fehlentwicklungen auf und kann so bei der heutige Suche nach einer berufspolitischen Perspektive unterstützend und korrigierend wirken.

Das folgende Kapitel beschreibt die Entwicklung der Pflege zum Beruf. Dabei werden entscheidende

Etappen in der Entwicklung des Pflegeberufs und wichtige Persönlichkeiten der Pflege dargestellt.

Vorab werden anhand einer Zeittafel die zeitgeschichtlichen Entwicklungen in der Pflege zusammenfassend dargestellt (**Tab. 6.5**).

Tab. 2.1 Zeittafel

Jahr	Zeitgeschichtliche Entwicklungen	Entwicklungen in der Pflege
bis 35 000 v. Chr.	**Vor- und Frühgeschichte** Die Entwicklung des Homo sapiens ist ca. 35 000 v. Chr. abgeschlossen. Die frühen Menschen entwickeln ihre Lebens- und Siedlungsweise entsprechend ihrer biologischen und physischen Möglichkeiten und in bestmöglicher Symbiose mit ihrer Umwelt.	Knochenfunde, die deutliche Versteifungen der Wirbelsäule und des Bewegungsapparates aufweisen, geben erste Hinweise darauf, dass Menschen bereits in vor- und frühgeschichtlicher Zeit Krankheiten ausgesetzt waren und pflegerische Betreuung erforderlich wurde. Im Denken der frühen Menschen werden Krankheiten von Dämonen und bösen Geistern verursacht. Das Handeln ist geprägt durch Instinkt, Intuition und Empirie. Kranke werden durch Angehörige gepflegt. Für die Behebung der Krankheiten und damit für die Vertreibung der Dämonen und Geister sind Medizinmänner und Schamanen zuständig.
4000 v. Chr.	**Frühe Hochkulturen** In Ägypten, Mesopotamien, Indien und China entstehen durch die Verschmelzung primitiver Kulturen archaische Hochkulturen, die durch Entwicklung der Schriftsprache, Schichtung der Bevölkerung sowie durch die Arbeitsteilung gekennzeichnet sind.	Erstmals werden heilkundliche Erkenntnisse schriftlich festgehalten. Diese beinhalten zumeist hygienische Maßnahmen. Die Heilkunde ist geprägt von magisch-religiösen Vorstellungen. Geheilt wird durch Priester, Schamanen und Medizinmänner.
800 v. Chr. – 400/500 n. Chr.	**Antike** Mit Antike ist die Epoche des Altertums im Mittelmeerraum gemeint. Vieles in unserem heutigen Sozialverhalten, in unserer Sprache, in Medizin und in der Pflege hat seine Wurzeln in der Antike.	Die griechische Heilkunde wird vom römischen Reich übernommen und weiterentwickelt. Gesundheit wird als Ideal verstanden, das es zu erhalten oder wiederherzustellen gilt. Im 5. Jahrhundert v. Chr. entsteht in Griechenland die Tempelmedizin, in der Priester, später Ärzte, tätig sind. Die berühmtesten griechischen Ärzte sind Hippokrates, Asklepios und Galen. In der frühen griechischen Naturphilosophie werden erstmals Erklärungen für Krankheit und Gesundheit auf wissenschaftlichem Weg gesucht. Die Erforschung der Naturgesetze verdrängt bisherige religiös geprägte Ansätze über die Entstehung von Krankheiten
	Christentum Mit dem Christentum wird eine entscheidende Wende eingeläutet, die Auswirkungen auf alle sozialen Lebensbereiche und insbesondere auf die Betreuung von Kranken und Bedürftigen hat. Mit dem Toleranzedikt von Mailand wird das Christentum als Religion erlaubt.	Die Legalisierung des Christentums durch Kaiser Konstantin zieht die Ausbreitung des Christentums nach sich. Bereits die Urkirche organisiert die caritativen Aufgaben. Es werden öffentliche Einrichtungen zur Aufnahme und Betreuung von Hilfsbedürftigen geschaffen. Xenodochien als Häuser für sozial Hilfsbedürftige und Kranke werden zu Vorläufern der späteren Krankenhäuser. Das Christentum mit seinem Gebot der Nächstenliebe und der Barmherzigkeit sorgt dafür, dass man sich auch um chronisch und unheilbar Kranke kümmert. Die caritativen Aufgaben werden vor allem von Frauen ausgeübt. Hier wird der Grundstock für die Pflege als Frauenberuf gelegt.

Fortsetzung ▶

2 Entwicklung der Pflege zum Beruf

Tab. 2.1 (Fortsetzung)

Jahr	Zeitgeschichtliche Entwicklungen	Entwicklungen in der Pflege
500 – 1500 n. Chr.	**Mittelalter** Die Zeit in der europäischen Geschichte zwischen Antike und Neuzeit wird als Mittelalter bezeichnet. Die Grundzüge des Mittelalters sind u. a. die nach Ständen organisierte Gesellschaft und die gläubig christliche Geisteshaltung. Die Zeit ist u. a. geprägt durch Seuchen, Hexenverfolgung, Kreuzzüge und Ritterorden.	Heilkunde und Krankenpflege werden im Aachener Konzil von 817 als Aufgabe von Mönchen und Nonnen festgelegt. Klöster werden zu Stätten der Wissenschaft, insbesondere der Medizin, und zugleich zu Behandlungsstätten für Mönche, Wanderer und Arme. In den Jahren 1472, 1473 und 1485 erscheinen die ersten Abhandlungen über Kinderkrankheiten. Die Pflegetätigkeit wird durch Angehörige der Hospitaliterorden (geistliche Orden, Ritterorden, weltliche Orden) auf der Basis der christlichen Caritas ausgeübt.
1500 n. Chr. – 18. Jahrhundert	**Neuzeit** Humanismus, Renaissance und Aufklärung, bedeutende geografische Entdeckungen und technische Erfindungen sowie die frühkapitalistischen wirtschaftlichen und sozialen Entwicklungen sind die Eckpfeiler der Neuzeit. Kriege, Hunger und Seuchen, Reformation, Bauernkriege und Dreißigjähriger Krieg prägen die Neuzeit und erschüttern Europa.	Die Hospitäler vollziehen ihre Veränderung hin zum Krankenhaus, in dem nur noch Kranke aufgenommen werden dürfen. Die Medizin etabliert sich als Naturwissenschaft und macht u. a. große Fortschritte in der Anatomie (z. B. Entdeckung des Blutkreislaufs). Den Entwicklungen in der Medizin, insbesondere in Therapie und Diagnostik, und den daraus entstehenden höheren Anforderungen an die Pflege, kann diese aufgrund der fehlenden Ausbildung nicht entsprechen. Die Pflege wird durch bezahlte Wärterinnen und Wärter (Lohnwartesystem) ausgeübt sowie durch die noch in der Tradition der christlichen Caritas stehenden Angehörigen der neuen katholischen Pflegeorden. Der Heidelberger Professor Franz Anton Mai (1742 – 1814) erkennt die Notwendigkeit einer Ausbildung für Pflegende und gründet 1782 die erste deutsche Krankenwärterschule.
19. Jahrhundert	**19. Jahrhundert** Im 19. Jahrhundert beeinflusst die Industrialisierung das Leben der Menschen. Insbesondere in der zweiten Hälfte des 19. Jahrhunderts werden Arbeiterbewegung und Sozialismus zu zentralen Begriffen. Unter schwierigsten Bedingungen wird zumeist Fabrikarbeit bei niedrigstem Lohn erbracht. Fehlende Hygiene und eine unzureichende Ernährung fördern Seuchen und die Entstehung von Krankheiten. Als Antwort auf die soziale Krise werden Ende des 19. Jahrhunderts die Sozialversicherungsgesetze (Krankenversicherungsgesetz, Unfallversicherungsgesetz, Gesetz zur Alters- und Invaliditätssicherung) eingesetzt.	Pastor Theodor Fliedner (1800 – 1864) gründet 1836 in Kaiserswerth den „evangelischen Verein für christliche Krankenpflege", in dem eine praktische und theoretische Ausbildung der Schwestern stattfindet. Florence Nightingale (1820 – 1910) richtet 1860 am St. Thomas-Hospital in London die erste nicht konfessionelle und vom Krankenhaus unabhängige Krankenpflegschule ein. Jean Henri Dunant (1828 – 1910) erlebt die ungenügende ärztliche und pflegerische Versorgung der Verwundeten im Krim-Krieg auf dem Schlachtfeld von Solferino und begründet das Rote Kreuz. Es entstehen zahlreiche Schwesternschaften vom Roten Kreuz, die nach dem Mutterhaussystem organisiert sind und Aufgaben in Kriegs- und Friedenszeiten übernehmen. Die Medizin entwickelt auf der Basis der Naturwissenschaften ein neues Gesundheits- und Krankheitsverständnis. Durch die Entdeckungen von Rudolf Virchow (1821 – 1902), Louis Pasteur (1822 – 1895), Ignaz Semmelweis (1818 – 1865), Robert Koch (1843 – 1910) und Wilhelm Konrad Röntgen (1845 – 1923) macht die Medizin große Fortschritte. 1802 wird in Paris das erste Kinderkrankenhaus Europas, das „Hospital des enfants malades", gegründet. Die Differenzen zwischen konfessionellen und weltlichen Krankenpflegevereinigungen nehmen im 19. Jahrhundert zu und behindern die Entwicklung eines beruflichen Selbstverständnisses. Caritas und Diakonie treten mit ihren Vorstellungen von einer Krankenpflege, die als „Liebesdienst" ausgeübt wird, in Konkurrenz zu den Forderungen, dass die Krankenpflege ein Beruf ist, dem eine Ausbildung zugrunde liegen und der mit einer Bezahlung vergütet werden sollte.

Fortsetzung ▶

Tab. 2.1 (Fortsetzung)

Jahr	Zeitgeschichtliche Entwicklungen	Entwicklungen in der Pflege
20. Jahrhundert, 1. Hälfte	**1. Weltkrieg und Weimarer Republik** Ausgelöst durch das Attentat von Sarajewo am 28. Juni 1914 beginnt der erste Weltkrieg. Nach Ende des 1. Weltkrieges geht das deutsche Reich in die zunächst verheißungsvolle Weimarer Republik über, die von 1919 bis 1933 dauert. Die Weltwirtschaftskrise und der Aufstieg der Nationalsozialisten führen zum Untergang der Republik.	Agnes Karll (1868–1927) gründet 1903 die erste deutsche Berufsorganisation der Krankenpflege und setzt sich dafür ein, dass die Krankenpflege zu einem nicht gesundheitsgefährdenden, gesellschaftlich anerkannten und selbstständigen Frauenberuf werden soll. Die Kinderheilkunde erhält durch den 1. Weltkrieg einen ersten Auftrieb. Zwischen 1919 und 1921 werden zum ersten Mal Lehrstühle für Kinderheilkunde eingerichtet. Im 1. Weltkrieg erhält das Rote Kreuz einen großen Zulauf, während die freiberufliche Krankenpflege größte Schwierigkeiten hat, für Aufgaben in der Kriegskrankenpflege zugelassen zu werden. Das erste deutsche Krankenpflegegesetz tritt am 1. Juni 1907 in Kraft und beinhaltet eine einjährige Ausbildung. Die Krankenpflege wird damit zugleich als staatlich anerkannter Beruf per Gesetz geregelt. Die Kritik der Mutterhausverbände, die in der Krankenpflege noch immer einen „Liebesdienst" sehen, führt dazu, dass 1921 eine zweijährige Ausbildung nicht durchgesetzt werden kann.
	Nationalsozialismus und 2. Weltkrieg Mit der Ernennung von Adolf Hitler zum Reichskanzler am 30.01.1933 beginnt die Zeit der Herrschaft des Nationalsozialismus. Es folgen die planmäßige Vernichtung der Juden und die Auslöschung „unwerten" Lebens durch die Euthanasieprogramme. Die Annexions-, Unterdrückungs- und Vernichtungspolitik gipfelt im 2. Weltkrieg (1939–1945), der am 8. Mai 1945 mit der bedingungslosen Kapitulation des deutschen Reiches zu Ende geht.	1938 wird das Gesetz zur Ordnung der Krankenpflege mit 1,5 Jahren Ausbildung und einem zusätzlichen Anerkennungsjahr verabschiedet. In der Zeit des Nationalsozialismus sind Pflegende in der Gemeindepflege, in Krankenhäusern, im Kriegsdienst und in Konzentrationslagern eingesetzt und an Euthanasieprogrammen beteiligt. Die NS-Schwestern sollen die Elite der deutschen Schwestern darstellen und werden auch als „braune Schwestern" bezeichnet. Während sich die Pflege der Illusion hingibt, ihrem humanitären Berufsethos treu zu bleiben, beteiligt sie sich an allen Umsetzungsphasen der systematischen Vernichtung. Am 07.04.1948 wird die Weltgesundheitsorganisation (WHO) von 61 Staaten gegründet.
20. Jahrhundert, 2. Hälfte, und 21. Jahrhundert	**1950–2016** Nach Kriegsende wird Deutschland zunächst in vier Besatzungszonen aufgeteilt. Bis 1949 kommt es zur Bildung von zwei deutschen Teilstaaten. Im Osten wird in der sowjetischen Besatzungszone die Deutsche Demokratische Republik (DDR) gegründet. Am 9. November 1989 wird die Grenze zur Bundesrepublik und nach West-Berlin geöffnet. Seit dem 3. Oktober 1990 ist Deutschland wieder vereint. Deutschland ist Mitglied der Europäischen Union (EU). Die EU ist ein Verbund von derzeit 28 Mitgliedstaaten. Die Anfänge der EU gehen auf die 1950er Jahre zurück. Von den 28 EU-Staaten bilden 19 Staaten eine Europäische Wirtschafts- und Währungsunion. Im Jahr 2002 wurde für diese Länder eine gemeinsame Währung, der Euro, eingeführt.	1957 wird ein einheitliches Krankenpflegegesetz für die Bundesrepublik Deutschland mit 2 Jahren Ausbildungszeit verabschiedet. Das Krankenpflegegesetz von 1957 wird 1965 geändert und führt zu einer 3-jährigen Ausbildungszeit. Die Kinderkrankenpflege wird als eigenständige Ausbildung mit aufgenommen und steht nun gleichberechtigt neben der Krankenpflege. Das Gesetz über die Berufe in der Krankenpflege mit einer 3-jährigen Ausbildungszeit wird 1985 verabschiedet. 1990 wird der erste Studiengang für Pflegende an der Fachhochschule Osnabrück eröffnet. Aktuell bieten 78 Universitäten, Fachhochschulen und Akademien ein Pflegestudium an. Das Angebot umfasst 149 Pflegestudiengänge, davon sind 105 Bachelor- und 44 Masterstudiengänge. Das erste bundeseinheitliche Altenpflegegesetz (AltPflG) wird am 4. September 2003 verabschiedet. 2004 tritt das Gesetz über die Berufe der Krankenpflege in Kraft und erweitert das Gesamtausbildungsziel um präventive, rehabilitative und palliative Maßnahmen. Im März 2016 legt die Bundesregierung einen Gesetzesentwurf zur Reform der Pflegeberufe vor. Die Ausbildungen in der Alten-, der Gesundheits- und Krankenpflege sowie der Gesundheits- und Kinderkrankenpflege sollen zu einer gemeinsamen Ausbildung zusammengeführt werden. Aufgrund großer Widerstände aus der Union kommt es nicht zur Realisierung. Im Juni 2017 beschließt der Bundestag eine Vereinheitlichung der Ausbildung. Sie sieht vor, dass nach zwei Jahren gemeinsamer Ausbildung die Auszubildenden entscheiden können, ob sie ab dem dritten Ausbildungsjahr die generalistische Ausbildung fortsetzen oder zwischen Kinderkranken- oder Altenpflege wählen. Am 01. Januar 2016 wird die erste Pflegekammer Deutschlands in Rheinland-Pfalz gegründet. Weitere Bundesländer wollen folgen.

2.1 Antike

Die Antike bzw. das Altertum umfasst den Zeitraum von 800 v. Chr. bis 400/500 n. Chr.

> **Merke:** *Vieles in unserem heutigen Sozialverhalten, in unserer Sprache, in Medizin und Pflege hat seine Wurzeln in der Antike. So kommt dieser Zeitspanne eine die Zeit überdauernde Bedeutung zu. Worte wie Anatomie, Psychologie, Ethik und Technik stammen aus dieser Epoche. Wesentliche Impulse für die Heilkunde und Pflege gingen dabei von den Kulturen im antiken Griechenland und im römischen Reich aus.*

Mit dem Aufkommen des Christentums entwickelte sich die Idee der **Caritas**, der christlichen Nächstenliebe, die die Pflege am Nächsten als Dienst an Gott ansieht.

2.1.1 Griechenland

Dass die in der Heilkunde Tätigen schon in der griechischen Antike ein hohes Ansehen genossen, lässt sich in den griechischen Heldengedichten nachlesen. So heißt es in einem Vers der Ilias, dem Epos von Homer: „Denn ein heilender Mann ist viele wert vor den anderen". Dies verdeutlicht das Verständnis von Gesundheit und Krankheit in der frühgriechischen Heilkunde. Gesundheit galt als ein hohes Ideal, welches zu erhalten oder wiederherzustellen war. Dabei war auch die griechische Medizin in den Anfängen der Antike noch stark von religiösen Vorstellungen durchsetzt. Im Mittelpunkt stand für die alten Griechen, die auch als „Hellenen" bezeichnet werden, die griechische Götterfamilie. Apollon, der Sohn des Göttervaters Zeus, galt als der Gott von Krankheit und Heilung. Er soll auch der Vater von Asklepios (lat.: Aeskulap) gewesen sein. Asklepios, der um 1260 v. Chr. in Thessalien geboren wurde, arbeitete als Arzt und wurde aufgrund zahlreicher Heilungen um 500 v. Chr. zum Gott der Heilkunst erhoben (**Abb. 2.1**).

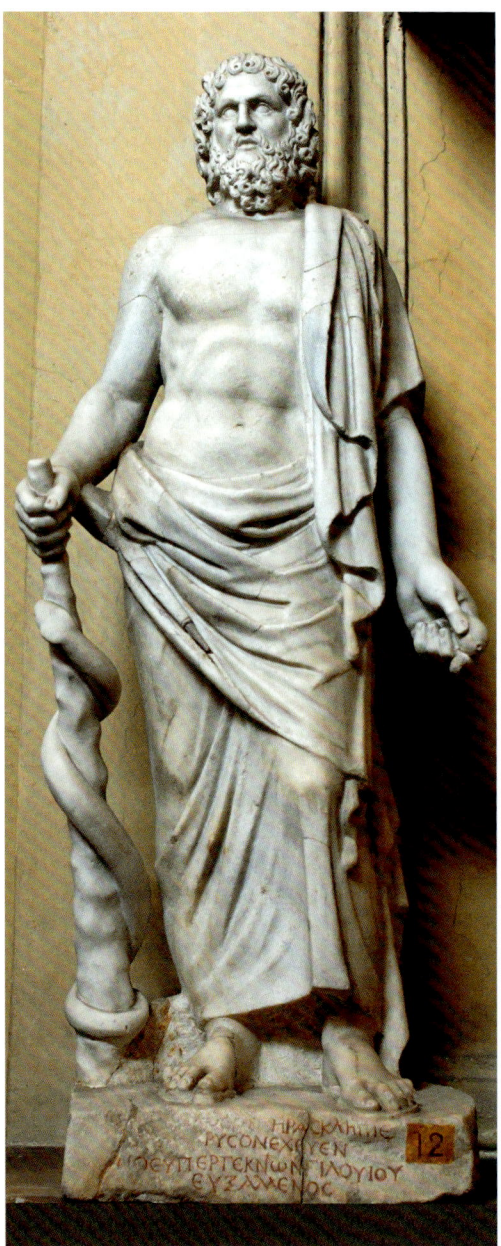

Abb. 2.1 Asklepios, der Gott der Heilkunst. Römische Statue

> **Merke:** *Sein Symbol, die um den Stab gewundene heilige Schlange, gilt noch heute als Kennzeichen des ärztlichen Berufes.*

Nach den Lehren von Asklepios entwickelte sich um 500 v. Chr. die sogenannte Tempelmedizin. Die in den Tempelanlagen Tätigen waren zunächst nur Priester, später auch Ärzte, die dafür Sorge trugen, dass nur reine Menschen den Tempel betraten. Sterbende und Gebärende wurden nicht aufgenommen, da man davon ausging, dass sie den Raum verunreinigten. Damit wurde der allgemeinen Auffassung entsprochen, dass unheilbar Kranke überhaupt nicht mehr behandelt werden sollten. Dies hing auch damit zusammen, dass die Pflege als eigenständiger Bereich und eine rein auf pflegerische Belange ausgerichtete Betreuung noch nicht existierten.

Hatte sich die Heilbehandlung bisher auf das gesammelte Erfahrungswissen (Empirie) gestützt, so versuchte man nun Krankheit und Heilung rational zu verstehen. Seit 700 v. Chr. tauchten mit den Naturphilosophen erste Versuche auf, Krankheit und Gesundheit auf einer natürlichen Grundlage, auf der Basis von Naturgesetzen, zu verstehen.

In der Fortführung dessen, was die Naturphilosophen begonnen hatten, entwickelte *Empedokles von Agrigent* (495–435 v. Chr.) die Elementenlehre (**Abb. 2.2**).

Innerhalb dieser Lehre stellen die vier gleichwertigen Elemente Feuer, Wasser, Luft und Erde die Bausteine der natürlichen Welt dar. Die Elementenlehre wurde zur Grundlage der Säftelehre oder Humoralpathologie, die das Verständnis vom menschlichen Körper, seiner Gesundheit und Krankheit bis ins 19. Jahrhundert hinein beeinflusste. Die körpereigenen Säfte Blut (haima), gelbe Galle (chole), schwarze Galle (melan chole) und Schleim (phlegma) wurden als die vier Elemente des menschlichen Körpers betrachtet und mit den Qualitäten der Urelemente Warm, Trocken, Kalt und Feucht in Zusammenhang gesetzt sowie den wichtigsten Organen Herz, Leber, Milz und Gehirn zugeordnet. Gesundheit war dann gegeben, wenn sich die Körperelemente in Zusammensetzung, Wirkung und Quantität im richtigen Gleichgewicht befanden. Krankheit war dem gegenüber ein Zustand, in dem eine falsche Mischung der Säfte und ihrer Eigenschaften vorlag. Auf diese Weise erklärte man sich unter anderem die Depression, damals schon ein bekanntes Leiden, als ein Überwiegen der schwarzen Galle („Melancholie"). Das Bestreben der Natur sei es, das Gleichgewicht wieder herzustellen.

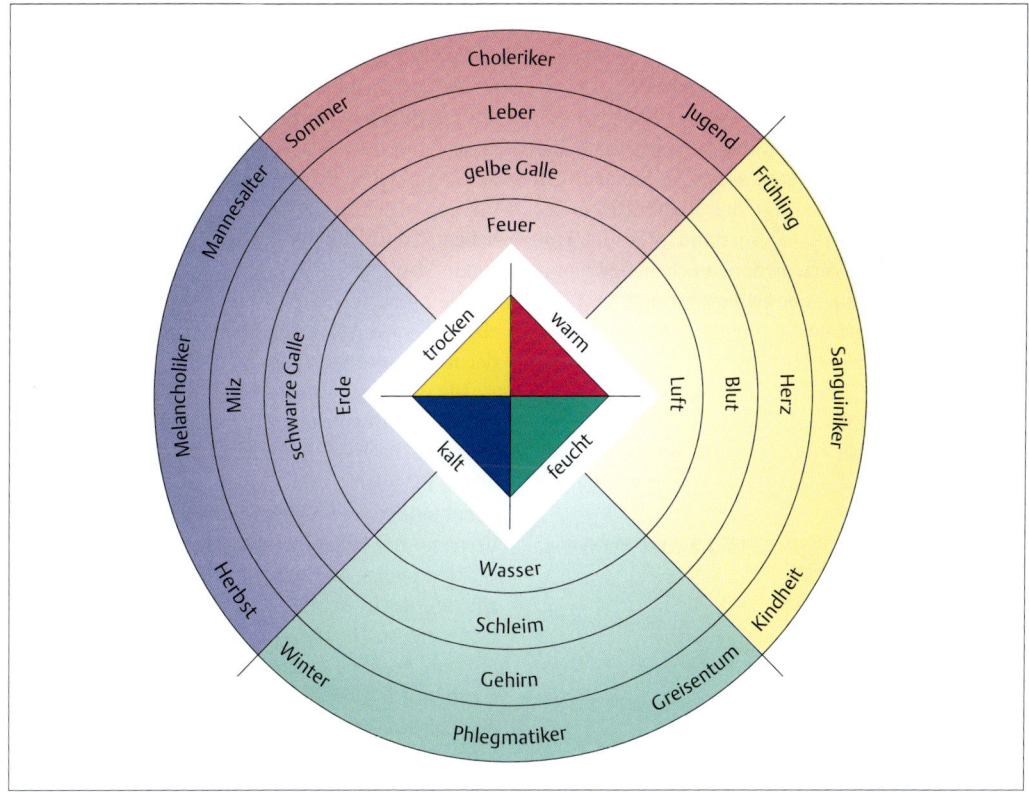

Abb. 2.2 Schema der griechischen Elemente- und Säftelehre

Die frühe griechische Naturphilosophie löste sich vom primitiven magischen, empirischen Denken und suchte nach Gesetzmäßigkeiten. Erklärungen für Krankheit und Gesundheit wurden erstmalig auf wissenschaftlichem Weg gesucht.

▌ **Hippokratische Medizin (500 – 250 v. Chr.)**
Der griechische Arzt *Hippokrates*, um 460 v. Chr. auf der Insel Kos geboren und um 377 v. Chr. in Thessalien gestorben, gelangte schon zu Lebzeiten zu einem hohen Ansehen und wird vielfach als der „Vater der Medizin" beschrieben (**Abb. 2.3**).

Er gehörte den Asklepiaden an und arbeitete als Wanderarzt; auf der griechischen Insel Kos errichtete er eine Medizinschule.

Heute gilt es bei fünf Schriften als gesichert, dass sie tatsächlich von Hippokrates stammen. Der hippokratische Eid, der die ethische Grundlage des Arztberufes festlegte, stammt wahrscheinlich nicht von Hippokrates selbst. Die hippokratische Medizin, auch als Humoralpathologie bezeichnet, beinhaltete die Notwendigkeit einer genauen und umfangreichen Krankenbeobachtung, die sowohl die Krankengeschichte als auch die Lebensbedingungen des Patienten umfasste, um so die Ursache der Krankheit zu erkennen. Dabei wurde nie ein einzelnes Organ, sondern immer der Mensch in seiner Ganzheit betrachtet. Auf den ganzen Menschen war auch die Therapie ausgerichtet, deren zentrales Element die Diätetik (griech.: Lehre von der vernünftigen Lebensweise) war. Hierunter verstand man die Einflussnahme auf die verschiedenen Lebensbedingungen oder die Regelung der Lebensordnung.

Folgende Lebensbedingungen wurden zum Hauptansatzpunkt der Therapie:
- Licht und Luft,
- Speise und Trank,
- Arbeit und Ruhe,
- Schlafen und Wachen,
- Ausscheidungen und Absonderungen,
- Anregungen des Gemüts.

In der griechischen Antike galt Gesundheit als ein hohes Ideal, sie stand für die Harmonie in der Physis und im sozialen Austausch. Krankheit bedeutete dementsprechend eine Dysharmonie. Kranke und Behinderte galten als sozial minderwertig und wurden nur dann gesellschaftlich geduldet, wenn eine Aussicht auf Besserung bestand. Chronisch Kranke und z. B. durch das Alter Geschwächte wurden isoliert und deklassiert.

2.1.2 Römisches Reich

Im Allgemeinen bezeichnet man mit dem römischen Reich das von der Stadt Rom beherrschte Gebiet in der Zeit von 600 v. Chr. bis 500 – 600 n. Chr. Die Ausweitung der Stadt zum römischen Weltreich ging rasch voran. Bis 264 v. Chr. wurde ganz Italien von den Römern beherrscht. Die Eroberung von Spanien, Nordafrika, Griechenland, Frankreich und Teilen von Deutschland folgte.

Die römische Staatsidee fand ihren Niederschlag im Zwölftafelgesetz von 450 v. Chr., in dem u. a. zahlreiche Vorschriften über hygienische Angelegenheiten festgehalten wurden. Wasserleitungen, Abwassersysteme oder das Verbot der Totenverbrennung innerhalb der Stadt gehen auf dieses Gesetz zurück. Um 200 n. Chr. besaß Rom mit ungefähr 800 öffentlichen Bädern bereits einen hohen Stand der Gesundheitspflege.

Die Medizin der römischen Antike war zunächst ebenfalls noch stark von Magie, Religion und empirischen Kenntnissen geprägt.

Die wissenschaftliche Medizin kam mit Asklepiades von Bithymien im 1. Jh. v. Chr. nach Rom. Er gründete die erste römische Ärzteschule der Methodiker. Es folgten die Gründung der Schulen der Pneumatiker und Eklektiker. Als der berühmteste Vertreter der Eklektiker gilt Galen aus Pergamon.

Er studierte Mathematik, Philosophie und Medizin, wurde in seiner Heimatstadt Gladiatorenarzt und ging anschließend nach Rom, wo er bald zu großem Ansehen gelangte, u. a. auch deshalb, weil er öffentlich Tierzergliederungen und Experimente an lebenden Tieren vornahm. Um 169 wurde er Leibarzt des römischen Kaisers Marc Aurel (Kaiser von 161 – 180). Galen verfasste zahlreiche Schriften, die insgesamt gesehen einen Spiegel des Wissens

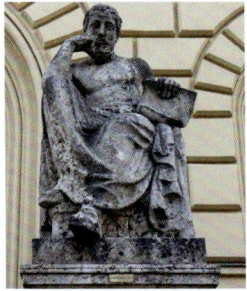

Abb. 2.3 Hippokrates

der Antike darstellen. Insbesondere seine Anatomie und Physiologie waren lange Zeit Grundstock der Medizin.

Galen erweiterte die Säftelehre der Hippokratiker und entwickelte seine eigene Theorie über die Blut- und Nährstoffverteilung im Körper, die bis ins 17. Jahrhundert Bestand haben sollte (**Abb. 2.4**).

Durch die Ausbreitung Roms nach Griechenland kam es zur Übernahme und Weiterentwicklung der griechischen Heilkunde im römischen Reich. Berühmtester Vertreter war Galen aus Pergamon, dessen Theorie über die Blut- und Nährstoffverteilung im menschlichen Körper, bis ins 17. Jahrhundert hinein Gültigkeit besaß.

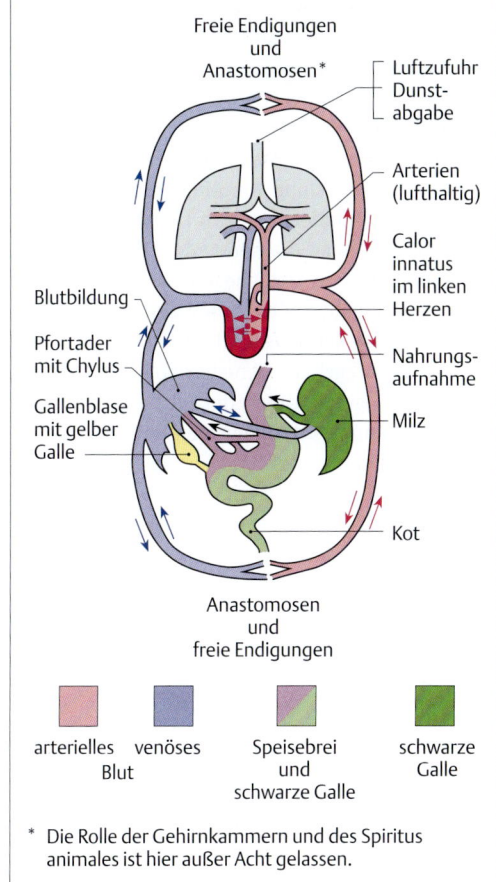

Abb. 2.4 Schema der Blut- und Nährstoffbewegung nach der Theorie von Galen

2.1.3 Christentum

Mit dem Leben von Jesus von Nazareth wurde gleichzeitig ein neues Zeitalter im Umgang mit Kranken eingeläutet, welches sich vor allem in der Pflege ausdrückte. Nach Jesus' Tod bildeten sich christliche Gemeinden, die nach seinen Lehren lebten. Eine besondere Verbundenheit innerhalb der Christen entstand dadurch, dass sie ihren Glauben verheimlichen mussten, nachdem Kaiser Nero 64 n. Chr. die Christenverfolgung ausgerufen hatte. Man traf sich heimlich in Höhlen und in unterirdischen Gewölben, den sogenannten Katakomben.

Das Gebot der Caritas, der christlichen Nächstenliebe, war schon zum Zweck der Selbsterhaltung sinnvoll. Ausgeübte Nächstenliebe und Barmherzigkeit entsprachen zudem den Geboten, die man den Texten der heiligen Schrift entnehmen konnte. Für die Christen bedeutete der Dienst am Nächsten zugleich Dienst an Gott.

Erstmals in der Geschichte der Menschheit werden auch chronisch und unheilbar Kranke, Alte, Bettler – kurz alle, die Hilfe benötigten – unterstützt und gepflegt, auch wenn keine Aussicht auf Heilung und spätere Wiederaufnahme der Arbeit bestand. Auch zwischen Arm und Reich wurden keine Unterschiede gemacht.

Das vorbildliche Leben der Christen beeindruckte, motivierte zum Nachahmen und trug zu seiner raschen Verbreitung bei.

Für die Urkirche entstand die Notwendigkeit, sich dieser caritativen Aufgabe auch organisatorisch zu stellen. Eine Folge hiervon war die Einrichtung des Diakonates für Frauen (diakonein, griech.: schlichtes Dienen). Sie waren hauptsächlich für die Taufe und Salbung der Bekehrten zuständig, erst an zweiter Stelle stand die Sorge um Kranke und Hilfsbedürftige. Obwohl sich anfänglich auch Männer an der Kranken- und Armenversorgung beteiligten, wurde hier der Grundstock für die Pflege als Frauenberuf gelegt.

Nach seiner Bekehrung zum Christentum erließ Kaiser Konstantin (305–337) im Jahr 313 das Toleranzedikt von Mailand, welches das Christentum als Religion erlaubte. Nun konnten öffentliche Einrichtungen zur Aufnahme und Betreuung von Hilfsbedürftigen geschaffen werden.

Man kannte mehrere solcher Einrichtungen, die je nach ihrer Belegung unterschiedlich bezeichnet wurden. So nannte man das Haus für alte Menschen Gerokomeion, das Haus für Säuglinge Brephotropheion und das Haus für sozial Hilfsbedürftige und Kranke Xenodochion (gr.) bzw. Hospitalium (lat.). Im ersten ökumenischen Konzil, einer Versammlung von Bischöfen in Nikaea im Jahr 325, machten sie es sich zur Auflage, in ihrer jeweiligen Diözese ein Xenodochion zu errichten. Dies wurde im 4. Konzil von Karthago (398) ausdrücklich wiederholt.

Die Xenodochien stellten noch keine Krankenhäuser im heutigen Sinne dar. Sie waren vielmehr Sozialasyle, wenngleich sie als Vorläufer des späteren christlichen Hospitalwesens zu betrachten sind. Die Mutter von Konstantin, Helena, soll das erste Xenodochion in Konstantinopel gestiftet haben. In Rom wurde das erste Xenodochion um 380 von der Patrizierin Fabiola gegründet, die Berichten zufolge die Kranken persönlich von der Straße mitnahm und pflegte.

Zunehmend waren es Frauen aus den oberen Schichten, die sich zur tätigen Nächstenliebe entschlossen. Die Worte Jesu Christi: „Was ihr dem Geringsten meiner Brüder getan habt, das habt ihr mir getan", wurden handlungsweisend.

Zusammenfassung:
Heilkunde
- *In der griechischen Heilkunde wurden erstmals Erklärungen für Krankheit und Gesundheit auf wissenschaftlichem Weg gesucht,*
- *wichtigste Vertreter: Asklepios (Gott der Heilkunst), Empedokles von Agrigent (Entwickler der Elementenlehre) und Hippokrates (Begründer der hippokratischen Medizin).*
- *Im römischen Reich wurde die griechische Heilkunde übernommen und weiterentwickelt,*
- *wichtigster Vertreter: Galen aus Pergamon (entwickelt eine Theorie über die Blut- und Nährstoffverteilung im menschlichen Körper).*
- *Erstmals sorgt man sich auch im Christentum um chronisch und unheilbar Kranke.*

2.2 Mittelalter

Die Zeit zwischen Antike und Renaissance wird als Mittelalter (500–1500) bezeichnet. Von besonderer Bedeutung war die Anerkennung des Christentums und mit ihm die zunehmende Bedeutung der Caritas. Diese führte zur Einrichung und zum Ausbau eines Hospitalwesens. In diese Zeit fallen auch erste Universitätsgründungen und die Etablierung der Medizin als Wissenschaft.

2.2.1 Klöster als Hospitäler und Bildungsstätten

Die Legalisierung des Christentums durch Kaiser Konstantin brachte die Ausbreitung des Christentums mit sich und führte im 5. Jh. zur Gründung vieler Klöster. Die Klostergemeinschaften, in denen mehrere Mönche unter der Leitung eines Abtes zusammenlebten, boten ideale Möglichkeiten zur Ausübung der christlichen Barmherzigkeit. Innerhalb dieser Klostergemeinschaften wurde das medizinische Wissen der Antike weiterentwickelt.

Mit den Klostergründungen, die meist auch über Klostergärten mit Heilpflanzen verfügten, entwickelten sich gleichzeitig Behandlungsstätten für Mönche, Wanderer und Arme. Aus diesem Grunde wird hier auch der Begriff Kloster- oder Mönchsmedizin verwendet.

▍ Benedikt von Nursia

Vor allem *Benedikt von Nursia* (480 – 543) setzte sich für die Fortentwicklung von Medizin und Krankenpflege ein. Er gründete auf dem Hügel Monte Cassino bei Neapel einen eigenen Orden, den Benediktinerorden, dessen Hauptanliegen die Ausübung der Caritas war. Grundlage der Lehre Benedikts war die hippokratisch-galenische Medizin.

Die Ordensregel von Benedikt von Nursia wurde über seinen eigenen Orden hinaus bis ins 12. Jh. hinein zur Grundlage des gesamten abendländischen Mönchtums und zum Vorbild für die Ausübung von Medizin und Krankenpflege. Sie verpflichtete zu Armut, Demut und Ehelosigkeit, Gehorsam gegenüber dem Abt und vor allem unter dem Leitspruch „Ora et labora" (Bete und arbeite) zu praktischer Tätigkeit zum Nutzen des Klosters.

Auch von staatlicher Seite wurden die Orden verstärkt zur Krankenbetreuung aufgefordert.

▍ Heilkunde und Krankenpflege im Kloster um 800

Der erste Mönchspapst, *Gregor der Große* (590 – 604), verlangte, dass die Leitung der Xenodochien ganz in die Hände von Ordensleuten gelegt werden sollte.

2.2 Mittelalter

Im Aachener Konzil von 817 wurden Heilkunde und Krankenpflege als Aufgabe von Mönchen und Nonnen festgelegt. Mönche wurden in der Folge zu fachkundigen Gelehrten auf dem Gebiet der Heilkunde, was zur Vereinigung von Hospital und Kloster führte.

Auf diesem Weg entstanden nicht nur Klöster, sondern zugleich Stätten der Wissenschaften, insbesondere der Medizin. Neben der Krankenbetreuung im Sinne der Caritas widmeten sich die Mönche zugleich dem Studium der theoretischen und praktischen Medizin.

Die Unterbringung der Kranken fand im Wesentlichen in vier Arten von mittelalterlichen Krankenherbergen innerhalb der Klosteranlage statt:
1. Hospitale pauperum: Es diente der Aufnahme von Armen, Pilgern und Kranken.
2. Domus hospitium: Hier wurden vornehme Fremde, wie z. B. der Kaiser, der Landesfürst und fremde kirchliche Würdenträger aufgenommen.
3. Infirmarium: Das Infirmarium war das eigentliche Klosterspital zur Betreuung der Ordensangehörigen.
4. Leprosorium: Ein Gebäude, welches der Aufnahme und Absonderung von Infektionskranken diente.

Auf dem um 800 entworfenen Idealplan des Klosters von St. Gallen lassen sich die verschiedenen Gebäude und ihren unterschiedlichen Funktionen zur Versorgung der Pilger, Armen und Kranken besonders gut nachvollziehen, wenngleich das Kloster nie so erbaut wurde (**Abb. 2.5**).

Das Infirmarium, Apotheke, Aderlassraum, Wohnung des Arztes, Kräutergarten und zahlreiche hy-

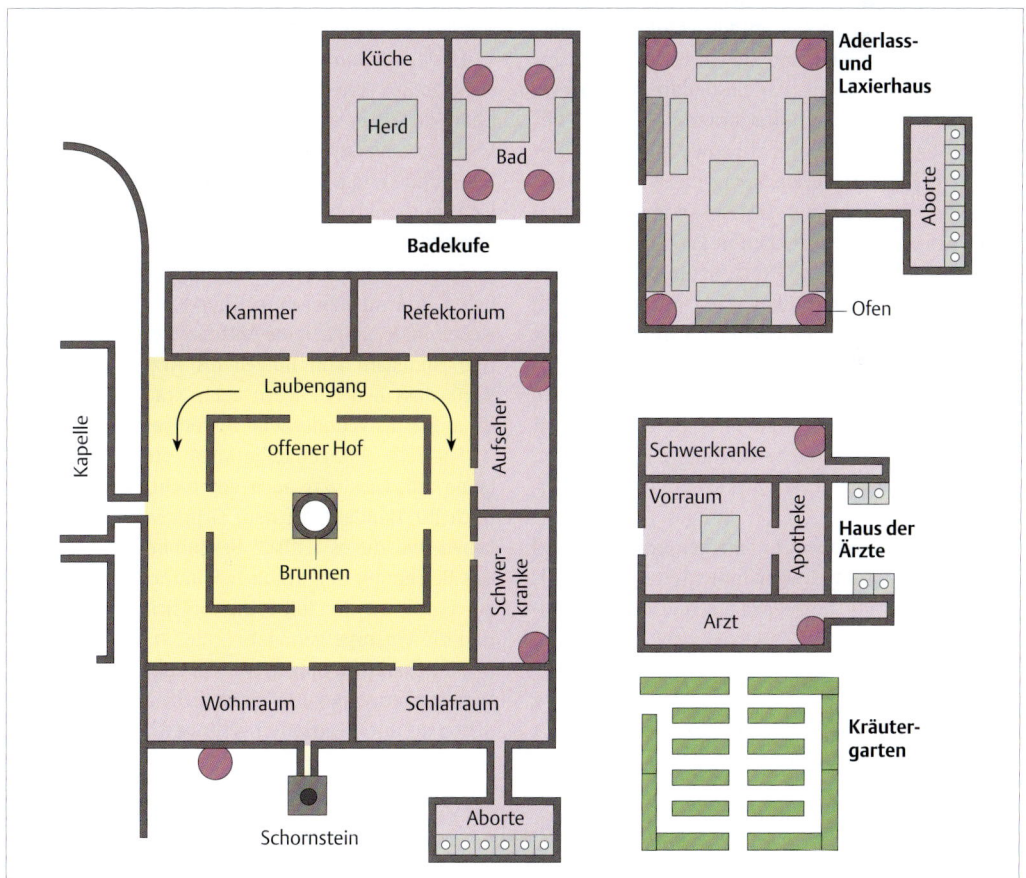

Abb. 2.5 Klosterplan von St. Gallen, um 850

gienische Einrichtungen sollten dem Heil und der Heilung der Menschen zur Verfügung stehen. Das Hospitale pauperum selbst war dem eigentlichen Klosterbereich vorgelagert; hier konnten die Werke der Nächstenliebe und der Barmherzigkeit an Pilgern, Armen oder Kranken unter der Leitung des Klosterarztes direkt angewendet werden. Später wurde das Hospitale pauperum als Pfortenspital oder Armenherberge bezeichnet.

Das Infirmarium, das eigentliche Klosterspital, welches den kranken, gebrechlichen und alten Mönchen vorbehalten war, lag um einen zentralen Innenhof.

Im Kloster von Cluny soll es ein Infirmarium mit einer Kapazität von 80–100 Betten gegeben haben. Die Betten waren in einem dreischiffigen Bauwerk untergebracht. Es gab Abwässerkanäle und Rauchabzug, Beleuchtungs- und Belüftungsanlagen und offene Feuerplätze, so dass es wohl das erste heizbare Großkrankenhaus im Abendland war.

Später entwickelte sich in den Städten und entlang der Pilgerstraßen eine zweite Form des Hospitals, die Langhausform. Das Besondere hieran war, dass sich Pflegesaal und Altar unter einem Dach befanden. Es waren lange, im Stil eines Kirchenschiffes errichtete Säle, an deren Stirnseite sich ein Altar oder eine Kapelle befand. Das bekannteste Hospital dieser Art war das Hôtel Dieu in Paris, welches 829 erstmals erwähnt wurde. Noch heute befinden sich Anlagen dieser Bauart über ganz Europa verteilt, z. B. im französischen Tonnerre oder in Deutschland das Heilig-Geist-Hospital in Lübeck.

Behandlung und Pflege im frühmittelalterlichen, christlichen Hospital waren eher bescheiden und vor allem auf die geistliche Betreuung ausgerichtet, da es sich mehr um Sozialasyle als um Krankenhäuser handelte.

Krankheit war neben Hinfälligkeit und Hilfslosigkeit nur ein Motiv zur Aufnahme. Ärzte wurden allenfalls als Berater hinzugezogen und die pflegerischen Verrichtungen orientierten sich vorrangig an der diätetischen Leitlinie des benediktinischen Lebensstiles. Im Mittelpunkt stand die Anwendung der Heilkräuter, die durch Therapiemethoden wie z. B. Aderlass, Schröpfen und Umgang mit dem Glüheisen ergänzt wurden.

Die Klostermedizin selbst stand vor allem den Angehörigen der Ordensgemeinschaft zur Verfügung. In geringerem Umfang konnte die Bevölkerung der näheren Umgebung die Klostermedizin in Anspruch nehmen. In der Regel waren es jedoch die herkömmlichen Heilberufe, wie Hebammen, Bader und Chirurgen, die der Bevölkerung zur Seite standen.

Im Spätmittelalter entwickelte sich die Behandlung der Kranken weiter (**Abb. 2.6**). Die Abbildung zeigt einen spätmittelalterlichen Krankensaal, in dem links eine Amputation durchgeführt wird, während auf der rechten Seite der Darstellung zu erkennen ist, dass bei einem anderen Kranken ein chirurgischer Eingriff am Kopf durchgeführt wird.

In Europa entstanden aus den Klosterschulen zahlreiche Universitäten, so z. B. in Bologna, Heidelberg, Montpellier, Oxford, Padua und Paris. In einigen Klosterschulen wurde der Medizin ein besonderer Stellenwert eingeräumt, so z. B. in Montpellier.

Hildegard von Bingen

Innerhalb der Klostermedizin erlangte die Äbtissin des Benediktiner-Klosters auf dem Rupertsberg bei Bingen, *Hildegard von Bingen* (1098–1179), eine besondere Bedeutung.

Hildegard hinterließ ein umfangreiches schriftstellerisches Werk, überwiegend von visionärem Charakter. Drei große Werke sind aus Hildegards Visionen entstanden: die Glaubenskunde, die Lebenskunde und die Weltenkunde. Die Bände „Physica" (die Natur) und „Causae et curae" (Ursachen und Behandlung von Krankheiten) stellen demgegenüber eine Sammlung volkskundlicher, naturkundlicher und medizinisch-pflegerischer Schriften dar. Neben ihrer Tätigkeit als Äbtissin des Klosters arbeitete Hildegard von Bingen als Ärztin. Das führte dazu, dass neben Pilgern auch Kranke kamen, die ihren Ruf als Wunderheilerin verbreiteten.

Spezielle Pflegemaßnahmen stellte Hildegard keine auf. Dies war auch gar nicht nötig, beruhte doch ihr Handeln auf dem Grundsatz: „Pflege das Leben, wo du es triffst." Besondere Bedeutung in der Betreuung der Kranken kommt der „discretio" zu. Damit ist die hilfreiche Umsicht, die Vorsicht und die Vorsorge gemeint.

Hildegard von Bingen war eine der letzten großen Vertreterinnen der Klostermedizin des Mittelalters. Schon zu ihren Lebzeiten veränderten sich die Wissenschaften und die Medizin, da sie sich verstärkt in Richtung der Naturwissenschaften orientierten.

2.2 Mittelalter

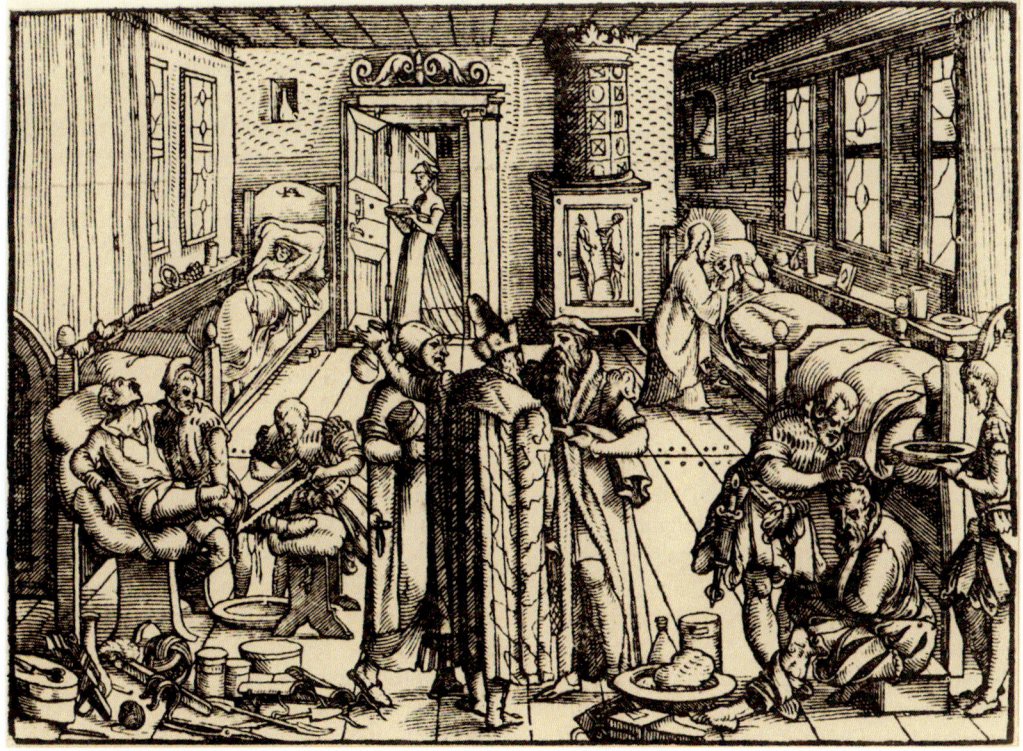

Abb. 2.6 Darstellung von verschiedenen Operationsszenen in einem spätmittelalterlichen Krankensaal

Paracelsus, der Begründer einer neuen Heilmittellehre

Gegen Ende des Mittelalters wurde *Philippus Aureolus Theophrastus Bombastus von Hohenheim* (1493 – 1541), genannt Paracelsus, geboren.

Als Arzt und Schriftsteller wanderte er durch Europa und wurde zu einem der bedeutendsten Ärzte der Medizingeschiche. Um als Arzt fähig zu sein, musste man nach seiner Auffassung die Natur studieren. Darüber hinaus machte er sich das Wissen der Bader, Bauern und Handwerker zunutze. Die Erkenntnisse von Paracelsus widerlegten die Elementen- und Säftelehre von Hippokrates und Galen und stellten einen Versuch dar, die Krankheiten nach ihren Ursachen einzuteilen.

Seine Heilkunde beruhte im Wesentlichen auf den folgenden Grundlagen:
- Philosophie,
- Astronomie,
- Chemie und
- Tugend.

In der Chemie übte er den größten Einfluss auf die Medizin seiner Zeit aus:

Auf der Suche nach neuen Arzneimitteln experimentierte er und schuf den inzwischen klassisch gewordenen Satz: „Allein die Dosis macht, dass ein Ding kein Gift sei".

Für Paracelsus war die Pflege dann gefordert, wenn der Arzt seine Mittel verausgabt hat. Die Pflege ist es dann, die „sein joch und bürd auf ihren rucken nehmen soll", denn: „da ist nicht mehr, als der pure, lautere Mensch" (Seidler 1993, S. 117). Paracelsus vertritt hier noch den christlichen Pflegegedanken und markiert zugleich den Übergang in eine neue Epoche.

2.2.2 Pflege durch die Hospitaliterorden

Das Edikt von Clermont (1130, **Tab. 2.2**) führte zu einer Einschränkung der Mönchsmedizin. Die Mönche wurden u. a. auf den Vorrang der geistlichen Pflichten gegenüber der Medizin hingewiesen. Die Aufgabe der Pflegetätigkeit, die sogenannte **Ordenspflege**, ging auf drei große Gruppen der Ordens-

Tab. 2.2 Edikt von Clermont, 1130: Einschränkung der Pflegeaufgaben der Mönche führt zu Übernahme der Pflege durch die Hospitaliterorden

Geistliche Orden	Ritterorden	Weltliche Orden	Beginen
Christliche Caritas	Ritter der Kreuzzüge	Laienvereinigung Bettelorden	Frauenorden ohne Gelübde
– Augustiner – Zisterzienser – Cluniazenser	– Johanniterorden (später Malteser) – Deutscher Orden – Lazariter	– Franziskaner – Dominikaner – Graue Schwestern (Dritter Orden)	

bewegungen über: die geistlichen Orden, die Ritterorden und die weltlichen Orden. Aufgrund ihrer Tätigkeit wurden sie auch als „Hospitaliter" bezeichnet.

Geistliche Orden

Klösterliche Gemeinschaften, die streng nach den benediktinischen Gelübden Armut, Keuschheit und Gehorsam lebten, wie z. B. die Orden der Augustiner, der Zisterzienser und der Cluniazenser, widmeten sich auf der Basis der christlichen Caritas, wenngleich nicht in erster Linie, der Krankenfürsorge. Die weiblichen Zweige der Orden, die sich der Kranken annahmen, taten dies in einem größeren Umfang. So ist bekannt, dass die Patienten im Hôtel-Dieu in Paris seit dem 13. Jahrhundert der Pflege der Augustinerinnen anvertraut wurden.

Ritterorden

Zwischen dem 11. und dem 13. Jahrhundert fanden zahlreiche Kreuzzüge statt, die zum einen Pilgerfahrten zu den heiligen Stätten in Palästina waren und zum anderen der Verteidigung des christlichen Glaubens gegen die islamischen Türken dienten, die 1071 Jerusalem erobert hatten. Von kirchlicher Seite betrachtete man diese Kriege als heilig, gerecht und gottgefällig. Dem gegenüber standen die Taten der Kreuzritter. Auf dem Weg zum Orient wurde geplündert und geraubt.

In Zusammenhang mit den Kreuzzügen entstanden die sogenannten Ritterorden, die die christlichen Pilger auf der Reise ins heilige Land beschützten und sich zudem um kranke und verletzte Pilger kümmerten.

Der bekannteste Ritterorden ist der Johanniterorden. Er entstand in Jerusalem aus der Gemeinschaft der „Brüder des Hospitals vom heiligen Johannes". Im 13. Jahrhundert verfügte der Johanniterorden bereits über 4000 Ordensniederlassungen und übte in zahlreichen Hospitälern, z. B. in Jerusalem pflegerischen Dienst aus. Nach 1291 nannten sich die Johanniter Malteser. Weitere Ritterorden waren die Deutschritter und die Lazariter.

Weltliche Orden

Hierbei handelte es sich ursprünglich um Laienvereinigungen, die sich zu caritativem Dienst zusammenschlossen. Sie stellten sich unter den Schutz der Kirche und legten die Gelübde Armut, Keuschheit und Gehorsam ab, waren aber keine ursprünglich kirchliche Einrichtung. Für die Krankenpflege von besonderer Bedeutung waren die Bettelorden, zu denen die Franziskaner und Dominikaner zählen, und die sich im 13. Jahrhundert vor allem in den großen Städten niederließen. Die Ordensangehörigen lebten ohne Besitz und waren auf die Almosen der Bevölkerung angewiesen.

Der Franziskanerorden geht auf seinen Gründer, den 1228 heilig gesprochenen *Franz von Assisi* (1182 – 1226), zurück. Zunächst waren sie lediglich eine Vereinigung von Weltleuten, die im Geiste von Franz lebten. Franz, der anfänglich als Bußprediger in Erscheinung trat, legte 1210 seinen Gleichgesinnten eine Ordensregel vor, die vor allem die Befolgung des Armutsgelübdes, den unbedingten Gehorsam gegen die Oberen und das demütige Dienen für Kranke und Elende vorschrieb. 1223 erhielt der Orden der „Minderen Brüder", wie Franz von Assisi ihn nannte, die förmliche päpstliche Bestätigung. Für die Krankenpflege war vor allem der von Franz von Assisi gegründete Dritte Orden, dessen Mitglieder als Tertiären bezeichnet wurden, von Bedeutung. Deren Aufgabe bestand in erster Linie in der Pflege der Kranken.

Zunächst waren in den Gemeinschaften beide Geschlechter vertreten, später kam es zu getrennten Kongregationen. Im späten Mittelalter wurden die Schwestern des dritten Ordens auch als graue Schwestern bezeichnet. Sie legten weniger Gelübde ab und lebten auch nicht in Klöstern, sondern in ihrer bisherigen Umgebung. Einige bedeutende Persönlichkeiten stammen aus den Reihen der Tertiären, z. B. *Elisabeth von Thüringen* (1207 – 1231), die 1235 heilig gesprochen wurde. Sie übte im Umkreis der Wartburg auf aufopfernde Weise Armen- und Krankenpflege aus. Nachdem sie dem Dritten Orden beigetreten war, widmete sie sich in einem von ihr gegründeten Hospital ausschließlich der Krankenpflege und wurde nach ihrem Tode zur Schutzheiligen der Grauen Schwestern ernannt.

Eine weitere wichtige Persönlichkeit aus den Reihen der Tertiären war *Katharina von Siena* (1347–1380). Sie pflegte Pestkranke und gewann als theologische Schriftstellerin ein hohes Ansehen.

Der Dominikanerorden wurde von *Dominikus aus Calaroga* (1170–1221) in Spanien gegründet. Wie schon bei den Franziskanern waren es auch hier die weiblichen Ordensangehörigen, die sich der Pflege widmeten.

▌ Beginen

Gegen Ende des 12. Jahrhunderts kam es im belgischen Brabant, wahrscheinlich durch den belgischen Priester Lambert la Bèghe, zur Gründung einer neuen Pflegegemeinschaft, die sich deutlich von den bestehenden unterschied. Zahlreiche Kriege und die Kreuzzüge hatten für einen Frauenüberschuss gesorgt. Die zurückgebliebenen Witwen und Jungfrauen schlossen sich zu Gemeinschaften zusammen und lebten in kleinen Siedlungen, den Beginenhöfen. Ohne an irgendein Ordensgelübde gebunden zu sein, konnten sie jederzeit aus der Gemeinschaft austreten. Diese Unabhängigkeit führte in der Folge dazu, dass sich die Beginen – sie wurden auch als Beguinen oder Begharden bezeichnet – in Belgien, den Niederlanden und Deutschland eines großen Zustroms erfreuten.

Neben der Armen- und Krankenfürsorge widmeten sie sich auch sozialen Aufgaben. Ihre Unabhängigkeit von der Geistlichkeit und ihre scharfe Kritik an deren Vorgehen führte dazu, dass sie auf dem Wiener Konzil von 1311 öffentlich der Ketzerei beschuldigt wurden: „Sie seien nichtsnützige Schmarotzer und taugten zu nichts anderem, als bei Prozessionen und Beerdigungen zu beten, wofür sie dann bezahlt wurden" (Möller 1994, S. 22). Die Bemühungen der Kirche, die Gemeinschaft der Beginen aufzuheben, sowie Ungehorsam und Müßiggang ihrer Mitglieder führten im 15. Jahrhundert zu ihrem Untergang.

2.2.3 Hexenverfolgung

Ein düsteres Kapitel im späten Mittelalter stellt die Folterung und Verbrennung der als Hexen verfolgten Frauen dar. Als Hexen galten Frauen, denen man vorwarf, im Dienste widergöttlicher Mächte (Dämonen oder Teufel) zu stehen. Aus diesem Verbund heraus sollten sie übermenschliche Fähigkeiten besitzen. Trotz aller neuen Erkenntnisse über Natur und Erde glaubten die Menschen noch an Hexen.

Was anfänglich als „Hexenglaube" begann und vom Christentum zunächst lediglich als heidnisch verdammt wurde, entartete nach der Reformation in der frühen Neuzeit zum „Hexenwahn". Zehntausende fielen der Folter und dem Scheiterhaufen zum Opfer (**Abb. 2.7**).

Über mehr als vier Jahrhunderte wurden die Hexen in Deutschland, England, Italien und anderen Ländern Europas verfolgt.

Etwa 85 % der Hingerichteten, deren Zahlen bis in die Millionen geschätzt werden, waren Frauen. „Die Hexenverfolgungen waren gut organisierte Feldzüge, initiiert, finanziert und durchgeführt von Kirche und Staat" (Ehrenreich 1988, S. 13).

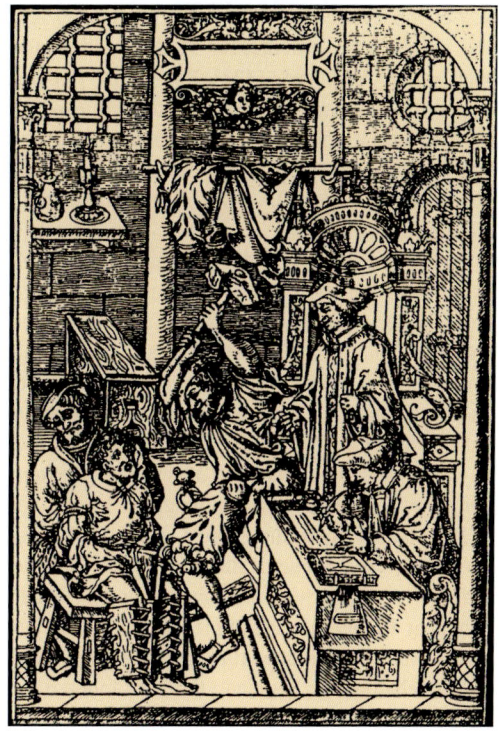

Abb. 2.7 Folterung durch Beinschraube und Aufzeichnung des Geständnisses, Paris, 1541

Grundlage für die Hexenjäger war der Malleus Maleficarum oder Hexenhammer, der 1484 von Heinrich Institoris und Jacob Sprenger, beide päpstliche Inquisitoren, in Köln veröffentlicht wurde. Der Hexenhammer beschrieb Methoden und Mittel zur Überführung und Bekämpfung von Hexen.

Im Rahmen der Hexenverfolgung und -verbrennung wurden Tausende von heilkundigen Frauen umgebracht und damit auch gleichzeitig ihr umfangreiches Wissen über Diagnose, Therapie und die Pflege von kranken Menschen vernichtet.

2.2.4 Kinderheilkunde und Altersfürsorge

Im Mittelalter befasste sich die Kinderheilkunde insbesondere mit der Eindämmung der hohen Kindersterblichkeit. Schätzungen gehen davon aus, dass über die Hälfte aller lebend geborener Kinder schon im Kleinkindalter starben. Für die Aufnahme nicht ehelich geborener Kinder entstanden im Mittelalter die sogenannten Findelhäuser, in denen katastrophale hygienische Zustände herrschten.

Schon bald nach der Erfindung des Buchdrucks erschienen in kurzer Reihenfolge drei Abhandlungen über Kinderkrankheiten. Es waren die Lehrbücher von *P. Bagellari* (1472), von *C. Roeland* (1485) und dem ersten in deutscher Sprache gedruckten Buch von *B. Metlinger* (1473). Das älteste Hebammenlehrbuch, dem Ausführungen über Pflege, Ernährung und Krankheiten bei Neugeborenen angefügt waren, erschien 1513 und stammte von *Eucharius Rhodion* (gestorben 1526), einem Stadtarzt in Worms.

Eine organisierte Altersfürsorge gab es im Mittelalter nicht. Meist herrschte die Auffassung vor, dass im Alter die Hinfälligkeiten zunahmen, Alter und Krankheit galten oft als identisch. Alter wurde als eine Last angesehen, die Hilfe erforderlich machte und derer sich die Gemeinden annehmen mussten. Auf der anderen Seite wurde der alternde Mensch als weise geschätzt und fand allgemeine Anerkennung sowie öffentliche Zuwendung.

Für Männer boten die Klöster einen Ort der Geborgenheit, an welchem älter werdende Mönche, abdankende Herrscher, aber auch Heimatlose und unheilbar Kranke unterschlüpfen konnten. Für alte Frauen waren es fromme Stiftungen oder die Wohngemeinschaften der Beginen, die Hilfe anboten. Im späten Mittelalter wurden Gesundheitsregeln für alternde Menschen formuliert, in denen für drei verschiedene Perioden des Alters entsprechende prophylaktische und therapeutische Maßnahmen, vor allem Richtlinien für Diätetik und Hygiene, vorgeschlagen wurden.

Zusammenfassung:
Klostermedizin
- Klöster als Hospitäler und Bildungsstätten,
- wichtigste Vertreter: Hildegard von Bingen, Benedict von Nursia.

Hospitaliterorden: Aufgabe der Pflegetätigkeit wird auf vier große Orden übertragen:
- geistliche Orden,
- Ritterorden,
- weltliche Orden und
- Beginen.

Hexenverfolgung: Tausende von heilkundlichen Frauen wurden ermordet.

2.3 Neuzeit

Die Neuzeit charakterisierende Ereignisse waren die Entdeckung von Amerika, Renaissance, Humanismus, Reformation und der Frühkapitalismus durch die Fugger. Erschüttert wurde das alte Europa in der frühen Neuzeit durch Kriege, Hunger und Seuchen.

Der Augustinermönch *Martin Luther* (1483–1546) löste die Glaubensspaltung mit protestantischer Reformation und katholischer Gegenreformation aus. Im Jahr 1525 kam es in Deutschland zum Bauernkrieg, dem zehntausende Bauern zum Opfer fielen und der die Bauern weiterhin zum harten, elenden Leben in Unfreiheit verurteilte.

Der Dreißigjährige Krieg (1618–1648), der zunächst als Machtkampf zwischen der evangelischen und der katholischen Fürstenpartei in Deutschland begann, endete als europäischer Machtkampf, kostete allein in Deutschland mindestens 6 Millionen Menschen das Leben und hinterließ ein zerstörtes und entvölkertes Land.

Im 16. und 17. Jh. kam es zu zahlreichen neuen Erkenntnissen in vielen Bereichen der Medizin, so z. B. in der Anatomie und Physiologie. Die bedeutendste Entdeckung machte der Engländer William Harvey (1578–1657). Er wies den Blutkreislauf nach, und mit der Entdeckung der Kapillaren durch den italienischen Anatom Marcello Malpighi (1629–1694) konnte die bis dahin noch immer gültige Theorie der Blut- und Nährstoffverteilung von

2.3 Neuzeit

Tab. 2.3 Medizinische Errungenschaften in der Neuzeit

Wann	Wer	Was
1543	Andreas Vesal (1514–1564) griechischer Arzt, Chirurg, Anatom	veröffentlicht ein 663 Seiten umfassendes Lehrbuch der menschlichen Anatomie und markiert damit den Beginn der wissenschaftlichen Anatomie
1689	Walter Harris (1647–1712) englischer Arzt	veröffentlicht die erste größere Abhandlung über „Akute Krankheiten der Kinder" in London
1761	Leopold Auenbrugger (1722–1809) österreichischer Arzt	erfindet die medizinische Untersuchungstechnik Perkussion
1788	Jenner Edward (1749–1823) englischer Arzt, Chirurg	entwickelt die Pockenimpfung

Galen abgelöst werden. Weitere medizinische Errungenschaften werden in **Tab. 2.3** dargestellt.

2.3.1 Lohnwartesystem und katholische Pflegeorden

Die Reformation hatte ihre Spuren auch in den Klöstern hinterlassen. In den Ländern, die sich zur Reformation bekannten, wurden die Klöster zweckentfremdet. Die Ordensleute verließen sie und die Klöster wurden zu Irrenhäusern, Gefängnissen oder Armenhäusern.

In den nördlich gelegenen protestantischen Ländern kam es daher zu einem Mangel an Pflegepersonen. Eine neue Organisationsform wurde notwendig, um die Personallücken zu füllen.

Lohnwartesystem

In vielen Städten entstand das **Lohnwartesystem**. Gegen Lohn wurde hier von Wärtern und Wärterinnen der Dienst an Kranken ausgeführt. Unter Lohn wurde damals ein Naturallohn verstanden, d. h. die Wärter erhielten Unterkunft, Kost und ein Bett im Krankensaal. Die Caritas, die christliche Nächstenliebe, die ehemals die Motivation für die Ausübung der Pflege gewesen war, drohte unterzugehen. Hinzu kam, dass das Lohnwartpersonal häufig aus den unteren Bevölkerungsschichten kam. Die meisten konnten weder lesen noch schreiben, und häufig fielen sie zudem durch Unzuverlässigkeit, Vernachlässigung der Kranken und Unehrlichkeit auf.

Erst die Gründung neuer katholischer Pflegeorden führte zu einer Verbesserung in der Versorgung der Kranken. Maßgeblichen Anteil daran hatten der von Juan de Dios (Johannes von Gott) im 16. Jahrhundert gegründete Orden der barmherzigen Brüder und der von Vinzenz von Paul gegründete Orden der barmherzigen Schwestern bzw. Orden der Vinzentinerinnen.

Katholischer Pflegeorden von Juan de Dios

Der Portugiese *Juan de Ciudad* (1495–1550), später als Juan de Dios oder Johannes von Gott heilig gesprochen, gründete 1540 im spanischen Granada ein Hospital sowie eine Vereinigung von Weltleuten, die sich der caritativen und pflegerischen Betreuung der Kranken widmete. Anfänglich arbeitete seine kleine Vereinigung ohne Satzung, doch bereits 1586 nannte sie sich mit päpstlicher Genehmigung Orden der Barmherzigen Brüder und verbreitete sich über ganz Europa. Der Orden wurde zum Symbol der christlichen Krankenpflege. Neben den drei Gelübden Armut, Gehorsam und Ehelosigkeit wurde als viertes Gelübde das der Hospitalität abgelegt, womit sich die Brüder zum unentgeltlichen Krankendienst sowie zum ausschließlichen Wirken als Krankenpfleger verpflichteten. Im bayrischen Neuburg an der Donau wurde von 1623 bis 1626 mit dem St.-Wolfgang-Hospital das erste Hospital der Barmherzigen Brüder auf deutschem Boden gebaut. Im Unterschied zu den städtischen Hospitälern, die mehr Sozialasylen glichen, nahmen die Barmherzigen Brüder in ihren Häusern überwiegend Kranke auf, allerdings ausschließlich Männer. Bereits 1658 wurden in Neuburg Krankenprotokolle eingeführt, die sowohl Inhalte der Krankengeschichten als auch der Pflege dokumentierten.

Juan de Dios gilt in der katholischen Kirche noch immer als Schutzpatron der Krankenhäuser, der Kranken und des Pflegepersonals.

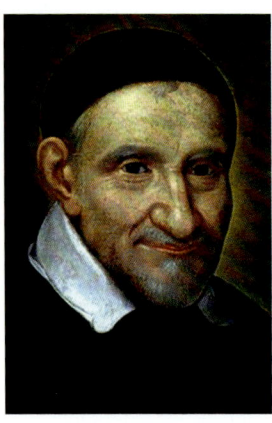

Abb. 2.8 Vinzenz von Paul

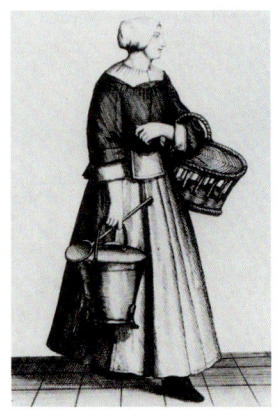

Abb. 2.9 Barmherzige Schwester um 1635

Katholischer Pflegeorden von Vinzenz von Paul

Im Bereich der weiblichen Krankenpflege kam es zu grundsätzlich Neuem durch den später heilig gesprochenen Franzosen *Vinzenz von Paul* (1581–1660).

Vinzenz von Paul (**Abb. 2.8**) studierte zunächst Theologie in Toulouse. Während einer Pfarrvertretungszeit in Châtillon-les-Dombes wurde ihm die vernachlässigte Armen- und Krankenfürsorge bewusst, woraufhin er die Confrérie de la Charité, eine weibliche Caritasbruderschaft, gründete. Nach drei Monaten der Prüfung erhielt die Gruppe feste Regeln. Nun konnten sich Frauen, gleich ob verheiratet, verwitwet oder unverheiratet, der Gemeinschaft anschließen.

Als Vinzenz von Paul 1621 nach Paris zurückkehrte, gründete er auf Anregung von Mme. Goussalt die Gesellschaft der „Dames de la Charité", zu der vornehmlich höher gestellte Damen gehörten. Mme. Goussault und die anderen Damen halfen im Hôtel Dieu den Augustinerinnen und wurden von Vinzenz beraten. Ihre Tätigkeit dehnte sich aus auf die Gefangenenfürsorge, die Betreuung sittlich gefährdeter Mädchen sowie auf die Beaufsichtigung eines Hospizes für alte Ehepaare.

Gesellschaftliche Verpflichtungen, Angst vor Ansteckung oder der Einspruch der Ehemänner führten dazu, dass die Frauen zunehmend Dienstboten zu den Fürsorgediensten schickten. Da diese aber oft unzuverlässig waren, stellte Vinzenz von Paul junge, dienstwillige, gläubige und kräftige Mädchen vom Land ein, die zunächst bei den Damen wohnten, wo sie in die Arbeit eingeführt wurden.

Die Zahl der Mädchen nahm so zu, dass eine systematische Ausbildung notwendig wurde. Eine seiner engsten Anhängerinnen, *Madame le Gras*, übernahm die Betreuung der Mädchen. Am 29. Nov. 1633 bezog sie mit einigen jungen Mädchen in Paris ein kleines Haus, welches zur Wiege eines neuen Ordens werden sollte: des Ordens der Barmherzigen Schwestern, auch Vinzentinerinnen genannt.

Vinzenz ging es vor allem darum, dass seine Schwestern zur praktischen Arbeit am Krankenbett ausgebildet wurden. Gelübde, Klausur und mehrere Andachten täglich schienen hierbei eher im Wege zu stehen. In der weltlichen Tracht der einfachen Bauersfrau sollten die Schwestern auftreten und ihre Arbeit verrichten (**Abb. 2.9**).

Dennoch wurden bereits am 26. März 1634 feste Regeln aufgestellt, die jedoch nicht mit denen der traditionellen, strengen kirchlichen Gemeinschaften zu vergleichen waren. Ebenso stellten die Gelübde, die auf ein Jahr befristet waren, keine eigentliche religiöse Weihe einer Ordensfrau dar.

Einen besonderen Stellenwert erhielt die fachliche Ausbildung der Schwestern. Sie mussten Lesen, Schreiben und Rechnen lernen, wurden mit den Grundregeln praktischer pflegerischer Tätigkeit vertraut gemacht und durften zur Ader lassen und schröpfen. Von Vinzenz von Paul hörten sie Vorträge über die ethischen Grundsätze der Krankenpflege.

 Merke: *Für die Entwicklung der Pflege bedeutsam ist, dass hier zum ersten Mal von einer fachlichen Ausbildung der Schwestern die Rede ist.*

Mutterhaussystem

Der gute Ruf der Schwesternschaft verbreitete sich über die Grenzen von Paris hinaus. Es kam zu zahlreichen Neugründungen, die zugleich eine wesentliche Neuerung, das sogenannte **Mutterhaussystem**, mit sich brachten. Vom Mutterhaus aus konnten die Schwestern dorthin entsandt werden, wo sie benötigt wurden. So forderte im Jahr 1639 das Hospital von Angers zur Übernahme der kompletten Pflege des Hauses eine Gruppe von barmherzigen Schwestern an.

Madame le Gras nahm dies zum Anlass, für ihre Schwestern einen Vertrag abzuschließen. Der Vertrag, der zum Vorbild für alle weiteren Mutterhausverträge oder Gestellungsverträge wurde, legte das Verhältnis zwischen den Schwestern, Hospital und Mutterhaus fest. Die Verträge sahen vor, dass die Schwestern in ihrer Arbeit der Leitung des Spitals unterstellt waren und dass sie die ärztlichen Anordnungen gehorsam auszuführen hatten. Für Unterkunft und Verpflegung war das Spital zuständig. Darüber hinaus hatte das Hospital die Würde und Autorität der Schwestern zu achten, dies bedeutete u. a., dass die Schwestern nicht öffentlich getadelt werden durften. In allen administrativen, disziplinaren und religiösen Angelegenheiten unterstanden die Schwestern weiterhin dem Mutterhaus in Paris. Das Mutterhaus hatte zudem das Recht, die Schwestern jederzeit abzuberufen und auszutauschen.

In der Folge breitete sich die Ordensgemeinschaft auch aufgrund ihres guten Rufes immer weiter aus. So forderte u. a. die Königin von Polen barmherzige Schwestern nach Warschau an, und sogar in Kanada wurden Schwestern ansässig. Als Madame Le Gras starb, waren bereits 350 Schwestern an 70 Arbeitsplätzen in Frankreich und Polen eingesetzt.

Der Orden wurde 1655 vom Papst als Krankenpflegeorden anerkannt. Vinzenz von Paul betreute den Orden weiterhin und leitete die Kriegsfürsorge in Lothringen und anderen Kriegsgebieten. Des Weiteren war er an der Organisation transportabler Volksküchen für Arme sowie an der Gründung von Hospitälern beteiligt.

Der durch die Reformation bedingte Mangel an pflegenden Ordensleuten wurde durch das Lohnwartesystem einerseits und die kath. Pflegeorden von Juan de Dios und Vinzenz von Paul andererseits teilweise aufgefangen. Die Gestellungsverträge, als eine Sonderform der Arbeitnehmerüberlassung, wurden später vom Roten Kreuz übernommen und finden dort noch bis heute ihre Anwendung.

2.3.2 Krise der Krankenpflege im 18. Jh.

Das 18. Jahrhundert, auch als das Zeitalter der Aufklärung bezeichnet, schloss schließlich die Neuzeit ab. Charakteristisch für die Zeit der Aufklärung war der Glaube an die Vernunftstruktur der Welt, der Glaube an die Wissenschaft und den Fortschritt der menschlichen Kultur sowie die Überzeugung von der natürlichen Freiheit, Gleichheit und Güte aller Menschen.

Anfang bis Mitte des 18. Jahrhunderts waren die Hospitäler noch immer von Hilfsbedürftigen aller Art hoffnungslos überfüllt. Die hygienischen Verhältnisse waren entsprechend katastrophal. Eine geordnete Pflege konnte vor diesem Hintergrund nicht stattfinden. Das Niveau des pflegenden Standes sank kontinuierlich, zumal immer häufiger Lohnwärter allenfalls Aufseherdienste erfüllten und selbst die Pflegeorden nur noch lernunfähigen Pflegenachwuchs anbieten konnten.

In der zweiten Hälfte des 18. Jahrhunderts spitzten sich die politischen und sozialen Verhältnisse zu und führten auch innerhalb der Heilkunde zu Veränderungen:

Wandel des Hospitals zum Krankenhaus

Waren in der ersten Hälfte des 18. Jahrhunderts die Hospitäler noch immer von Hilfsbedürftigen aller Art belegt, sollten Ende des 18. Jahrhunderts nur noch Kranke aufgenommen werden, die geheilt und deren Krankheiten erforscht wurden. Die Mediziner, bisher nur Ratgeber, zogen als forschende, lehrende und praktizierende Gruppe in das Krankenhaus ein. Die Zahl der Krankenhausplätze blieb dennoch weit hinter dem bestehenden Bedarf zurück, so dass eine permanente Überbelegung die Pflegebedingungen enorm erschwerte.

Mangel an Pflegepersonal

Die wenigen vorhandenen Pflegepersonen waren nicht für die neue Situation ausgebildet. Es kam durchaus vor, dass Ärzte keine Kranken aufnahmen, wenn zu deren Betreuung keine ausgebildete Wärterin zur Verfügung stand. Jedoch bildeten selbst die Pflegegemeinschaften qualitativ und quantitativ nur ungenügend aus.

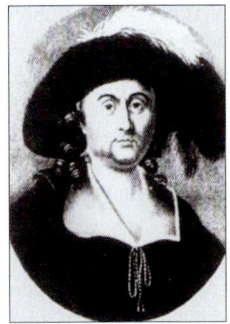

Abb. 2.10 Franz Anton Mai

 Merke: Der Heidelberger Professor Franz Anton Mai erkannte die Notwendigkeit einer Ausbildung für die Pflegenden und eröffnete 1782 die erste deutsche Krankenpflegeschule in Heidelberg.

Sowohl die Krankenwärterschule als auch Mais Planung für den Unterricht an der Universität wurden abgelehnt. So wurde die Krankenwärterschule von seinen Kollegen als „Pfuscherschule" verurteilt und schließlich 1806, nachdem Mai Heidelberg verlassen hatte, wieder geschlossen.

Dennoch nahmen sich immer mehr Ärzte der Schulung der Krankenwärter an, so z. B. auch der Berliner Charité-Arzt *Johann Friedrich Dieffenbach* (1792 – 1847), der 1832 die „Anleitung zur Krankenwartung" schrieb und vorübergehend die Leitung der Krankenwärterschule inne hatte.

Merke: In der 2. Hälfte des 18. Jh. entwickelten sich die Hospitäler zu Krankenhäusern. Den höheren Ansprüchen der Medizin konnten die unausgebildeten Wärter und Wärterinnen nicht entsprechen.

Franz Anton Mai und die erste Krankenwärterschule

Dem Heidelberger Professor der Geburtshilfe *Franz Anton Mai* (1742 – 1814) gelang es zumindest in Ansätzen, die Pflege in den Hospitälern zu verbessern (**Abb. 2.10**).

Er stellte fest, dass eine mangelhafte Pflege nicht nur die Genesung behinderte, sondern sogar zum Tode führen konnte. Andererseits konnte eine gute Pflege einen Beitrag dazu leisten, die verlorene Gesundheit wiederherzustellen. Mai beschloss daher, eine Krankenwärterschule zu errichten. Nach seinen Plänen wurde am 15. April 1782 eine „öffentliche Schule zur Erziehung wohl unterrichteter Krankenwärter" und damit die erste deutsche Krankenpflegeschule ins Leben gerufen. Die Ausbildung an der Schule dauerte drei Monate und endete mit einer Prüfung. Im Sommersemester 1797 hielt Franz Mai eine Vorlesung über „Krankenwärterlehre" an der Universität Heidelberg. Ein Jahr später forderte Mai, die Krankenwärterlehre an den Universitäten einzuführen. Im Jahr 1801 eröffnete er gemeinsam mit der Universität Heidelberg eine „Schule für Gesundheits- und Krankenwärterlehre weiblicher Zöglinge". Die Idee war es, heranwachsenden Mädchen Kenntnisse in der Gesundheitslehre zu vermitteln. Nach erfolgreichem Schulbesuch sollten sie in die berufsmäßige Krankenpflege wechseln.

2.3.3 Hospitalwesen in der Neuzeit

Die Hospitäler des 16. und 17. Jahrhunderts hatten sich im Vergleich zu vorangegangenen Jahrhunderten kaum verändert. Sie wurden außerhalb der Stadt errichtet und verfügten noch immer über große Krankensäle mit Altar oder Kapelle. In der Kreuzmitte war der Altar aufgestellt. Die Hospitäler waren in den meisten Fällen überfüllt und es herrschten völlig unzureichende hygienische Verhältnisse. Es war durchaus üblich, dass Patienten postoperativ neben Kranken mit Infektionen lagen. In den Krankensälen stank es nach Eiter, Fieberschweiß und Exkrementen. Für zwei Hilfsbedürftige stand jeweils ein Bett zur Verfügung.

Die Hospitäler der großen Städte, wie z. B. das Hôtel-Dieu in Paris, zählte mitsamt seiner Filiale mehrere tausend Patienten. Katastrophale hygienische Bedingungen und eine von schlecht ausgebildeten Pflegenden ausgeführte Pflege führten zu einer Mortalität von 20 – 25 Prozent in den Jahren 1721 – 1773. Als Ursache hierfür wurde das sogenannte Hospitalfieber genannt, hervorgerufen durch zu viele Menschen auf geringem Raum sowie die mangelnde Lüftung und Beseitigung des Abfalls.

Neugestaltung der Hospitäler

Nach dem Brand des Hôtel-Dieu wurden neue Maßstäbe für die Krankenhausarchitektur gesetzt. Es wurden dezentral gelegene Pavillonkrankenhäuser geplant, d. h. mehrere kleinere Krankenhäuser sollten nebeneinander errichtet werden, um verbesserte hygienische Bedingungen zu garantieren.

Die Arbeitsbedingungen für die Pflegenden waren ebenfalls alles andere als gut. Auch sie litten erheblich unter den hygienischen Bedingungen, den vielen Todesfällen, und konnten den vielen Tausend Patienten weder quantitativ noch qualitativ gerecht werden. Eine Neugestaltung des Krankenhauswesens wirkte sich auch positiv auf das Arbeitsumfeld der Pflegenden aus. Das von Joseph II. 1784 in Wien errichtete allgemeine Krankenhaus sollte wegweisend werden für die Umgestaltung des Hospitalwesens zum Krankenhauswesens. Es verfügte über 2000 Betten, die auf eine Krankenabteilung, ein Siechenhaus, ein Findelhaus sowie einen Gebärbau und einen Narrenturm verteilt waren.

In Deutschland hatte für viele kleinere Häuser das um 1787 in Bamberg errichtete städtische Krankenhaus Vorbildcharakter. Es war ausschließlich für heilbare Kranke bestimmt. Viele ältere Hospitalanlagen wurden Ende des 18. Jahrhunderts umgewandelt und nahmen künftig nur noch Kranke auf. Die verbliebenen Hospitäler wurden zu Alten- und Pflegeheimen. Nach und nach trennte man auch die Kranken nach verschiedenen Krankheitsarten und verbesserte die Inneneinrichtungen.

Schon im 16. Jahrhundert hatte man psychiatrischer Kliniken eingerichtet, damals als „Tollhäuser" und „Irrenspitäler" bezeichnet. Die Möglichkeiten, psychisch Kranken zu helfen, waren jedoch äußerst gering und die Hilflosigkeit fand ihren Ausdruck in zum Teil erschreckenden Verhaltensweisen. So wurden Irre z. B. gegen Entgelt Besuchern vorgezeigt.

Katastrophale hygienische Verhältnisse, überfüllte Krankenhäuser und eine beängstigend hohe Mortalität waren die Ursache für eine Neugestaltung der Krankenhäuser: Zum ersten Mal wurden einzelne Krankenabteilungen räumlich und in der Belegung der Kranken unterschieden. Außerdem verbesserte man die hygienischen Zustände.

Kinderkrankenhäuser

Zu Beginn des 18. Jh. beklagte man eine hohe Wochenbettsterblichkeit. So stellte die „Encyclopédie francaise" für die Mitte des 18. Jahrhunderts fest, dass ein Viertel der Kinder bereits im ersten Jahr starb, in den zwei ersten Lebensjahren ein Drittel und bis zum dritten Jahr mindestens die Hälfte der Kinder.

Für die Heilkunde erwuchsen aus dieser Situation neue Aufgaben, zumal sich in Philosophie und Pädagogik eine Umbewertung des Kindesalters vorbereitet hatte. Rousseau erkannte die Kinder als erziehungsfähige Glieder der Gemeinschaft an. Der Staat sah sich veranlasst mit Unterstützung der Medizin und eines anwachsenden sozialen Netzes sich vor allem der armen, ausgesetzten und kranken Kinder anzunehmen und sich um deren Überleben zu bemühen. Vor diesem Hintergrund wurden die kranken Kinder zum Gegenstand intensiver ärztlicher Anstrengungen.

Das Bestreben, die Kindersterblichkeit zu senken, ließ das Konzept der Ambulatorieren entstehen, wonach die Kinder in ihrer Umgebung belassen und dort medizinisch und pflegerisch betreut wurden. Der englische Arzt *G. Armstrong* gründete 1769 die erste Poliklinik für Kinder in London. Der Wiener Arzt *Mastalier* errichtete 1787 das erste „öffentliche Kinderkrankeninstitut". In Deutschland entstand 1793 in Breslau das „Institut für arme, kranke Kinder". In Paris eröffnete man 1802 das erste Kinderkrankenhaus, das Hospital „des enfants malades". In Berlin gab es bereits 1843 zwei Kinderkrankenhäuser.

Die Entwicklung in der medizinischen und pflegerischen Betreuung kranker Kinder zeigte sich auch in der Literatur. Bis zum Ende des 18. Jahrhunderts ging es in der kinderheilkundlichen Literatur in erster Linie um präventive Maßnahmen, mit denen vermieden werden sollte, dass die schwache kindliche Physis irgendwie in Gefahr kam. Zahlreiche Hinweise, wie vorzugehen sei, wurden deshalb an die gerichtet, die sich um die kranken und hinfälligen Kinder bemühten: die Mutter, Amme oder der Pädagoge.

Zusammenfassung:
Neue Organisationsformen der Pflege
- *Lohnwartesystem: Pflege wird von bezahlten Wärtern und Wärterinnen ausgeübt,*
- *katholische Pflegeorden: Juan de Dios und Vincenz von Paul gründen Ordensgemeinschaften, die sich vorrangig der Ausübung der Krankenpflege annahmen.*

Ausbildung der Pflegenden
- *Franz Anton Mai gründet 1782 die erste Krankenpflegeschule.*

2.4 19. Jahrhundert

Das 19. Jahrhundert wurde ganz entscheidend von der Industrialisierung beeinflusst, die ihren Anfang mit der Erfindung der Dampfmaschine durch *James Watt* (1769) nahm. Im Gegensatz zu England setzte sich die Industrialisierung in Deutschland nur langsam durch. Zur Industriellen Revolution kam es durch die Zunahme der technischen Erfindungen, der verbesserten Hygiene und Gesundheitsvorsorge, der wachsenden Nahrungsmittelproduktion und der stetig ansteigenden Bevölkerungszahl.

Vor 1848 lebte die Mehrzahl der Lohnarbeiter noch auf dem Land; das änderte sich in der zweiten Hälfte des Jahrhunderts. Es kam zur sogenannten Landflucht, die Menschen suchten Arbeit in der Stadt. Unter unmenschlichen Bedingungen wurden die Arbeiter dem Takt der Maschine unterworfen. Täglich waren 16 bis 17 Stunden Arbeit zu leisten für so geringe Löhne, dass Frauen und Kinder ebenfalls in die Fabrik gehen mussten, um das Existenzminimum der Familie zu sichern.

In beengten Wohnverhältnissen hausten die Familien und konnten sich mit ihren Einkünften knapp am Leben halten. Fehlende Hygiene und eine unzureichende Ernährung förderten Seuchen und die Entstehung von Krankheiten, die schlimme soziale und existenzielle Folgen hatten, da keine finanziellen Rücklagen gebildet werden konnten.

Als Antwort auf die daraus entstehende soziale Krise wurde Ende des 19. Jahrhunderts die Sozialversicherung eingeführt, die in drei Gesetzen ihren Ausdruck fand: 1883 kam es zur Verabschiedung des Krankenversicherungsgesetzes, 1884 zum Unfallversicherungsgesetz, 1889 zum Gesetz betreffend der Invaliditäts- und Altersversicherung.

Die veränderten Rahmenbedingungen blieben nicht ohne Einfluss auf die Pflege in den Krankenhäusern. Bedingt durch die Industrialisierung kam es zu einem Bevölkerungswachstum mit einer parallel verlaufenden Zunahme der Arbeiterschicht. Im Krankheitsfall waren die Arbeiter auf die Hilfe des Krankenhauses angewiesen, da die familiären Bindungen schwächer wurden.

Im 19. Jh. wurden in der Medizin weitere bahnbrechende Entdeckungen gemacht, die in **Tab. 2.4** dargestellt sind.

Tab. 2.4 Medizinische Errungenschaften im 19. Jahrhundert

Wann	Wer	Was
1807	Samuel Hahnemann (1755–1843) deutscher Arzt	begründet die Homöopathie
1819	Rene Theophile Hyacinthe Laennec (1871–1826) französischer Arzt	erfindet das Stethoskop
1847	Ignaz Semmelweis (1818–1865) ungarischer Arzt	entdeckt die Ursache des Kindbettfiebers und führt die Händedesinfektion ein
1858	Rudolf Virchow (1821–1902) deutscher Arzt, Pathologe, Wissenschaftler	begründet die Zellularpathologie
1877	Robert Koch (1843–1910) deutscher Arzt, Bakteriologe	entdeckt Tuberkelbakterium, Cholera- und Milzbranderreger und wird der Begründer der Bakteriologie und Infektionslehre
1894	Arthur Schlossmann (1867–1932) deutscher Arzt	gründet die weltweit erste Klinik für kranke Säuglinge in Dresden
1895	Wilhelm Conrad Röntgen (1845–1923) deutscher Physiker	entdeckt die Strahlen, die Weichteile durchdringen können und Fotografien des knöchernen Skeletts möglich machen (Röntgenstrahlen)

2.4.1 Organisationsformen der Pflege

Anfang des 19. Jahrhunderts konnte jeder, der wollte, ohne jegliche Fachkenntnis die Krankenpflege ausüben. Von den Krankenhäusern wurde das gern in Anspruch genommen. Dementsprechend unzureichend und schlecht angesehen war die Pflege. Recht anschaulich beschrieb *Johann Friedrich Dieffenbach* (1792–1847) in seinem Buch „Anleitung zur Krankenwartung" von 1832 die Situation der Pflege:

> **Anleitung zur Krankenwartung**
>
> „§ 3 Es ist ein wahrer Jammer anzusehen, welche Menschen man als Krankenwärter und Wärterinnen anstellt. Jeder Alte, Versoffene, Triefäugige, Blinde, Taube, Lahme, Krumme, Abgelebte, jeder, der zu nichts in der Welt mehr taugt, ist dennoch nach Meinung der Leute zum Wärter gut genug. (...) So ist denn dieser schöne, edle Beruf in Verruf gekommen. Man suche

Krankenwärter und welcher Auswurf der Menschheit sammelt sich da und wie wenig ehrbare, brave, tüchtige Menschen..." (Möller 1994, S. 57).

Hier war eine Neuorganisation notwendig, denn weder die Ordenspflege, noch die im Lohnwartsystem Beschäftigten konnten quantitativ und qualitativ den steigenden Anforderungen gerecht werden. Es kam zur Gründung von zahlreichen konfessionellen und weltlichen Krankenpflegevereinigungen, die versuchten, sich den Problemen zu stellen. Die Differenzen zwischen den religiösen und weltlichen Mutterhausverbänden und der **freiberuflichen** *Pflege* verschärften sich indes: Während die Angehörigen der freiberuflichen Krankenpflege diese als Beruf sahen, der eine qualifizierte Ausbildung zur Grundlage haben und eine entsprechende Bezahlung umfassen sollte, herrschte bei den Mutterhausverbänden die Auffassung vor, dass die Krankenpflege in erster Linie als ein mehr oder weniger unentgeltlicher Dienst zu verstehen war. Aus diesen unterschiedlichen Positionen heraus konnte sich kaum ein berufliches Selbstverständnis entwickeln. Steppe (1990) beschreibt drei Ursachen, die im 19. Jahrhundert von großer Bedeutung für die weitere Entwicklung der Pflege waren:

1. Arbeitsteilung zwischen Pflege und Medizin und damit zugleich die geschlechtsspezifische Arbeitsteilung zwischen Frauen und Männern: Mit der Etablierung der Medizin als Naturwissenschaft benötigten die Ärzte ein ihnen untergeordnetes Personal, welches die Arbeiten abnahm, die eher als unwissenschaftlich betrachtet wurden, wie z. B. Kommunikation und Fürsorge. Hinzu kam, dass gerade die bürgerlichen Frauen eine Betätigung suchten, in denen sie ihre weiblichen Fähigkeiten voll zur Entfaltung bringen konnten. Die Pflege wurde als der Beruf für die bürgerliche Frau erkannt.
2. Durchdringung auch der freiberuflichen Pflege mit den ethischen Werten des unentgeltlichen Liebesdienstes: Motiviert von der christlichen Nächstenliebe gingen die bürgerlichen Frauen in die Pflege und übertrugen ihre Vorstellungen auch auf die freiberufliche Pflege.
3. Zuordnung der Pflege zu den bürgerlichen Berufen und damit als Beruf für die bürgerlichen Frauen: Die bürgerliche Frau in der Pflege lehnte zugleich alle Bestrebungen der Arbeiterbewegung ab, den Arbeitsalltag erträglich zu gestalten.

In vier Organisationsformen, der katholischen Ordenspflege, der evangelischen Diakonie, den weltlichen Mutterhausverbänden und der freiberuflichen Krankenpflege, versuchte man eine Veränderung der Situation herbeizuführen.

Eine als desolat zu beschreibende Krankenpflege, inhaltlich zerrissen, stand am Anfang des 19. Jahrhunderts und konnte den neuen Anforderungen weder qualitativ noch quantitativ gerecht werden.

Katholische Ordenspflege

Die katholische **Ordenspflege** bildete im frühen 19. Jahrhundert den Anfang der organisierten Krankenpflege.

In Deutschland waren Anfang des 19. Jahrhundert drei weibliche katholische Pflegeorden von Bedeutung, die alle in der Tradition der Barmherzigen Schwestern standen. Ihnen war die Ausübung der Krankenpflege als christliche Liebestätigkeit gemeinsam:

Borromäerinnen

Seit 1811 sandte das Mutterhaus von Nancy Borromäerinnen in Krankenhäuser des französisch beeinflussten Rheinlandes, damit sie dort ihre Unterstützung in der Krankenpflege anböten.

Die Arbeiten in der Pflege erlernten die Mädchen von geübten älteren Schwestern. An eine drei Monate dauernde Probezeit schloss sich das Noviziat an. Nur etwa 25 % der Bewerberinnen legte schließlich das Gelübde ab und wurde in den Orden aufgenommen.

Clemensschwestern

Die Genossenschaft wurde 1808 in Münster von Bischof Clemens August Freiherrn Droste zu Vischering (1773 – 1845) gegründet und widmete sich neben der Krankenpflege der Erziehung von Waisen und der Betreuung von Strafgefangenen. Eine Ausbildung in der Pflege erhielten die Schwestern nicht, die Kenntnisse wurden durch das praktische Tun auf Station erlernt.

Vinzentinerinnen

Sie gründeten 1823 ein Mutterhaus in Straßburg und trugen zu einer verbesserten pflegerischen Versorgung in Hessen, Bayern und Österreich bei (**Abb. 2.11**).

Die pflegenden Ordensschwestern standen nach wie vor in der Tradition der alten kirchlichen Pflegegemeinschaften. Die tätige Nächstenliebe (**Caritas**) und die selbstlose Hingabe der Schwestern an den

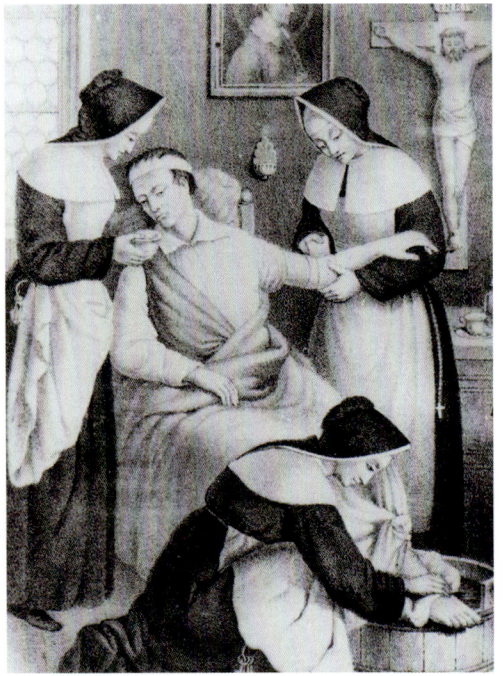

Abb. 2.11 Barmherzige Schwestern (Vinzentinerinnen) vom Mutterhaus Nancy in der Tracht von Trier und Koblenz

Dienst am Kranken stellten das Fundament der Arbeit dar und beruhten auf den ehemals gesetzten Grundlagen. Einen Unterricht erfuhren die Schwestern über ältere Mitschwestern am praktischen Beispiel. Der Gebrauch von Lehrbüchern lässt sich nur selten nachweisen. Der gute Ruf der traditionellen katholischen Ordenspflege war auch unter der evangelischen Bevölkerung weit verbreitet und machte die Unterschiede zum Lohnwärtertum deutlich.

▪ Evangelische Diakonie und Theodor Fliedner

Die Bemühungen, die katholische Ordenspflege wieder aufleben zu lassen, blieben nicht ohne Einfluss auf die protestantisch besiedelten Räume. Das positive katholische Vorbild sollte Nachahmer unter den Protestanten finden. Deren Bemühungen basierten, wie schon in den katholischen Kreisen, auf der allgemeinen Kritik an der Krankenpflege, dass diese keine Nähe mehr zu der christlichen Nächstenliebe habe. Die wichtigsten Vertreter waren Amalie Sieveking, Johann Daniel Neigebaur, Freiherr vom Stein, Johannes Evangelista Gossner und vor allem Theodor Fliedner.

Amalie Sieveking (1794–1859) gründete 1831 unter dem Eindruck einer Choleraepidemie einen „Weiblichen Verein für Armen- und Krankenpflege". Ziel war es, mit Unterstützung gebildeter Frauen die Hauspflege zu reaktivieren.

Der protestantische Pastor *Theodor Fliedner* (1800–1864) hatte entscheidenden Einfluss auf die Krankenpflege des 19. Jahrhunderts (**Abb. 2.12**).

Fliedner erkannte, dass eine Verbesserung der bisher unzulänglichen pflegerischen Versorgung der Kranken notwendig war. Die Tatsache, dass ein großer Bedarf an besserem Pflegepersonal bestand, wurde von Fliedner mit dem Gedanken der Diakonie verknüpft. Er begann seine Bemühungen mit der Gründung des „Evangelischen Vereins für christliche Krankenpflege in der Rheinprovinz und Westfalen" im Jahr 1836. In Kaiserswerth kaufte er ein Haus und bezog es am 13. Oktober 1836 mit 33 Kranken und 4 Pflegerinnen.

Fliedner ging es vor allem um die armen Menschen unter den Kranken. Sie sollten sowohl im Krankenhaus als auch in ihren Wohnungen gepflegt werden. Die Pflege sollte von weiblichen Diakonissen ausgeübt werden. Als Diakonissen wurden neben den Frauen aus eher ländlichen Gegenden vor allem auch bürgerliche Frauen gewonnen. Die Frauen verpflichteten sich, auf der eingesetzten Stelle zu dienen, als Gegenleistung wurden sie auf Lebenszeit versorgt. Insbesondere für viele bürgerliche Frauen schien es attraktiv zu sein, im Geist des frühchristlichen Diakoniegedankens unter Führung und Versorgung des Mutterhauses in der Öffentlichkeit tätig zu sein, sodass die Zahl der Diakonissen schnell anstieg.

Nach Fliedner galt es, die Ausbildung der Diakonissen zu fördern, denn seiner Meinung nach konnten nur ausgebildete Krankenschwestern eine gute Pflege ausüben. Als Vorbild für die Organisation dienten die Barmherzigen Schwestern. So über-

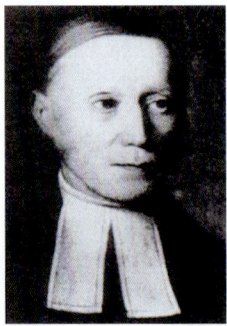

Abb. 2.12 Theodor Fliedner (1800–1864). Bildnis von O. Mengelberg (ca. 1857)

nahm er u. a. den Gedanken des Mutterhauses. Die Unterrichtung der Schwestern sollte durch einen Arzt erfolgen, der sowohl praktische als auch theoretische Anweisungen zu geben hatte. Die Schwestern sollten bewusst als Helferin des Arztes ausgebildet werden.

Ergänzt wurde der Unterricht durch seine Frau *Friederike Fliedner* (1800–1842) und durch die erste Diakonisse Gertrud Reichardt, die eine erfahrene Pflegerin war. Das von Johann Friedrich Dieffenbach verfasste Buch „Anleitung zur Krankenwartung" wurde dem Unterricht zugrunde gelegt.

Die Verbindung des Diakoniegedankens mit der Ausübung der Krankenpflege brachte so manche Probleme mit sich. Ging es Fliedner, dem Theologen, vor allem darum, dass der Krankendienst als kirchliches Amt von frommen Frauen ausgeführt wurde, so war seine Frau Friederike anderer Auffassung. Sie sah vor allem die freiwillige Bereitschaft der Frauen, die sich zum Krankendienst meldeten. Diese waren jedoch häufig nicht der geistlichen Verantwortung einer Diakonisse gewachsen.

So kam es, dass tüchtige Krankenpflegerinnen aufgenommen wurden, die jedoch nicht die Voraussetzung zum Diakonissenamt mitbrachten, und umgekehrt.

Merke: *Die Verpflichtung der unverheirateten Frauen, sich für fünf Jahre im Diakonissenverein zu engagieren, verschaffte ihnen das Recht, unangefochten in der Öffentlichkeit einem Beruf nachzugehen. Die Frauen erhielten freie Dienstkleidung und ein festes Gehalt.*

Hinzu kamen freie Kost und Wohnung, Medikamente und ärztliche Behandlung, Versorgung bei Dienstunfähigkeit und Alter und weitere Vorteile, so dass ein Eintritt in die Diakonissenanstalt für die meisten Pflegerinnen mit einer Standeserhöhung verbunden war.

Fliedners Vorstellungen von der Krankenpflege und dem Leben der Diakonissen waren tief in dem frühchristlichen Diakoniegedanken verwurzelt. Die Diakonisse dient in ihrer Pflege dem Herrn selbst, die Arbeit am Kranken ist Arbeit am Reich Gottes. So unterrichte Fliedner abends u. a. in Bibelkunde, Glaubenslehre und Ethik der Krankenpflege. Fliedner schuf mit seiner Konzeption die Voraussetzung für die Krankenpflege als dem bürgerlichen Frauenberuf schlechthin.

Die Historikerin Anna Sticker, die ein Buch über das Ehepaar Fliedner geschrieben hat, bezeichnete den 13. Okt. 1836, den Tag an dem das Diakonissenmutterhaus in Kaiserswerth eröffnet wurde, als den Beginn der neuzeitlichen Krankenpflege.

Die Bemühungen der konfessionellen Verbände wurden allerdings nicht ausschließlich positiv aufgenommen. So sprach der Mediziner Virchow diesen die Existenzberechtigung ab, weil seiner Meinung nach jede kirchliche Aufgabe eines Pflegenden verhindere, dass die Pflege rein sachlich angesehen werden konnte.

Weltliche Mutterhausverbände/vaterländische Frauenvereine

Für die Entstehung neuer Organisationsformen der Pflege waren nicht zuletzt die zahlreichen Kriege mitverantwortlich. In Deutschland entstanden z. B. die Frauenvereine im Zusammenhang mit den Kriegen zur Befreiung von der napoleonischen Herrschaft. Der Einsatz der Frauen in den Befreiungskriegen wurde als vorbildlich für eine soziale Betätigung der Frau betrachtet. Die Frauen wurden zur Unterstützung der verwundeten und erkrankten Krieger und zur Linderung des im Lande verbreiteten Notstandes eingesetzt. Eine Woche nachdem der preußische König, Friedrich Wilhelm III., einen Aufruf an sein Volk gerichtet hatte, unterzeichneten neun deutsche Prinzessinnen einen „Aufruf an die Frauen im preußischen Staate". Sie gaben hierin die Gründung eines „Frauen-Vereins zum Wohle des Vaterlandes" bekannt. Die Resonanz war groß, es bildeten sich rasch an vielen Orten vaterländische Frauenvereine. Aufgabe der Frauenvereine war, wie von den Prinzessinnen vorgeschlagen, die unmittelbare Hilfeleistung zur Unterstützung des nationalen Befreiungskrieges.

Zusammenfassung:
Pflege im 19. Jahrhundert
- kein berufliches Selbstverständnis, da:
  - *Arbeitsteilung zwischen männlicher Medizin und untergeordneter weiblicher Pflege,*
  - *Pflege als christlicher Liebesdienst,*
  - *Pflege als bürgerlicher Beruf, keine Identifikation mit der Arbeiterbewegung.*
- *Organisationsformen der Pflege:*
  - *katholische Ordenspflege: Borromäerinnen, Clemensschwestern, Vinzentinerinnen,*

- *evangelische Diakonie:* Begründer Theodor Fliedner förderte die Ausbildung der Diakonissen als Pflegerinnen, unterrichtet durch den Arzt,
- *weltliche Mutterhausverbände:* vaterländische Frauenvereine zur Pflege, vor allem im Krieg.

Freiberufliche Krankenpflege und Agnes Karll

Gegen Ende des 19. Jahrhunderts kam es erneut zu einem Mangel an Pflegekräften, der u. a. auch durch die Verabschiedung des Krankenversicherungsgesetzes im Jahr 1883 ausgelöst wurde. Nun waren auch solche Bevölkerungsschichten im Krankenhaus anzutreffen, die sich vorher einen Krankenhausaufenthalt nicht leisten konnten. Die Anzahl der Krankenhäuser und der Krankenhausbetten stieg in den folgenden Jahren von 100 000 im Jahr 1877 auf 260 000 im Jahr 1900.

Fast alle in der Krankenpflege tätigen Schwestern waren an ein Mutterhaus gebunden. Die konfessionellen Schwestern, Rotkreuzschwestern sowie viele weltliche, bürgerliche Schwestern hatten als Organisationsform das Mutterhaussystem übernommen und orientierten sich an den christlich motivierten Werten in der Ausübung der Krankenpflege. Die nichtkonfessionell gebundenen, in der Pflege tätigen Schwestern wurden vielfach als „wilde Schwestern" tituliert. Man warf ihnen unehrenhafte Motive, vor allem im Umgang mit Männern, vor. J. Stangenberger schrieb 1901: „nur den weltlichen Schwestern, den sogenannten „wilden"... ist der ganze männliche Körper schrankenlos preisgegeben, und sie machen von dieser Lizenz den ausgiebigsten Gebrauch... Angesichts dieser Zustände kann man nicht dringend genug an Eltern und Erzieher die Mahnung richten: Hütet Eure Pflegebefohlenen! Hütet Eure Töchter vor der Krankenpflege, und können sie wirklich dem inneren Drange nicht widerstehen, so gebt nicht zu, dass sie in eine andere als religiöse Schwesterngemeinschaft eintreten..." (Möller 1994, S. 96). Es herrschte zudem die Überzeugung vor, dass nur Mutterhausschwestern eine reine, moralisch einwandfreie Gesinnung haben konnten. Beruflich ausgeübte Pflegetätigkeit ohne Einbindung in christliche Ethik galt als verwerflich.

Nach dem Verständnis der konfessionellen Verbände und des Roten Kreuzes war die Krankenpflege vor allem als „Liebestätigkeit" zu verstehen und bedurfte selbstverständlich keiner Bezahlung. Bisher schlossen die Krankenhäuser mit den Mutterhäusern Verträge ab, in denen die finanziellen Inhalte geregelt waren. Danach erhielten die Schwestern allenfalls ein Taschengeld sowie freie Unterkunft und Verpflegung.

Die nicht gebundenen, freiberuflichen Schwestern arbeiteten vielfach in der Privatpflege und hatten zumeist unter katastrophalen Arbeitsbedingungen zu leiden. Die Arbeitszeiten betrugen oft 15 Stunden und mehr, es gab keine entsprechenden Erholungszeiten und für den Krankheits- oder Rentenfall keine Absicherung. Hinzu kam eine absolut unzureichende Bezahlung und völlige Arbeitsüberlastung. Der oft zweifelhafte Ruf der Schwestern war auch darauf zurückführen, dass sie häufig nur wenig oder gar nicht ausgebildet waren. Eine ehemalige Rotkreuzangehörige war es schließlich, die auf die Missstände aufmerksam machte und Veränderungen herbeiführen wollte.

Agnes Karll (1868 – 1927), in Embsen in der Lüneburger Heide geboren, besuchte bis zur 8. Klasse die Schule und trat anschließend in eine Privatschule für Erzieherinnen und Privatlehrerinnen ein. Bis zu ihrem 19. Lebensjahr arbeitete sie als Hauslehrerin auf einem mecklenburgischen Gutshof. Nachdem zwei ihrer Geschwister sehr früh gestorben waren und sie von der Arbeit einer Schwester während einer Diphtherieepidemie auf dem Lande erfahren hatte, wuchs in ihr der Wunsch, in die Krankenpflege zu gehen. Sie trat im August 1887 ins Rotkreuzmutterhaus „Clementinenstift" in Hannover ein und absolvierte dort zunächst eine Probezeit von sechs Monaten (**Abb. 2.13**).

Nach dieser Zeit, in der sie von den älteren Schwestern angelernt wurde und während der sie häufig unter der Heftigkeit und den Quälereien der Oberin zu leiden hatte, verpflichtete sie sich zu den üblichen drei Dienstjahren, in denen sie ein geringes Taschengeld erhielt, welches bei weitem nicht ausreichte, um den inzwischen in Not geratenen Vater finanziell zu unterstützen.

Nach den drei Jahren, die ihr deutlich die Missstände in der Krankenpflege vor Augen führten, wechselte sie aus dem Mutterhausverband in die **freiberufliche Pflege**, um in Berlin als Privatpflegerin zu arbeiten. Hier erfuhr sie zum einen Diskriminierung durch die Mutterhausverbände und zum anderen die Ausbeutung durch die Besitzerinnen der privaten Schwesternheime, in Form von katastrophalen Arbeitsbedingungen und der auch hier ungenügenden Bezahlung. In den zehn Jahren, die sie in der

2.4 19. Jahrhundert

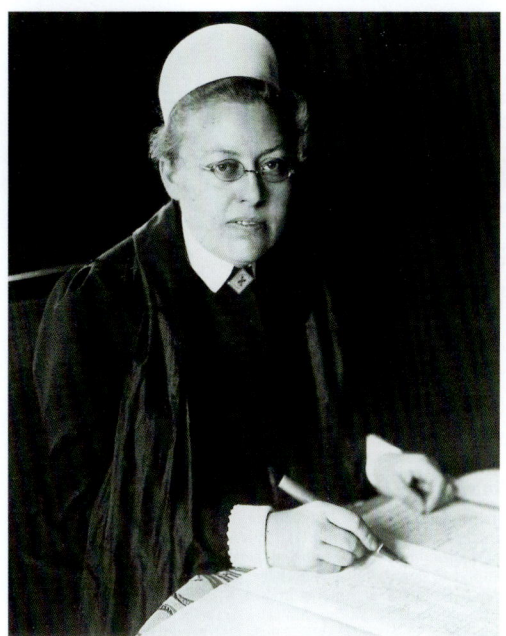

Abb. 2.13 Agnes Karll. Fotografie aus dem Jahre 1912

Privatpflege verbrachte, arbeitete sie sich an den Rand des körperlichen Ruins.

Agnes Karll stand mit ihren Erfahrungen nicht allein und fand bald Mitstreiterinnen, die sich mit ihr für bessere Arbeitsbedingungen einsetzten. Ziel sollte es sein, die Krankenpflege zu einem nicht gesundheitsgefährdenden, gesellschaftlich anerkannten und selbstständigen Frauenberuf zu machen. Am 11. Januar 1903 kam es zur Gründungsversammlung der „Berufsorganisation der Krankenpflegerinnen Deutschlands (B.O.K.D. oder B.O.)", nachdem Agnes Karll hierfür die Satzung entworfen hatte. Die Berufsorganisation bot ihren Mitgliedern, die alle eine ausreichende Berufsausbildung und mindestens dreijährige Berufserfahrung vorweisen mussten, die Vermittlung eines Arbeitsplatzes an, wobei die Selbstständigkeit im Vertragsabschluss gewährleistet wurde. Damit wurde die Bindung an ein Mutterhaus aufgegeben. Der Beitrag zur Organisation war gering, das Gehalt stand den Schwestern frei zur Verfügung. Darüber hinaus stand die B.O.K.D. ihren Mitgliedern in Arbeits- und Rechtsfragen zur Seite. Das Verbandsabzeichen stellte das Lazaruskreuz dar und es wurde eine Verbandstracht eingeführt.

Um die Mitglieder besser informieren und vor allem auch um Aufklärungs-, Bildungs- und Erziehungsarbeit leisten zu können, erschien am 5. Oktober 1905 die erste Ausgabe der „Mitteilungen an unsere Schwestern", die im Januar 1906 von der Zeitschrift „Unterm Lazaruskreuz" abgelöst wurde (**Abb. 2.14**).

Ein Anliegen der Berufsorganisation und Agnes Karlls war es, für die Krankenpflege eine sachgemäße dreijährige Ausbildung mit gesetzlicher Verankerung und staatlicher Prüfung einzufordern. Erst 1957 kam es schließlich zu einer dreijährigen Ausbildung. Die Bemühungen der Berufsorganisation hatten nur teilweise Erfolg: Am 1. Juni 1907 trat in Preußen das erste Krankenpflegegesetz in Kraft, das allerdings lediglich eine einjährige Ausbildung vorsah. Damit wurde die Krankenpflege zugleich als staatlich anerkannter Beruf per Gesetz geregelt und ermöglichte den Frauen die wirtschaftliche Unabhängigkeit. Der deutsche Berufsverband trat 1904 dem von der englischen Oberin Bedford-Fenwick im Jahr 1899 gegründeten „International Council of Nurses" (ICN), dem Weltbund der Krankenpflegerinnen, bei. Agnes Karll war von 1909 – 1912 Präsidentin des ICN. Der ICN tagt seitdem alle vier Jahre und umfasst die nationalen Berufsverbände aus fast allen Kulturstaaten. Nach ihrer Präsidentschaft im ICN hielt Agnes Karll im Wintersemester 1912 an der Frauenhochschule in Leipzig in einem von ihr initiierten Fortbildungskurs für Krankenschwestern Vorträge über die Geschichte der Krankenpflege. Am 12. Februar 1927 starb Agnes Karll an einem Krebsleiden. Der Berufsverband musste 1933 seine Arbeit zunächst teilweise einschränken, um sie 1938 vollständig aufzugeben. Nach Kriegsende wurde der Verband unter dem Namen seiner Gründerin „Agnes-Karll-Verband" neu aufgebaut und 1973 nach dem Zusammenschluss mit mehreren Verbänden zum „Deutschen Berufsverband für Krankenpflege" (DBfK) umbenannt.

> **Merke:** *Agnes Karll, die Mitbegründerin der ersten deutschen Berufsorganisation für Krankenpflege, hatte sich zum Ziel gesetzt, die Krankenpflege zu einem nicht gesundheitsgefährdenden, gesellschaftlich anerkannten, selbständigen Frauenberuf zu machen. Am 1. Juni 1907 trat in Preußen das erste deutsche Krankenpflegegesetz in Kraft.*

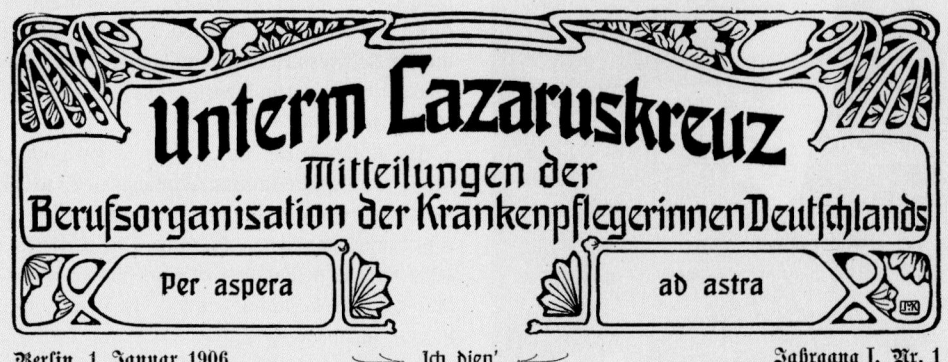

Unsere Zeitung.

Die Vorverhandlungen für unser Blatt sind dem Abschluß nahe. Dasselbe bringt 7 Seiten Text und kostet 3 Mk. jährlich für jede Schwester. Vielleicht sind wir mit der Zeit sogar im Stande, den Preis herabzusetzen oder den Umfang zu vergrößern, je nachdem das Bedürfnis zum Ausdruck kommt. Wir hoffen den Inhalt so anregend wie möglich gestalten zu können, wenn uns vorläufig auch noch die Mittel fehlen, um wissenschaftliche Aufsätze zu bezahlen. Da uns der Inhalt des „British und des American. Journal of Nursing" rückhaltlos zur Verfügung gestellt ist, werden wir immerhin ausreichend Stoff aus dem beruflichen Leben haben und hoffen, daß auch unsere Schwestern sich bald zu eigenen Beiträgen entschließen. Um aber ein Blatt in diesem Umfange so billig herzustellen und vor allen Dingen, um auch direkte, regelmäßige Fühlung mit allen unsern Schwestern zu haben, muß das Blatt von jeder Einzelnen, auch von den passiven Schwestern gehalten werden. Es giebt in unserm großen Kreise (z. Z. 587 aktive, 120 passive Schwestern) wohl nur eine sehr kleine Anzahl, denen es pekuniär unmöglich ist, 3 Mk. für unser Blatt zu zahlen. Von vornherein von der Zahlung sind befreit: 1) unsere Gemeindeschwestern, deren Gehalt 300 Mk. nicht übersteigt; 2) die Schülerinnen, so lange sie nicht 10 Mk. monatliches Taschengeld haben, und 3) alle kranken und alten Schwestern, die nicht berufstätig sein können. Der Betrag ist am 1. Januar 06 mit dem Jahresbeitrag im Voraus zu zahlen.

Mitteilungen an unsere Schwestern, 10/1905

Unsere Ziele.

Als im letzten Jahrhundert der überraschend schnelle Aufschwung der Industrie alle Lebens- und Arbeitsverhältnisse verschob, wurde das Leben der Frau davon in der weitgehendsten Weise beeinflußt und umgestaltet. Bis dahin hatten ihre Hände einen sehr großen Teil der täglichen Lebensbedürfnisse aus den Urbestandteilen gefertigt, sie hatte Seife gekocht, Lichte gezogen, aus Flachs und Wolle den Faden gesponnen, die Stoffe gewebt, die Gewänder genäht; ihr Leben war reichlich ausgefüllt durch die Sorge für die täglichen Bedürfnisse der Familie. Neben der Hausfrau war Platz genug im Hause für unverheiratete weibliche Verwandte und heranwachsende Töchter. Die Großmütter und Tanten waren sehr willkommene Hilfen bei den vielen Arbeiten, die auch die Vorsorge für die Ernährung in weit größerem Maße brachte, als man das heute allgemein kennt, denn damals mußte jeder Haushalt selber backen, schlachten und die Vorräte an Obst und Gemüse für die Aufbewahrung vorbereiten. Mit überraschender Schnelligkeit verdrängte die Maschine überall die Frauenhand, drängte die Frauen des vierten Standes aus dem Hause in die Fabrik, machte eine große Zahl Frauen der Mittelstände überflüssig, unglücklich und unbefriedigt. Nicht Vorwitz der Frauen schuf die Frauenbewegung, wie man so lange gerne behauptete, sondern die völlige Umwandlung aller Lebensverhältnisse! Allmählich entwickelte sich der Ausgleich, fand auch die Frau der Mittelstände ihre Berufsarbeit. Heute ist es schon eher das Selbstverständliche, daß auch das heranwachsende Mädchen, ebenso wie der Knabe, sich mit der Frage des zukünftigen Berufs beschäftigt. Leider ist es noch nicht so selbstverständlich, daß auch der Vater in seinen Berechnungen die nötigen Mittel für die berufliche Vorbildung der Tochter vorsieht, wie das für den Sohn von jeher geschah. Und da Deutschland als armes Land trotz alles steigenden Wohlstands und Luxus, sehr reich an Familien ist, die tatsächlich kaum über die Mittel verfügen, allen ihren Kindern gute Berufsbildung mitgeben zu können, mußten wir zu oft die Mädchen möglichst früh aus dem Hause, um sich anderen nützlich zu machen, für den eigenen Unterhalt zu sorgen und keine Ansprüche an Zuschüsse aus dem Elternhause zu stellen, oft genug sogar noch die Familie zu unterstützen, damit wenigstens die Knaben die nötige Ausbildung erhalten konnten.

Natürlich wandte sich die Neigung der Frauen zuerst den der Häuslichkeit am nächsten liegenden Berufen zu. Und in welchem Hause hätte es nicht einmal Kranke zu pflegen gegeben! Hatte in vergangenen Zeiten die Krankenpflegerin nur Glied einer Wohltätigkeitsinstitution sein können, so gestaltete sich allmählich mit den Wandlungen der Verhältnisse die Pflegetätigkeit zu einem Beruf. In den religiösen Organisationen setzte man die Absicht, sich für das ganze Leben dem Dienste der Menschheit zu widmen, voraus. Das Mädchen vertauschte für alle Zeit das Elternhaus mit dem Kloster oder Diakonissenhaus, das dauernd ihre Versorgung übernahm. In diesen Institutionen war die Krankenpflege nicht Hauptaufgabe für alle Glieder, sondern nur ein Zweig der charitativen Arbeit, von beruflicher Auffassung mit allen Konsequenzen konnte also keine Rede sein. Die Entwicklung der ärzt-

Abb. 2.14 Deckblatt der Originalausgabe „Unterm Lazaruskreuz"

2.4.2 Florence Nightingale und Jean Henri Dunant

Außerhalb Deutschlands waren es im 19. Jh. vor allem Florence Nightingale und Jean Henri Dunant, die die weitere Entwicklung der Pflege beeinflussten.

Florence Nightingale

Florence Nightingale (1820–1910) stammte aus einer wohlhabenden englischen Familie und wurde auf einer Italienreise ihrer Eltern in der italienischen Stadt Florenz, die ihr den Vornamen gab, geboren (**Abb. 2.15**).

Florence erhielt standesgemäß eine ausgezeichnete höhere Schulbildung und konnte auf den zahlreichen Reisen mit ihren Eltern ihre umfangreichen Fremdsprachenkenntnisse festigen. Schon früh wurde es ihr zu einem Bedürfnis, sich caritativen Anliegen und hier vor allem der Krankenpflege zu widmen. Für eine junge Dame aus höheren Kreisen war dies aber nicht standesgemäß, so dass es ihre Eltern verboten. Dies hinderte sie jedoch nicht daran, sich über mehrere Jahre hinweg mit Publikationen des In- und Auslandes über Krankenhauswesen und Krankenpflege zu beschäftigen.

Auf der Rückreise von einer Ägyptenreise nutzte sie im Jahr 1850 die Gelegenheit zu einem Besuch der Diakonissenanstalt in Kaiserswerth. Die Arbeit der Diakonissen, vor allem aber deren geistige Haltung, beeindruckte sie sehr. Die praktische pflegerische Arbeit wurde ihrer Meinung nach nicht gleichwertig geschult. Im Jahr darauf kehrte sie für drei Monate, während der Kur ihrer Schwester in Karlsbad, nach Kaiserswerth zurück und nahm an der praktischen Ausbildung teil, wobei sie später stets von Kaiserswerth als ihrer geistigen Heimat sprach. 1853 ging Florence Nightingale für einige Wochen nach Paris, um am Maison de la Providence die praktische Krankenpflege der katholischen Barmherzigen Schwestern kennenzulernen. Nach London zurückgekehrt, übernahm sie die Leitung eines Pflegeheims für invalide Gouvernanten. Ein Jahr lange übte sie diese Tätigkeit aus, bis sie der Ruf des Kriegsministers erreichte, sich der im Krimkrieg verwundeten Landsleute anzunehmen.

1854 hatten Großbritannien, Frankreich und die Türkei gemeinsam Russland den Krieg erklärt. Schon bald nach Kriegsbeginn gelangten Berichte von grauenvollen Verhältnissen in den englischen Lazaretten an die Öffentlichkeit. Sie waren schließlich der Auslöser für die Bitte des Kriegsministers an Florence Nightingale, sich im Krimkrieg einzusetzen.

Im November 1854 kam Florence Nightingale mit einer Gruppe von 38 Schwestern, hiervon 18 Barmherzigen Schwestern und 20 Pflegerinnen, in Skutari (Istanbul) in der Türkei an und fand hier katastrophale hygienische Verhältnisse vor. Es waren weder Wasser und Seife noch Handtücher vorhanden.

Florence Nightingale übernahm die Leitung des Pflegedienstes und blieb bis zum 7. August 1856 in

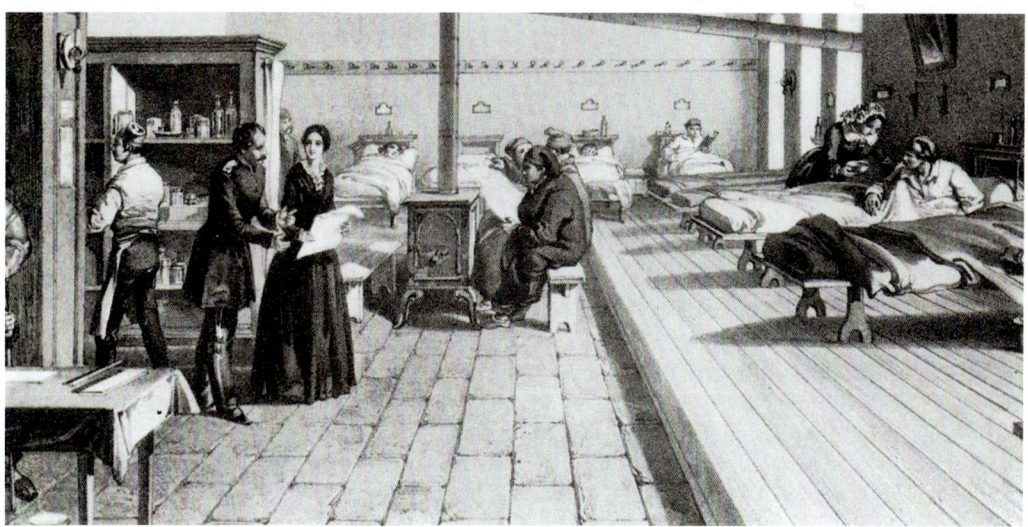

Abb. 2.15 Florence Nightingale in einem Feldlazarett während des Krimkrieges (1854–1856)

Skutari. Ihre Bemühungen und ihr unermüdlicher Einsatz ließen sie schon bald zum „Engel des Krimkrieges" oder zur „lady with the lamp" werden. Letztere Bezeichnung wurde ihr zuteil, weil sie nachts auf den Schlachtfeldern mit einer Lampe nach Verwundeten suchte. Unermüdlich setzte sie sich mit ihren Helferinnen für verbesserte Verhältnisse in den Lazaretten ein und sorgte dafür, dass die Sterblichkeitsrate von 42 % auf 2,2 % sank.

Während ihres zwei Jahre andauernden Einsatzes verbesserte sie die praktische Kriegskrankenpflege und erprobte eine grundlegende Umgestaltung des englischen Militärsanitätswesens innerhalb des Lazarettbetriebes. Auf 830 Seiten fasste sie ihre Vorschläge zusammen und leitete zugleich theoretische Verallgemeinerungen für Krankenhauswesen und Krankenpflege im zivilen Leben ab. Mit den zwei Veröffentlichungen „Notes on nursing" (Die Pflege bei Kranken und Gesunden) und „Hints on hospitals" (Bemerkungen über Hospitäler) leistete sie einen wichtigen Beitrag zur weiteren Entwicklung der Krankenpflege und kann so als erste Pflegetheoretikerin der Neuzeit bezeichnet werden.

Im Jahr 1860 nahm sie sich ihres wichtigsten Anliegens an: Die Krankenpflege sollte zu einem gut ausgebildeten und öffentlich anerkannten Beruf werden. Die Grundlage hierfür sollte der 1855 errichtete Nightingale-Fonds sein, der sich aus Spenden von britischen Offizieren und Soldaten zusammensetzte, die dank Florence eine verbesserte Lazarettpflege erfahren hatten. Am 4. Juni 1860 wurde am St. Thomas-Hospital in London eine nach den Vorstellungen von Florence Nightingale organisierte Krankenpflegeschule angegliedert. Die Schule wurde von der Stiftung finanziert und war deshalb auch unabhängig vom Krankenhaus, welches die praktische Ausbildung gewährleistete. Die Schule begann mit 15 Schülerinnen, die eine einjährige Ausbildung erhielten, nebenbei als Hilfspflegerinnen im Krankenhaus arbeiteten und dann für zwei weitere Fortbildungsjahre verpflichtet wurden. Die Ausbildung vermittelte einen im internationalen Vergleich einmalig hohen Anteil an theoretischem Wissen.

Zwei wesentliche Inhalte führten durch die Ausbildung zu einer Reform der Krankenpflege. So wurde einerseits die Krankenpflege auf den sozialen Stand eines erlernten Berufes gehoben und andererseits bekam die Frau innerhalb der Gesellschaft die Möglichkeit, eine öffentlich anerkannte Ausbildung zu erhalten. Das Nightingale-System, also die vom Krankenhaus unabhängige und ihm nur zu Ausbildungszwecken angegliederte Krankenpflegeschule, fand bald Verbreitung in den englischen Kolonien, in Amerika und in den skandinavischen Ländern. Lediglich in Deutschland fand ihre Ausbildungsorganisation keine Anerkennung und dementsprechend keine Verbreitung: Hier blieb es beim *Mutterhaussystem*. Florence Nightingale arbeitete in den Jahren bis zu ihrem Tod an vielen Problemen der öffentlichen Gesundheitspflege und des Hospitalwesens. Ihr Geburtstag, der 12. Mai, wird seit 1967 vom ICN als der Tag der Krankenpflege gefeiert.

Florence Nightingale, die erste Pflegetheoretikerin, trug durch das von ihr entwickelte System dazu bei, dass die Krankenpflege den Status eines erlernbaren sozialen Berufes erhielt.

Jean Henri Dunant

Jean Henri Dunant (**Abb. 2.16**), ein Schweizer Bankier, wurde auf einer Italienreise Augenzeuge der Schlacht bei Solferino, die zwischen Frankreich und Sardinien gegen Österreich stattfand. Am 24. Juni 1859 gab es bei Solferino 40 000 gefallene und verwundete Soldaten. Dunant erlebte die ungenügende ärztliche und pflegerische Versorgung der Verwundeten auf dem Schlachtfeld und organisierte daraufhin spontan eine freiwillige Hilfsaktion der Einwohner aus den umliegenden Ortschaften.

Drei Jahre später fasste er seine Erinnerungen an diese Aktion und an die Schrecken der verletzten und sterbenden Soldaten in einer Broschüre unter dem Titel „Un souvenir de Solferino" (Eine Erinnerung an Solferino) zusammen. Er verband damit zugleich ein ihm wichtig gewordenes Anliegen, wonach in allen Ländern Freiwilligen-Vereine zu gründen seien, in denen ausgebildete Helfer in der Lage wären, zu Kriegszeiten den Militärsanitätsdienst zu unterstützen, um damit ähnliche Missstände in künftigen Kriegen zu vermeiden.

Seine Vorschläge stellte er der in Genf seit 1810 tätigen Wohlfahrtsorganisation, der Schweizerischen Gemeinnützigen Gesellschaft, vor und fand starke Befürworter seiner Idee. Die Gesellschaft gründete eine Kommission, die sich wiederum aus Privatpersonen mehrerer europäischer Länder zusammensetzte. Im Oktober 1863 fand eine erste internationale Konferenz statt, die allgemein als Gründungsakt des Roten Kreuzes gilt. Am 22. August 1864 unterzeichneten in einer zweiten Konferenz Bevollmächtigte von zwölf Staaten die erste Genfer

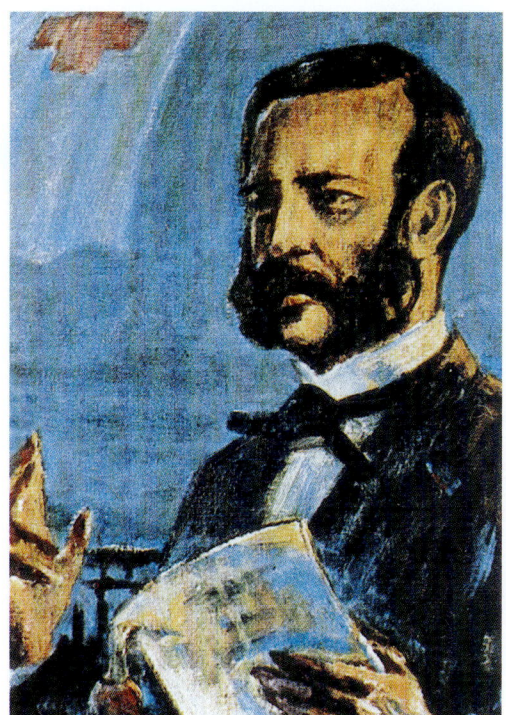

Abb. 2.16 Jean Henri Dunant (1828–1910) im Jahre 1863

Kreuz-Gesellschaften Unterstützung und Anhänger unter den männlichen Hilfskräften, aber auch von schon bestehenden oder entstehenden Frauenvereinen, die sich dann häufig „Frauenvereine unter dem Rothen Kreuz" nannten. Der von der Großherzogin Luise von Baden (1838–1923) geschaffene „Badische Frauenverein" wurde 1866 vom Internationalen Komitee als erste nationale Rot-Kreuz-Organisation anerkannt.

Während sich in Deutschland die Übernahme des **Mutterhaussystems** für die Rot-Kreuz-Schwestern nach katholischem oder evangelischem Vorbild durchsetzte, entwickelten sich die Rot-Kreuz-Schwesternschaften in anderen europäischen und außereuropäischen Ländern in jeweils unterschiedlichen Organisations- und Ausbildungsformen. Mit der Übernahme des Mutterhaussystems blieb es dabei, dass die Berufsausübung in Deutschland vor allem als caritative Tätigkeit auf religiöser Grundlage verstanden wurde. Im deutsch-französischen Krieg von 1870/71 waren zahlreiche Frauenvereine des Roten Kreuzes im Einsatz und betreuten die verwundeten und kranken Soldaten. Der „Verband der Deutschen Frauenhilfs- und Pflegevereine", in dem sich die verschiedenen Vereine zusammenschlossen, legte im August 1871 die Aufgaben für Kriegs- und Friedenszeiten fest. So sollte in Friedenszeiten vor allem Sorge für die Förderung und Hebung der Krankenpflege getragen werden. In Kriegszeiten hingegen sollten die Vereine an der Betreuung der im Felde Verletzten und Erkrankten und an der Unterstützung der dort tätigen Einrichtungen teilnehmen. Bis zum Ende des Jahrhunderts wurden von den Frauenvereinen in 25 deutschen Städten Ausbildungskrankenhäuser für die Rot-Kreuz-Krankenschwestern eingerichtet. Die Ausbildung in den Häusern war vor allem von der ethischen Erziehung geprägt, während die eher praktisch orientierten Inhalte vor allem auf kriegschirurgische Assistenzleistung ausgerichtet waren. Theoretische Kenntnisse wurden nur in geringem Umfang vermittelt, weil die führenden Persönlichkeiten des Roten Kreuzes der Meinung waren, dass zu viel Theorie eine Vernachlässigung der praktischen Arbeit nach sich ziehen und zu einem Verlust der zum Beruf gehörenden Bescheidenheit führen würde.

Konvention. Hier wurde vor allem die Neutralität der Feldlazarette und der sich dort aufhaltenden Verwundeten, Kranken sowie des militärischen Pflegepersonals und der zivilen Hilfskräfte vereinbart. Zum allgemein verbindlichen Schutzzeichen wurde das Rote Kreuz im weißen Feld, die Flagge der Schweiz mit umgekehrten Farben.

Einem Internationalen Komitee vom Roten Kreuz mit Sitz in Genf wurde die Verbindung zwischen den verschiedenen europäischen Staaten aufgetragen. Dunant trat, nachdem er einen wirtschaftlichen Konkurs als Bankier erleiden musste, für einige Jahre aus der Öffentlichkeit und aus der Führung der Rot-Kreuz-Bewegung zurück.

Im Jahre 1895 wurde er durch mehrere Zeitungsartikel wieder in das öffentliche Bewusstsein gerückt und erhielt in den folgenden Jahren viele Ehrungen, deren Höhepunkt die Verleihung des ersten Friedensnobelpreises im Jahr 1901 war.

Die Weiterentwicklung der Rot-Kreuz-Idee hatte auch Auswirkungen auf die Krankenpflege in Friedenszeiten. So fanden die sich verbreitenden Rot-

Zusammenfassung:
Organisationsformen Pflege
Katholische Ordenspflege
- *Borromäerinnen,*
- *Clemensschwestern,*
- *Vinzentinerinnen.*

Evangelische Diakonie
- *Theodor Fliedner*

Weltliche Mutterhausorden
- *Frauenvereinigungen*

Freiberufliche Pflege
- *Agnes Karll*

Europäische Bewegungen
- *Florence Nightingale*
- *Henri Dunant*

2.5 20. Jahrhundert

Im auslaufenden 19. und im beginnenden 20. Jahrhundert stellte das deutsche Kaiserreich eine der größten und stärksten Industrienationen in Europa dar. Der erste Weltkrieg von 1914–1918 mit seinen großen Verlusten führte dazu, dass das deutsche Kaiserreich von 1871 von einer demokratischen Republik abgelöst wurde. Die Weimarer Republik begann verheißungsvoll und hatte in den goldenen zwanziger Jahren von 1924–1929 ihre erfolgreichste Zeit. Sie wurde schließlich durch die Benennung von Adolf Hitler zum Reichskanzler abgelöst. Mit Beginn der nationalsozialistischen Regierungsübernahme im Jahr 1933 wurde eine 12 Jahre dauernde Schreckensherrschaft eingeläutet. Die Verfolgung und Ausrottung der Juden und der politischen Gegner führte in ihrer Perversion zu Bau und Einsatz der Konzentrationslager.

Mit dem Ausbruch des zweiten Weltkrieges begann Deutschland mit der Eroberung weiter Teile Europas. Der Krieg tötete Millionen von Menschen und legte Deutschland vielerorts in Schutt und Asche. Nach 1945 begann die Zeit des Wiederaufbaus in Deutschland.

Aus den drei westlichen Besatzungszonen entstand 1949 die „Bundesrepublik Deutschland", aus der sowjetischen Besatzungszone die „Deutsche Demokratische Republik" (DDR). Während der Westen sich wirtschaftlich rasch erholte, vollzog sich im Osten der wirtschaftliche Niedergang.

1989 kam es nach dem sich ausbreitenden Widerstand gegen das DDR-Regime zur Öffnung der deutsch-deutschen Grenze und zur Wiedervereinigung Deutschlands am 3. Oktober 1990.

Im 20. Jahrhundert kam es im Bereich der Medizin zu zahlreichen Entdeckungen, die Therapie und Diagnostik dauerhaft beeinflussen sollten. In **Tab. 2.5** werden einige dieser Entdeckungen dargestellt.

Tab. 2.5 Medizinische Errungenschaften im 20. Jahrhundert

Wann	Wer	Was
1906	Alois Alzheimer (1864–1915) deutscher Arzt, Neurologe, Psychiater Hirnpathologe	Der Psychiater Emil Kraepelin (1856–1926) bezeichnet die von Alzheimer beschriebene Krankheit als Morbus Alzheimer
1929	Sir Alexander Fleming (1881–1955) schottischer Bakteriologe	entdeckt das Penicillin
1944	Oswald Theodore Avery (1877–1955) kanadischer Arzt und Molekulargenetiker	entdeckt die Desoxyribonukleinsäure (DNS, engl. DNA) als Träger der Erbsubstanz
1967	C. Barnard (1922–2002) südafrikanischer Arzt	führt die erste Herztransplantation durch
1973	Godfrey N. Hounsfield (1919–2004) englischer Elektronik- und Medizinigenieur	entwickelt die Computertomografie (CT)
1973	P. C. Lauterbur (geb. 1925) amerikanischer Chemiker	Mitentwickler der Magnetresonanztomografie (MRT)
1983	Barry J. Marshall (geb. 1951) australischer Arzt John R. Warren (geb. 1911) australischer Arzt	entdecken das Magenbakterium Helicobacter pylori und erhalten 2005 für diese Entdeckung den Nobelpreis
1998	Andrew Z. Fire (geb. 1959) amerikanischer Biologe Craig Cameron Mello (geb. 1960) amerikanischer Biochemiker	entwickeln ein Verfahren, mit dem sich Gene stummschalten lassen, und erhalten hierfür 2006 den Nobelpreis
2001	Laman Gray und Robert Dowling amerikanische Herzchirurgen	implantieren das erste, eigenständig arbeitende Kunstherz
2003	„Human-Genom-Projekt"	vollständige Entschlüsselung des menschlichen Erbguts

2.5.1 Pflege im 1. Weltkrieg und in der Weimarer Republik

Mit dem Ausbruch des 1. Weltkrieges sahen sich alle Pflegekräfte, gleich ob in den Mutterhausverbänden oder in der freiberuflichen Pflege, dazu verpflichtet, im Krieg ihre Arbeitskraft zur Verfügung zu stellen. Dies entsprach der nationalen Begeisterung, die mit dem ersten Weltkrieg aufgekommen war. In erster Linie waren aber die Schwestern des Roten Kreuzes in der Kriegskrankenpflege aktiv. Sie errichteten nun u. a. Verbandplätze, Kriegslazarette im Frontgebiet und Reservelazarette.

Die Begeisterung war zu Beginn des Krieges so groß, dass sich Tausende unausgebildeter Frauen und Mädchen, die häufig aus den Frauenvereinen stammten, dem Roten Kreuz zu freiwilligen Hilfsleistungen zur Verfügung stellten. Insgesamt erhielt das Rote Kreuz einen großen Zulauf in dieser Zeit, während die freiberufliche Krankenpflege die allergrößten Schwierigkeiten hatte, in der Kriegskrankenpflege zum Einsatz zu kommen.

Arbeitslos gewordene Privatpflegerinnen wurden nur dann zum Kriegsdienst eingestellt, wenn sie auf eine Bezahlung verzichteten. Aufgrund der zurückgegangenen Nachfrage in der Haus- und Krankenhauspflege stellte dies für die freiberuflichen Schwestern eine Bedrohung ihrer Existenz dar. Deshalb ließen sich viele freiberufliche deutsche Krankenpflegerinnen in österreichischen Lazaretten einsetzen und erhielten dort neben Kost und Logis ein Taschengeld.

Auch nach Kriegsende, als Tausende von Schwestern arbeitslos waren, änderte sich nichts an den grundsätzlichen Positionen der Pflegeorganisationen. Es gab noch immer keine einheitliche staatliche Regelung in der Ausbildung der Pflegekräfte. Die 1907 in Preußen eingeführte einjährige Ausbildung mit fakultativer Prüfung am Ende sollte 1921 von einer zweijährigen Ausbildung mit abschließender staatlicher Prüfung abgelöst werden. Dieses Vorhaben scheiterte erneut an der Kritik der Mutterhausverbände, die in der Krankenpflege immer noch vor allem einen „Liebesdienst" sahen. Die eher technischen Handgriffe und Fähigkeiten waren für sie nachgeordnet und mussten von daher nicht in einem solchem Umfang geschult werden. Lediglich die Länder Preußen und Hamburg übernahmen die zweijährige Ausbildung, wobei die Prüfung auf Freiwilligkeit beruhte.

Nach 1921 durften sich dann alle geprüften Frauen als Krankenschwester bezeichnen. Dieser Titel war bisher den Mutterhausverbänden vorbehalten. Die Ausbildung der Säuglingspflegerinnen, die ein Jahr dauerte und mindestens 200 theoretische Unterrichtsstunden umfasste, wurde erst 1917 anerkannt. In der Weimarer Republik wurde 1923 eine neue Vorschrift über die Prüfung von Säuglings- und Kinderpflegerinnen erlassen, die zugleich die Dauer der Ausbildung auf zwei Jahre erhöhte.

Eine reichseinheitliche Ausbildungsregelung kam am 20. März 1930. Hier erfolgte eine Unterscheidung zwischen der Säuglings- und Kleinkinderpflegerin, die für die Versorgung gesunder Kinder, und der Säuglings- und Kleinkinderschwester, die für die Versorgung kranker Kinder zuständig war.

Merke: *Im 1. Weltkrieg und während der Weimarer Republik präsentiert sich die Pflege berufspolitisch zersplittert, mit fehlendem Selbstverständnis, den Ärzten untergeordnet und der Tradition der selbstlosen Tätigkeit verbunden.*

Zusammenfassung:
1. Weltkrieg und Weimarer Republik
- *Schwestern des Roten Kreuzes arbeiten als kostenlose Pflegerinnen für den Einsatz im Krieg,*
- *Situation der freiberuflichen Pflegerinnen kritisch durch Arbeitslosigkeit und geringe Bezahlung,*
- *Diskussion über berufliche Rahmenbedingungen (Arbeitszeit, Bezahlung),*
- *Arbeitsbereich der Pflege unklar, strikte Unterordnung unter Anweisung des Arztes.*

2.5.2 Pflege im Nationalsozialismus und im 2. Weltkrieg

Mit der Ernennung Adolf Hitlers zum Reichskanzler am 30. Januar 1933 begann der Nationalsozialismus in Deutschland. Das Ermächtigungsgesetz vom 24. März 1933 gab Hitler die Möglichkeit, das gesamte öffentliche Leben, Justiz, Wirtschaft und Kultur nach und nach unter die Kontrolle des mit der Partei gleichgesetzten Staates zu bringen.

Es folgten die planmäßige Vernichtung der Juden, die fast sechs Millionen Juden des europäischen Judentums das Leben kostete, sowie die Auslöschung „unwerten" Lebens durch die Euthanasie.

Die Annexions-, Unterdrückung- und Vernichtungspolitik gipfelte im Zweiten Weltkrieg (1939–1945), in dem in den Jahren 1939 und

1940 nacheinander Polen, Dänemark, Norwegen, Niederlande, Belgien und Frankreich unterworfen wurden. Mit der Kriegserklärung an die USA wurde zugleich die Wende im 2. Weltkrieg eingeleitet.

Die Invasion der westlichen alliierten Truppen im Juni 1944 führte am 8. Mai 1945 zur bedingungslosen Kapitulation des Deutschen Reichs. Mit dem Zusammenbruch Deutschlands wurde dem Nationalsozialismus ein Ende gesetzt.

Neuorganisation der Krankenpflege

Schon kurze Zeit nach der Machtübernahme begann der nationalsozialistische Staat, das Bildungssystem und die Berufe nach den eigenen Vorstellungen auszurichten. Davon betroffen war auch die Ausbildung und Organisation der Krankenpflege. Die verschiedenen Schwesternverbände wurden zusammengeschlossen, der Beruf insgesamt aufgewertet.

Pflegekräfte waren in den Jahren 1933–1945 in der Gemeindepflege und in Krankenhäusern tätig, sie waren aber auch am Kriegsdienst, in den Konzentrationslagern und an der Euthanasie beteiligt.

Zunächst wurde versucht, die bestehende berufspolitische Zersplitterung mit einer Neuorganisation der Krankenpflege zu beheben. Ziel einer neuen Organisation sollte die Vereinheitlichung und Bündelung der einzelnen Berufsverbände und die inhaltliche Angleichung sein. Hiermit beabsichtigte man vor allem, die kirchliche Verbände zu verdrängen, da man bei ihnen den größten Widerstand gegen die nationalsozialistische Ziele vermutete.

Gleichzeitig sollte der Einfluss der Verbände, die nationalsozialistische Ziele vertraten, gesteigert werden. Verantwortlich für die Neuordnung wurde Erich Hilgenfeldt, der Mitglied des Sachverständigenbeirates für Volksgesundheit und Leiter der nationalsozialistischen Volkswohlfahrt (NSV) war, die die einflussreichste Organisation des Gesundheitswesens darstellte. Zunächst wurden Reichsfachschaften gegründet, die die berufsständigen und berufsfachlichen Interessen vertreten sollten.

Darüber hinaus wurde das Amt für *Volkswohlfahrt* beauftragt, eine eigene NS-Schwesternschaft zu bilden, die zugleich Parteiorganisation der NSDAP sein sollte. Die meisten freien Schwestern wurden hier vereinigt und erhielten einen besseren Lohn sowie bessere Arbeits- und Ausbildungsbedingungen.

Die NS-Schwestern sollten die Elite der deutschen Schwestern darstellen und wurden vor allem in der Gemeindepflege eingesetzt, da man annahm, dass sie dort den größten ideologischen Einfluss ausüben könnten. Sie wurden aufgrund ihrer braunen Berufskleidung auch als „braune Schwestern" bezeichnet.

Voraussetzung für die Aufnahme in die Ausbildung der NS-Schwesternschaft war ein Ariernachweis sowie die Teilnahme im weiblichen Arbeitsdienst, ein Jahr in der Landwirtschaft oder im Haushalt sowie Kenntnisse in der Wochen-, Säuglings- oder der allgemeinen Krankenpflege.

Nach ihrer Ausbildung legte die NS-Schwester folgenden Eid ab: „Ich schwöre Adolf Hitler, meinem Führer, unverbrüchliche Treue und Gehorsam. Ich verpflichte mich, an jedem Platz, an den ich gestellt werde, meine Berufsaufgaben als nationalsozialistische Schwester treu und gewissenhaft im Dienst der Volksgemeinschaft zu erfüllen, so wahr mir Gott helfe." (Bundesarchiv Koblenz, NS 37/1039)

Die verbliebenen freien Schwestern wurden im Oktober 1936 im „Reichsbund der freien Schwestern und Pflegerinnen" zusammengeführt. Damit waren im „Fachausschuss für Schwesternwesen" die bekannten fünf großen Gruppen der Schwesternverbände vertreten:

1. die NS-Schwesternschaft („Braune Schwestern"),
2. der Reichsbund freier Schwestern und Pflegerinnen („Blaue Schwestern"),
3. die Schwesternschaft des Deutschen Roten Kreuzes,
4. die Diakoniegemeinschaft,
5. der *Caritas*verband.

Die nationalsozialistische Volkswohlfahrt (NSV) wurde zum führenden Spitzenverband der fünf Krankenpflegeverbände.

Das eigentliche Ziel, die Gleichschaltung der verschiedenen Verbände, konnte jedoch trotz der straffen und vereinheitlichten Organisation nie erreicht werden.

Ausbildungordnung im Nationalsozialismus

Die Ausbildung der NS-Schwestern dauerte zunächst zwei Jahre, die sie in einem Internat verbrachten. Die Freizeit diente der weltanschaulichen Grundschulung. Mit der Zeit wurden insgesamt 175 NS-Krankenpflegeschulen und 10 Säuglingsschulen errichtet, in denen NS-Schwestern ausgebildet wurden.

Am 28. September 1938 trat das „Gesetz zur Ordnung der Krankenpflege" in Kraft und regelte damit erstmals die Krankenpflegeausbildung reichseinheitlich. Bis dahin hatte die preußische Ausbildungsordnung von 1921 gegolten, die immer mehr verändert und schließlich abgelöst wurde. Die Ausbildungsdauer wurde von bisher zwei auf eineinhalb Jahre verkürzt, da der Bedarf an Schwestern bei einer zweijährigen Ausbildung nicht mehr gedeckt werden konnte. Erst 1943 wurde die Ausbildung wieder auf 2 Jahre verlängert.

Die Ausbildungsinhalte, in §8 geregelt, sahen vor allem praktische Inhalte vor. Die 200 theoretischen Stunden waren mindestens zur Hälfte von Ärzten zu erteilen. Fächer der Erb- und Rassenkunde erfuhren eine Aufwertung und sollten der Krankenschwester eine Hilfestellung sein, wenn es darum ging, zwischen „Wert" und „Unwert" eines Menschen zu unterscheiden. Die hier ausgebildeten Krankenschwestern hatten vor allem Träger der nationalsozialistischen Ideologie zu sein.

Die Ausbildung endete mit der staatlichen Krankenpflegeprüfung. Erstmals wurde diskutiert, dass nur solche Personen die Krankenpflege ausüben, denen nach Abschluss der Ausbildung die Erlaubnis erteilt wurde.

Schon ab 1930 wurde aus den Säuglings- und Kleinkinderpflegerinnen die Säuglings- und Kleinkinderschwestern. Aufgrund verschiedener Vorschriften wurde die Ausbildung reichseinheitlich geregelt und belief sich weiterhin auf zwei Jahre.

Orientiert am Gesetz zur Ordnung der Krankenpflege wurde am 5. November 1939 eine Rechtsverordnung über die berufsmäßige Ausübung der Säuglings- und Kinderpflege und der Errichtung entsprechender Schulen erlassen.

▌ **Aufgabenfelder der Krankenpflege im Nationalsozialismus**

Nach Steppe (1993) gehörten zu den wichtigsten Aufgaben der Krankenpflege im Nationalsozialismus die Volksgesundheitspflege, die Krankenhauspflege, die krankenpflegerische Versorgung des Parteiapparates, die Kriegskrankenpflege, die Krankenpflege in den eroberten Gebieten und die Beteiligung an den Programmen zur Euthanasie.

Die Beteiligung an „Euthanasieprogrammen" und an den „Menschenversuchen" sollte als schrecklichstes „Arbeitsgebiet" der deutschen Krankenpflege in die Geschichte eingehen.

Die Pflege war „als ausführendes Organ an allen Umsetzungsphasen der systematischen Vernichtung beteiligt" (Steppe 1993, S. 137) und gab sich dabei zugleich der Illusion hin, ihrem humanitären Berufsethos treu geblieben zu sein. Schwestern wie Pfleger waren während der Vergasungsaktionen in den Heilanstalten und in der Phase der „wilden Euthanasie", von November 1941 bis Juni 1943, anzutreffen. Während der Vergasungsaktionen wurden von Januar 1940 bis August 1941 in sechs Anstalten nacheinander über 70 000 meldepflichtige Menschen getötet. Meldepflichtig waren sämtliche Patienten, die:

- an Schizophrenie, Epilepsie, senilen Erkrankungen, Paralyse u. a. Lueserkrankungen, Schwachsinn jeder Ursache, Enzephalitis, Huntington und anderen neurologischen Erkrankungen litten,
- sich seit mindestens fünf Jahren ununterbrochen in Anstalten befanden,
- als kriminelle Geisteskranke verwahrt wurden,
- nicht die deutsche Staatsangehörigkeit besaßen oder nicht deutschen oder artverwandten Blutes waren.

Im Rahmen der „wilden Euthanasie" waren häufig die Pflegekräfte allein tätig – auf Anordnung der Ärzte. Durch Nahrungsentzug, Spritzen mit Luft oder durch Medikamentengabe wurde getötet.

Auf der Suche nach Erklärungen für dieses Verhalten kann man die Begründung häufig in einem von Unterwürfigkeit und Gehorsam geprägten Berufsverständnis finden.

In den verschiedenen Prozessakten gaben Krankenschwestern folgende Aussagen zu Protokoll:

> **Aussagen von Krankenschwestern**
>
> „Ich habe die Tötungen als Unrecht empfunden, so etwas durfte nicht geschehen. Die geschilderte Tätigkeit habe ich deshalb ausgeführt, weil ich es als meine Pflicht angesehen habe, ich denke, weil es mir meine Vorgesetzten so gesagt haben" (Aussage Erna E., zitiert nach Steppe 1993, S. 164). „Durch die langjährige Tätigkeit als Pflegerin, praktisch von meiner Jugend auf, war ich zu unbedingtem Gehorsam erzogen und Disziplin und Gehorsam waren oberstes Gebot in Pflegerinnenkreisen. Wir alle und so auch ich fassten die Anordnungen der Ärzte, der Oberpflegerinnen und Stationspflegerinnen als unbedingt zu befolgende Befehle auf und machten uns oder konnten uns auch keine eigene Ansicht über die Rechtmäßigkeit dieser Anordnungen machen. (…) Wie

> schon wiederholt in dieser Vernehmung erwähnt, sah ich die Tötung der Geisteskranken als ein großes Unrecht an, und ich habe nie mit dem Vorsatz, einen Menschen zu töten, ein Medikament verabreicht, sondern habe stets dahinter eine entsprechende Anordnung oder einen Befehl, meine Pflichterfüllung als Beamtin und die Unmöglichkeit einer Weigerung gesehen" (Aussage M. T., zitiert nach Steppe 1993, S. 165).

Die strikte Unterordnung unter die Ärzte und die damit verbundene Gehorsamspflicht schienen demnach vielen Pflegenden als Begründung für derartige Handlungen auszureichen.

Die Krankenpflege im Dritten Reich führte in erschreckender Weise das fehlende berufliche Selbstverständnis vor Augen. In ungezählten Fällen wurde allein aufgrund ärztlicher Anordnungen das Auslöschen menschlichen Lebens legitimiert.

Widerstand des Pflegepersonals

Parallel zu den Entwicklungen in der Bevölkerung kam es auch unter den Pflegekräften vereinzelt zum Widerstand gegen das nationalsozialistische Regime. So liegen Berichte von einzelnen Krankenschwestern vor, die ihr Leben verloren aufgrund antifaschistischer Äußerungen.

Die Diakonissin Ehrengard Frank-Schultz wurde, nachdem sie das Misslingen des Attentats auf Hitler bedauert hatte, in Berlin-Plötzensee hingerichtet. Ebenfalls hier wurde die Krankenschwester Helene Knotze hingerichtet, nachdem sie vor Patienten ihren Abscheu gegenüber Faschismus und Krieg geäußert hatte. Luise Zorn, eine Krankenschwester aus Frankfurt am Main, kümmerte sich um jüdische Patienten, nachdem sich ihrer kein Arzt und Krankenhaus mehr annahm.

Selbst in den Konzentrationslagern gab es viele Formen des Widerstandes, die häufig aus der Unterwanderung bestehender Vorschriften, wie z. B. dem Verbot der medizinischen Versorgung von jüdischen Patienten, bestanden. Im Konzentrationslager Dachau fälschte das Häftlingspersonal des Krankenhauses (Pflegekräfte, Ärzte) Unterlagen, um kranke Häftlinge vor dem Abtransport in die Gaskammer zu bewahren. Viele jüdische Krankenschwestern, die im Konzentrationslager Theresienstadt inhaftiert waren, versuchten unter übermenschlichen Anstrengungen eine pflegerische Versorgung zu gewährleisten.

Insgesamt betrachtet wurde die Krankenpflege im Nationalsozialismus durch die verschiedenen Aufgabenbereiche enorm aufgewertet und zu einem wichtigen politischen Faktor. Der vorher gering geschätzte, abwertend beurteilte Frauenberuf erhielt eine bedeutendere Stellung als jemals zuvor.

Zusammenfassung:
Pflege im Nationalsozialismus
- *Zusammenschluss der verschiedenen Schwesternverbände,*
- *Aufwertung des Berufes, vielfältiger Einsatz:*
  - *Kriegseinsatz,*
  - *Gemeindeschwester,*
  - *Krankenhaus,*
- *„Braune Schwestern", Elite der NS-Schwestern, die ideologisch im Sinne der NSDAP wirken sollten,*
- *Beteiligung am Euthanasieprogramm: kritiklose Ausführung der Anordnung der Ärzte,*
- *vereinzelt Widerstand.*

2.5.3 Neuordnung der Pflegeausbildungen nach 1945

Nach Kriegsende begann rasch der Wiederaufbau der deutschen Pflege, wobei bereits in den fünfziger Jahren die Differenzen zwischen den verschiedenen Berufsverbänden wieder deutlich zum Vorschein kam. Wieder einmal ging es darum, die Pflege zwischen Berufung und Beruf anzusiedeln.

Die Neuordnung der Ausbildung in der Krankenpflege stellt zugleich ein Spiegelbild der in der jeweiligen Zeit vorherrschenden Berufsauffassung dar. So ist es nicht weiter verwunderlich, dass es bis Mitte des 20. Jahrhunderts gedauert hatte, bis ein erstes bundeseinheitliches Ausbildungsgesetz verabschiedet wurde. Zu lange hatte die Auffassung vorgeherrscht, dass die Krankenpflege als Dienst der christlichen Nächstenliebe nur über ein geringes theoretisches Wissen verfügen müsse.

Erst die zweite Hälfte des 20. Jahrhunderts hat in diesem Zusammenhang zu einer Veränderung geführt. Die Notwendigkeit theoretischen Wissens und einer qualifizierten Ausbildung wurde erkannt und fand ihren Niederschlag in den verabschiedeten Krankenpflegegesetzen.

2.5 20. Jahrhundert

▍ Krankenpflegegesetz vom 15. Juli 1957

Bei der Gründung der Bundesrepublik Deutschland im Mai 1949 hatten die Länderregierungen von Bremen, Niedersachsen und Hamburg die bestehenden Vorschriften der Krankenpflegeausbildung von 1938 verändert. Mit dem Grundgesetz erhielt der Bund die Zuständigkeit für die Regelung der Krankenpflegeausbildung, womit die Krankenpflegeverordnungen von 1938 nur noch durch ein Bundesgesetz geändert werden konnten.

Schon bald darauf entstand die Diskussion um ein bundeseinheitliches Krankenpflegegesetz.

Am 2. Februar 1955 erhielten die Landesbehörden vom Bundesinnenministerium den Referentenentwurf eines Gesetzes über die Ausübung der Kranken- und Kinderkrankenpflege. In dem Gesetz sollten erstmalig die Berufe der Krankenschwester und der Kinderkrankenschwestern zusammengefasst werden, und anstelle der 1940 geschaffenen „Säuglings- und Kinderschwester" sollte die Berufsbezeichnung „Kinderkrankenschwester" stehen. Die gesetzliche Neuregelung, die am 16. Juni 1957 in Kraft trat, beinhaltete u. a. folgende Punkte:
- die Erlaubnis zur Führung der Berufsbezeichnung,
- die Dauer der Ausbildung von insgesamt drei Jahren (zwei Jahre Lehrgang, ein Jahr Praktikum),
- mind. 400 Stunden theoretischer und praktischer Unterricht.

Zwischen den Schwesternverbänden und den Berufsorganisationen hatte es während der Entstehung des Gesetzes vor allem Streit um die Dauer der Ausbildung und den Umfang des theoretischen Unterrichtes gegeben. Vor allem die katholischen Schwesternverbände waren es, die sich für die Beibehaltung der zweijährigen Ausbildung einsetzten. Demgegenüber standen viele Stimmen, die die Dauer der Ausbildung als zu kurz ansahen.

Das verabschiedete Gesetz fand deswegen kaum Zustimmung und führte dazu, dass schon bald darauf Bestrebungen bzgl. einer Novellierung des Gesetzes unternommen wurden.

▍ Krankenpflegegesetz vom 20. September 1965

Das Krankenpflegegesetz von 1965 stellte kein neues Gesetz im eigentlichen Sinne dar, sondern lediglich eine Novellierung des Gesetzes von 1957. Bereits 1961 begann ein Ausschuss der Deutschen Krankenhausgesellschaft in Zusammenarbeit mit Schwesternverbänden, eine Neuregelung der Krankenpflegeausbildung zu planen.

In den Regierungsentwurf flossen schließlich einzelne Elemente eines SPD-Antrages, wie z. B. die erschwerte Zugangsberechtigung zur Krankenpflegeausbildung, ein, und mit dem folgenden Gesetzgebungsverfahren trat das Gesetz am 20. September 1965 in Kraft. Mit der Einführung der Ausbildung für Krankenpflegehelferinnen und -helfer wurde auch der Titel des Gesetzes verändert. Das Gesetz sollte nur noch „Krankenpflegegesetz" heißen. Ein Schutz der Berufsausübung wurde auch in diesem Gesetz nicht formuliert. In der Folge wurde das Gesetz durch das Änderungsgesetz vom 3. September 1968 und das Änderungsgesetz vom 4. Mai 1972 verändert.

Die Änderungen setzten das Mindestalter für die Ausbildung herab und verlängerten die Übergangsfrist hinsichtlich der schulischen Voraussetzungen.

▍ Krankenpflegegesetz vom 4. Juni 1985

Das novellierte Krankenpflegegesetz von 1965 hatte 20 Jahre Gültigkeit und wurde nach lang anhaltenden Diskussionen 1985 abgelöst. Dabei ist wohl selten „die Schaffung einer gesetzlichen Regelung für einen so relativ eng begrenzten Bereich mit so viel Zeitaufwand, so vielen Entwürfen, Stellungnahmen, Anhörungen und nicht zuletzt mit so vielen Emotionen der Beteiligten und Betroffenen verbunden gewesen wie das im Juni 1985 verabschiedete Krankenpflegegesetz." (Kruse 1987, S. 135)

Am 4. Juni 1985 wurde das „Gesetz über die Berufe in der Krankenpflege" (Krankenpflegegesetz – KrPflG) als neues Krankenpflegegesetz vom Deutschen Bundestag verabschiedet.

Im §4 des Krankenpflegegesetzes werden die Zielsetzungen der Ausbildung genannt und mittelbar auch die Aufgaben des ausgebildeten Pflegepersonals.

Mit dem neuen Gesetz wurden zugleich die in einer EU-Richtlinie geforderten Normen umgesetzt.

Das Krankenpflegegesetz vom 4. Juni 1985 verankerte erstmals die Durchführung einer geplanten Pflege. Der Schutz der Berufsausübung in der Krankenpflege wurde wiederum nicht gesetzlich geregelt.

2 Entwicklung der Pflege zum Beruf

▪ **Entwicklung der Ausbildung in der Kinderkrankenpflege**

Mit dem Krankenpflegegesetz von 1957 wurde die Berufsbezeichnung „Kinderkrankenschwester/pfleger" erstmals auch im Gesetz genannt und damit gesetzlich geschützt, darüber hinaus wurde die Ausbildung auf drei Jahre festgelegt. Die theoretische Ausbildung sollte mindestens 400 Stunden Unterricht umfassen. Schon zum damaligen Zeitpunkt wurden Bedenken laut, in wie weit eine eigenständige Ausbildung für die Kinderkrankenpflege notwendig sei. Ein Zitat von 1956 gibt einen Hinweis auf die damals geführte Diskussion:

„Die Sonderstellung der Kinderkrankenschwester ist, historisch gesehen, eine spezifische Begleiterscheinung des Aufblühens der Kinderheilkunde in Deutschland. Sie ist insofern eine nationale Eigentümlichkeit, die es in dieser Form so in anderen Ländern nicht gibt. Wenn in diesen Ländern die Kinderkrankenschwestern die gleiche Primärausbildung erfährt als das Krankenpflegepersonal in den anderen Spezialkliniken, halten wir dies in Deutschland für falsch und sind nicht bereit, auf die Sonderstellung der beruflichen Eigenständigkeit der Kinderkrankenschwester zu verzichten" (BA 1997, S. 67). Das entscheidende Argument für ein Beibehalten der eigenständigen Ausbildung war die These, dass kranke Kinder besondere Schwestern brauchen. Die Argumentation begründete sich des Weiteren darauf, dass für Kinderkrankenschwestern neben dem Aufgabengebiet der Krankenschwester erzieherische Aufgaben hinzu kämen, auch spiele sie die Rolle der Mutter.

In den sechziger Jahren änderte sich diese Position. Zunehmend erkannte man die Bedeutung der familiären sozialen Kontakte und öffnete die Stationen für Eltern, die Besuchszeiten wurden gelockert; ein Elternteil konnte bei dem kranken Kind bleiben. Die Kinderkrankenschwester wurde zur Partnerin der Eltern.

1965 wurde das Krankenpflegegesetz novelliert und 1966 durch die Ausbildungs- und Prüfungsordnung ergänzt. Die Kinderkrankenpflege wurde als eigenständige Ausbildung mit aufgenommen und stand nun gleichberechtigt neben der Krankenpflege.

1969 wurde vom Agnes-Karll-Verband, dem späteren DBfK, ein Vorschlag formuliert, wonach die Kinderkrankenpflege in die Krankenpflegeausbildung mit integriert werden und anschließend eine Spezialisierung möglich sein sollte. Dieser Vorschlag wurde jedoch nicht umgesetzt. Mit dem Krankenpflegegesetz von 1985 wurde die Zahl der theoretischen Stunden und auch die Zahl der praktischen Stunden in der Kinderkrankenpflegeausbildung analog zur Krankenpflege erhöht.

Das Krankenpflegegesetz von 2003 erhöht auch für die Kinderkrankenpflege die Theoriestunden auf 2100. Im Rahmen des Unterrichts fallen 500 Stunden auf die Differenzierungsphase in der Gesundheits- und Kinderkrankenpflege.

▪ **Entwicklung der Ausbildung in der Altenpflege**

Die Altenpflege hat sich als eigenständiger Beruf erst in der jüngsten Vergangenheit herausgebildet. Bis Mitte der fünfziger Jahre wurde die Altenpflege in den Familien überwiegend von Ordensschwestern und Diakonissen geleistet, die als „Gemeindeschwestern" von Kirchen und Gemeinden angestellt wurden.

Die veränderten sozialen Strukturen machen eine Betreuung und Aufnahme der alten und kranken Angehörigen in die Familien schon häufig aus räumlichen Gründen nicht mehr möglich und machte die Errichtung von Altenheimen notwendig. Zunächst waren es un- und angelernte Pflegekräfte, die hier eingesetzt wurde.

In den fünfziger Jahren wurden erste Kurzlehrgänge zur Qualifizierung angeboten, um den Bedürfnissen der alten, nur zum Teil pflegebedürftigen Menschen gerecht zu werden. Die Pflege der alten Menschen wurde bis in die siebziger Jahre hinein als Teil der Krankenpflege beschrieben.

Um die Attraktivität der Arbeit in der Altenpflege zu erhöhen, wurde das eigenständige Berufsbild „Altenpflege" entwickelt. Im Rahmen einer Ausbildung sollten nun sozial- und medizinalpflegerische Tätigkeiten vermittelt werden, die auf einen Einsatz der Altenpflegerinnen in Einrichtungen der Altenhilfe sowie in ambulanten Pflegediensten vorbereiten sollten.

Es wurden erste Altenpflegeschulen eingerichtet, und 1969 erließ Nordrhein–Westfalen die erste Ausbildungsordnung mit staatlicher Abschlussprüfung. Etwas später folgten weitere Bundesländer. Eine tarifliche Gleichstellung mit der Krankenpflege erfolgte in den Jahren 1988/89.

Seit den 80er-Jahren gab es vermehrt Bestrebungen, die Altenpflegeausbildung, ähnlich wie die Krankenpflegeausbildung, bundeseinheitlich zu regeln.

2.6 21. Jahrhundert

Zu Beginn des 21. Jahrhunderts steht Deutschland vor einem Bevölkerungswandel, der sich durch die gestiegene Lebenserwartung, durch die sinkenden Geburtenraten sowie die Migration erklären lässt. Der Wandel verlangt eine Anpassung der sozialen Sicherungssysteme an die neuen Rahmenbedingungen und fordert die Pflegeberufe auf, sich frühzeitig auf die veränderten gesellschaftlichen Anforderungen einzustellen. Hinzu kommen gesundheitspolitische Veränderungen sowie berufspolitische Diskussionen, die die Professionalisierung der Pflegeberufe weiter vorantreiben. In 2016 gelten noch das Krankenpflegegesetz und das Altenpflegegesetz von 2003, deren Ablösung jedoch abzusehen ist. Gründe hierfür liegen einerseits in den berufspolitischen Forderungen, aufgestellt vom Deutschen Bildungsrat für Pflegeberufe sowie dem Deutschen Pflegerat und präzisiert im Bildungskonzept „Pflege offensiv" von 2006/2009. Im März 2016 legt die Bundesregierung einen Gesetzentwurf zur Reform der Pflegeberufe vor. Mit der Pflegebildungsreform sollen die drei Ausbildungen zu einer einheitlichen gemeinsamen Ausbildung mit den Berufsabschlüssen Pflegefachfrau und Pflegefachmann zusammengeführt werden.

2.6.1 Gesetz über die Berufe in der Krankenpflege

Das Gesetz über die Berufe in der Krankenpflege (Krankenpflegegesetz, KrPflG) ist am 01. Januar 2004 in Kraft getreten. Die neue Ausbildungs- und Prüfungsverordnung für die Berufe in der Krankenpflege (KrPflAPrV) wurde am 19. November 2003 veröffentlicht. Das neue Krankenpflegegesetz impliziert insbesondere mehr Verantwortung für die eigene Gesundheit. Aufgrund der notwendig gewordenen Angleichungen von Berufsausbildungen im Kontext der Europäischen Union erhielt zugleich das Thema „Gesundheitsförderung" einen weitaus größeren Stellenwert im Rahmen der Pflegeausbildung als zuvor. Dies findet bereits in der veränderten Berufsbezeichnung seinen Niederschlag. Während im vorangegangenen Gesetz die Berufsbezeichnungen „Krankenschwester" oder „Krankenpfleger" lauteten, wird hier dem neuen Auftrag der Gesundheitsförderung bereits in den neuen Berufsbezeichnungen „Gesundheits- und Krankenpflegerin" oder „Gesundheits- und Krankenpfleger" bzw. „Gesundheits- und Kinderkrankenpflegerin" oder „Gesundheits- und Kinderkrankenpfleger" Folge geleistet. Im Weiteren wird in §3 das Ausbildungsziel benannt:

„(1) Die Ausbildung für Personen nach §1 Abs. 1 Nr. 1 und 2 soll entsprechend dem allgemein anerkannten Stand pflegewissenschaftlicher, medizinischer und weiterer bezugswissenschaftlicher Erkenntnisse fachliche, personale, soziale und methodische Kompetenzen zur verantwortlichen Mitwirkung insbesondere bei der Heilung, Erkennung und Verhütung von Krankheiten vermitteln. Die Pflege im Sinne von Satz 1 ist dabei unter Einbeziehung präventiver, rehabilitativer und palliativer Maßnahmen auf die Wiedererlangung, Verbesserung, Erhaltung und Förderung der physischen und psychischen Gesundheit der zu pflegenden Menschen auszurichten. Dabei sind die unterschiedlichen Pflege- und Lebenssituationen sowie Lebensphasen und die Selbstständigkeit und Selbstbestimmung der Menschen zu berücksichtigen (Ausbildungsziel)." (BGBl. 2003 Teil I, Nr. 36).

Deutlich wird in der Erweiterung des Gesamtausbildungszieles auf präventive, rehabilitative und palliative Maßnahmen der gleichberechtigte Stellenwert von Kuration und Prävention. In der Ausbildungs- und Prüfungsverordnung (KrPflAPrV) vom 10. November 2003 werden der theoretische und der praktische Unterricht in zwölf Themenbereiche gegliedert, die eine am pflegerischen Handeln orientierte, fächerintegrative und kompetenzorientierte Ausbildung in der Pflege verlangen:

1. Pflegesituationen bei Menschen aller Altersgruppen erkennen, erfassen und bewerten,
2. Pflegemaßnahmen auswählen, durchführen und auswerten,
3. Unterstützung, Beratung und Anleitung in gesundheits- und pflegerelevanten Fragen fachkundig gewährleisten,
4. Bei der Entwicklung und Umsetzung von Rehabilitationskonzepten mitwirken und diese in das Pflegehandeln integrieren,
5. Pflegehandeln personenbezogen ausrichten,
6. Pflegehandeln an pflegewissenschaftlichen Erkenntnissen ausrichten,
7. Pflegehandeln an Qualitätskriterien, rechtlichen Rahmenbestimmungen sowie wirtschaftlichen und ökologischen Prinzipien ausrichten,
8. Bei der medizinischen Diagnostik und Therapie mitwirken,

9. Lebenserhaltende Sofortmaßnahmen bis zum Eintreffen der Ärztin oder des Arztes einleiten,
10. Berufliches Selbstverständnis entwickeln und lernen, berufliche Anforderungen zu bewältigen,
11. Auf die Entwicklung des Pflegeberufs im gesellschaftlichen Kontext Einfluss nehmen
12. In Gruppen und Teams zusammenarbeiten" (KrPflAPrV, Anlage 1 zu § 1 Abs. 1).

Die praktische Ausbildung findet analog zu den möglichen künftigen Arbeitsbereichen in stationären Versorgungsangeboten statt sowie in rehabilitativen und palliativen Gebieten, darüber hinaus in der ambulanten Versorgung in präventiven, kurativen, rehabilitativen und palliativen Gebieten.

In **Tab. 2.6** werden die Krankenpflegegesetze von 1939, 1957, 1965, 1985 und 2003 und die jeweiligen Ausbildungs- und Prüfungsordnungen einander gegenübergestellt.

Die seit Beginn der 90er-Jahre stattgefundene Akademisierung und der Wissenszuwachs auch in pflegewissenschaftlichen Erkenntnissen, zeigt sich an vielen Stellen im neuen Gesetz und verdeutlicht die Entwicklungen der Pflegeberufe. An vielen Ausbildungsstätten werden in Anwendung der sog. „Modellversuchsklausel" (§ 4 Abs. 6 KrPflG), die gleichlautend auch im Altenpflegegesetz von 2003 zu finden ist, unterschiedliche Konzepte für Ausbildungsinhalte und -strukturen entwickelt und erprobt. Integrative, integrierte und generalistische Modellversuche zur Ausbildung in der Gesundheits- und Krankenpflege, Gesundheits- und Kinderkrankenpflege und Altenpflege sollen bis zur nächsten Gesetzesnovelle fundierte Erkenntnisse liefern, inwieweit eine Zusammenführung der drei Pflegeausbildungsgänge machbar und sinnvoll ist.

> **Merke:** *Das Krankenpflegegesetz von 2003 führt zu einer Änderung der Berufsbezeichnung, erhöht die Anzahl der Theoriestunden und betont den Aspekt der Gesundheitsförderung als berufliche Aufgabe.*

2.6.2 Gesetz über die Berufe in der Altenpflege

Mit dem Gesetz über die Berufe in der Altenpflege (Altenpflegegesetz – AltPflG), das am 01. August 2003 in Kraft getreten ist, wird erstmals die Ausbildung in der Altenpflege bundeseinheitlich geregelt. Es löst gleichzeitig die bis dahin gültigen 16 länderspezifischen Regelungen ab. Neu ist damit auch, dass die Altenpflege nun explizit den Heilberufen zugeordnet wird. Die Ausbildung in der Altenpflegehilfe wird wie bisher von den Bundesländern geregelt. Ein wesentliches Ziel des Gesetzes ist es, bundesweit ein einheitliches Ausbildungsniveau sicherzustellen, darüber hinaus das Berufsbild attraktiver zu gestalten und insgesamt dem Beruf ein klares Profil zu geben. Über die bundesweit einheitliche Regelung der Aus-

Tab. 2.6 Gegenüberstellung der Krankenpflegegesetze und Ausbildungs- und prüfungsordnungen von 1938, 1957, 1965, 1985 und 2003

Gesetz	Zugangsalter	Dauer der Ausbildung	Theoretischer Unterricht/praktischer Unterricht	Krankenpflegeunterricht	Praktikum
Gesetz zur Ordnung der Krankenpflege vom 28. September 1938	18 Jahre	1½ Jahre	200/	Ohne Angaben	1 Jahr
Krankenpflegegesetz vom 15. Juli 1957	18 Jahre	2 Jahre	400/	Ohne Angaben	1 Jahr
Krankenpflegegesetz vom 20. September 1965	18 Jahre	3 Jahre	1200/	250 Std.	–
Fassung vom 3. September 1968	17 Jahre	3 Jahre			–
Fassung vom 4. Mai 1972	17 Jahre	3 Jahre			–
Gesetz über die Berufe in der Krankenpflege vom 4. Juni 1985	17 Jahre	3 Jahre	1600/3000 Std.	480 Std.	–
Gesetz über die Berufe in der Krankenpflege vom 16. Juli 2003	17 Jahre	3 Jahre	2100/2500 Std.	950 Std.	–

bildungsstrukturen, Ausbildungsinhalte und der Prüfungsanforderungen soll dieses Ziel erreicht werden. Im Rahmen der Ausbildung wird das medizinisch-pflegerische Kompetenzprofil gestärkt, und es werden sozialpflegerische und gerontologische Kenntnisse und Fähigkeiten vermittelt. Die Ausbildungsziele in § 3 des Altenpflegegesetzes verdeutlichen den veränderten Verantwortungsbereich der Berufsangehörigen und betonen die Notwendigkeit der Befähigung zum eigenverantwortlichen Handeln:

„Die Ausbildung in der Altenpflege soll die Kenntnisse, Fähigkeiten und Fertigkeiten vermitteln, die zur selbstständigen und eigenverantwortlichen Pflege einschließlich der Beratung, Begleitung und Betreuung alter Menschen erforderlich sind. Dies umfasst insbesondere:

1. die sach- und fachkundige, den allgemein anerkannten pflegewissenschaftlichen, insbesondere den medizinisch-pflegerischen Erkenntnissen entsprechende, umfassende und geplante Pflege,
2. die Mitwirkung bei der Behandlung kranker alter Menschen einschließlich der Ausführung ärztlicher Verordnungen,
3. die Erhaltung und Wiederherstellung individueller Fähigkeiten im Rahmen geriatrischer und gerontopsychiatrischer Rehabilitationskonzepte,
4. die Mitwirkung an qualitätssichernden Maßnahmen in der Pflege, der Betreuung und der Behandlung,
5. die Gesundheitsvorsorge einschließlich der Ernährungsberatung,
6. die umfassende Begleitung Sterbender,
7. die Anleitung, Beratung und Unterstützung von Pflegekräften, die nicht Pflegekräfte sind,
8. die Betreuung und Beratung alter Menschen in ihren persönlichen und sozialen Angelegenheiten,
9. die Hilfe zur Erhaltung und Aktivierung der eigenständigen Lebensführung einschließlich der Förderung sozialer Kontakte,
10. die Anregung und Begleitung von Familien- und Nachbarschaftshilfe und die Beratung pflegender Angehöriger" (BGBl. 2003 Teil I, Nr. 44).

Die praktische Ausbildung in der Altenpflege findet primär in stationären sowie in ambulanten Pflegeeinrichtungen statt. Einzelne Abschnitte der praktischen Ausbildung können in anderen Einrichtungen stattfinden, in denen ebenfalls alte Menschen betreut werden. Hierzu zählen u. a. geriatrische Rehabilitationseinrichtungen, psychiatrische Kliniken mit gerontopsychiatrischen Abteilungen oder Einrichtungen der offenen Altenhilfe

Die rechtlichen Strukturen der Ausbildung in der Altenpflege werden in **Abb. 2.17** dargestellt.

Merke: *Mit dem Gesetz über die Berufe in der Altenpflege vom 01. August 2003 wird die Ausbildung in der Altenpflege erstmals bundeseinheitlich geregelt.*

2.6.3 Ausblick

Eine Reform der Ausbildungsgesetze der drei Pflegefachberufe (Altenpflege, Gesundheits- und Krankenpflege, Gesundheits- und Kinderkrankenpflege) wurde im Juni 2017 im Deutschen Bundestag beschlossen. Am 22. Juni 2017 wurde das Pflegeberufsreformgesetz verabschiedet. Die neuen Ausbildungsgänge starten 2020.

Nach 10 Jahren Diskussion fand am 18. März 2016 die 1. Lesung des Gesetzes zur Neuregelung der Pflegeberufe im Deutschen Bundestag statt. Die einheitliche Ausbildung zur Pflegefachfrau oder zum Pflegefachmann sollte übergreifende Qualifikationen vermitteln, mit dem Ziel, Menschen aller Altersgruppen in Krankenhäusern, Pflegeeinrichtungen und im ambulanten Versorgungsbereich pflegen zu können.

Uneinigkeiten in der CDU/CSU-Bundestagsfraktion führen Ende 2016 dazu, dass das Gesetzgebungsverfahren ins Stocken gerät. Im April 2017 verständigen sich die Vertreter von CDU/CSU und SPD auf einen Kompromiss. Es soll für alle Pflegeberufe zunächst eine zweijährige gemeinsame Ausbildung geben. Anschließend können die Auszubildenden wählen, ob sie sich weiter in der generalistischen Pflege zur Pflegefachkraft ausbilden lassen wollen oder sich für eine einjährige Spezialisierung zur Alten- oder Kinderkrankenpflege entscheiden. Wer nach zwei Jahren die Ausbildung beendet, erwirbt den Abschluss des Pflegeassistenten. Bis zum 31.12.2025 soll die Anzahl der separaten Abschlüsse ausgewertet werden und haben dann mehr als 50 Prozent den generalistischen Abschluss gewählt, sollen die eigenständigen Berufsabschlüsse auslaufen und nicht mehr weitergeführt werden.

2 Entwicklung der Pflege zum Beruf

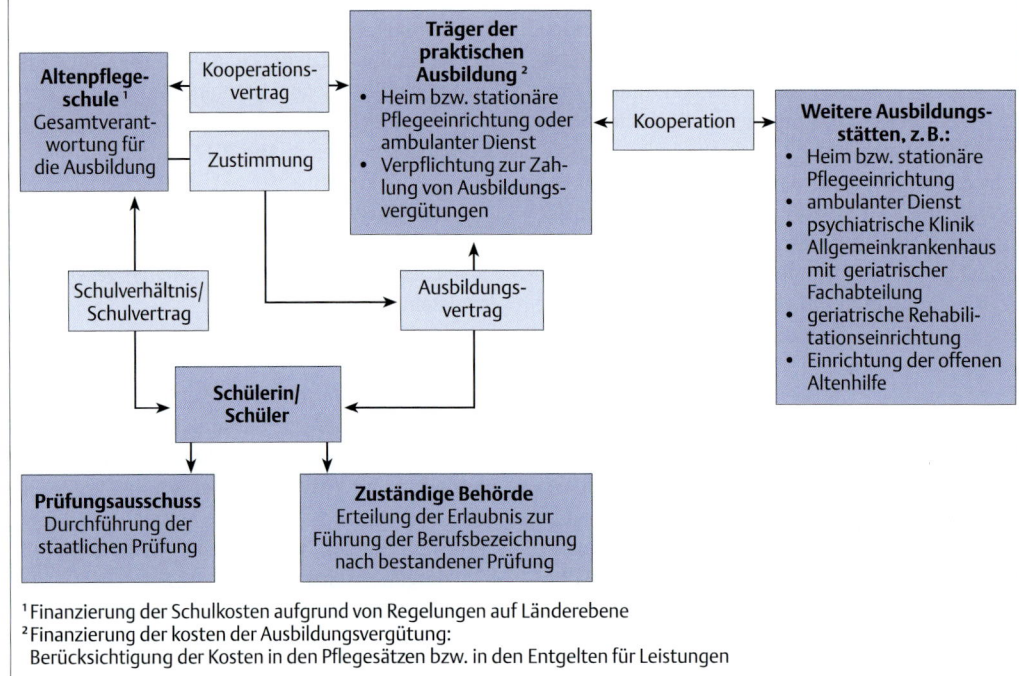

Abb. 2.17 Strukturen der Ausbildung in der Altenpflege

 Merke: *Die berufspolitischen und gesundheitspolitischen Aktivitäten weisen auf eine generalistische Pflegeausbildung hin.*

2.6.4 Weiterbildungsmöglichkeiten für Pflegepersonen

Mit der Etablierung der Intensivmedizin Mitte der 60er Jahre wurde die Pflege aufgefordert, sich den neuen medizintechnischen Anforderungen zu stellen. Es entwickelten sich erste Spezialisierungslehrgänge für den Intensiv-, Operations- und Anästhesiebereich. In den folgenden Jahren entstanden für die unterschiedlichen Einsatzfelder zusätzliche Weiterbildungslehrgänge. Heute gibt es u. a. in folgenden Bereichen die Möglichkeit, die Weiterbildung zur Fachkrankenschwester bzw. zum Fachkrankenpfleger zu absolvieren:

- Intensivpflege,
- Funktionsdienste (OP/Endoskopie),
- Onkologie,
- Psychiatrie,
- Rehabilitation.

Die Weiterbildungen sind in der Regel berufsbegleitend organisiert und dauern zwei Jahre. Neben der Möglichkeit zur Weiterbildung können sich Pflegende seit Anfang der 1990er-Jahre für Management, Lehre und Wissenschaft innerhalb eines Studiengangs weiter qualifizieren. In 2016 bieten 78 Universitäten, Fachhochschulen und Akademien ein Pflegestudium in Deutschland an. Das Angebot umfasst 149 Pflegestudiengänge. Führend ist dabei die Pflegewissenschaft gefolgt von Pflegemanagement und Pflegediagnostik.

 Merke: *Fort- und Weiterbildungen sowie pflegerische Studiengänge bieten den Pflegepersonen zahlreiche Möglichkeiten sich beruflich weiter zu bilden und akademisch zu qualifizieren.*

Arbeitsfelder von Pflegepersonen

Gesundheits- und Krankenpfleger sowie Gesundheits- und Kinderkrankenpfleger finden in der Pflegepraxis unterschiedlichste stationäre, teilstationäre und ambulante Versorgungsstrukturen vor, in denen pflegerische Handlungskompetenz gefragt ist.

Stationäre Einrichtungen:
- Allgemeinkrankenhäuser,
- Fachkrankenhäuser,

- Rehabilitationskliniken,
- stationäre Hospizeinrichtungen.

Teilstationäre Einrichtungen:
- psychiatrische Tagesklinik,
- Schmerztagesklinik.

Ambulante Einrichtungen:
- ambulante Kinderkrankenpflege,
- ambulante Pflege im Rahmen von Institutsambulanzen.

Altenpfleger finden in ihrer Praxis ebenfalls unterschiedliche stationäre, teilstationäre und ambulante Versorgungsstrukturen vor, in den Aufgabenfelder für sie zu identifizieren sind.

Stationäre Einrichtungen:
- Altenheime,
- geriatrische Rehabilitationseinrichtungen,
- Kliniken mit gerontopsychiatrischen Abteilungen.

Teilstationäre Einrichtungen:
- gerontopsychiatrische Tageskliniken,
- Tagespflege in Altenheimen.

Akademisch qualifizierte Pflegepersonen sind meist in Management (Pflegedienstleitungspositionen) und Lehre (Lehrer an Krankenpflege- und Altenpflegeschulen) zu finden. Darüber hinaus sind mögliche Tätigkeitsfelder die Arbeit in Fachverlagen, Berufsverbänden, Krankenkassen sowie im Finanz-Controlling von Krankenhäusern.

Bildungskonzept des Deutschen Bildungsrates für Pflegeberufe

Der Deutsche Bildungsrat für Pflegeberufe (DBR) befasst sich seit 1993 mit allen Aspekten der Aus-, Fort- und Weiterbildung in den Pflegeberufen. Der Bildungsrat setzt sich aus Experten der Arbeitsgemeinschaft Deutscher Schwesternverbände und Pflegeorganisationen e. V. ADS, dem Deutschen Berufsverband für Pflegeberufe DBfK und dem Bundesausschuss der Lehrerinnen und Lehrer für Pflegeberufe e. V. BA zusammen. Als Partner der Spitzenorganisationen der Selbstverwaltung in Gesundheits- und Sozialwesen vertritt der Deutsche Bildungsrat die Belange des Pflege- und Hebammenwesens und koordiniert die Positionen seiner Mitgliederverbände. In der Auseinandersetzung mit den Themen der Pflegebildung hat der Deutsche Bildungsrat für Pflegeberufe ein Bildungskonzept entworfen, welches 2006 in seiner neuesten Version veröffentlicht wurde. Die Grundzüge werden in **Abb. 2.18** dargestellt. In seinem Bildungskonzept formuliert der Deutsche Bildungsrat für Pflegeberufe erneut die Forderung nach einer Zusammenführung der Ausbildung der Gesundheits- und Kranken- bzw. Kinderkrankenpfleger und Altenpfleger als generalistische Ausbildung und die Ansiedlung an Hochschulen.

2.6.5 Berufspolitische Entwicklungen

In zahlreichen Pflegeorganisationen können sich Pflegende heute verbandlich organisieren, berufspolitisch vertreten und im Rahmen einer Berufshaftpflichtversicherung absichern lassen. Der größte und älteste Berufsverbund ist der Deutsche Berufsverband für Pflegeberufe (DBfK), der bereits 1903 durch Agnes Karll gegründet wurde. Der DBfK ist föderal organisiert und nimmt seine Aufgaben sowohl durch Landesverbände als auch durch den Bundesverband wahr. Im International Council of Nurses ICN vertritt der DBfK Deutschland. Ein weiterer großer Verband ist die Arbeitsgemeinschaft Deutscher Schwesternverbände und Pflegeorganisationen e. V. (ADS). Sie ist der Zusammenschluss von Mutterhausverbänden, Schwesternverbänden, Verbänden und Pflegeorganisationen, die im Bereich des Deutschen Caritasverbandes, des Diakonischen Werkes der EKD und des Deutschen Roten Kreuzes die Belange der Pflegeberufe vertreten. Die Pflegenden in der Kinderkrankenpflege wurden ursprünglich durch den Arbeitskreis der Kinderkrankenpflegerinnen AKK vertreten. Dieser ging 1991 in den Berufsverband für Kinderkrankenschwestern und Kinderkrankenpfleger e. V. (BKK) über und wurde 1999 in den Berufsverband Kinderkrankenpflege Deutschland e. V. (BeKD) umbenannt. Im Bereich der Altenpflege vertritt seit 1974 der Deutsche Berufsverband für Altenpflege e. V. DBVA die Belange der in der Altenpflege tätigen Pflegepersonen.

Die Aufgaben der Berufsverbände bestehen insbesondere in:
- Interessenvertretung,
- Beratung der Mitglieder,
- Vertretung der Mitglieder auf politischer Ebene,
- Mitwirkung bei der Weiterentwicklung der Pflegeberufe,
- Möglichkeit einer Berufs- und Haftpflichtversicherung,
- Bereitstellung einer Verbands-/Fachzeitschrift.

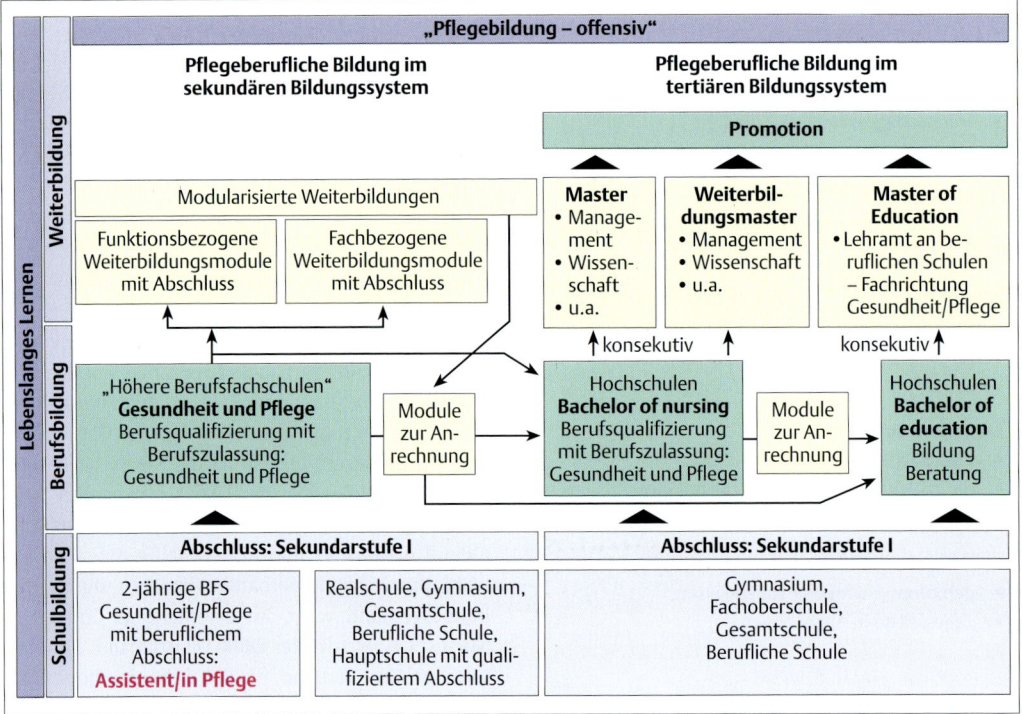

Abb. 2.18 Bildungskonzept des Deutschen Pflegerats für Pflegeberufe (2009)

Als Dachverband der elf bedeutendsten Pflege- und Berufsverbände fungiert der Deutsche Pflegerat e. V. In ihm sind u. a. neben der ADS, dem DBfK und dem BeKD auch der Bundesausschuss der Lehrerinnen und Lehrer für Pflegeberufe e. V. BA, der Verband Bundesarbeitsgemeinschaft Leitender Pflegepersonen e. V. BALK und der Deutsche Pflegeverband e. V. DPV organisiert. Als Spitzenverband des deutschen Pflege- und Hebammenwesens koordiniert und steuert der Deutsche Pflegerat e. V. u. a. die Durchsetzung der berufspolitischen Ziele und fördert die berufliche Selbstverwaltung. Der Deutsche Pflegerat e. V. (DPR) begrüßt die politischen Initiativen zur Gründung von Pflegekammern in verschiedenen Bundesländern. Eine Pflegekammer ist eine Körperschaft des öffentlichen Rechts, in der Kraft des Gesetzes Angehörige der Pflegeberufe Pflichtmitglieder sind. Die Pflegekammern sind landesweit organisiert und den gesetzlichen Rahmen geben die Bundesländer in den jeweiligen Heilberufe-Kammergesetzen. Die Pflegekammer reguliert den Pflegeberuf im Sinne einer Selbstverwaltung. Rheinland-Pfalz hat die erste Landespflegekammer errichtet. Diese hat am 01. Januar 2016 ihre Arbeit aufgenommen. Weitere Bundesländer wollen folgen.

Merke: *Im Deutschen Pflegerat sind die elf bedeutendsten Pflegeverbände vertreten. Rheinland-Pfalz hat die erste Pflegekammer in Deutschland errichtet.*

Fazit: *Die Anfänge der organisierten Pflege wurden mit dem Christentum in der späten Antike begründet. Das Gebot der christlichen Nächstenliebe, der* **Caritas***, verpflichtete zum Dienst am Nächsten und damit auch zur Sorge um den Kranken.*

Im späten Mittelalter nahmen sich vor allem die Orden der Ausübung der Pflege an. Durch die Reformation kam es in der Neuzeit zu einem Mangel an Pflegepersonal, dem mit dem **Lohnwartesystem** *begegnet wurde. Erstmals motivierte nicht mehr die christliche Nächstenliebe die Pflegenden. Im 18. Jahrhundert arbeiteten zu wenige und zu schlecht ausgebildete Pflegepersonen in den Hospitälern; daher wurde 1782 die erste Krankenwärterschule eingerichtet.*

*Die aber immer noch desolate Pflege erforderte im 19. Jahrhundert eine Neuorganisation, der sich die konfessionellen Pflegeverbände mit einer Ausweitung des **Mutterhaussystem** auf katholischer Seite und der Entwicklung des Diakonissenvereins auf evangelischer Seite stellten. Die Differenzen zwischen den Pflegenden, ob die Pflege nun als Beruf oder caritative Tätigkeit anzusehen sei, prägte die Pflege bis ins 20. Jahrhundert.*

Erst 1965 kam es dann zu der bereits seit langem geforderten dreijährigen Ausbildung für die Krankenpflege. Im Zuge der sich etablierenden Intensivmedizin wurden Weiterbildungen für Pflegepersonen eingerichtet.

Mit dem Anspruch der Patientenorientierung hielt die ganzheitliche prozesshafte Pflege Einzug.

In den 90er-Jahren wurden an über 30 Fachhochschulen und Hochschulen Studiengänge für Pflegemanagement, Pflegepädagogik und Pflegewissenschaft eingerichtet. 2003 sind das derzeit gültige Altenpflegegesetz und das Gesetz über die Berufe in der Krankenpflege in Kraft getreten. Im Juni 2017 beschließt der Deutsche Bundestag eine Reform der Ausbildung der Pflegeberufe.

Künftig soll die Ausbildung in der Pflege vereinheitlicht werden. Auszubildende in den Pflegeberufen können ab 2020 nach zwei Jahren gemeinsamer Ausbildung die generalistische Ausbildung fortsetzen oder zwischen Kinder- oder Altenpflege wählen.

Literatur:

Bals, T.: Was Florence noch nicht ahnen konnte. Bibliomed, Melsungen 1994

BGBl 2003/Teil I, Nr. 36: Gesetz über die Berufe in der Krankenpflege

BGBl 2003/Teil I, Nr. 44: Gesetz über die Berufe in der Altenpflege

Bundesausschuss der Länderarbeitsgemeinschaften der Lehrerinnen und Lehrer für Pflegeberufe: Bildung und Pflege. Thieme, Stuttgart 1997

Bischoff, C.: Frauen in der Krankenpflege. 3. Aufl. Campus Verlag, Frankfurt, 3. Aufl. 2013

Bundesministerium für Familie, Senioren, Frauen und Jugend: Rechtliche Strukturen der Ausbildung in der Altenpflege 2003

Der Bundesminister für Arbeit und Sozialordnung: …es begann in Berlin. Götzky – Drucke, Bonn 1994

CARE konkret: Wochenzeitung für das Pflegemanagement. 2 (1999) 1. Vincentz Verlag, Hannover 1999

Deutscher Berufsverband für Pflegeberufe DBfK (Hrsg.): Bildungskonzept Pflege 2000, 2. Aufl., Eschborn 1994

Dühring, A., L. Habermann-Horstmeier: Das Altenpflegelehrbuch. 2. Aufl. Schattauer, Stuttgart 2000

Dunkel, W.: Pflegearbeit – Alltagsarbeit. Lambertus, Freiburg im Breisgau 1994

Ehrenreich, B., D. English: Hexen, Hebammen und Krankenschwestern, 14. Aufl. Frauenoffensive, München 1988

Eichhorn, S., B. Schmidt-Rettig (Hrsg.): Krankenhausmanagement im Werte- und Strukturwandel. Kohlhammer, Stuttgart 1995

George, J., M. Frowein (Hrsg.): Pflege Lexikon, Wiesbaden 1999

Katscher, L.: Krankenpflege 1945 – 1965. Diakonie-Verlag, Reutlingen 1997

Kellnhauser, E.: Krankenpflegekammern und Professionalisierung der Pflege. Bibliomed, Melsungen 1994

Kruse, A.-P.: Die Krankenpflegeausbildung seit der Mitte des 19. Jahrhunderts. W. Kohlhammer, Stuttgart 1987

Kunze, H., L. Kaltenbach, K. Kupfer (Hrsg.: Psychiatrie – Personalverordnung, 6. akt. u. 3. erw. Aufl. W. Kohlhammer, Stuttgart 2010

Kurtenbach, H., G. Golombek, H. Siebers: Krankenpflegegesetz, 4. Aufl. W. Kohlhammer, Stuttgart 1997

Macek-Bitter, S.: Pflege psychiatrischer Patienten, RECOM Verlag, Baunatal 1993

Möller, U., U. Hesselbarth: Die geschichtliche Entwicklung der Krankenpflege. Brigitte Kunz Verlag, Hagen 1994

Oehme, J., R. Schmoeger: Geschichte der Krankenpflege mit Daten zu Naturwissenschaft, Technik und Geschichte, überarb. Aufl. Alete Wissenschaftlicher Dienst, Landshut 1996

Peters, H. F., W. Schär: Betriebswirtschaft und Management im Krankenhaus, Ullstein Mosby, Berlin 1994

Robert Bosch Stiftung: Pflege braucht Eliten. Bleicher Verlag, Gerlingen 1992

Rüller, H. (Hrsg.): 3000 Jahre Pflege, 5. neubearb. u. akt. Aufl. 2015, Prodos Verlag, Brake-Unterweser 2015

Seidl, E.: Pflege im Wandel, 2. Aufl. Wilhelm Maudrich, Wien 1993

Seidler, E.: Geschichte der Medizin und der Krankenpflege, 7. überarb. und erw. Aufl. der „Geschichte der Pflege des kranken Menschen". W. Kohlhammer, Stuttgart 2003

Schaper, H.-P.: Krankenwartung und Krankenpflege. Leske + Budrich, Opladen 1987

Schell, W.: Kurzgefasste Medizin- und Krankenpflegegeschichte. Brigitte Kunz Verlag, Hagen 1994

Schipperges, H.: Die Kranken im Mittelalter, 2. Aufl. C. H. Beck'sche Verlagsbuchhandlung, München 1990

Steppe, H. (Hrsg.): Krankenpflege im Nationalsozialismus, 10. akt. Aufl. Mabuse-Verlag, Frankfurt 2013

Steppe, H.: Das Selbstverständnis der Krankenpflege. Deutsche Krankenpflegezeitschrift Beilage 43 (1990) Heft 5

Steppe, H.: Krankenpflege im Wandel 1939 – 1989. Krankenpflege 44 (1990) 11

Steppe, H.: Dienen ohne Ende. Pflege 1 (1988) 4

Sticker, A.: Theodor und Friederike Fliedner, R. Brockhaus Verlag, Wuppertal 1989

Stöcker, G., F. Wagner: Pflegebildung–offensiv. Die Schwester/Der Pfleger 45 (2006) 10

Taubert, J.: Pflege auf dem Wege zu einem neuen Selbstverständnis. Mabuse-Verlag, Frankfurt 1992

Thelen, A.: Zur Geschichte der Pädiatrie 1. Teil. Heilberufe 49 (1997) 10

Thelen, A.: Zur Geschichte der Pädiatrie 2. Teil. Heilberufe 49 (1997) 53

Toellner, R.: Illustrierte Geschichte der Medizin. Band 5, Andreas & Andreas Verlagsbuchhandel, Salzburg 1982

Tuschen, K. H., M.Quaas: Bundespflegesatzverordnung. Kohlhammer, Stuttgart 1995

Weig, W.: Psychiatrische Krankenpflege heute. Verlag Kirchheim + Co. GmbH, Mainz 1988

Wolff, H.-P. (Hrsg.): Biographisches Lexikon zur Pflegegeschichte. Ullstein Mosby, Berlin 1997

Wolff, H.-P., J. Wolff: Geschichte der Krankenpflege. RECOM-Verlag, Basel 1994

Peiper, A.: Chronik der Kinderheilkunde. 5. Auflage. Leipzig 1992

Zwierlein, E.: Klinikmanagement: Erfolgsstrategien für die Zukunft. Urban & Schwarzenberg, München 1997.

Im Internet:

www.bundesregierung.de/Content/DE/Artikel/2016/01/2016-01-13-reform-pflegeberufe.html; Stand: 27.06.2017

www-dip.de; Stand: 22.06.2017

www.handelsblatt.com/politik/deutschland/pflegeberufe-koalition-verstaendigt-sich-auf-reform/19627182.html; Stand: 22.06.2017

www.pflegekammer-rlp.de; Stand: 22.06.2017

www.pflegestudium.de; Stand: 22.06.2017

3 Berufliche Handlungskompetenz

Anja Heißenberg*, Annette Lauber

Übersicht

Einleitung · 69
3.1 **Kompetenzbegriff** · 69
3.1.1 **Zuständigkeitsbereich** · 70
3.1.2 **Handlungskompetenz** · 72
3.2 **Kompetenzerwerb** · 77
Fazit · 81
Literatur · 82

Schlüsselbegriffe

▶ *Fach-/Methodenkompetenz*
▶ *Sozialkompetenz*
▶ *Personale Kompetenz*
▶ *Kompetenzerwerb*
▶ *Reflexion*

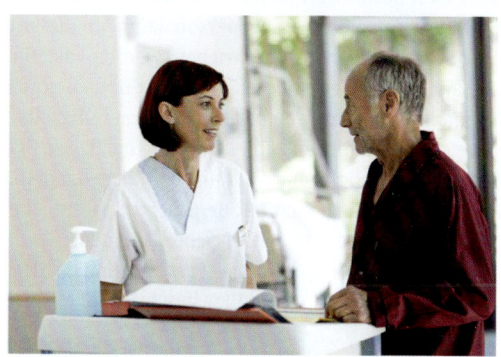

Einleitung

Der Blick in die Geschichte der Pflege hat gezeigt, dass lange Zeit die Vorstellung vorherrschte, zur Ausübung der Pflege würden keine besonderen Kenntnisse und Fähigkeiten benötigt. Es genüge vielmehr „ein großes Herz" und ein „freundlicher, hilfsbereiter Charakter". Bereits Florence Nightingale stellte sich gegen diese Sichtweise von Pflege.

Sie vertrat als eine der ersten Pflegepersonen die Auffassung, dass Krankenpflege als Beruf auszuüben sei und entsprechend Kenntnisse und Fähigkeiten verlange, die in einer Ausbildung erworben werden müssen. Heute ist die Berufsbezeichnung der Pflegeberufe gesetzlich geschützt und es besteht allgemein Einigkeit darüber, dass zur qualitativ hochwertigen Pflege von Menschen spezielles Wissen und Können vonnöten sind.

Darüber hinaus ist das Tätigkeitsfeld und der Aufgabenbereich der Pflegeberufe in einem Wandel begriffen und stellt immer wieder neue und umfassendere Anforderungen an die Kompetenzen der Pflegepersonen.

Vor allem während der Berufsausbildung bieten die Lernorte Schule und Praxis Gelegenheit, notwendige Kompetenzen zu erwerben und weiter zu entwickeln.

Der Kompetenzerwerb ist darüber hinaus auch mit dem Ende der Berufsausbildung nicht abgeschlossen, sondern muss in Anbetracht der Veränderungen des Berufsfelds „Pflege" als lebenslange Aufgabe betrachtet werden.

Berufliche Handlungsfähigkeit in der Pflege verlangt von Pflegepersonen neben Fach- und Methodenkompetenz auch Kompetenzen im sozialen und personalen Bereich, die zusammen das Rüstzeug für den beruflichen Alltag darstellen und so einerseits pflegebedürftigen Menschen eine qualitativ hochwertige Pflege garantieren, andererseits auch ein wesentliches Element der Zufriedenheit von Pflegepersonen im Beruf darstellen.

Das folgende Kapitel beschreibt verschiedene Kompetenzbereiche sowie deren Bedeutung für die berufliche Handlungsfähigkeit von Pflegepersonen.

3.1 Kompetenzbegriff

Definition: *Der Begriff „Kompetenz" stammt aus der lateinischen Sprache und wird im Allgemeinen mit „Befähigung", „Vermögen, etwas zu tun" oder auch „Zuständigkeit" und „Befugnis" übersetzt.*

Strenggenommen wird er also einerseits im Zusammenhang mit der Beschreibung eines Aufgaben- bzw. Zuständigkeitsbereiches, andererseits mit der Beschreibung der für diesen Aufgabenbereich nötigen Fähigkeiten verwandt.

Folglich ist ein kompetenter Mensch also jemand, der für einen bestimmten Aufgaben- bzw. Handlungsbereich zuständig ist und spezielle Fähigkeiten besitzt, um die mit diesem Bereich verbundenen Aufgaben bewältigen zu können.

Eine kompetente Pflegeperson kann in diesem Sinn als eine Person beschrieben werden, die für die Pflege von Menschen zuständig ist und entsprechend über die für ihren beruflichen Zuständigkeitsbereich erforderlichen Fähigkeiten verfügt. Diese Fähigkeiten ermöglichen berufliches Pflegehandeln, weshalb sie häufig auch mit dem Begriff „berufliche Handlungskompetenz" beschrieben werden. Beide Aspekte des Begriffs „Kompetenz" werden in den folgenden Ausführungen näher beschrieben.

3.1.1 Zuständigkeitsbereich

Der Zuständigkeitsbereich der Pflegepersonen lässt sich aus den jeweiligen Gesetzgebungen zur Berufsausbildung ablesen. Berufe sind im Allgemeinen das Ergebnis einer gesellschaftlichen Arbeitsteilung. Da nicht jeder Mensch alles kann, wird die in einer Gesellschaft „anfallende" Arbeit auf eine Vielzahl von Berufen verteilt.

Gleichzeitig wird dafür Sorge getragen, dass die jeweiligen Berufsangehörigen eine entsprechende Berufsausbildung absolvieren, wodurch eine Befähigung für die beruflichen Aufgaben, also die gesellschaftlich erteilten Zuständigkeitsbereiche, sichergestellt werden soll. Der jeweilige Zuständigkeitsbereich wird in gesetzlichen Regelungen, insbesondere in denen zur Berufsausbildung, näher bestimmt.

Für den Beruf der Gesundheits- und Krankenpfleger/in und der Gesundheits- und Kinderkrankenpfleger/in ist er vor allem in § 3 (Ausbildungsziel) des Gesetzes über die Berufe in der Krankenpflege von 2003 näher bestimmt worden (s. a. Kap. 2). Hier wird die Zuständigkeit und das Anforderungsprofil von Pflegepersonen u. a. für die eigenverantwortliche Ausführung der folgenden Aufgaben beschrieben:

- „Erhebung und Feststellung des Pflegebedarfs, Planung, Organisation, Durchführung und Dokumentation der Pflege,
- Evaluation der Pflege, Sicherung und Entwicklung der Qualität der Pflege,
- Beratung, Anleitung und Unterstützung von zu pflegenden Menschen und ihrer Bezugspersonen in der individuellen Auseinandersetzung mit Gesundheit und Krankheit,
- Einleitung lebenserhaltender Sofortmaßnahmen bis zum Eintreffen der Ärztin oder des Arztes" (BGBl. I S. 1442).

Zudem wird die Mitwirkung von Pflegepersonen bei der Durchführung ärztlich veranlasster Maßnahmen, bei Maßnahmen der medizinischen Diagnostik, Therapie oder Rehabilitation sowie bei Maßnahmen in Krisen- und Katastrophensituationen aufgeführt. Besondere Erwähnung findet auch die interdisziplinäre Zusammenarbeit mit anderen Berufsgruppen und die Aufgabe, multidisziplinäre und berufsübergreifende Lösungen von Gesundheitsproblemen zu entwickeln.

Die nähere Bestimmung des Zuständigkeitsbereiches des Altenpflegeberufs ist im bundeseinheitlichen Altenpflegegesetz, das 2003 in Kraft getreten ist, geregelt:

> **Altenpflegegesetz § 3**
> „Die Ausbildung in der Altenpflege soll die Kenntnisse, Fähigkeiten und Fertigkeiten vermitteln, die zur selbstständigen und eigenverantwortlichen Pflege einschließlich der Beratung, Begleitung und Betreuung alter Menschen erforderlich sind. Dies umfasst insbesondere:
> 1. die sach- und fachkundige, den allgemein anerkannten pflegewissenschaftlichen, insbesondere den medizinisch-pflegerischen Erkenntnissen entsprechende, umfassende und geplante Pflege, (...)
> 3. die Erhaltung und Wiederherstellung individueller Fähigkeiten im Rahmen geriatrischer und gerontopsychiatrischer Rehabilitationskonzepte, (...)
> 8. die Betreuung, Beratung und Unterstützung alter Menschen in ihren persönlichen und sozialen Angelegenheiten, (...)" (BGBl. I, S. 1513).

Mit dieser gesetzlichen Bestimmung wird der Zuständigkeits- bzw. Kompetenzbereich der Altenpflegerinnen und Altenpfleger insbesondere für die Beratung, Pflege, Begleitung und Betreuung älterer Menschen festgeschrieben.

Wandel des Zuständigkeitsbereichs der Pflege

Der Zuständigkeitsbereich der Pflege verändert sich einerseits durch die soziodemografische Entwicklung in der Bundesrepublik Deutschland, andererseits durch die vielfältigen Veränderungen der Gesetzgebung im Gesundheitswesen in den letzten Jahren. Dieser Wandel bedeutet sowohl eine Erwei-

3.1 Kompetenzbegriff

terung der Zuständigkeit als auch eine Verlagerung des Schwerpunkts der Pflege.

Allgemein kommt dem Begriff „Gesundheit" ein immer größerer gesellschaftlicher Stellenwert zu, was zu einer Abkehr von der Medizin- und Krankheitsorientierung und zur Hinwendung zu Aufgaben der Gesundheitsförderung und -sicherung, der Rehabilitation und der Hilfestellung bei der Alltagsbewältigung pflegebedürftiger Menschen führt (s. a. Kap. 1).

Soziodemografische Veränderungen führen zu einem vermehrten Anteil älterer und hochbetagter Menschen in der Gesellschaft (**Abb. 3.1**). Gleichzeitig ist ein Zuwachs an chronisch kranken sowie gerontopsychiatrisch erkrankten Menschen zu beobachten. Hinzu kommt, dass auch der Anteil pflegebedürftiger Menschen aus anderen Kulturen steigt (**Abb. 3.2**).

Auch die neuen Gesetzgebungen im Gesundheitswesen verändern das Anforderungsprofil der Pflegeberufe. Insgesamt geht aufgrund des steigenden Kostendrucks die Tendenz dahin, Therapie und Pflege aus dem stationären in den ambulanten Bereich zu verlagern. Seit der Einführung des Pflegeversicherungsgesetzes – verankert im Sozialgesetzbuch XI (SGB XI) – ist zudem eine Zunahme an häuslicher Pflege zu verzeichnen.

Für die stationären Altenpflegeeinrichtungen bedeutet dies, dass vor allem ältere, demente Menschen mit einem hohen Pflegebedarf diese Einrichtungen aufsuchen, und zwar überwiegend dann, wenn der Pflegebedarf über die ambulante Pflege nicht mehr zu decken ist.

Die beschriebenen soziodemografischen Veränderungen und gesetzlichen Rahmenbedingungen im Gesundheitswesen führen für die Pflegeberufe zu veränderten Aufgabenfeldern. Aus den neuen Aufgabenfeldern und dem erweiterten Zuständigkeitsbereich ergeben sich neue und veränderte Anforderungen an die beruflichen Kenntnisse und Fähigkeiten und damit an die berufliche Handlungskompetenz von Pflegepersonen (**Abb. 3.3**).

Dies bedeutet unter anderem, dass pflegerische Kenntnisse und Fähigkeiten für die Betreuung älterer und gerontopsychiatrisch erkrankter Menschen und von Menschen aus anderen Kulturen erweitert werden müssen. Auf die Notwendigkeit des Einbezugs kultureller Besonderheiten in die Pflege von Menschen hat vor allem die amerikanische Pflegewissenschaftlerin Madeleine Leininger in ihrer „Theorie der transkulturellen Pflege" hingewiesen (s. a. Kap. 4.3.6).

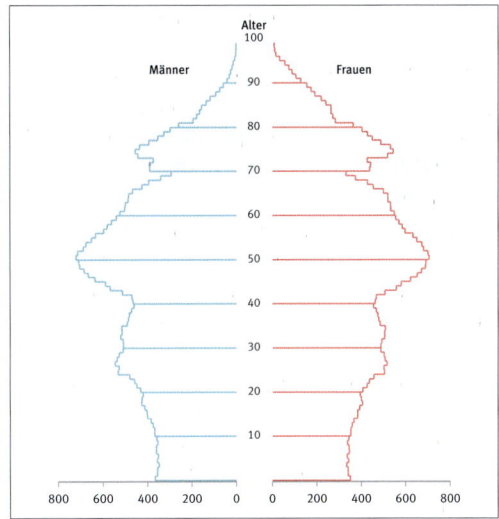

Abb. 3.1 Altersaufbau der Bevölkerung in Deutschland am 31. Dezember 2014 in 1000 je Altersjahr © Statistisches Bundesamt (Destatis), 2016

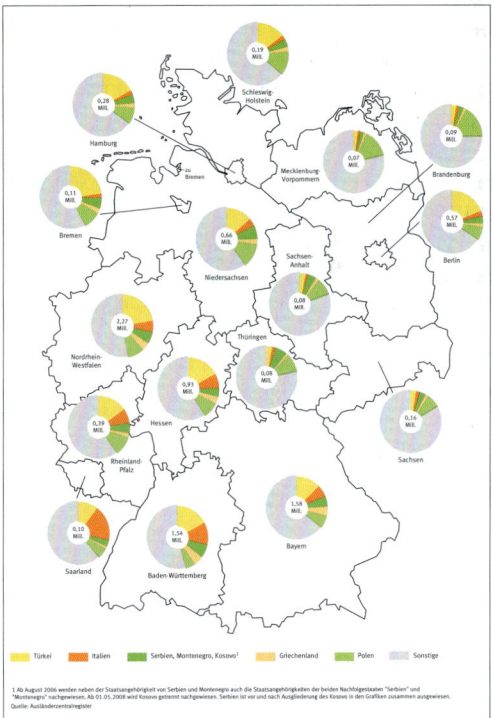

Abb. 3.2 Ausländische Bevölkerung am 31. 12. 2015 nach Bundesländern und ausgewählten Staatsangehörigen © Statistisches Bundesamt (Destatis), 2016

Die Verlagerung auf Prävention und Rehabilitation verlangt von Pflegepersonen daher auch vermehrt Fähigkeiten und Kenntnisse im Bereich von Anleitung und Beratung pflegebedürftiger Menschen und deren Angehöriger, um so Hilfen zur Alltagsbewältigung im häuslichen Umfeld bereitstellen zu können.

Auch wenn hier nur einige der zukünftig zu erwartenden Veränderungen skizziert wurden, wird deutlich, dass der Aufgaben- bzw. Zuständigkeitsbereich von Pflegepersonen in einem Wandel begriffen ist.

Merke: *Soziodemografische Entwicklungen und veränderte gesetzliche Rahmenbedingungen im Gesundheitswesen führen zu einem sich wandelnden Aufgabengebiet und Zuständigkeitsbereich der Pflegeberufe sowie zu neuen Anforderungen an die berufliche Handlungskompetenz von Pflegepersonen (s.* **Abb. 3.3***).*

3.1.2 Handlungskompetenz

Kompetenz bezieht sich als Begriff nicht nur auf den Zuständigkeitsbereich von Personen, sondern auch auf die „Befähigung" oder das „Vermögen, etwas zu tun". In diesem Zusammenhang wird Kompetenz als kognitives Regelsystem betrachtet, d. h. als sinnvolle Anordnung oder Zusammenspiel von Prozessen und Strukturen, die mit dem Erkennen und Wahrnehmen zu tun haben.

Hierzu gehören Elemente wie Denken, Erinnern, Gedächtnis- und Lernprozesse, Planen etc. Diese Strukturen liegen menschlichem Handeln zugrunde bzw. versetzen einen Menschen erst in die Lage, bestimmten Anforderungen entsprechend zu handeln. Die aus der Kompetenz, d. h. dem kognitiven Regelsystem eines Menschen erwachsende Handlung wird als Performanz bezeichnet.

Die Kompetenz einer Person zeigt sich in den Handlungen, die sie ausführt, und in der Art und Weise, wie sie dies tut. Kompetenz als solche ist folglich nur indirekt über die ausgeführten Handlungen, eben die Performanz, zu beobachten.

Merke: *Wichtig ist, dass sich Kompetenz und Performanz eines Menschen wechselseitig beeinflussen: Je mehr Kompetenz vorhanden ist, desto mehr Handlungsmöglichkeiten erwachsen hieraus für einen Menschen. Umgekehrt kann das Handeln selbst, also die Performanz, auch zu einer Erweiterung der Kompetenz beitragen.*

Diese Sichtweise beschreibt das Lernen, in diesem Zusammenhang verstanden als „Aufbau und ständige Erweiterung der kognitiven Struktur von Individuen durch deren Auseinandersetzung mit der naturalen und sozialen Umwelt" (Heursen 1993, S. 879).

Merke: *Kompetenz bezeichnet ein kognitives Regelsystem, das menschlichem Handeln zugrunde liegt. Sie lässt sich nur indirekt über die ausgeführten Handlungen, die sogenannte Performanz, beobachten. Kompetenz und Performanz beeinflussen sich wechselseitig, d. h. je größer die Kompetenz, desto größer die einem Menschen zur Verfügung stehende Bandbreite an Handlungen. Umgekehrt trägt das Handeln zur Erweiterung der kognitiven Struktur bei.*

▎ Die Entwicklung von Handlungskompetenz

Den Vorgang der kognitiven Entwicklung eines Menschen in der Auseinandersetzung mit seiner Umwelt hat der schweizer Psychologe Jean Piaget (1896 – 1980) genauer untersucht. Er war der erste, der einen Zusammenhang und eine Wechselbeziehung zwischen Handeln und Denken beschrieb.

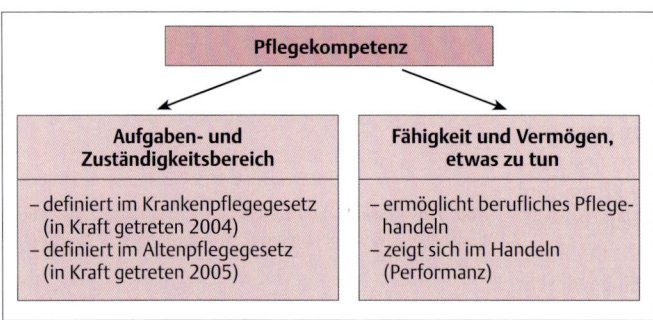

Abb. 3.3 Aspekte pflegerischer Kompetenz

Erkenntnis und damit kognitive Strukturen entstehen aufgrund des Handelns eines Menschen mit Gegenständen. Gleichzeitig ermöglichen diese neu ausgebildeten Denkstrukturen ein breiteres Spektrum an Handlungsmöglichkeiten. Piaget identifizierte zwei Mechanismen, die die Wechselbeziehung zwischen Handeln und Denken erklären: „Assimilation" und „Akkommodation".

Assimilation

 Definition: *Der Begriff „Assimilation" stammt aus der lateinischen Sprache und bedeutet „Ähnlichmachung".*

Die Assimilation beschreibt einen Vorgang, bei dem neue, bislang unbekannte Informationen aus der Umwelt an die bestehenden kognitiven Strukturen eines Menschen angepasst werden. Wenn eine Schülerin oder ein Schüler beispielsweise lernt, einen pflegebedürftigen Menschen in die 30°-Seitenlage zu positionieren, so wird diese neue Technik in ihre/seine bestehenden kognitiven Strukturen eingeordnet, wenn bereits andere Techniken bekannt sind. Das bedeutet, die neue Technik wird in die bestehenden kognitiven Strukturen bezüglich anderer Techniken eingeordnet.

Akkommodation

Gleichzeitig wird zur Aufnahme der neuen Informationen die kognitive Struktur erweitert, was Piaget als Akkommodation bezeichnet.

 Beispiel: *Hier ist das u. a. die spezielle Positionierung der eingesetzten Hilfsmittel bei der 30°-Seitenlagerung.*

 Definition: *Der Begriff „Akkommodation" stammt ebenfalls aus der lateinischen Sprache und bedeutet „Anpassung" oder „Angleichung".*

Die Akkommodation beschreibt folglich einen Prozess, bei dem eine Anpassung bzw. Erweiterung der kognitiven Struktur eines Menschen stattfindet, wenn eine bislang unbekannte Information in die bestehende Struktur nicht eingeordnet werden kann.

Äquilibration

Nach Piaget lösen neue, unbekannte Elemente und Informationen aus der Umwelt diese Prozesse der Akkomodation und Assimilation aus, da Menschen danach streben, sich ihre Umwelt durch Erkennen zu erschließen, und diese Informationen in ihre kognitive Struktur einordnen möchten. Piaget nennt dieses Bestreben „Äquilibration".

 Definition: *Der Begriff „Äquilibration" stammt aus dem Lateinischen und bedeutet „ein Gleichgewicht herstellen".*

Unbekannte Elemente aus der Umwelt erzeugen Widersprüche sowie kognitive Konflikte und führen hierdurch zu einem Ungleichgewicht, das der betroffene Mensch beseitigen möchte. Über die Mechanismen Akkommodation und Assimilation kann das Gleichgewicht wiederhergestellt werden, was zum Aufbau immer komplexerer kognitiver Strukturen führt.

Vereinfacht ausgedrückt führt also die bewusste Auseinandersetzung eines Menschen mit seiner Umwelt zur Ausbildung und Erweiterung seiner kognitiven Strukturen. Erweiterte kognitive Strukturen wiederum ermöglichen eine größere Bandbreite von Handlungen.

Diese Entwicklung lässt sich auch auf Strukturierungsprozesse in anderen Bereichen, beispielsweise im Bereich des menschliches Zusammenlebens in Gruppen, in der Familie, am Arbeitsplatz etc., in der Sprache oder auch im Gefühlsleben übertragen und gilt sowohl für den privaten als auch für den beruflichen Lebensbereich.

Zusammenfassung:
kognitive Entwicklung (Piaget)
- *Assimilation: Angleichung von neuen Informationen in die vorhandenen Denkstrukturen,*
- *Akkommodation: Ausbau und Erweiterung der bisherigen Denkstrukturen, wenn neue Informationen dies notwendig machen,*
- *Äquilibration: Ein Gleichgewicht zwischen neuen Informationen und den eigenen kognitiven Strukturen herstellen.*

Lange Zeit herrschte die Überzeugung vor, dass der Prozess menschlichen Lernens vor allem im Kindesalter und jungen Erwachsenenalter stattfindet. Heute wird jedoch allgemein davon ausgegangen, dass menschliche Entwicklung ein lebenslanger Prozess ist und auch im höheren Erwachsenenalter neue Erfahrungen und Herausforderungen zu neuem Wissen, erweiterten kognitiven Strukturen und neuen Fähigkeiten führen. In diesem Zusammenhang kann Kompetenz folgendermaßen definiert werden.

Definition: Kompetenz ist *„die Fähigkeit zur erfolgreichen Bewältigung komplexer Anforderungen in spezifischen Situationen. Kompetentes Handeln schließt den Einsatz von Wissen, von kognitiven und praktischen Fähigkeiten genauso ein wie soziale und Verhaltenskomponenten (Haltungen, Gefühle, Werte und Motivationen)"* (Gnahs 2010, S. 21).

Kompetenz umfasst demzufolge nicht ausschließlich Wissen, Fähigkeiten und Fertigkeiten, sondern auch Aspekte wie Werte, Ziele, Bedürfnisse und Einstellungen (**Abb. 3.4**).

Merke: *Kompetenzentwicklung ist das Ergebnis eines kontinuierlichen Prozesses, bei dem Ziele und Bedürfnisse eines Menschen zu Handlungen motivieren. Diese Handlungen ermöglichen Lernerfahrungen und führen zu Werten und Einstellungen, die wiederum seine Ziele und Bedürfnisse beeinflussen.*

Alle Aspekte zusammen nehmen Einfluss auf die Entwicklung der Kompetenz eines Menschen und darauf, wie ein Mensch mit neuen Anforderungen umgeht und auf welche Art und Weise er seine persönlichen Ressourcen in konkreten Situationen zur Lösung von Problemen einsetzt. Zwei Aspekte sind hierbei wesentlich:
1. Kompetenz kann sich während des gesamten Lebens entwickeln und ist nicht auf ein bestimmtes Lebensalter beschränkt.
2. Kompetenz entwickelt sich in der Auseinandersetzung mit der Umwelt. Dabei reagieren Menschen jedoch nicht nur auf die Herausforderungen, die die Umwelt an sie stellt, sondern sie werden zu aktiv handelnden Menschen, die ihr Leben selbst gestalten und zu ändern vermögen.

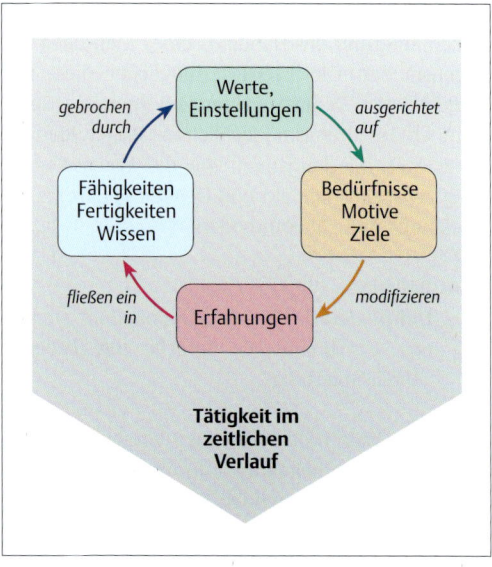

Abb. 3.4 Kompetenz als Zusammenspiel verschiedener Faktoren, die menschliches Verhalten beeinflussen

Hierfür ist die Möglichkeit, aber auch die Bereitschaft eines Menschen zur Kompetenzentwicklung wichtig.

Um die Kompetenz zur Teamarbeit bzw. Kooperation mit anderen Menschen erwerben zu können, ist es wichtig, auch Gelegenheit zu bekommen, in einem Team zu arbeiten. Darüber hinaus ist zudem auch die Bereitschaft eines Menschen entscheidend, mit anderen zusammen arbeiten zu wollen.

Kompetenz ist sowohl im privaten als auch im beruflichen Alltag eine entscheidende Voraussetzung zur Bewältigung von Herausforderungen.

Auch innerhalb der Familie können Veränderungen im sozialen Gefüge, beispielsweise durch die Geburt oder den Tod eines Familienmitgliedes, herausfordernd auf die anderen Familienangehörigen wirken und zur Kompetenzentwicklung auffordern.

3.1 Kompetenzbegriff

Berufliche Handlungskompetenz

Im Zusammenhang mit der Kompetenz von Pflegepersonen interessiert vor allem die berufliche Handlungskompetenz. (Berufliche) Handlungskompetenz kann beschrieben werden als „die Bereitschaft und Befähigung des Einzelnen, sich in beruflichen, gesellschaftlichen und privaten Situationen sachgerecht durchdacht sowie individuell und sozial verantwortlich zu verhalten" (KMK 2011, S. 14). Sie befähigt einen Menschen, spezifische Aufgaben im Beruf, aber auch in der Gesellschaft zu erfüllen.

Berufliche Handlungskompetenz ist folglich die Voraussetzung für berufliches Handeln. Sie ermöglicht berufliches Handeln, und zwar so, dass den Anforderungen und Aufgaben, die im beruflichen Alltag an einen Menschen gestellt werden, mit ziel- und selbstbewusstem, reflektiertem und verantwortlichem Handeln begegnet werden kann.

Um die Aspekte der beruflichen Handlungskompetenz näher bestimmen zu können, wird sie häufig in folgende Teilbereiche unterteilt: **Fachkompetenz**, **Sozialkompetenz** und **Selbstkompetenz**.

Fachkompetenz

Fachkompetenz die „Bereitschaft und Fähigkeit, auf der Grundlage fachlichen Wissens uns Könnens, Aufgaben und Probleme zielorientiert, sachgerecht, methodengeleitet uns selbstständig zu lösen und das Ergebnis zu beurteilen" (KMK 2011, S. 14).

Hierzu gehören beispielsweise Allgemein- und Fachwissen, fachliche Fähigkeiten und Fertigkeiten, aber auch analytisches und strukturierendes Denken sowie die Fähigkeit, Zusammenhänge und Wechselwirkungen zu erkennen.

Auf die Pflege bezogen gehört zur Fachkompetenz u. a. Beobachtungsfähigkeit, die Fähigkeit, physische und psychische Veränderungen bei pflegebedürftigen Menschen wahrnehmen und einordnen zu können, sowie die Fähigkeit, pflegerische Tätigkeiten fach- und sachgerecht und unter Einbezug des betroffenen Menschen durchführen zu können.

> ⚠️ **Merke:** *Die Fachkompetenz einer Pflegeperson zeigt sich außerdem in ihrer Fähigkeit, die eigene Arbeit sinnvoll zu planen und zu organisieren, durchzuführen und zu bewerten sowie Entscheidungen treffen und Probleme lösen zu können. Als systematische Methode kommt hier der Pflegeprozess (s. a. Kap. 6) zum Tragen.*

Sozialkompetenz

Sozialkompetenz umfasst die „Bereitschaft und Fähigkeit, soziale Beziehungen zu leben und zu gestalten, Zuwendungen und Spannungen zu erfassen und zu verstehen, sowie sich mit anderen rational und verantwortungsbewusst auseinanderzusetzen und zu verständigen. Hierzu gehört insbesondere auch die Entwicklung sozialer Verantwortung und Solidarität" (KMK 2011, S. 14).

Da Pflege in der unmittelbaren Betreuungsleistung mit und für pflegebedürftige Menschen und deren Angehörige besteht, kommt der Sozialkompetenz in der Pflege große Bedeutung zu. Um Pflegeprobleme und Ressourcen eines pflegebedürftigen Menschen ermitteln zu können, bedarf es neben Fachkenntnissen auch der Fähigkeit zur Empathie, d. h. der Fähigkeit, die Situation aus der Sicht des Betroffenen selbst wahrzunehmen.

Auch die Beratung pflegebedürftiger Menschen und deren Angehöriger sowie die Anleitung zu gesundheitsförderndem Verhalten gewinnt in der pflegerischen Berufsausübung immer mehr an Bedeutung und setzt neben Fachkenntnissen vor allem Fähigkeiten im Bereich der Gestaltung von Interaktion und Kommunikation, z. B. Kenntnisse über verschiedene Gesprächstechniken, voraus.

Darüber hinaus wird die Arbeit in den Pflegeberufen in der Regel in Zusammenarbeit mit anderen Pflegepersonen und Angehörigen anderer Berufe des Gesundheitswesens, z. B. Ärzten und Physiotherapeuten, erbracht, was ebenfalls Teamfähigkeit, Kooperationsbereitschaft und Kommunikationsfähigkeit erfordert. Hierzu gehört unter anderem die Fähigkeit, den eigenen Standpunkt zu verdeutlichen und auch zu vertreten und mit Kritik und Konflikten konstruktiv umgehen zu können.

Selbstkompetenz

Die Selbstkompetenz wird auch als personale Kompetenz bezeichnet. Selbstkompetenz umfasst die „Bereitschaft und Fähigkeit, als individuelle Persönlichkeit die Entwicklungschancen, Anforderungen und Einschränkungen in Familie, Beruf und öffentlichem Leben zu klären, zu durchdenken und zu beurteilen, eigene Begabungen zu entfalten, sowie Lebenspläne zu fassen und fortzuentwickeln. Sie umfasst Eigenschaften wie Selbstständigkeit, Kritikfähigkeit, Selbstvertrauen, Zuverlässigkeit, Verantwortungs- und Pflichtbewusstsein. Zu ihr gehören insbesondere auch die Entwicklung durchdachter

Wertvorstellungen und die selbstbestimmte Bindung an Werte" (KMK 2011, S. 14).

Methodenkompetenz, kommunikative Kompetenz und Lernkompetenz werden als Bestandteile von Fach-, Selbst- und Sozialkompetenz betrachtet. Methodenkompetenz umfasst dabei die „Bereitschaft und Fähigkeit zur zielgerichtetem, planmäßigen Vorgehen bei der Bearbeitung von Aufgaben und Problemen (zum Beispiel bei der Planung von Arbeitsschritten)" (KMK 2011, S. 15). Zur kommunikativen Kompetenz gehört die „Bereitschaft und Fähigkeit, kommunikative Situationen zu verstehen und zu gestalten" (KMK 2011, S. 15). Sie ermöglicht es, in Kommunikation und Interaktion eigene Absichten und Bedürfnisse, aber auch den Kommunikationspartner wahrzunehmen, zu verstehen und darzustellen. Schließlich ist auch die Lernkompetenz ein wesentlicher Bestandteil: Sie umfasst die „Bereitschaft und Fähigkeit, Informationen über Sachverhalte und Zusammenhänge selbstständig und gemeinsam mit anderen zu verstehen, auszuwerten und in gedankliche Strukturen einzuordnen" (KMK 2011, S. 15). Dabei ist entscheidend, dass Lerntechniken und Lernstrategien entwickelt werden, die berufsbezogen, aber auch über den Berufsbereich hinaus weisen und für ein lebenslanges Lernen genutzt werden können.

Alle Teilkompetenzen zusammen machen berufliche Handlungskompetenz aus. Sie können als „Fundament" bzw. „Säulen" dargestellt werden, die berufliche Handlungskompetenz „tragen" und berufliches Handeln ermöglichen (**Abb. 3.5**).

In Abhängigkeit von der auszuführenden Handlung können die einzelnen Teilbereiche jeweils in unterschiedlicher Gewichtung notwendig werden.

 Beispiel: *Bei einigen Tätigkeiten, z. B. bei der Bedienung eines Blutzuckermessgerätes, stehen fachlich-technische Fähigkeiten, d. h. die Fach-/Methodenkompetenz einer Pflegeperson, stark im Vordergrund, bei anderen Tätigkeiten, wie z. B. der Gestaltung einer Gesprächssituation mit einem pflegebedürftigen Menschen und seinen Bezugspersonen, ist in erster Linie die Sozialkompetenz der Pflegeperson gefordert.*

Berufliches Handeln

Berufliche Handlungskompetenz

Fachkompetenz
- Allgemein- und Fachwissen
- Organisatorische Fähigkeiten
- Betriebswirtschaftliche Kenntnisse
- EDV-Wissen
- Fachliche Fähigkeiten und Fertigkeiten
- Sprachkenntnisse
- Analytisches Denken
- Konzeptionelle Fähigkeiten
- Strukturierendes Denken
- Erkennen von Zusammenhängen und Wechselwirkungen
- Ganzheitliches Denkvermögen
- Kreativität und Innovationsfähigkeit

Sozialkompetenz
- Teamfähigkeit
- Einfühlungsvermögen
- Kommunikationsfähigkeit
- Kooperationsbereitschaft
- Konfliktlösungsbereitschaft
- Partnerzentrierte Interaktion
- Konsensfähigkeit
- Verständnisbereitschaft

Selbstkompetenz
- Bereitschaft zur Selbstentwicklung
- Selbstreflektionsbereitschaft
- Leistungsbereitschaft
- Lernbereitschaft
- Offenheit
- Risikobereitschaft
- Belastbarkeit
- Glaubwürdigkeit
- Emotionalität
- Flexibilität

Abb. 3.5 Haus der beruflichen Handlungskompetenz

Dennoch beschränken sich die Anforderungen in den genannten Beispielen nicht ausschließlich auf einen Teilbereich: Auch bei der Bestimmung des Blutzuckers muss der betroffene pflegebedürftige Mensch über Sinn und Zweck, Notwendigkeit und Ablauf der Maßnahme informiert und in die Tätigkeit einbezogen werden. Die Begleitung eines Menschen mit einer bösartigen Erkrankung fordert neben sozialer Kompetenz auch Fachwissen über Verlauf und Prognose der Erkrankung (Fach-/Methodenkompetenz) sowie die Bereitschaft der Pflegeperson, sich die Begegnung mit diesem pflegebedürftigen Menschen aktiv zu gestalten (Sozialkompetenz).

Werden Tätigkeiten von Pflegepersonen ohne Einbezug aller Kompetenzbereiche ausgeführt, müssen sie zwangsläufig ineffektiv und ohne die gewünschte Wirkung bleiben. Obwohl also bei einigen Pflegehandlungen eine Teilkompetenz im Vordergrund stehen kann, sind für zielgerichtetes und effektives Pflegehandeln bei nahezu jeder pflegerischen Tätigkeit Fähigkeiten in allen drei Kompetenzbereichen erforderlich.

> **Merke:** *Berufliche Handlungskompetenz umfasst die Bereiche Fachkompetenz, Sozialkompetenz und Selbstkompetenz. Wichtige Bestandteile dieser 3 Bereiche sind Methodenkompetenz, kommunikative Kompetenz und Lernkompetenz. Berufliches Pflegehandeln kann nur dann effektiv, zielgerichtet, patientenorientiert und somit qualitativ hochwertig sein, wenn Fähigkeiten aus allen Kompetenzbereichen in die jeweilige pflegerische Tätigkeit einfließen.*

3.2 Kompetenzerwerb

Die voranstehenden Ausführungen machen deutlich, dass für die pflegerische Berufsausübung vielfältige Kompetenzen erforderlich sind.

Mit dem Erwerb von Pflegekompetenz und den Bereichen, in denen Pflegepersonen tätig sind, hat sich insbesondere die amerikanische Pflegewissenschaftlerin Patricia Benner auseinandergesetzt.

Sie überträgt das Modell des Kompetenzerwerbs des amerikanischen Mathematikers und Systemanalytikers Stuart Dreyfus und des Philosophen Hubert Dreyfus auf die Pflege. In ihrem Modell, das sie aus Untersuchungen an Piloten und Schachspielern entworfen haben, gehen Dreyfus und Dreyfus davon aus, dass Lernende beim Erwerb von Fähigkeiten fünf Leistungsstufen durchlaufen:
1. Neuling,
2. Fortgeschrittener Anfänger,
3. Kompetenter,
4. Erfahrener,
5. Experte.

Dreyfus und Dreyfus beobachteten in ihren Untersuchungen drei grundlegende Entwicklungen der Leistungsfähigkeit vom Neuling zum Experten:

Erstens vollzog sich eine Entwicklung von der Orientierung an abstrakten Grundregeln hin zu einem vermehrten Rückgriff auf konkrete eigene Erfahrungen.

Zweitens veränderte sich die Wahrnehmung konkreter Situationen dahingehend, dass sie nicht mehr als Summe gleich wichtiger Teile, sondern vielmehr als Ganzes gesehen wurden, bei dem einzelne Teile wichtig sind.

Drittens bemerkten Dreyfus und Dreyfus, dass sich die untersuchten Personen von unbeteiligten Beobachtern zu engagierten Handelnden wandelten, die in der Situation direkt beteiligt sind.

Benner ermittelte diese Kompetenzstufen auch bei Pflegepersonen und versuchte in ihrer Untersuchung herauszufinden, ob und, wenn ja, welche Unterschiede es in der Beurteilung ein und derselben pflegerischen Situation zwischen Neulingen und Pflegeexperten gibt. Hierzu beobachtete und befragte sie mit ihren Mitarbeitern anhand von teilnehmender Beobachtung und von Interviews zahlreiche Pflegepersonen, um das versteckte Wissen von Pflegepraktikern offen zu legen. Dabei ging es ihr nicht darum, Pflegepersonen in unterschiedliche Kompetenzstufen einzuordnen, sondern vielmehr einen Beitrag zur Beschreibung des Praxiswissens zu leisten, der außerdem von Nutzen für die Strukturierung der Aus- und Fortbildung sein sollte.

Theoretisches und praktisches Wissen

Benner unterscheidet zwischen theoretischem und praktischem Wissen. Sie geht davon aus, dass sich theoretisches Wissen, das sie auch als das „Wissen, dass" (engl.: Know – that) bezeichnet, von praktischem Wissen, von ihr „Wissen, wie" (engl.: Know – how) genannt, unterscheidet. Viele menschliche Fähigkeiten, wie z. B. Rad fahren oder Schwimmen, werden ohne „Wissen, dass" erworben und ausgeführt und könnten von den betreffenden Menschen theoretisch nicht unbedingt erklärt werden.

Das Know-how entwickelt sich nach Ansicht von Benner durch Erfahrung mit einer Tätigkeit. Übertragen auf die Pflege bedeutet dies, dass sich zusätzlich zu den erlernbaren Regeln erst durch Erfahrungen in der Pflegepraxis das Know-how der Pflege ausbildet. Dementsprechend lassen sich laut Benner Unterschiede in der Arbeitsweise zwischen Berufsanfängern und erfahrenen Pflegepersonen erkennen, da letztere über Erfahrungen mit konkreten Praxissituationen verfügen. Praktisches Wissen umfasst nach Benner sechs Aspekte:

1. Sensibilität für feine qualitative Unterschiede, d. h. der „Kennerblick", der sich aufgrund reichhaltiger praktischer Erfahrungen herausbildet,
2. ein gemeinsames Verständnis für hilfreiche, heilsame und förderliche pflegerische Verhaltensweisen im Umgang mit hilfsbedürftigen Menschen, vor allem in extremen Situation,
3. Annahmen, Erwartungen und Einstellungen, die nicht unbedingt Gegenstand des offiziell anerkannten Wissensbestandes sind, sich aber z. B. durch die Beobachtung vieler ähnlicher Krankheitsverläufe herausbilden,
4. paradigmatische Fälle und persönliches Wissen, d. h. Wissen, das sich anhand paradigmatischer (einschneidender) Erfahrungen herausgebildet hat,
5. Maximen, d. h. verschlüsselte Anweisungen, mit denen sich Fachleute untereinander verständigen, deren Bedeutung von Neulingen jedoch nicht verstanden werden kann,
6. nicht vorhergesehene Aufgaben, die von anderen Berufsgruppen im Krankenhaus an Pflegepersonen delegiert werden und in denen Pflegende Kenntnisse erwerben.

Alle diese Aspekte pflegerischen Wissens entwickeln sich laut Benner in der Pflegepraxis, d. h. in der Auseinandersetzung mit konkreten realen Pflegesituationen. Pflegepersonen sind aufgefordert, dieses versteckte Wissen, das sich aus der praktischen Erfahrung ergibt, systematisch zu erfassen.

Kompetenzstufen

In Anlehnung an Dreyfus und Dreyfus beschreibt Benner in ihrer Theorie fünf Kompetenzstufen der Pflegepersonen, denen sie charakteristische Merkmale zuordnet.

Die Stufe des Neulings ist gekennzeichnet durch die Ausrichtung des Handelns an erlernten Regeln. Da Neulinge noch über wenig bzw. keine Erfahrung mit konkreten Pflegesituationen verfügen, ist ihr Verhalten in kritischen Praxissituationen wenig flexibel und sehr eingeschränkt, da allgemeine Regeln z. B. nur wenig Hinweise darüber geben können, welche Tätigkeiten Vorrang vor anderen haben. Auf dieser Kompetenzstufe sieht Benner z. B. Pflegeschüler, aber auch Pflegepersonen, die in einen ihnen bislang unbekannten Praxisbereich der Pflege wechseln.

Fortgeschrittene Anfängerinnen haben dem gegenüber bereits eine Reihe von Erfahrungen in realen Situationen sammeln können und sind in der Lage, immer wiederkehrende Aspekte einer Pflegesituation zu erkennen. Benner gibt hier das Beispiel, dass die Erkenntnis darüber, wann ein Patient bereit ist, sich mit seiner veränderten Lebenssituation infolge seiner Erkrankung zu befassen, erfordert, dass bereits Erfahrungen mit Patienten in ähnlichen Situationen gemacht wurden. Auf dieser Kompetenzstufe sieht Benner in erster Linie Berufsanfänger in der Pflege, die vor allem Unterstützung bei der Identifikation von Prioritäten benötigen.

Als kompetente Pflegende bezeichnet Benner Pflegepersonen, die über ca. zwei bis drei Jahre Berufserfahrung in einem Bereich der Pflege verfügen. Charakterisiert ist diese Kompetenzstufe durch einen Wechsel des Handelns vom bloßen Reagieren zum planvollen Vorgehen in der Praxis. Das bewusste, überlegte Planen versteht Benner als das differenzierte Erkennen, welche Aspekte einer Situation wichtig und welche zu vernachlässigen sind. Dies führt zu einem organisierten und effizienten Arbeiten. Hinzu kommt das Gefühl der kompetent Pflegenden, ihren Aufgaben gewachsen zu sein.

Erfahrene Pflegende nehmen nicht mehr einzelne Aspekte von Situationen wahr, sondern erfassen die Situation als Ganzes, das auf der Grundlage früherer Erfahrungen mit ähnlichen Pflegesituationen spontan begriffen wird. Dabei werden Abweichungen vom Normalen und Erwarteten unmittelbar erkannt. Erfahrene Pflegende erkennen, welche Aspekte einer Pflegesituation wichtig sind, können viele unerhebliche Möglichkeiten ausschließen und dringen hierdurch zum eigentlichen Problem durch. Auf dieser Kompetenzstufe befinden sich nach Benner Pflegepersonen, die drei bis fünf Jahre Berufserfahrung in einem Bereich der Pflege gesammelt haben.

Charakteristisch für die Pflegeexperten ist das intuitive Erfassen einer Situation ohne den Rückgriff auf handlungsleitende Regeln. Sie können den Kern eines Problems direkt erfassen und erforderliche Pflegemaßnahmen ableiten, ohne viel Zeit mit anderen Diagnose- oder Handlungsmöglichkeiten zu verlieren. Pflegeexperten verfügen laut Benner über einen sicheren Blick für das Wesentliche und ein Gefühl für die Situation.

Kompetenzbereiche

Benner identifizierte in ihren Interviews und Beobachtungen von Pflegepersonen einunddreißig Kompetenzen, die sie sieben Kompetenzbereichen der Pflegepraxis zuordnet. Benner weist ausdrücklich darauf hin, dass die von ihr erstellte Liste nicht als vollständig zu betrachten ist, sondern durch geeignete Untersuchungen ergänzt und erweitert werden muss. Die Übersicht zeigt die von Benner beschriebenen Kompetenzbereiche mit den dazugehörigen Kompetenzen der Pflegepersonen.

Kompetenzbereiche

1 Wirkungsvolles Handeln bei Notfällen
- Kompetent handeln in lebensbedrohlichen Notfallsituationen: Probleme schnell erfassen
- Das Unvorhersehbare bewältigen: Handlungsbedarf und Ressourcen in Notfallsituationen rasch aufeinander abstimmen
- Kritische Zustände beim Patienten erkennen und damit umgehen, bis der Arzt eintrifft

2 Diagnostik und Patientenüberwachung
- Bedeutsame Veränderungen des gesundheitlichen Zustandes des Patienten erkennen und dokumentieren
- Frühe Alarmsignale geben: Komplikationen und Verschlechterungen vorausahnen, noch ehe messbare diagnostische Anzeichen vorliegen
- Zukünftige Probleme erahnen: Vorausschauendes Denken
- Wissen, welche besonderen Probleme und Erfahrungen mit den verschiedenen Krankheiten verbunden sind: Die Bedürfnisse des Patienten erahnen
- Die Möglichkeiten des Patienten einschätzen, gesund zu werden und auf verschiedene Behandlungsstrategien anzusprechen

3 Helfen
- Die heilende Beziehung: Ein heilendes Klima schaffen und sich dafür einsetzen, dass Heilung geschehen kann
- Dem Patienten seine Lage so angenehm wie möglich gestalten; ihm das Gefühl geben, ein Mensch zu sein, auch angesichts von Schmerz und schwerstem Zusammenbruch
- Einfach da sein
- Den Patienten dazu befähigen, sich so stark wie möglich an seiner Genesung zu beteiligen und Verantwortung dafür zu übernehmen
- Schmerzen einschätzen und geeignete Maßnahmen sowohl für den Umgang mit ihnen als auch zu ihrer Bekämpfung auswählen
- Trost spenden und Kontakt herstellen über körperliche Berührung
- Die Angehörigen emotional und durch Informationen unterstützen
- Den Patienten durch emotionale Krisen und Entwicklungsprozesse führen. Neue Möglichkeiten aufzeigen, Hilfe beim Loslassen alter Gewohnheiten:
  - Leiten, lehren, vermitteln
  - Als psychologische und kulturelle Vermittler handeln
  - Ziele therapeutisch einsetzen u. a.

4 Organisation und Zusammenarbeit
- Mit den vielfältigen Bedürfnissen der Patienten umgehen: Prioritäten setzen
- Ein therapeutisches Team aufbauen und funktionsfähig erhalten zur Gewährleistung optimaler Therapie
- Die Folgen von Personalmangel und hoher Fluktuation bewältigen:

- Krisenmanagement betreiben
- Zeiten extremer Überbelastung voraussehen und vermeiden
- Eine fürsorgliche Haltung gegenüber den Patienten aufrechterhalten, auch ohne häufigen und engen Kontakt zu ihnen zu haben u. a.

5 Beraten und Betreuen
- Das richtige Timing: Den Zeitpunkt erfassen, an dem sich der Patient auf neue Erfahrungen einlassen kann
- Dem Patienten dabei helfen, die Folgen seiner Krankheit in sein Leben zu integrieren
- Den Patienten sein Krankheitsverständnis aussprechen lassen und seine Sichtweise nachvollziehen
- Dem Patienten eine Deutung seines Zustandes anbieten und Eingriffe erklären
- Die Funktion der Betreuung: kulturell heikle Aspekte der Krankheit zugänglich und verstehbar machen

6 Durchführen und Überwachen von Behandlungen
- Infusionen möglichst risiko- und komplikationslos beginnen und fortführen
- Medikamente mit Sorgfalt und geringem Risiko verabreichen: Überwachung von therapeutischen und unerwünschten Effekten wie Toxizität und Unverträglichkeiten
- Mögliche Folgen von Immobilität bekämpfen: Prävention und Behandlung von Hautschädigungen, Mobilisation und Krankengymnastik zur Förderung der Beweglichkeit und Wiederherstellung, Prävention von Atemfunktionsstörungen
- Eine Wundversorgung vornehmen, die schnelles Abheilen, Wohlbefinden des Patienten und gutes Abfließen von Wundsekreten ermöglicht

7 Überwachung und Sicherstellung der Qualität der medizinischen Versorgung
- Maßnahmen auf ihre medizinische und pflegerische Sicherheit überprüfen
- Beurteilen, was ohne Risiko aus dem Behandlungsplan gestrichen und was hinzugefügt werden kann
- Ärzte zur rechten Zeit zu den notwendigen Schritten bewegen

Kompetenzerwerb in der Pflegeausbildung

Bei genauerer Betrachtung der für die Pflege erforderlichen Kompetenzen wird deutlich, dass deren Erwerb nicht in drei Jahren Berufsausbildung abgeschlossen sein kann. Er erstreckt sich im Sinne des lebenslangen Lernens vielmehr auf die gesamte Dauer des Berufslebens.

Dennoch ist naturgemäß vor allem die Berufsausbildung darauf ausgerichtet, Lernende in den Pflegeberufen beim Erwerb der für die pflegerische Berufsausübung grundlegenden Kompetenzen zu unterstützen.

Kompetenzerwerb am Lernort Praxis

Die Einsätze am Lernort Praxis während der Berufsausbildung bieten ein ideales Feld, unter der Anleitung von erfahrenen Pflegepersonen Kompetenz in allen genannten Bereichen zu erwerben und zu vertiefen. Hier sollte insbesondere die Möglichkeit genutzt werden, in Abhängigkeit vom Ausbildungsstand das eigene Handeln (unter Aufsicht und Anleitung) zu planen, durchzuführen und zu bewerten.

Eine wichtige Rolle spielt in diesem Zusammenhang das Nachdenken über das eigene Handeln. Diese Reflexion erfolgt üblicherweise im Rückblick auf eine Situation oder Handlung, indem diese gedanklich nachvollzogen und im Hinblick auf gelungene, herausfordernde, problematische oder interessante Aspekte untersucht wird. Reflexion setzt eine gewisse Distanz zum eigenen Handeln bzw. der konkreten Situation voraus. Sie ermöglicht es, das eigene Handeln mit Abstand und aus einer neuen Perspektive heraus zu betrachten, besser zu verstehen und einer kritischen Beurteilung zu unterziehen. Auf diese Weise können im Sinne des Lernens neue Erkenntnisse gewonnen werden, die in ähnlichen Situationen und bei weiteren Handlungen genutzt werden können. Reflexion ist ein bewusstes und aktives Handeln, das wie andere Handlungen auch wiederholt geübt werden muss. Auch hier bieten erfahrene Pflegepersonen und Praxisanleiterinnen vor Ort eine wichtige Hilfestellung, indem sie Lernende beim Erkennen und Nutzen von Lernchancen unterstützen. Auf diese Weise wird der Arbeitsort „Station" oder „Wohnbereich" auch zu einem Lernort.

3.2 Kompetenzerwerb

Kompetenzerwerb am Lernort Schule

Auch die Pflegeausbildung am Lernort Schule ist auf die Unterstützung der Lernenden beim Erwerb von Handlungskompetenz ausgerichtet.

Kompetenzen können im eigentlichen Sinne nicht „vermittelt" werden, sondern setzen ein aktives Tun und eine handelnde Auseinandersetzung mit Wissen und Können voraus. In der Pflegeausbildung kommen deshalb vor allem solche Lehr-Lern-Methoden zum Einsatz, die einerseits Kompetenzerwerb in allen Kompetenzbereichen ermöglichen, andererseits Lernende in der Pflege zum aktiven Mitarbeiten und Handeln auffordern.

Auch während der theoretischen Ausbildung in der Krankenpflege-, Kinderkrankenpflege oder Altenpflegeschule können – neben der Fach- und Methodenkompetenz – Sozialkompetenz und personale Kompetenz erworben werden. Dies geschieht in erster Linie über die Lehr- und Lernmethoden im Unterricht.

Vor allem Kleingruppenarbeit und die Zusammenarbeit in selbst organisierten Lerngruppen fördern die Fähigkeit, sich über fachliche Probleme mit anderen auseinanderzusetzen und Meinungen zu diskutieren sowie einen eigenen Standpunkt zu entwickeln und zu vertreten. Gleichzeitig wird hier in einem geschützten Rahmen die Gelegenheit geboten, die Fähigkeit zur Teamarbeit zu schulen.

Rollenspiele bieten in besonderem Maße Gelegenheiten, sich in die Situation eines anderen Menschen einfühlen zu lernen. Vorträge und Referate fördern die eigenständige Auseinandersetzung mit einem Thema und unterstützen den Erwerb kommunikativer Fähigkeiten auch dahingehend, dass ein Sachverhalt anderen Auszubildenden verständlich präsentiert werden muss. Projektunterricht oder problemorientiertes Lernen ermöglichen das zielgerichtete und gemeinsame Arbeiten an pflegerelevanten Fragestellungen und die selbst gesteuerte Planung, Durchführung, Bewertung und Reflexion der eigenen Lernprozesse. So könnte die Reihe fortgesetzt werden.

Entscheidend für den Erfolg beim Einsatz dieser Unterrichtsmethoden ist jedoch, dass sie bei den Auszubildenden auf die Bereitschaft zu Mitarbeit, Engagement, Lernen und Kompetenzerwerb treffen.

Kompetenzerwerb am Lernort Skillslab

Ideale Bedingungen für die Verknüpfung von theoretischem und praktischem Wissen bietet das Lernen im Skillslab. Hierunter wird eine realitätsnahe Lernumgebung verstanden, in der Pflegehandlungen in einem geschützten Rahmen ohne den in der Pflegepraxis oftmals herrschenden Handlungsdruck eingeübt und trainiert werden können. Auch pflegebedürftige Menschen werden so weniger belastet. Wichtiger Bestandteil des Lernens im Skillslab ist dabei die Zusammenarbeit mit erfahrenen Pflegepersonen. Sie demonstrieren das Vorgehen in konkreten Pflegesituationen und erläutern und begründen dabei die Handlungsschritte, die sie ausführen. Lernende können auf diese Weise das Handeln der Experten nachvollziehen und „am Modell lernen". Sie bekommen ein Feedback zu ihrer eigenen Handlungsausführung und erwerben Handlungssicherheit für die berufliche Pflegepraxis. Auch beim Lernen im Skillslab spielt die Bereitschaft zum Nachdenken über das eigene berufliche Handeln in Form von Reflexionen eine wichtige Rolle.

Fazit: *Das Aufgabenfeld der Pflegeberufe befindet sich in einem Wandel. Verantwortlich hierfür sind vor allem soziodemografische Entwicklungen und neue Gesetzgebungen im Gesundheitswesen, die zu einer Erweiterung und Schwerpunktverlagerung pflegerischer Aufgaben führen und neue Anforderungen an die Kompetenz von Pflegepersonen stellen.*

Zur Ausübung einer qualitativ hochwertigen und zielgerichteten Pflege sind Fähigkeiten in den Bereichen Fachkompetenz, Sozialkompetenz und Selbstkompetenz unerlässlich. Alle Teilbereiche zusammen bilden die berufliche Handlungskompetenz und sind die Voraussetzung für erfolgreiches pflegerisches Handeln.

Der Erwerb der für die pflegerische Berufsausübung erforderlichen Kompetenzen findet zu einem wesentlichen Teil während der Berufsausbildung an den Lernorten Praxis und Schule statt. Er setzt dabei in hohem Maße die Bereitschaft der Lernenden zu Reflexion und aktiver Mitgestaltung des Lernprozesses voraus. Kompetenzerwerb und die Weiterentwicklung von Kompetenzen ist nicht auf die Berufsausbildung beschränkt, sondern vollzieht sich im Sinne lebenslangen Lernens während der gesamten Berufstätigkeit.

3 Berufliche Handlungskompetenz

Literatur:

Benner, P.: Stufen zur Pflegekompetenz. From Novice to Expert. Hans Huber, Bern 1994

Deutscher Bildungsrat für Pflegeberufe (Hrsg.): Berufskompentenzen professionell Pflegender. Berlin 2002

Dielmann, G.: Krankenpflegegesetz und Ausbildungs- und Prüfunsverordnung für die Berufe in der Krankenpflege. Kommentar für die Praxis. Mabuse, 3. Aufl. Frankfurt a.M. 2013

Erpenbeck, J. et al. (Hrsg.): Handbuch Kompetenzmessung. 3. Aufl. Schäffer Poeschel, Stuttgart 2017

Gesetz über die Berufe in der Altenpflege (Altenpflegegesetz – AltPflG, BGBl I, S. 1513)

Gnahs, D.: Kompetenzen. Erwerb, Erfassung, Instrumente. 2. Aufl. wbv, Bielefeld 2010

Gudjons, H., S. Traub: Pädagogisches Grundwissen. 12. Aufl. Verlag Julius Klinkhardt, Bad Heilbrunn 2016

Heursen, G.: Kompetenz – Performanz. In: Lenzen, D. (Hrsg.): Pädagogische Grundbegriffe, Bd. 2: Jugend bis Zeugnis. Rowohlt Taschenbuch Verlag GmbH, Reinbek bei Hamburg, 1993

Kirkevold, M.: Pflegewissenschaft als Praxisdisziplin. Hans Huber, Bern 2002

Kultusministerkonferenz (KMK): Handreichungen für die Erarbeitung von Rahmenlehrplänen der Kultusministerkonferenz für den berufsbezogenen Unterricht in der Berufsschule und ihre Abstimmung mit Ausbildungsordnungen des Bundes für anerkannte Ausbildungsberufe. Aktualisierte Auflage. Berlin 2011

Oerter, R., L. Montada: Entwicklungspsychologie, 6. Aufl. Beltz, Weinheim 2008

Raven, U.: Handlungskompetenz in der Pflege und ihre Bedeutung für die Professionalisierung des Berufsfeldes. Pflege 8 (1995) 347

Schneider, W., U. Lindenberger: Entwicklungspsychologie. 7. Aufl. Beltz, Weinheim 2012

Schwarz-Govaers, R.: Subjektive Theorien als Basis von Wissen und Handeln. Ansätze zu einem handlungstheoretisch fundierten Pflegediagnostikmodell. Hans Huber, Bern 2005

Statistisches Bundesamt (Hrsg.): Bevölkerung und Erwerbstätigkeit. Ausländische Bevölkerung. Ergebnisse des Ausländerzentralregisters 2015. Wiesbaden 2016

Statistisches Bundesamt (Hrsg.): Ältere Menschen in Deutschland und in der EU. Wiesbaden 2016

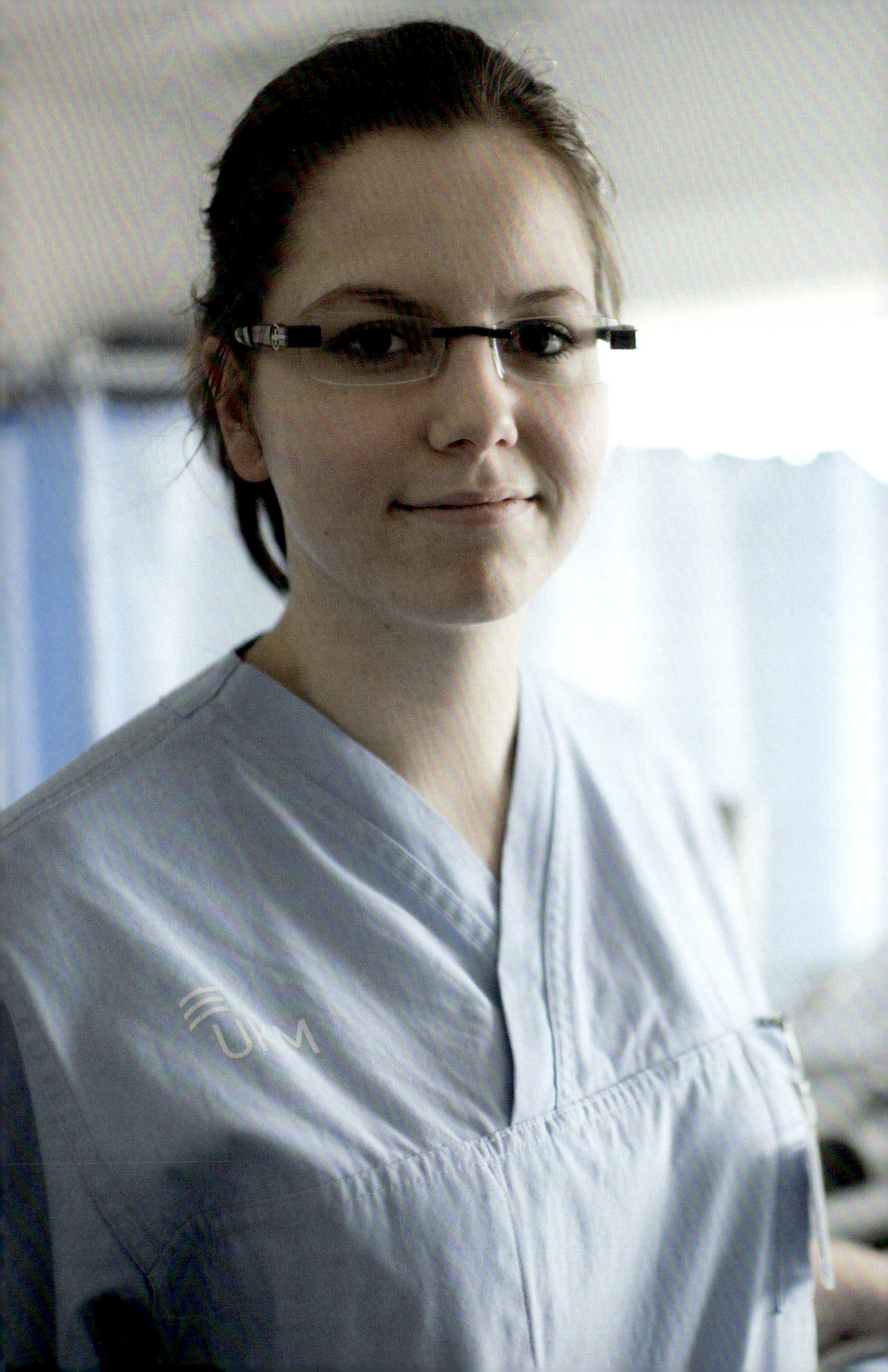

II   Pflege und Profession

Übersicht

4 **Pflegetheorien** · 86
5 **Pflegewissenschaft und -forschung** · 137
6 **Pflegeprozess und Pflegequalität** · 160
7 **Pflegediagnosen** · 221
8 **Arbeitsorganisation und Pflegesysteme** · 235

Seit den 80er-Jahren des 20. Jahrhunderts ist innerhalb der Pflegeberufe in Deutschland ein deutliches Bestreben zu erkennen, sich als Profession und eigenständige wissenschaftliche Disziplin zu etablieren. Eine entscheidene Bedingung für diesen Professionalisierungsprozess ist die Entwicklung und der Ausbau einer pflegespezifischen Wissensbasis, die im konkreten pflegerischen Handeln umgesetzt wird.

Um das eigene Handeln effektiv zu gestalten und auch für andere Menschen transparent und nachvollziehbar zu machen, muss es nicht nur aktuellen wissenschaftlichen Erkenntnissen entsprechen, sondern darüber hinaus strukturiert und auf eine systematische Art und Weise erfolgen. Erforderlich hierfür sind neben entsprechenden Kompetenzen der Pflegepersonen auch arbeitsorganisatorische Rahmenbedingungen, die eine Ausrichtung der Pflege auf die pflegebedürftigen Menschen ermöglichen.

Theorien der Pflege, Pflegewissenschaft und -forschung sind dabei unverzichtbare Elemente einer professionellen Pflegepraxis. Hierzu gehört zudem das strukturierte und systematische Arbeiten, für das der Pflegeprozess mit den Phasen Bedarfserhebung, Planung, Durchführung und Evaluation der Pflege einen Rahmen für eine qualitativ hochwertige Dienstleistung bietet. Arbeitsorganisation und Pflegesysteme tragen darüber hinaus dazu bei, Arbeitsabläufe patientenorientiert, effektiv und systematisch zu gestalten.

4 Pflegetheorien

Annette Lauber

Übersicht

Einleitung · 86
4.1 Professionelle Pflege · 87
4.2 Theorien und Modelle in der Pflege · 88
4.2.1 Konzepte · 88
4.2.2 Theorien · 89
4.2.3 Modelle · 90
4.2.4 Theoriebildung · 91
4.2.5 Einteilung · 93
4.3 Ausgewählte Theorien und konzeptionelle Modelle der Pflege · 95
4.3.1 Hildegard Peplau – Interpersonale Beziehungen in der Pflege · 95
4.3.2 Ida Jean Orlando – Die lebendige Beziehung zwischen Pflegenden und Patienten · 98
4.3.3 Martha Rogers – Theoretische Grundlagen der Pflege · 102
4.3.4 Dorothea Orem – Strukturkonzepte der Pflegepraxis · 105
4.3.5 Betty Neuman – Das System-Modell · 109
4.3.6 Madeleine Leininger – Kulturelle Dimensionen menschlicher Pflege · 114
4.3.7 Jean Watson – Pflege: Wissenschaft und menschliche Zuwendung · 117
4.3.8 Juliet Corbin/Anselm Strauss: Modell der Krankheitsverlaufskurve (Chronic Illness Trajectory Model) · 119
4.3.9 Das Roper-Logan-Tierney-Modell · 123
4.3.10 Marie-Luise Friedemann – Familien- und umweltbezogene Pflege · 127
4.3.11 Monika Krohwinkel – Fördernde Prozesspflege mit integrierten ABEDLs · 132
4.4 Ausblick · 134
Fazit · 136
Literatur · 136

Schlüsselbegriffe

▶ *Professionalisierungsprozess*
▶ *Pflegetheorie*
▶ *Konzept*
▶ *Modell*

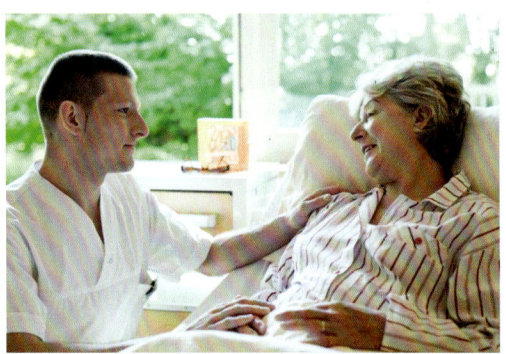

Einleitung

Das Streben nach Wissen ist so alt wie die Menschheit selbst. Wissen ist ein wichtiger Faktor bei der Orientierung des Menschen in seiner Umwelt. Von Geburt an machen Menschen Erfahrungen mit sich selbst, mit anderen Menschen und mit ihrer Umwelt: Ergebnis dieser Erfahrungen ist das Wissen. Im Laufe der Zeit haben sich wissenschaftliche Disziplinen, wie z. B. Mathematik, Physik oder auch Medizin, herausgebildet, die sich auf die Untersuchung eines fest umrissenen Teilbereichs menschlichen Wissens spezialisiert haben. Das auf diese Weise gewonnene Wissen schlägt sich u. a. nieder in der Formulierung von Theorien, mit deren Hilfe verschiedenste Sachverhalte beschrieben, erklärt, vorhergesagt oder kontrolliert werden sollen und die menschliches Handeln in unterschiedlichen Situationen leiten können.

Auch die Pflege, als immer noch junge wissenschaftliche Disziplin, entwickelt Theorien über den ihr eigenen Gegenstandsbereich, die handlungsleitend für die Ausübung der pflegerischen Praxis sind. Theoriegeleitetes Arbeiten in der Pflege führt zu einer effizienten, begründbaren, transparenten und überprüfbaren Pflegepraxis und trägt damit entscheidend zur Qualität der Pflege bei. Gleichzeitig wird durch die systematische und strukturierte Erschließung neuen Pflegewissens der Professionalisierungsprozess der Pflegeberufe unterstützt.

Das folgende Kapitel ordnet die Entwicklung von Pflegetheorien in den Professionalisierungsprozess der Pflegeberufe ein, klärt grundlegende Begriffe der Theoriebildung und stellt verschiedene Theorien der Pflege vor.

4.1 Professionelle Pflege

Die Pflege hat sich vom unbezahlten Dienst am Nächsten hin zu einem Beruf entwickelt, dessen Ausübung bestimmte Kompetenzen verlangt und der Ausbildung bedarf (s. Kapitel 2). Unter einem Beruf wird eine auf den Erwerb ausgerichtete Tätigkeit verstanden, die der Absicherung der wirtschaftlichen Existenz und sozialen Stellung dient.

Im engeren Sinne umfasst ein Beruf eine Arbeitstätigkeit, die eine spezialisierte und formalisierte Ausbildung verlangt. Menschen, die sich um Hilfsbedürftige kümmerten, hat es in den Jahrtausenden der Menschheit schon immer gegeben. Pflege als Beruf ist jedoch eine relativ junge Erscheinung.

Das erste reichseinheitliche deutsche Krankenpflegegesetz wurde erst im Jahre 1907 verabschiedet. Es sah den erfolgreichen Abschluss einer Ausbildung für die Erlaubnis zum Tragen der Berufsbezeichnung „Krankenschwester/-pfleger" vor. Eine gesetzliche Regelung für den Beruf „Kinderkrankenschwester/-pfleger" ist 1957 hinzugekommen. 1967 wurde im Bundesland Nordrhein-Westfalen die erste Ausbildungsordnung mit staatlicher Abschlussprüfung für die Altenpflege erlassen.

Der Hauptgrund für die Entstehung von Berufen liegt im Bedarf an einer bestimmten Dienstleistung innerhalb der Gesellschaft. Die Altenpflegeberufe sind in diesem Zusammenhang ein gutes Beispiel: Die Zunahme an pflegebedürftigen alten Menschen in Deutschland hat dazu geführt, dass mit der Altenpflege ein Beruf entstanden ist, der sich mit der Betreuung und Pflege älterer Menschen befasst.

Aber das Profil der einzelnen Berufe unterliegt auch Veränderungen. Neue Technologien und wissenschaftliche Erkenntnisse in der Pflege bzw. in benachbarten Berufen, wie beispielsweise der Medizin, haben Auswirkungen auf die Pflegeberufe. In diesem Zusammenhang sind die zahlreichen Fachweiterbildungen, z. B. für den Operationsdienst, den Intensivbereich oder die Psychiatrie zu nennen. Andere Veränderungen des Berufsprofils hängen mit der seit etwa 1985 diskutierten Professionalisierung der Pflegeberufe zusammen.

Nach Weidner (1999) wird Professionalität in der aktuellen Diskussion anhand folgender Kriterien beschrieben:
- Professionen leisten mit ihrer Arbeit einen wesentlichen Beitrag für und orientieren ihre Arbeit an einem für die Gesellschaft zentralen Wert (Zentralwertbezogenheit).
- Professionen erbringen ihre Arbeit in einem gesetzlich geschützten Handlungsraum (Autonomie). In diesem Rahmen ist z. B. die Diskussion um die freiwillige Registrierung und die Einrichtung von Pflegekammern zu sehen.
- Professionen sind um ständige Aneignung von Kompetenzen bemüht, die es ihnen ermöglichen, individuelle Problemlagen von Menschen zu bearbeiten (Handlungsorientierung).
- Professionen sind bestrebt, das in ihrem Handlungsbereich geltende Wissen zu einer Wissenschaft zu systematisieren (Wissenschaftlichkeit).

Die beschriebenen Aspekte verdeutlichen, dass der Wechsel eines Berufes zu einer Profession nicht von heute auf morgen geschieht. Professionalisierung muss vielmehr als eine kontinuierliche Entwicklung gesehen werden, weshalb man auch von einem **Professionalisierungsprozess** spricht. Für die Pflegeberufe spielt in diesem Zusammenhang die Pflegewissenschaft eine wichtige Rolle. Sie versucht, bestehendes Pflegewissen zu systematisieren und neues Pflegewissen zu entwickeln, damit das pflegerische Handeln auf eine begründbare theoretische Basis gestellt und der eigentliche Tätigkeitsbereich der Pflegeberufe definiert werden kann. Dabei kommt der Pflegeforschung (s. a. Kap. 5) und der Entwicklung von **Pflegetheorien** entscheidende Bedeutung zu.

In Großbritannien und den USA findet die Auseinandersetzung mit Theorien in der Pflege bereits seit Mitte der 50er Jahre statt. Das hat dazu geführt, dass viele der im amerikanischen Raum entstandenen Pflegetheorien auch in Deutschland Bedeutung erlangt haben. Einige von ihnen werden in diesem Kapitel vorgestellt.

 Merke: *Pflegetheorien und Pflegeforschung ermöglichen die Weiterentwicklung pflegespezifischen Wissens und tragen so zur Professionalisierung der Pflegeberufe bei.*

4.2 Theorien und Modelle in der Pflege

Die Entwicklung von Theorien und Modellen hat eine große Bedeutung für den Professionalisierungsprozess der Pflegeberufe. Pflegetheorien leisten in diesem Bereich wichtige Arbeit, weil sie sowohl Ausdruck des in der Pflege entwickelten Wissens sind, als auch durch ihre notwendige Überprüfung Anstoß zu neuen Forschungen geben. Diese Forschungen können ihrerseits wiederum zur Weiterentwicklung pflegerischen Wissens beitragen. Die Wechselwirkung von Theoriebildung und Forschung wird auch als komplementär, d. h. sich gegenseitig ergänzend, bezeichnet. Neben ihrer Funktion im Professionalisierungsprozess wirken sich Pflegetheorien auch auf sämtliche Bereiche der pflegerischen Praxis aus. Pflegetheorien tragen zu einer wissenschaftlich fundierten Grundlage für die Pflegepraxis bei, beispielsweise ermöglichen Theorien über die Effektivität pflegerischer Maßnahmen bewusste und begründete Entscheidungen für oder gegen bestimmte Pflegemaßnahmen.

Pflegetheorien können darüber hinaus den Prozess der Informationssammlung, den ersten Schritt im Pflegeprozess, unterstützen (s. a. Kap. 6). Eine Reihe von Formularen zur Dokumentation der Informationssammlung sind z. B. anhand von **Konzepten** aus Pflegetheorien entwickelt worden.

Auch die Ausbildung in den Pflegeberufen kann anhand einer Pflegetheorie strukturiert werden, z. B. anhand der Lebensaktivitäten von Roper/Logan und Tierney (s. a. 4.3.9).

Über alle diese Mechanismen tragen Pflegetheorien zur Verbesserung der Pflegepraxis bei und helfen, die Qualität der pflegerischen Dienstleistung zu steigern. Wichtig hierbei ist allerdings, dass der jeweilige Abstraktionsgrad einer Pflegetheorie berücksichtigt wird. Nicht jede Theorie ist so konkret, dass sie unmittelbar umsetzbare Handlungsanweisungen enthält.

Aber was genau ist eigentlich eine Pflegetheorie? Da Theorien aus mehreren elementaren Bestandteilen zusammengesetzt sind, sollen zunächst einige der wichtigsten Begriffe geklärt werden.

4.2.1 Konzepte

Der kleinste Bestandteil einer Theorie wird als „Konzept" bezeichnet, häufig wird er auch „Begriff" oder „Konstrukt" genannt. Konzepte können als eine Idee oder eine gedankliche Vorstellung von Dingen und Ereignissen beschrieben werden.

> **Definition: Konzepte** *sind sprachliche Begriffe für direkt oder indirekt wahrgenommene Dinge, Ereignisse oder Verhaltensweisen und fassen in Worte, was für die nähere Betrachtung als wichtig erachtet wird.*

Diese wahrgenommenen Dinge, Ereignisse oder Verhaltensweisen werden auch als Phänomene bezeichnet. Konzepte sind aber nicht das Phänomen selbst, also beispielsweise ein Objekt wie ein Stuhl, sondern lediglich eine Bezeichnung dafür. Je komplexer, d. h. vielschichtiger und umfassender das wahrgenommene Phänomen ist, desto schwieriger wird es, einen Begriff oder ein Konzept hierfür zu formulieren.

Konzepte unterscheiden sich durch die Art ihrer Beziehung zur direkt wahrnehmbaren Wirklichkeit. So können sie Objekte beschreiben, die sehr direkt auch in der Wirklichkeit erfahrbar sind, wie beispielsweise ein Stuhl oder die Eigenschaft „heiß". Solche, eng mit der Wirklichkeit verbundenen Konzepte werden auch als empirische, mit den Sinnen erfassbare Konzepte bezeichnet. Sie entstehen durch die direkte Beobachtung von Objekten, Eigenschaften oder Ereignissen.

Im Gegensatz hierzu beschreiben die sogenannten abstrakten Konzepte Phänomene, die nicht direkt messbar oder in der Wirklichkeit beobachtbar sind. Wohlbefinden, Selbstpflegefähigkeit oder Interaktion sind Beispiele für solche abstrakten Konzepte. Sie setzen sich aus mehreren, weniger abstrakten Konzepten zusammen, weshalb sie häufig auch als „Konstrukte" bezeichnet werden. Konzepte, die im Zusammenhang mit dem abstrakten Konzept „Wohlbefinden" eine Rolle spielen, könnten u. a. das Körpergewicht, die Mobilität oder auch die Fähigkeit zur Kommunikation sein. Je abstrakter, d. h. weiter von der Wirklichkeit entfernt, ein Konzept ist, desto wichtiger ist es, hierfür eine genaue Beschreibung oder Definition zu geben, damit seine Bedeutung auch von anderen Menschen erfasst und nachvollzogen werden kann.

4.2 Theorien und Modelle in der Pflege

Konzepte bzw. Begriffe haben eine wichtige Funktion im menschlichen Miteinander, weil sie im Rahmen der Kommunikation zur Verständigung von Menschen über Dinge, Ereignisse oder Erfahrungen beitragen. Die Bildung von Konzepten, die auch als Begriffsbildung bezeichnet wird, ist darüber hinaus aber auch wesentlich für die Bildung und das Verständnis von Theorien. Nur wenn die innerhalb einer Theorie verwendeten Konzepte klar und für andere Menschen nachvollziehbar beschrieben werden, kann auch die Theorie nachvollzogen und verstanden werden. Wichtig ist auch, dass Theoretiker die Beziehungen zwischen den Konzepten ihrer Theorie klären. Diese Beziehungen werden auch Thesen oder Propositionen genannt.

Merke: *Konzepte sind Begriffe für wahrgenommene Phänomene. Sie werden als die elementaren Bausteine einer Theorie oder auch als Vorstufe einer Theorie betrachtet, deshalb sind sie für die Theoriebildung und das Verständnis vorhandener Theorien von entscheidender Bedeutung.*

4.2.2 Theorien

Theorien bestehen aus einer Ansammlung von Konzepten und Thesen, die in einen Gesamtzusammenhang gebracht worden sind (**Abb. 4.1**).

Es gibt eine ganze Reihe von Definitionen für den Begriff „Theorie", die jeweils unterschiedliche Aspekte einer Theorie betonen. Chinn und Kramer (1996) haben eine Definition entworfen, die unterschiedlichste Aspekte umfasst und auf viele verschiedene Theorien angewendet werden kann.

Definition: *Chinn und Kramer definieren eine Theorie als „eine kreative und präzise Strukturierung von Ideen, die eine vorläufige, zielgerichtete und systematische Betrachtungsweise von Phänomenen ermöglichen" (Chinn/Kramer 1996, S. 79).*

Dieser Definition zufolge weisen Theorien mehrere Merkmale auf:

- Theorien sind eine kreative und präzise Strukturierung von Ideen, d. h. die wahrgenommenen Phänomene werden mit Worten als Konzepte strukturiert. Welche Phänomene näher betrachtet und in Form von Konzepten Gegenstand einer Theorie werden, ist eine kreative Entscheidung des Theoretikers.
- Die Anordnung der Konzepte innerhalb einer Theorie erlaubt eine systematische Betrachtung einzelner Phänomene, d. h. die in der Theorie enthaltenen Konzepte werden präzise definiert und ihre Beziehung geklärt. Auf diese Weise soll ein besseres Verständnis der Phänomene erreicht werden.
- Theorien haben einen vorläufigen Charakter, d. h. sie basieren auf Wertvorstellungen und Annahmen des Theoretikers. Die Theorien werden in

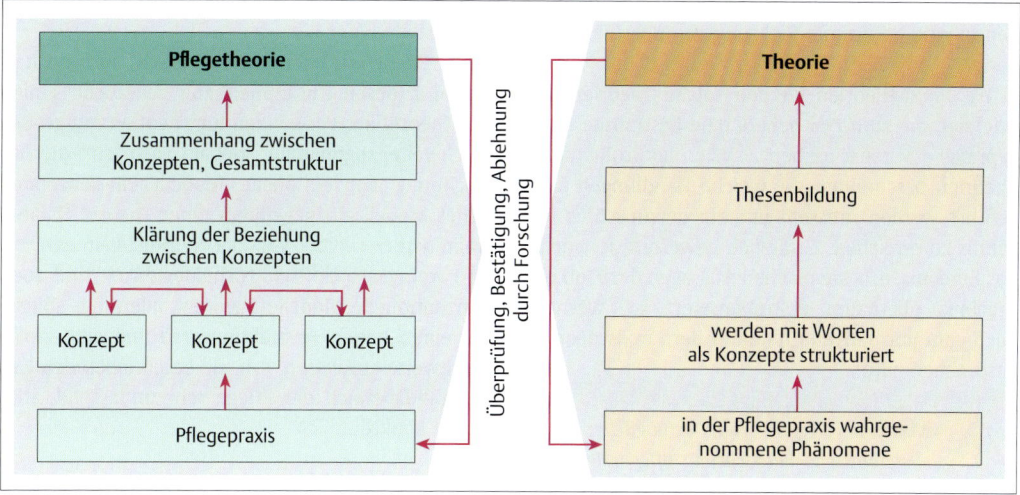

Abb. 4.1 Zusammenhang zwischen Phänomen, Konzept und Theorie, dargestellt als schematisches Modell

der Praxis mittels wissenschaftlicher Forschung überprüft. Gegebenenfalls kommt es hierdurch zu einer Bestätigung, Umformulierung oder Korrektur der Theorie.
- Theorien sind zielgerichtet, d. h. sie werden zu einem bestimmten Zweck erstellt, der von Theorie zu Theorie jedoch sehr unterschiedlich sein kann. Bezogen auf die Pflege bedeutet dies, dass Pflegetheorien Aussagen zu wichtigen pflegerischen Phänomenen, eben jenem Teil der Wirklichkeit machen, die für die Pflege oder die Ausübung der Pflege bedeutsam sind. Sie sollen dazu beitragen, diese Phänomene besser zu verstehen.

Zielsetzung von Theorien

Theorien verfolgen unterschiedliche Ziele. Es gibt beispielsweise Theorien, die die Auswirkungen des Nachtdienstes auf das Pflegepersonal beschreiben. Andere Theorien beschreiben die Effektivität pflegerischer Interventionen.

Unabhängig von den verschiedenen inhaltlichen Zielen der einzelnen Theorien, kann die Zielsetzung von Theorien auch mithilfe wissenschaftlicher Begriffe beschrieben werden.

Einige Theorien beschränken sich auf die Beschreibung einzelner, für die Pflege wichtiger Phänomene, weshalb sie auch deskriptive Theorien genannt werden. Andere haben zum Ziel, verschiedene Phänomene zu erklären, und werden dementsprechend erklärende Theorien genannt. Prädiktive Theorien können Veränderungen von Situationen vorhersagen. Kontrollierende Theorien geben Anweisungen für Handlungen, um bestimmte Situationen in eine bestimmte Richtung verändern zu können.

Als Praxistheorien werden solche Theorien bezeichnet, die zum Ziel haben, eine bestimmte Pflegepraxis „vorzuschreiben". Wie kontrollierende Theorien beschreiben sie, welche Handlungen ausgeführt werden müssen, um ein gewünschtes Ergebnis zu erreichen. Zusätzlich bewerten sie jedoch das Ergebnis, d. h. sie machen Aussagen dazu, ob ein Ergebnis überhaupt erstrebenswert ist, weshalb auch vom normativen Charakter der Praxistheorien gesprochen wird.

Merke: *Pflegetheorien ermöglichen eine systematische Betrachtung pflegerelevanter Phänomene.*

4.2.3 Modelle

Definition: Modelle *können ganz allgemein als vereinfachte Darstellung der Funktion eines Gegenstands oder des Ablaufs eines Sachverhalts beschrieben werden.*

Sie sollen dazu beitragen, einen Gegenstand oder einen Sachverhalt besser verstehen zu können. In der Pflegeausbildung kommen unterschiedlichste **Modelle** zum Einsatz, beispielsweise anatomische Modelle, die die Lage der Organe zueinander veranschaulichen, oder die Übungspuppe, an der Pflegehandlungen geübt werden können. Andere Modelle veranschaulichen einen Sachverhalt in Form mathematischer Gleichungen oder schematischer Abbildungen, wie z. B. die **Abb. 4.1**.

Auch im Zusammenhang mit Theorien in der Pflege werden Modelle verwendet. Prinzipiell können sie vor der Theoriebildung oder danach entworfen werden. Wenn sie vorher angefertigt werden, helfen sie in erster Linie dem Theoretiker, sich über die möglichen oder fehlenden Beziehungen zwischen den Konzepten seiner Theorie klar zu werden. Viele Modelle werden jedoch auch im Nachhinein erstellt, um die einzelnen Theorien und die Beziehungen zwischen den in ihr enthaltenen Konzepten zu veranschaulichen und für die Anwender der Theorie verständlich zu machen.

Merke: *Allen Modellen gemeinsam ist, dass sie die Wirklichkeit in reduzierter und vereinfachter Form wiedergeben und zu deren Verständnis beitragen sollen.*

In der Pflege wird der Begriff „Modell" auch noch in einem anderen Zusammenhang gebraucht. Einige der Theoretiker verwenden für Theorien mit großer Reichweite, sogenannte „globale Theorien", die Bezeichnung „konzeptionelles Modell". Ein konzeptionelles Modell gilt gegenüber einer Theorie als abstrakter, d. h. weiter von der Wirklichkeit entfernt und weniger spezifisch. Nichtsdestotrotz sind auch konzeptionelle Modelle Theorien, allerdings solche, die einen hohen Abstraktionsgrad und eine große Reichweite aufweisen, d. h. sie beschreiben den Gegenstandsbereich der Pflege sehr umfassend, aber wenig konkret.

Merke: *Modelle dienen der Veranschaulichung komplexer Gegenstände oder Sachverhalte.*

4.2.4 Theoriebildung

Zur Entwicklung einer Theorie können ganz unterschiedliche Methoden verwendet werden. Besondere Bedeutung kommt in diesem Zusammenhang der induktiven und der deduktiven Vorgehensweise zu (**Abb. 4.2**).

Induktion und Deduktion

Prinzipiell können Theorien auf induktivem oder deduktivem Weg entwickelt werden.

Definition: *Bei der* **induktiven Methode** *werden von mehreren in der Pflegepraxis beobachteten Einzelfällen Rückschlüsse auf allgemeine Gesetzmäßigkeiten abgeleitet.*

Die induktive Methode geht also vom spezifischen Einzelfall zu einem allgemeinen Sachverhalt, bzw. von der konkreten zur abstrakten Ebene.

Beispiel: *Herr N. hat einen Dekubitus, der Schmerzen verursacht. Frau O. hat einen Dekubitus, der Schmerzen verursacht. Herr P. hat einen Dekubitus, der Schmerzen verursacht. Folglich leiden alle Menschen mit einem Dekubitus unter Schmerzen.*

Ida Jean Orlando hat ihre Theorie der „lebendigen Beziehung zwischen Pflegenden und Patienten" auf induktivem Weg entwickelt, indem sie zahlreiche Einzelinteraktionen zwischen Pflegepersonen und Patienten beobachtet und allgemeine Schlussfolgerungen hieraus abgeleitet hat.

Die induktive Vorgehensweise zur Theoriebildung hat jedoch ihre Grenzen. Streng genommen führt sie nur dann zu einem allgemein gültigen Schluss, wenn alle möglichen Einzelfälle beobachtet worden sind. In der Realität ist es jedoch kaum durchführbar, beispielsweise alle Menschen mit einem Dekubitus auf das Auftreten von Schmerzen hin zu beobachten.

So könnte in dem oben erwähnten Beispiel ein Mensch aufgeführt werden, der aufgrund einer kompletten Querschnittslähmung und dem damit einhergehenden Sensibilitätsverlust in den unteren Extremitäten einen Dekubitus am Sitzbein als nicht schmerzhaft empfindet.

In diesem Fall würde die oben formulierte Theorie also nicht zutreffen.

Definition: *Bei der* **deduktiven Methode** *werden von allgemeinen Beziehungsaussagen, die auch als Prämissen bezeichnet werden, Rückschlüsse auf Einzelfälle gezogen.*

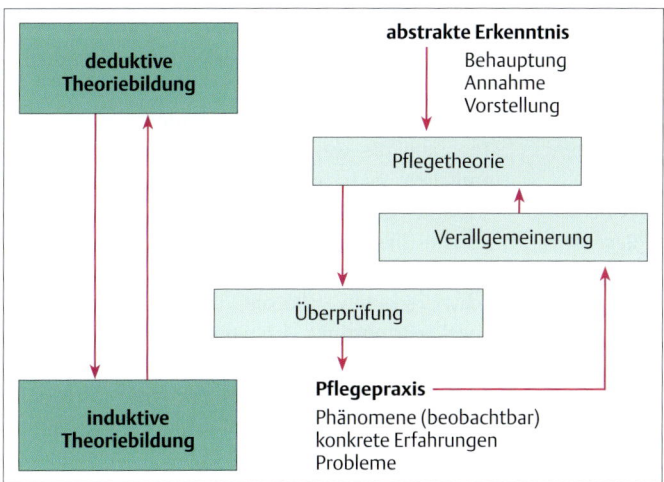

Abb. 4.2 Induktion und Deduktion

Sie verläuft im Gegensatz zur induktiven Methode von der abstrakten zur spezifischen, konkreten Ebene, wie in folgendem Beispiel dargestellt:

Beispiel: *Immobile Patienten sind dekubitusgefährdet (Prämisse A). Herr T. ist ein immobiler Patient (Prämisse B). Folglich ist Herr T. dekubitusgefährdet (Schlussfolgerung).*

Auch die deduktive Vorgehensweise hat ihre Grenzen. Sie ist auf gültige, bestätigte Prämissen als Ausgangspunkte der Schlussfolgerungen angewiesen, anderenfalls müssen auch die aus den Prämissen abgeleiteten Schlussfolgerungen als ungültig angesehen werden. Viele der globalen Pflegetheorien oder konzeptionellen Modelle der Pflege, beispielsweise das System-Modell von Betty Neuman, sind auf deduktivem Weg entstanden, also von einer abstrakten Erkenntnis oder Behauptung ausgehend.

Merke: *Grundsätzliche Vorgehensweisen bei der Theoriebildung sind die Induktion (Rückschlüsse von Einzelfällen auf allgemeine Gesetzmäßigkeiten) und die Deduktion (Rückschlüsse aus allgemeinen Beziehungsaussagen auf Einzelfälle).*

Ebenen der Theoriebildung

Theoriebildung in der Pflege findet auf vier verschiedenen Ebenen statt. Unterschieden werden in diesem Zusammenhang die Ebenen der praxisnahen Theorien, die der Theorien mittlerer Reichweite und die Ebene der globalen Theorien. Sie unterscheiden sich in erster Linie in Bezug auf ihren Abstraktionsgrad und ihre Reichweite. Der Abstraktionsgrad beschreibt den Unterschied zwischen der beobachtbaren Wirklichkeit und der Beschreibung und Erklärung dieser Wirklichkeit in der jeweiligen Theorie.

Merke: *Die Reichweite einer Theorie hängt davon ab, welche Aspekte der Pflege sie beschreibt, d. h. wie umfassend sie versucht, das Fachgebiet „Pflege" zu beschreiben.*

Theorien mit großer Reichweite sind in der Regel auch sehr abstrakt, während sich Theorien mit geringer Reichweite zumeist auf konkrete Phänomene der Pflegepraxis beziehen. Eine vierte Ebene der Theoriebildung umfasst die sogenannten Metatheorien. Sie nehmen insofern eine Sonderstellung ein, als es ihnen um eine theoretische Auseinandersetzung über Theorien als solche geht. Im Folgenden sollen die auf den verschiedenen Ebenen gebildeten Theorien näher beschrieben werden.

Metatheorie

Definition: *Die* **Metatheorie** *befasst sich mit methodischen und philosophischen Fragen der Theoriebildung in der Pflege.*

Innerhalb der Metatheorie wird z. B. diskutiert, welche Arten von Theorien in der Pflege benötigt werden, welche Ziele sie aufweisen sollten, welche Methoden zur Theorieentwicklung für die Pflege angebracht sind und auf welche Weise Theorien in der Pflege bewertet werden können. Mit anderen Worten: Auf der Ebene der Metatheorie werden theoretische Diskussionen über Theorien und Theoriebildung geführt.

Der überwiegende Teil dieser Diskussionen führt weder zu einer globalen oder praxisnahen Theorie noch zu einer Theorie mittlerer Reichweite. Dennoch sind Diskussionen auf dieser Ebene wichtig, da hier das Fundament für alle weiteren theoretischen Überlegungen geschaffen wird.

Globale Theorien

Globale Theorien werden auch „grand theories", „konzeptionelle Modelle", „konzeptueller Rahmen" oder „Paradigma" genannt.

Definition: *Globale Theorien beschreiben das Wesentliche und Spezifische der Pflege und tragen somit bei, die Pflege begrifflich anderen Disziplinen im Gesundheitswesen zu unterscheiden.*

Globale Theorien sind übergeordnete, umfassende Theorien, die wenige, aber umfassende Konzepte enthalten. Sie haben eine große Reichweite und beschreiben einen größeren Bereich der Pflege als praxisnahe Theorien oder Theorien mittlerer Reichweite. Hierdurch ergeben sich allerdings auch einige Schwierigkeiten: Globale Theorien sind in der Regel sehr abstrakt, d. h. von der Wirklichkeit weit entfernt und dadurch nur schwer durch Forschung oder Praxis überprüfbar. Es sind viele interpretierende Schritte nötig, um zu erkennen, auf welches konkrete Phänomen sie sich beziehen. Eine Auswahl der dieser Kategorie zugeordneten Pflegetheorien wird in diesem Kapitel vorgestellt. Die einzelnen globalen Theorien unterscheiden sich teilweise beträchtlich hinsichtlich ihres Abstraktionsgrades, insgesamt sind sie aber alle nicht konkret genug, um als Theorien mittlerer Reichweite oder als praxisnahe Theorien eingestuft werden zu können.

Die überwiegende Zahl der globalen Theorien ist in den USA zu Beginn der Theoriebildung in der Pflege entstanden. Damals herrschte die Überzeugung vor, dass es nur eine richtige Theorie für die Pflege geben könne. Das Ergebnis waren Theorien mit großer Reichweite, da möglichst alle Aspekte der Pflege in einen logischen Gesamtzusammenhang gebracht werden sollten. Heute wird vermehrt davon ausgegangen, dass viele verschiedene Theorien, die jeweils unterschiedliche Aspekte der Pflege beleuchten und wegen ihrer geringeren Reichweite eher durch die Forschung überprüft werden und Antworten auf konkrete Fragen der Pflegepraxis geben können, für die Pflege besser geeignet sind. Aus diesem Grund sind in neuerer Zeit kaum noch globale Pflegetheorien entwickelt worden.

■ Theorien mittlerer Reichweite

Definition: Theorien mittlerer Reichweite, die auch als „middle-range theories" bezeichnet werden, gelten im Gegensatz zu den globalen Theorien für einen begrenzteren Ausschnitt der Pflege und enthalten eine geringere Anzahl von Konzepten. Dies macht sie in Forschung und Praxis leichter überprüfbar.

Viele der Theorien mittlerer Reichweite sind aus Teilen der globalen Theorien abgeleitet. Die „Selbstpflegedefizit-Theorie" von Dorothea Orem besteht beispielsweise aus drei Theorien mittlerer Reichweite: Der Theorie der Selbstpflege, der Theorie des Selbstpflegedefizits und der Theorie der Pflegesysteme.

■ Praxisnahe Theorien

Definition: Praxisnahe Theorien, auch „narrow-scope theories" genannt, beschreiben einen kleinen Ausschnitt der Pflege, diesen aber sehr ausführlich und detailliert.

Sie werden wiederum häufig aus Theorien mittlerer Reichweite abgeleitet. Praxisnahe Theorien geben Handlungsanweisungen zum Erreichen eines gewünschten Ziels. Ein Beispiel für eine praxisnahe Theorie könnte das Ergebnis folgender Arbeit sein.

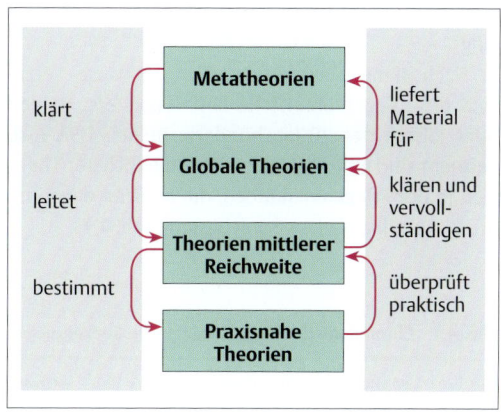

Abb. 4.3 Ebenen der Theoriebildung

Beispiel: „Wie wirkt sich die vorausgehende Information eines Patienten auf dessen Angst bei der Harnblasenkatheterisierung aus?" Für die Praxis könnten dann auf der Basis dieser theoretischen Erkenntnisse konkrete Handlungsrichtlinien abgeleitet werden, wie ein Patient vor diesem invasiven Eingriff informiert werden soll.

Wissen, das auf dieser Ebene der Theorien entsteht, kann auch in Pflegestandards einfließen und damit direkt in der Praxis umgesetzt werden. **Abb. 4.3** verdeutlicht die Zusammenhänge zwischen den einzelnen Ebenen der Theoriebildung.

Merke: Theoriebildung in der Pflege erfolgt auf vier Ebenen. Dementsprechend werden Metatheorien, globale Theorien, Theorien mittlerer Reichweite und praxisnahe Theorien unterschieden.

4.2.5 Einteilung

Übereinstimmend werden in der Literatur die Anfänge der Auseinandersetzung mit den theoretischen Grundlagen der Pflege in den Arbeiten von Florence Nightingale gesehen. Sie gilt als die erste Theoretikerin der Pflege. Nightingale ging von einem neben der Medizin existierenden, eigenständigen Pflegewissen aus, für das eine besondere Qualifikation nötig war. Im Zentrum ihrer Theorie stand die enge Beziehung zwischen Umgebung und Gesundheit. Krankenschwestern sollten die Umgebung so verändern, dass der Prozess der Heilung erleichtert würde. Ihre Handlungsanweisungen beschrieb sie 1859 ausführlich in ihrem Werk „Notes on Nursing".

Nach nahezu einhundertjähriger Pause setzte sich die pflegetheoretische Diskussion erst in den 50er Jahren des 20. Jahrhunderts in den USA fort. Seitdem sind eine Vielzahl unterschiedlichster Theorien in der Pflege entstanden, die meisten davon im anglo-amerikanischen Sprachraum (**Tab. 4.1**).

Um die Vielfalt von Theorien zu ordnen, können die beschriebenen Kriterien Abstraktionsgrad und Reichweite herangezogen werden. Auch einige Pflegetheoretikerinnen haben Ordnungssysteme entworfen, in denen die einzelnen Pflegetheorien nach bestimmten Gruppen geordnet werden. Die amerikanische Pflegewissenschaftlerin *Ann Marriner-Tomey* (1994) ordnet die einzelnen Pflegetheorien drei Gruppen zu:

Tab. 4.1 Chronologische Übersicht über die konzeptuellen Modelle in der Pflege

Jahr der ersten wichtigen Veröffentlichung	Theoretikerin	Schwerpunkt
1952	Hildegard E. Peplau	Unterstützende Hilfe befriedigt Bedürfnisse durch die Kunst der individuellen Pflege.
1960	Fay G. Abdellah Irene L. Belanddes Almeda Martin Rugh V. Matheney	Die Pflege wird durch die Probleme der Patienten bestimmt.
1961	Ida Jean Orlando	Der interpersonelle Prozess lindert Leid.
1964	Ernestine Wiedenbach	Der helfende Prozess erfüllt Bedürfnisse durch die Kunst, die Pflege individuell zu gestalten.
1966	Lydia E. Hall	Pflege ist eine auf eine andere Person gerichtete Selbstliebe.
1966	Joyce Travèlbee	Die Bedeutung einer Krankheit bestimmt, wie ein Mensch reagiert.
1967	Myra E. Levine	Ganzheitlichkeit wird durch Bewahrung der Integrität aufrechterhalten.
1970	Martha E. Rogers	Mensch und Umgebung sind Energiefelder, die sich negentropisch entwickeln.
1971	Dorothea E. Orem	Selbstpflege bewahrt die Ganzheitlichkeit.
1971	Imogene M. King	Transaktionen bilden den Bezugsrahmen für die Festlegung von Zielen.
1974	Schwester Callista Roy	Ein adaptives System wird durch Reize gestört.
1976	Josephine G. Paterson Loretta T. Zderad	Pflege ist eine existenzielle Erfahrung von Zuwendung.
1978	Madeleine M. Leininger	Fürsorge (Care) ist universell und verändert sich in Abhängigkeit von der Kultur.
1979	Jean Watson	Fürsorge (Care) ist ein moralisches Ideal: ein Sich-Einlassen auf Geist, Körper und Seele des anderen.
1979	Margaret A. Newman	Das Krankheitsgeschehen ist ein Hinweis auf vorhandene Lebensmuster.
1980	Dorothy E. Johnson	Subsysteme existieren in einer dynamischen Stabilität.
1981	Rosemarie Rizzo Parse	Unteilbare Individuen und die Umgebung erschaffen gemeinsam Gesundheit.
1989	Patricia Benner und Judith Wrubel	Fürsorge (Care) macht das Wesen der Pflege aus. Sie zeigt, worauf es ankommt, und macht so Beziehungen und Anteilnahme möglich. Sie bietet den Rahmen für gegenseitige Hilfeleistung.

1. Philosophien, die die Pflege als Kunst und Wissenschaft sehen. Hierzu rechnet sie u. a. die Theorien von Jean Watson und Patricia Benner.
2. Konzeptionelle Modelle bzw. Theorien großer Reichweite, die Beschreibungen der Begriffe „Mensch", „Umgebung" und „Gesundheit" enthalten. Hier ordnet sie u. a. die Theorien von Betty Neuman und Dorothea Orem ein.
3. Theorien mittlerer Reichweite, die präziser als Theorien großer Reichweite sind und konkrete Fragen der Pflegepraxis beantworten können. Hierzu gehören u. a. die Theorien von Hildegard Peplau, Ida Jean Orlando und Madeleine Leininger.

Die amerikanische Pflegewissenschaftlerin *Afaf Meleis* (1999) ordnet die Pflegetheorien nach ihrem jeweiligen inhaltlichen Schwerpunkt und unterteilt in „Bedürfnismodelle", „Interaktionsmodelle" und „Pflegeergebnismodelle".

Bedürfnismodelle beschreiben den Menschen als ein Wesen, das normalerweise seine Bedürfnisse selbstständig befriedigen kann, in spezifischen Situationen jedoch hierbei der Unterstützung bedarf. Bedürfnismodelle beantworten in der Regel folgende Fragen: Was tun Pflegepersonen, was sind ihre Funktionen und welche Rollen spielen sie? Zu den Bedürfnismodellen zählt z. B. die Theorie von Dorthea Orem.

Die Interaktionsmodelle versuchen zu beschreiben, wie Pflegekräfte arbeiten, und beschäftigten sich in erster Linie mit der Interaktion bzw. der Beziehung zwischen Pflegeperson und Patient. Damit leisten sie einen wesentlichen Beitrag zur Klärung dessen, was unter dem Beziehungsaspekt des Pflegeprozesses zu verstehen ist (s. a. Kap. 6) und geben Antwort auf die Frage, wie Pflegepersonen ihre Arbeit leisten. Die Theorien von Hildegard Peplau und Ida Jean Orlando ordnet Meleis dieser Kategorie zu.

Bei den Pflegeergebnismodellen liegt das Ziel der Pflege nicht im Prozess der Pflege selbst, sondern im Endergebnis der Pflege. Sie versuchen eine Antwort auf die Frage zu geben, warum Pflege stattfindet, und beschreiben insbesondere den Menschen als Empfänger der Pflege. Zu dieser Kategorie rechnet Meleis u. a. die Theorie von Martha Rogers.

Die amerikanische Pflegewissenschaftlerin Jacqueline Fawcett (1998, 1999) spricht sich für eine wissenschaftstheoretische Einteilung in konzeptionelle Modelle und Theorien aus.

Theorien bestehen nach Fawcett aus recht spezifischen Konzepten und sind empirisch überprüfbar, da sie sich auf konkrete Phänomene beziehen. Zu den Theorien zählt sie u. a. die Arbeiten von Madeleine Leininger, Ida Jean Orlando, Hildegard Peplau und Jean Watson.

Konzeptionelle Modelle sind demgegenüber ihrer Ansicht nach abstrakter, nicht auf eine Person oder Situation beschränkt und entsprechend weder direkt empirisch beobachtbar noch überprüfbar. Hierzu zählt sie u. a. die Ansätze von Martha Rogers und Dorothea Orem.

4.3 Ausgewählte Theorien und konzeptionelle Modelle der Pflege

Im Folgenden werden einige ausgewählte Pflegetheorien und konzeptionelle Modelle der Pflege in der Reihenfolge ihrer Entstehung vorgestellt. Sie verdeutlichen die Breite der pflegetheoretischen Ansätze und geben einen Einblick, auf welch vielfältige Weise die Pflege betrachtet werden kann.

4.3.1 Hildegard Peplau – Interpersonale Beziehungen in der Pflege

Die amerikanische Pflegetheoretikerin Hildegard Peplau hat pflegepraktische Erfahrung überwiegend in Einrichtungen der psychiatrischen Pflege gesammelt. Nicht zuletzt deshalb sind viele Erkenntnisse anderer Wissenschaften, vor allem der Psychologie, in ihre Theorie eingebunden. Obwohl Peplaus Wurzeln in der psychiatrischen Pflege liegen, können die in ihrer Theorie beschriebenen Phasen der Interaktion zwischen Pflegeperson und Patient in jeder pflegerischen Beziehung stattfinden und von der Pflegeperson gezielt eingesetzt werden.

Im Zentrum von Peplaus Theorie, die sie 1952 entwickelt hat, steht die Interaktion bzw. Beziehung zwischen Pflegeperson und Patient. Sie versucht zu klären, wie die Beziehung zwischen Pflegeperson und Patient aussehen sollte, damit sie den Gesundungsprozess bestmöglich unterstützt. Ihre Theorie umfasst drei Schwerpunkte:
1. die Beschreibung der psychodynamischen Pflege,
2. die Phasen der Interaktion zwischen Pflegeperson und Patient,

3. die Beschreibung der Rollen, die die Pflegeperson in den jeweiligen Phasen der Beziehung übernimmt.

Psychodynamische Pflege

Psychodynamische Pflege beinhaltet nach Peplau zwei wesentliche Elemente. Zum einen wird die Art und Weise, wie ein Patient mit seiner Erkrankung zurechtkommt, wesentlich beeinflusst davon, wie die Pflegeperson sich in der Beziehung zu diesem Patienten verhält. Zum anderen liegt die Aufgabe der Pflege und der Pflegeausbildung darin, den Prozess der Entwicklung der Persönlichkeit zu unterstützen. Peplau geht dabei von einer wechselseitigen Beziehung zwischen Pflegeperson und Patient aus, die eine Atmosphäre schafft, in der sowohl die Entwicklung des Patienten als auch die Entwicklung der Pflegeperson möglich wird.

Die Phasen der Interaktion zwischen Pflegeperson und Patient

Im Beziehungsprozess zwischen Pflegeperson und Patient identifiziert Peplau vier aufeinander folgende Phasen, die eng miteinander verbunden sind und sich zeitweise auch überlappen können (**Abb. 4.4**).

Die Orientierungsphase wird eingeleitet, wenn ein Patient das Bedürfnis nach professioneller Hilfeleistung verspürt. Pflegeperson und Patient versuchen in dieser Phase gemeinsam, das Problem des Patienten zu identifizieren und einzuschätzen; der Patient soll dabei sowohl sein Problem als auch das Ausmaß seiner Hilfsbedürftigkeit erkennen und verstehen.

Orientierung heißt für Peplau aber auch, dass der Patient erkennt, welche Hilfestellungen er von den professionellen Diensten erwarten und wie er die Inanspruchnahme dieser Dienste planen kann. Spannungen und Ängste, die sich aus der Krankheitserfahrung ergeben, sollen in einem positiven Sinne genutzt werden, um das gegebene Problem besser verstehen und lösen zu können.

Damit die Orientierung für den Patienten erreicht werden kann, wird die Pflegeperson in verschiedenen Funktionen tätig. Neben den erforderlichen pflegerischen Interventionen unterstützt sie den Patienten beim Verstehen seiner Situation und übernimmt eine zuhörende und beratende Funktion, wenn der Patient über die mit seiner Krankheit verbundenen Gefühle spricht. Die Orientierungsphase ist weitgehend abgeschlossen, wenn Pflegeperson und Patient das Problem übereinstimmend bewerten und sich gegenseitig über die zukünftige Arbeit verständigt haben.

In der Identifikationsphase identifiziert sich der Patient mit der Pflegeperson. Krankheit und die damit verbundenen Erfahrungen werden von Patienten oft als Bedrohung ihrer Sicherheit oder ihres Selbstwertgefühls erlebt werden und können starke Ängste auslösen. Die Identifikation mit einer vorbehaltlos helfenden und für eine umfassende und bedingungslose Pflege einstehenden Pflegeperson reduziert diese negativen Gefühle.

Peplau beschreibt drei mögliche Arten, wie Patienten in dieser Phase reagieren:
1. sie können sich aktiv an der Pflege beteiligen, was zu einer wechselseitigen Beziehung zwischen Pflegeperson und Patient führt,
2. sie verweigern ihre Mitarbeit, sodass die Beziehung überdacht werden muss,
3. wieder andere werden passiv und lassen die Pflegeperson alles für sie tun.

Das gewählte Verhalten des Patienten ist abhängig von früheren Pflegeerfahrungen, dem gegenwärtigen Zustand und der Qualität der Beziehung zu der jeweiligen Pflegeperson.

Kennzeichnend für die Nutzungsphase ist, dass der Patient die angebotenen Dienstleistungen voll ausschöpft. Die Beziehung zwischen Pflegeperson und Patient wird mit zunehmender Unabhängigkeit des Patienten zu einer mehr partnerschaftlichen Be-

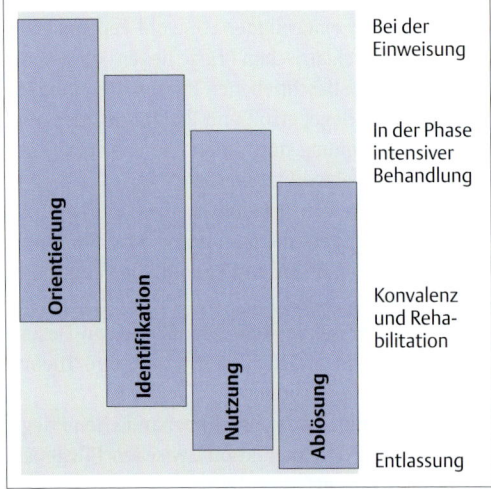

Abb. 4.4 Phasen der Pflegekraft/Patient-Beziehung

ziehung. In der Nutzungsphase treffen sich Identifikationsphase und Ablösungsphase; der Blick des Patienten ist verstärkt auf die Zukunft gerichtet.

Die Ablösungsphase bedeutet für den Patienten nach Peplau schrittweises Aufheben der Identifikation mit der Pflegeperson und zunehmende Fähigkeit, für sich selbst zu sorgen. Diese Phase verläuft meist parallel mit dem medizinischen Gesundungsprozess. Sie kann nur erreicht werden, wenn alle vorhergehenden Phasen erfolgreich abgeschlossen wurden. Die Pflegeperson unterstützt den Patienten dabei in seinem Bemühen um Unabhängigkeit.

Rollen in der Pflege

Hildegard Peplau identifiziert in ihrer Theorie sechs verschiedene Rollen, die von Pflegepersonen in den einzelnen Phasen der Interaktion mit dem Patienten eingenommen werden (**Abb. 4.5**).

Die von ihr beschriebenen Rollen versteht sie jedoch nicht als abgeschlossene Auflistung, sondern hält auch die Übernahme anderer Rollen in der Interaktion mit dem Patienten für möglich.

Pflegeperson und Patient begegnen sich zu Beginn ihrer Beziehung zunächst als Fremde. Dementsprechend nimmt die Pflegeperson zunächst die Rolle der Fremden ein. Peplau ist der Ansicht, dass Pflegepersonen Patienten respektvoll und mit positivem Interesse begegnen sollen. Hierzu gehört für sie, den Patienten so anzunehmen, wie er ist, und ihn als einen zu Gefühlen fähigen Fremden anzusehen. In diesem Verhalten sieht Peplau eine wesentliche Voraussetzung für den Beginn einer interpersonalen Beziehung.

In der Rolle der unterstützenden Person geben Pflegepersonen zum einen konkrete Antworten auf Fragen des Patienten, die die Behandlung seines Gesundheitsproblems betreffen. Zum anderen verlangen Fragen des Patienten, die stark mit seinen Gefühlen zu tun haben, von der Pflegeperson auch beratende Fähigkeiten.

In der Rolle des Lehrenden sieht Peplau eine Kombination der verschiedenen Rollen. Lehren heißt für sie, dem Patienten Lernen durch Erfahrung zu ermöglichen, und – ausgehend von seinem Wissensstand - auf einen Kenntnisstand hinzuarbeiten, der ihm hilft, mit seiner Erkrankung zurechtzukommen.

Peplau geht davon aus, dass in Pflegesituationen meistens die professionellen Fähigkeiten der Pflegepersonen gebraucht werden, um Patienten auf ihrem Weg, mit der Erkrankung zurechtzukommen, zu unterstützen. Dies bringt Pflegepersonen in die Rolle der Führenden. Sie müssen sich dieser Verantwortung stellen und sollten dabei einen demokratischen Führungsstil umsetzen, der von gegenseitiger Akzeptanz geprägt ist und eine aktive Beteiligung des Patienten an der Gestaltung seines Pflegeplans erlaubt. Bereits in der Ausbildung sollen Lernende zu einer demokratischen Führung befähigt werden.

Wenn Patienten in Situationen geraten, die vergangene Gefühle wie Abhängigkeit oder Hilflosigkeit hervorrufen, weisen sie Pflegepersonen oft Ersatzrollen zu, beispielsweise die Mutter- oder Geschwisterrolle.

Für Pflegepersonen ist es wichtig, diese Rollenzuschreibungen zu erkennen und dem Patienten durch Gespräche über seine Gefühle persönliches Wachstum zu ermöglichen. Nach Peplau bewegt sich die Beziehung zwischen Pflegeperson und Patient auf einem Kontinuum, an dessen Ende beide Parteien in der Lage sein sollen, als Erwachsene zu handeln und die Bereiche von gegenseitiger Abhängigkeit und Unabhängigkeit zu bestimmen (**Abb. 4.6**).

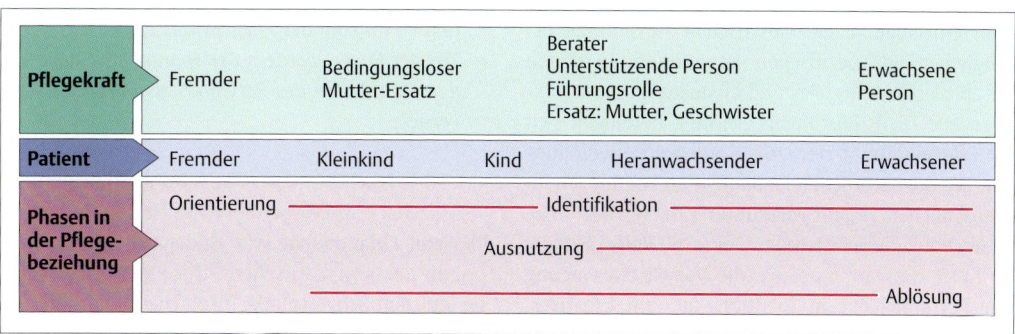

Abb. 4.5 Phasen und wechselnde Rollen in der Pflegekraft/Patient-Beziehung

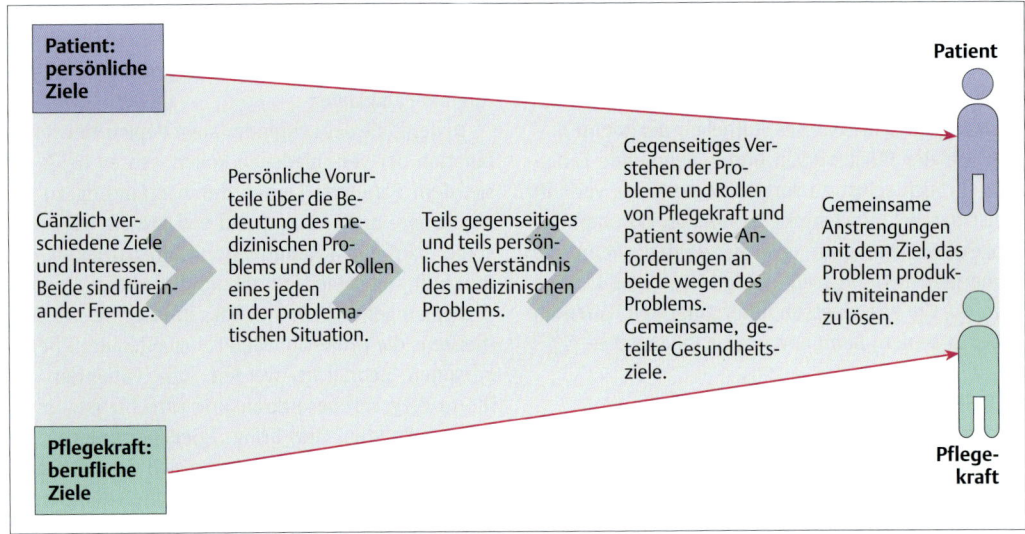

Abb. 4.6 Pflegekraft/Patient-Kontinuum. Darstellung der sich ändernden Aspekte der Beziehung

Die beratende Rolle der Pflegeperson leitet Peplau von dem Ziel der Interaktion zwischen Pflegeperson und Patient ab: die Förderung von Erfahrungen, die zur Gesundheit führen. Beratung heißt für sie, dem Patienten zu helfen, sich seiner Gefühle, z. B. hinsichtlich einer anstehenden Operation, voll bewusst zu werden. Auf diese Weise kann die aktuelle Lebenserfahrung zu persönlichem Wachstum führen. Die beratende Rolle verlangt, wie alle anderen beschriebenen Rollen auch, vor allem kommunikative Fähigkeiten, was eine entsprechende Schulung der Pflegepersonen voraussetzt.

Definition der Pflege
Pflege ist nach Peplau „ein signifikanter, therapeutischer, interpersonaler Prozess. Sie wirkt in Kooperation mit anderen menschlichen Prozessen, die dem Einzelnen in der Gesellschaft Gesundheit ermöglichen. In spezifischen Situationen, in denen ein professionelles Gesundheitsteam gesundheitsbezogene Dienstleistungen erbringt, beteiligen sich die Pflegekräfte an der Organisation von Bedingungen, die die natürlichen fortlaufenden Tendenzen im menschlichen Organismus unterstützen. Die Pflege ist ein edukatives Instrument, eine die Reife fördernde Kraft, die darauf abzielt, die Vorwärtsbewegung der Persönlichkeit in Richtung auf ein kreatives, konstruktives, produktives persönliches und gesellschaftliches Leben zu bewirken" (Peplau 1995, S. 39).

Die Aufgaben der Pflege umfassen nach Peplau sowohl erzieherische als auch therapeutische Aspekte. Ziel der Pflege ist es, Menschen im Erwerb problemlösender und damit spannungsreduzierender Fähigkeiten anzuleiten und zu unterstützen, damit sie aktuelle, aber auch zukünftige, ähnliche Probleme erkennen und lösen können. Diesen Prozess nennt Peplau „interpersonales Lernen", was persönliches Wachstum und größere Reife zur Folge hat.

 Zusammenfassung:
Interpersonale Beziehungen (Peplau)
- *Fokus auf Interaktion zwischen Pflegeperson und Patient,*
- *beschreibt die Phasen der Interaktion,*
- *klassifiziert Rollen der Pflegeperson und des Patienten im Lauf des Pflegeprozesses,*
- *Ziel der Pflege: Fördern der spannungsreduzierenden Fähigkeiten des Patienten als interpersonales Lernen.*

4.3.2 Ida Jean Orlando – Die lebendige Beziehung zwischen Pflegenden und Patienten

Ida Jean Orlando hat wie Hildegard Peplau lange Zeit in der psychiatrischen Pflege gearbeitet. Auch sie legt den Schwerpunkt ihrer Theorie auf die Betrachtung der Beziehung zwischen Pflegenden und Patienten. Von 1954 – 1959 führte sie in den USA ein Forschungsprojekt durch, welches die Identifikation von fördernden und hemmenden Faktoren auf die Beziehung zwischen Pflegeperson und hilfsbedürftigem Menschen zum Ziel hatte.

Ihre „Theorie der lebendigen Beziehung zwischen Pflegenden und Patienten" ist auf induktivem Weg mittels teilnehmender Beobachtung entstanden, d. h. aus einer Vielzahl von Einzelbeobachtungen wurden allgemeine Schlussfolgerungen gezogen (s. a. 4.2.4). Orlandos Theorie beschäftigt sich mit der Frage, wie die Beziehung zwischen Pflegenden und Patienten beschaffen sein muss, um wirksam den Gesundungsprozess zu unterstützen. Hierzu untersucht sie drei Bereiche der Interaktion zwischen Pflegenden und Patienten:
1. die Belastung des Patienten und die Funktion der Pflegenden,
2. die Pflegesituation in der Praxis und
3. Probleme in Pflegesituationen.

Die Belastung des Patienten und die Funktion der Pflegenden

Orlando geht davon aus, dass Menschen für gewöhnlich ihre Bedürfnisse selbstständig erfüllen können. Körperliche Grenzen (z. B. durch eine vorübergehende oder dauerhafte Behinderung), Belastungen durch die Umgebung (z. B. durch Missverständnisse bezüglich der Maßnahmen zur Prävention, Diagnostik oder Therapie) oder die Unmöglichkeit, eigene Bedürfnisse mitzuteilen, können jedoch zu einer vorübergehenden oder dauerhaften Hilfsbedürftigkeit von Menschen führen.

In dieser Situation sieht Orlando die direkte Verantwortung der Pflegenden: Sie sollen dafür sorgen, dass der Patient die nötige Hilfe erhält und seine Hilfsbedürftigkeit verringert wird. Dies geschieht erstens, indem der Patient ermutigt wird, seine Bedürfnisse mitzuteilen, und zweitens, indem der Patient unterstützt wird, seine eigentlichen Bedürfnisse zu ergründen. Beides ermöglicht nach Orlando eine offene, effektive Beziehung zwischen Pflegenden und Patienten.

Die Pflegesituation in der Praxis

Nach Orlando umfasst die Pflegesituation drei wesentliche Elemente:
1. das Verhalten des Patienten,
2. die Reaktion der Pflegenden,
3. die pflegerischen Handlungen zum Nutzen des Patienten.

Unter dem Verhalten des Patienten versteht Orlando das beobachtbare nonverbale und verbale Verhalten eines Patienten, das, egal in welcher Form es sich äußert, eine Bitte um Hilfe sein kann. Bei der Interpretation des Patientenverhaltens muss versucht werden, die Bedeutung des Verhaltens für den Patienten zu ergründen. Nur wenn die Pflegeperson die Bedeutung des Verhaltens eines Patienten in einer konkreten Situation begreift, kann sie die Situation des Patienten verstehen, den spezifischen Pflegebedarf feststellen und entsprechende, hilfreiche Maßnahmen einleiten.

Vorschnelle Interpretationen können am eigentlichen Bedürfnis des Patienten vorbeilaufen und eine ineffektive Hilfeleistung zur Folge haben.

Die Reaktion der Pflegenden besteht wiederum aus drei Aspekten: der Wahrnehmung des Patientenverhaltens, den hierdurch ausgelösten Gedanken sowie den Empfindungen und Gefühlen, die als Reaktion auf die Wahrnehmung und die Gedanken entstehen. Orlando formuliert ein Prinzip, das die Pflegenden in ihrer Reaktion leiten soll: Pflegende dürfen erst annehmen, dass irgend ein Aspekt ihrer Reaktion dem Patienten gegenüber (Wahrnehmung, Gedanken und Gefühle) korrekt, hilfreich oder angebracht ist, wenn sie die Angemessenheit dieser Reaktion mit dem Patienten untersucht haben. Dies bedeutet, dass sich beide, Pflegende und hilfsbedürftige Menschen, gemeinsam über die Situation auseinandersetzen und in einen offenen Austausch miteinander treten müssen.

Zu den Handlungen der Pflegenden rechnet Orlando nur solche, die mit dem Patienten oder zu seinem Nutzen vollzogen werden. Grundsätzlich können die pflegerischen Handlungen mit oder ohne Beteiligung des Patienten erfolgen. Sie identifiziert zwei mögliche Arten von pflegerischen Handlungen:
1. unwillkürliche, automatische Handlungen, die ohne Absprache mit dem Patienten erfolgen und wirkungslos bleiben, da sie nicht mit seinen unmittelbaren Bedürfnissen zusammenhängen, und
2. professionelle, gezielte, nützliche Handlungen, die nach Absprache mit dem Patienten beschlossen werden und dessen unmittelbare Bedürfnisse befriedigen.

Automatische Pflegehandlungen sind ihrer Meinung nach ineffektiv, weil
- sie aus anderen Gründen als dem Bedürfnis des Patienten vollzogen werden,

- der Patient nicht in die Handlung einbezogen werden kann,
- sie sich nicht auf das unmittelbare Bedürfnis des Patienten beziehen,
- die Pflegenden sich ihre Reaktion auf das Patientenverhalten nicht bewusst machen,
- die Pflegenden sich die Wirkung ihrer Handlung auf den Patienten nicht bewusst machen.

Als Beispiele hierfür können alle pflegerischen Handlungen gelten, die nicht konkret anlässlich von Bedürfnissen eines Menschen durchgeführt werden, wie z. B. das routinemäßig durchgeführte Ermitteln der Körpertemperatur.

Auch wenn Pflegepersonen auffälliges Verhalten eines Patienten bemerken und den Grund für dieses Verhalten nicht erfragen, vollziehen sie ineffektive, automatische Handlungen.

Gezielte Pflegehandlungen sind demgegenüber effektiv, weil sie:
- als Reaktion auf die Bedeutung des Patientenverhaltens und sein spezifisches Bedürfnis nach Hilfe vollzogen werden,
- sie dem Patienten ermöglichen, die Pflegenden über die Wirkung der Handlung zu informieren,
- sie die Bedürfnisse des Patienten erfüllen und die Pflegenden ihrer Verantwortung zur Hilfeleistung nachkommen,
- die Pflegenden das Bedürfnis des Patienten nach Hilfe beantworten und
- die Pflegenden die Wirkung ihrer Handlungen auf den Patienten kennen.

Beispiel: *Eine gezielte Pflegehandlung könnte z. B. die Beobachtung eines Patienten sein, der gekrümmt im Bett liegt. Um in Orlandos Sinn professionell und gezielt zu handeln, verlangt das beobachtete Verhalten des Patienten eine Nachfrage der Pflegeperson, in etwa: „Ich habe den Eindruck, dass Sie gekrümmt im Bett liegen, weil Sie Schmerzen haben. Stimmt das?" Gemeinsam kann dann überlegt werden, warum die Schmerzen bestehen und mit welchen Mitteln, z. B. einer Lageveränderung oder der Verabreichung von Analgetika, dem Patienten geholfen werden kann.*

Diese Handlung setzt direkt am Bedürfnis des betroffenen Menschen an, bezieht ihn in die Überlegungen ein und beantwortet seine Bitte um Hilfe.

Um die Effektivität von Pflegehandlungen einschätzen zu können, schlägt Orlando einen Prozess der Reflexion vor, bei dem die Pflegenden die Bedeutung des jeweiligen Patientenverhaltens gemeinsam mit dem Patienten ergründen, um so sein spezifisches Bedürfnis erkennen und gezielte, hilfreiche pflegerische Maßnahmen durchführen zu können. Diesen Prozess der Reflexion nennt Orlando „Pflegeprozess". Ihre Überlegungen hierzu sind in Zusammenarbeit mit den Pflegetheoretikerinnen Ernestine Wiedenbach und Dorothy Johnson Ende der 50er Jahre als ein Drei-Phasen-Modell des Pflegeprozesses veröffentlicht worden (s. auch Kap. 6.1). Im Verlauf dieses Prozesses sollen drei Erfordernisse berücksichtigt werden. Die verbalen Äußerungen der Pflegenden müssen mit ihrer unmittelbaren Reaktion auf ein beobachtetes Patientenverhalten übereinstimmen. Das bedeutet, dass die jeweilige Pflegeperson ihre tatsächlichen Wahrnehmungen, Gedanken und Gefühle, die sie bei der Beobachtung eines Patientenverhaltens erlebt, in Worte fassen soll. Diese sollen außerdem klar in Form einer „Ich-Botschaft" gekennzeichnet sein, beispielsweise „Ich habe den Eindruck, dass...". Hierdurch wird dem Patienten deutlich, dass es sich um den subjektiven Eindruck der jeweiligen Pflegeperson selbst handelt. Weiter soll der Patient in der Kommunikation aufgefordert werden, den subjektiven Eindruck der Pflegeperson zu bestätigen oder zu korrigieren, beispielsweise „Ich habe den Eindruck, dass... Habe ich Recht?".

Nach Orlando führt die Anwendung dieses Prozesses zum besseren Verständnis der eigenen und der unmittelbaren Erfahrung des anderen. Er schafft die Ausgangsbasis für die korrekte Interpretation des Patientenverhaltens und die Voraussetzungen für effektive, professionelle und an den eigentlichen Bedürfnissen des Patienten ausgerichtete Pflegehandlungen.

Diese Vorgehensweise setzt für Orlando den Einbezug des Patienten im gesamten Verlauf des Pflegeprozesses voraus. Wenn der Pflegeprozess die Erfordernisse
- Übereinstimmung der verbalen Äußerungen der Pflegenden mit ihrer tatsächlichen Wahrnehmung, ihren dabei empfundenen Gefühlen und Gedanken,
- Verwendung von Ich-Botschaften und
- Nachfrage beim Patienten, ob sein Verhalten korrekt interpretiert wurde,

4.3 Ausgewählte Theorien und konzeptionelle Modelle der Pflege

erfüllt, wird er von Orlando als „offener pflegerischer Prozess" bezeichnet. Sie hält es für wichtig, diese „Regeln des Pflegeprozesses" bereits in der Pflegeausbildung zu erlernen, da sie die Wahrnehmungsfähigkeit der Auszubildenden, die Fähigkeit zur Unterscheidung zwischen Wahrnehmung, Gedanken und Gefühlen und vor allem das Bewusstsein für die Unterscheidung zwischen automatischen, ineffektiven und gezielten, effektiven Handlungen erhöhen. Hierzu schlägt Orlando die Anwendung eines sogenannten „Pflegeprozessberichtsbogens" vor (**Abb. 4.7**), der dazu beiträgt, das Verhalten der Pflegenden in der Begegnung mit dem Patienten zu analysieren. Ebenfalls empfiehlt sie die Verwendung eines Pflegeprozessberichtsbogens mit offenem und verdecktem pflegerischen Prozess (**Abb. 4.8**).

■ Probleme in Pflegesituationen

Nach Orlando entstehen Probleme in Pflegesituationen zum einen dadurch, dass Handlungen automatisch durchgeführt werden und so am eigentlichen Bedürfnis des Patienten vorbeigehen. Zum anderen kann auch sogenanntes „unwirksames Verhalten" von Patienten die Beziehung zwischen Pflegenden und Patienten erschweren. Solches Verhalten wird häufig mit abwertenden Worten wie „unkooperativ" oder „befehlend" bezeichnet. Orlando betont jedoch, dass es grundsätzlich als mögliches Zeichen von Belastung oder als Ausdruck eines unerfüllten Bedürfnisses bewertet werden muss. Sie ist weiter der Überzeugung, dass unter Anwendung des oben beschriebenen Prozesses (**Abb. 4.9**) nahezu jedes auftretende Problem gelöst werden kann.

Pflegeprozessbericht		
Wahrnehmung des bzw. über den Patienten	Gedanken und/oder Gefühle bzgl. der Wahrnehmung	Zum Patienten gesagt und/oder mit ihm oder für ihn gehandelt

Abb. 4.7 Pflegeprozessberichtsbogen

Pflegeprozessbericht		
Wahrnehmung des bzw. über den Patienten	Gedanken und/oder Gefühle bzgl. der Wahrnehmung	Zum Patienten gesagt und/oder mit ihm oder für ihn gehandelt
Prozess A Herr G. geht auf und ab, gerötetes Gesicht.	Wirkt zornig; irgendetwas muss geschehen sein; ich habe Angst, ihn zu fragen, weil er mich schlagen könnte.	„Guten Morgen, Herr G."
Prozess B Herr G. geht auf und ab, gerötetes Gesicht.	Wirkt zornig; irgendetwas muss geschehen sein; ich habe Angst, ihn zu fragen, weil er mich schlagen könnte.	„Ich habe Angst, dass Sie mich schlagen könnten, wenn ich Ihnen eine Frage stelle. Muss ich Angst haben?"

Abb. 4.8 Ein Pflegeprozessbericht. Prozess A beschreibt den verborgenen pflegerischen Prozess, Prozess B den offenen pflegerischen Prozess.

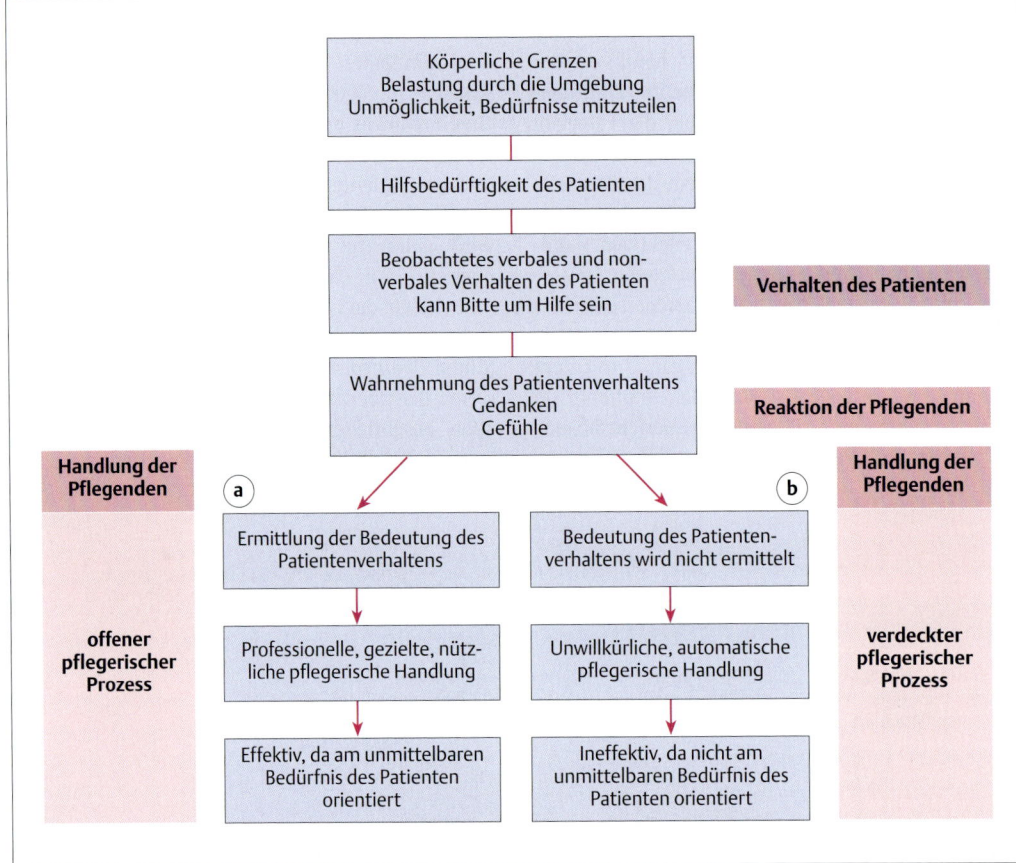

Abb. 4.9 Die Theorie der lebendigen Beziehung zwischen Pflegenden und Patienten von Orlando im Überblick

Definition der Pflege

Orlando beschreibt als **Ziel der Pflege**, dem Patienten die Hilfe zukommen zu lassen, die er benötigt. Die berufliche Aufgabe der Pflegenden besteht im Erkennen ihn belastender Faktoren und seiner Hilfsbedürftigkeit. Die direkte Verantwortung der Pflege liegt in der Unterstützung des hilfsbedürftigen Menschen bei der Befriedigung seiner Bedürfnisse.

Zusammenfassung:

Lebendige Beziehung (Orlando)

- *Die Pflegeperson soll die Belastung des Patienten verringern, die aus der Hilfsbedürftigkeit entsteht,*
- *Pflegehandlungen müssen darauf zielen, die Bedürfnisse des Patienten zu befriedigen,*
- *entscheidend: Kommunikation zwischen Pflegeperson und Patient über dessen Bedürfnisse,*
- *jede Pflegehandlung muss hinterfragt werden, automatische Pflegehandlungen sind abzulehnen.*

4.3.3 Martha Rogers – Theoretische Grundlagen der Pflege

Martha Rogers hat ihr konzeptionelles Modell 1970 veröffentlicht. Sie selbst sieht darin keine Theorie, sondern einen konzeptuellen Rahmen für die Pflege, aus dem sich Theorien ableiten lassen (s. a. 4.2.4 Globale Theorien). Dementsprechend sind ihre Ausführungen sehr abstrakt.

Rogers Modell verdeutlicht auf besondere Weise, dass von Theorien großer Reichweite bzw. konzeptionellen Modellen keine unmittelbaren Anleitungen für konkrete Handlungen erwartet werden dürfen. Rogers hat vielmehr versucht, einen allgemein gültigen Rahmen als Grundlage für die Pflegewissenschaft zu formulieren. Deshalb wendet sie sich dem ihrer Meinung nach spezifischen Gegenstand der Pflege zu: dem einheitlichen Menschen. Ihr konzeptionelles Modell beschreibt sie deshalb in späteren Veröffentlichungen auch als „die Wissenschaft vom unitären (einheitlichen) Menschen".

In Rogers Modell, das sie auf deduktivem Weg entwickelt hat, sind Erkenntnisse vieler anderer Wissenschaften eingeflossen, u. a. Erkenntnisse der Biologie, der Psychologie und der Physik, vor allem die Relativitätstheorie von Albert Einstein.

Grundlagen der Pflegewissenschaft

Rogers beginnt ihre Ausführungen mit einer umfangreichen Darstellung der Geschichte der Menschheit, um den Hintergrund für ihr Modell der Pflege zu beschreiben. Darin nimmt sie vor allem Bezug auf die Entwicklung der Sichtweise des Menschen in der Wissenschaft und schafft so eine Basis für ihre Sichtweise des Menschen.

Sie sieht das menschliche Wesen als ein spezifisches System, dessen charakteristische Eigenschaft die einer Ganzheit ist. Um diese Sichtweise zu veranschaulichen, formuliert Rogers fünf Grundannahmen über den Menschen. Da der Mensch in seiner Ganzheit das zentrale Anliegen der Pflege ist, muss die Pflegewissenschaft ihrer Meinung nach auf diesen Grundannahmen über das menschliche Wesen basieren:

- Der Mensch ist ein einheitliches Ganzes. Er lässt sich nicht auf einzelne Funktionen oder Bestandteile reduzieren bzw. in Körper, Geist und Seele „zerlegen", sondern bildet eine untrennbare Einheit, die nur als solche verstanden und beschrieben werden kann. Der Mensch in seiner Ganzheit kann erst dann erkannt werden, wenn seine Einzelteile nicht mehr sichtbar sind. Rogers prägt in diesem Zusammenhang den Begriff „einheitlicher Mensch", der mehr und anders ist als die Summe seiner Teile. Hiermit erklärt sie der traditionellen wissenschaftlichen Sichtweise vom Menschen, der aus mehreren, miteinander in Verbindung stehenden „Einzelteilen" besteht, eine klare Absage.
- Der Mensch ist ein offenes System, das in einer ständigen Wechselbeziehung mit seiner Umwelt steht, mit der er Energie und Materie austauscht. Diese Interaktion bzw. dieser Austausch von Energie und Materie ist charakteristisch für offene Systeme. Rogers verwendet hier den Begriff „Energiefeld", wobei in ihrem Verständnis der Mensch nicht ein Energiefeld hat, sondern ein Energiefeld ist. Gemeinsamkeiten bzw. Übereinstimmungen zwischen der Annahme, dass Menschen Energiefelder sind, und der realen, beobachtbaren Welt kommen laut Rogers in einigen umgangssprachlichen Redewendungen zum Ausdruck. Beispiele hierfür sind Formulierungen wie „Der Mensch ist kraftvoll, magnetisch, besitzt Anziehungskraft" etc.
- Der Lebensprozess entwickelt sich unidirektional, d. h. nur in eine Richtung, und ist eingebunden in die drei Dimensionen des Raumes und in die Dimension der Zeit. Er ist unumkehrbar.
- Der Mensch besitzt bewusste und unbewusste Fähigkeiten zur Gestaltung seiner Umwelt. Kennzeichnend hierfür sind Muster und Organisation, die die Ganzheit des Menschen widerspiegeln. Die individuellen Muster und die Organisation des Energiefelds „Mensch" entwickeln sich aus den o. a. Interaktionsprozessen. Da diese individuell sind, besitzt auch jeder Lebensprozess sein eigenes dynamisches Muster und seine eigene dynamische Organisation. Darüber hinaus besitzt der Mensch die Fähigkeit, sich trotz dieser kontinuierlichen Veränderungen selbst zu erhalten, was Rogers als „Fähigkeit zur Selbstregulation" bezeichnet. Diese Fähigkeit ermöglicht dem Menschen die Entfaltung seiner Lebenspotenziale. Sie ist Ausdruck der Einheit und Ganzheit und lässt sich nach Rogers nicht durch die Funktion ihrer Teile beschreiben.
- Der Mensch besitzt die Fähigkeit, sich selbst und seine Welt über Denken und Fühlen zu erleben. Während die vier erstgenannten Grundannahmen prinzipiell auf alle Lebensformen zutreffen, bringt diese Annahme den Unterschied zwischen Menschen und anderen Lebewesen zum Ausdruck und stellt nach Rogers Auffassung das Kennzeichen des Menschseins dar.

Rogers sieht in diesen Annahmen über das menschliche Wesen die theoretischen Grundlagen der Pflegewissenschaft.

Konzeptionelles Modell der Pflege

Für Rogers ist das Phänomen „Mensch" das zentrale Anliegen der Pflegewissenschaft. Der Lebensprozess im Menschen stellt das zentrale Phänomen des konzeptionellen Systems der Pflege dar. Die Begriffe

Mensch, Lebensprozess und Lebensprozess im Menschen verwendet Rogers in ihren Ausführungen gleichbedeutend.

Der Mensch wird von ihr auf der Basis der fünf Grundannahmen als Ganzheit und untrennbarer Bestandteil des Universums verstanden. Das Energiefeld „Mensch" ist in die vier Dimensionen des Raumes und der Zeit eingebunden. Es ragt sowohl in die Zukunft als auch in die Vergangenheit. Im Verlauf des Lebensprozesses wird das menschliche Feld immer komplexer, d. h. es kommt im Rahmen der Austauschprozesse mit dem Umweltfeld zu einer ständigen gegenseitigen Beeinflussung.

Ebenso wie den Menschen beschreibt Rogers auch die Umwelt als offenes System bzw. Energiefeld, als einheitliches Ganzes, das nicht durch seine Teile beschrieben werden kann. Jedem menschlichen Feld entspricht ein ihm zugehöriges Umweltfeld, zu dem auch alle anderen Menschen gehören. Aus der Interaktion der Energiefelder „Mensch" und „Umwelt" erwachsen kontinuierliche Veränderungen in beiden Energiefeldern, d. h. es kommt zu Veränderungen der Muster und der Organisation der Felder. Diese Muster sind laut Rogers beobachtbare Ereignisse.

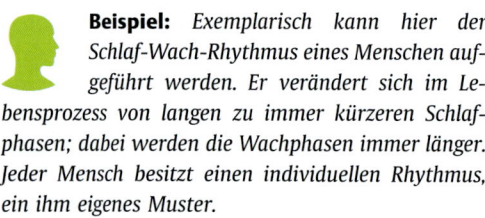

Beispiel: *Exemplarisch kann hier der Schlaf-Wach-Rhythmus eines Menschen aufgeführt werden. Er verändert sich im Lebensprozess von langen zu immer kürzeren Schlafphasen; dabei werden die Wachphasen immer länger. Jeder Mensch besitzt einen individuellen Rhythmus, ein ihm eigenes Muster.*

Die Austauschprozesse mit der Umwelt ermöglichen die Entfaltung der Lebenspotenziale.

Das Wesen und die Richtung der Veränderungen in den Energiefeldern wird durch drei Prinzipien geleitet, die von Rogers auch als die „Prinzipien der Homöodynamik" (einheitliche Dynamik) bezeichnet werden:

1. Mit dem *Prinzip der Integralität* sind die kontinuierlichen wechselseitigen Austauschprozesse zwischen den Energiefeldern „Mensch" und „Umwelt" gemeint. Veränderungen im Lebensprozess ergeben sich aus der Interaktion zwischen Mensch und Umwelt. Sie sind sind abhängig vom Zustand des menschlichen Feldes und des Umweltfeldes zu einem gegebenen Zeitpunkt im Raum-Zeit-Kontinuum.

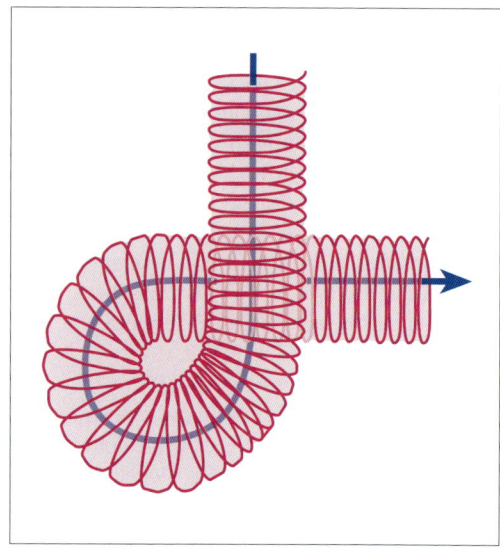

Abb. 4.10 Vierdimensionalität des Lebens

2. Mit dem *Prinzip der Spiralität* beschreibt Rogers den Lebensprozess als spiralförmig in eine Richtung verlaufend und dabei immer komplexer werdend. Die verschiedenen Stadien können sich dabei zwar ähneln, sind aber nie identisch, d. h. Situationen im Leben eines Menschen können Parallelen zu vorherigen Situationen aufweisen, sind aber nie genau gleich. Der Lebensprozess bewegt sich rhythmisch entlang der Kurven der Spirale. Das Leben, dargestellt als Spirale, wird durch die drei Dimensionen des Raumes beeinflusst und ist eingebunden in die Dimension der Zeit (**Abb. 4.10**) – Vierdimensionalität des Lebens.

3. Das *Prinzip der Resonanz* bezieht sich darauf, dass Veränderungen im menschlichen Feld und im Umweltfeld sich in rhythmischen Wellenmustern fortpflanzen. Rogers geht davon aus, dass sich die Veränderung dabei von langsamen zu höherfrequenten Wellenmustern vollzieht. Die beschleunigte Veränderung, die sie auch als „Theorie der beschleunigten Evolution" bezeichnet, schlägt sich ihrer Meinung nach u. a. in länger gewordenen Wachheitsphasen des Menschen, erhöhten „Normalwerten", z. B. des Blutdrucks, oder auch in bestimmten menschlichen Verhaltensmustern, z. B. der Hyperaktivität, nieder.

Diese allgemeinen Ausführungen zum Wesen des Menschen und seinem Lebensprozess sieht Rogers als theoretische Grundlagen der Pflegewissenschaft. Sie trennt zwischen der Pflegewissenschaft, die für die Ausarbeitung eines theoretischen Bezugsrahmens zuständig ist, und der Pflegepraxis, die dieses theoretische Wissen in die Praxis umsetzen soll. Mit ihrem Modell hat Rogers nicht die Ausformulierung konkreter Handlungsanweisungen, sondern die Entwicklung eines möglichst weiten theoretischen Bezugsrahmens beabsichtigt, der der Komplexität der Pflege Rechnung tragen soll. Dementsprechend gibt sie nur wenige allgemeine Hinweise für die Übertragung ihres Modells in die Praxis, empfiehlt aber ausdrücklich die Ableitung von überprüfbaren Theorien.

Definition der Pflege

Rogers sieht **Pflege als Wissenschaft und Kunst**. Aufgabe der Wissenschaft „Pflege" ist es, durch wissenschaftliche Forschung und logische Analyse eine theoretische Grundlage für die Pflege zu entwickeln. Die Kunst der Pflege besteht für Rogers darin, dieses Wissen im Dienst am Menschen in die Praxis umzusetzen. Ziel und Aufgabe der Pflege bestehen darin, Menschen beim Erreichen ihres maximalen Gesundheitspotenzials zu unterstützen. Rogers formuliert das wie folgt:

„Die professionelle Pflegepraxis versucht „die symphonischen" Interaktionen zwischen den Menschen und seiner Umwelt zu unterstützen sowie den Einklang und die Integrität des menschlichen Feldes zu stärken. Um den bestmöglichen Gesundheitszustand des Menschen herbeizuführen, ist sie bestrebt, auf die ständige Neubildung von Mustern des menschlichen Feldes und des Umweltfeldes entsprechend einzuwirken" (Rogers 1995, S. 152).

Weiter schreibt sie:

„Die Aktivitäten des täglichen Lebens sollten mit den Rhythmen des Mensch-Umwelt-Austausches in Einklang stehen und mit ihnen vereinbar sein. Ein solcher Austausch stimuliert die Neubildung von Mustern und entspricht damit der Offenheit der Natur." (Rogers 1995, S. 153)

Dabei sollen nach Rogers die individuell unterschiedlichen Bedürfnisse von Menschen bei allen gesundheitsfördernden Maßnahmen berücksichtigt werden. Aufgabe der Pflege allgemein ist der Dienst am Menschen in unmittelbarer Verantwortung der Gesellschaft gegenüber.

Zusammenfassung:
Theoretische Grundlagen der Pflege (Rogers)
- Rogers entwickelt keine Theorie sondern einen konzeptuellen Rahmen,
- sie entwickelt ein Konzept des Menschen:
  - Ganzheitliche Einheit,
  - offenes System,
  - Mensch ist Lebensprozess,
  - Mensch ist Energiefeld,
- Ziel der Pflege: Einklang und Integrität des menschlichen Feldes stärken.

4.3.4 Dorothea Orem – Strukturkonzepte der Pflegepraxis

Die amerikanische Pflegeprofessorin Dorothea Orem hat mit dem Entwurf ihrer Theorie des Selbstpflegedefizits 1958 begonnen und sie 1971 in ihrem Werk „Strukturkonzepte der Pflegepraxis" veröffentlicht. Orem selbst sagt, dass sie bei ihrem Entwurf von drei Leitfragen ausgegangen ist:
1. Was tun Pflegekräfte und was sollten sie als die Ausübenden der Pflege tun?
2. Warum tun Pflegekräfte, was sie tun?
3. Was ist das Ergebnis dieses Tuns?

Orems Theorie hat entscheidend dazu beigetragen, den Blick der Pflegenden von der Orientierung auf die Krankheit eines Menschen hin zu dessen Pflegebedürftigkeit zu richten. In ihrer Theorie entwickelt Orem eine sehr spezifische Sprache. Orems Theorie ist sehr komplex und beschreibt viele Aspekte der Pflege. Ausdruck findet dies auch in der Tatsache, dass ihre Theorie von den Metatheoretikern sowohl als Entwicklungs- bzw. Interaktionsmodell sowie auch als Bedürfnismodell bezeichnet wird.

Orem unterteilt ihre globale Theorie in drei Theorien mittlerer Reichweite:
1. Theorie der Selbstpflege,
2. Theorie des Selbstpflegedefizits und
3. Theorie des Pflegesystems.

Jede dieser Theorien wird von Orem mit ihren einzelnen Elementen beschrieben und anschließend in ihren jeweiligen Auswirkungen auf die anderen Theorien zusammengefasst.

Die Theorie der Selbstpflege

Innerhalb der Theorie der Selbstpflege werden von Orem drei zentrale Konzepte erläutert:

1. Selbstpflege,
2. Selbstpflegebedarf und
3. situativer Selbstpflegebedarf.

Als Selbstpflege bezeichnet Orem alle Handlungen eines Menschen, die er „für sich selbst" und „durch sich selbst" in die Wege leitet oder ausführt, um sein Leben, sein Wohlbefinden oder seine Gesundheit zu erhalten.

Erwachsene Menschen sorgen normalerweise für sich selbst, während Säuglinge, Kinder, ältere Menschen, Kranke und Behinderte eine teilweise oder vollständige Unterstützung bei ihren selbstpflegerischen Handlungen benötigen. Wird diese Unterstützung von verantwortlichen Erwachsenen für abhängige Personen (z. B. von einer Mutter für ihr Kind) durchgeführt, spricht Orem von der sogenannten Dependenzpflege (Abhängigenpflege).

Orem sieht die Selbstpflege als eine erlernte, zielgerichtete und bewusst durchgeführte Handlung eines Menschen, um seinem Selbstpflegebedarf zu entsprechen.

Der Selbstpflegebedarf eines Menschen ergibt sich aus den allgemeinen, entwicklungsbedingten und gesundheitsbedingten Selbstpflegeerfordernissen (**Tab. 4.2**).

Allgemeine Selbstpflegeerfordernisse sind allen Menschen gemeinsam, jeweils in Abhängigkeit vom jeweiligen Lebensalter, Geschlecht, Entwicklungsstadium, Gesundheitszustand, soziokultureller Orientierung und Ressourcen. Entwicklungsbedingte Selbstpflegeerfordernisse ergeben sich aus der Tatsache, dass Menschen im Lauf ihres Lebens einen Entwicklungsprozess durchlaufen, der in den jeweiligen Phasen spezifische Erfordernisse notwendig macht. Gesundheitsbedingte Selbstpflegeerfordernisse bestehen bei Menschen, die krank, verletzt oder behindert sind bzw. sich in medizinischer Behandlung befinden.

Als situativen Selbstpflegebedarf bezeichnet Orem alle Maßnahmen der Selbstpflege, die erforderlich sind, um die individuellen Selbstpflegeerfordernisse (allgemeine, entwicklungsbedingte und gesundheitsbedingte) eines Menschen zu erfüllen. Er

Tab. 4.2 Allgemeine, entwicklungsbedingte und gesundheitsbedingte Selbstpflegeerfordernisse

Allgemeine Selbstpflegeerfordernisse	*Entwicklungsbedingte Selbstpflegeerfordernisse*	*Gesundheitsbedingte Selbstpflegeerfordernisse*

1. Aufrechterhaltung einer ausreichenden Sauerstoffzufuhr
2. Aufrechterhaltung einer ausreichenden Flüssigkeitszufuhr
3. Aufrechterhaltung einer ausreichenden Zufuhr an Nahrungsmitteln
4. Gewährleistung einer Versorgung in Verbindung mit Ausscheidungsprozessen und Exkrementen
5. Aufrechterhaltung eines Gleichgewichts zwischen Aktivität und Ruhe
6. Aufrechterhaltung eines Gleichgewichts zwischen Alleinsein und sozialer Interaktion
7. Vorbeugung von Risiken für das Leben, das menschliche Funktionieren und das menschliche Wohlbefinden
8. Förderungen der menschlichen Funktionen und Entwicklungen innerhalb sozialer Gruppen in Übereinstimmung mit den menschlichen Potenzialen, bekannten menschlichen Grenzen und dem Wunsch der Menschen, normal zu sein. Normalität bezieht sich darauf, was menschlich ist, sowie darauf, was in Übereinstimmung mit den genetischen und konstitutionellen Eigenschaften und Talenten von Individuen steht.
	Ergeben sich aus 6 Stadien des Lebenszyklus:
	1. Intrauterine Stadien des Lebens und der Prozess der Geburt
	2. Neonatales Stadium des Lebens
	  a) termingerechte oder verfrühte Geburt
	  b) normales oder niedriges Geburtsgewicht
	3. Frühes Kindesalter
	4. Entwicklungsstadien der Kindheit, Jugend und des Eintritts in das Erwachsenenalter
	5. Entwicklungsstadien des Erwachsenenalters
	6. Schwangerschaft als Jugendliche oder als Erwachsene
	
	Unterschieden werden drei Formen entwicklungsbedingter Selbstpflegeerfordernisse:
	1. Gewährleistung von Bedingungen, die die Entwicklung fördern
	2. Engagement in der Selbstentwicklung
	3. Vorbeugung oder Überwindung der Auswirkungen von Bedingungen und Lebenssituationen, die die menschliche Entwicklung negativ beeinflussen können
		1. Inanspruchnahme und Sichern einer geeigneten medizinischen Unterstützung bei Gefahr oder bestehender Erkrankung
		2. Bewusstsein über die Auswirkungen von pathologischen Bedingungen einschließlich der Folgen für die eigene Entwicklung
		3. Effektive Ausführung der verordneten diagnostischen, therapeutischen und rehabilitativen Maßnahmen
		4. Bewusstsein über mögliche negative Folgen der medizinischen Maßnahmen
		5. Veränderung des Selbstbildes: Akzeptanz des Gesundheitszustandes und dem damit verbundenen Bedarf an spezifischer Gesundheitspflege
		6. Lernen, mit den Auswirkungen der pathologischen Bedingungen und der medizinischen Diagnostik und Therapie zu leben, und zwar in einem Lebensstil, der die persönliche Entwicklung fördert

wird beeinflusst von folgenden zehn grundlegenden Bedingungsfaktoren, die z. B. die Art und den Umfang sowie Methoden und Techniken zur Erfüllung der Selbstpflegeerfordernisse bestimmen.

Bedingungsfaktoren:
1. Alter,
2. Geschlecht,
3. Entwicklungsstand,
4. Gesundheitszustand,
5. soziokulturelle Orientierung,
6. Faktoren des Gesundheitspflegesystems, z. B. medizinische Diagnostik- und Behandlungsmodalitäten,
7. familiäre Systemfaktoren,
8. Lebensstrukturen einschließlich der regelmäßigen Aktivitäten,
9. Umweltfaktoren,
10. Verfügbarkeit und Angemessenheit von Ressourcen.

Die Einschätzung des situativen Selbstpflegebedarfs erfolgt unter Berücksichtigung folgender Aspekte:
- Bestimmen und Beschreiben des Selbstpflegeerfordernisses unter Beachtung seiner Beziehung zu anderen menschlichen Funktionen,
- Bestimmung förderlicher und hindernder Bedingungen für die Erfüllung des Selbstpflegeerfordernisses,
- Auswahl geeigneter Methoden und Techniken zur Erfüllung des Selbstpflegeerfordernisses,
- Festlegen einer Handlungsabfolge zur Erfüllung des Selbstpflegeerfordernisses.

Übersteigt der situative Selbstpflegebedarf die Selbstpflegekompetenz, so liegt ein Selbstpflegedefizit vor.

Die Theorie des Selbstpflegedefizits

Innerhalb der Theorie des Selbstpflegedefizits beschreibt Orem wiederum drei wichtige Konzepte:
1. Selbstpflegekompetenz,
2. Selbstpflegeeinschränkungen und
3. Selbstpflegedefizit.

Unter Selbstpflegekompetenz versteht Orem die komplexe, erworbene Fähigkeit eines Menschen, seine Selbstpflegeerfordernisse zu erfüllen. Wie der situative Selbstpflegebedarf wird auch die Selbstpflegekompetenz von den zehn grundlegenden Bedingungsfaktoren beeinflusst. Das bedeutet, dass sie nicht bei jedem Menschen zu jeder Zeit seines Lebens gleich stark ausgeprägt ist.

Nach Orem beinhaltet die Selbstpflegekompetenz zwei wesentliche Bereiche: Der erste Bereich umfasst alle bewussten Handlungen in der Selbstpflege (Selbsterkenntnis, rationale Überlegungen, bewusste Zielsetzung, Vorgehensplanung und Entschlossenheit, einen entworfenen Plan auszuführen), der zweite Bereich schließt das Wissen über gültige und verlässliche Methoden ein.

Entsprechend dem Konzept der Selbstpflegekompetenz formuliert Orem das Konzept der Dependenzpflegekompetenz. Sie wird beschrieben als die komplexe, erlernte Fähigkeit von Menschen, einige oder alle Selbstpflegeerfordernisse von anderen Menschen zu erkennen und zu erfüllen.

Die Entwicklung der Dependenzpflegekompetenz sieht Orem als Reaktion auf die Hilfsbedürftigkeit beispielsweise von Familienmitgliedern oder Freunden. Die Selbstpflegekompetenz kann durch verschiedene Faktoren begrenzt werden. Diese Aspekte bezeichnet Orem als Selbstpflegeeinschränkungen.

Orem ordnet die Selbstpflegeeinschränkungen drei Gruppen zu:
1. Wissenseinschränkungen (z. B. durch mangelndes, für die Ausführung der Maßnahmen aber erforderliches Wissen),
2. Einschränkungen der Urteils- und Entscheidungsfähigkeit (z. B. durch die begrenzte Fähigkeit oder Unfähigkeit, sich alternative Handlungsverläufe und ihre möglichen Konsequenzen vorzustellen),
3. Einschränkungen bei der Durchführung zielgerichteter Handlungsabläufe (z. B. durch körperliche Bewegungseinschränkungen, die die kontrollierte Durchführung von Handlungen verhindern).

Selbstpflegeeinschränkungen begrenzen die Selbstpflegekompetenz eines Menschen und können zu einem Selbstpflegedefizit führen. Ein Selbstpflegedefizit besteht nach Orem dann, wenn der situative Selbstpflegebedarf die Selbstpflegekompetenz übersteigt, d. h. wenn die Fähigkeiten und das Wissen eines Menschen in einer bestimmten Situation nicht zur Deckung seines situativen Selbstpflegebedarfs ausreichen. Selbstpflegedefizite können auf einen oder mehrere Aspekte der Selbstpflege beschränkt sein (teilweises Selbstpflegedefizit) oder alle Aspekte der Selbstpflege betreffen (vollständiges Selbstpflegedefizit).

4 Pflegetheorien

▍ Die Theorie des Pflegesystems

Die Theorie des Pflegesystems umfasst die Konzepte Pflegekompetenz, Pflegesysteme und helfende Methoden.

Die Pflegekompetenz bezeichnet Orem als das wesentliche Element dieser Theorie. Unter Pflegekompetenz werden die Fähigkeiten verstanden, die Menschen durch eine spezialisierte Aus- und Weiterbildung entwickeln, um bewusst mit pflegebedürftigen Menschen zu interagieren und gemeinsam mit ihnen die Pflege durchzuführen. Orem führt eine umfassende Liste wünschenswerter Eigenschaften von Pflegenden an, die soziale (z. B. Höflichkeit, Rücksichtnahme, Verantwortungsgefühl), interpersonale (z. B. Interesse an der Wahrnehmung und Lösung menschlicher Probleme) und technologische Charakteristika (z. B. Fähigkeit zur Durchführung effektiver Handlungen) umfasst.

Das Konzept Pflegesysteme umfasst drei grundlegende Varianten:
1. Vollständig kompensatorische Pflegesysteme,
2. Teilweise kompensatorische Pflegesysteme und
3. Unterstützend-erzieherische (entwicklungsorientierte) Pflegesysteme.

Vollständig kompensatorische Pflegesysteme werden dann eingesetzt, wenn Patienten in ihrer Fähigkeit, ihren Selbstpflegeerfordernissen nachzukommen, erheblich eingeschränkt oder gänzlich unfähig sind. Hierzu gehören beispielsweise komatöse Patienten.

Das teilweise kompensatorische Pflegesystem bezieht sich auf Situationen, in denen sowohl Pflegepersonen als auch Patienten Teile der Selbstpflegemaßnahmen durchführen.

Dieses Pflegesystem wird z. B. dann angewendet, wenn ein Patient in der Lage ist, die Körperpflege selbstständig durchzuführen, aber Unterstützung bei der Mobilisation benötigt.

Unterstützend-erzieherische Pflegesysteme werden von Pflegepersonen gewählt, wenn Patienten die erforderlichen Maßnahmen der Selbstpflege zwar durchführen und erlernen können, aber hierbei Unterstützung benötigen.

Denkbar ist hier beispielsweise die spezielle Anleitung und Unterrichtung eines Patienten zur fachgerechten Versorgung einer Urostomie.

Das unterstützend-erzieherische System verlangt von Pflegepersonen vor allem Anleitungs- und Beratungskompetenzen.

In allen drei beschriebenen Pflegesystemen (**Abb. 4.11**) kommen fünf sogenannte helfende Methoden zum Einsatz. Unter einer Methode des Helfens versteht Orem Handlungen, die die gesundheitsbedingten Einschränkungen von Menschen kompensieren oder überwinden, damit sie die erforderlichen Maßnahmen der Selbstpflege wieder eigenständig durchführen können. Die fünf von Orem unterschiedenen Methoden des Helfens sind:
1. Für andere Menschen handeln und agieren,
2. Andere Menschen führen und anleiten,
3. Anderen Menschen physische oder psychologische Unterstützung geben,
4. Für andere Menschen ein Umfeld errichten und erhalten, das die persönliche Entwicklung fördert,
5. Andere Menschen unterrichten.

Je nach Notwendigkeit bzw. nach gewähltem Pflegesystem kommen die helfenden Methoden unterschiedlich stark zum Tragen. Im vollständig kompensatorischen System werden vor allem die ersten drei Methoden eingesetzt. Im teilweise kompensatorischen System werden alle fünf Methoden verwendet, während im unterstützend-erzieherischen Pflegesystem der Schwerpunkt eher auf den drei letztgenannten Methoden liegt.

▍ Definition der Pflege

1956 hat Orem für den Begriff **„Pflege"** folgende Definition formuliert:

„Pflege ist eine Kunst, durch die der Pflegende, also derjenige, der Pflege praktiziert, Personen mit Einschränkungen spezielle Unterstützung gewährleistet, sofern mehr als eine gewöhnliche Unterstützung notwendig ist, um den täglichen Erfordernissen zur Selbstpflege zu entsprechen und um auf intelligente Weise an der medizinischen Versorgung teilzunehmen, die sie durch Ärzte erhalten. Die Kunst der Pflege wird praktiziert, indem für die Person mit der Einschränkung etwas getan wird, indem man ihr hilft, selbst etwas für sich zu tun, und/oder indem man ihr hilft zu erlernen, wie sie selbst etwas für sich tun kann. Pflege wird auch praktiziert, indem man einer kompetenten Person aus der Familie des Patienten oder einem Freund des Patienten hilft zu lernen, wie man etwas für den Patienten tun kann. Einen Patienten zu pflegen ist somit eine praktische und didaktische Kunstfertigkeit" (Orem 1996, S. 7) (**Abb. 4.12**).

4.3 Ausgewählte Theorien und konzeptionelle Modelle der Pflege

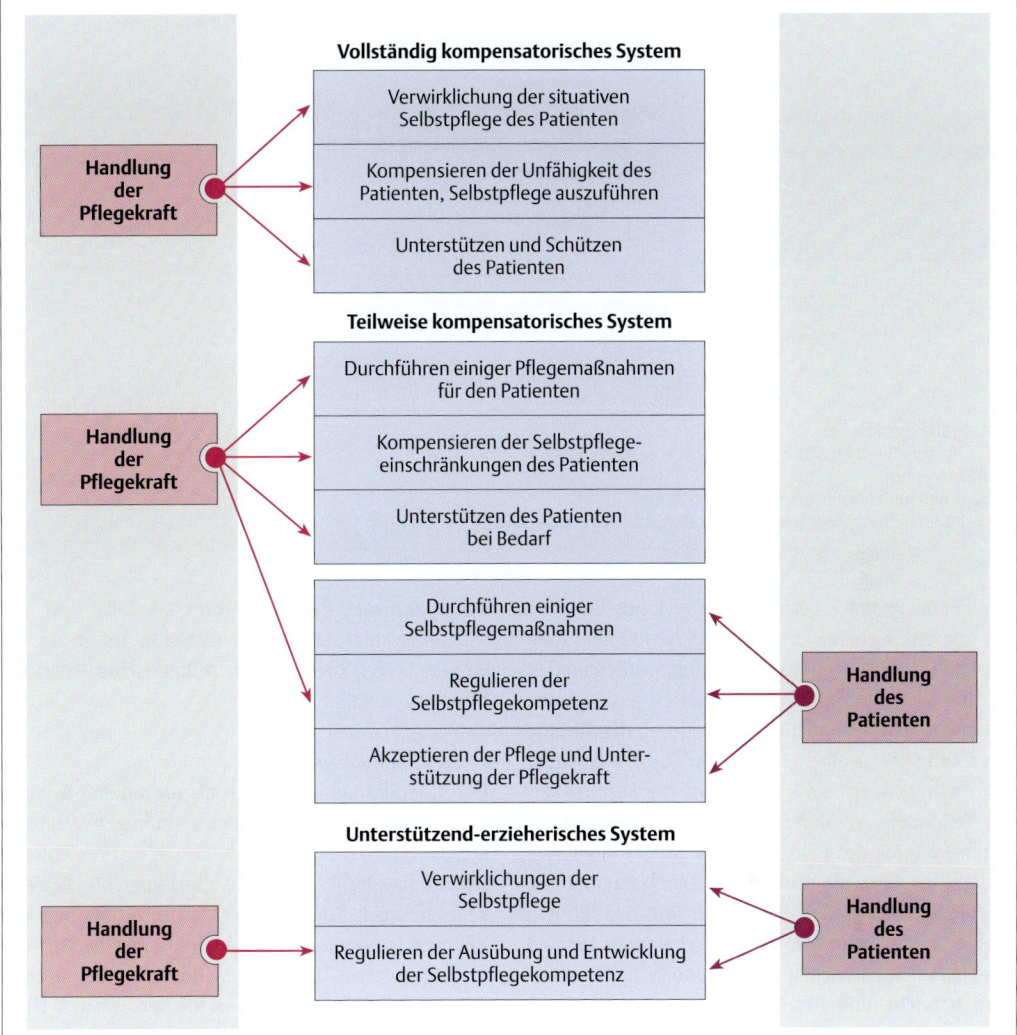

Abb. 4.11 Grundlegende Pflegesysteme im Überblick

4.3.5 Betty Neuman – Das System-Modell

Die amerikanische Pflegewissenschaftlerin Betty Neuman veröffentlichte ihr System-Modell für die Pflege erstmals 1972. Nach ihrer Krankenpflegeausbildung absolvierte sie ein Studium mit den Schwerpunkten öffentliches Gesundheitswesen und Psychologie. Elemente hieraus finden sich in ihrem Modell z. B. in Form der pflegerischen Interventionen, die sie in primäre, sekundäre und tertiäre Prävention einteilt.

Weiter überträgt sie Elemente der Systemtheorie auf die Pflege.

Definition: Unter „Systemen" werden vielschichtige, zielgerichtete und anpassungsfähige Einheiten verstanden, die mit ihrer Umgebung in einer engen Wechselbeziehung stehen.

Dabei können sog. „offene Systeme", die durch einen Austausch von Materie, Energie und Bedeutungen

4 Pflegetheorien

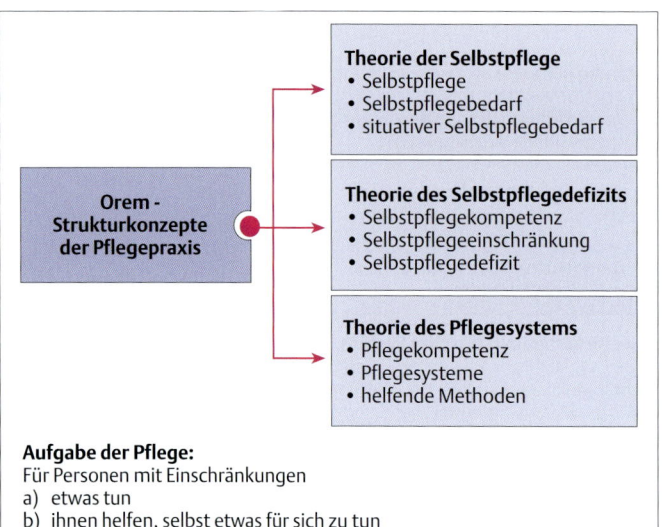

Abb. 4.12 Zentrale Konzepte der Pflegetheorie von Dorothea Orem

mit der Umgebung gekennzeichnet sind, von den sog. „geschlossenen Systemen", bei denen kein Austausch mit der Umgebung stattfindet, unterschieden werden. Systeme werden als Einheiten gesehen, die sich nicht, bzw. nur unzureichend, durch die Summe ihrer Teile beschreiben lassen. Ein System ist nicht nur mehr, sondern auch anders als die Summe seiner Teile. Bei veränderten Umweltbedingungen besitzen Systeme die Fähigkeit, ihre Struktur zu verändern, um Gesundheit und/oder Leben zu erhalten.

Neuman selbst sagt, dass sie ihr auf deduktivem Weg erstelltes konzeptionelles Modell zwar für den Pflegebereich entwickelt hat, es jedoch auch auf andere Bereiche und Berufe des Gesundheitswesens übertragen werden kann. Sie bezeichnet ihr System-Modell als Gesundheitsmodell, das bei seiner Anwendung dazu beiträgt, für den jeweiligen Klienten Gesundheit zu erhalten sowie ein optimales Wohlbefinden zu erreichen und aufrechtzuerhalten. Im Gegensatz zu anderen Pflegetheoretikern benutzt Neuman in ihren Ausführungen durchweg den Begriff „Klient" anstelle von „Patient".

Nach Neuman (1998) soll ihr System-Modell erklären, wie die Stabilität eines Systems, das unter dem Einfluss von sogenannten „Stressoren" (Stress auslösenden Faktoren) steht, erhalten werden kann. Unter Stabilität versteht sie einen Zustand des Gleichgewichts oder der Harmonie, bei der ein Klient Stressoren so bewältigt, dass er ein optimales Gesundheitsniveau bewahren oder wiederherstellen kann. Zentrale Elemente ihres Modells sind das Klientensystem, Stress und Reaktion auf Stress. Sie werden durch drei Formen pflegerischer Interventionen ergänzt.

▌ **Das Klientensystem**

Den Klienten sieht Neuman als ein offenes System, das mit seiner Umwelt in einer ständigen Wechselbeziehung steht. Obwohl sie die Bezeichnung „Klientensystem" auf eine Einzelperson bezieht, kann sie auch für eine oder mehrere Gruppen von Klienten verwendet werden. Die Grundstruktur des Klientensystems besteht aus „überlebenssichernden Grundmerkmalen" der menschlichen Spezies. Hierzu rechnet Neuman u. a. die angeborenen Eigenschaften eines Menschen, wie beispielsweise die Mechanismen zur Regulierung der Köpertemperatur, sowie die Stärken und Schwächen der einzelnen Systembestandteile, z. B. einzelner Organe. Umgeben wird die Grundstruktur von mehreren konzentrischen Kreisen, die sie und das ganze System vor dem Verlust seiner Intaktheit schützen sollen.

Die flexible Abwehr-Linie verhindert normalerweise das Eindringen von Stressoren bzw. das Auftreten von Stressreaktionen, wie z. B. Krankheiten. Eine Reihe von Situationen, u. a. Schlafmangel oder Unterernährung, können jedoch dazu führen, dass sie ihrer Funktion nicht nachkommen kann und Stressoren die normale Abwehr-Linie eines Klientensystems, die den Zustand des Wohlbefindens

4.3 Ausgewählte Theorien und konzeptionelle Modelle der Pflege

bzw. das übliche Gesundheitsniveau eines Klienten darstellt, durchbrechen. In diesem Fall kommt es zu Symptomen der System-Instabilität und Krankheiten.

Die Widerstand-Linien unterstützen die normale Abwehr-Linie eines Klientensystems, z. B. durch die Immunreaktionen des Körpers, und können einen Rückgang der Stressorreaktion bewirken. Durchdringen die Stressoren jedoch auch die Widerstand-Linien, muss viel Energie aufgewendet werden, um die Stabilität bzw. den Gesundheitszustand wiederherzustellen. Wird hierbei mehr Energie verbraucht als gespeichert ist, werden die Energieressourcen erschöpft, was bis zum Untergang des Systems bzw. zum Tod des Klienten führen kann (**Abb. 4.13**).

Sowohl die beschriebenen Linien als auch die Grundstruktur eines Klientensystems werden in ihrer Position und Stabilität gleichzeitig durch fünf Variablen bestimmt:

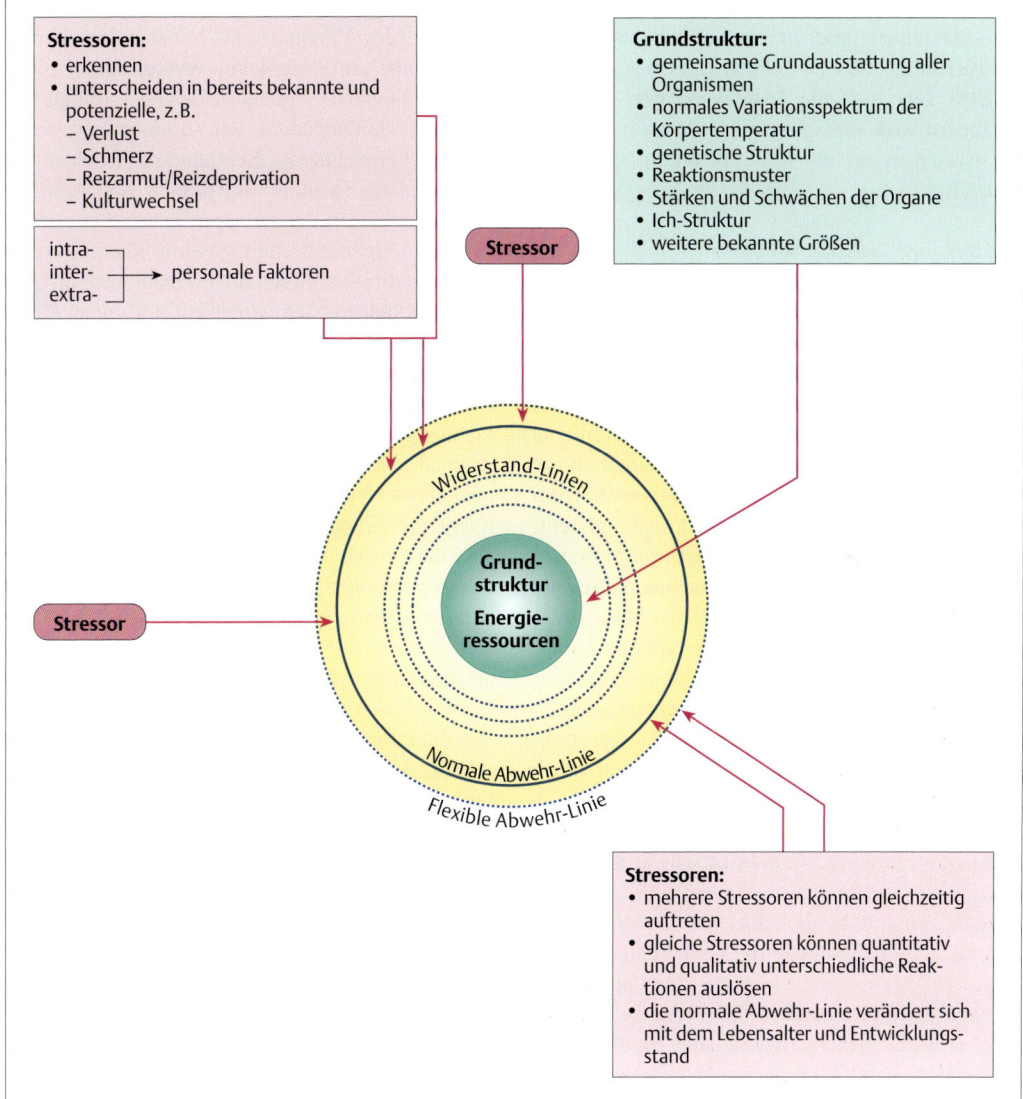

Abb. 4.13 Das Klientensystem

1. Physische Variablen, die sich auf körperliche Strukturen und Funktionen beziehen,
2. psychische Variablen, die sich auf geistige Prozesse und Beziehungen beziehen,
3. soziokulturelle Variablen, die sich auf die Verbindungen sozialer und kultureller Funktionen beziehen,
4. entwicklungsbezogene Variablen, die sich auf die Entwicklungsprozesse des Lebens beziehen und
5. spirituelle Variablen, die sich auf den Einfluss spiritueller Überzeugungen beziehen.

Diese Variablen sind von Klient zu Klient verschieden kombiniert und unterschiedlich stark bzw. schwach ausgeprägt. Auch innerhalb eines Klientensystems kann sich die Ausprägung der Variablen verändern, was sowohl positive als auch negative Auswirkungen auf die Abwehr- und Widerstand-Linien hat.

■ **Stress und Reaktion auf Stress**
Das Klientensystem und seine Umwelt stehen in einer ständigen und engen Wechselbeziehung miteinander, in der sowohl das Klientensystem die Umwelt als auch die Umwelt das Klientensystem beeinflusst. Folge der wechselseitigen Einflussnahme ist entweder eine Anpassung des Klientensystems an die Umwelt oder die Anpassung der Umwelt an das Klientensystem. Umwelteinflüsse können in Form von Stressoren die Stabilität des Klientensystems bzw. die Gesundheit des Klienten stören. Neuman unterscheidet drei Arten von Stressoren, die sowohl von innen als auch von außen, einzeln oder in Kombination auf das Klientensystem einwirken können:
1. Intrapersonale Stressoren, die in der Person selbst begründet liegen (z. B. Autoimmunreaktionen),
2. interpersonale Stressoren, die sich aus der Beziehung zu anderen Menschen ergeben (z. B. durch unterschiedliche Rollenerwartungen) und
3. extrapersonale Stressoren, die von außen auf den Klienten einwirken (z. B. finanzielle Probleme).

Neuman beschreibt die einzelnen Stressoren als neutral. Erst im Zusammentreffen mit dem Klienten zeigt sich, ob sie positive oder negative Auswirkungen auf das System haben. Normalerweise sorgt die oben erwähnte flexible Abwehr-Linie für einen ausreichenden Schutz vor einwirkenden Stressoren. Sie verhindert, dass ein Stressor die normale Abwehr-Linie eines Klientensystems durchdringt. Ob, in welcher Art und in welchem Ausmaß das Klientensystem auf einen Stressor reagiert, ist abhängig vom Zusammenspiel der oben erwähnten Variablen und dem Zeitpunkt, der Art und Intensität des Stressors. Auch der frühere und gegenwärtige Gesundheitszustand des Klienten sowie das zur Anpassung benötigte Ausmaß an Energie spielen hierbei eine wichtige Rolle.

■ **Formen pflegerischer Interventionen**
Das Ziel pflegerischen Handelns, der sogenannten pflegerischen Interventionen, sieht Neuman in der Stabilisierung des Klientensystems: Die optimale Gesundheit des Klienten soll bewahrt, wiederhergestellt oder aufrechterhalten werden. Unter „optimaler Gesundheit" versteht sie den höchstmöglichen Grad des Wohlbefindens, der zu einem gegebenen Zeitpunkt erreichbar ist. Neuman unterscheidet drei Formen pflegerischer Interventionen (**Abb. 4.14**).

Interventionen der Primären Prävention werden eingesetzt, um die Gesundheit eines Klienten zu erhalten. In diesem Fall soll die normale Abwehr-Linie bzw. der übliche Gesundheitszustand eines Klientensystems durch Stärkung der flexiblen Abwehr-Linie geschützt werden. Es liegt noch keine Verletzung der normalen Abwehr-Linie bzw. Reaktion des Klientensystems vor. Zu dieser Form rechnet Neuman alle Maßnahmen der Gesundheitsförderung, mit denen entweder verhindert wird, dass ein Klient mit einem Stressor in Kontakt kommt, oder aber die flexible Abwehr-Linie gestärkt wird.

Interventionen der Sekundären Prävention werden erforderlich, wenn ein Stressor die normale Abwehr-Linie eines Klientensystems durchbrochen hat. Sie haben den Schutz der Grundstruktur durch Stärkung der Widerstand-Linien zum Ziel. Hierzu werden die Interventionen nach ihrer Dringlichkeit geordnet und Behandlungen vorgenommen, die die schädlichen Auswirkungen des Stressors auf das Klientensystem mindern. Die Stabilität des Klientensystems bzw. die Gesundheit des Klienten soll wiederhergestellt werden. Den Prozess der Wiederherstellung nennt Neumann „Rekonstitution". Er kann zu einem höheren, gleich hohen oder niedrigeren Gesundheitsniveau als vor der Krankheit führen.

Interventionen der Tertiären Prävention sollen nach einer Behandlung die Wiederherstellung des Klientensystems sichern bzw. das optimale Gesundheitsniveau des Klienten aufrechterhalten. Hierzu werden die Ressourcen des Klienten unterstützt

4.3 Ausgewählte Theorien und konzeptionelle Modelle der Pflege

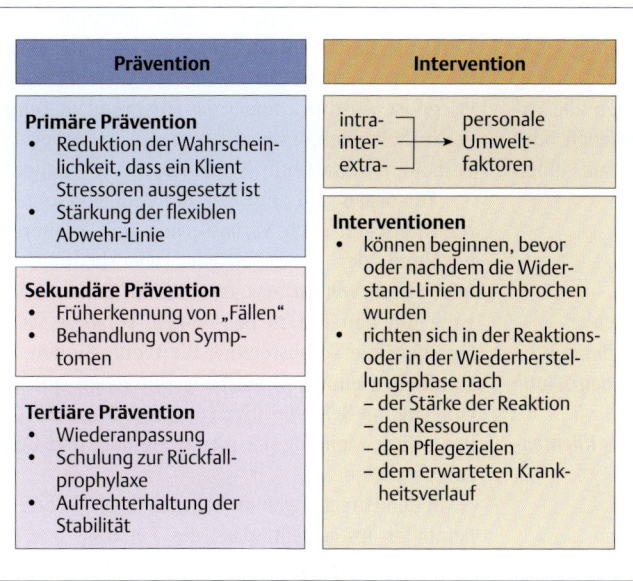

Abb. 4.14 Formen pflegerischer Intervention

und die Energie des Klientensystems konserviert. Interventionen der Tertiären Prävention gehen sozusagen in Interventionen der Primären Prävention über, wenn beispielsweise nach einer erfolgreichen Behandlung gefährliche Stressoren vermieden werden. Je nach Bedarf des Klienten können und sollen Maßnahmen der primären, sekundären und tertiären Prävention gleichzeitig eingesetzt werden. Einen Überblick über die Pflegehandlungen der einzelnen Präventionsformen gibt **Tab. 4.3**.

Definition der Pflege

Als **Pflege** bezeichnet Neuman „die Profession, die mit allen denjenigen Variablen befasst ist, die einen Klienten in seiner Umwelt beeinflussen" (Neuman 1998, S. 71).

Tab. 4.3 Prävention als Intervention (Pflegehandlung)

primäre Prävention	sekundäre Prävention	tertiäre Prävention
• Klassifiziere die Stressoren, die die Stabilität des Klienten(-systems) bedrohen. Beuge einer Konfrontation mit den Stressoren vor. • Gib dem Klienten(-system) geeignete Informationen, um seine vorhandenen Stärken zu bewahren oder zu vergrößern. • Fördere positive Bewältigung und positives Funktionieren. • Mache den Klienten gegenüber bestehenden oder potenziell auftretenden Stressoren unempfindlicher. • Motiviere den Klienten zur Gesundheit. • Koordiniere und integriere die Ressourcen der Gesundheitsdienste. • Biete Maßnahmen der Gesundheitsförderung (zur Verhaltensänderung) an. • Setze Stress als positive Interventionsstrategie ein.	• Schütze die Grundstruktur, falls ein Stressor in das System eingedrungen ist. • Mobilisiere und optimiere die internalen und externalen Ressourcen, um die Stabilität wiederzugewinnen und die Energie zu konservieren. • Fördere die gezielte Beeinflussung von Stressoren und der Reaktionen darauf. • Motiviere, informiere und beteilige den/ das Klienten(-system) an der Verwirklichung der Pflegeziele. • Trage zu angemessenen Behandlungen und Interventionsmaßnahmen bei. • Stärke die positiven Kräfte zugunsten des Wohlbefindens. • Mache dich zum Anwalt des Klienten, sorge für die Koordination und Integration der Behandlungsmaßnahmen. • Leiste bei Bedarf primär und/oder sekundär präventive Intervention.	• Trage nach der Behandlung dazu bei, im Rahmen der Rekonstitution ein optimales Wohlbefinden herzustellen oder aufrechtzuerhalten. • Biete Maßnahmen der Gesundheitsförderung (zur Verhaltensänderung) und Hilfen zur Neuorientierung an. • Unterstütze das Klientensystem beim Erreichen realistischer Ziele. • Koordiniere und integriere die Theorien verschiedener Disziplinen mit den bekannten epidemiologischen Daten. • Leiste bei Bedarf primärpräventive Interventionen.

Ziel der Pflege ist der Schutz der Stabilität von Klientensystemen. Hier kommen drei Formen pflegerischer Interventionen zum Tragen. Zur Planung der Interventionen müssen Pflegepersonen alle Variablen miteinbeziehen, die an der möglichen oder tatsächlichen Reaktion eines Klienten auf einen Stressor beteiligt sind.

> **Zusammenfassung:**
> *System-Modell (Neumann)*
> - bedient sich der Elemente der Systemtheorie,
> - Gesundheitsmodell: Klient anstelle von Patient,
> - Abwehrlinien und Widerstandslinien bilden Schutz vor Stressoren,
> - Aufgabe der Pflege: Intervention, um das Klientensystem zu stabilisieren.

4.3.6 Madeleine Leininger – Kulturelle Dimensionen menschlicher Pflege

Die amerikanische Pflegeprofessorin Madeleine Leininger verbindet in ihrer Theorie der kulturspezifischen Fürsorge die Konzepte „Pflege" und „Kultur".

Anlass zu den Überlegungen, dass bei der Pflege von Menschen aus unterschiedlichen Kulturen kulturelle Belange berücksichtigt werden müssen, war ihre Arbeit als Krankenschwester Mitte der 50er Jahre in einer psychiatrischen Einrichtung für Kinder. Dort stellte sie fest, dass die Pflege von Kindern aus anderen Kulturen ohne Berücksichtigung ihrer kulturellen Lebensweise und ihres kulturellen Hintergrundes ineffizient blieb.

Leininger entschloss sich zum Studium der Anthropologie (Wissenschaft vom Menschen) und schrieb ihre Doktorarbeit über Untersuchungen in zwei Dörfern des Gadsup-Volkes in Papua/Neu Guinea. Als Ergebnis dieser Untersuchungen stellte sie u. a. deutliche Unterschiede bezüglich Pflege und Gesundheitspraktiken zwischen westlichen und nichtwestlichen Kulturen fest und entwickelte hieraus 1978 ihre Theorie der kulturspezifischen Fürsorge.

Da auch deutsche Pflegende in den letzten Jahren vermehrt Menschen aus anderen Kulturen pflegen, findet Leiningers Theorie auch in Deutschland verstärkt Beachtung.

▎**Schwerpunkte der Theorie**

Im Zentrum von Leiningers Pflegetheorie steht das Konzept „Fürsorge" (engl.: „care"). Fürsorge ist der Kern, das Spezifische professioneller Pflege. Sie unterscheidet die Pflege von anderen Berufen und wissenschaftlichen Disziplinen und ermöglicht gleichzeitig die Beschreibung, Erklärung und Vorhersage der Pflege, weil sie der eigentliche Gegenstand der Pflege ist. Ausdruck findet die Fürsorge laut Leininger in helfenden, unterstützenden oder fördernden Verhaltensweisen zum Wohle anderer Menschen.

„Fürsorgen" hat zum Ziel, die Bedürfnisse anderer Menschen nach Verbesserung und Weiterentwicklung der menschlichen Lebensbedingungen oder Lebensweisen bzw. nach einem besseren Umgang mit den Tod zu befriedigen. Fürsorge ist für Leininger die Voraussetzung für Wohlbefinden, Gesundheit, Heilung, Wachstum, Überleben und den Umgang mit Behinderungen und Tod. Ohne Fürsorge kann ihrer Meinung nach keine Heilung und Genesung stattfinden.

In den Forschungen im Rahmen ihrer Theorie hat Leininger festgestellt, dass die Fürsorge und die damit verbundenen Verhaltensweisen stark von der jeweiligen Kultur beeinflusst werden. Zwischen den einzelnen Kulturen gibt es diesbezüglich mehr Unterschiede als Gemeinsamkeiten.

Die Gemeinsamkeiten bezüglich der Fürsorgehandlungen bezeichnet Leininger als „kulturspezifische Fürsorgeuniversalität"; Unterschiede nennt sie „kulturspezifische Fürsorgediversität". Diese Unterschiede beziehen sich sowohl auf die Tätigkeiten derjenigen, die die Fürsorge erbringen, als auch auf die Empfänger der Fürsorge.

Hieraus folgert Leininger, dass Pflege nur dann effektiv und erfolgreich erbracht werden kann, wenn sie im Einklang mit dem jeweiligen kulturellen Hintergrund des Patienten stattfindet, d. h. kulturelle Besonderheiten berücksichtigt.

Voraussetzung für diese, von ihr als „kulturkongruent" bezeichnete Pflege ist entsprechendes Wissen über kulturspezifische Werte und Ausdrucksweisen der Fürsorge. Dieses Wissen kann nur mittels Forschung gewonnen werden.

Leininger legt bei der Erforschung kulturspezifischer Fürsorge Wert auf eine induktive und qualitative, d. h. das Erleben des einzelnen Menschen betrachtende Herangehensweise. Bis heute hat Leininger mit ihren Mitarbeitern 54 westliche und nichtwestliche Kulturen mit der Forschungsmethode der Pflegeethnografie (s. a. Kap. 5.5.7) untersucht und dabei 166 Fürsorgekonstrukte identifiziert.

4.3 Ausgewählte Theorien und konzeptionelle Modelle der Pflege

Das Sunrise-Modell

Leininger hat ihre Theorie in dem sogenannten Sunrise-Modell („Sonnenaufgangsmodell") dargestellt (**Abb. 4.15**).

Das Modell soll sowohl der Veranschaulichung ihrer Theorie dienen als auch Forschern die Untersuchung kulturspezifischer Fürsorge erleichtern. Es soll im Folgenden in seinen wesentlichen Aspekten von oben nach unten beschrieben werden.

Das Welt- und Wirklichkeitsverständnis, d. h. die Sicht, die Menschen von ihrer Welt haben, wird beeinflusst durch eine Reihe von Faktoren, zu denen

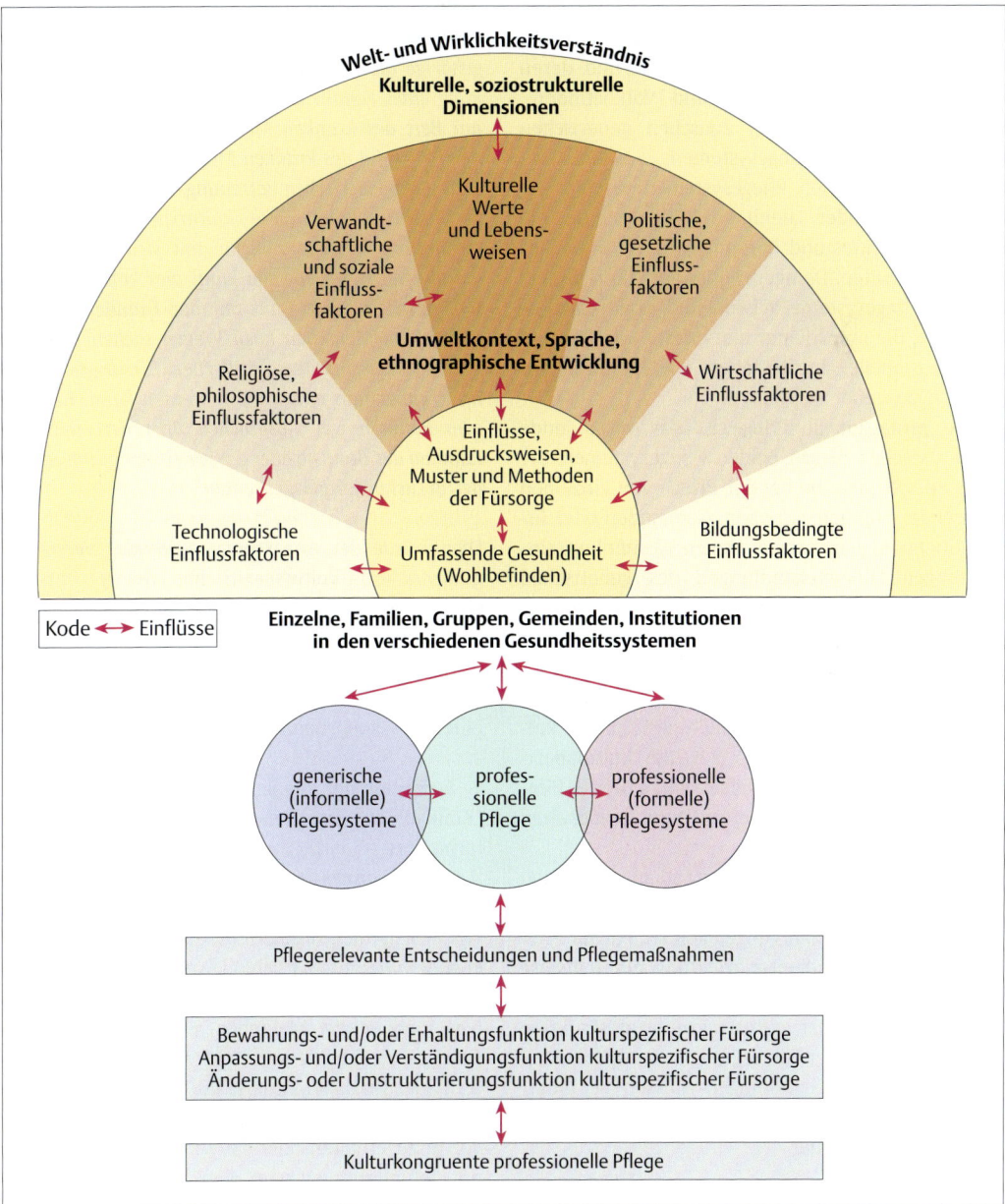

Abb. 4.15 Sunrise-Modell zur Darstellung der Theorie der kulturspezifischen Fürsorge

Leininger technologische, religiöse, verwandtschaftliche und soziale, politische und gesetzliche, wirtschaftliche und bildungsbedingte Faktoren rechnet. Zusammen mit den kulturellen Werten und Lebensweisen stehen diese Faktoren in einer engen Wechselbeziehung. In ihrer Gesamtheit werden sie von Leininger als kulturelle, soziostrukturelle Dimensionen bezeichnet, die den kulturellen Hintergrund eines Menschen bestimmen. Ebenso beeinflussen sie die Ausdrucksweisen, Muster und Methoden der Fürsorge einer kulturellen Gruppe und deren Vorstellungen über Gesundheit und Wohlbefinden.

Leininger unterscheidet zwischen generischen und professionellen Pflegesystemen.

Unter generischen Pflegesystemen versteht sie volkstümliche oder laienhafte Pflegesysteme, die kulturell erlerntes und übermitteltes, traditionelles Wissen enthalten. Demgegenüber enthalten professionelle Pflegesysteme Wissen und praktische Fähigkeiten, die unterrichtet und erlernt wurden und in professionellen Institutionen, wie z. B. Krankenhäusern, ausgeübt werden.

Die professionelle Pflege ist das verbindende Glied zwischen diesen beiden Pflegesystemen. Sie muss entscheiden, ob bei der Pflege von einzelnen Menschen, Familien, Gruppen, Gemeinden oder Institutionen in den verschiedenen Gesundheitseinrichtungen Fürsorgehandlungen des generischen Pflegesystems oder/und professionelle Fürsorgehandlungen eingesetzt werden. Grundsätzlich gibt es nach Leininger drei mögliche Entscheidungen:
1. Bewahrungs-/und oder Erhaltungsfunktion kulturspezifischer Fürsorge, d. h. die kulturspezifischen Fürsorgehandlungen können bei der Pflege in der Gesundheitseinrichtung beibehalten werden,
2. Anpassungs- und/oder Verständigungsfunktion kulturspezifischer Fürsorge, d. h. die kulturspezifischen Fürsorgehandlungen können bei der Pflege in der Gesundheitseinrichtung nur teilweise beibehalten werden,
3. Änderungs- oder Umstrukturierungsfunktion kulturspezifischer Fürsorge, d. h. die kulturspezifischen Fürsorgehandlungen müssen verändert werden, weil sie z. B. schädlich für den betroffenen Menschen sind.

Diese Möglichkeiten müssen laut Leininger bei pflegerelevanten Entscheidungen und Pflegemaßnahmen berücksichtigt werden. Nur so kann eine kulturkongruente professionelle Pflege für bzw. mit dem Patienten erbracht werden.

Beispiel: *In der arabisch-muslimischen Kultur besitzen verwandtschaftliche und familiäre Bindungen einen hohen Stellenwert. Innerhalb des generischen Pflegesystems ist es für Angehörige dieser Kultur üblich, dass sich bei Erkrankung eines Familienangehörigen die gesamte Familie am Bett des kranken Menschen einfinden kann. Je nach Zustand des kranken Menschen bzw. der Intensität der pflegerischen Betreuung, z. B. in Intensivpflegeeinheiten, kann diese kulturspezifische Fürsorgehandlung jedoch Probleme mit sich bringen. Für die jeweilige Pflegeperson kann dies konkret bedeuten, dass sie gemeinsam mit der Familie und dem erkrankten Menschen nach Wegen suchen muss, ob und wie dieser kulturspezifischen Fürsorgehandlung im Krankenhaus entsprochen werden kann. Gemeinsam könnten z. B. Absprachen über den zeitlichen Rahmen der Besuche oder die jeweils mögliche Anzahl der Besucher festgelegt werden.*

Dies würde der Anpassungs- und/oder Verständigungsfunktion kulturspezifischer Fürsorge entsprechen. In diesem Fall findet eine Anpassung der kulturspezifischen Fürsorgehandlung (Anwesenheit der Familie), die Teil des generischen Pflegesystems ist, an das professionelle Pflegesystem statt, wodurch eine kulturkongruente Pflege ermöglicht wird.

Definition der Pflege

Leininger hat ihre Definition der **Pflege** wie folgt formuliert:

„Unter „professioneller Pflege" (nursing) verstehe ich den erlernten, humanistisch ausgerichteten und wissenschaftlich fundierten Beruf und die entsprechende (wissenschaftliche) Disziplin, die die Phänomene menschlicher Fürsorge zum Gegenstand haben, mit denen Menschen Einzelpersonen oder Gruppen helfen, sie unterstützen, es ihnen erleichtern oder sie dabei fördern, ihr Wohlbefinden (oder ihre Gesundheit) auf kulturell sinnvolle und positive Weise zu erhalten oder sie wiederzuerlangen oder mit Behinderungen oder dem Tod besser umzugehen" (Leininger 1998, S. 73).

Zusammenfassung:
Kulturelle Dimensionen (Leininger)
- Fürsorge nur dann erfolgreich, wenn im Einklang mit kulturellem Hintergrund,
- Sunrise-Modell: beschreibt kulturelle und soziostrukturelle Dimensionen,
- Leininger beschreibt 3 Wege, wie Pflege mit kulturspezifischer Fürsorge umgehen kann,
- Pflege hat Phänomene menschlicher Fürsorge zum Gegenstand, fördert so Gesundheit.

4.3.7 Jean Watson – Pflege: Wissenschaft und menschliche Zuwendung

Die amerikanische Pflegeprofessorin Jean Watson hat ihre Theorie der transpersonalen Zuwendung im Zeitraum zwischen 1979 und 1985 entwickelt. Wie Madeleine Leininger stellt auch sie das Konzept „care" in den Mittelpunkt ihrer Theorie. In der deutschen Übersetzung ihres Werkes ist, anders als bei der Theorie Leiningers, die „care" mit „Fürsorge" übersetzt, hierfür der Begriff „Zuwendung" gewählt worden.

Watson selbst sagt, dass ihre Theorie der transpersonalen Zuwendung von der östlichen Philosophie beeinflusst ist und eine phänomenologische, d. h. auf das Erleben des einzelnen Menschen ausgerichtete Perspektive einnimmt. Die Pflege sieht Watson als Humanwissenschaft und Kunst. Schwerpunkt ihrer Theorie ist der Prozess der transpersonalen Zuwendung in der Pflege, den sie als das moralische Ideal der Pflege beschreibt.

Menschenbild

Watson betrachtet den Menschen als Einheit von Körper, Geist und Seele, der als Person in der Welt existiert. Die Erfahrungen von Körper, Geist und Seele laufen am subjektiven Mittelpunkt eines Menschen, dem sog. „Selbst" zusammen. Hier werden das eigene „Ich", die Beziehung zu anderen Menschen und die unterschiedlichen Aspekte des Lebens mit den dazugehörigen Werten wahrgenommen.

Die Summe der jeweiligen menschlichen Erfahrungen bezeichnet Watson als „phänomenales Feld". Jede Person besitzt ein individuelles phänomenales Feld, d. h. eine subjektive Sicht der Wirklichkeit, die sich aus ihren individuellen Erfahrungen ergibt, die nur ihr bekannt sind und die eine andere Person nie vollständig kennen lernen kann. Das phänomenale Feld einer Person hat wesentlichen Einfluss darauf, wie eine Person eine Situation wahrnimmt und auf sie reagiert.

Wenn zwischen Körper, Geist und Seele einer Person Disharmonie herrscht, stimmen Selbsterfahrung und Selbstwahrnehmung einer Person nicht überein. Dies wird als Inkongruenz empfunden, die für die Person eine mögliche Bedrohung darstellt und sich in Form von Angst, innerer Unruhe, Verzweiflung und Krankheit äußern kann.

Watson sieht das Grundbestreben jedes Menschen darin, Harmonie zwischen Körper, Geist und Seele und zwischen seiner Person und der Welt zu erreichen, um so sein wahres Selbst zu verwirklichen. Dieses Grundbestreben wird in den menschlichen Bedürfnissen deutlich, zu denen Watson u. a. den Wunsch nach Liebe, Zuwendung, Akzeptanz, Verständnis, Wertschätzung und zwischenmenschlichen Bindungen rechnet.

Transpersonale Zuwendung in der Pflege

Die Aufgabe der Pflege besteht nach Watson darin, Menschen in ihrem Bestreben nach Harmonie bzw. nach Kongruenz zwischen Selbsterfahrung und Selbstwahrnehmung zu unterstützen. Dies geschieht über den Prozess der transpersonalen Zuwendung. Watson geht davon aus, dass die Interaktion mit einem Patienten bei der Pflegekraft Gefühle auslösen kann. Wenn die Pflegekraft das wahrgenommene Gefühl unter Einsatz verbaler und non-verbaler Kommunikation, also mit Worten, Gesten, Berührungen etc., präzise widerspiegelt, kann der Patient dieses Gefühl ebenfalls bewusst erleben und zu größerer Selbsterkenntnis gelangen.

Durch den Vorgang des Widerspiegelns werden angestaute Energien und Gefühle der Person frei, die mit ihrem Selbst stärker harmonieren. Auf diese Weise tragen die Pflegepersonen zur Wiederherstellung von Harmonie zwischen Körper, Geist und Seele bzw. zwischen Person und Welt bei und ermöglichen Wohlbefinden und Gesundung.

Watson spricht davon, dass sich bei der transpersonalen Zuwendung die Seelen der beteiligten Personen berühren können, ein sog. „intersubjektiver Fluss" zwischen den Personen entsteht und so eine echte Ich-du-Beziehung stattfindet. Die innere Kraft der Person wird aktiviert, sie kann zu neuer Harmonie finden und Selbstheilungskräfte freisetzen. Dabei muss laut Watson die Würde der Person durch die Pflegekraft gestärkt werden, was heißt, dass ihr die Freiheit gegeben wird, ihren Erfahrungen und Gefühlen nach eigenen Maßstäben Bedeutung zuzuerkennen.

Grundsätzlich haben in Watsons Verständnis die jeweiligen Personen selbst alle Möglichkeiten, ihre Situation zu verändern. Pflegepersonen unterstützen durch den Prozess der transpersonalen Zuwendung lediglich die Fähigkeiten der Person, sich selbst zu helfen. Pflegeperson und Patient werden dabei gleichermaßen von der transpersonalen Zuwendung erfasst. Beide bringen ihr phänomenales Feld und ihre einzigartige Lebensgeschichte in den Prozess ein, der selbst zum Teil der jeweiligen Lebensgeschichten werden kann.

Im Prozess der transpersonalen Zuwendung sieht Watson nicht bloß eine „Gefühlswallung, ein persönliches Anliegen, eine Geisteshaltung oder ein Streben nach Mildtätigkeit", sondern das moralische Ideal der Pflege.

Watson formuliert fünf Bedingungsfaktoren für die transpersonale Zuwendungsbeziehung:
1. Die moralische Verpflichtung, die Würde des Menschen zu schützen und zu achten, so dass die Person die Bedeutung ihrer Erfahrungen selbst bestimmen kann.
2. Der Wille und die Bereitschaft der Pflegekraft, die Subjektivität der Person zu bejahen, was eine echte Ich-Du-Beziehung ermöglicht.
3. Die Fähigkeit der Pflegekraft, die Gefühle und die innere Verfassung der Person wahrzunehmen und genau zu erfassen. Dies geschieht über Gefühle, Gedanken, Intuition, Verhaltensweisen, Worte u. a.
4. Die Fähigkeit der Pflegekraft, eine innere Einheit mit der Person zu verspüren. Hierzu wird der Subjektivität der Patientin bzw. des Patienten dieselbe Wertschätzung wie der der Pflegekraft entgegengebracht. Die Gemeinsamkeit ist die moralische Grundlage der pflegerischen Beziehung.
5. Das Bewusstsein der Pflegekraft für ihre eigene Lebensgeschichte, ihre Gefühle und Erfahrungen mit den Gefühlen anderer Personen.

Das Konzept der Zuwendung (**Abb. 4.16**) liegt ihrer Meinung nach der gesamten Beziehung zwischen Pflegekraft und Person zugrunde und lässt sich nicht auf bestimmte Arten pflegerischen Handelns beschränken. Auch können pflegerische Interventionen nicht mit Zuwendung gleichgesetzt werden. Sie bieten lediglich Gelegenheit zu einem zugewandten Verhalten der Pflegeperson.

▍ **Pflege als Humanwissenschaft und Kunst**

Watson sieht die Pflege sowohl als Wissenschaft als auch als Kunst. Als „Kunst der Pflege" sieht sie die transpersonale Zuwendungsbeziehung. Künstlerisch tätig werden heißt für sie allgemein, über Bilder, Musik oder andere Ausdrucksformen der Kunst, Gefühle in anderen Menschen hervorzurufen.

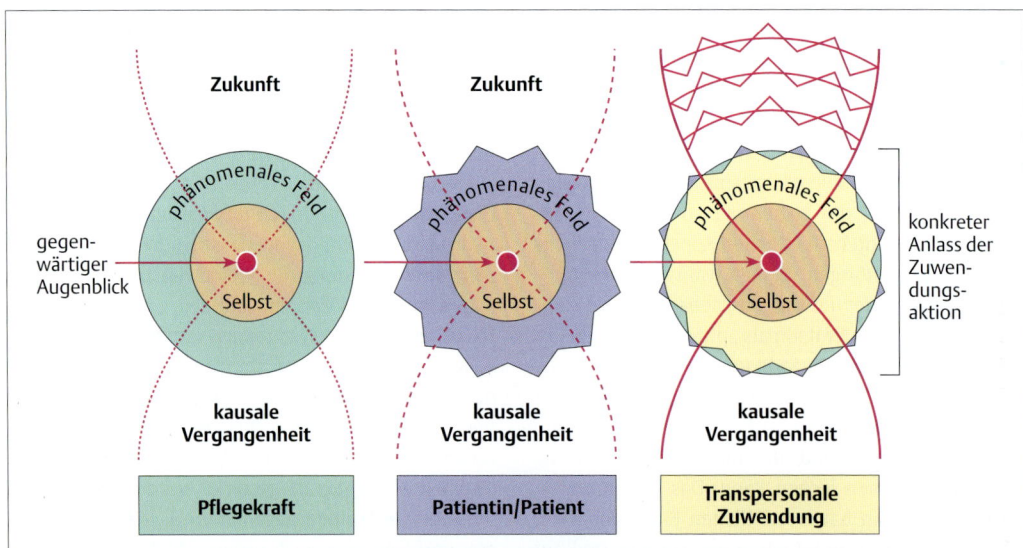

Abb. 4.16 Dynamik des menschlichen Zuwendungsprozesses

Pflegekräfte haben die Möglichkeit und die moralische Verpflichtung, über menschliche Zuwendung bzw. über die transpersonale Zuwendungsbeziehung Gefühlen anderer Personen Raum zu geben und so zur Gesundung beizutragen. Watson selbst drückt das so aus:

„Die transpersonale Zuwendung ist insofern eine Kunst, als sie es möglich macht, die Seele eines anderen Menschen zu berühren und zu seinen Emotionen Zugang zu finden, so dass dieser andere seinem eigenen Selbst näherkommt und eine größere Harmonie zwischen Körper, Geist und Seele erleben kann. Sie trägt damit zur Vervollkommnung des Menschen und zur Bewahrung der Menschlichkeit bei." (Watson 1996, S. 93)

Die Pflege ordnet Watson darüber hinaus den sogenannten „Humanwissenschaften" zu. Die Humanwissenschaft unterscheidet sich in Watsons Verständnis von der traditionellen Wissenschaft z. B. in Bezug auf das zugrunde liegende Welt- und Menschenbild, die anzuwendenden Forschungsmethoden, das Wissenschaftsverständnis und die Aufgaben der Wissenschaft. Die traditionelle Wissenschaft sieht laut Watson den Menschen als eine Summe von Teilen, als ein Wesen mit biologischen, psychischen, sozialen, kulturellen und spirituellen Aspekten. Die Anwendung dieser Sichtweise führt ihrer Meinung nach u. a. zu einer Zerlegung des Ganzen (Körper-Geist-Seele) in einzelne Teile, was dem menschlichen Leben nicht gerecht wird.

Die humanwissenschaftliche Perspektive betrachtet den Menschen demgegenüber als ein aus Körper, Geist und Seele bestehendes ganzheitliches Wesen, das mit der Natur und Umwelt in einer engen Wechselbeziehung steht. Dementsprechend wird auch die Anwendung quantitativer Forschungsmethoden dem Menschen als ganzheitlichem Wesen nicht gerecht. Die Erforschung der Pflege muss laut Watson auch mit qualitativen Methoden vorgenommen werden, d. h. aus der subjektiven Sicht des Betroffenen, weil auf diese Weise das individuelle Erleben eines Menschen berücksichtigt werden kann. Beides, die Anwendung der humanwissenschaftlichen Perspektive in der Pflegewissenschaft und die Kunst der transpersonalen Zuwendung in der Beziehung zwischen Pflegepersonen und Patienten, ermöglicht das Wachsen des Bewusstseins von der Ganzheit der menschlichen Persönlichkeit. Watson sieht es als Pflicht der Pflege, dieses Bewusstsein sowohl im wissenschaftlichen als auch im gesamtgesellschaftlichen Bereich zu fördern. Beidem schreibt sie eine wichtige humanitäre Funktion bei der Wahrung der Menschlichkeit zu.

Definition der Pflege

Watson formuliert ihre Definition der **Pflege** wie folgt:

„Die Pflege hilft der Person, ein größeres Maß an Harmonie zwischen Körper, Geist und Seele zu erlangen, wodurch der Prozess der Selbsterkenntnis, Selbstachtung, Selbstheilung und Selbsthilfe gefördert und eine größere Offenheit möglich werden. Ihr Ziel erreicht die Pflege mit Hilfe des Prozesses der zwischenmenschlichen Zuwendung und der mit diesem Prozess verbundenen Transaktionen. Die Pflegekraft geht dabei aktiv auf die subjektive innere Welt der Person ein und hilft ihr so, den Sinn der eigenen Existenz sowie die Bedeutung der inneren Disharmonie, des Leidens und des Unwohlseins zu erkennen, damit in einem zweiten Schritt die Selbstkontrolle, die Entscheidungsfreiheit und Selbstbestimmung der Person gestärkt werden kann" (Watson 1996, S. 67).

> **Zusammenfassung:**
> *Transpersonale Zuwendung (Watson)*
> - *Einfluss östlicher Philosophien: Disharmonie zwischen Körper, Seele und Geist führt dazu, dass Selbsterfahrung und Selbstwahrnehmung nicht kongruent sind; dieses kann zu Krankheit führen,*
> - *Aufgabe der Pflege: natürliches Streben nach Kongruenz und Harmonie unterstützen,*
> - *Prozess der transpersonalen Zuwendung: Widerspiegeln der Gefühle, die der Patient zeigt,*
> - *führt zu intensiver Ich-du-Beziehung,*
> - *so wird Prozess der Selbsthilfe beim Patienten unterstützt.*

4.3.8 Juliet Corbin/Anselm Strauss: Modell der Krankheitsverlaufskurve (Chronic Illness Trajectory Model)

Das Chronic Illness Trajectory Model wurde von der Krankenschwester und Pflegewissenschaftlerin Juliet Corbin und dem Soziologen Anselm Strauss in den USA entwickelt und beschrieben. Das Modell basiert auf unterschiedlichen Forschungen zu der Verflechtung chronischer Krankheit und der Bedeutung für betroffene Menschen. Kerngedanke der Beobachtungen von Corbin und Strauss ist, dass wenngleich chronische Erkrankungen und deren Verläufe sehr individuell und damit unterschiedlich sind, es dennoch typische Gemeinsamkeiten und Parallelen im Hinblick auf den Verlauf der Erkrankung und die von den Betroffenen eingesetzten Bewältigungsstrategien gibt. Das Modell soll Pflegepersonen dabei unterstützen, Probleme von chronisch kranken Menschen besser zu verstehen. Das Modell der Krankheitsverlaufskurve, auch Trajekt-Modell genannt, wird zu den Theorien mittlerer Reichweite gerechnet.

Krankheitsverlaufskurve

Zentrale Grundaussage des Modells ist die Krankheitsverlaufskurve, mit dem alle weiteren Begriffe des Modells in Beziehung stehen. Variabilität und Phasierung sind zwei wesentliche Merkmale einer Krankheitsverlaufskurve. Krankheitsverlaufskurven sind individuell und von Mensch zu Mensch verschieden. Sie unterscheiden sich hinsichtlich ihrer jeweiligen Form und Dauer sowie in Bezug auf die im Verlauf erforderliche (Bewältigungs-) Arbeit und ihre Auswirkungen, sind also variabel. Corbin und Strauss beschreiben eine Reihe von Bedingungs- und Einflussfaktoren auf die Krankheitsverlaufskurve: Die Krankheit selbst und die Reaktionen der betroffenen Menschen darauf, sowie die Bewältigungspläne, die von den Betroffenen, deren Familien und professionellen Helfern umgesetzt werden, nehmen Einfluss auf die Gestaltung einer Krankheitsverlaufskurve. Sie können einzelne Phasen der Krankheitsverlaufskurve stabilisieren, verbessern, verlängern etc. Die Krankheitsverlaufskurve umfasst also nicht nur den physiologischen Ablauf einer Erkrankung, sondern auch die Aktivitäten und Belastungen aller beteiligten Personen. Corbin nennt dies „Arbeit", die organisiert und im Krankheitsverlauf geleistet wird.

Phasen

Das Modell umfasst neun Phasen der Krankheitsverlaufskurve. Diese Phasen können im Idealfall durch individuelle, geeignete und angepasste Maßnahmen verlangsamt bzw. stabilisiert werden (**Tab. 4.4**).

Akute, stabile, instabile, kritische Phasen und solche der Abwärtsbewegung und der Rückkehr können sich in der Krankheitsverlaufskurve – auch mehrmals – abwechseln. Hierdurch und durch die spezifischen Zeitpunkte des Auftretens und ihre zeitliche Dauer geben sie jeder Krankheitsverlaufskurve eine individuelle Form.

Zusätzlich können unterschiedliche Verläufe einzelner Aspekte innerhalb jeder Phase der Krankheitsverlaufskurve auftreten, z. B. wenn Patienten emotional positiv gestimmt sind, weil sie sich in einer stabilen Phase glauben, obwohl die Krankheit physiologisch fortschreitet. Auch Subphasen können die Krankheitsverlaufskurven komplex machen, z. B. kann die Art des Normalisierungsverlaufs gekennzeichnet sein durch geringe oder stetige Vorwärts- oder aber auch immer wieder auftretende Abwärtsbewegungen. Grafische Darstellungen möglicher Krankheitsverlaufskurven zeigt **Abb. 4.17**.

Biografie und Arbeit

Weitere zentrale Begriffe des Modells sind „Biografie" und „Arbeit". Chronische Krankheiten sind nicht heilbar und begleiten die betroffenen Menschen ein Leben lang. Eine chronische Krankheit kann den Lebensverlauf unterbrechen und stark verändern, Vorstellungen und Erwartungen an die Zukunft beeinträchtigen und erheblichen Einfluss auf die Aktivitäten eines Menschen haben. Gleichzeitig macht die chronische Krankheit nur einen Teil des betroffenen Menschen aus. Deshalb sehen Corbin und Strauss es als wesentlich an, Krankheitsbewältigung umfassend zu untersuchen und dabei die Biografie eines Menschen und die biografischen Konsequenzen einer Krankheit wahrzunehmen.

Zu den drei Dimensionen bzw. Bestandteilen der Biografie zählen
- die biografische Zeit,
- Selbstkonzeptionen und
- der Körper.

Diese werden über den Begriff „Biografische Körperkonzeptionen (BKK)" zusammengeführt und stehen in einer Wechselwirkung zueinander. Struktur und Kontinuität der Identität eines Menschen entlang der biografischen Zeitlinie entstehen durch das Zusammenwirken dieser Konzepte. Aus diesem Grund sprechen Corbin und Strauss von einer „BKK-Kette", auf die die chronische Krankheit einwirkt, sie unterbrechen, stören und sogar zerstören kann. Für chronisch kranke Menschen ergibt sich daraus die Notwendigkeit der biografischen Arbeit, über die Reparaturen an der BKK-Kette vorgenommen werden können. Corbin und Strauss stellen hierzu vier grundlegende Prozesse vor, die über die Integration der Krankheitsverlaufskurve in die Biografie (kontextualisieren) und das Verstehen und Akzeptieren

Tab. 4.4 Neun Phasen der Krankheitsverlaufskurve

Krankheitsphase	Kennzeichen	Ziel der Bewältigungsarbeit
Pretrajectory (vor dem Beginn der chronischen Krankheit)	Genetische Faktoren oder Aspekte des Lebenswandels bergen das Risiko eine chronische Krankheit zu entwickeln.	Prävention.
Trajectory onset (Beginn des Krankheitsverlaufs)	Erste Krankheitssymptome treten auf. Oft warten die betroffenen Personen in dieser Phase noch auf die Diagnosestellung und setzen sich erstmals mit der Bedeutung der möglichen Diagnose auseinander.	Kontuierung der Verlaufskurvenentwürfe und Behandlungsschemata.
Stable (stabile Phase)	Krankheitsursache und -symptome sind unter Kontrolle. Tägliche Aktivitäten und die Biografie werden ausgeübt. Das Krankheitsmanagement findet in der häuslichen Umgebung statt.	Erhalten und fortführen der Stabilität hinsichtlich biografischer Aspekte der täglichen Aktivitäten.
Unstable (unstabile Phase)	Krankheitsursachen und -symptome können nicht kontrolliert werden. Die Krankheit ist reaktiviert: Die Betroffenen können nur mit Schwierigkeiten den biografischen Aspekten und den täglichen Aktivitäten nachgehen. Jedoch ist häufig eine Behandlung im häuslichen Umfeld noch möglich.	Rückkehr zur Stabilität.
Acute (akute Phase)	Schwere und belastende Symptome bzw. Komplikationen treten auf: Häufig ist ein Krankenhausaufenthalt notwendig und die Phase des Bettlägrigseins beginnt.	Wiedererlangen der Kontrolle über die Krankheit und Wiederaufnahme biografischer und aktivitätsbezogener Aspekte.
Crisis (kritische Phase)	Eine kritische bzw. lebensbedrohliche Situation erfordert eine Notfall- bzw. Intensivbehandlung. Biografische Aspekte und tägliche Aktivitäten finden nicht mehr statt.	Ausschalten der Lebensbedrohung.
Comeback (Phase der Rückkehr)	Es erfolgt eine teilweise Rückkehr zu einem akzeptablen Leben innerhalb der Begrenzung durch die Krankheit und deren Folgen. Es erfolgt eine körperliche Heilung sowie eine Wiederaufnahme biografischer Aspekte und Aktivitäten.	Initiieren und fortführen von Verlaufskurvenentwurf und Behandlungsschema.
Downward (Phase der Abwärtsbewegung)	Starker körperlicher Abbau und eine zunehmende Unfähigkeit die Symptome zu kontrollieren führen zu biografischen Anpassungen und Veränderungen mit jeder weiteren Abwärtsbewegung.	Anpassen an die zunehmenden Einschränkungen.
Dying (Phase des Sterbens)	Der Zeitraum vor dem Tod ist gekennzeichnet durch weiteren körperlichen Verfall, biografischen Rückzugs und einem Verlust an Aktivitäten.	Zuendebringen von Dingen, loslassen und friedliches Sterben.

der biografischen Konsequenzen der chronischen Krankheit (bewältigen) über eine neue Konzeptualisierung von Ganzheit (die Identität wiederherstellen) bis hin zur Neuausrichtung der eigenen Biographie (die Biographie neu entwerfen) reichen.

Die Konzepte „Krankheitsverlaufskurve" und „Biografie" sind im Trajekt-Modell über das Konzept „Arbeit" verbunden. Diese muss im Rahmen der Auseinandersetzung mit der chronischen Krankheit von den betroffenen Menschen entlang dreier Linien geleistet werden: Neben der oben bereits beschriebenen biografischen Arbeit zählen sie hierzu krankheitsbezogene Arbeit sowie Arbeit, die sich auf das Alltagsleben bezieht. Krankheitsbezogene Arbeit bezieht sich dabei auf alle Handlungsnotwendigkeiten, die sich direkt aus der Krankheit ergeben, u. a. die Durchführung der erforderlichen Behandlungen, Umgang mit Krisen oder das Management von Symptomen. Die Durchführung kann vielfältige Auswirkungen haben, die Notwendigkeit der Anpassung

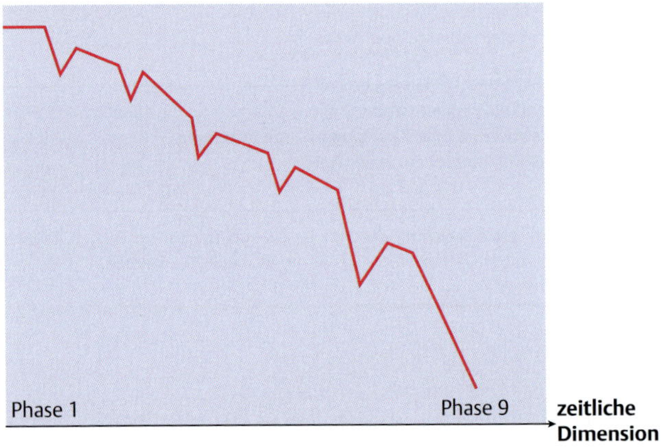

Abb. 4.17 Beispiele für Krankheitsverlaufskurven (nach Corbin, Strauss 2010)

Verlaufskurve bei chronischer Sinusitis:
Akute Phasen (durch Allergien oder Erkältung) wechseln mit stabilen Phasen ab.

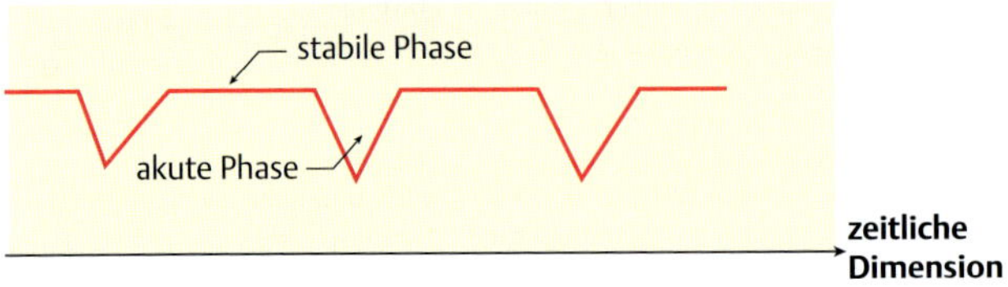

Verlaufskurve bei Schlaganfall:
Beginn mit einer akuten Episode, gefolgt von einer langsamen Erholung mit anschließender Stabilisation. Die menschlichen Funktionen sind auf einer niedrigeren Ebene als vor dem Schlaganfall angesiedelt.

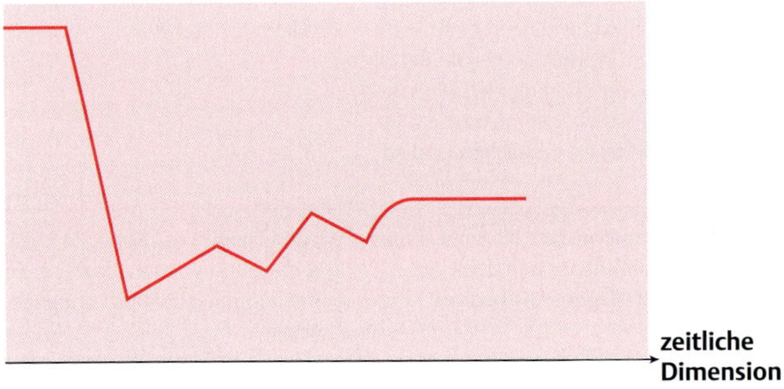

Verlaufskurve bei Krebskrankheit:
Auf aktive Krankheitsphasen folgen Remissionen und kurze stabile Phasen. Weiter körperliche Beeinträchtigungen können folgen und schließlich zum Tod führen.

des Wohnraums nach sich ziehen oder die Anschaffung von Pflegehilfsmitteln erforderlich machen.

Um die Aspekte der krankheitsbezogenen Arbeit herum muss zudem das Alltagsleben organisiert und strukturiert werden: Haushaltsführung, berufliche Aspekte, die Sorge für den finanziellen Unterhalt usw. hören mit dem Auftreten einer chronischen Erkrankung nicht auf, sondern müssen unter neuen Bedingungen, z. B. über die Neu- und Umverteilung von Arbeitsaufgaben im Haushalt, organisiert werden. Da der zentrale Ort dieser Auseinandersetzung das häusliche Umfeld ist, sind von diesen Auseinandersetzungen alle Familienmitglieder betroffen.

Krankheitsbezogene und biografische Arbeit sowie Arbeit, die sich auf das Alltagsleben bezieht, stehen in einer wechselseitigen Beziehung zueinander. Veränderungen in einem Arbeitsbereich können weitreichende Folgen für eine der anderen Arbeitslinien nach sich ziehen. Für chronisch kranke Menschen und ihre Familien bedeutet dies, dass das Gleichgewicht zwischen den Arbeitstypen jeweils neu hergestellt werden muss.

Konkret kann dies bedeuten, dass im Rahmen der Bewältigungsarbeit in einzelnen Phasen der Krankheitsverlaufskurve einzelne Arbeitstypen mehr Energie und Ressourcen materieller und personeller Art beanspruchen und/oder sich Verantwortlichkeiten und Belastungen der beteiligten Personen vorübergehend oder dauerhaft verschieben. Auch unvorhergesehene Ereignisse können das Gleichgewicht bzw. die Bewältigungsroutine stören und sich negativ auf die Motivation und das Engagement des chronisch kranken Menschen und der an der Bewältigungsarbeit beteiligten Personen auswirken. Bewältigungsarbeit muss deshalb immer wieder und immer wieder neu hinsichtlich der Veränderungen durch Krankheit, Biografie und Alltagleben angepasst werden. Corbin und Strauss sprechen aus diesem Grund von „Bewältigung als Prozess".

Implikationen für die Pflegepraxis

Mit der Beschreibung der Phasierung der Krankheitsverlaufskurve und der Variabilität zwischen einzelnen Krankheitsverlaufskurven trägt das Modell zur Identifizierung und Verdeutlichung der umfassenden Bewältigungsprozesse, die von chronisch kranken Menschen und ihren Bezugspersonen innerhalb der einzelnen Phasen zu leisten sind, bei. Dabei stehen nicht der Krankheitsverlauf, sondern die hierdurch erforderlichen und mit dem Krankheitsverlauf in Wechselbeziehung stehenden Auswirkungen auf die Betroffenen und ihre Bezugspersonen im Mittelpunkt. Die Perspektive auf chronisch kranke Menschen wird also erweitert. Zudem werden zurückliegende, gegenwärtige und zukünftige Entwicklungen analysiert und in die weitere pflegerische Arbeit einbezogen.

Corbin sieht ihr Modell als Rahmen für die Anwendung des Pflegeprozesses. Bei der Datensammlung ist es die Aufgabe von Pflegepersonen, die Probleme aus Sicht der beteiligten Personen (Betroffene, Bezugspersonen, Pflegepersonen) zu analysieren, und physische, psychische, ökonomische Faktoren zu erheben, die mit diesen Problemen in Zusammenhang stehen. Auch die Identifizierung der Phase der Krankheitsverlaufskurve erfolgt in diesem Schritt. Die ermittelten Probleme werden priorisiert und Ziele, die im Einklang mit den krankheitsbezogenen, biografischen und alltäglichen Aktivitäten sowie den Fähigkeiten der beteiligten Personen stehen, festgelegt. Im Handlungsplan schließlich werden konkrete Interventionen und die Verantwortlichkeiten der beteiligten Personen festgelegt. Corbin betont, dass Pflegepersonen vor dem Hintergrund der erforderlichen Anpassungsarbeit chronisch kranker Menschen hierbei häufig eine unterstützende und beratende Funktion zukommt, um das Leben mit der chronischen Erkrankung handhabbar zu machen. Ebenso ist der umgesetzte Handlungsplan hinsichtlich seiner Effizienz fortwährend zu evaluieren. Corbin sieht Pflegepersonen als die am besten geeignete und qualifizierte Berufsgruppe, um den vielfältigen Aufgaben im Zusammenhang mit chronischer Erkrankung und deren Bewältigung durch Betroffene und Bezugspersonen gerecht zu werden.

> **Zusammenfassung:**
> *Krankheitsverlaufskurve (Corbin, Strauss)*
> - *Das Pflegemodell von Corbin und Strauss stellt die Auswirkungen von chronischen Erkrankungen und Bewältigungsstrategien Betroffener in den Mittelpunkt.*
> - *Im Zentrum steht das Konzept der Krankheitsverlaufskurve, in deren Phasen krankheitsbezogene, biografische und auf Alltagsaktivitäten bezogene Arbeit zu leisten ist.*
> - *Pflegende unterstützen chronisch kranke Menschen unter Nutzung des Pflegeprozesses bei der Entwicklung und Umsetzung von Bewältigungsstrategien.*

4.3.9 Das Roper-Logan-Tierney-Modell

Die englischen Pflegewissenschaftlerinnen Nancy Roper, Winifred Logan und Alison Tierney haben ihre Pflegetheorie erstmals in dem 1980 erschienen Werk „The elements of Nursing" veröffentlicht, das unter dem Titel „Die Elemente der Krankenpflege" auch in die deutsche Sprache übersetzt wurde.

Roper/Logan und Tierney beschreiben ihr Pflegemodell als ein Modell, das vom menschlichen Leben und der Gesundheit ausgeht. Sie beschreiben zunächst das Modell des Lebens, das anschließend auf ihr Pflegemodell übertragen wird. Roper/Logan und Tierney legen den Schwerpunkt ihres Modells auf die Individualität menschlicher Bedürfnisse. Ihr Modell ist im deutschsprachigen Raum sehr bekannt und wird, wie von den Theoretikerinnen beabsichtigt, vielerorts zur Strukturierung der Pflegeausbildung eingesetzt.

Das Modell des Lebens

Das Modell des Lebens besteht aus fünf elementaren Konzepten:
1. Lebensaktivitäten (LA),
2. Lebensspanne,
3. Abhängigkeits-/Unabhängigkeits-Kontinuum,
4. Faktoren, welche die LA beeinflussen,
5. Individualität im Leben (**Abb. 4.18**).

Lebensaktivitäten (LA)

Als Lebensaktivitäten bezeichnen Roper/Logan und Tierney grundlegende Aktivitäten, die von Menschen ausgeführt werden und allen Menschen gemeinsam sind. Lebensaktivitäten sind sehr komplexe Konstrukte, die sich gegenseitig beeinflussen und in einer engen Wechselbeziehung stehen.

Roper/Logan und Tierney identifizieren zwölf Lebensaktivitäten:
1. Für eine sichere Umgebung sorgen,
2. Kommunizieren,
3. Atmen,
4. Essen und trinken,

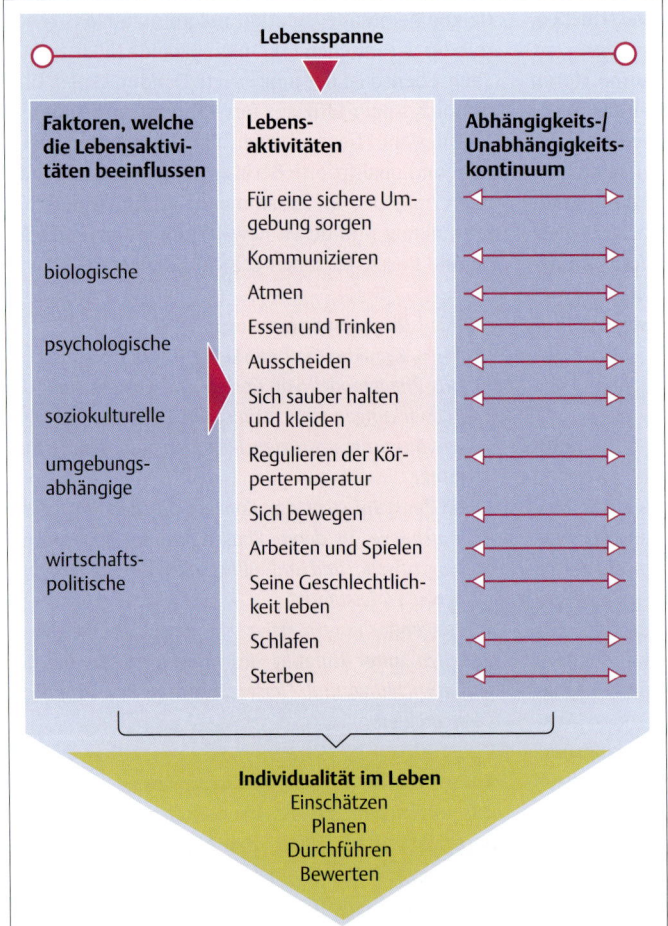

Abb. 4.18 Das Lebensmodell (nach Roper u. a. 2009)

5. Ausscheiden,
6. Sich sauber halten und kleiden,
7. Regulieren der Körpertemperatur,
8. Sich bewegen,
9. Arbeiten und spielen,
10. Seine Geschlechtlichkeit ausleben,
11. Schlafen,
12. Sterben.

Lebensspanne

Das Konzept der Lebensspanne umfasst das gesamte Leben eines Menschen von der Geburt bis zum Tod. Im Rahmen dieses Konzepts werden die Lebensphasen „Säuglingsalter", „Kindheit", „Adoleszenz", Erwachsenenalter" und „Alter" näher beschrieben.

Abhängigkeits-/Unabhängigkeits-Kontinuum

Das Konzept „Abhängigkeits-/Unabhängigkeits-Kontinuum" ist eng verbunden mit dem Konzept der Lebensaktivitäten und der Lebensspanne. In den einzelnen Abschnitten der Lebensspanne können die LA noch nicht (z. B. im Säuglingsalter) oder nicht mehr unabhängig von der Unterstützung durch andere Menschen ausgeführt werden. Roper/Logan und Tierney sprechen in diesem Zusammenhang von einem Kontinuum, was bedeutet, dass zwischen den Polen „völlige Abhängigkeit" und „völlige Unabhängigkeit" je nach Situation, Alter etc. ein unterschiedlicher Grad an Abhängigkeit bzw. Unabhängigkeit vorhanden sein kann.

Ebenso muss nicht in jeder LA die Abhängigkeit bzw. Unabhängigkeit gleich stark ausgeprägt sein.

Faktoren, welche die LA beeinflussen

Jeder Mensch führt die LA zu jeder beliebigen Zeit und mit einem unterschiedlichen Grad an Unabhängigkeit aus, aber jeder Mensch tut dies auf eine individuelle Art und Weise. Diese Individualität ergibt sich nach Roper/Logan und Tierney maßgeblich aus sogenannten Einflussfaktoren, bei denen sie fünf Hauptgruppen unterscheiden:
1. biologische (z. B. Mobilität, anatomisch-physiologische Gegebenheiten etc.),
2. psychologische (z. B. emotionale Verfassung, intellektuelle Fähigkeiten etc.),
3. soziokulturelle (z. B. Religion, gesellschaftliche Normen etc.),
4. umgebungsabhängige (z. B. geographische Lage, Klima etc.),
5. wirtschafts-politische (z. B. soziale Sicherung etc.).

Individualität im Leben

Das Konzept der Individualität im Leben sehen Roper/Logan und Tierney als das Ergebnis der Einflüsse aller anderen Komponenten des Modells des Lebens und deren wechselseitiger Beeinflussung. Die Individualität in der Ausführung der LA wird z. T. bestimmt durch den Stand in der Lebensspanne, den Grad der Unabhängigkeit und die Formung durch die Einflussfaktoren auf die LA. Sie kommt zum Ausdruck in den individuellen Besonderheiten, also z. B. wann, wie, wie oft, wo, warum etc. ein Mensch die Lebensaktivitäten ausführt.

Das Pflegemodell

Das Pflegemodell von Roper/Logan und Tierney gründet auf dem Modell des Lebens. Es umfasst ebenfalls fünf Konzepte:
1. Lebensaktivitäten (LA),
2. Lebensspanne,
3. Abhängigkeits-/Unabhängigkeits-Kontinuum,
4. Faktoren, welche die LA beeinflussen,
5. Individualisierung der Pflege.

Auch im Pflegemodell sind die Lebensaktivitäten das zentrale Konzept.

Merke: *Bestehen für einen Menschen aktuelle oder potenzielle Probleme im Zusammenhang mit den LA, ist es die Aufgabe der Pflege, Hilfe zum Vermeiden, Lösen, Lindern oder Bewältigen dieser Probleme zu geben.*

Probleme können sich durch Krankheiten oder Behinderungen, aber auch bereits durch die Notwendigkeit eines Krankenhausaufenthaltes ergeben. Alle diese Umstände führen dazu, dass Gewohnheiten eines Menschen bei der Ausführung der LA geändert bzw. einzelne LA auf eine andere Art und Weise ausgeführt werden müssen. Auch Veränderungen im Abhängigkeits-/Unabhängigkeits-Kontinuum können zu Problemen führen. Roper/Logan und Tierney betonen die Tatsache, dass die Bezeichnungen für die LA bewusst umfassend und als aktive Form gewählt worden sind. Da die einzelnen Lebensaktivitäten eine Zusammenfassung komplexer Tätigkeiten sind, kann es entsprechend zu einer Vielzahl von möglichen Patientenproblemen innerhalb einer LA kommen.

„Atmen" bezeichnen Roper/Logan und Tierney als die wichtigste LA, da sie grundlegend für alle anderen Aktivitäten eines Menschen ist. Die übrige Reihenfolge ist beliebig und muss im Einzelfall in der konkreten Situation eines Menschen bewertet werden. Allgemein gilt: Die LA, die für Überleben und Sicherheit eines Menschen nötig sind, haben Vorrang vor den anderen.

An jeder beliebigen Stelle der Lebensspanne kann für einen Menschen Pflege nötig sein; das gilt für den gesamten Zeitraum von der Geburt bis zum Tod. Das Konzept der Lebensspanne berücksichtigt die Bedeutung des Alters eines Menschen im Zusammenhang mit der nötigen Pflege. Da je nach Alter des Patienten Art und Bedeutung der LA sowie deren Ausführung variieren kann, muss die Pflege den individuellen Bedürfnissen angepasst werden.

Das Konzept Abhängigkeits/Unabhängigkeits-Kontinuum ist direkt mit dem Konzept der LA verbunden. Die Abhängigkeit eines Menschen in einer LA kann sich durch Alter, Krankheit, Behinderung etc. ergeben.

Merke: *Aufgabe der Pflege ist es, den Grad der Unabhängigkeit eines Menschen einzuschätzen und zu beurteilen, in welcher Richtung und in welchem Maß er Hilfe benötigt, um gesteckte Ziele zu erreichen.*

Beispiel: *Abhängigkeit in einer LA kann vorübergehend bestehen, z. B. nach einem operativen Eingriff, sie kann aber auch länger andauern. In diesem Fall sollen Pflegepersonen den betroffenen Menschen Unterstützung geben, mit dieser Einschränkung bzw. dauernden Abhängigkeit leben zu lernen.*

Wie in ihrem Modell des Lebens verwenden Roper/Logan und Tierney für das Modell der Krankenpflege die fünf Hauptgruppen von Einflussfaktoren auf die LA. Sie werden als der Grund für die individuellen Unterschiede bei der Ausführung der LA gesehen. Die im Modell des Lebens beschriebene Individualität im Leben erfordert nach Roper/Logan und Tierney auch eine Individualisierung derflege. Sie wird erreicht durch die systematische Anwendung des Pflegeprozesses (s. a. Kap. 6), in dessen Phasen die individuelle Lebensweise des Patienten berücksichtigt werden soll. Weiter fordern Roper/Logan und Tierney den Einbezug des Patienten in jeder Phase des Pflegeprozesses (**Abb. 4.19**).

Treten für Menschen Probleme im Zusammenhang mit den LA auf, ist es Aufgabe der Pflege, die Betroffenen bei der Lösung, Linderung und Bewältigung dieser Probleme zu unterstützen. Roper/Logan und Tierney betonen, dass auch das Vermeiden von Problemen mit den einzelnen LA in den pflegerischen Aufgabenbereich gehört.

▌ **Definition der Pflege**

Ihre Definition von **Pflege** erläutern Roper/Logan/Tierney in den Grundannahmen, auf denen ihr Pflegemodell beruht: „Im Kontext der Gesundheitspflege gehen Pflegende mit den Patienten/Klienten eine professionelle Beziehung ein, wobei der Patient/Klient nach Möglichkeit eine autonome, urteilsfähige Person bleibt. Pflegende sind Teil des multiprofessionellen Gesundheitsteams, das partnerschaftlich zum Wohle des Klienten/Patienten und zugunsten der Gesundheit aller arbeitet. Die spezifische Funktion der Pflege besteht darin, dem einzelnen Menschen dabei zu helfen, (aktuelle oder potenzielle) Probleme mit den LAs zu vermeiden, zu lindern oder aber positiv damit umzugehen" (Roper/Logan/Tierney 2009, S. 98 f.).

Pflegende unterstützen pflegebedürftige Menschen folglich bei der Ausführung der LAs oder übernehmen diese stellvertretend, wenn Menschen hierzu nicht in der Lage sind. Roper/Logan/Tierney fordern Pflegende zudem auf, auch ihre eigenen LAs nicht zu vernachlässigen, wenn sie professionelle Pflege ausüben.

Zusammenfassung:
Elemente der Krankenpflege (Roper, Logan, Tierney)
- *entwickeln ein Pflegemodell, das auf einem Lebensmodell basiert*
- *im Zentrum steht das Konzept der Lebensaktivitäten (LA)*
- *die Ausführungsweise der LA ist individuell; Erkrankungen können aktuelle oder potenzielle Probleme in den LAs verursachen*
- *Pflegende unterstützen Menschen dabei, aktuelle oder potenzielle Probleme mit den LAs zu vermeiden, zu lindern oder positiv damit umzugehen*

4.3 Ausgewählte Theorien und konzeptionelle Modelle der Pflege

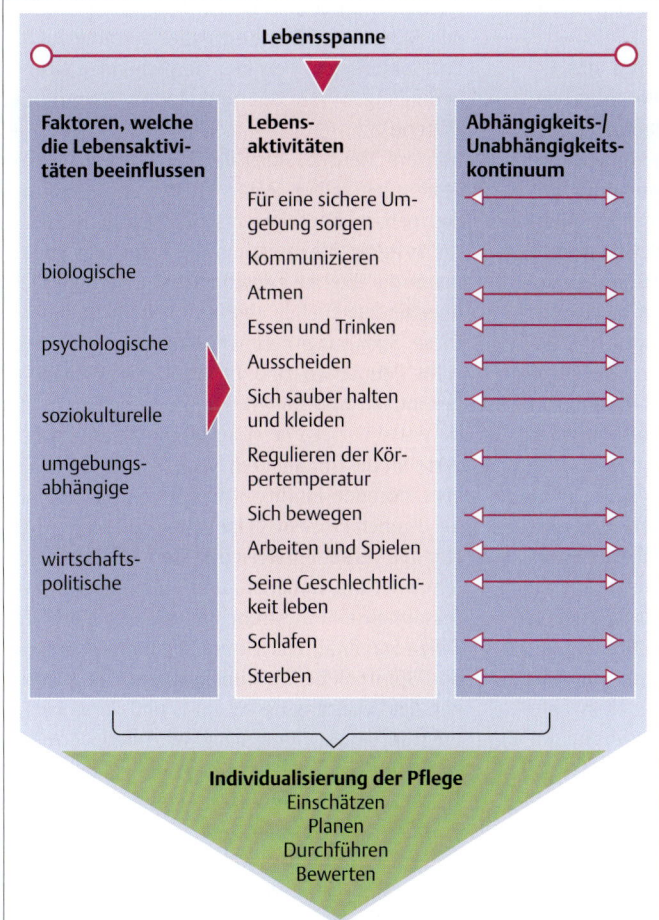

Abb. 4.19 Das Pflegemodell von Roper/Logan und Tierney (nach Roper u. a. 2009)

4.3.10 Marie-Luise Friedemann – Familien- und umweltbezogene Pflege

Marie-Luise Friedemann ist gebürtige Schweizerin und hat ihre Pflegeausbildung und mehrere Studien in den USA absolviert. Vor und nach ihrer Promotion lehrte und forschte sie an mehreren amerikanischen Universitäten, insbesondere in den Schwerpunkten psychiatrische Pflege; Familiendynamik, Pflege von chronisch Kranken in der Familie und Drogensucht.

Ihre Theorie basiert – wie auch das System-Modell von Betty Neumann – auf den Grundsätzen der Systemtheorie, die von einer Ordnung aller komplexen Dinge in Systeme ausgeht. Systemen ist ein strukturelles und dynamisches Muster mit einem Zentrum oder Schwerpunkt zu eigen, um den sich Prozesse in einem bestimmten Rhythmus bewegen. Als offene Systeme nehmen sie Impulse aus der Umwelt, d. h. anderen Systemen, auf, verarbeiten diese und geben Ergebnisse, z. B. in Form von Ideen, Verhaltenswesen, Gegenständen, an die Umwelt ab. Mittels dieses Energieflusses werden andere Systeme aktiviert, bei denen der gleiche Mechanismus abläuft und die wiederum Impulse für andere Systeme, u. a. für das Ausgangssystem, geben. Dieser Prozess wird als Rückkoppelungsprozess oder Feedbackmechanismus bezeichnet.

Systeme sind hierarchisch in Systeme und Subsysteme mit jeweils spezifischen Eigenschaften geordnet. Ein einzelner Mensch kann z. B. als System gesehen werden, das aus einzelnen Subsystemen, z. B. Körperorganen, besteht. Auch Familien oder Gemeinden können als Systeme betrachtet werden, die aus vielen Subsystemen, z. B. einzelnen Menschen, Familien etc., bestehen. Die Gesamtwirkung eines

Systems ist dabei anders als die Summe der Wirkungen der Subsysteme.

Soziale Systeme – zu diesen gehört u. a. das Familiensystem – verfügen über die Besonderheit, dass sie Entscheidungen treffen und damit ihr System gezielt verändern können. Zudem können ihre Subsysteme gleichzeitig Subsysteme mehrerer anderer Systeme sein. Damit kann ein Subsystem mehrere Systeme beeinflussen. Auf diese Weise entsteht ein komplexes Zusammenspiel, das eine genaue Vorhersage über Wirkungen und Folgen erschwert. Basierend auf diesen Annahmen formuliert Friedemann ihre Theorie des systemischen Gleichgewichts, die der oben erwähnten Einteilung folgend den Theorien mittlerer Reichweite zugeordnet wird.

▎ **Konzepte der Theorie**

Friedemann selbst beschreibt die familien- und umweltbezogene Pflege als ein konzeptuell angelegtes Pflegemodell und strukturiert die verwendeten Konzepte anhand des von Fawcett beschriebenen Metaparadigmas der Pflege (Fawcett 1998). Sie erweitert die hierzu gehörenden Konzepte Umwelt, Mensch, Gesundheit und Pflege um die Konzepte Familie und Familiengesundheit, da – basierend auf den Annahmen der Systemtheorie – sich die Strukturen und Prozesse der Familie als Suprasystem wesentlich von denen des zu ihr gehörenden einzelnen Menschen als Subsystem unterscheiden. Zudem ist sie der Ansicht, dass Gesundheit und Pflege sowohl aus der Perspektive des Individuums als auch aus der der Familie betrachtet werden müssen.

Friedemanns Annahmen zu den einzelnen Konzepten werden nachfolgend dargestellt.

- Konzept Umwelt: Laut Friedemanns Theorie des systemischen Gleichgewichts umfasst die Umwelt „alle Systeme, die sich außerhalb des Systems des Menschen oder der Familie befinden. Dies schließt alles mit ein, von Gegenständen über Gebäude, Städte, politische und soziale Systeme, Biosysteme und Ökonomien zur Natur und schließlich zum Universum" (Friedemann, 2010). Das Universum umfasst alle Systeme auf der Erde (Weltsystem). Alle Systeme dieses Gesamtsystems sind über einen ständigen Energiefluss miteinander verbunden und voneinander abhängig, was ständige Anpassungs- und Wiederanpassungsvorgänge nötig macht. Ziel dieser dynamischen Wechselbeziehungen ist das Erreichen einer aufeinander abgestimmten Ordnung, die Friedemann mit dem Begriff Kongruenz bezeichnet. Muster und Rhythmus aller Systeme auf der Erde unterliegen den hier herrschenden Grundbedingungen von Zeit und Raum, Energie und Materie.
- Konzept Mensch: Auch der Mensch wird als ein System betrachtet. Wenn Muster und Rhythmus des menschlichen Systems nicht mit denen anderer Systeme übereinstimmen, kann laut Friedemann die Energie zwischen den Systemen nicht ungehindert fließen und es entsteht Spannung. Diese Spannung nehmen Menschen als Angst wahr. Menschen sind bestrebt, diese Angst zu bekämpfen und Kongruenz zu erreichen, indem sie entweder eigene systemische Ziele und Prozesse an die der anderen Systeme anpassen oder aber störende Einflüsse rückgängig machen, um die eigenen Prozesse beibehalten zu können. Mittels der Verhaltensweisen Systemerhaltung, Systemänderung, Kohärenz und Individuation (Prozessdimensionen) strebt der Mensch nach den Zielen Stabilität, Wachstum, Regulation/Kontrolle und Spiritualität (Zieldimensionen). Sie alle dienen der Erhaltung des Systems und der Bekämpfung der Angst. Kongruenz wird dann erreicht, wenn alle vier Ziele in einem individuell richtigen Ausmaß erreicht werden und die Muster und Prozesse des menschlichen Systems mit denen anderer Systeme harmonieren. Die Ziel- und Prozessdimensionen des menschlichen Systems und des Familiensystems veranschaulicht Friedemann in einem Diagramm (**Abb. 4.20**).

▎ **Zieldimensionen des menschlichen Systems**

Insbesondere in unserer westlichen industriellen Kultur sieht Friedemann in Regulation/Kontrolle die zentrale Zieldimension der Angstbekämpfung. Über die Einrichtung von Schutzsystemen, z. B. Gesetzen, Regelungen u. a., versucht der Mensch, seine Zivilisation und damit sein eigenes Überleben zu sichern. Dennoch können sich Menschen nicht gegen alle Risiken des Lebens und damit gegen Inkongruenz absichern. Hier greift die Spiritualität, die Menschen ermöglicht, sich über ihre unmittelbare Umwelt hinwegzusetzen und über eine Verbindung zu Mitmenschen oder Gott Kongruenz zu erreichen. In der Spiritualität kommt eine Verbindung von Systemen, z. B. zwischen Menschen, zum Tragen, die Gefühle von Zugehörigkeit, Anerkennung und Achtung hervorruft. Beide Ziele beschreibt Friedemann

4.3 Ausgewählte Theorien und konzeptionelle Modelle der Pflege

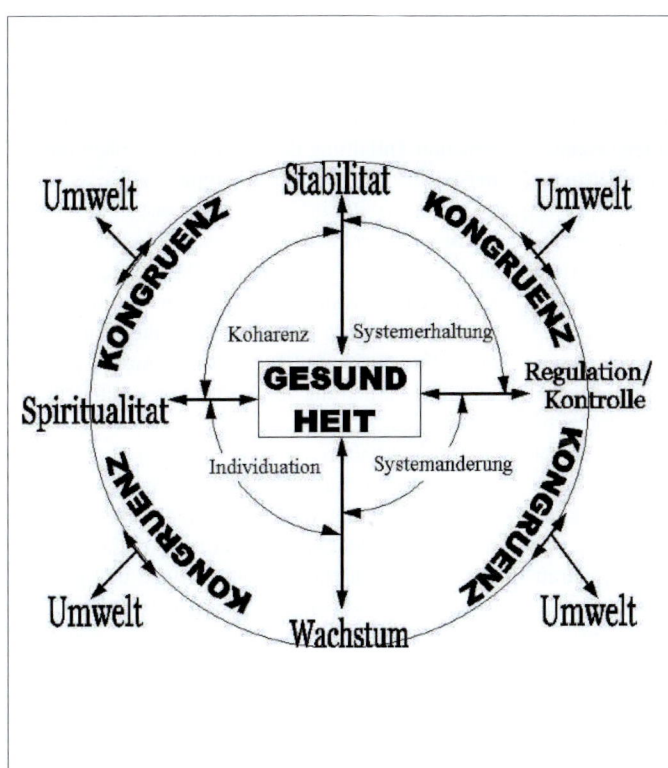

Abb. 4.20 Diagramm des individuellen Systems und zugleich des Familiensystems nach der Theorie des systemischen Gleichgewichts (aus: Friedemann, M.-L., C. Köhlen: Familien- und umweltbezogene Pflege. 3. Aufl., Verlag Hans Huber, Bern 2010, Buchbeilage.)

als notwendig im Leben eines Menschen, der diese gezielt und aktiv anstrebt. Das Ausmaß des Bedürfnisses nach Regulation/Kontrolle und Spiritualität ist im Verlauf des Lebens eines Menschen ihrer Ansicht nach nicht statisch, sondern kann in einzelnen Lebens- und Entwicklungsphasen unterschiedlich stark ausgeprägt sein.

Störende Einflüsse auf das System lösen Rückkoppelungsprozesse aus, die einerseits zu einer Strukturänderung des Systems führen können, d. h. das System verändert sich und passt sich im Sinne von Wachstum an entwicklungs- und situationsbedingte Änderungen an. Andererseits können durch störende Einflüsse auch Bestrebungen des Systems ausgelöst werden, diese Einflüsse zu reduzieren bzw. ganz rückgängig zu machen. In diesem Fall hält das System an Werten und Verhaltensweisen fest und versucht auf diese Weise, Stabilität zu erreichen.

■ **Prozessdimensionen des menschlichen Systems**
Handlungen, die auf die Ziele Stabilität und Regulation/Kontrolle ausgerichtet sind, ordnet Friedemann der Systemerhaltungsdimension zu. Hierunter versteht sie im Sinne Orems Selbstpflegehandlungen, die dem physischen und psychischen Wohl des Menschen dienen, z. B. körperliche Bewegung, Ernährung, Freizeitaktivitäten etc. Handlungen der Systemänderungsdimension verfolgen die Ziele Regulation/Kontrolle und Wachstum. Sie werden immer dann erforderlich, wenn Menschen aufgrund innerer oder äußerer Einflüsse gezwungen sind, eigene Werte, Denkmuster etc. zu überprüfen und zu verändern.

Mittels der Kohärenzdimension wird der Aspekt des Zusammenhalts der menschlichen Subsysteme ausgedrückt. Sie umfasst alle menschlichen Handlungen, die auf die Ziele Stabilität und Spiritualität gerichtet sind. Kohärenz ermöglicht laut Friedemann Gefühle von Ganzheit, Selbstsicherheit und innerem Frieden und das Erkennen und Akzeptieren eigener Stärken und Schwächen. Handlungen in der

Dimension Individuation sind auf die Ziele Wachstum und Spiritualität gerichtet. Sie umfassen nach Friedemann körperliche und intellektuelle Aktivitäten, die das eigene Verständnis erweitern und über die Verbindung mit anderen Systemen eigenes Wachstum und Entwicklung sowie das von Mitmenschen fördern.

Gesunde Menschen müssen in allen vier Prozessdimensionen Verhaltensweisen entwickeln, um die Ziele des menschlichen Systems erreichen zu können.

- Konzept Gesundheit: In der Theorie des systemischen Gleichgewichts wird Gesundheit verstanden als „Ausdruck der Kongruenz des menschlichen Systems in Rhythmus und Muster sowohl nach außen mit seiner Umwelt als auch nach innen mit seinen Subsystemen" (Friedemann, 2010). Gesundheit drückt sich aus in einem Gefühl von Wohlbefinden, wirkt als positive Kraft Störungen des Systems entgegen und hat eine angstreduzierende Funktion. Systeminkongruenz kann Gesundheit beeinträchtigen; bei den betroffenen Menschen ist das Symptom Angst beobachtbar. Störungen im organischen System können eine körperliche Krankheit auslösen.
- Konzept Familie: Die Familie sieht Friedemann als ein System mit Subsystemen, die bestimmte Aufgaben lösen (z. B. Eltern die Kindererziehung) und innerhalb des Systems definierte Rollen übernehmen. Familien müssen nicht zwangsläufig aus Menschen bestehen, zwischen denen ein verwandtschaftliches Verhältnis besteht, sondern können auch aus guten Freunden oder anderen wichtigen Bezugspersonen gebildet werden. Wer zu einer Familie gehört, wird aus der Perspektive jedes einzelnen Menschen definiert. Damit vertritt Friedemann eine offene und flexible Definition der Familie.

Ziel- und Prozessdimensionen des Familiensystems

Die Ziel- und Prozessdimensionen des Familiensystems sind vergleichbar mit denen des menschlichen Systems (s. **Abb. 4.20**). Traditionen, Gewohnheiten und Werte ermöglichen Stabilität und schützen das System vor der Angst, es könnte zerfallen. Da grundlegende Werte und Lebensauffassungen von allen Mitgliedern des Familiensystems anerkannt und i. d. R. an nachfolgende Generationen weitergegeben werden, entsteht ein Gefühl der Zusammengehörigkeit und Sicherheit. Wachstum entsteht z. B. über Erfahrungen, Wissen etc., das Systemmitglieder durch ihre Zugehörigkeit zu anderen Systemen in die Familie einbringen. Dies ist sowohl für die Freiheit und Entfaltung der einzelnen Familienmitglieder wichtig als auch für die Anpassung des Systems an veränderte innere und äußere Bedingungen. Regulation/Kontrolle schützt das System nach innen und außen vor negativen Einflüssen. Spiritualität vermittelt bei Schicksalsschlägen ein Gefühl von Zugehörigkeit, Trost und Halt. Für die Spiritualität einer Familie ist der gemeinsame Austausch über und die Bearbeitung von Werten und Auffassungen wichtig.

Systemerhaltungsstrategien führen über Regulation/Kontrolle zur Stabilität des Familiensystems. Handlungen die in diesem Rahmen ausgeführt werden, sind z. B. Maßnahmen der Kindererziehung und der Gesunderhaltung, Familienrituale und gemeinsame Freizeitaktivitäten. Hierzu gehören auch die Definition der sozialen Rollen und die Erhaltung von Traditionen. Kohärenz beschreibt die Beziehungen der Mitglieder des Familiensystems zueinander. Gemeinsame Unternehmungen, z. B. im Rahmen von Freizeitaktivitäten, stärken das Zusammengehörigkeitsgefühl und verleihen dem Familiensystem Stabilität. Wichtig für die Kohärenz ist laut Friedemann auch die Kommunikation über Gefühle und Erlebnisse. Gleichzeitig werden hierdurch auch spirituelle Prozesse gefördert, da die einzelnen Mitglieder ihren Rhythmus und ihre Muster denen der anderen Familienmitglieder anpassen. Auch Individuation zielt auf Spiritualität, z. B. wenn einzelne Mitglieder Bindungen mit Systemen der Umwelt eingehen und eine individuelle Entwicklung verfolgen, ggf. Werte anpassen und neue Prioritäten setzen. Für das Familiensystem kann dies ein Impuls zur Systemänderung sein, insbesondere dann, wenn die neuen Werte mit den bisherigen Werten des Familiensystems nicht übereinstimmen. Handlungen der Systemänderung zielen auf Wachstum und Regulation/Kontrolle.

Familien unterscheiden sich u. a. in Bezug auf die Gewichtung der Prozessdimensionen. Kongruenz im Familiensystem verlangt eine ausgewogene Gewichtung der Ziel- und Prozessdimensionen und lässt sich am Wohlbefinden der einzelnen Familienmitglieder messen.

- Konzept Familiengesundheit: Aus den oben erläuterten Grundannahmen zu den Ziel- und Prozessdimensionen des Familiensystems leitet Friedemann ihre Definition von Familiengesundheit ab. Sie umfasst nach Friedemann drei Kriterien: „Eine Familie ist gesund: a. wenn in allen vier Prozessdimensionen gehandelt wird; b. wenn Kongruenz innerhalb der Familie und zwischen der Familie und der Umwelt besteht; c. wenn die Familienmitglieder wenig Angst empfinden und mit der Familie im Großen und Ganzen zufrieden sind" (Friedemann 2010). Diese Kriterien erlauben auch eine Evaluation der Familiengesundheit. Diese kann nach Ansicht von Friedemann wohl von Außenstehenden, z. B. Pflegepersonen, unterstützt, letztlich jedoch nur von der Familie und ihren Mitgliedern selbst subjektiv bewertet werden.

- Konzept Pflege: Pflege wird im Rahmen der Theorie des systemischen Gleichgewichts als Dienstleistung auf allen Systemebenen, sowohl von einzelnen Menschen und den mit ihnen vernetzten Systemen als auch von Familien oder Gemeinden und deren Subsystemen, konzeptualisiert. Pflege unterstützt die Empfängersysteme in ihrem Streben nach Kongruenz und Gesundheit. Friedemann betont, dass der Pflegeprozess nur bei Übereinstimmung mit dem Gesundheitsstreben des Systems und unter aktiver Beteiligung von Pflegeperson und Pflegeempfänger wirksam sein kann. Pflege darf keinesfalls „verabreicht" werden, sondern kann nur über aktive Beteiligung des Empfängersystems zu Wachstum und damit zu Gesundheit führen.

Systemische Pflege des Individuums und von Familien

Sowohl in der systemischen Pflege von Einzelnen als auch in der von Familien beschreibt Friedemann den Pflegeprozess in 9 Schritten, aus deren Anfangsbuchstaben das Wort Kongruenz gebildet werden kann:

1. „**K**lassifizieren der systemischen Prozesse innerhalb der vier Prozessdimensionen
2. **O**ffen die Theorie erklären und die systemischen Prozesse erklären
3. **N**achforschen, welche Änderungen stattfinden sollen
4. **G**utheißen der nützlichen Handlungen
5. **R**epetieren und Verstärken der nützlichen Handlungen
6. **U**mlernen der mangelhaften Handlungen
7. **E**xperimentieren mit neuen Handlungen
8. **N**ützlichkeit und Erfolg der Änderungen prüfen
9. **Z**usprechen, ermuntern, loben."

Friedemann geht davon aus, dass die Schritte des Pflegeprozesses in der Abfolge nicht starr eingehalten werden müssen, sondern variiert werden können. Ebenso können mehrere Schritte zusammen erfolgen und Schritt 9 parallel zu allen anderen Schritten ausgeführt werden. Zu Beginn der Pflege erfolgt eine ausführliche Datensammlung, orientiert an den Prozessdimensionen des Empfängersystems (1). Die wichtigsten Konzepte der Theorie des systemischen Gleichgewichts sollten unter Zuhilfenahme des Diagramms erklärt werden. Auf diese Weise können weitere wichtige Informationen gesammelt und eventuelle Unklarheiten offen angesprochen werden. Für den Pflegeempfänger bzw. die Familie wird so auch der theoretische Bezugsrahmen und der Sinn und Zweck der Fragen deutlich (2). Die erhobenen Daten erlauben erste Vermutungen und Schlussfolgerungen der Pflegeperson über Zusammenhänge zwischen Gesundheitsproblemen, Gefühlen und Handlungen. Sie werden gemeinsam mit dem Pflegeempfänger bzw. der Familie verifiziert oder korrigiert, wodurch gleichzeitig notwendige Änderungen in den Zieldimensionen deutlich werden (3). Anschließend erfolgt eine nähere Betrachtung der Handlungen innerhalb jeder Prozessdimension. Auf diese Weise wird die individuelle Gewichtung der einzelnen Ziele Regulation/Kontrolle, Wachstum, Stabilität und Spiritualität deutlich. Obwohl viele Menschen viel Energie einsetzen, um das System über systemerhaltende Handlungen zu stabilisieren, können Situationen dennoch eine Systemänderung erforderlich machen. Friedemann sieht es als eine wichtige Aufgabe von Pflegepersonen an, die Schwierigkeit dieses Prozesses für den Einzelnen und für Familien anzuerkennen und hierfür nötige Unterstützungsprozesse, z. B. von Familienmitgliedern und anderen Bezugspersonen, zu fördern (4). Bereits ausgeübte, nützliche Handlungen werden im Pflegeprozess verstärkt, als unzulänglich identifizierte Handlungen erfordern ein Umlernen. Gegebenenfalls ist auch das Erlernen und Testen neuer Handlungen erforderlich. Pflegepersonen unterstützen diese Prozesse, indem sie anleiten und helfen, neue Handlungen einzuüben. Das Spektrum denkbarer Handlungen ist dabei breit gefächert und muss sich an den individuellen Fähigkeiten der betroffenen Person oder der Familie orientieren (5–7). Die Evaluation der Pflege erfolgt nach Möglichkeit bei Einzelpersonen gemeinsam mit der Familie. Die Wirksamkeit der Pflege zeigt sich dabei in erster Linie in verminderter Angst und einem gesteigerten Wohlbefinden des Betroffenen. Aus diesem Grund kommt seiner subjektiven Bewertung große Bedeutung zu. Beobachtungen und Einschätzungen der Pflegeperson im Prozess können sich laut Friedemann im Sinne einer Reflexion korrigierend und/oder positiv verstärkend auf die Strategien des Betroffenen auswirken (8).

Die systemische Pflege von Familien ist auf ein soziales System gerichtet und befasst sich mit Familienangehörigen als Subsystemen eines Interaktionssystems. Friedemann geht davon aus, dass sich Inkongruenzen im Familiensystem negativ auf alle Familienmitglieder auswirken. Dies kommt vor allem dann zum Tragen, wenn die bisherigen Handlungen in den Prozessdimensionen zur Stabilisierung des Familiensystems nicht mehr ausreichen, z. B. wenn die Pflege von Menschen im häuslichen Bereich durch Familienangehörige oder Bezugspersonen durchgeführt werden soll. Pflegenden kommt im Pflegeprozess hierbei die Aufgabe zu, störende und gesundheitsfördernde Prozesse sowie Ressourcen in gemeinsamen Gesprächen mit der Familie zu identifizieren, eine systemische Betrachtung der Prozesse anzuregen und die Familie in der Wiederherstellung von Kongruenz zu beraten und zu unterstützen.

4.3.11 Monika Krohwinkel – Fördernde Prozesspflege mit integrierten ABEDLs

Die deutsche Pflegeprofessorin Monika Krohwinkel hat 1989 im Auftrag des Bundesministeriums für Gesundheit die Forschungsstudie „Der Pflegeprozess am Beispiel von Patienten mit der Diagnose „Schlaganfall" – Eine Studie zur Erfassung ganzheitlich-rehabilitierender Prozesspflege in Akutkrankenhäusern" durchgeführt. 1993 hat sie einen konzeptionellen Rahmen für die Pflege veröffentlicht, der seitdem weiterentwickelt wurde. Krohwinkel selbst sagt, dass ihr Rahmenkonzept wesentlich von den Pflegetheorien von Martha Rogers, Dorothea Orem und Nancy Roper u. Mitarb. beeinflusst wurde. So verweist sie z. B. in ihrer Sichtweise des Menschen auf Rogers und bei den Aufgaben der Pflege auf Orem. Das Konzept der Lebensaktivitäten von Roper u. Mitarb. wird von ihr modifiziert. Obwohl ihr Modell primär aus der o. a. Studie entwickelt wurde, lässt es sich auf andere pflegerische Bereiche übertragen und findet vor allem in Einrichtungen der Altenpflege Anwendung.

Zentrale Konzepte fördernder Prozesspflege
Person
Das Konzept „Person" umfasst einzelne Menschen, Familien und/oder familienähnliche Bezugssysteme. Es ist eng verbunden mit den Konzepten Unabhängigkeit und Wohlbefinden.

Umgebung
Krohwinkel sieht den Menschen und die Umgebung als offene Systeme, die in einem Austausch miteinander stehen und sich gegenseitig beeinflussen. Zur Umgebung gehören sowohl andere Menschen und Lebewesen als auch Faktoren, die das Leben, die Lebens- und Entwicklungsprozesse, Gesundheits- und Krankheitsprozesse sowie Unabhängigkeit und Wohlbefinden eines Menschen in seinen ABEDLs beeinflussen.

Zu diesen Einflussfaktoren rechnet sie:
- ökologische,
- physikalische,
- materielle und
- gesellschaftliche und kulturelle Ressourcen und Defizite.

Auch Pflegepersonen werden als Teil der Umgebung betrachtet.

ABEDL – einbeziehende Konzepte und Kategorien
Aktivitäten, Beziehungen und existenzielle Erfahrungen des Lebens (AEBDL) stellen weitere wichtige Konzepte dar. Bei der Ausführung von Lebensaktivitäten, in sozialen Beziehungen und beim Sichern ihrer sozialen Bereiche machen Menschen Erfahrungen, die fördernd, belastend oder auch gefährdend sein können. Krohwinkel bezeichnet diese Erfahrungen als existenziell, wenn sie den „Kern eines Menschen berühren" (Krohwinkel 2013, S. 39).

Um den benannten Aktivitäten nachkommen zu können, benötigen Menschen eine Reihe von Fähigkeiten, die als ABEDL-einbeziehende Konzepte (I-IV) und Kategorien strukturiert sind (**Abb. 4.21**).

4.3 Ausgewählte Theorien und konzeptionelle Modelle der Pflege

Der Mensch benötigt eigene Fähigkeiten und er benötigt Ressourcen aus der Umgebung, um als Person:

I. Aktivitäten des Lebens zu realisieren und hierbei mit existenziellen Erfahrungen umgehen zu können
  1. kommunizieren zu können
  2. sich bewegen zu können
  3. vitale Funktionen aufrecht erhalten zu können
  4. sich pflegen zu können
  5. sich kleiden zu können
  6. ausscheiden zu können
  7. essen und trinken zu können
  8. ruhen, schlafen und sich entspannen zu können
  9. sich beschäftigen, lernen, sich entwickeln zu können
  10. die eigene Sexualität leben zu können
  11. für eine sichere Umgebung sorgen zu können

II. Soziale Beziehungen sichern und gestalten und dabei mit existenziellen Erfahrungen umgehen zu können
  1. Im Kontakt sein und bleiben zu können mit sich und anderen
  2. Beziehungen erhalten, erlangen und wieder erlangen zu können

III. Mit existenziellen Erfahrungen umgehen und sich hierbei entwickeln zu können
  1. fördernde Erfahrungen machen zu können
  2. mit belastenden und gefährdenden Erfahrungen umgehen zu können
  3. Erfahrungen, welche die Existenz fördern oder gefährden, unterscheiden zu können
  4. Lebensgeschichtliche Erfahrungen einbeziehen können
  5. Sinn finden zu können

IV. Soziale Bereiche sichern und gestalten und dabei mit existenziellen Erfahrungen umgehen zu können
  1. den eigenen Wohnbereich selbst erhalten zu können
  2. Aufgaben und Verantwortungen im Haushalt wahrnehmen und bewältigen zu können
  3. mit der eigenen finanziellen Situation umgehen zu können
  4. versicherungstechnische und rechtliche Fragen regeln zu können
  5. mit Behörden und Amtsträgern umgehen zu können
  6. am sozialen Leben teilnehmen und mitwirken zu können
  7. mit der schulischen/ beruflichen Situation verbundene Aufgaben wahrnehmen und bewältigen können (Krohwinkel 2013, S. 40ff.).

Abb. 4.21 ABEDL-einbeziehende Konzepte und Kategorien

Die Auswirkungen der Fähigkeiten und Bedürfnisse eines Menschen auf seine Unabhängigkeit und sein Wohlbefinden sind für Krohwinkel der Ausgangspunkt pflegerischen Handelns. Aufgabe der Pflege ist es, Menschen in ihren Selbstpflegeaktivitäten mit einer für sie fördernden Prozesspflege zu unterstützen.

Kernaussage fördernder Prozesspflege

Zusammenhänge und Wechselwirkungen zwischen den Konzepten beschreibt folgende Kernaussage: Lebens- und Entwicklungsprozesse, Krankheits- und Gesundheitsprozesse, unter Umständen das Leben selbst, hängen von den Fähigkeiten des Menschen und von den Ressourcen seiner Umgebung ab, die es ihm ermöglichen, als Person
- Aktivitäten des Lebens zu realisieren, soziale Beziehungen und Bereiche zu sichern und zu gestalten und hierbei mit existenziellen Erfahrungen umgehen zu können
- mit existenziellen Erfahrungen des Lebens umgehen und sich dabei entwickeln zu können (Krohwinkel 2013, S. 39).

Rahmenmodell Fördernder Prozesspflege

Krohwinkel hat ein Rahmenmodell Fördernder Prozesspflege entwickelt, das Aussagen zum primären pflegerischen Interesse, zur primären pflegerischen Zielsetzung und zu primären pflegerischen Handlungen macht (**Abb. 4.22**).

Das primäre pflegerische Interesse gilt der pflegebedürftigen Person und deren mitbetroffenen persönlichen Bezugsperson (einzelne Personen oder auch ganze Familien) mit ihren Fähigkeiten, Problemen und Bedürfnissen in den ABEDLs. Krohwinkel betont eine gute Differenzierung der Begrifflichkeiten. So sind die Begriffe Fähigkeiten (das, was eine Person kann), Bedürfnisse (das, was eine Person möchte) und Probleme (das, was eine Person möchte oder benötigt, aber nicht realisieren kann) klar der Person zugeordnet. Die Begriffe Ressourcen und Defizite werden demgegenüber ausschließlich im Zusammenhang mit dem Konzept Umgebung gebraucht.

Betont wird auch, dass im Rahmen fördernder Prozesspflege auch die Bezugspersonen pflegebedürftiger Menschen dem Konzept Person zugeordnet werden. Damit geht die fördernde Prozesspflege über eine patienten- oder bewohnerorientierte Pflege hinaus. Zu berücksichtigen ist hierbei eine Reihe von Einflussfaktoren. Die primäre pflegerische Zielsetzung ist gerichtet auf das Erhalten, Erlangen und/oder Wiedererlangen von Unabhängigkeit und Wohlbefinden in ABEDLs. Primäre pflegerische Handlungen beziehen sich auf Unterstützung, Anleitung und Beaufsichtigung, Information und Beratung sowie Begleitung pflegebedürftiger Menschen. Pflegerisches Handeln soll dabei geprägt sein von kommunikativ-förderndem Verhalten, das Krohwinkel als Schlüsselkompetenz in der Umsetzung fördernder Prozesspflege sieht.

Hierzu gehören sowohl fachlich-inhaltliche als auch methodische Kompetenzen der verbalen und non-verbalen Kommunikation sowie eine von Wertschätzung, Achtung und Respekt für die andere Person geprägte Grundhaltung der Pflegeperson.

Pflegende handeln auf diese Weise im Sinne des betroffenen Menschen.

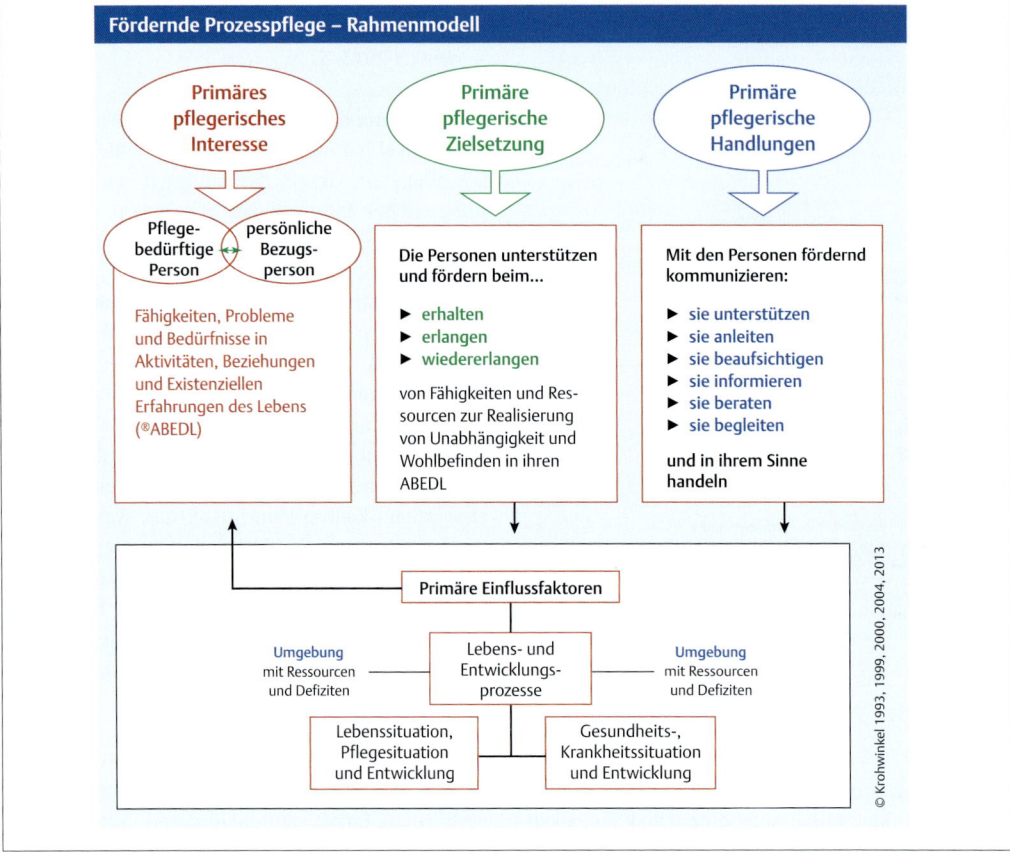

Abb. 4.22 Fördernde Prozesspflege-Rahmenmodell (aus: Krohwinkel, M., Fördernde Prozesspflege mit integrierten ABEDLS, 1. Auflage 2013; Textausschnitt: Konzept I–III S. 40, Konzept IV S. 42)

Die fördernde Prozesspflege ist vor allem im deutschsprachigen Raum breit aufgenommen worden: Sie wird insbesondere in Einrichtungen der Altenhilfe und im ambulanten Pflegebereich als Grundlage für Pflegeassessment und -planung genutzt, kommt aber auch in anderen Handlungsfeldern der Pflege, im Intensivbereich, der Onkologie oder auch in der Hospizarbeit zum Einsatz.

> **Zusammenfassung:**
> *Fördernde Prozesspflege (Krohwinkel)*
> - Aktivitäten, Beziehungen und existenzielle Erfahrungen des Lebens (ABEDL)
> - Rahmenmodell Fördernder Prozesspflege

4.4 Ausblick

Nach jahrelangen Bemühungen in der Überzeugung, dass es nur eine richtige Theorie für die Pflege geben könne, zeigen die beschriebenen Theorien, dass ein so komplexer Gegenstand wie die Pflege auch eine Vielzahl von Theorien mit unterschiedlicher Reichweite und unterschiedlichem Abstraktionsniveau zur Beschreibung, Erklärung, Vorhersage und Kontrolle der pflegerischen Praxis benötigt. Die Vielfalt der Theorien zeigt auf anschauliche Weise die Komplexität der Pflege. Dabei hat jede Theorie ihre Berechtigung und lenkt das Augenmerk auf einen oder mehrere jeweils unterschiedliche Aspekte der Pflege. Die Auswahl einer geeigneten Theorie für das jeweilige Aufgabengebiet einer pflegerischen Institution ist dabei zu einem großen Teil abhängig von dem jeweiligen Schwerpunkt der pflegerischen Tätigkeit.

Beispiel: *Psychiatrische Pflegeeinrichtungen arbeiten mit einer anderen Patientengruppe als z. B. Rehabilitationskliniken. Erstere können eine Hilfestellung für ihre praktische Arbeit evtl. am ehesten von einer Interaktionstheorie ableiten, während im rehabilitativen Bereich möglicherweise eher eine Theorie geeignet ist, die sich mit Defiziten und Fähigkeiten von Menschen beschäftigt.*

Grundsätzlich ergeben sich aus der Entscheidung für eine bestimmte Pflegetheorie auch Anforderungen an organisatorische und personelle Rahmenbedingungen: Der Einsatz von Theorien, die die Interaktion zwischen Pflegepersonen und Patienten in den Mittelpunkt stellen und ausgeprägte kommunikative Fähigkeiten erfordern, machen eine spezielle Schulung dieser Kompetenzen bei den Mitarbeitern nötig und verlangen eine patientenorientierte Form der pflegerischen Arbeitsorganisation (s. a. Kap. 8).

Theorien sind die Grundlage für das Erschließen pflegerischen Wissens.

Die Entwicklung von Wissen und Theorien hat jedoch nicht automatisch eine verbesserte Pflegepraxis zur Folge. Entscheidend hierfür ist, dass das theoretische Wissen auch in die Praxis umgesetzt wird. Theorien müssen deshalb mit den Bedürfnissen der Praxis in Einklang gebracht werden, damit sie in der Praxis anwendbar sind. Hierdurch kann ein intensiver Prozess des Austauschs zwischen Theoretikern und in der Pflegepraxis tätigen Pflegepersonen entstehen, der die professionelle Kommunikation und das Entstehen einer professionellen Identität fördern und die oftmals beklagte Kluft zwischen Theorie und Praxis überbrücken kann.

Aber nicht nur der Dialog zwischen Theoretikern und in der Praxis tätigen Pflegepersonen wird über die Auseinandersetzung mit Theorien gefördert: Auch innerhalb von Pflegeteams bzw. Institutionen des Gesundheitswesens können Pflegetheorien einen Austausch über Zielsetzungen und Methoden zur Zielerreichung anregen. Hierdurch wird der Gegenstand „Pflege" klar umrissen, was sowohl eine Klärung und Darstellung der pflegerischen Tätigkeit nach „außen", z. B. gegenüber Patienten oder Mitarbeitern anderer Berufe im Gesundheitswesen, als auch nach „innen", also innerhalb der Berufsgruppe der Pflegenden selbst ermöglicht. Sie sind somit auch ein Mittel, um ein gemeinsames Pflegeverständnis zu entwickeln.

Im Rahmen der Professionalisierung der Pflege trägt die Theorieentwicklung auch in der deutschen Pflege dazu bei, die Pflege als wissenschaftliche Disziplin zu entwickeln. Die Frage ist demzufolge nicht mehr „Werden Theorien in der Pflege gebraucht?", sondern vielmehr „Welche Theorien werden in der Pflege gebraucht und mit welchen Methoden können diese gewonnen werden?".

Pflege ist eine praktische Disziplin, aber eben nicht ausschließlich: Professionelles pflegerisches Handeln bedarf einer theoretischen Fundierung, damit es bewusst, begründbar, überprüfbar, sichtbar und effizient sein kann. Theorien geben eine Orientierung für pflegerisches Handeln und können entscheidende Hilfen zur Bewältigung des pflegerischen Alltags geben.

Der Einbezug bzw. die Stärkung der Patientenperspektive in Forschung und Theoriebildung und die Berücksichtigung neuer Aspekte gesundheitlicher Fragestellungen, u. a. die demografische Entwicklung, die Zunahme chronischer Erkrankungen sowie Veränderungen der Patientenrolle in Richtung Selbstmanagement und Partizipation, werden insbesondere für die Theorieentwicklung in Deutschland als zentral angesehen (Moers u. a. 2011). Neben dem Erschließen bislang durch Pflegewissenschaft wenig durchdrungener Praxisfelder in der Pflege und der Verbindung unterschiedlicher gesundheits- und pflegewissenschaftlicher Theoriediskurse wird für die weitere Etablierung und Konturierung der Disziplin Pflegewissenschaft zudem gefordert, vorliegende Erkenntnisse aus Einzelforschungsvorhaben z. B. im Rahmen von Metaanalysen zu systematisieren und weiter zu entwickeln, um so eine induktive Theoriebildung voranzutreiben.

Fazit: Die Pflegeberufe in Deutschland befinden sich in einem Professionalisierungsprozess. Der Pflegewissenschaft kommt im Zusammenhang mit der Professionalisierung der Pflege die Aufgabe zu, bestehendes Pflegewissen zu systematisieren und neues Pflegewissen zu entwickeln. Eine wichtige Rolle spielen hierbei die Pflegeforschung und die Theorieentwicklung. Die überwiegende Zahl der vorliegenden Pflegetheorien ist im angloamerikanischen Raum entstanden, viele von ihnen auf deduktivem Weg und als globale Theorien. Da diese nicht unmittelbar in die Praxis umgesetzt und nur schwer überprüft werden können, gewinnt die Entwicklung von Theorien mittlerer Reichweite und Praxistheorien zunehmend an Bedeutung.

Pflegetheorien kommt die Aufgabe zu, das pflegerische Handeln auf eine begründbare theoretische Basis zu stellen. Auch in der Pflege ist ein qualifiziertes Arbeiten ohne theoretische Grundlagen nicht möglich. Mit der Einrichtung pflegewissenschaftlicher Studiengänge und pflegewissenschaftlicher Institute sind auch im deutschsprachigen Raum die Weichen für die Entwicklung von Theorien für die Pflege gestellt.

 **Literatur:**

Brandenburg, H., S. Dorschner (Hrsg.): Pflegewissenschaft 1. Lehr- und Arbeitsbuch zur Einführung in das wissenschaftliche Denken in der Pflege. 3. Aufl. Hogrefe, Bern 2015

Chinn, P., M. Kramer: Pflegetheorie. Konzepte - Kontext - Kritik. Ullstein Mosby, Berlin 1996

Chinn, P., M. Kramer: Pflegewissen und Pflegewissensentwicklung. Huber, Bern 2017

Corbin, J. M., A. L. Strauss: Ein Pflegemodell zur Bewältigung chronischer Krankheiten. In: Woog, P. (Hrsg.): Chronisch Kranke pflegen. Das Corbin-Strauss-Pflegemodell. Ullstein Medical, Wiesbaden 1998, 1-30.

Corbin, J. M., A. L. Strauss: Weiterleben lernen. Verlauf und Bewältigung chronischer Krankheit. 3. Aufl. Huber, Bern 2010

Fawcett, J.: Spezifische Theorien der Pflege im Überblick. Verlag Hans Huber, Bern 1999

Fawcett, J.: Konzeptionelle Modelle der Pflege im Überblick, 2. Aufl. Hans Huber, Bern 1998

Friedemann, M.-L., C. Köhlen: Familien- und umweltbezogene Pflege, 3. Aufl. Hans Huber, Bern 2010

Krohwinkel, M., Agnes Karll Institut für Pflegeforschung, BM für Gesundheit (Hrsg.): Der Pflegeprozess am Beispiel von Apoplexiekranken: Eine Studie zur Erfassung und Entwicklung ganzheitlich-rehabilitierender Prozesspflege. Nomos-Verlag, Baden-Baden, 1993

Krohwinkel, M.: Fördernde Prozesspflege mit integrierten ABEDLs. Hans Huber, Bern 2013

Leininger, M. M.: Kulturelle Dimensionen menschlicher Pflege. Lambertus, Freiburg im Breisgau 1998

Meleis, A. I.: Pflegetheorie. Gegenstand, Entwicklung und Perspektiven des theoretischen Denkens in der Pflege. Hans Huber, Bern 1999

Moers, M., D. Schaeffer, W. Schnepp: Too busy to think? Essay über die spärliche Theoriebildung der deutschen Pflegewissenschaft. Pflege 6 (2011) 349-360.

Neuman, B.: Das System-Modell. Konzept und Anwendung in der Pflege. Lambertus, Freiburg im Breisgau 1998

Neuman-Ponesch, S.: Theorien und Modell der Pflege. 3. Aufl. Facultas, Wien 2013

Orem, D. E.: Strukturkonzepte der Pflegepraxis. Dt. Ausg. hrsg. von Gerd Bekel. Ullstein Mosby, Berlin 1997

Orlando, I. J.: Die lebendige Beziehung zwischen Pflegenden und Patienten. Verlag Hans Huber, Bern 1996

Peplau, H.: Interpersonale Beziehungen in der Pflege. Ein konzeptueller Bezugsrahmen für eine psychodynamische Pflege. RECOM-Verlag, Basel 1995

Peplau, H.E.: Zwischenmenschliche Beziehungen in der Pflege. Ausgewählte Werke. 2. Aufl., Verlag Hans Huber, Bern 2009

Rogers, M.: Theoretische Grundlagen der Pflege: Eine Einführung. Lambertus, Freiburg im Breisgau 1995

Roper, N. et al.: Das Roper-Logan-Tierney-Modell. 2. Aufl. Hans Huber Verlag, Bern 2009

Schaeffer, D., M. Moers, H. Steppe, A. Meleis (Hrsg.): Pflegetheorien.Beispiele aus den USA. 2. Aufl. Verlag Hans Huber, Bern 2008

Schaeffer, D., K. Wingenfeld (Hrsg.): Handbuch Pflegewissenschaft. Studienausgabe. Beltz, Juventa, Weinheim und Basel 2014

Schmidli-Bless, C., R. Ricka: Pflegetheorien – eine vergessene Dimension? Rückblick und Reflexion zum Beitrag „Eine professionelle Pflege braucht Krankenpflegetheorien" (Pflege, 1989). Pflege 6 (2011) 389-390.

Schnepp, W.: Perspektiven der Pflegewissenschaft. Theoriebildung in einer Praxisdisziplin. Pflege 10 (1997) 96

Wagner, F., W. Schnepp (Hrsg.): Familiengesundheitspflege in Deutschland. Bestandsaufnahme und Beiträge zur Weiterbildung und Praxis. Verlag Hans Huber, Bern 2011

Watson, J.: Pflege: Wissenschaft und menschliche Zuwendung. Verlag Hans Huber, Bern 1996

Weidner, F.: Was bedeutet Professionalisierung für die Pflegeberufe? In: Sauter, D., Richter D. (Hrsg.): Experten für den Alltag. Psychiatrie-Verlag, Bonn 1999, S. 18 – 38

5 Pflegewissenschaft und -forschung

Hanna Mayer, Martin Nagl-Cupal*

Übersicht

Einleitung · 137
5.1 Historischer Exkurs · 138
5.2 Wissensquellen beruflicher Pflege · 138
5.3 Pflegewissenschaft: Begriffsbestimmung und Gegenstandsbereich · 140
5.4 Pflegeforschung: Begriffsbestimmung und Gegenstandsbereich · 141
5.4.1 Forschung auf der Mikro-Ebene · 142
5.4.2 Forschung auf der Meso-Ebene · 142
5.4.3 Forschung auf der Makro-Ebene · 143
5.5 Grundlagen der Empirischen Pflegeforschung: Quantitativer und qualitativer Forschungsansatz · 144
5.5.1 Quantitativer Forschungsansatz · 144
5.5.2 Qualitativer Forschungsansatz · 145
5.6 Der Weg zum empirischen Wissen: Der Forschungsprozess · 148
5.6.1 Theoretische Phase · 148
5.6.2 Planungsphase · 150
5.6.3 Durchführungsphase · 153
5.6.4 Auswertungsphase · 153
5.6.5 Publikationsphase · 154
5.7 Evidence Based Nursing – eine auf Forschung begründete Pflegepraxis · 155
5.8 Pflegeforschung – eine ethische Herausforderung · 156
5.8.1 Grundsätze ethischen Vorgehens in der Pflegeforschung · 156
5.8.2 Ethikkommissionen und die Verantwortung des Einzelnen · 157
Literatur · 158

Schlüsselbegriffe

▶ *Forschungsansatz*
▶ *Forschungsanwendung*
▶ *Forschungsdesign*
▶ *Forschungsprozess*
▶ *Pflegeforschung*

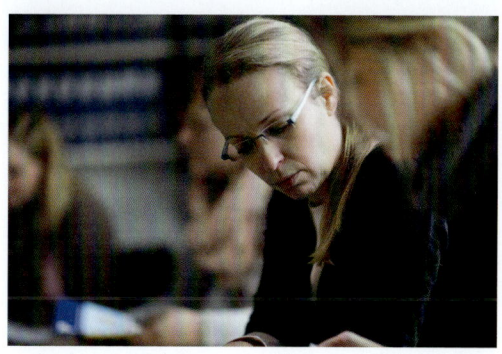

Einleitung

Gegenwärtige vollziehen sich in Europa bzw. der gesamten „westlichen" Welt viele Veränderungen: Durch einen Wandel der demografische Entwicklungen, also eine Verschiebung der Alterstruktur zu Gunsten der alten und hochaltrigen Menschen, bedingt durch einen medizinisch-technischen Fortschritt, steigt die allgemeine Lebenserwartung, aber auch der Anteil chronisch kranker Menschen. Gesellschaftliche Veränderungen wie Migration, der starke Kostendruck im Gesundheitswesen aber auch die abnehmende familiäre Pflege zu Hause betrifft die Pflege als Beruf in hohem Maße.

Die Aufgaben sind vielfältig und komplex und haben sich im Laufe der Zeit gewandelt. Neben den Anforderungen an die praktischen Pflegetätigkeiten rücken dabei stärker als bisher Aspekte der Gesundheitsförderung, Prävention und Rehabilitation auch im Sinne der Beratungs-, Koordinations- und Planungsaufgaben für Betroffene und deren familiäres Umfeld in den Vordergrund.

Den Pflegenden, die die zahlenmäßig größte Berufsgruppe im Gesundheitswesen darstellen, kommt im Rahmen dieses Wandels eine bedeutende Rolle zu, die sie mit anspruchsvollen Aufgaben und veränderten Bedingungen konfrontiert. In dieser neuen Situation mit ihren noch unbekannten Folgen und Begleiterscheinungen ist Forschung auf dem Gebiet der Pflege besonders wichtig, um Maßnahmen zu entwickeln, die eine wirkungsvolle Gesundheitsversorgung gewährleisten. Denn nur so ist es möglich,

Fakten anstelle von Vermutungen zur Grundlage für das Pflegehandeln und zum Ausgangspunkt für gesundheitspolitische Entscheidungen zu machen (Görres 1996).

5.1 Historischer Exkurs

Pflegewissenschaft ist keineswegs etwas völlig Neues: Der Ausgangspunkt für die Entwicklung der Pflegewissenschaft als eigene wissenschaftliche Richtung kann schon bei Florence Nightingale (1820 – 1910, siehe auch Kapitel 2) angesetzt werden. Ihre Mitte des 19. Jahrhunderts verfassten Schriften legten nicht nur den Grundstein für die Pflege als eigene Profession, sondern können auch als Anstoß für die Entwicklung der Pflege als Wissenschaft angesehen werden. Nightingale suchte als erste nach wissenschaftlichen Beweisen für Phänomene, die sie bei der Pflege britischer Soldaten beobachtete. Sie erkannte, dass genaue Aufzeichnungen und Messungen der Ergebnisse pflegerischer und medizinischer Betreuung von ungeheurer Wichtigkeit für die Entwicklung effizienter Betreuung und Behandlung kranker Menschen waren (Nightingale 2005; Evers 2004).

Die Akademisierung der Pflege und somit die Etablierung der Pflege als eigenständige wissenschaftliche Disziplin begann Anfang des 20. Jahrhunderts in den USA. Den ersten Lehrstuhl für Krankenpflege hatte die Krankenschwester Adelaide Nutting inne. 1907 wurde sie als Professorin für Krankenhauswirtschaft an das Teachers College der Columbia University in New York berufen. Drei Jahre später wurde dort eine eigene Abteilung „Krankenpflege und Gesundheitsfürsorge" eingerichtet; Nuttings Lehrstuhl hieß schließlich „Kranken- und Gesundheitspflege" (Steppe 1993).

In Europa erfolgte diese Entwicklung erst einige Jahrzehnte später. Hier war Großbritannien das erste Land, in dem die Pflege wissenschaftlichen Status erhielt. 1956 wurde an der Universität von Edinburgh der erste Studienlehrgang zur Grundausbildung in der Krankenpflege eingerichtet.

Heute gibt es in allen europäischen Ländern Studiengänge für Pflege, die für unterschiedliche Tätigkeiten im Pflege- und Gesundheitswesen qualifizieren und zu vollen akademischen Abschlüssen führen. Vor allem ist zu vermerken, dass im Sinne der Bologna Struktur die Beruflich Ausbildung zur Pflegekraft in fast allen Ländern ausschließlich (oder zumindest zusätzlich) auf tertiärer Ebene, also im hochschulischen System stattfindet.

5.2 Wissensquellen beruflicher Pflege

Wissenschaft stellt eine besondere Art von Wissen und Wissenszugang dar und Forschung bedeutet eigentlich nichts anderes als eine bestimmte Art von Wissensproduktion. Es ist aber längst nicht die einzige. Und Wissen ist keine Gabe, die dem Menschen angeboren oder in die Wiege gelegt ist, vielmehr muss es erworben werden. Dies gilt für alle Lebensbereiche, sowohl für die Bewältigung des normalen als auch des beruflichen Alltags. Wenn man sich in die eigene schulische Laufbahn und berufliche Praxis versetzt und darüber nachdenkt, woher man sein Wissen über das man verfügt bezogen hat, ergeben sich bei genaueren Hinterfragen verschiedene Quellen des Wissens.

Tradition: Pflegewissen in Form von Tradition bezieht sich auf eine Art von Überzeugung, die deshalb angewandt wird „weil es schon immer so war." Solche Traditionen bestehen häufig schon über viele Jahre, meist werden sie mündlich oder schriftlich überliefert und unhinterfragt an neue Mitarbeiter weitergegeben. Selbst wenn diese zu wissen glauben, dass dieses Wissen veraltet oder überholt ist, ist es im Alltag nur schwer zu durchbrechen.

Autorität: Mit Autoritäten sind Personen gemeint, denen man ein hohes Maß an fachlichem Wissen oder aber Macht und Einfluss zugesteht. Die Beeinflussung von Wissen basierend auf Autorität tritt ein, wenn eine Person als Wissensquelle anerkannt und akzeptiert wird. Pflegelehrer/-professoren sind z. B. für Studierende in der Regel Autoritäten, weil sie in Bezug auf ein spezifisches Phänomen ein spezifisches Wissen vorweisen können und durch ihre übergeordnete Position legitimiert sind, dieses Wissen zu vermitteln.

Persönliche Erfahrung: Wissen, das auf persönlicher Erfahrung beruht, baut auf der eigenen Teilnahme oder der Beobachtung an einer spezifischen Situation auf. Dies führt bei Wiederholungen dazu, dass Sicherheiten entwickelt werden und aufgrund des sich aufbauenden Erfahrungsschatzes selbständige und kompetente Entscheidungen getroffen werden können. So lassen sich manche Tätigkeiten in der Pflege zwar theoretisch vermitteln, ohne „Handanlegen" lassen sie sich aber nur schwer erlernen, wie beispielsweise das Vorbereiten und Verabreichen von Injektionen oder das Handeln in einer für den Patienten akuten bzw. lebensbedrohlichen Situation. Je mehr Erfahrung man auf einem speziellen Gebiet erwirbt, desto mehr Übereinstimmungen und Regelmäßigkeiten lassen sich erkennen und desto mehr Verallgemeinerungen für einen persönlich daraus ableiten. Erfahrung als Wissensquelle hat aber auch ihre Grenze. Weil Erfahrungen stets nur von einem selbst, also subjektiv gemacht werden, können sie fehler- oder vorurteilsbehaftet sein, was letztlich die klinische Entscheidungsfindung beeinflussen kann.

Versuch und Irrtum (trial and error): Dies stellen eine Form von Wissen dar, bei dem solange nach einer Lösung des Problems gesucht wird, bis diese gefunden wird und sich ein gewünschter Effekt einstellt. Unerwünschte oder auch fehlerhafte Durchgänge werden häufig in Kauf genommen. Dies ist eine legitime Methode, wenn sie von kranken oder pflegebedürftigen Menschen selbst eingesetzt wird. Als Wissensquelle für professionelle Pflege ist es nicht zuletzt aufgrund der ethischen Implikationen sehr fragwürdig.

Intuition: Sie begründet sich auf einer Art von tief verinnerlichtem Wissen, das auf unbewusstem Wege zustande kommt. Dadurch lässt die Intuition sich schwer logisch fassen oder erklären. Intuition lässt sich nicht als Resultat eines vorangegangenen Denkprozesses oder Lernen definieren sondern eher als etwas „das einem der Bauch sagt." Pflegekräfte mit langer Berufserfahrung „wissen" häufig intuitiv voraus, wann ein Patient in eine gesundheitliche Krise zu schlittern droht und wann Handlung geboten ist.

Intuition als Wissensquelle hat, so wichtig sie für die Ausübung des Pflegeberufs ist, auch ihre Grenze, da dieses Wissen nicht beliebig abrufbar oder auch vermittelbar ist.

Logisches Denken: Denken beschreibt ein aktives mentales Auseinandersetzen mit einem bestimmten Sachverhalt mit dem Ziel, ein bestimmtes Problem zu lösen. Logik kann als die Lehre des (schlüssigen) Denkens bezeichnet werden. Mittels logischen Denkens können eine Vielzahl von praktischen Problemen gelöst und Aufschluss über pflegespezifische Sachverhalte erzielt werden. Grundsätzlich lassen sich zwei Denkmechanismen unterscheiden: Induktives Denken - vom Besonderen zum Allgemeinen und Deduktives Denken - vom Allgemeinen zum Besonderen. Beide Regelwerke, induktives und deduktives Denken spielen in der Wissensgewinnung in der Pflege eine große Rolle, verkörpern sie doch zwei (gegensätzliche) Positionen im Rahmen der Forschung. Für sich genommen ist das logische Denken als Wissensquelle nur bedingt nutzbar, weil seine Zuverlässigkeit und Genauigkeit eingeschränkt und vom Informationsstand der Person abhängt ist.

Regelgeleitete Forschung: Der Wissenserwerb mittels regelgeleiteter Forschung ist der anspruchsvollste aber auch hinsichtlich der Genauigkeit der Ergebnisse der zuverlässigste Pfad zu Wissen. Regelgeleitete Forschung baut auf logischem Denken auf und ermöglicht es, traditionelles Handeln, persönliche Erfahrungen, Aussagen von Autoritäten aber auch logisches Denken selbst einer genauen Prüfung zu unterziehen, zu beweisen oder zu widerlegen (Mayer 2014). Regelgeleitete Forschung ist der häufigste Weg des Erkenntnisgewinns in der Wissenschaft. Sie bedient sich systematischer Vorgehensweisen, wodurch deren (Forschungs-) Ergebnisse für andere Personen überprüfbar und nachvollziehbar sind.

Wenn man eine Gesamtschau auf die ausgeführten Wissensquellen vornimmt, so lassen sich diese im Wesentlichen in zwei Arten unterteilen (Mayer 2014). Dies sind zum einen die **unstrukturierten Wissensquellen** (Intuition, Erfahrung, Versuch und Irrtum, Autorität) und zum anderen die **strukturierten Wissensquellen** (Logisches Denken, Regelgeleitete Forschung). Unstrukturiert und strukturiert stellen keine Hierarchisierung hinsichtlich ihrer Bedeutung für den Erwerb von Wissen dar sondern vielmehr nur den Erkenntnisweg, auf dem Wissen gewonnen wird. Alle Wissensquellen sind Bestandteil des menschlichen Wissens. Auch aus dem Bereich der Pflege sind sie nicht wegzudenken. Sie bedürfen aber einer gründlichen Reflexion vor allem im Hinblick auf ihre Reichweite und Grenzen.

Pflegerisches Handeln baut auf vielfältigen Wissensquellen auf, die den Pflegenden zum Teil bewusst sind, zum Teil aber unbewusst das Tun leiten.

Strukturierte und unstrukturierte Wissensquellen bilden die Grundlage des Handelns in der Pflege. Da dieses Kapitel sich in weiterer Folge nur einer dieser Wissensquellen zuwendet, nämlich dem empirischen Wissen bzw. der Forschung, ist es wichtig, zu Beginn darauf hinzuweisen, dass empirisches Wissen einen wichtigen, aber eben nur einen Teil der größeren Gesamtheit des pflegerischen Wissens bildet, das uns handlungsfähig macht. Peggy Chinn und Maeona Kramer beschreiben in ihrem Buch „Pflegetheorien: Kontext – Konzepte – Kritik" vier Bereiche, die in ihrem Zusammenspiel das Handeln von Pflegenden leiten. Diese sind:

- **Intuition** (die „Kunst der Pflege")
- **persönliches Wissen** (Erfahrung)
- **Empirie** (der wissenschaftliche, abgesicherte Bereich)
- **Ethik** (die moralische Komponente der Pflege)

Diese vier Bereiche stehen untereinander in Beziehung. Nur durch ihr Zusammenspiel entsteht jenes Wissen, das die Grundlage des pflegerischen Handelns bildet. Denn „jede der Wissensgrundlagen ist bedeutsam. Jede ist ein deutlich abgegrenzter Aspekt des Ganzen und leistet ihren Beitrag zur Gesamtheit des Wissens." (Chinn/Kramer 1996)

Das Pflegewissen wird auch aus dem Wissen anderer Disziplinen gespeist, wie z. B. aus der Medizin, der Psychologie oder der Pädagogik.

5.3 Pflegewissenschaft: Begriffsbestimmung und Gegenstandsbereich

Das, was jede (Einzel-)Wissenschaft inhaltlich ausmacht, wodurch sie sich inhaltlich definiert und von anderen Einzelwissenschaften abgrenzt, das ist ihr Gegenstand oder ihr Interessenbereich, ihre „area of concern". Z. B. ist die menschliche Psyche der Gegenstand der Psychologie, all die Krankheiten und Beeinträchtigungen, die am menschlichen Körper auftreten, sind der Gegenstand der Medizin, und der Gegenstand der Pflegewissenschaft ist die Pflege.

Um Pflegewissenschaft begrifflich fassen zu können, ist es notwendig sich anzusehen, was ihr Interessensbereich ist, womit sie sich beschäftigt. Dies kann wiederum nur erfolgen, wenn man sich das Handlungsfeld der Pflege selbst ansieht. Ganz allgemein kann Pflegewissenschaft deshalb als wissenschaftliche Grundlage der als Beruf ausgeübten Praxisdisziplin Pflege beschrieben werden die, ausgehend davon, womit sich Pflege auseinandersetzt, Erkenntnisse bereitstellt, auf deren Grundlagen die Pflegepraxis verbessert oder unterstützt werden kann. Oder kurz gesagt: Pflegewissenschaft ist die Wissenschaft vom Phänomen Pflege (Dassen und Buist 1994).

Die Beschreibung des Gegenstandsbereichs Pflege basiert also auf dem, was professionelle Pflege ausmacht. Ausgehend davon kann man sagen, dass im Mittelpunkt des erkenntnisleitenden Interesses der Pflegewissenschaft insbesondere

- der gesunde und der kranke Mensch bzw. der Mensch in besonderen Lebenssituationen in seinem Lebensumfeld,
- Interaktionen zwischen Pflegeempfängern und Pflegenden sowie zwischen Pflegenden und dem Kontext (der Umwelt) und
- das pflegerische Handeln selbst stehen.

Gegenstand der Pflegewissenschaft sind einerseits die Auswirkungen von Krankheit, Behinderung und Gebrechen auf die Alltagsgestaltung. Andererseits beschäftigt sich Pflegewissenschaft mit der Wirkweise pflegerischer Interventionen und fragt nach den Einflussfaktoren und Kontextbedingungen „guter" Pflege (Mayer 2014).

Von pflegetheoretischer Seite wird der Gegenstandsbereich der Pflege und somit der Pflegewissenschaft anhand sogenannter Schlüsselkonzepte beschrieben. Schlüsselkonzepte sind zentrale, inhaltlich grundlegende Begriffe der Pflege. Sie sind Resultat der vom angloamerikanischen Raum in den 50er Jahren des 20. Jahrhunderts ausgehenden Theoriedebatte in der Pflege.

Ausgehend von diesen pflegetheoretischen Schlüsselbegriffen und den verschiedenen Bereichen, die den Gegenstand der Pflegewissenschaft ausmachen, fasst Stefan Görres diese Diskussion zusammen indem der den Gegenstand der Pflegewissenschaft mithilfe von vier Begriffen umschreibt. Diese sind den Bereichen von Kim sehr ähnlich – werden nur etwas anders formuliert und daher hier als eine Alternative, den Gegenstand der Pflegewissenschaft zu beschreiben, dargestellt. Sie lauten:

- Person
- Umwelt
- Wohlbefinden
- pflegerisches Handeln

Person

Das zentrale Interesse der Pflege gilt der Person und ihrer Biografie. In der Regel ist diese Person der pflegebedürftige Mensch. Hat man aber die Wechselbeziehung, den Austausch zwischen den Menschen (die Interaktion) im Auge, ist auch die pflegende Person mit eingeschlossen.

Umwelt

Unter Umwelt versteht man hier das physische, psychische, soziale und ökologische Milieu. Die Umwelt hat in der Pflege eine so große Bedeutung, weil sie der wichtigste äußere Bestandteil für Leben, Gesundheit und Wohlbefinden ist. Umwelt steht in engem Zusammenhang mit dem ersten Begriff, der Person. Beide können nicht getrennt voneinander betrachtet werden, denn kein Mensch lebt in einem Vakuum. Sie sind offene Systeme, die miteinander in Beziehung stehen („interagierende Systeme").

Wohlbefinden

Wohlbefinden (als erweiterter Begriff für Gesundheit) und Krankheit werden als dynamischer Prozess definiert und nicht als Zustand angesehen. Die wichtigste Aufgabe der Pflegenden ist es, Wohlbefinden zu erhalten oder ein verändertes Wohlbefinden in die Lebensgestaltung der Patientin zu integrieren.

Pflegerisches Handeln

Das pflegerische Handeln verbindet alle drei Begriffe miteinander: Es geht von den Bedürfnissen bzw. der veränderten Lebenssituation und von den Kompetenzen (Fähigkeiten) des pflegebedürftigen Menschen aus. Die Pflegesituation wird als Interaktionsprozess zwischen Pflegebedürftigem und Pflegeperson in bestimmten Situationen verstanden. Die zentralen Anliegen dabei sind es, die Fähigkeit des Patienten zu selbstständigem Handeln (Handlungskompetenz) wiederherzustellen, ihn bei der Erhaltung dieser Fähigkeit zu unterstützen und die Selbstpflege und alltäglichen Fertigkeiten (Alltagskompetenzen) zu fördern.

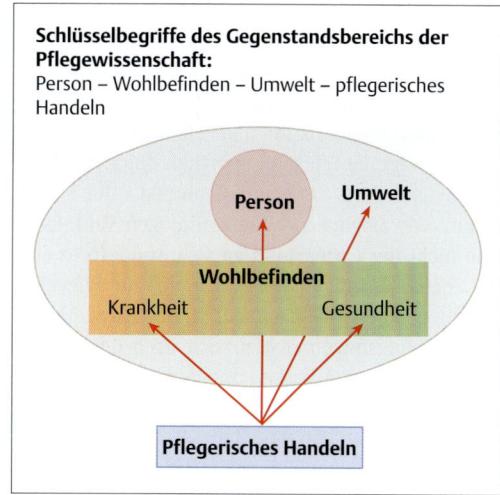

Abb. 5.1 Schlüsselbegriffe der Pflegewissenschaft (Mayer 2015, S. 36)

5.4 Pflegeforschung: Begriffsbestimmung und Gegenstandsbereich

 Definition: Pflegeforschung ist die systematische Untersuchung zur Entwicklung von Wissen über Themen, die für die Ausübung von Pflege von Bedeutung sind.

Pflegeforschung

- ist Forschung auf dem Gebiet des Gesundheitswesens auf dem Pflegende den größten Teil der Verantwortung selbst tragen
- bedeutet die Entwicklung von pflegerischem Fachwissen
- will das Wissen vermehren, das Pflegende brauchen um effektiv zu wirken *(Mayer 2014, S. 34)*

Pflegeforschung richtet ihren Fokus also auf einen bestimmten Teil des Gesundheitswesens, dort wo pflegerisches Handeln zum Tragen kommt. D. h. die Fragen, die die Pflegeforschung an diesen Gegenstand richtet, sind in erster Linie für die Pflege relevant und unterscheiden sich daher grundlegend von den Fragen anderer Wissenschaften. Z. B. sind Entzündungen im Bereich der Mundschleimhaut als Nebenwirkung von Chemotherapie ein Problem, mit dem sich sowohl die Pflegewissenschaft als auch die Medizin beschäftigen kann. Während die

Medizin (bzw. die Pharmakologie) jedoch beispielsweise danach fragen würde, wie ein Chemotherapeutikum zusammengesetzt sein muss, um weniger Nebenwirkungen hervorzurufen oder welches andere Chemotherapeutikum man ebenfalls anwenden könnte, fragt die Pflegewissenschaft danach, welche prophylaktischen Pflegemaßnahmen der beste Schutz vor möglichen Nebenwirkungen sind. Es ist also nicht der Gegenstand an sich, sondern es sind die Forschungsfragen, die Forschung zur Pflegeforschung machen. Pflegewissenschaftlich ausgerichtete Forschungsfragen richten sich nach der Verantwortlichkeit, den Aufgaben und den Handlungsmöglichkeiten der Pflegenden.

Ein weiteres zentrales Element ist die Wissensvermehrung, die auf ein ganz bestimmtes Handlungsfeld, das der Pflege, ausgerichtet ist: Vermehrt wird jenes Wissen, mit dem man die Pflege der Patienten besser und effektiver gestalten kann. Pflegeforschung hat also das Ziel, das Pflegewissen zu vermehren oder, anders ausgedrückt, pflegerisches Fachwissen zu entwickeln (Käppeli 1994).

Pflegeforschung ist das Instrument der Pflegewissenschaft, um

- Theorien zu überprüfen;
- Grundlagen für die Entwicklung neuer Theorien zu liefern und
- Fragestellungen aus der Praxis aufzugreifen und zu beantworten (Mayer 2014).

Da der Gegenstand der Pflegewissenschaft sich auf alle Phänomene rund um „Pflege" bezieht, ist er ein sehr breiter. Es ist daher sinnvoll, das Forschungsgebiet zu strukturieren, um es überschaubar zu machen. Es gibt mehrere Möglichkeiten, Pflegeforschung zu unterteilen. Sabine Bartholomeyczik (2000) teilt die Pflegeforschung, aufbauend auf ein Schema, das 1996 von der Robert Bosch Stiftung in einer Denkschrift über die Pflege vorgelegt wurde, in folgende fünf Bereiche ein.

5.4.1 Forschung auf der Mikro-Ebene

Dies ist die Ebene der Pflegepraxis und gleichzeitig derjenige Bereich, dem die größte Bedeutung zukommt. Dieser Bereich wird auch als *klinische Pflegeforschung* bezeichnet. Klinisch nicht definiert im Sinne von Klinik oder Krankenhaus, sondern im Sinne von direktem Handeln an dem Patienten oder auch seinen Bezugspersonen. Die Mikroebene, also die Ebene wo direktes Handeln von Personen beobachtet werden kann, kann in drei „Domänen" (Bereiche) unterteilt werden:

Praxisdomäne: Wenn man sich das praktische Handeln der Pflege vor Augen hält, so sind dies Fragen, die sich rund um den Pflegeprozess gruppieren lassen. Überprüfung von pflegerischen Assessmentinstrumenten aber auch Untersuchungen über *Effektivität* und *Indikationen* von unmittelbaren Pflegehandlungen oder pflegerischen Methoden, also auch jener Teil der Forschung der sich mit *„Evidence Based Nursing"* beschäftigt. Und es ist auch jener Bereich, in dem Grenzen pflegerischen Handelns durch ethische Anforderungen beforscht werden.

Klienten-Pflegende Domäne: Forschung in diesem Bereich beschäftigt sich mit *Beziehungsarbeit* im Rahmen der Pflege bzw. der *Kommunikation* und *Interaktion* zwischen Patienten und Pflegenden, auch unter starker Bezugnahme auf familiäre Bezugspersonen von pflegebedürftige Menschen (z. B. Interaktion in der häuslichen Pflege)

Klienten Domäne: Dieser Forschungsbereich beschäftigt sich mit der Perspektive der gepflegten Person. Wie etwa bestimmte Pflegehandlungen wahrgenommen werden oder was es aus ihrem Blickwinkel bedeutet, in einer bestimmten Einrichtung wie einem Krankenhaus oder Pflegeheim zu sein, oder was es ganz generell heißt, pflegebedürftig zu sein.

5.4.2 Forschung auf der Meso-Ebene

Auf dieser Ebene wird Pflegeforschung betrieben, die mit Pflege als Organisationsform bzw. mit Pflege, die von komplexen Strukturen der Arbeitsorganisation der Pflege beeinflusst ist, zu tun hat.

Klientenorientierte Organisationsformen: Hier können Fragen des Ablaufs der *Arbeitsorganisation* innerhalb einer Institution (z. B. Vorteile der Bezugspflege) oder zwischen verschiedenen Institutionen (z. B. Überleitungspflege zwischen Krankenhaus und Zuhause) im Vordergrund stehen.

Qualitätsmanagement: Bezogen auf einen umschriebenen Bereich (z. B. Abteilung) oder aber auf eine gesamte Einrichtung. Die Qualitätsfrage wird besonders häufig im Blickfeld von organisatorischen oder ökonomischen Veränderungen gestellt.

Arbeitsbedingungen in der Pflege: Dieser Aspekt beschäftigt sich mit Arbeitsbedingungen, -zufriedenheit oder -belastungen im Rahmen der pflegerischen Arbeit in einem spezifischen Setting (Krankenhaus, Pflegeheim, ambulante Pflege)

5.4.3 Forschung auf der Makro-Ebene

Die Makro-Ebene ist die „oberste" oder die abstrakteste Forschungsebene, die gleichzeitig am wenigsten mit direktem Handeln zu tun. Obwohl sie nicht direkt mit der Pflege selbst zu tun hat, ist sie wichtig, da es um Berufspolitik im weitesten Sinne geht und deren Forschungsthemen- und Ergebnisse auf strategische Planungen und Entscheidungen in der Pflege und in der Gesundheitspolitik hinzielen.

Gesellschaftliche Strukturen Pflegerischer Versorgung: Hier geht es beispielsweise um Fragen der pflegerischen Berufspolitik aber auch um Fragen der allgemeinen Berufsmotivation, um lokale und länderübergreifend Qualifikationsstruktur von Pflegenden oder um Fragen der Versorgungsforschung im oder an den Schnittstellen des Gesundheitssystems.

Epidemiologie von Pflegebedürftigkeit: Hier geht es um die Erfassung, Häufigkeit und zeitliche Entwicklung bestimmter Pflegephänomene (z. B. Sturz, postoperative Verwirrtheit, Inkontinenz, Pflegebelastung etc.) und deren Auswirkung auf die pflegerische Versorgung bezogen auf eine bestimmte Region, be-

Tab. 5.1 Systematisierung der Pflegeforschung (nach Bartholomeyczik 2000)

		Beispiele für Forschungsthemen
Mikro-Ebene (Pflegepraxis)	Praxis-Bereich	• Prophylaxe und Therapie des Dekubitus durch Auflagedruckmessungen auf verschiedenen Weichlagerungs- und Wechseldrucksystemen • Die prädiktive Validität der originalen und erweiterten Norton-Skala in der Altenpflege.
	Patienten-Pflegende Bereich	• Interaktion mit dementen Menschen. • Die Beziehung zwischen Angehörigen und Pflegenden auf Intensivstationen.
	Patienten-Bereich	• Die Situation pflegender Kinder und Jugendlicher • Die Alltagsbewältigung chronisch kranker Menschen
Meso-Ebene (Pflege als Organisation und Institution)	Klientenorientierte Organisationsformen	• Entlassungsmanagement: Die Sicht der Patienten und deren Angehörige. • Die Rolle von Primary Nursing in der Hauskrankenpflege.
	Qualitätsmanagement	• Verbesserung der Dokumentationsqualität durch standardisierte EDV-Dokumentation am Krankenbett. • Der Einfluss von ethischen Fallbesprechungen auf die Struktur- und Prozessqualität im Pflegeheim.
	Arbeitsbedingungen in der Pflege	• Gesundheitsfördernde Faktoren am Arbeitsplatz in der Langzeitpflege • Fördernde und hindernde institutionelle Faktoren zur Entwicklung personenzentrierter Pflege
Makro-Ebene (Pflegepolitik)	Gesellschaftliche Strukturen pflegerischer Versorgung	• Auswirkung der Pflegeversicherung auf die Situation pflegender Angehöriger. • Rahmenbedingung für die Einführung der Family-Health Nurse in der pflegerischen Versorgung.
	Epidemiologie der Pflegebedürftigkeit	• Die Bedeutung von Sturzprävalenz und der Einfluss auf die stationäre Krankhauseinweisung • Die Auswirkung steigender Zahlen demenzkranker Menschen auf den zukünftigen Bedarf an Pflegepersonen in der ambulanten Pflege
Historische Pflegeforschung		• Die historischen Wurzeln der Grundpflege (Mikro). • Die Entwicklung der Krankenpflegeschulen in Österreich (Meso). • Die Auswirkung der national-sozialistischen Machtübernahme in Österreich auf die Ausbildung und Berufsausübung in der österreichischen pflege (Makro).
Ergänzende und prioritäre Fragestellungen		

stimmtes Setting oder für eine bestimmte Gruppe von Menschen.

Historische Pflegeforschung: Sie beschäftigt sich mit den Ursprüngen der Pflege und zeichnet deren Entwicklung bis zur Neuzeit nach. Sie legt ihr Augenmerk auf zeitlich signifikante Epochen der Pflege wie beispielsweise der Pflege im Nationalsozialismus. Historische Pflegeforschung ist mehr eine „Querschnittsmaterie" da sie Fragestellungen auf allen Ebenen bereithält.

5.5 Grundlagen der Empirischen Pflegeforschung: Quantitativer und qualitativer Forschungsansatz

Forschung schwebt nicht im luftleeren Raum, sie geschieht immer in einem bestimmten wissenschaftlichen Kontext. Die Wissenschaftstheorie ist dieser Kontext – also die Frage danach, wie wissenschaftliche Erkenntnis entsteht. Die Methodologie (umgangssprachlich auch Methode), die hinter einer Forschungsarbeit steht ist der Anwendungsfall verschiedener wissenschaftstheoretischer Positionen. Quantitative und qualitative Forschung sind nun verschiedene Wege, um zu wissenschaftlichen Erkenntnissen zu kommen, die eine bestimmte wissenschaftstheoretische Position repräsentieren.

Ihre Unterschiede liegen nicht nur in der Form der Datenerhebung und Auswertung sondern sie stellen zwei ganz unterschiedliche Denkmuster dar. In beiden Ansätzen geht es um unterschiedliche Vorstellungen davon, auf welchem Wege die Wahrheit entsteht, bzw. wie Forschung Wirklichkeit abbilden kann.

5.5.1 Quantitativer Forschungsansatz

Die Vorstellung von Wahrheit in der quantitativen Forschung hat ihren Ursprung im kritischen Rationalismus und im Empirismus. Dies beruht auf folgender Idee: Es wird davon ausgegangen, dass jeder Menschen über vielerlei unterschiedliche Merkmale und Eigenschaften verfügt. Die Eigenschaften (z. B. physische, psychische, soziale) können einzeln dargestellt und von den anderen Eigenschaften klar abgegrenzt werden. Sie sind der Wahrnehmung Dritter konkret zugänglich, sind messbar und können überprüft werden, sie sind objektiv. Das heißt, im quantitativen Forschungsansatz gibt es eine objektive Wahrheit, die messbar und überprüfbar ist. Ihr Ansatz ist deduktiv, was meint sie geht von einer Theorie aus, die im Anschluss daran überprüft wird. Von den gewonnen Daten werden Gesetzmäßigkeiten abgeleitet, die dem Anspruch auf Übertragbarkeit und Allgemeingültigkeit haben.

Quantitative Forschung (Exaktheit der Daten) im Sinne der Objektivierbarkeit bedient sich Forschungsmethoden, die in der Naturwissenschaft gebräuchlich sind. Die Daten werden mittels standardisierten Verfahren, z. B. biophysische Messungen, Fragebögen oder Skalen erhoben. Sie werden mittels statistischer Methoden ausgewertet und meistens numerisch, also in Zahlen, dargestellt. Vor einer Untersuchung wird ein genauer Untersuchungsplan erstellt, in der der Untersuchungsgegenstand eine genaue Abfolge von Handlungen durchläuft. Im Laufe der Forschung werden Daten gesammelt, die einen empirischen Nachweis über den gewünschten Sachverhalt ergeben, welche die Wirklichkeit genau wiedergeben.

Folgende Grundprinzipien sind für die quantitative Forschung charakteristisch:
- naturwissenschaftliche Position
- deduktiv: vom Allgemeinen zum Besonderen
- erklärend: Ermittlung von Mustern, Gesetzmäßigkeiten
- theorieprüfend
- nomothetisch: Gesetzmäßigkeiten für ein bestimmtes Phänomen
- objektiv
- prädeterminiert: Es wird nur das erhoben, was vorher theoretisch festgelegt wurde
- „harte" numerisch Daten
- hohe Fallzahlen

Beispiel quantitative Studie

Die mediane Laparotomie (Mittelschnitt) stellt eine häufig genutzte Operationsmethode im Abdomenbereich dar. Durch diese Methode werden alle Bauchmuskeln manipuliert, die maßgeblich an der Rumpfbewegung beteiligt sind. Dadurch kommt es postoperativ zu bewegungsbedingten Schmerzen und Bewegungseinschränkungen. Erfahrungen aus dem klinischen Alltag haben gezeigt, dass eine frühe (präoperative) Schulung nach dem auf dem Prinzip der Kinästhetik basierenden Viv-Arte-Lernmodell zu guten Erfolgen führt. Studien zur Wirkungsweise von postoperativen Interventionen liegen vor, die Auswirkung kinästhetisch begründeter Bewegungsschulung wurde jedoch bislang nicht empirisch untersucht. Haasenritter et al. (2009) wollten dies nun testen. Sie formulierten dazu folgende Forschungsfrage: „Welche Auswirkung hat eine präoperative Bewegungsschulung auf Mobilität, bewegungsabhängige Schmerzen und postoperative Verweildauer von Patientinnen nach medianer Laparotomie?" Bei der Untersuchung wurden zwei Gruppen von Patientinnen mit geplanter laparotomischer Zystektomie miteinander verglichen. Die Patientinnen der Interventionsgruppe erhielten am Tag vor der Operation eine ca. 30-minütige Schulung für das postoperative Mobilisationsverhalten, unterstützt durch eine schriftliche Broschüre, sowie zusätzlich einen weiteren Besuch einer geschulten Pflegekraft am Abend desselben Tages, um mögliche Fragen zu klären. Die Kontrollgruppe erhielt wie bisher üblich eine schriftliche Information, die den Patientinnen aktive Bewegungsübungen im Rahmen der Thromboseprophylaxe erläuterte. Die Messung der Mobilität und der Schmerzintensität erfolgte bei beiden Gruppen postoperativ zweimal pro Tag mittels standardisierter Tests (Mobilitätstest MOPTA und visuelle Analog-Skala [VAS] zur Schmerzerfassung). Die Ergebnisse wurden hinsichtlich möglicher Unterschiede statistisch ausgewertet. Die gestellte Forschungsfrage erfordert ein quantitatives Vorgehen.

Die Arbeit weist alle Kennzeichen einer quantitativen Studie auf:
- Sie ist theorieprüfend und deduktiv: Die Grundannahme war, dass Okklusionsverbände aufgrund ihrer längeren Verweildauer auf der Wunde zu geringeren Kosten der ambulanten Pflege führen
- Es wird nur das erhoben, was vorher festgelegt wird: Wundheilung, Kosten.
- Sie untersucht eine spezielle Intervention (Gaze vs. Okklusionsverband).
- Es werden standardisierte Messverfahren eingesetzt (Skalen zur tgl. Beurteilung der Wunde, Kostenrechnung).
- Die Ergebnisse werden statistisch erfasst und in Zahlen dargestellt.

5.5.2 Qualitativer Forschungsansatz

Die qualitative Forschung geht von der Ganzheitlichkeit des Mensche aus. Der Mensch wird als komplexes Wesen betrachtet, dessen Einstellungen und Handlungen nicht im luftleeren Raum sondern in einem bestimmten Zusammenhang existieren. Diese beruhen auf Erfahren und sind von der ihn umgebenden Umwelt geprägt. Jeder Mensch nimmt Dinge deshalb anders wahr und interpretiert sie und handelt anders, weil jeder Mensch einen anderen Hintergrund hat. Aufgrund dieser Komplexität, die dem Menschen inne wohnt, gibt es in der qualitativen Forschung keine objektive Wahrheit. Die qualitative Forschung will Phänomene aus der subjektiven Perspektive der Betroffenen erfassen und begreifen. Sie will herausfinden, welche Bedeutungen die Menschen gewissen Handlungen zuschreiben und den Mensch als komplexes Wesen möglichst ganzheitlich verstehen. Der qualitative Forschungsansatz beruht auf folgenden Prämissen (Burns und Grove 2005):
- Es gibt nicht nur eine Realität oder Wahrheit
- Realität, die auf der Wahrnehmung der einzelnen Person aufgebaut ist, wird von jeder Person anders wahrgenommen und unterliegt einer zeitlichen Veränderung
- Was wir über ein Phänomen wissen, besitzt nur in einer bestimmten Situation, in einem bestimmten Zusammenhang Gültigkeit.

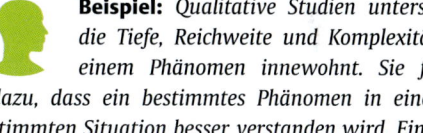

Beispiel: *Qualitative Studien untersuchen die Tiefe, Reichweite und Komplexität, die einem Phänomen innewohnt. Sie führen dazu, dass ein bestimmtes Phänomen in einer bestimmten Situation besser verstanden wird. Eine Verallgemeinerung im Sinne einer Übertragung auf eine Grundgesamtheit kann aber nicht vorgenommen werden.*

Der qualitative Forschungsansatz ist dem interpretativen Paradigma zuzuordnen. Das bedeutet, dass wenn man Handlungen von Personen erklären will, berücksichtigt werden muss, wie die handelnde Person ihre Handlung interpretiert. Es geht um ein tiefes Verstehen und die Suche nach subjektiven Bedeutungen. Wirklichkeit entsteht daher nicht durch objektive Beobachtungen, sondern ist durch das subjektive Erleben bedingt und daher als Konstruktion verstanden.

Folgende Grundprinzipien sind für die qualitative Forschung charakteristisch
- geisteswissenschaftliche Position
- induktiv: Vom Besonderen zum Allgemeinen
- verstehend: Soziales Handeln in einem bestimmten Zusammenhang vestehen
- theoriebildend
- ideografisch: Beschreibende Untersuchung von Individualität
- subjektiv
- offen und flexibel (in Hinblick auf den Untersuchungsgegenstand, die Theoriebildung und der verwendeten Forschungsmethode)
- „weiche", kommunikativ erzeugte Daten
- niedrigere Fallzahlen

Beispiel
Ein Beispiel zum Thema Früherkennung von Lungenkrebs (Tod et al. 2008)
Lungenkrebs ist eine hochmaligne und aggressive Tumorart und in der westlichen Welt etwa für 5 % der Todesfälle verantwortlich. Für einen großen Teil der Betroffenen ist der Tumor inoperabel, weil er zu spät diagnostiziert wird. Dabei spielt Früherkennung eine wesentliche Rolle. Die Gesundheitsberufler sagen sich: Es begeben sich viele Menschen erst sehr spät in Behandlung, obwohl viele schon Symptome haben die ihnen sagen, dass irgendetwas nicht mit ihnen nicht stimmt. Was liegt hier vor?
Um das vorliegende Problem möglichst umfangreich zu erfassen, wurde entschieden, dort zu beginnen, wo das vermeidliche Problem liegt, bei den Betroffenen. So wurden 20 Personen, die an Lungenkrebs leiden, innerhalb des Zeitraums eines halben Jahres in ausführlichen Interviews befragt, was die Gründe dafür sind, dass sie so lange warteten, bis sie sich trotz ihrer Symptome in Behandlung begaben?
Die Personen wurden interviewt, das Gesagte auf Tonband aufgezeichnet und wortwörtlich transkribiert. Das Gesagte, das nun in schriftlicher Form vorlag, wurde nach Themen und in Kategorien geordnet, welche Einflussfaktoren für diese Verzögerung ausschlaggebend sind.
Aufgrund dieser Befragung konnten verschiedene Kategorien von beeinflussenden Faktoren entwickelt werden, wie zum Beispiel Angst vor Konsequenzen, die die Beobachtung der Symptome nach sich zieht, Scham und Stigma weil viele noch rauchen oder geraucht haben und sie sich nicht der Zuschreibung anderen „....ist ja eh klar wenn man raucht"! aussetzen wollen. Aber auch das stoische Verhalten mancher, das „...trotz des Leidens tapfer sein", das mangelnde Wissen, kulturelle Faktoren sowie die besondere Rolle Pflege im öffentlichen Gesundheitsbereich zur Vermittlung von Wissen an Betroffenen und deren Angehörigen.
Das Ziel dieser Arbeit lag darin, ein möglichst tiefes Verständnis von einer Situation zu erhalten, von der wenig bekannt ist. Nur wenige Forscher hatten sich bisher speziell mit diesem Thema auseinandergesetzt. Die Forschungsfrage war offen und induktiv formuliert. Die Untersuchungsteilnehmer wurden nicht durch Zufall sondern konkret anhand spezieller Merkmale ausgewählt. Vielleicht hätte man nach den Prinzipien der quantitativen Forschung auch einen Fragebogen mit Fragen aus der allgemeinen Gesundheitsvorsorge oder im Zusammenhang mit anderen Krebsarten entwickeln können. Aber hätte man dann alle Kriterien, die das spezifische Problem Lungekrebs betreffen, in dem Umfang erfassen können?

Tab. 5.2 zeigt in einer Gegenüberstellung wesentliche Merkmale und Unterschiede des quantitativen und qualitativen Forschungsansatzes

Wahl des richtigen Forschungsansatzes
Die Wahl des richtigen Forschungsansatzes, ob quantitativ oder qualitativ hängt nicht nur von methodologischen Überlegungen ab. Aufgrund der Nähe zur Medizin mit ihrer naturwissenschaftlich ausgerichteten Forschungstradition wurde in der Pflege häufiger dem quantitativen Ansatz nachgekommen. Auch nicht zuletzt dadurch, dass quantitative Forschung in der Öffentlichkeit eine bessere Reputation genießt, sind es auch manchmal gewisse Zwänge gegenüber Studien-Auftraggebern, warum man Zahlen aufgrund ihrer Überzeugungskraft sprechen lässt. Es ist wie schon erwähnt, häufig die Anhängerschaft der einen oder der anderen Forschungstradition, die einer bestimmten Methode den Vorzug gibt.

Bei der Entscheidung welcher Forschungsansatz für eine Forschung gewählt wird, ist es wichtig, dass sie dem Wesen des Problems und dem aktuellen Kenntnisstand des zu bearbeitenden Themas gerecht wird. Dabei gilt zu berücksichtigen
- welche Art des zu untersuchenden Phänomens vorliegt,
- wie viel bereits über den Gegenstand bekannt ist,
- welche Besonderheit oder Eigenart die Teilnehmer und die Situation aufweisen.

5.5 Grundlagen der Empirischen Pflegeforschung: Quantitativer und qualitativer Forschungsansatz

Tab. 5.2 Grundprinzipien quantitativer und qualitativer Forschung (nach Mayer 2010)

	Quantitative Forschung	Qualitative Forschung
Grundorientierung	naturwissenschaftlich	geisteswissenschaftlich
Wissenschaftstheoretische Position	kritischer Rationalismus Positivismus	Hermeneutik Phänomenologie Konstruktivismus
Wissenschaftstheoretische Implikationen	Werturteilsfreiheit wissenschaftlicher Aussagen Theorie prüfend	Ablehnung der Werturteilsfreiheit Theorie entwickelnd
Wirklichkeitsverständnis	Annahme einer objektiv und autonom existierenden Realität	Annahme einer symbolisch strukturierten, von den Betroffenen interpretierte und damit gesellschaftlich konstruierte Wirklichkeit
Methodenverständnis	standardisierte Methoden	nicht-standardisierte Methoden
Gegenstandsbereich	Wirkungs- und Ursachenzusammenhang Funktionszusammenhänge	Deutungs- und Handlungsmuster
Forschungslogik	deduktiv Analytisch, abstrahierend Streben nach Objektivität Generalisierung	induktiv ganzheitlich, konkretisierend Geltung der Subjektivität Typisierung
Selbstverständnis der Forscherin	unabhängiger Beobachter und Diagnostiker sozialer Zusammenhänge	tatsächlicher oder virtueller Teilnehmer
Realitätserfassung	Erklären im Vordergrund	Verstehen im Vordergrund

Pflegeforschung bedient sich, je nach Fragestellung unterschiedlicher wissenschaftlicher Ansätze bzw. Designs und Methoden. Quantitative Forschung kommt zum Einsatz, wenn man

- über den zu untersuchenden Gegenstand exakte Aussagen machen möchte,
- einen Vergleich zwischen Sachverhalten anstellt oder
- etwas misst oder in Zahlen ausdrücken muss.

Qualitative Forschung kommt zum Einsatz wenn wenig über einen Forschungsgegenstand bekannt ist, wenn man ein Phänomen „von innen heraus" erforschen will oder wenn der Gegenstand oder das Forschungsfeld durch seine Besonderheit nur qualitative Forschung zulässt (z. B. Beobachtung von an Demenz erkrankten Menschen in einem Pflegeheim).

Gerade für die Pflege ist ein „Entweder/Oder" Streit unangebracht. Die Komplexität einer Pflegesituation, in dessen Prozess Menschen als Handelnde oder Empfänger eingebunden sind, verlangt nach einem Forschungszugang, der der Komplexität der Situation gerecht werden kann. Dies wiederum verlangt eher nach einem „Methodenmix" im Sinne einer Triangulation, also der Verwendung von sowohl qualitativen als auch quantitativen Methoden, damit man sich dem Forschungsgegenstand umfassend annähern kann (Bartholomeyczik 2000).

5.6 Der Weg zum empirischen Wissen: Der Forschungsprozess

Jegliche Forschungsarbeit orientiert sich in ihrer Durchführung an einer strukturierten Abfolge von Entscheidungen und Handlungen, dem **Forschungsprozess**. Der Forschungsprozess dient dazu, ein Forschungsproblem überhaupt erst erforschbar zu machen und den Forschungsablauf zu systematisieren. Der Forschungsprozess ist in gewisser Weise ein Problemlösungsprozess – wie man mit einem Forschungsproblem umgeht – dem Pflegeprozess, bezogen auf Pflegeprobleme, nicht unähnlich. In den Lehrbüchern über Forschung aller wissenschaftlichen Disziplinen findet der Forschungsprozess eine mehr oder weniger ausführliche Erwähnung. Der Forschungsprozess kann in mehrere Phasen eingeteilt werden (**Abb. 5.2**).

1. Theoretische Phase
2. Planungsphase
3. Durchführungsphase
4. Auswertungsphase
5. Publikationsphase

Diese Phasen verlaufen manchmal nicht immer, so wie hier beschrieben linear. Sie können, abhängig davon, welche Forschungsmethodologie zum Einsatz kommt (qualitative oder quantitative Forschung) auch abweichen. Der Forschungsprozess im Rahmen der qualitativen Forschung ist flexibler und weniger standardisiert. So wird in der qualitativen Forschung häufig zwischen Erhebung und Auswertung hin und her gewechselt oder es kann sein, dass aufgrund der Ergebnisse eine vom Forschungsplan abweichende Untersuchungspopulation beforscht werden muss.

5.6.1 Theoretische Phase

In der ersten der sogenannten „Theoretischen Phase" beginnt man ein Thema, ein Problem überhaupt erst „erforschbar zu machen". Forschungen entstehen nicht im luftleeren Raum. So leiten sich Forschungen von einem bestimmten Erkenntnisinteresse ab das man an einem Thema hat.

Die Ausgangslage eines Problems das man durch Forschung zu lösen beabsichtigt, kann unterschiedlich sein.

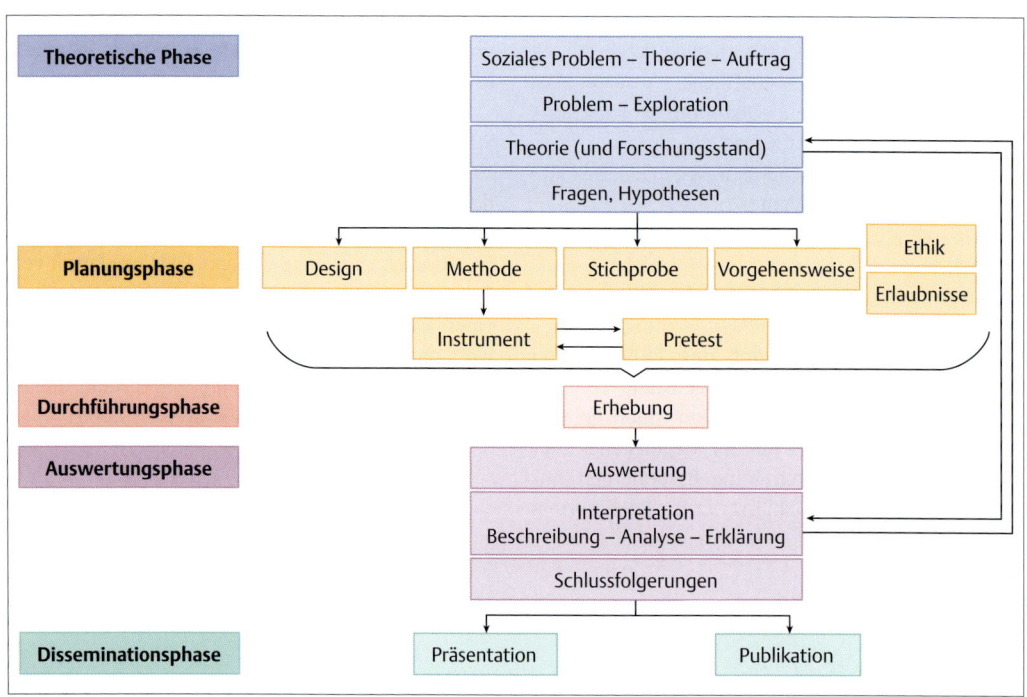

Abb. 5.2 Der Forschungsprozess (nach Mayer 2014)

5.6 Der Weg zum empirischen Wissen: Der Forschungsprozess

▌ Praktische Erfahrungen

In der Pflege ist Forschung häufig mit der eigenen beruflichen Praxis verbunden. Man stellt sich Fragen wie: „Warum wird etwas so gemacht und nicht anders? Wie ist die Wirkung von? Welche Ergebnisse zeigt es auf den Patienten? Warum reagieren die Patienten immer so oder so?" Diese und andere Fragen sind häufig die Ausganglage, die Praxis kritisch zu hinterfragen und eine Forschung zu beginnen.

Beispiele:
- Sie arbeiten in der Hauskrankenpflege und möchten wissen, welche ihrer Maßnahmen zur Pneumonieprophylaxe evidenzbasiert und state-of-the-art sind.
- Sie sind aufgrund ihrer Erfahrungen davon überzeugt, dass atemstimulierende Einreibungen bei älteren Menschen im Krankenhaus das Einschlafen fördert und möchten dies gerne beweisen.

▌ Literaturstudien

Forschungsideen entstammen oft dem kritischen Lesen von bereits existierenden Forschungsarbeiten. Durch das Lesen von Literatur zu einen bestimmten Thema ergeben sich oft Fragen, die nicht ausreichend geklärt oder widersprüchlich sind oder Zweifel an Studienergebnissen begründen. So können neue Problembereiche entstehen, die den Leser anregen, eine weitere Studie durchzuführen.

▌ Auftragsforschung

Ein Auftraggeber ist mit einem Problem oder mit einer Frage konfrontiert und beauftragt eine Forschungsgruppe damit, diese Frage für ihn zu bearbeiten. Auftraggeber sind meist private oder öffentliche Geldgeber, wie z. B. Ministerien, Länder oder wohlfahrtsstaatliche Organisationen. Häufig wird ein Forschungsthema öffentlich ausgeschrieben, für dessen Durchführung sich wiederum verschiedene Forschungsgemeinschaften bewerben.

Beispiel: In einem Bundesland erhält jeder pflegebedürftige Mensch der Pflegegeld bezieht, einen „Scheck", der bei Inanspruchnahme mit ausführlichen pflegerischen Beratungsleistungen seitens der professionellen Pflege verbunden ist. Erste Erfahrungen zeigen, dass nur wenige Personen die Beratung in Anspruch nehmen. Der Auftraggeber will die Gründe wissen und beauftragt ein Forschungsinstitut sich der Sache anzunehmen.

▌ Persönliche Betroffenheit

Es gibt ein Thema, das dem Forscher aufgrund persönlicher Betroffenheit oder der eigenen Lebensgeschichte besonders interessiert.

Beispiel: Um für das Studium zeitlich maximal flexibel zu sein arbeitet ein Krankenpfleger, der Pflegewissenschaft studiert, über eine Vermittlungsagentur in mehreren kleinen privaten Pflegeheimen. Er findet es persönlich unerträglich, dass er im Nachtdienst häufig die einzige examinierte Pflegekraft für mehrere Abteilungen ist und die Hauptverantwortung trägt. Er beschließt, in seiner Abschlussarbeit die Arbeitsbedingungen von „Pflege-Pool Diensten" aufzuzeigen.

Forschung geht also theoretisches Wissen, eine Idee oder ein erlebtes praktisches Problem voraus und sie dient dem Gewinn neuer Erkenntnisse. Aus der Sicht der Pflege ist das beforschte Thema in erster Linie pflegerelevant, das heißt, Grundlagen- oder Anwendungswissen bereitstellen, um die Pflege weiter zu entwickeln und deren Qualität voranzutreiben.

Um ein geplantes Forschungsanliegen möglichst plausibel zu machen, ist es wichtig, bei der Durchführung den pflegerischen oder gesellschaftlichen Nutzen darzustellen. Dies ist besonders bedeutsam, wenn es darum geht, Fördergelder für die Forschung einzuwerben. Der Nutzen, der durch die Durchführung der Forschung erzielt werden kann, bezieht sich beispielsweise auf

- die Häufigkeit eines Problems: Wie viele Menschen leiden, oder versterben an einer bestimmten Krankheit oder Beeinträchtigung (z. B. Morbidität, Mortalität)?
- die Kosten: Welche Kosten sind mit einem bestimmten Zustand verbunden (z. B. Therapiekosten, Kosten für Krankenhausaufenthalte oder Wiedereinweisungen)?
- die Konsequenzen für die Betroffenen: Welche Konsequenzen hat eine bestimmte Maßnahme für die Betroffenen (z. B. vermehrte Pflegeabhängigkeit, Schmerzen oder Immobilität)? (Panfil 2007)

▌ Forschungsfragen entwickeln

Einer der schwierigsten Aufgaben im Rahmen des Forschungsprozesse ist die Frage, wie macht man ein Problem überhaupt erforschbar? Häufig wird erst nach eingehender Beschäftigung mit einer Thematik klar, wie komplex das interessierende Thema eigentlich ist. Deshalb muss die Forschungsidee präzisiert und auch häufig eingegrenzt werden. Dies erfolgt dadurch, dass man konkrete Fragen formuliert. Erst, wenn man genau festlegt, wonach man fragt, wird ein Thema erforschbar.

Beispiele für Forschungsfragen

Beispiel für Forschungsfragen in quantitativen Forschungsarbeiten
Thema: „Prävalenz von Bettlägerigkeit und Ortsfixierung"
- Wie viele Bewohnerinnen und Bewohner (absolut und relativ) der Teilunternehmung Geriatriezentren und Pflegewohnhäuser der Stadt Wien mit sozialmedizinischer Betreuung sind bettlägerig bzw. ortsfixiert?
- Haben die untersuchten Variablen Geschlecht, Körperstatur, Aufenthaltsdauer innerhalb der Einrichtung und Zahl der Patientinnen und Patienten/Stationen Einfluss auf Bettlägerigkeit und Ortsfixierung?
(Schrank et al. 2013, S. 233)

Beispiel von Forschungsfragen in qualitativen Forschungsarbeiten
Thema: „Brustamputation nach malignem Tumor und die Auswirkung dieses Eingriffs auf das Selbstkonzept der betroffenen Frauen"
- Was bedeutet das Erleben einer Brustamputation für das Selbstkonzept der betroffenen Frauen?
- Welche Veränderungen ergeben sich durch den Brustverlust für das Selbstkonzept?
- Wie wird das Selbstkonzept dem veränderten Körper angepasst?
- Welche Probleme treten dabei auf?
(Trattnig 2010, S. 118)

Je klarer und präziser eine Forschungsfrage formuliert ist, desto leichter fallen anschließende Entscheidungen, die im Rahmen eines Forschungsprozesses getroffen werden müssen: Z. B. die Auswahl der relevanten Untersuchungsteilnehmer oder der anzuwendenden Forschungsmethoden. Ganz präzise kann die Forschungsfrage allerdings erst dann definiert werden, wenn man sich einen Überblick über die Literatur verschafft hat und darüber, was über den interessierenden Sachverhalt bereits geschrieben wurde.

Das Suchen, Lesen und Bearbeiten von Fachliteratur kann als die theoretische Vorarbeit der Forschung verstanden werden. Die Literaturrecherche bildet die Grundlage für die Anwendung von Forschungsergebnissen und ist Ausgangslage für die eigene Forschung. Sich mit Literatur zu beschäftigen, verfolgt mehrere Ziele:
- Einführen oder Vertiefen in ein bestimmtes Thema
- Schaffung eines theoretischen Rahmens
- Klärung von Begriffen und Variablen
- Aufarbeitung des aktuellen Forschungsstandes zu einem Thema
- Präzisierung der Forschungsfrage

Vielfach erfolgen die ersten Schritte der Literaturrecherche intuitiv und mehr oder weniger unsystematisch. Um sich mit einem Thema vertraut zu machen stöbert man gewöhnlich in leicht zugängliche Quellen wie in Büchern einer Bibliothek oder befragt eine Internet Suchmaschine. Das Wesentliche der Literaturrecherche im Rahmen des Forschungsprozesses ist, dass sie gezielt und systematisch erfolgt.

Näheres über das „Wo" und „Wie" einer Literaturrecherche ist nachzulesen bei Kleibel und Mayer (2011).

Nachdem nun die für die geplante Forschung relevante Literatur gesichtet wurde, die Ergebnisse in Hinblick auf die eigene Arbeit herausgearbeitet wurden, wird überprüft, ob die vielleicht vorher eher „provisorisch" formulierte Forschungsfrage so stehen gelassen werden kann, oder ob aufgrund der Ergebnisse der Literaturarbeit eine Änderung notwendig ist. Häufig erfolgt nach dem Lesen der Fachliteratur eine Präzisierung oder Korrektur der Forschungsfrage, weil man sich an dieser Stelle endgültig einen Überblick verschafft hat, was der aktuelle Forschungsstand zum eigenen Forschungsthema ist.

5.6.2 Planungsphase

Hat man das Literaturstudium beendet, den theoretischen Hintergrund seines Themas erarbeitet und konnte man die Forschungsfrage konkretisieren, so steht dem „forschen", also der Tat – so sollte man meinen – nichts mehr im Weg. Dies ist jedoch nicht so, denn jede Forschungsarbeit gehört sorgfältig geplant und jeder Schritt überlegt.

Spätestens wenn die Forschungsfrage feststeht wird ersichtlich, ob man den qualitativen oder dem quantitativen **Forschungsansatz** folgt. Dies ist der

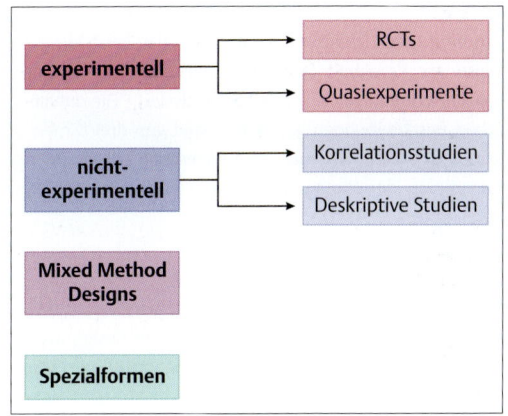

Abb. 5.3 Kategorisierung von (quantitativen) Forschungsdesigns (Mayer 2014, S. 91)

erste entscheidende Punkt in dieser Phase. Danach erfolgt die Wahl des Forschungsdesigns und der Methode.

Unter Untersuchungs- oder **Forschungsdesign** im engeren Sinne versteht man die Anordnung, also den Aufbau der Untersuchung. Das Design ist den konkreten Erhebungsmethoden übergeordnet (weil es bestimmt wie diese angeordnet und verwendet werden). Folgt man in der qualitativen Forschung immer einem Weg der Deskription (= deskriptives Design), so gibt es in der quantitativen Forschung eine große Variationsbreite von Designs (**Abb. 5.3**).

Neben dem auch hier vertretenen deskriptiven Designs, stehen die experimentellen Designs (mit all ihren Variationen) zur Verfügung. Anders als bei der deskriptiven Forschung (wo es um die Beschreibung von Verhaltensweisen oder Einstellungen, Meinungen, etc. geht), ist ein Experiment eine Versuchsanordnung mit der es möglich ist, die Wirkung z. B. einer bestimmten Pflegeintervention zu überprüfen.

Nachdem geklärt wurde, wie die Studie aufgebaut sein soll, stellt sich die Frage nach den **Methoden** bzw. Techniken, mit deren Hilfe man an die Daten kommt: Es gibt eine Vielzahl an Datenerhebungsmethoden. In der Pflegewissenschaft bedient man sich, da es in vielen Fällen um „soziale" Daten geht, meist sozialwissenschaftlicher Methoden, wie der Befragung, der Beobachtung oder der Dokumentenanalyse. Für die Messung mancher Variablen (wie Temperatur, Blutdruck oder ähnliches) werden auch biophysikalische Methoden eingesetzt.

Beispiele für deskriptive Studien, bei denen unterschiedliche Erhebungsmethoden zum Einsatz kommen

Befragung:
Die Befragung (mündlich oder schriftlich) setzt man ein, wenn die Forschungsfragen auf Meinungen, Wissen, Erfahrungen, etc. der Forschungsteilnehmer abzielen.

Beispiel: standardisierte Befragung
Nagl-Cupal, Daniel, Koller und Mayer (2014) führten eine Studie zum Thema „Kinder- und Jugendliche als Pflegende Angehörige durch. Dabei war v.a. die Anzahl der pflegenden Kinder und Jugendlichen Österreich (Prävalenz), sowie Art und Umfang der kindlichen Hilfen in den Familien von zentralem Interesse.
Dazu wurde eine deskriptive Querschnittstudie anhand einer repräsentativen Stichprobe in zwei ausgewählten Bundesländern durchgeführt. Einbezogen wurden Kinder zwischen dem 10. und 14. Lebensjahr. Zur Erhebung der Daten wurde ein standardisierter Fragebogen (KiPfle) eingesetzt.

Beispiel: qualitatives Interview
Jud (2013) untersuchte den Entscheidungsprozess zu Anlage einer PEG-Sonde aus der Perspektive der Eltern von Kindern mit neurologischen Beeinträchtigungen. Sie führte mit betroffenen Eltern Interviews durch, um beschreiben zu können, wie sich dieser Entscheidungsprozess im Alltag gestaltet, wo Entscheidungskonflikte entstehen und welche Rolle dabei Information, Unterstützung und verschiedene Entscheidungsträger im Informationsprozess spielen. Die Interviews wurden mittels des Kodierparadigmas der Grounded Theory ausgewertet.

Beobachtung:
Die Beobachtung als Erhebungsmethode liefert Erkenntnisse zum Verhalten und zum Handeln der Menschen.

Beispiel standardisierte Beobachtung (quantitativ)
Christen, Scheidegger, Grossenbacher, Christen & Oehninger (2005) führten eine kontrollierte quantitative Beobachtungsstudie im stationären Bereich durch, deren Ziel es war, konventionelle und kinästhetische Pflege zu vergleichen, und zwar hinsichtlich ihrer Wirkung auf die Bewegung und Körperorientiertheit der Gepflegten sowie hinsichtlich der Interaktionsfähigkeit mit den Pflegenden.

Die Beobachtungen wurden bei drei Pflegeinterventionen (Waschen, Umbetten und Mobilisieren) von einer erfahrenen Pflegenden, die nicht zum jeweiligen Pflegeteam gehörte, durchgeführt. Sie benutzte dazu eine Checkliste. Diese bestand aus den operationalisierten Kriterien eines Kinästhetikkonzeptes.

Dokumentenanalyse

Mittels einer Dokumentenanalyse ist es möglich, Fragen nachzugehen, zu deren Beantwortung man aus bestehenden Quellen (Dokumenten) Informationen gewinnen kann.

Beispiel: quantitative Dokumentenanalyse
Fleischer-Schlechtiger, Möbius-Winkler & Klewer (2013) untersuchten die Ursachen von Sturzereignissen einer Altenpflegeeinrichtung sowie die Qualität der Bearbeitung der Sturzereignisprotokolle. Zu diesem Zweck analysierten sie in einer Vollerhebung alle Protokolle von Sturzereignissen aus einem Jahr, sowie die Ergebnisse der Sturzrisikoassessments der jeweiligen Patienten.

Beispiel: qualitative Dokumentenanalyse
Bugstaller-Brendt (2011) befasste sich in ihrer wissenschaftlichen Arbeit mit der Vermittlung des Krankheitsbildes Demenz für Kinder im Vorschulalter. Ihr Interesse galt der Frage, welchen Beitrag Bilderbücher zum kindgerechten Verständnis dieser Krankheit leisten, damit sie als Unterstützungs- und Hilfsangebot im familiären Bewältigungsprozess eingesetzt werden können. Als Methode wurde die qualitative Dokumentenanalyse gewählt.

Um ein breites Spektrum in Bezug auf die Darstellungsweise der Krankheit Demenz abzudecken, wurden fünf problemorientierte Bilderbücher analysiert. Die inhaltlichen Beschreibungen wurden anhand von drei Dimensionen getroffen: Kriterien zum Bilderbuch als Medium, Darstellung der Protagonisten, Vermittlung der Krankheit.

Biophysikalische Messmethoden

Biophysikalische Messmethoden erfolgen mithilfe physikalischer Messgeräte. Diese werden oft mit deskriptiven Methoden kombiniert, weil die Messung der Körperreaktion für eine pflegerische Entscheidung nicht immer ausreicht

Beispiel:
Kugler (2004) untersuchte, ob es einen Zusammenhang zwischen der Non-Compliance bezüglich Diät und Flüssigkeitsbeschränkung und dem funktionalen Gesundheitsverhalten erwachsener Dialysepatienten gibt. „Non-Compliance" wurde unter anderem anhand von drei biochemischen Reaktionen gemessen (Kalium, Phosphat und Eiweiß im Serum), die als stabile Parameter zur Messung der Compliance bei Dialysepatientinnen gelten. Da Non-Compliance jedoch ein komplexes Konstrukt ist, das sich nicht nur durch diese drei Parameter abbilden lässt, wurden zusätzlich Fragebögen zur Messung der Non-Compliance sowie der Einhaltung von Diät und Flüssigkeitsbeschränkung eingesetzt.

Merke: *Die Wahl des Untersuchungsdesigns und der Methode der Datenerhebung sind in erster Linie von der Forschungsfrage abhängig.*

Die nächste Überlegung ist, wen man beforschen muss/kann, um die Forschungsfrage zu beantworten. Man nennt dies auch die Bestimmung der **Stichprobe**.

Es gibt verschiedene Verfahren zur Gewinnung von Stichproben:

In der *quantitativen Forschung* unterscheidet man Wahrscheinlichkeitserhebungen (Zufallserhebungen) und gesteuerte Erhebungen. Wahrscheinlichkeitserhebungen funktionieren nach dem Zufallsprinzip. Gesteuerte Erhebungen (Nicht-Zufallserhebung) werden nach weniger strengen Regeln gebildet (z. B. erhält an einem bestimmten Tag jeder Patient einen Fragebogen). Daher kann man

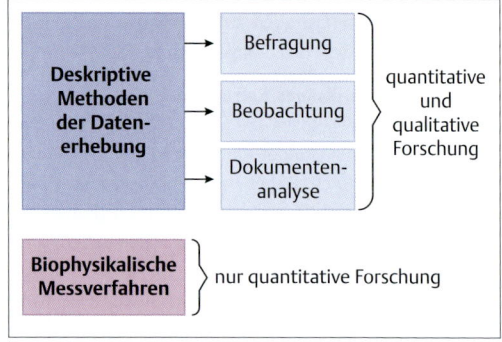

Abb. 5.4 Methoden der Datenerhebung (Mayer 2014, S. 111)

auch nicht so leicht Rückschlüsse auf eine größere Personengruppe (eine Population) ziehen. Nicht-Zufallsstichproben sind jedoch leichter durchzuführen und bilden das in der Praxis am häufigsten angewandte Verfahren.

Die Stichprobenbildung in der *qualitativen Forschung* ist zweckgebunden, d. h. die Auswahl der Teilnehmer ist von bestimmten Kriterien abhängig: etwa Personen, die ein ähnliches Erlebnis hatten (z. B. Frauen nach einer Brustoperation), Personen aus einem bestimmten Umfeld (z. B. Pflegende einer onkologischen Station) oder aus einer gemeinsamen Kultur (z. B. bolivianische Migrantinnen). Da es in der qualitativen Forschung um die Entwicklung von Theorien geht und nicht um die Verallgemeinerung der Ergebnisse, spielen Repräsentativität und Größe der Stichprobe – anders als bei der quantitativen Forschung – keine Rolle.

Weiß man nun, wie man die Untersuchung gestalten möchte und wen man untersuchen will, so kann man die konkrete **Vorgehensweise planen**.

Spätestens an diesem Punkt des Forschungsprozesses wird es auch notwendig, sich mit den *ethischen Fragestellungen* der geplanten Untersuchung auseinander zu setzen. Bei Forschungsvorhaben, die mit und am Menschen ablaufen, ist ein ethisch gut durchdachtes und möglichst risikoarmes Vorgehen Grundbedingung. Da dies ein ganz zentrales Thema der Pflegeforschung darstellt, ist ihm am Ende des Kapitels ein eigener Abschnitt gewidmet.

Bevor man nun endgültig mit der Datenerhebung beginnt, müssen noch einige formale Belange Berücksichtigung finden. Ein Kosten- und Zeitplan ist zu erstellen, und schließlich muss man, bevor das Forschungsprojekt in der Praxis starten darf, bei den zuständigen Stellen bei der jeweiligen Institution eine Erlaubnis zur Durchführung einholen.

Die gesamt Planungsphase wird im sogenannten Untersuchungsplan dargestellt. Dieser ist zentraler Teil eines Forschungsantrags, den jeder Wissenschafter erstellen muss, wenn er um finanzielle Ressourcen, ein Einverständnis oder einen ethischen Befund beantragt.

5.6.3 Durchführungsphase

Das Ausarbeiten der Instrumente zur Datenerhebung (Fragebögen, Interviewleitfäden, Beobachtungsleitfäden, Mess-Skalen etc.) ist der nächste Schritt im Forschungsprozess. Die Inhalte des Instruments werden wiederum von der Forschungsfrage bestimmt.

Wurde das jeweilige Instrument erarbeitet, wird ein **Vortest** durchgeführt. Er dient zur inhaltlichen und formalen Überprüfung des Forschungsinstruments. Darüber hinaus kann sich der Forscher im Umgang mit dem Instrument üben und seine Handhabbarkeit prüfen. Ist der Vortest abgeschlossen, werden die Daten erhoben. Im Fachjargon sagt man dazu „Feldarbeit" oder „Feldphase" oder „man geht ins Forschungsfeld". Die Datenerhebung kann unterschiedlich viel Zeit in Anspruch nehmen – Wochen bis Jahre. Auch das ist etwas, das man beim Lesen eines Forschungsartikels nicht erfährt – man sollte diesen interessanten aber auch oft sehr mühsamen Teil der Forschung nicht unterschätzen.

5.6.4 Auswertungsphase

Einer der letzten Schritte des Forschungsprozesses ist die **Analyse der Ergebnisse**. Hat man die Daten erhoben, so werden diese - im Fall der quantitativen Forschung - aufbereitet (z. B. die Antworten der Fragebögen werden in Zahlencodes umgesetzt) und mithilfe spezieller Statistikprogramme Berechnungen unterzogen, um Ergebnisse zu erhalten. Die Möglichkeiten statistischer Berechnungen sind sehr vielfältig und erfordern Spezialwissen. Das Datenmaterial der qualitativen Forschung muss ebenfalls aufbereitet werden. Tonbandaufnahmen von Interviews werden z. B. wörtlich niedergeschrieben (transkribiert). Danach werden die Texte ebenfalls eigenen qualitativen Auswertungsverfahren unterzogen. Das Produkt dieses Schrittes ist die sogenannte Ergebnisdarstellung.

▌ Ergebnisdarstellung

Die **Ergebnisdarstellung** beschäftigt sich also mit den konkreten Ergebnissen der Studie. Man versucht die Daten so darzustellen, wie sie sich auf Grund der Auswertung präsentieren. Eine gute Ergebnisdarstellung ist systematisch, logisch, nicht länger als nötig und geht auf alle analysierten Daten ein. Der Fokus ist auf die Beantwortung der Forschungsfrage gerichtet.

Die Möglichkeiten und Formen der Darstellung von Forschungsergebnissen sind vielfältig und unterscheiden sich je nachdem, ob man eine quantitative oder eine qualitative Forschungsarbeit durchgeführt hat.

▌ Quantitative Ergebnisse

Quantitative Ergebnisse werden in Form von Zahlen dargestellt, die mithilfe deskriptiver oder analytischer Statistik gewonnen wurden. Häufig wird zuerst die Grundauszählung (Häufigkeitsverteilungen, Mittelwerte, Streuungsmaße) dargestellt. Daran anschließend werden Zusammenhänge oder Unterschiede zwischen verschiedenen Variablen oder

Gruppen (z. B. zwischen Männern und Frauen oder verschiedenen Altersgruppen) beschrieben. Es gibt dafür keine einheitliche Regel. Wichtig ist, dass die Darstellung logisch, nachvollziehbar und für den Leser verständlich ist. Quantitative Daten können verbal oder in Tabellen und Diagrammen dargestellt werden. Zu den wichtigsten Diagrammarten zählen das Säulen- oder Balkendiagramm, das Kreisdiagramm und das Kurvendiagramm. Sie dienen dazu, große Datenmengen komprimiert darzustellen und eine bessere Übersicht zu gewährleisten. Verbale Beschreibungen dienen der Vertiefung und genaueren Erklärung der Zahlen.

Qualitative Ergebnisse

Die *Darstellung* qualitativer Daten unterscheidet sich erheblich von quantitativen Daten. Qualitative Daten liegen in einer gänzlich anderen Form vor. Das heißt, man hat in der Regel völlig anderes Material: Keine Zahlen, sondern verbale Daten, wie Kategorien, Beschreibungen, Falldarstellungen und Zitaten.

Ergebnisse qualitativer Studien werden grundsätzlich verbal beschrieben. Die Gliederung des Textes orientiert sich an der Logik, die durch die Forschungsfrage(n), das Datenmaterial und die Art der Auswertung vorgegeben ist. Meistens wird der Text anhand eines zuvor entwickelten Kategoriensystems gegliedert. Oft gibt es jedoch zur Beginn einen Überblick in Form einer tabellarischen Auflistung oder einem aus den Daten entwickelten Modell, das Beziehungen zwischen den Kategorien oder Abläufe darstellt. Danach werden die einzelnen Kategorien oder Themen beschrieben. Zur Verdeutlichung einer Aussage, zur Veranschaulichung einer Kategorie oder einfach nur zur Auflockerung werden oft Originalzitate aus Interviews in den Text eingebaut.

Ergebnisse interpretieren

Bei der *Interpretation* der Ergebnisse beschäftigt man sich mit der Bedeutung der Resultate. Im Falle von quantitativen Studien wird daher den Zahlen, bei qualitativen Studien den Konzepten oder Kategorien Bedeutung zugeordnet.

Wenn man die Resultate interpretiert, fragt man: „Was heißt das?" Man setzt sich also mit den gewonnenen Daten auseinander, indem man sie wieder in Zusammenhang mit der Fragestellung bringt. Man kann sich z. B. fragen:

- Warum sind gerade diese und jene Belastungsfaktoren so deutlich aufgetreten?
- Warum unterscheiden sich Männer von Frauen in diesem und jenem Punkt?
- Warum gibt es keine Unterschiede zwischen den Altersgruppen?

Zur Diskussion der Ergebnisse greift man auf die Problemstellung, die Forschungsfrage und den theoretischen Rahmen zurück. Dadurch schafft man Verbindungen zu allen anderen Teilen der Studie und bindet die neuen Erkenntnisse in das bestehende Wissen ein.

Am Ende des Forschungsprozesses steht die Überlegung im Mittelpunkt, was die Ergebnisse für die Praxis bedeuten, welche Empfehlungen für die Pflegepraxis gegeben werden können und wie dieses Wissen am besten in die Praxis zu integrieren ist. Diese *Schlussfolgerungen* sind ein wichtiger Brückenschlag zur Pflegepraxis. Sie bilden den ersten Schritt zur Umsetzung der Ergebnisse und zur Erweiterung des praktischen Pflegewissens. In manchen Studien werden auch Empfehlungen zur Durchführung weiterer Forschungsarbeiten gegeben, denn eine Studie wirft erfahrungsgemäß mehr Fragen auf, als sie beantwortet. Hier schließt sich auch der „Kreis" des Forschungsprozesses: Mit jeder neuen Frage, die aus einer Erkenntnis entsteht, kann der Forschungsprozess wieder von vorne beginnen.

5.6.5 Publikationsphase

Der Forschungsprozess an sich ist zwar mit der Interpretation der Ergebnisse theoretisch zu Ende,. Jedoch ohne Publikation, also dem Veröffentlichen der Ergebnisse, hat Forschung wenig Sinn. In der letzten Phase geht es daher noch um die Datenverbreitung. Forschung und Forschungsergebnisse haben auch eine Wirkung nach außen, d. h. Anwendung in der Praxis finden und zur Lösung eines Problems beitragen. Dazu muss die Forschungsarbeit veröffentlicht, d. h. Personen zugänglich gemacht werden, die die Erkenntnisse nutzen können. Die Veröffentlichung kann mündlich in Form einer Präsentation und/oder schriftlich stattfinden. Durch die schriftliche Veröffentlichung wird das Wissen jedoch großflächiger verbreitet und als bestehendes Gut ständig abrufbar gehalten. Die meisten Forschungsarbeiten werden in wissenschaftlichen Fachzeitschriften publiziert. Wissenschaftliche Zeitschriften (sogenannte Referee Journals) verfügen über ein Gremium wissenschaftlicher Expertinnen (Board of Consultants). Jeder Artikel, der zur Veröffentlichung in einem solchen Journal eingereicht wurde, wird von ein bis zwei Expertinnen nach festgelegten Richtlinien auf seinen wissenschaftlichen Anspruch geprüft und nur dann publiziert, wenn er dieser Prüfung standhält. Für jeden Wissenschafter ist es daher wichtig, in erster Linie in diesen Zeitschriften zu publizieren (wenn Sie nach den aktuellen Forschungsergebnissen suchen, greifen sie daher zu diesen wissenschaftlichen Journalen).

Beispiele für wissenschaftliche Fachzeitschriften in der Pflege sind:
- Pflege und Gesellschaft. Zeitschrift für Pflegewissenschaft, Juventa
- Pflege. Die wissenschaftliche Zeitschrift Pflegeberufe, Huber
- Pflegewissenschaft, hpsmedia
- Journal of Advanced Nursing; Blackwell
- Western Journal of Nursing Research, Sage Publications
- QuPuG – Journal für Qualitative Forschung in Pflege- und Gesundheitswissenschaft; pflegenetz

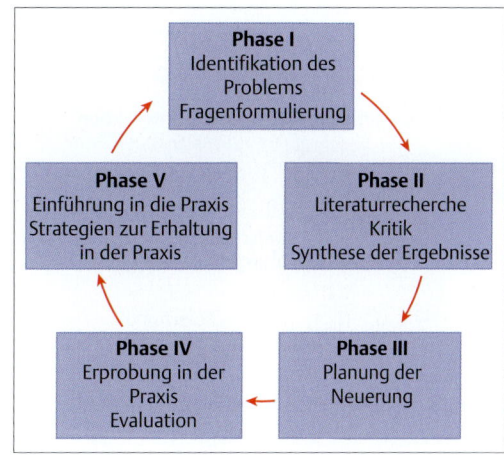

Abb. 5.5   Der Prozess der Forschungsanwendung

5.7 Evidence Based Nursing – eine auf Forschung begründete Pflegepraxis

Wenn Pflegeforschung dazu beitragen soll, die Praxis weiterzuentwickeln und die Qualität des pflegerischen Handelns zu verbessern, kann dies nur geschehen, wenn die Ergebnisse von Forschungsarbeiten Einzug in die Praxis halten. Dies ist aber der Punkt, an dem nicht mehr in erster Linie die „Produzenten" der Forschungsergebnisse, nämlich die Forscher, sondern auch die Praktiker aktiv werden müssen. Seitens der Forscher besteht die Verpflichtung, den Praktikern die Forschungsergebnisse zugänglich zu machen, d. h. sie zu publizieren – und zwar in einer Art und Weise, die es auch Nicht-Wissenschaftlern ermöglicht, die Ergebnisse zu verstehen. Die Praktiker haben nun die Aufgabe, dieses Wissen in ihre tägliche Arbeit zu integrieren. Man kann in diesem Zusammenhang sogar von einer Verpflichtung gegenüber den Konsumenten (das sind in diesem Fall die Patienten) sprechen, pflegerischen Entscheidungen auf wissenschaftliche Erkenntnisse aufzubauen.

Es ist aber durchaus eine Fehlannahme, zu glauben, allein weil Forschungsarbeiten durchgeführt werden und Ergebnisse vorliegen, würden diese in die Praxis integriert und dort umgesetzt. Es ist im Gegenteil relativ schwierig, dies zu erreichen. Ob Forschungsergebnisse in die Praxis Eingang finden, kann jedoch nicht dem Zufall oder dem Engagement von Einzelpersonen überlassen werden. Um die Berücksichtigung von Forschungsergebnissen voranzutreiben, braucht man daher eine systematische Planung sowie Strategien.

Burns und Grove bezeichnen **Forschungsanwendung** als Prozess der Verbreitung und des Gebrauchs von Wissen, das durch Forschung gewonnen wurde, um eine Neuerung oder Veränderung in der Praxis zu bewirken (Burns und Grove 2005). Dieser Prozess beinhaltet, vereinfacht gesehen, drei Schwerpunkte, nämlich das *Lesen, das kritische Bewerten* des Gelesenen und das *Umsetzen* des neuen Wissens in die Pflegepraxis.

In der Praxis gestaltet sich dieser Prozess aber weitaus komplizierter. Der Prozess der Forschungsanwendung kann in fünf Phasen dargestellt werden (**Abb. 5.5**).

Evidence Bassend Nursing, oder Evidence based Practice ist ein sehr gebräuchlicher Begriff im Zusammenhang mit der Anwendung von Forschungsergebnissen in der Praxis. Es ist jedoch nicht das Selbe. In der Pflege, die das Konzept der EBM (Evidence Based Medicin) übernommen hat, wird EBN (Evidence-Based Nursing) oder EBP (Evidence-Based Practice; beweisbasierte Praxis) als Problemlösungsprozess beschrieben. Darin liegt bereits einer der Unterschiede zum Forschungsanwendungsprozess. Weiters

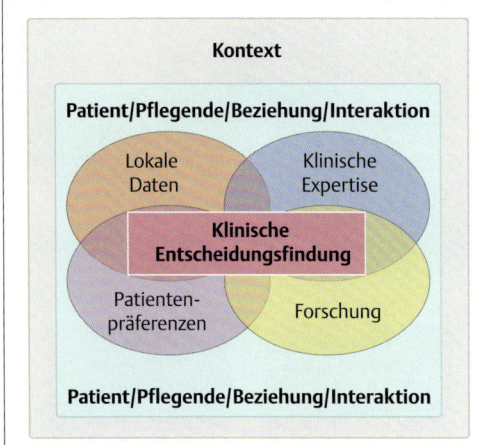

Abb. 5.6 EBN, was bedeutet das? (Smoliner 2008)

steht anders als beim Prozess der Forschungsanwendung nicht mehr nur die Forschungsevidenz im Mittelpunkt, sondern es kommen zur klinische Entscheidungsfindung drei weitere Faktoren gleichberechtig zur Anwendung. Die vier Quellen einer evidenzbasierten Praxis nach Rycroft-Malone sind demnach:

- Forschung (research evidence; wissenschaftliche Beweise)
- professionelles Wissen und klinische Erfahrung
- die Erfahrung der Patientin und ihre Präferenzen
- Kontext und Umgebung (Rycroft-Malone 2004) (**Abb. 5.6**)

Dies berücksichtigend definieren Behrens und Langer EBN folgendermaßen:

„Evidence-based Nursing and Caring (EBN) ist eine Pflegepraxis, die pflegerische Entscheidungen auf wissenschaftlich geprüfte Erfahrungen Dritter („externe Evidence") und die individuellen Bedürfnisse und Erfahrungen der Pflegebedürftigen und Pflegenden („interne Evidence") stützt. Sie tut dies aus Respekt vor der Einzigartigkeit des Pflegebedürftigen und schließt die Unterstützung, Förderung und Sorge für pflegebedürftige Menschen (Caring) mit ein" (Behrens und Langer 2006).

5.8 Pflegeforschung – eine ethische Herausforderung

Wissenschaftliche Forschung, die sich auf Menschen bezieht, wirft immer auch ethische Fragen auf. Wenn geforscht wird, so bedeutet das nicht immer, dass alle beteiligten Personen daraus Nutzen ziehen können. Oft ist sogar das Gegenteil der Fall: Forschung (vor allem experimentelle Forschung) kann durchaus belastende Nebenwirkungen haben.

Für die Pflegeforschung dürfen grundsätzlich keine anderen ethischen Grundsätze gelten als für die praktische Pflege. Auch in der Forschung haben Pflegende die Pflicht, die Menschenwürde und die Rechte der Patientinnen zu schützen und zu wahren. Die Interessen der Forschung dürfen nicht höher stehen als die Interessen des Menschen, und unter keinen Umständen darf Pflegeforschung Leid oder Schmerz verursachen.

5.8.1 Grundsätze ethischen Vorgehens in der Pflegeforschung

Ausgehend von den Grundprinzipien der biomedizinischen Ethik leiten sich drei Grundprinzipien des Persönlichkeitsschutzes ab, die bei ethischen Fragen in der Forschung Beachtung finden:

- Umfassende Information und freiwillige Zustimmung aller Teilnehmer (= freiwillige Teilnahme)
- Anonymität
- Schutz des Einzelnen vor eventuellen psychischen und physischen Schäden

> **Merke:** *Diese drei Grundprinzipien sind der Ausgangspunkt der Diskussionen um ethische Fragen in der Forschung. Mit ihnen kann jede Forschungsarbeit und jeder Forschungsantrag diskutiert und geprüft werden.*

▎ Freiwillige Teilnahme

Eine freiwillige Teilnahme bedeutet, dass die Teilnehmer zunächst umfassend informiert werden müssen:

- über Ziel und Zweck der Studie,
- über das geplante Vorgehen,
- über ihre Rolle dabei und
- über mögliche Risiken.

Dies soll mündlich und/oder schriftlich geschehen, und zwar in einer Sprache, die die Teilnehmer verstehen und in einer Art und Weise, die niemanden unter Druck setzt, sondern Raum gibt, eine freiwillige Entscheidung zu treffen. Die Teilnehmerinnen müssen darüber hinaus über ihr Recht, die Teilnahme zu verweigern bzw. jederzeit aus der Untersuchung auszusteigen, Bescheid wissen, und sie müssen die Sicherheit haben, dass ihnen keine Nachteile daraus erwachsen. Weiters müssen die TeilnehmerInnen auch kognitiv in der Lage sein Informationen zu erfassen und für sich beurteilen zu können

Sind all diese Bedingungen erfüllt, spricht man von einer „aufgeklärten Einwilligung" (auch als „informed consent" bezeichnet). Eine Einwilligung zu einer Untersuchung wird immer schriftlich gegeben.

■ **Anonymität**

Anonymität muss denjenigen Personen, die an Forschungsprojekten teilnehmen, unbedingt zugestanden werden. Es heißt, den Teilnehmern zu versichern, dass ihre Identität geheim bleibt. Darauf muss v. a. bei der Aufbewahrung der Daten, beim Umgang mit ihnen und bei ihrer Präsentation geachtet werden.

■ **Schutz des Einzelnen vor eventuellen physischen und psychischen Schäden**

Dies ist dasjenige Grundprinzip, welches die meisten Probleme verursacht, vor allem bei experimenteller Forschung. Jedes Experiment birgt ein Risiko – denn wenn die positive Wirkung der Intervention, die man testen möchte, sicher wäre, müsste man ja kein Experiment durchführen. Daher stellt sich hier immer die Frage, wie die Studienteilnehmer vor möglichen Nebenwirkungen, Unannehmlichkeiten oder Schäden geschützt werden können.

Diese „Schäden" können entweder körperlicher Art sein, d. h. sie können von körperlichem Unbehagen bis hin zu sichtbaren Schäden (z. B. Dekubitus) reichen, oder psychischer Natur sein (z. B. emotionale Belastung durch das Thema, das in einem Interview angesprochen wird).

Der beste Schutz vor Schäden ist, sie vorauszusehen und die Untersuchung so zu planen, dass die Risiken möglichst gering sind. Diese müssen gegen den Nutzen der Studie sorgfältig abgewogen werden. Das Interesse an den Forschungsresultaten darf gegenüber den Risiken, denen die Versuchspersonen ausgesetzt sind, in keinem Fall vorrangig sein.

5.8.2 Ethikkommissionen und die Verantwortung des Einzelnen

In den meisten Ländern gibt es spezielle Ethik-Kommissionen, deren Aufgabe es ist festzustellen, ob und inwieweit die eingereichten Forschungsprojekte die Teilnehmer eventuell gefährden und Empfehlungen abzugeben, ob eine Studie durchgeführt wird oder nicht. Dadurch wird sichergestellt, dass ethische Standards eingehalten werden und der Schutz der Probanden gegeben ist. Die Zustimmung einer Ethikkommission zu einem Forschungsvorhaben wird dann besonders wichtig, wenn die Versuchspersonen über Verlauf und Zweck der Untersuchung nicht (oder nicht vollständig) aufgeklärt werden können und dadurch nicht in der Lage sind, eine aufgeklärte Einwilligung zu geben.

Auch wenn Ethikkommissionen eine wichtige Instanz, die dazu beiträgt, die Rechte der Probanden zu schützen und sie vor Schaden durch Forschung zu bewahren, darstellt, entbinden sie die Forschenden nicht von ihrer persönlichen Verantwortung dem Menschen gegenüber. „Das Votum eines Klinischen Ethikkomitees nimmt den Verantwortlichen ihre persönliche Entscheidung nicht ab, sondern ist als Argumentationshilfe für die Entscheidungsträger und -trägerinnen gedacht. Wie weit sie sich dieses Votum zu Eigen machen oder mit ethischen Begründungen ablehnen, bleibt ihrer Verantwortung überlassen." (Körtner 2004, S. 137) Alle Personen, die Pflegeforschung betreiben, tragen somit prinzipiell eine große ethische und rechtliche Verantwortung. Dieser Verantwortung müssen sie sich bei ihrer wissenschaftlichen Tätigkeit immer bewusst sein.

Pflegende können prinzipiell in unterschiedlichen Rollen an Forschung beteiligt sein:
 sie sind selbst Proband,
 sie betreuen Patienten, die an Forschungsprojekten teilnehmen,
 sie arbeiten an Forschungsprojekten mit, die von anderen initiiert und geleitet werden,
 sie führen selbst Forschungsprojekte durch oder
 sie entscheiden (z. B. in ihrer Funktion als Leiter des Pflegedienstes oder als Mitglied einer Ethikkommission), ob ein Forschungsprojekt in ihrer Institution durchgeführt wird.

Jede dieser Rollen bedeutet, ethisch-moralisch Verantwortung zu übernehmen. Daher ist es nicht nur für Pflegewissenschaftler wichtig, sich mit dem Thema Ethik auseinander zu setzen. So muss sich jeder beispielsweise auch gut überlegen, welches Forschungsprojekt er unterstützt bzw. die Mitarbeit verantworten kann. Auch wenn man Forschungsergebnisse liest um sie in der Praxis anzuwenden ist die Diskussion um die Ethik des Forschungsvorhabens, in dem diese zustande gekommen sind, nicht unerheblich.

Naivität und Unkenntnis können niemals eine Entschuldigung für die Verletzung oder Missachtung des Wohls der Forschungsteilnehmer sein. Gerade die Pflege, die – mit dem Prinzip der Fürsorge als Mittelpunkt – in ihrem professionellen Denken und Handeln ein Stück weit andere Ziele verfolgt als die Medizin, kann viel dazu beitragen, dass Forschung im Gesundheitswesen an strengen ethischen Maßstäben gemessen wird. Marianne Arndt schreibt: „Es gehört zur Begabung des Menschen, sich selbst und den anderen Rechenschaft über Denken und Handeln zu geben und damit einer Verantwortung zu entsprechen, die das Menschsein erst auszeichnet." (Arndt 2003, S. 14). Auch in der Forschung muss man sich in erster Linie durch das eigene Menschsein auszeichnen, die Konsequenzen tragen, die daraus erwachsen, und Verantwortung übernehmen. Daher ist Pflegeforschung ist immer eine ethische Herausforderung – für jeden Einzelnen.

 **Literatur:**

Arndt, M.: Theoretische Argumentationslinien in der Ethik. Eine Einführung. In Dibelius, O., M. Arndt (Hrsg.): Pflegemanagement zwischen Ethik und Ökonomie. Eine europäische Perspektive. Schlütersche, Hannover 2003, S 13 – 22

Bartholomeyczik, S.: Gegenstand, Entwicklung und Fragesellungen pflegewissenschaftlicher Forschung. In: Rennen-Allhoff, B., D. Schaeffer (Hrsg.): Handbuch Pflegewissenschaft. Juventa, Weinheim und München 2000, S. 67-106

Behrens, J., G. Langer: Evidence-based Nursing and Caring. 2. Aufl. Hans Huber Verlag, Bern 2006

Brandenburg, H., S. Dorschner: Pflegewissenschaft 1. Lehr- und Arbeitsbuch zur Einführung in die Pflegewissenschaft. Hans Huber Verlag, Bern 2003

Burns, N., S.K. Grove: Pflegeforschung verstehen und anwenden. Verlag Elsevier, Urban und Fischer, München 2005

Burstaller-Brendt E.: „Herbst im Kopf." Wenn Großeltern an Krebs erkranken. Das Bilderbuch als unterstützendes Medium für Kinder in der Auseinandersetzung mit dieser Krankheit. Diplomarbeit. Universität Wien; 2011

Chinn P.L., M. Kramer: Pflegetheorie. Konzepte – Kontext – Kritik. Ullstein Mosby Verlag, Wiesbaden 1997

Christen, L. et al.: Erfahrungen und Resultate von standardisierten Beobachtungen konventioneller und kinästhetischer Pflege auf einer randio-onkologischen Abteilung. Pflege 18 (2005) S. 25 – 37

Evers, G.: Die Entwicklung der Pflegewissenschaft in Europa. Pflege 17 (2004) S. 9 – 14.

Fleischer-Schlechtiger N., J. Möbius Winkler, J. Klewer: Analyse von Sturzereignisprotokollen in einer vollstationären Altenpflegeeinrichtung. Pflegewissenschaft 2013, S. 15, 650 – 654.

Görres, S.: Pflegewissenschaft: Herausforderung für die Forschung – Innovation für die Praxis. In Görrres, S. (Hrsg.): Pflegewissenschaft in der Bundesrepublik Deutschland. Altera, Bremen 1996, S. 62 – 76

Jud E.M. Der Entscheidungsprozess zum anlegen einer PEG Sonde aus der Perspektive von Eltern von Kindern mit neurologischen Beeinträchtigungen. In: Nagl-Cupal M, Metzing S. (Hrsg.). Familienorientierte Pflegeforschung. Kinder und Jugendliche im Brennpunkt. Wien: Facultas; 2013

Käppeli, S.: Pflegeforschung zwischen Anspruch und Wirklichkeit. Österreichische Krankenpflegezeitschrift 3 (1994) S. 14 – 18

Kleibel, V., H. Mayer: Literaturrecherche für Gesundheitsberufe. Facultas, Wien 2011

Körtner, U.: Grundkurs Pflegeethik. Facultas, Stuttgart 2004

Krause, T.: Sturzfolgen bei geriatrischen Krankenhauspatienten. Pflege 18 (2005) S. 39 – 42

Kugler, C.: Non-Compliance erwachsener Hämodialysepatienten bezüglich Diät und Flüssigkeitsbeschränkungen. In Panfil, E.M.: Focus: Klinische Pflegeforschung. Beispiele quantitativer Studien. Schlütersche, Hannover 2004, S. 74 – 89

Mayer, H.: Pflegeforschung anwenden. 4. vollständig überarbeitete Auflage. Facultas, Wien 2015

Mayer, H.: Pflegeforschung kennenlernen. Facultas, Wien 6. aktualisierte und überarbeitete Auflage 2014

Mayer H, H. Zellhofer (Hrsg): Krebs- (ER)LEBEN. Eine pflegewissenschaftliche Perspektive. Facultas, Wien 2011

Morse, J.M.; P.A. Field: Qualitative Pflegeforschung. Anwendung qualitativer Ansätze in der Pflege. Ullstein Medical, Wiesbaden 1998

Nagl-Cupal M., M. Daniel, M. Koller, H. Mayer: Prevalence and effects of caregiving on children and its differences to non caregiving children. Journal of Advanced Nursing 2014; DOIi: 10.1111/jan.12388

Nagl Cupal M., S. Metzing (Hrsg.): Familienorientierte Pflegeforschung. Kinder und Jugendliche im Brennpunkt. Wien: Facultas; 2014

Nightingale, F.: Bemerkungen zur Krankenpflege. Mabuse, Frankfurt 2005

Panfil, E.M.: Focus: Klinische Pflegeforschung. Beispiele quantitativer Studien. Schlütersche, Hannover 2004

Panfil, E.M.: Forschung und Forschungsprozess. In Brandenburg, H., E.M. Panfil, H. Mayer (Hrsg.): Pflegewissenschaft 2. Lehr und Arbeitsbuch zur Einführung in die Pflegeforschung. Hans Huber Verlag, Bern 2007

Polit, D.F., C.T. Beck, B.P. Hungler: Lehrbuch Pflegeforschung. Methodik, Beurteilung und Anwendungen. Hans Huber Verlag, Bern 2004

Rycroft-Malone, J. u. a.: What counts as evidence in evidence-based practice? Journal of Advanced Nursing 47 (2004) S. 81 – 90

Schrank S., A. Zegelin, H. Mayer: Prävalenzerhebung zur Bettlägerigkeit und Ortsfixierung – eine Pilotstudie. Pflegewissenschaft 2013, S. 230 – 238

Schrems, B.: Perspektiven der Pflegeforschung in Österreich. Zwischen Grenzziehung und Grenzüberschreitung. In Seidl, E.; I. Walter (Hrsg.): Pflegeforschung aktuell. Studien - Kommentare - Berichte. Zum 10jährigen Bestand der Abteilung Pflegeforschung. Wilhelm Maudrich Verlag, Wien, München, Bern 2007, S. 151-175

Steppe, H.: Pflege als Wissenschaft – Am Beispiel der Entwicklung in den USA. In Seidl, E. (Hrsg.): Betrifft: Pflegewissenschaft. Beiträge zum Selbstverständnis einer neuen Wissenschaftsdisziplin. Maudrich, Wien 1993

Smoliner, A.: Voraussetzung für die Implementierung in eine Organisation und erste Praxiserfahrungen. In Schneider, H. (Hrsg.): EBN – Evidence Based Nursing. Facultas, Wien 2008, S. 33 – 45

Tod, A.M., J. Craven, P. Allmark: Diagnostic delay in lung cancer: a qualitative study. Journal of Advanced Nursing 61/3, 2008, S. 336 – 343

Trattnig T.: Brustamputation nach malignem Tumor. Auswirkungen auf das Selbstkonzept betroffener Frauen. In: Mayer H, Zellhofer H. Krebs (Er)-leben. Eine pflegwissenschaftliche Perspektive 2010, S. 117 – 154

6 Pflegeprozess und Pflegequalität

Astrid Hammer*, Elke Kobbert, Brigitte Maurer

Übersicht

Einleitung · 161
6.1 Entwicklung des Pflegeprozesses · 161
6.2 Ansätze zur Problemlösung · 164
6.2.1 Nicht-rationale Ansätze zur Problemlösung · 164
6.2.2 Rationale Ansätze zur Problemlösung · 166
6.3 Modelle des Pflegeprozesses · 168
6.3.1 Vier-Phasen-Modell · 169
6.3.2 Fünf-Phasen-Modell · 169
6.3.3 Sechs-Phasen-Modell · 170
6.4 Pflegeprozess als Problemlösungs- und Beziehungsprozess · 172
6.5 Schritte des Pflegeprozesses · 174
6.5.1 Informationssammlung · 174
6.5.2 Erkennen von Pflegeproblemen und Ressourcen des pflegebedürftigen Menschen · 180
6.5.3 Festlegung der Pflegeziele · 185
6.5.4 Planung der Pflegemaßnahmen · 187
6.5.5 Durchführung der Pflege · 191
6.5.6 Beurteilung der Wirkung der Pflege auf den pflegebedürftigen Menschen · 192
6.6 Entlassungsmanagement und Pflegeüberleitung · 193
6.6.1 Pflegeüberleitung/Überleitungspflege · 194
6.6.2 Expertenstandard Entlassungsmanagement in der Pflege · 194
6.6.3 Funktion und Rolle des Pflegeprozesses im Entlassungsmanagement · 195
6.7 Einflussfaktoren auf die Durchführung der Pflege nach dem Pflegeprozess · 197
6.8 Pflegeprozess und Pflegetheorie · 198
6.8.1 Roper/Logan und Tierney: Die Elemente der Krankenpflege · 199
6.8.2 Hildegard Peplau: Interpersonale Beziehungen in der Pflege · 200
6.9 Pflegeprozess und Pflegestandards · 202
6.9.1 Strukturorientierte Standards · 202
6.9.2 Prozessorientierte Standards · 203
6.9.3 Ergebnisorientierte Standards · 205
6.9.4 Vorteile und kritische Aspekte beim Arbeiten mit Pflegestandards · 206

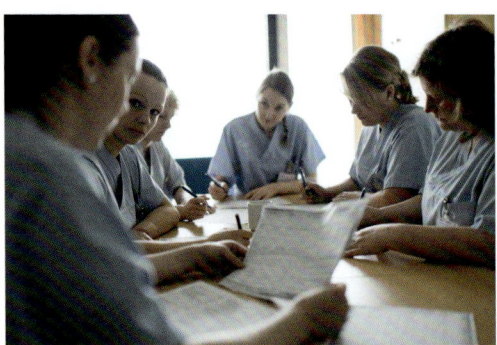

6.10 Pflegequalität · 207
6.10.1 Grundlagen zum Qualitätsbegriff · 207
6.10.2 Gesetzliche Grundlagen zur Qualitätssicherung in der Pflege · 209
6.10.3 Qualitätsmanagement · 211
6.10.4 Qualitätsmangementsysteme im Gesundheitswesen · 213
6.10.5 Maßnahmen und Instrumente zur Förderung des Verbesserungsprozesses · 214
6.10.6 Maßnahmen und Instrumente zur Förderung der Pflegequalität · 217
Literatur · 219

Schlüsselbegriffe

▶ *Problemlösungsprozess*
▶ *Beziehungsprozess*
▶ *Informationssammlung*
▶ *Pflegeprobleme*
▶ *Ressourcen*
▶ *Pflegeziele*
▶ *Pflegemaßnahmen*
▶ *Pflegeplan*
▶ *Evaluation*
▶ *Pflegestandard*
▶ *Standardpflegeplan*
▶ *Qualität*
▶ *Qualitätszirkel*
▶ *Ideenmanagement*
▶ *Beschwerdemanagement*

Einleitung

Astrid Hammer*, Brigitte Maurer

Methodisches Arbeiten spielt im Alltag eine große Rolle. Wann immer Menschen auf Probleme treffen, wird ein Prozess in Gang gesetzt, der das Problem identifiziert, nach Handlungsalternativen sucht und die durchgeführte Handlung hinsichtlich ihrer Effektivität bewertet.

In der beruflich ausgeübten Pflege wird die bewusste, systematische, zielgerichtete und prozesshafte Methode als Pflegeprozess bezeichnet. Er gestaltet sich sowohl als Problemlösungsprozess als auch als Beziehungsprozess zwischen Pflegeperson und pflegebedürftigem Menschen.

Berufliche Pflege wird in der Regel in einem Team ausgeübt. Kontinuität in der Pflege kann nur dann sichergestellt werden, wenn alle erforderlichen Informationen über einen Menschen jederzeit abrufbar und für andere Pflegepersonen nachvollziehbar sind. Deshalb kommt der schriftlichen Dokumentation im Rahmen des Pflegeprozesses große Bedeutung zu. Das Instrument des Pflegeprozesses trägt so zu einem professionellen, aus der persönlichen Beliebigkeit des Einzelnen genommenen pflegerischen Alltag bei. Die Anwendung des Pflegeprozesses ist darüber hinaus eine Möglichkeit, die Inhalte der Pflege und die erbrachte Pflegeleistung im interdisziplinären Team sichtbar zu machen sowie qualitätssichernd zu arbeiten.

Das folgende Kapitel beschreibt die geschichtliche Entwicklung des Pflegeprozesses als Methode der Pflege, stellt die Phasen des Pflegeprozesses vor und geht auf die Anwendung des Pflegeprozesses in Verbindung mit Pflegetheorien und Pflegestandards ein.

Weiter wird der Frage nachgegangen, was Pflegequalität ist und wie diese sichergestellt wird.

6.1 Entwicklung des Pflegeprozesses

Lange Zeit gab es in der Geschichte der Krankenpflege kein systematisches Vorgehen aus einer pflegerischen Perspektive heraus. Pflege beschränkte sich auf eine „gute Krankenbeobachtung", das Verrichten einzelner Pflegetätigkeiten und die Reinhaltung der Umgebung des Kranken (s. a. Kap. 2). Die Anfänge des Pflegeprozesses liegen in den USA. In den 50er Jahren des 20. Jahrhunderts begannen amerikanische Pflegewissenschaftlerinnen, sich verstärkt mit den Inhalten der Pflege auseinanderzusetzen. Die ersten Theorien über die Pflege entstanden.

Wenig später begann die Auseinandersetzung mit der Methodik der Pflege, d. h. es wurde nach Möglichkeiten gesucht, die theoretischen Überlegungen systematisch und strukturiert in das konkrete pflegerische Handeln umzusetzen.

Aus diesen Überlegungen heraus, entstand der Pflegeprozess, der als Begriff erstmals 1955 von Hall geprägt wurde. Ende der 50er Jahre stellten die amerikanischen Pflegetheoretikerinnen D. Johnson, I. J. Orlando und E. Wiedenbach ein „Drei-Phasen-Modell" vor. Knowles veröffentlichte 1967 das sogenannte „5-D-Modell", in dem die Schritte „Discover" (entdecke), „Delve" (untersuche), „Decide" (entscheide), „Do" (handle) und „Discriminate" (unterscheide) unterschieden wurden. Im gleichen Jahr gaben auch die Western Interstate Commision of Higher Education, kurz WICHE genannt, und die katholische Universität von Amerika ihre Ergebnisse zum Pflegeprozess bekannt. Die WICHE beschrieb die Schritte des Pflegeprozesses als:
1. Wahrnehmung und Kommunikation,
2. Interpretation,
3. Durchführung/Intervention und
4. Bewertung/Evaluation.

Die katholische Universität von Amerika unterteilte die Schritte des Pflegeprozesses in:
1. Einschätzung (engl.: Assessment),
2. Planung (engl.: Planning),
3. Durchführung (engl.: Intervention),
4. Bewertung (engl.: Evaluation).

Dieses Vier-Phasen-Modell entspricht dem von der Weltgesundheitsorganisation (WHO) favorisierten Modell des Pflegeprozesses.

Das erste Buch über den Pflegeprozess wurde 1967 von Yura und Walsh veröffentlicht. Sie stellten die von ihnen als „Krankenpflegeprozess" bezeichnete Methode der Pflege erstmalig als einen **Problemlösungsprozess** vor und unterschieden zwischen den vier Phasen Erhebung, Planung, Durchführung und Auswertung. 1973 wurden die Pflegediagnosen als eine gesonderte Phase zwischen der Einschätzung und Planung in das Modell aufgenommen.

Im deutschsprachigen Raum wird der Pflegeprozess seit Anfang der 80er Jahre diskutiert; seit 1985 ist er im Krankenpflegegesetz, seit 2001 im bundeseinheitlichen Altenpflegegesetz fest verankert.

Ende der achtziger Jahre war der Begriff des „Pflegenotstandes" täglich in den Medien präsent. Die Politik versuchte, dem Personalmangel in der Pflege über eine gesellschaftliche Aufwertung der Pflegeberufe zu begegnen. Dies geschah u. a. durch die Förderung der Pflegeforschung. In diesem Rahmen führte z. B. Krohwinkel ihre Forschungsstudie „Der Pflegeprozess am Beispiel von Apoplexiekranken", gefördert vom Bundesministerium für Jugend, Frauen, Familie und Gesundheit, durch. Durch diese politischen und gesellschaftlichen Gegebenheiten konnte die Entwicklung der professionellen Pflege in Deutschland positiv unterstützt und vorangetrieben werden.

Mittlerweile ist der Pflegeprozess fester Bestandteil der Ausbildung in den Pflegeberufen. Trotzdem ist die Umsetzung bzw. Anwendung des Pflegeprozesses in der Praxis weiterhin aufgrund organisatorischer Rahmenbedingungen und einer gering ausgeprägten diagnostischen Kompetnez von Pflegenden eine Herausforderung (Huber 2003).

Im Folgenden soll zunächst auf die verschiedenen Ansätze des Pflegeprozesses zur Lösung von Problemen eingegangen werden.

Zusammenfassung:
Ziel der Entwicklung des Pflegeprozesses
- *Pflege als strukturiertes, systematisches Handeln,*
- *in den 50er-Jahren in den USA entwickelt,*
- *in Deutschland seit den 80er-Jahren diskutiert,*
- *seit 1985 im Krankenpflegegesetz und*
- *seit 2003 im Altenpflegegesetz verankert.*

Seit 1985 ist die Durchführung der Pflege nach dem Pflegeprozess im Krankenpflegegesetz, seit 2001 im Altenpflegegesetz verankert. Damit unterliegt der Einsatz des Pflegeprozesses nicht länger der persönlichen Beliebigkeit, sondern wird zum gesetzlich geforderten Vorgehen bei der Durchführung der Pflege. Auch im Sozialgesetzbuch V und XI gibt es Regelungen, die die Verpflichtung zur prozesshaften Pflege beinhalten und zur Dokumentation der Pflege auffordern.

Auch in den jeweiligen Neufassungen der genannten Gesetze wird die Durchführung der Pflege nach dem Pflegeprozess verlangt.

■ **Gesetz über die Berufe in der Krankenpflege (Krankenpflegegesetz KrPflG)**

In dem Gesetz über die Berufe in der Krankenpflege vom 16.07.2003 heißt es in Abschnitt 2 Ausbildung § 3: „(1) Die Ausbildung [...] soll entsprechend dem allgemein anerkannten Stand pflegewissenschaftlicher Erkenntnisse fachliche, personale, soziale und methodische Kompetenzen zur verantwortlichen Mitwirkung insbesondere bei der Heilung, Erkennung und Verhütung von Krankheiten vermitteln. Die Pflege im Sinne von Satz 1 ist dabei unter Einbeziehung präventiver, rehabilitativer und palliativer Maßnahmen auf die Wiedererlangung, Verbesserung, Erhaltung und Förderung der physischen und psychischen Gesundheit zu pflegenden Menschen auszurichten. Dabei sind die unterschiedlichen Pflege- und Lebenssituationen sowie Lebensphasen und die Selbstständigkeit und Selbstbestimmung der Menschen zu berücksichtigen (Ausbildungsziel)".

„Die Ausbildung [...] soll insbesondere dazu befähigen:
- die folgenden Aufgaben eigenständig auszuführen:
  – Erhebung und Feststellung des Pflegebedarfs, Planung und Organisation, Durchführung und Dokumentation der Pflege,
  – Evaluation der Pflege, Sicherung und Entwicklung der Qualität der Pflege [...]" (Gesetz über die Berufe in der Krankenpflege, Krankenpflegegesetz – KrPflG, BGBl. I 2003, Nr. 36).

Auch in der Ausbildungs- und Prüfungsverordnung für die Berufe in der Krankenpflege (KrPflAPrV) vom 10. November 2003 (BGBl I 2003, Nr. 55) ist die Orientierung der Pflege am Pflegeprozess zugrunde gelegt: „Der theoretische und praktische Unterricht umfasst folgende Themenbereiche:
- Pflegesituationen bei Menschen aller Altergruppen erkennen, erfassen und bewerten. Die Auszubildenden sind zu befähigen,
  – auf der Grundlage pflegewissenschaftlicher Erkenntnisse und pflegerelevanter Kenntnisse der Bezugswissenschaften wie Naturwissenschaften, Anatomie, Physiologie, Gerontologie, allgemeine und spezielle Krankheitslehre, Arzneimittellehre, Hygiene und medizinische Mikrobiologie, Ernährungslehre, Sozialmedizin sowie der Geistes- und Sozialwissenschaften, Pflegesituationen wahrzunehmen und zu

reflektieren sowie Veränderungen der Pflegesituationen zu erkennen und adäquat zu reagieren,
- unter Berücksichtigung der Entstehungsursachen aus Krankheit, Unfall, Behinderung oder im Zusammenhang mit Lebens- und Entwicklungsphasen den daraus resultierenden Pflegebedarf, den Bedarf an Gesundheitsvorsorge und Beratung festzustellen,
- den Pflegebedarf unter Berücksichtigung sachlicher, personenbezogener und situativer Erfordernisse zu ermitteln und zu begründen,
- ihr Pflegehandeln nach dem Pflegeprozess zu gestalten.
• Pflegemaßnahmen auswählen, durchführen und auswerten. Die Auszubildenden sind zu befähigen,
- pflegerische Interventionen in ihrer Zielsetzung, Art und Dauer am Pflegebedarf auszurichten,
- die unmittelbare vitale Gefährdung, den akuten oder chronischen Zustand bei einzelnen oder mehreren Erkrankungen, bei Behinderungen, Schädigungen sowie physischen und psychischen Einschränkungen und in der Endphase des Lebens bei pflegerischen Interventionen entsprechend zu berücksichtigen,
- die Pflegemaßnahmen im Rahmen der pflegerischen Beziehung mit einer entsprechenden Interaktion und Kommunikation alters- und entwicklungsgerecht durchzuführen,
- bei der Planung, Auswahl und Durchführung der pflegerischen Maßnahmen den jeweiligen Hintergrund des stationären, teilstationären, ambulanten oder weiteren Versorgungsbereichs mit einzubeziehen,
- den Erfolg pflegerischer Interventionen zu evaluieren und zielgerichtetes Handeln kontinuierlich an den sich verändernden Pflegebedarf anzupassen.

▎ **Gesetz über die Berufe in der Altenpflege (Altenpflegegesetz AltPflG)**

Im Gesetz über die Berufe in der Altenpflege, welches am 1. August 2003 in Kraft getreten ist, heißt es in § 3 „Die Ausbildung in der Altenpflege soll die Kenntnisse, Fähigkeiten und Fertigkeiten vermitteln, die zur selbstständigen und eigenverantwortlichen Pflege einschließlich der Beratung, Begleitung und Betreuung alter Menschen erforderlich sind. Dies umfasst „die sach- und fachkundige, den allgemein anerkannten pflegewissenschaftlichen, insbesondere den medizinisch-pflegerischen Erkenntnissen entsprechende, umfassende und geplante Pflege, […] sowie die Mitwirkung an qualitätssichernden Maßnahmen in der Pflege, der Betreuung und der Behandlung." (Gesetz über die Berufe der Altenpflege, AltPflG BGBl. I 2003, Nr. 44).

Auch das Heimgesetz vom 05. November 2001 sieht unter § 11 (Anforderungen an den Betrieb eines Heimes) vor, dass ein Heim nur betrieben werden darf, wenn der Träger und die Leitung sicherstellen, dass für die Bewohner eine Pflegeplanung erstellt und deren Ausführung dokumentiert wird (Heimgesetz, BGBl. 2001, Nr. 57).

▎ **Sozialgesetzbuch V (SGB V) – Gesetzliche Krankenversicherung**

Eine zweite gesetzliche Vorgabe beinhaltet das Sozialgesetzbuch V, das vom 20. Dezember 1988 stammt und in § 135 a auf die „Verpflichtung zur Qualitätssicherung" eingeht:

„Die Leistungserbringer sind zur Sicherung und Weiterentwicklung der Qualität der von ihnen erbrachten Leistungen verpflichtet. Die Leistungen müssen dem jeweiligen Stand der wissenschaftlichen Erkenntnisse entsprechen und in der fachlich gebotenen Qualität erbracht werden".

Demnach sind alle Krankenhäuser, Vorsorge- und Rehabilitationseinrichtungen verpflichtet, Maßnahmen der Qualitätssicherung durchzuführen.

Definition: Qualitätssicherung beinhaltet das Beschreiben von Zielen, die in der Pflege verwirklicht werden sollen, das Messen der tatsächlich vorhandenen Pflegequalität und letztlich das Erarbeiten und Festlegen von Maßnahmen, um die Pflegepraxis zu verbessern. Die Qualitätssicherung fordert strukturierte Prozesse, welche die Qualität pflegerischer Arbeit messen sowie Schwachstellen aufzeigen und beheben können.

Zu den Systemen, in deren Rahmen qualitativ hochwertige Pflege geplant, durchgeführt und bewertet werden können, gehört unter anderem der Pflegeprozess. Durch ihn findet eine lückenlose problem- und bedürfnisorientierte Dokumentation und damit ein Nachweis der erbrachten Pflegeleistung statt. Es entsteht ein übersichtlicher Verlauf, der auch die Möglichkeit der Selbstkontrolle bietet. Die gesetzlich geforderten „vergleichenden Prüfungen" werden durchführbar.

▎ **Sozialgesetzbuch XI (SGB XI) – Soziale Pflegeversicherung**

Eine dritte gesetzliche Grundlage zum Arbeiten mit dem Pflegeprozess ist das Pflege-Versicherungsgesetz nach Sozialgesetzbuch XI vom 26. Mai 1994.

Mit Einführung der Pflegeversicherung werden die Institutionen in §113 „Maßstäbe und Grundsätze zur Sicherung und Weiterentwicklung der Pflegequalität" zur Qualitätssicherung verpflichtet:

„(1) Der Spitzenverband Bund der Pflegekassen, die Bundesarbeitsgemeinschaft der überörtlichen Träger der Sozialhilfe, die kommunalen Spitzenverbände auf Bundesebene und die Vereinigungen der Träger der Pflegeeinrichtungen auf Bundesebene vereinbaren unter Beteiligung des medizinischen Dienstes des Spitzenverbandes Bund der Krankenkassen sowie unabhängiger Sachverständiger Grundsätze, des Verbandes der privaten Krankenversicherung e.V., der Verbände der Pflegeberufe auf Bundesebene, der maßgeblichen Organisationen für die Wahrnehmung der Interessen und der Selbsthilfe der pflegebedürftigen und behinderten Menschen nach Maßgabe von §118 und Maßstäbe für die Qualität, Qualitätssicherung und Qualitätsdarstellung in der ambulanten und stationären Pflege sowie für die Entwicklung eines einrichtungsinternen Qualitätsmanagements, das auf eine stetige Sicherung und Weiterentwicklung der Pflegequalität ausgerichtet ist."

Aus den gesetzlichen Vorgaben des SGB V und SGB XI lässt sich die Verpflichtung zur Durchführung der Pflege nach dem Pflegeprozess nur indirekt ableiten. Sie verpflichten die Institutionen über die Qualitätssicherung in erster Linie zur schriftlichen Dokumentation, d.h. zum Nachweis der erbrachten Pflegeleistung.

Dennoch ist eine sinnvolle Dokumentation der Pflege nur dann möglich, wenn hieraus auch die Begründung für die Notwendigkeit erbrachter Pflegeleistungen hervorgeht.

Die Verpflichtung zur Durchführung der Pflege nach dem Pflegeprozess ergibt sich aus §3 des Krankenpflegegesetzes und §3 des Altenpflegegesetzes (beide von 2003). Auch die Verpflichtung der Institutionen des Gesundheitswesens zum Ergreifen von Maßnahmen zur Qualitätssicherung im SGB V und SGB XI erfordert indirekt den Einsatz des Pflegeprozesses bei der Pflege von Menschen.

6.2 Ansätze zur Problemlösung

Wie in anderen Disziplinen kommen auch in der Pflege unterschiedliche problemlösende Ansätze zur Anwendung. Unterschieden werden hierbei nicht-rationale und rationale Problemlösungsansätze.

Bei den nicht-rationalen Ansätzen werden Lösungen für Probleme nach Gefühl und Intuition gefunden. Eine zweite Person kann die Problemlösung nicht oder nur schwer nachvollziehen. Bei den rationalen Ansätzen werden Problemlösungen unter Bezug auf Kenntnisse und Wissen nach vernünftigen und verstandesbetonten Überlegungen gesucht. Die betreffende Person kann ihre Vorgehensweise genau beschreiben und begründen. Für eine zweite Person wird der Lösungsweg transparent und nachvollziehbar.

Eine problemlösende Methode ist eine Handlungsabfolge, mit deren Hilfe ein bestehendes Problem erkannt, bewertet und einer Lösung zugeführt werden soll.

6.2.1 Nicht-rationale Ansätze zur Problemlösung

Zu den nicht-rationalen Problemlösungsansätzen gehören das Handeln aus Tradition, Intuition und unter Berufung auf eine Autorität sowie die Methode „Versuch und Irrtum" (s.a. Kap. 5).

▎ **Tradition**

Wird nach einer Begründung für die traditionelle Vorgehensweise gefragt, ist die Antwort oft: „Das war schon immer so und es ist gut so." Die traditionelle Problemlösung basiert auf gewachsenen Werten und Normen. Auch im Pflegeberuf werden von einer Generation von Pflegenden zur nächsten Traditionen weitergegeben. Dabei kann das Resultat sowohl positiv als auch negativ ausfallen. Die Tradition ist als Orientierungshilfe sehr von Nutzen, da nicht jede Person jedes Problem selbst durchlebt und erfahren haben muss.

Definition: Tradition *ist die Übernahme beziehungsweise die Weitergabe von Brauchtum, Sitten, Lebenserfahrungen und Wissen von einer auf die nächste Generation.*

Beispiel: Das Durchführen bestimmter Handlungen aus Tradition kommt auch heute noch oft vor. So werden in vielen Kliniken z. B. jeden Morgen, nach Beginn des Frühdienstes sämtliche Betten der Station gemacht. Dies geschieht unabhängig davon, ob einige Patienten das Bedürfnis haben, morgens länger als 6:30 Uhr zu schlafen, oder ob sie vielleicht so selbstständig sind, dass sie ihr Bett selbst machen können, oder es eventuell gar nicht nötig ist, das Bett zu machen.

Hier kann auch vom sogenannten ritualisierten Handeln gesprochen werden. Dies sollte jedoch hinterfragt und eventuell sinnvoll verändert werden.

Beispiel: Als Abschlussarbeit der Weiterbildung Pflege an der DBfK-Bildungsstätte in Gauting untersuchten Seitz und Schäfer (1999) den Nutzen des Stecklakens, das auch Durchzug beziehungsweise Querlaken genannt wird. Sie bestätigten ihre aufgestellte Hypothese, dass das Stecklaken ein „Relikt aus frühen Tagen der Krankenpflege" sei, „zu dem es heute gute Alternativen gibt". Sie setzten einen Kriterienkatalog ein, nach welchem nur einzelne Betten mit einem Stecklaken bestückt wurden. Erhöht pflegebedürftige Patienten wurden mit einer waschbaren Inkontinenzhilfe versorgt und nur bei mehrmals am Tage auftretender starker Verschmutzung des Bettes wurde ein Stecklaken verwendet. Das Ergebnis waren enorme Einsparungen im Wäscheverbrauch und im Personalaufwand. Zudem konnten Forscher durch eine Messung die Ergebnisse der Studie von Neander und Flohr (1995) unterstützen, in der herausgefunden wurde, dass sich der Auflagedruck mit jeder hinzukommenden Lage zwischen liegender Person und Matratze erhöht und damit das Dekubitusrisiko steigt.

Pflegepersonen, die Traditionen oder ritualisierte Handlungen brechen oder verändern wollen, stoßen oft auf Widerstand von Kollegen. Mithilfe der Pflegeforschung können Vorschläge zur Veränderung evidenzbasiert begründet werden, wodurch eine professionelle Haltung aus pflegerischer Perspektive gefördert wird.

▌ **Intuition**
Ein weiterer nicht rationaler Problemlösungsansatz ist das Vorgehen nach Intuition.

Definition: Unter **Intuition** wird das sofortige, unmittelbare Erfassen und Reagieren auf eine Situation verstanden, ohne dass dieses Verhalten durch Erklärungen oder Beweise begründet wird.

Bei der Intuition wird die Lösung eines Problems ohne rationale Begründung, im Sinne einer Ahnung, gefunden. Auch die Intuition kann sowohl zum richtigen als auch zum falschen Resultat führen. Im Rahmen einer professionellen Pflege muss eine Pflegeperson nach jedem Einsatz von Intuition ihr Handeln durch fach- und sachgerechte Aussagen und Argumente begründen können. Sie muss ihr intuitives Handeln reflektieren. Dadurch können Ahnungen überprüft und gegebenenfalls das pflegerische Handeln angepasst beziehungsweise verbessert werden.

Merke: In diesem Sinne kann von einer pflegekundigen Intuition gesprochen werden. Die Pflegeexpertin kann auf Grund ihres fundierten Wissensstandes, ihrer komplexen Fähigkeiten und ihrer langjährigen Erfahrungen im Beruf intuitiv schneller reagieren als eine Berufsanfängerin, was die amerikanische Pflegewissenschaftlerin Patricia Benner in einer Studie 1984 bestätigte (s. a. Kap. 4).

Sie kann einen Transfer von bekannten Situationen auf neue Gegebenheiten leisten und pflegerische Komplikationen eher vorhersehen und ihnen prophylaktisch entgegenwirken. Intuition kann den Vorgang der Problemlösung unterstützen, als alleiniges Mittel zur Problemlösung ist sie jedoch aus professioneller Sicht nicht ausreichend bzw. kritisch zu sehen.

▌ **Handeln nach einer Autorität**
Auch das Handeln nach einer Autorität gehört zu den nicht rationalen Problemlösungsansätzen.

Handeln unter Berufung auf eine Autorität setzt voraus, dass die Macht oder Überlegenheit einzelner Personen, Gruppen oder einer Institution von einer oder mehreren Personen anerkannt ist und nach ihren Vorgaben gehandelt wird.

Werden Pflegemaßnahmen nach der Vorgabe einer Autorität ohne eigene Reflexion durchgeführt, können sie zum richtigen oder auch zum falschen Resultat führen. Wichtig ist, dass auch Autoritäten falsche, ineffektive Vorgehensweisen vorschlagen können, weshalb auch Meinungen bzw. Vorschläge solcher Personen immer kritisch reflektiert werden müssen.

Versuch und Irrtum

Das Verfahren nach Versuch und Irrtum, welches auch als „Trial-and-Error-Methode" bezeichnet wird, gehört ebenfalls zu den nicht-rationalen Problemlösungsansätzen. Ein Versuch ist eigentlich ein anderes Wort für ein Experiment. Ein Irrtum ist das fälschliche „Für-Wahr-Halten" eines Sachverhalts.

Definition: *Die Person, welche die Versuch-und-Irrtum-Methode anwendet, denkt sich einen in ihren Augen richtigen Lösungsweg für ein Problem aus, kennt jedoch nicht die Wirkung ihres Handelns.*

Auch beim Anwenden der Versuch-und-Irrtum-Methode kann das Resultat sowohl positiv als auch negativ ausfallen. Warum das Ergebnis jedoch so ausfällt, kann nicht nachvollzogen werden. Die Basis dieses Vorgehens bilden das Glück und der Zufall.

Beispiel: *Nach dem Prinzip „Versuch und Irrtum" wurden jahrelang zur Dekubitusbehandlung die betroffenen Körperstellen geeist und anschließend geföhnt. Dadurch sollte die Durchblutung und somit der Heilungsprozess der Haut beschleunigt werden. Neander konnte 1997 durch systematische wissenschaftliche Untersuchungen feststellen, dass die Annahme, einen Dekubitus durch Eisen und Föhnen zu therapieren, eine Fehlannahme ist. Es wurden häufig Erfrierungen und Verbrennungen der entsprechenden Körperpartien festgestellt. Zudem konnte nachgewiesen werden, dass bei dieser Vorgehensweise vermehrt Infektionen auftraten, da durch das Föhnen Krankheitserreger verwirbelt und vermehrt in die Wunde aufgenommen wurden.*

Das Vorgehen nach dem Prinzip „Versuch und Irrtum" wird in der Pflege auf Grund der wachsenden Erkenntnisse aus der Pflegewissenschaft nicht mehr angewandt.

Nicht rationale Problemlösungsansätze sind weder zielgerichtet noch systematisch und für andere Personen nicht immer nachvollziehbar. Sie sollten daher nie isoliert angewendet werden, da eventuell die Situation einer zu betreuenden Person nicht oder nur zum Teil korrekt erkannt wird und sie dadurch gefährdet wird.

Zusammenfassung:
Nicht rationale Ansätze zur Problemlösung
- Handeln aus Tradition,
- Handeln nach Intuition,
- Handeln nach einer Autorität,
- Handeln nach Versuch und Irrtum

sind nicht begründbar, nicht transparent, nicht nachvollziehbar.

6.2.2 Rationale Ansätze zur Problemlösung

Rationale Problemlösungsansätze sind im Gegensatz zu den nicht-rationalen Ansätzen zielgerichtet und folgen einer bestimmten Systematik. Sie sind gekennzeichnet durch eine Abfolge von einzelnen Schritten, die das Ergebnis, die Problemlösung, nachvollziehbar und begründbar machen.

Außerdem besteht:
- eine Verbindung oder Beziehung zwischen der gewählten Lösung und dem vorhandenen Problem,
- eine große Zahl von Angaben und Daten zum Klären des Problems,
- eine Beurteilung der eventuellen Folgen und Auswirkungen des Tuns,
- eine Reihe von weiteren Handlungsmöglichkeiten.

Zu den rationalen Problemlösungsansätzen gehören die wissenschaftliche und die allgemein problemlösende Methode (**Abb. 6.1**).

Wissenschaftliche Methode

Die wissenschaftliche Methode wird im Rahmen von Forschungsstudien eingesetzt. Sie wird auch als Forschungsprozess bezeichnet.

Die Schritte des Forschungsprozesses umfassen:
1. Identifikation des Forschungsproblems,
2. Überprüfung der Literatur,
3. Auswahl eines theoretischen Rahmens,
4. Aufstellung einer Hypothese,
5. Erstellen eines Forschungsdesigns,
6. Auswahl einer geeigneten Forschungsmethode,
7. Sammlung und Analyse der Daten,
8. Interpretation der erhobenen Daten,
9. Formulierung und Verbreitung der Ergebnisse (s. a. Kap. 5).

6.2 Ansätze zur Problemlösung

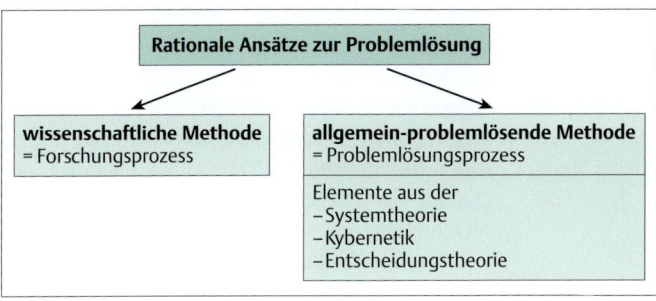

Abb. 6.1 Rationale Ansätze zur Problemlösung

Mit der expandierenden Pflegewissenschaft nimmt auch der Anteil an wissenschaftlichen Untersuchungen in der Pflege zu.

Derzeit besteht eine Reihe von Fragen zu Problemen, in denen Pflegepersonen lediglich nach ihren Erfahrungen handeln, sich jedoch noch nicht immer auf wissenschaftliche Ergebnisse berufen können. Der Bereich der Pflegeforschung nimmt auf Grund der vielen Anregungen aus der Praxis jedoch an Bedeutung zu (s. a. Kap. 5).

 Merke: *Die wissenschaftliche Methode geht systematisch und zielgerichtet vor. Dabei werden die Schritte des Forschungsprozesses eingehalten.*

Allgemein problemlösende Methode

Die allgemein problemlösende Methode wird auch als Problemlösungsprozess bezeichnet. Diese Technik findet bereits in vielen Fachbereichen Anwendung. Soziologen, Pädagogen, Physiotherapeuten, Psychologen, Ärzte, Naturwissenschaftler und viele andere Berufsgruppen arbeiten danach. Die Methode des Problemlösungsprozesses enthält Elemente der Systemtheorie, der Kybernetik und der Entscheidungstheorie.

Systemtheorie

Definition: *Die* **Systemtheorie** *ist eine interdisziplinäre Wissenschaft, deren Gegenstand die formale Beschreibung und Erklärung der strukturellen und funktionalen Eigenschaften von natürlichen, sozialen oder technischen Systemen ist.*

Durch sie sollen nicht nur die statischen, feststehenden, sondern auch die sich verändernden, dynamischen Aspekte eines Systems dargestellt werden. Ein System besteht aus mehreren Einzelteilen, auch Subsysteme genannt, diese stehen strukturell oder funktional in einer Wechselbeziehung. Die Änderung eines Subsystems führt zur Veränderung der restlichen Subsysteme im gesamten System. Das Bezeichnende dieser Theorie sind folgende Schritte: Informationen werden aus der Umgebung aufgenommen, der sogenannte „Input". Im System wird mit diesen Informationen gearbeitet, das sogenannte „Throughput". Nach dem Durchlauf des Prozesses werden die Informationen wieder an die Umgebung abgegeben, was als „Output" bezeichnet wird. Durch eine Rückkoppelung, oder „Feedback" wird das erreichte Ergebnis mit dem zuvor gesteckten Ziel verglichen und gegebenenfalls zur Korrektur wieder ins System eingebracht. So gleicht sich das neu eingegebene Input immer mehr an das eigentlich beabsichtigte Ziel an. Es entsteht ein dynamischer Prozess, bei dem sich das System kontinuierlich an die Einflussfaktoren der Umgebung angleichen kann.

Ein Beispiel für ein System aus der Pflege ist das Krankenhaus, das aus einzelnen Subsystemen, den speziellen Fachgebieten und Abteilungen, besteht. Veränderungen in einem dieser Subsysteme, z. B. in Bezug auf die personelle Besetzung, haben Auswirkungen auf alle anderen Subsysteme sowie auf das System „Krankenhaus" als solchem.

Auch das Organsystem des Menschen ist ein System, welches aus den einzelnen Organen Leber, Herz, Lunge etc. als untergeordneten Subsystemen besteht.

Kybernetik

Die zweite Theorie, auf der der Problemlösungsprozess beruht, ist die Kybernetik. Der Begriff Kybernetik stammt von dem griechischen Wort „kyberntike" und wird mit „Steuermannskunst" übersetzt.

Die Kybernetik arbeitet genau wie die Systemtheorie interdisziplinär und fächerübergreifend.

Ihr Inhalt ist die Zielanalyse und Zielerreichung. Dabei wird ein Regelkreissystem angewendet, bei dem ein sogenannter „Ist-Wert" nicht mit dem „Soll-Wert" identisch ist und mittels gezielter Steuerung so lange beeinflusst wird, bis er dem „Soll-Wert" entspricht.

Entscheidungstheorie

Die dritte Theorie, die in den Problemlösungsprozess einfließt, ist die Entscheidungstheorie.

Definition: *Die* **Entscheidungstheorie** *ist die interdisziplinäre Lehre von Entscheidungsinhalten, Entscheidungsprozessen und Entscheidungsverhalten des Einzelnen und von Gruppen. Unter mehreren Möglichkeiten soll der optimale Weg zur Zielerreichung ausgewählt werden.*

Der Entscheidungsprozess besteht aus der:
1. Informationsphase,
2. Problemphase,
3. Alternativphase,
4. Entscheidungsphase und
5. Beurteilungsphase.

Nach Durchlaufen der aufeinanderfolgenden Phasen wird der neue Stand der Dinge mit der Ausgangslage verglichen. Es werden verschiedene Lösungsmöglichkeiten durchprobiert, bis das Ergebnis zufriedenstellend ist. Treten mehrere gleiche Probleme auf, kann der bereits erfolgreich durchlaufene Lösungsweg auf die jeweils anderen Probleme übertragen werden.

In der deutschen Pflege wird die allgemein problemlösende Methode in Form des Pflegeprozesses seit Ende der 70er Jahre diskutiert und angewandt.

Merke: *Die allgemein problemlösende Methode wird in der Pflege in Form des Pflegeprozesses eingesetzt und angewandt.*

Im Pflegeprozess finden sich dementsprechend Elemente der drei vorgestellten Theorien wieder.

Im Sinne der Systemtheorie beschreibt der Pflegeprozess die formalen Gegebenheiten in der Pflege. Diese entsprechen der äußeren Form der Pflege, den Vorschriften, welche die einzelne Pflegeperson einhalten muss. Dazu gehört die im § 4 des Krankenpflegegesetzes geforderte „umfassende und geplante Pflege". Die Pflegeperson erhält in der **Informationssammlung** das für ihren Beruf notwendige Input durch den hilfsbedürftigen Menschen und seine Bezugspersonen. Gemeinsam können sie Probleme und vorhandene Ressourcen erkennen. Das Durchlaufen des Systems, das Throughput, entspricht der Planung der Pflege mit Zielsetzung und Maßnahmenformulierung sowie der durchgeführten Pflege an sich. Das Output entspricht dem Ergebnis der Pflege, welches durch die durchgeführten Pflegemaßnahmen erreicht wurde.

Im Sinne der Kybernetik ist der Pflegeprozess ein Regelkreissystem. Das erzielte Ergebnis wird analysiert und erneut in den dynamischen Prozess gebracht. Diese Feedbackfunktion wird so lange durchgeführt, bis das geplante Pflegeziel erreicht ist.

Im Sinne der Entscheidungstheorie geht es um die Lösung von Pflegeproblemen. Indem die Phasen der Entscheidungstheorie eingehalten werden, ist eine Optimierung des Handelns gewährleistet. Dabei entspricht die Informationsphase in der Entscheidungstheorie dem ersten Schritt des Pflegeprozesses nach Fiechter und Meier (s. a. 6.3.3), der Informationssammlung, und die Problemphase dem zweiten Schritt, dem Erkennen von Problemen und Ressourcen des Patienten.

Die Alternativphase in der Entscheidungstheorie tritt im Pflegeprozess erst auf, wenn die geplanten Pflegemaßnahmen nicht zum erwünschten Ziel geführt haben. Die Entscheidungsphase entspricht dem dritten, vierten und fünften Schritt des Pflegeprozesses mit Festlegung der Pflegeziele, Planung der Pflegemaßnahmen und Durchführung derselben. Die Beurteilungsphase entspricht dem sechsten und letzten Schritt des Pflegeprozesses, der Beurteilung der Wirkung der Pflege auf den pflegebedürftigen Menschen.

6.3 Modelle des Pflegeprozesses

Es finden sich in der Literatur mehrere Modelle des Pflegeprozesses, die sich hauptsächlich in der Anzahl der aufeinanderfolgenden Phasen beziehungsweise der Gliederung der Schritte unterscheiden. Im Folgenden werden drei Pflegeprozessmodelle vorgestellt:
1. „Vier-Phasen-Modell" von Yura und Walsh,
2. „Fünf-Phasen-Modell" nach Brobst,
3. „Sechs-Phasen-Modell" von Fiechter und Meier.

6.3 Modelle des Pflegeprozesses

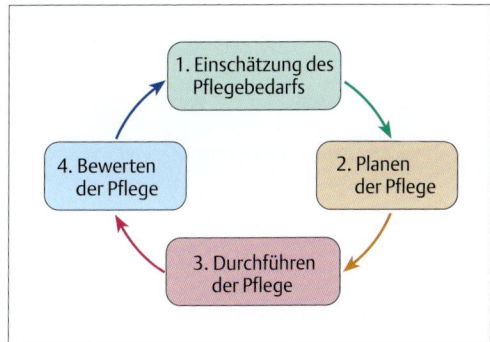

Abb. 6.2 Vier-Phasen-Modell des Pflegeprozesses nach Yura und Walsh

6.3.1 Vier-Phasen-Modell

Die beiden amerikanischen Pflegewissenschaftlerinnen Yura und Walsh unterscheiden in ihrem Modell vier Phasen des Pflegeprozesses (vgl. **Abb. 6.2**). Diese sind:

1. Einschätzen des Pflegebedarfs/Pflegeanamnese (engl.: Assessing),
2. Planen der Pflege (engl.: Planning),
3. Durchführen der Pflege (engl.: Implementing),
4. Evaluieren/Bewerten der Pflege (engl.: Evaluating).

Dabei gehen Yura und Walsh davon aus, dass die einzelnen Phasen in ihrer Bezeichnung, ihrer Dauer, ihrem Ausmaß und ihrer Abfolge modifiziert werden können. Die im Pflegeprozess Tätigen sollen sich darüber hinaus die Faktoren bewusst machen, die ihr Handeln beeinflussen. Zu diesen Einflussfaktoren rechnen Yura und Walsh:

- Rollenzuschreibung und Rollenerwartungen der an der Pflege Beteiligten,
- Qualifikation bzw. Bildungsstand der Interaktionspartner,
- Ort der Interaktion,
- Wertvorstellungen,
- vorherrschende Traditionen und Rituale,
- historische Entwicklung des Gesundheitswesens,
- Trends in der Gesundheitsversorgung und -politik,
- ökonomische Faktoren und
- Infrastruktur und Verfügbarkeit der Gesundheitsdienste.

6.3.2 Fünf-Phasen-Modell

Die amerikanische Pflegedozentin Ruth Brobst und ihre Mitarbeiterinnen beschreiben in ihrem Buch „Der Pflegeprozess in der Praxis" (2007) den Pflegeprozess anhand von fünf Phasen (**Abb. 6.3**).

Diese fünf Phasen lauten:
1. Einschätzung (engl.: assessing),
2. Diagnose (engl.: diagnosis),
3. Planung (engl.: planning),
4. Umsetzung (engl.: implementing) und,
5. Auswertung (engl.: evaluating).

Das „Vier-Phasen-Modell" von Yura und Walsh wird von Brobst und ihren Mitarbeiterinnen um die Phase der Diagnose erweitert. Dies entspricht der klinischen Praxis in den USA, in der die Pflegediagnosen enorm an Bedeutung gewonnen haben.

In der Einschätzungsphase liegt der Schwerpunkt pflegerischen Handelns auf der Beobachtung des pflegebedürftigen Menschen, der Aufnahme der Krankengeschichte und der körperlichen Untersuchung. In der Diagnosephase werden die Aufnahmeinformationen analysiert. Es wird eine Tabelle erstellt, in der aktuelle und potenzielle Gesundheitsprobleme des pflegebedürftigen Menschen unterschieden werden.

Die einzelnen Gesundheitsprobleme werden jeweils einer Pflegediagnose zugeordnet (s. a. Kap. 7). In der Planungsphase werden gemeinsam mit dem pflegebedürftigen Menschen die Pflegediagnosen nach ihrer Wichtigkeit geordnet. Es werden Ziele und Erwartungen des pflegebedürftigen Menschen formuliert und die geeigneten Pflegemaßnahmen ausgewählt. Dabei wird ein Zeitraum festgelegt, in welchem die erwarteten Ziele erreicht werden sollen, d. h. es wird ein Pflegeplan gemeinsam mit dem pflegebedürftigen Menschen und dessen Angehörigen erarbeitet.

In der Umsetzungsphase werden die geplanten Pflegemaßnahmen durchgeführt. Dabei können die Pflegemaßnahmen an andere Personen, wie zum Beispiel Berufskollegen oder Angehörige, delegiert bzw. übertragen werden.

Um einen Nachweis für die erbrachte Pflege zu erhalten, werden die einzelnen Maßnahmen in einem Maßnahmenkatalog oder einem Verlaufsbericht von den durchführenden Pflegepersonen dokumentiert.

In der Auswertungsphase werden die festgestellten Ergebnisse mit den zuvor festgelegten Pflegezielen verglichen und der Pflegeplan wird ggf. angepasst.

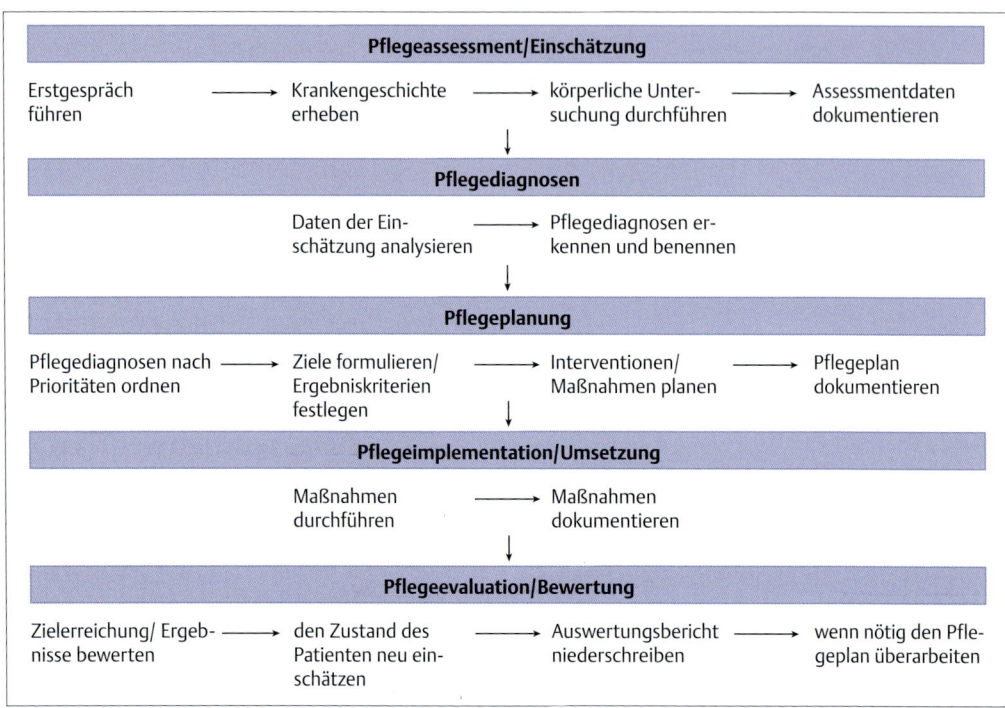

Abb. 6.3 Fünf-Phasen-Modell des Pflegeprozesses (Brobst et al. 2007)

6.3.3 Sechs-Phasen-Modell

Die schweizerischen Pflegelehrerinnen Verena Fiechter und Martha Meier beschreiben ein „Sechs-Phasen-Modell" des Pflegeprozesses (**Abb. 6.4**). Sie bezeichnen die systematische, patientenorientierte Pflegeplanung als Krankenpflegeprozess.

Die einzelnen Phasen sind:
1. Informationssammlung,
2. Erkennen von Pflegeproblemen und Ressourcen des pflegebedürftigen Menschen,
3. Festlegung der Pflegeziele,
4. Planung der Pflegemaßnahmen,
5. Durchführung der Pflege und
6. Beurteilung der Wirkung der Pflege auf den pflegebedürftigen Menschen.

Im Vergleich zu dem „Vier-Phasen-Modell" von Yura und Walsh wird die erste Phase, das Einschätzen des Pflegebedarfs, unterteilt in Informationssammlung und das Erkennen von Pflegeproblemen und Ressourcen des pflegebedürftigen Menschen. Die zweite Phase, das Planen der Pflege, wird bei Fiechter und Meier in die Festlegung der Pflegeziele und die Planung der Pflegemaßnahmen untergliedert.

Fiechter und Meier veranschaulichen die Schritte des Pflegeprozesses mit einem Problem aus dem Alltag, da auch diese systematisch und strukturiert angegangen werden.

Besteht ein Problem, fragt sich die betroffene Person, was sie an der momentanen Situation stört, wie sie in diese ungünstige Lage gekommen ist, welche Gründe es dafür gibt und was an dem Zustand positiv beziehungsweise negativ ist. Sie versucht, das Problem zu erkennen, und macht sich Gedanken darüber, welche Situation sie als besser empfinden würde. Es werden Möglichkeiten zur Lösung des Problems gesammelt und eine geeignete Möglichkeit angewendet. Im Anschluss hieran wird das Ergebnis mit der ursprünglich geforderten Situation verglichen. Entspricht das Resultat dem gesetzten Ziel, gibt es keinen erneuten Handlungsbedarf. Werden jedoch Abweichungen zwischen gestecktem Ziel und dem momentanen Ergebnis festgestellt, muss der Prozess erneut durchlaufen werden.

Ein Beispiel aus dem Alltagsleben soll das Vorgehen nach den sechs Phasen des Pflegeprozess-Modells von Fiechter und Meier verdeutlichen.

6.3 Modelle des Pflegeprozesses

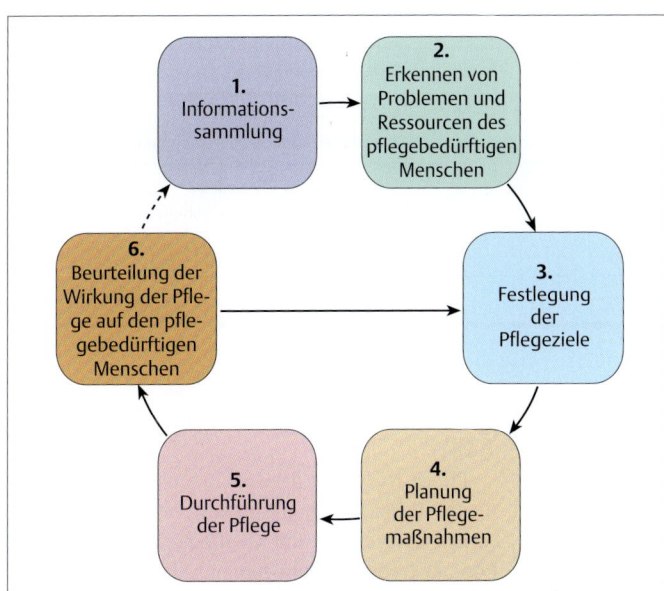

Abb. 6.4 Sechs-Phasen-Modell des Pflegeprozesses nach Fiechter und Meier (1998)

Beispiel:

1. **Informationssammlung = (Erfassen der Ist-Situation)**
   Eine Person betritt das Wohnzimmer, um ein Buch zu lesen. Der Raum ist dunkel, das Licht im Raum kann nicht angeschaltet werden, es funktioniert nicht.
2. **Problemformulierung und Erkennen von Ressourcen = (Definition des Problems)**
   Das Lesen im Zimmer ist unmöglich, da das Licht nicht anzuschalten ist. Die Glühbirne ist defekt. Es ist eine Glühbirne als Reserve im Haus (Erkennen der Ressourcen).
3. **Zielfestlegung = (Formulierung des Soll-Zustandes)**
   Der Raum ist beleuchtet. Das Lesen im Raum ist wieder möglich.
4. **Maßnahmenplanung = (Suche nach Entscheidungs- und Lösungsmöglichkeiten)**
   Die Glühbirne mit der entsprechenden Wattzahl auswählen. Kann ich die Birne selbstständig austauschen oder brauche ich eine Hilfsperson? Werden Hilfsmittel, z. B. eine Leiter, benötigt?
5. **Durchführung der geplanten Maßnahmen**
   Das Warten auf eine Hilfsperson ist nicht notwendig. Die Glühlampe wird unter Zuhilfenahme einer Leiter ausgetauscht.
6. **Maßnahmenbeurteilung = (Vergleich zwischen Soll- und Ist-Zustand)**
   Die Birne sitzt korrekt in der Fassung, das Licht brennt, das Lesen im Raum ist wieder möglich. Das Ziel bzw. der Soll-Zustand ist erreicht. Der Problemlösungsprozess ist erfolgreich abgeschlossen.

In **Tab. 6.1** werden die einzelnen Schritte der Vier-, Fünf- und Sechs-Phasen-Pflegeprozess-Modelle zur Veranschaulichung gegenübergestellt.

Alle vorgestellten Modelle gehen übereinstimmend davon aus, dass es sich bei dem Pflegeprozess um einen dynamischen, zyklischen Vorgang handelt. Die einzelnen Schritte bzw. Phasen bauen jeweils aufeinander auf. Die pflegerische Versorgung passt sich beim Arbeiten nach dem Pflegeprozess kontinuierlich den Bedürfnissen des zu pflegenden Menschen und seiner Umwelt an, bis dieser die Pflege nicht mehr benötigt.

Alle drei Modelle enthalten folgende fünf Hauptkomponenten:
1. Erfassen der Situation des betroffenen Menschen,
2. Planen der Pflege,
3. Durchführung der geplanten Pflege und die
4. Auswertung der durchgeführten Pflege, sowie
5. Anpassung an den aktuellen Pflegebedarf.

6 Pflegeprozess und Pflegequalität

Tab. 6.1 Gegenüberstellung der Pflegeprozess-Modelle

Vier-Phasen-Modell	Fünf-Phasen-Modell	Sechs-Phasen-Modell
1. Einschätzen des Pflegebedarfs	1. Einschätzung 2. Diagnose	1. Informationssammlung 2. Erkennen von Pflegeproblemen und Ressourcen
2. Planen der Pflege	3. Planung	3. Festlegen der Pflegeziele 4. Planung der Pflegemaßnahmen
3. Durchführung der Pflege	4. Umsetzung	5. Durchführung der Pflege
4. Evaluieren der Pflege	5. Auswertung	6. Beurteilung der Wirkung der Pflege

Merke: *Der Pflegeprozess ist eine wissenschaftliche, systematische, zielgerichtete, kontinuierliche und dynamische Methode der Pflege zur Problemlösung. Er beginnt mit dem ersten Kontakt der Pflegeperson mit der zu betreuenden Person und endet mit dem letzten Kontakt zu diesem Menschen. Die einzelnen Schritte bzw. Phasen des Pflegeprozesses bauen logisch aufeinander auf und stehen in einer Wechselbeziehung zueinander.*

Zusammenfassung:
Modelle des Pflegeprozesses
- *unterscheiden sich weniger im Inhalt als in ihrer Gliederung,*
- *zeichnen sich durch Wechselbeziehungen zwischen den einzelnen Phasen (dynamischer Prozess) aus und*
- *werden zyklisch durchlaufen, bis kein weiterer Handlungsbedarf besteht.*

6.4 Pflegeprozess als Problemlösungs- und Beziehungsprozess

Verena Fiechter und Martha Meier beschreiben den Pflegeprozess nicht nur als Problemlösungs-, sondern auch als **Beziehungsprozess**. Für sie verfolgt der Pflegeprozess das Ziel, auf systematische Art und Weise dem Bedürfnis des Patienten nach pflegerischer Betreuung zu entsprechen.

Der Pflegeprozess besteht „aus einer Reihe von logischen, voneinander abhängigen Überlegungs-, Entscheidungs- und Handlungsschritten, die auf eine Problemlösung, also auf ein Ziel hin, ausgerichtet sind und im Sinne eines Regelkreises einen Rückkoppelungseffekt (Feedback) in Form von Beurteilung und Neuanpassung enthalten" (Fiechter und Meier 1998).

Pflege ist für sie darüber hinaus „ein zwischenmenschlicher Beziehungsprozess, bei dem zwei Personen (Pflegender und Gepflegter) zueinander in Kontakt treten, um ein gemeinsames Ziel, das Pflegeziel, zu erreichen. Schwester und Patient stehen zueinander in einer Wechselwirkung und beeinflussen ihr Verhalten gegenseitig. Beide sind in ihren Wahrnehmungen von verschiedenen Faktoren, die in der gegenwärtigen Situation liegen oder aus der persönlichen Lebensgeschichte stammen, beeinflusst" (Fiechter und Meier 1998).

Diese Definition enthält die beiden zentralen Aussagen:
- Der Pflegeprozess ist eine systematische, zielgerichtete Methode zur Problemlösung. Bei der Pflege von Menschen muss ein rationaler Problemlösungsansatz eingesetzt werden.
- Der Pflegeprozess ist ein zwischenmenschlicher Beziehungsprozess, bei dem eine Pflegeperson und ein hilfsbedürftiger Mensch in Beziehung zueinander treten. Er ist auf alle Altersgruppen von Menschen, Neugeborene, Kleinkinder, Jugendliche, Erwachsene oder alte Menschen, anwendbar. Nicht nur die betroffene hilfsbedürftige Person, sondern auch deren soziales Umfeld, wie Angehörige, Lebenspartner, Freunde, Nachbarn oder sonstige Personen, welche in die Pflege integriert sind, sollen in den Prozess mit einbezogen werden, damit auch sie sich – wenn nötig – zu bestehenden Problemen, Gewohnheiten und vorhandenen Fähigkeiten äußern können.

Als Methode zur Problemlösung (Problemlösungsprozess) beinhaltet der Pflegeprozess die Voraussetzung für wissenschaftliches, methodisches Vorgehen. Die Arbeitsweise muss organisiert und struk-

6.4 Pflegeprozess als Problemlösungs- und Beziehungsprozess

turiert sein (s. a. 6.2.2). Außerdem wird durch systematisches Pflegen eine gleichbleibende Pflegequalität gewährleistet, der Pflegebedarf der einzelnen Person wird genau dargelegt und begründet.

Der Pflegeprozess gibt somit ein System vor, das sich jede Pflegeperson zu Eigen machen sollte, um ein systematisches, organisiertes, strukturiertes, koordiniertes und kontinuierliches Pflegen zu ermöglichen.

Der Pflegeprozess verläuft darüber hinaus zielgerichtet. Menschen, die auf Grund einer Erkrankung in eine Abhängigkeit geraten sind, wird durch bewusstes pflegerisches Handeln im Rahmen des Pflegeprozesses geholfen, ihren persönlichen Bedürfnissen des alltäglichen Lebens gerecht zu werden.

Die wissenschaftliche Methode der Problemlösung dient als Hilfsmittel für die Beschreibung und Bewertung der Pflege. Mit Hilfe des Pflegeprozesses können die Aufgaben und Tätigkeiten der Pflege transparent dargestellt und der Erfolg überprüft werden. Die Pflege als Berufsgruppe kann ihren eigenen Aufgabenbereich verdeutlichen, sich gegenüber anderen Berufsgruppen im Gesundheitswesen abgrenzen und vor allem die Zusammenarbeit mit den Personen, die ihre Dienstleistung in Anspruch nehmen, verbessern.

Der Pflegeprozess gestaltet sich auch als ein dynamischer Beziehungsprozess. Durch ihn werden die intersubjektiven (zwischenmenschlichen) und intrasubjektiven (innermenschlichen) Dimensionen deutlich, die bei jedem Aufeinandertreffen von Menschen stattfinden.

Der Pflegeprozess wird nur dann optimal und somit effektiv durchlaufen, wenn auch eine erfolgreiche zwischenmenschliche Beziehung zwischen der Pflegeperson und der zu betreuenden Person besteht.

Sie muss geprägt sein von gegenseitiger Akzeptanz auch bei unterschiedlichen Werten und Normen, von Aufmerksamkeit, Engagement, von der Bereitschaft zur Unterstützung, von Zuwendung und Anteilnahme. Hierdurch entsteht eine Atmosphäre, in der Vertrauen und Wohlbefinden der hilfsbedürftigen Person wachsen kann; die Lebenskräfte, Reserven und Energien werden für den Genesungsprozess aktiviert. Diese Atmosphäre gibt Raum für eine offene Begegnung, in der der betreute Mensch Fragen stellen und seine Wünsche, Bedürfnisse und Befürchtungen mitteilen und somit aktiv in den Pflegeprozess einbezogen werden kann. Auf diese Weise können nicht nur die physischen, sondern auch die psychischen Belange eines Menschen Berücksichtigung finden und Fehleinschätzungen von Seiten der Pflegenden reduziert werden (Sieger et al. 2010).

In allen Phasen des Pflegeprozesses wird die zwischenmenschliche Beziehung zwischen Pflegeperson und zu Pflegenden – in unterschiedlicher Intensität – entwickelt. Die Aufnahme und Entwicklung einer erfolgreichen pflegerischen Beziehung ist an verschiedene Bedingungen geknüpft.

So muss die Pflegeperson sich ihrer eigenen Persönlichkeit bewusst sein. Dazu gehört auch die Fähigkeit, Faktoren zu kennen, die menschliches Verhalten beeinflussen. Pflegepersonen sind darüber hinaus gefordert, ihr eigenes Erleben und ihre Gefühle ehrlich wahrzunehmen, sie sich bewusst zu machen und kontinuierlich zu reflektieren.

Auch Meinungen, Überzeugungen und Einstellungen zu Themen wie Krankheit, Gesundheit, Alter, Tod, Geburt, Drogenkonsum, etc. müssen bewusst reflektiert werden, da sie die Haltung gegenüber einem anderen Menschen beeinflussen. Diese Reflexion ermöglicht einen beruflichen wie auch persön-

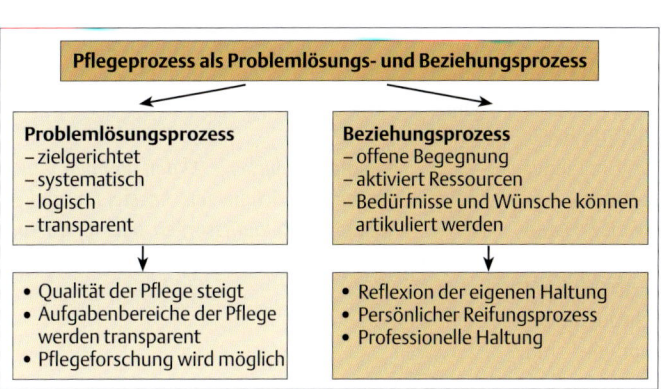

Abb. 6.5 Pflegeprozess als Problemlösungs- und Beziehungsprozess

lichen Reifungsprozess und die Entwicklung einer professionellen Haltung gegenüber pflegebedürftigen Menschen. Letztlich können Pflegepersonen nur so auf die sich immer wieder verändernden Lebenssituationen der einzelnen Menschen eingehen.

Der Pflegeprozess ist nicht nur eine systematische, logische Methode der Pflege, sondern auch ein Beziehungsprozess zwischen zu Pflegenden und professionell Pflegenden. Er lebt von der Interaktion beider Partner und dient als Strukturierungshilfe, die mit den konkreten Inhalten der jeweiligen Pflege gefüllt werden muss (**Abb. 6.5**).

6.5 Schritte des Pflegeprozesses

Im Folgenden werden die Schritte des Pflegeprozesses näher beschrieben. Dabei wird das Modell des Pflegeprozesses nach Fiechter und Meier zugrunde gelegt, da ihr Modell im deutschsprachigen Raum häufig angewandt wird.

6.5.1 Informationssammlung

Der erste Schritt im Pflegeprozess nach Fiechter und Meier ist die **Informationssammlung**.

> **Definition:** Das Wort **Information** stammt von dem lateinischen „informatio", was so viel wie „Bildung" oder „Belehrung" bedeutet. Im Bereich der Kommunikation ist die Information eine Mitteilung, Nachricht oder Auskunft.

Informationen über den pflegebedürftigen Menschen können durch die Erhebung von Daten, zum Beispiel im Rahmen von Messungen, Beobachtungen oder Befragungen gewonnen werden (s. a. Band 2, Kap. 3). Ziel und Zweck einer umfassenden Informationssammlung in der Pflege ist es, den zu pflegenden Menschen kennenzulernen und seine Gesundheits- bzw. Krankheitssituation so vollständig wie möglich zu erfassen.

Die Informationssammlung ist ein kontinuierlicher Prozess. Sie findet bei der ersten und bei jeder weiteren Interaktion mit dem zu betreuenden Menschen statt. Informationen beziehungsweise Daten können unterschiedlich klassifiziert werden. Unterschieden werden objektive, subjektive, direkte und indirekte Daten. Ebenso werden Beobachtungen der hilfsbedürftigen Menschen und Gespräche mit ihnen und ihren Angehörigen als Methoden der Datenerhebung im Rahmen der Informationssammlung unterschieden.

Die gesammelten Informationen sind die Basis für alle weiteren Schritte im Pflegeprozess. Nur wenn alle pflegerelevanten Informationen bekannt sind, können Pflegeprobleme, Ressourcen und Pflegeziele richtig erkannt und benannt, sowie die geeigneten Pflegemaßnahmen ausgewählt werden. Nur dann besteht Aussicht auf Erfolg der Pflege.

▮ Objektive und subjektive Daten

Im Rahmen der Informationssammlung wird zwischen objektiven und subjektiven Daten unterschieden.

Unter objektiven Daten werden Daten beziehungsweise Informationen verstanden, die unvoreingenommen und unparteiisch, ohne persönliche Wertung und nicht von persönlichen Gefühlen und Vorurteilen bestimmt sind. Sie sind unabhängig von einer subjektiven Sichtweise. Zu den objektiven Daten gehören alle messbaren Werte. Würde eine zweite Person bei übereinstimmenden Bedingungen die Daten bei der gleichen Person ermitteln, käme sie zu identischen Ergebnissen.

> **Beispiel:** Objektive Daten sind die Körpergröße, das Körpergewicht, die Körpertemperatur, die Blutdruckwerte, die Pulsfrequenz, die Menge der Flüssigkeitsein- und -ausfuhr, alle Laborwerte, Pupillenreaktion, etc.

Subjektive Daten hingegen sind immer auf ein Subjekt bezogen, sie sind vom Subjekt ausgehend und von diesem abhängig. Subjektive Daten sind von Gefühlen, Stimmungen und Urteilen bestimmt, also bewertet und parteiisch. So kann ein und derselbe ausgelöste Schmerzreiz (gleiche Dauer, dieselbe Intensität, gleiche Lokalisation) von mehreren Personen unterschiedlich stark empfunden werden. Subjektive Daten sind Äußerungen über ein Empfinden.

> **Beispiel:** Subjektive Daten können Äußerungen über Schmerzen, Ängste, Einsamkeit, Müdigkeit, Zukunftssorgen oder Erwartungen und Vorstellungen sein.

6.5 Schritte des Pflegeprozesses

Subjektive Daten müssen neutral zugeordnet und als subjektive Informationen gekennzeichnet werden. Dies kann durch den Zusatz „Laut Aussage des Patienten" o. ä. geschehen.

Um subjektiv geäußerte Informationen besser zuordnen zu können, ist genaues Nachfragen erforderlich. Hierdurch werden subjektive Informationen so genau wie möglich beschrieben und damit für andere Personen nachvollziehbar.

Beispiel: *Subjektive Äußerungen, wie: „Ich musste mich ständig übergeben", können durch Nachfragen „Wie oft mussten Sie sich in der letzten Stunde übergeben?" eingegrenzt und geklärt werden. Dabei kann u. a. herausgefunden werden, wann der Patient sich das erste Mal übergeben musste, oder ob ein Zusammenhang mit der Aufnahme von Nahrungsmitteln, einer Medikamenteneinnahme oder Stresssituationen besteht.*

In diesem Zusammenhang wird auch von der größtmöglichen Objektivierung subjektiver Informationen gesprochen. Die „PQRST-Gedächtnisstütze" kann als Hilfsmittel zur Klärung von subjektiven Informationen eingesetzt werden (**Abb. 6.6**).

Subjektive Aussagen können durch den Einsatz von Hilfsmitteln objektiviert werden. Die subjektiv empfundene Schmerzintensität lässt sich beispielsweise von dem betroffenen Menschen auf einer Skala von 1–10 einschätzen. Auf diese Weise kann bei erneutem Auftreten von Schmerzen leichter eine Vergleichsbeurteilung erreicht werden.

Ein weiterer Aspekt im Zusammenhang mit subjektiven Daten bzw. Informationen ist der subjektive Eindruck von Pflegepersonen bezüglich bestimmter Sachverhalte oder anderer Personen. Auch Empfindungen, Wertungen und Eindrücke von Pflegepersonen bezüglich der Situation eines Menschen müssen in der mündlichen und schriftlichen Dokumentation und Informationsweitergabe als subjektive Eindrücke gekennzeichnet werden, z. B. „Frau Z. wirkt heute auf mich sehr niedergeschlagen".

Merke: *Zu den objektiven Daten gehören alle messbaren Werte. Zu den subjektiven Daten werden alle Informationen, die durch die Aussagen von der zu betreuenden Person über ihr jeweiliges Empfinden erhoben werden, gerechnet. Sie sind nicht messbar.*

P **Provokative und palliative Umstände**
- Was taten Sie gerade, als das Symptom zum ersten Mal auftrat oder Sie es erstmals bemerkten? Wodurch wird es verstärkt: durch Stress? eine bestimmte Körperhaltung? bestimmte Aktivitäten? Streit?
- Was verschlimmert das Symptom?
- Was schwächt das Symptom ab: eine andere Ernährung? veränderte Körperhaltung oder Position? die Einnahme von Medikamenten? aktiv sein?

Q **Qualität und Quantität**
- Wie würden Sie das Symptom beschreiben – wie fühlt es sich an, wie sieht es aus, wie hört es sich an?
- Wie stark spüren Sie es im Augenblick? Ist es so stark, dass es Sie an jeder Aktivität hindert? Ist es stärker oder schwächer, als Sie es früher empfanden?

R **Region und Radiation**
- Wo tritt das Symptom auf?
- Strahlt es aus? Bewegt sich der Schmerz den Rücken oder den Armen, den Nacken oder den Beinen entlang?

S **Schwereskala**
- Wo würden Sie die Schmerzen auf einer Skala von 1 bis 10 einordnen, wenn die 10 den stärksten Schmerz bezeichnet? Zwingt Sie der Schmerz, sich hinzulegen, sich zu setzen oder langsamer zu werden?
- Scheint sich das Symptom zu bessern, zu verschlechtern, oder bleibt es ziemlich gleich?

T **Timing**
- An welchem Tag trat das Symptom zum ersten Mal auf? Um wieviel Uhr hat es angefangen? Wie fing das Symptom an: plötzlich? allmählich?
- Wie oft spüren Sie das Symptom: stündlich? täglich? wöchentlich? monatlich?
- Wann tritt es meist auf: untertags? abends? am frühen Morgen? Weckt es Sie auf? Tritt es vor, während oder nach dem Essen auf? Tritt es periodisch auf?
- Wie lange hält das Symptom an?

Abb. 6.6 Von der subjektiven zur objektiven Information – Die PQRST-Gedächtnisstütze

Direkte und indirekte Daten

Die Unterscheidung zwischen direkten oder indirekten Daten gibt Auskunft darüber, aus welcher Datenquelle die Informationen stammen. Direkte Daten stammen direkt von dem entsprechenden pflegebedürftigen Menschen, deshalb werden sie auch als Daten „aus erster Hand" bzw. primäre Daten bezeichnet. Grundsätzlich können direkte Daten sowohl objektiv als auch subjektiv sein. Da sie direkt vom betroffenen Menschen stammen, haben sie naturgemäß eine hohe Aussagekraft. Dabei spielen neben verbalen auch nonverbale Äußerungen, zum Beispiel mittels der Mimik, Gestik, Körperhaltung, etc. eine Rolle. Sie müssen gemeinsam mit dem betroffenen Menschen auf ihre Bedeutung hin eingeordnet werden.

Indirekte Daten werden aus sogenannten Sekundärquellen gewonnen. Die Information kann nur indirekt, das heißt „aus zweiter Hand" erhoben werden. Auch sie können objektiver oder subjektiver Natur sein. Indirekte Daten werden von Drittpersonen, zum Beispiel Verwandten, Lebenspartnern, Freunden, Nachbarn, Pflegepersonal, Ärzten etc. gewonnen. Auch Patientendokumente wie Kurven, Überweisungsbögen, Anamnesebögen, Krankengeschichte, Befunde jeglicher Art etc. können Quellen für indirekte Daten sein.

Ein vollständiges Bild der Situation des betroffenen Menschen kann nur entstehen, wenn so viele Datenquellen wie möglich genutzt werden.

Merke: *Direkte Daten beziehungsweise Informationen werden direkt vom betroffenen Menschen erhoben. Dieser stellt hierbei die primäre Quelle der Information dar. Indirekte Daten werden aus Sekundärquellen, also von anderen Personen oder aus schriftlichen Aufzeichnungen gewonnen.*

Assessment-Instrumente

Derzeit haben sich einige Assessment-Instrumente beim Feststellen des tatsächlichen Pflegebedarfs in der Praxis bewährt. Der Begriff „Assessment" stammt aus der englischen Sprache und bedeutet (Ein-)Schätzung. Im deutschsprachigen Raum werden Assessment-Instrumente zur systematischen Erhebung des speziellen Pflegebedarfs von Patientengruppen, z. B. in der Pädiatrie, Onkologie oder Gerontologie und in Form von Skalen zur Einschätzung bestimmter Risiken eines pflegebedürftigen Menschen, z. B. des Thromboserisikos (s. Bd. 4; Kap. 13) eingesetzt. Einschätzungsinstrumente helfen, die Aufmerksamkeit für pflegerelevante Daten zu erhöhen. Beachtet werden muss jedoch, dass nicht alle Instrumente ausreichend wissenschaftlich fundiert sind und sie damit in Bezug auf ihre Validität jeweils kritisch überprüft werden müssen.

Methoden der Datenerhebung

Zu den Methoden der Datenerhebung im Rahmen der Informationssammlung gehören die Beobachtung des Menschen sowie Gespräche, insbesondere das Aufnahmegespräch.

Beobachtung

Als Beobachtung wird das aufmerksame und bewusste, zielgerichtete und systematische Wahrnehmen eines Zustandes, Verhaltens oder einer Situation bezeichnet. Beobachtung geschieht über die Sinne und kann durch Hilfsmittel und technische Geräte unterstützt werden. Zu den Sinnen werden gerechnet:

- Sehen (optischer Sinn),
- Hören (akustischer Sinn),
- Tasten (haptischer, taktiler Sinn),
- Riechen (olfaktorischer Sinn),
- Schmecken (gustatorischer Sinn).

Je mehr Sinne aktiviert und eingesetzt werden, desto differenzierter und umfassender ist die Beobachtung.

Die Beobachtung unterliegt wie die Wahrnehmung verschiedenen Einflussfaktoren. Hierzu gehören physische Faktoren, wie z. B. Müdigkeit, psychische Faktoren, z. B. Liebeskummer oder äußere Rahmenbedingungen, die sich auf die Qualität der Beobachtung auswirken (s. a. Band 2, Kap. 1 u. 2).

Auch sollten sich beobachtende Pflegepersonen darüber im Klaren sein, dass es sich in einer Pflegesituation meist um eine teilnehmende Beobachtung handelt. Bei der teilnehmenden Beobachtung nimmt der Beobachter durch seine Anwesenheit auf die beobachtete Situation Einfluss. Es ist wichtig, seine eigenen Gefühle und das eigene Verhalten als Einflussfaktoren auf die Qualität der Beobachtung zu kennen. Es hängt zu einem großen Teil von dem Beobachter ab, was er sieht und was er sehen möchte.

Im Zusammenhang mit der Beobachtung ist auch die körperliche Untersuchung, das Messen und Ermitteln von pflegerelevanten physischen Daten bei der Informationssammlung von Bedeutung.

Durch den Einsatz von Hilfsmitteln werden objektive Parameter, wie zum Beispiel der Blutdruckwert, die Pulsfrequenz, das Körpergewicht, die Körpergröße, die Körpertemperatur, die Atemfrequenz etc. festgestellt. Das Erfassen dieser körperlichen Parameter kann in ein Aufnahmegespräch zwischen

Pflegeperson und pflegebedürftigen Menschen integriert werden.

Eine Reihe von Hilfsmitteln können in der Pflege zur Messung eingesetzt werden, z. B. Blutdruckmessgerät, Stethoskop, Pulsuhr, Waage, Messlatte, Thermometer etc.

Die so ermittelten Informationen gehören zu den objektiven Daten. Auch Wunden, Bewegungseinschränkungen des pflegebedürftigen Menschen o. Ä. müssen im Rahmen der Informationssammlung (**Abb. 6.7**) so präzise wie möglich beschrieben werden (s. a. Band 2).

> **Merke:** *Beobachten ist das aufmerksame und bewusste, zielgerichtete und systematische Wahrnehmen eines Zustandes, Verhaltens oder einer Situation. Beim Beobachten werden alle Sinnesorgane aktiviert. Ziel der Beobachtung in der Pflege ist es, Informationen zu erhalten, um die Situation und den Zustand eines Menschen genau erfassen zu können.*

Aufnahmegespräch

Es gibt viele Gesprächssituationen, in denen Informationen ausgetauscht werden, zum Beispiel zwischen pflegebedürftigem Menschen und Pflegeperson, Angehörigen und anderen an der Pflege Beteiligten oder zwischen der Pflegeperson und den Angehörigen. Diese Gesprächssituationen ergeben sich bei der Pflegevisite, bei der Dienstübergabe, den Teambesprechungen, bei der Verrichtung einer Pflegetätigkeit oder dem Besuch eines Angehörigen etc.

Dabei spielt das Erstgespräch zwischen pflegebedürftigem Menschen und betreuender Pflegeperson eine besondere Rolle, da dabei die pflegerische Beziehung beginnt.

Für das Gespräch zur Informationssammlung zwischen Pflegeperson und pflegebedürftigem Menschen gibt es verschiedene sprachliche Begriffe. Dementsprechend sind die entsprechenden Formulare für die Dokumentation der Informationen, welche aus diesem Gespräch entnommen werden, unterschiedlich überschrieben.

> **Merke:** *Die Begriffe Aufnahmegespräch und Pflegeanamnese werden oft synonym verwendet.*

Sobald ein pflegebedürftiger Mensch im Krankenhaus oder Pflegeheim aufgenommen ist oder der erste Besuch in der häuslichen Pflege stattgefunden hat, sollte das Anamnesegespräch geplant werden. Dabei sind auch Angehörige in das Gespräch einzubeziehen. Der Inhalt, Ablauf und zeitliche Umfang des Gespräches ist in starker Weise von dem Befinden und den Bedürfnissen des zu Pflegenden und seiner Angehörigen abhängig.

In der Regel findet das Aufnahmegespräch im Krankenhaus nach einer kurzen Ruhepause, im Anschluss an die ärztliche Aufnahme, statt. Lässt der Zustand des pflegebedürftigen Menschen kein Gespräch zu, kann es auf einen späteren Termin verschoben werden. Dieser sollte auf Normalstationen jedoch innerhalb der ersten 24 Stunden nach der Aufnahme liegen.

Um auf das Gespräch gut vorbereitet zu sein, sollten zuvor die Einweisungspapiere mit der Einweisungsdiagnose und evtl. durchgeführten Untersuchungen und deren Ergebnisse von der Pflegeperson gesichtet werden. Für das gegenseitige Kennenlernen ist ein angenehmes Klima während der Gesprächssituation sehr fördernd.

Zum Gespräch gehört, dass sich die Pflegeperson mit Namen vorstellt und ihre berufliche Qualifikation nennt. Sie weist den pflegebedürftigen Menschen auf seinen privaten Bereich für die Zeit des Krankenhausaufenthaltes hin, nennt die zuständigen Pflegepersonen und Stationsärzte, bespricht den Stationsablauf und das weitere Vorgehen bei der Diagnose oder Therapie und zeigt die Räumlichkeiten der Station.

Abb. 6.7 Datenerhebung in der Informationssammlung

Um eine entspannte Atmosphäre zu schaffen, ist es nützlich, eine Sitzgruppe oder einen anderen Raum aufzusuchen. Ist dies nicht möglich, sollten mobile Mitpatienten aus dem Zimmer gebeten werden. Der gemeinsame Austausch sollte nicht unterbrochen werden. Um Ablenkungen von außen zu vermeiden, kann ein Schild „Bitte nicht stören" an der Zimmertür angebracht werden.

Während der Besprechung sollten auf keinen Fall gleichzeitig Pflegeinterventionen durchgeführt werden. Die Pflegeperson informiert die am Gespräch teilnehmenden Personen über Sinn, Inhalt und Dauer des Gesprächs. Das Gespräch sollte ruhig, entspannt, aber mit Aufmerksamkeit und voller Konzentration durchgeführt werden. Nur so können sich die Gesprächspartner ganz auf den Dialog mit ihrem Gegenüber einlassen.

Die Pflegeperson leitet das Gespräch und achtet dabei gleichzeitig auf verbale und nonverbale Äußerungen ihres Gesprächspartners. Der pflegebedürftige Mensch soll die Möglichkeit haben, ihn beschäftigende Fragen zu stellen.

Die Pflegeperson macht sich während des Gespräches ein Bild von der aktuellen Situation, den Fähigkeiten, Problemen und den momentanen Lebensgewohnheiten des pflegebedürftigen Menschen. Gute Fachkenntnisse und eine geschulte Beobachtungsgabe sind hierfür Voraussetzungen.

Ziel des Gespräches ist es, ein Vertrauensverhältnis aufzubauen, auf dessen Basis die aufgenommene Person sich auf detaillierte Aussagen einlassen kann. Dabei sollten überwiegend offene Fragen gestellt werden, die dem Gesprächspartner Gelegenheit geben, seine Belange mit seinen Worten zu äußern. Durch aktives Zuhören und eine offene Körperhaltung signalisiert die Pflegeperson ihr Interesse an ihrem Gesprächspartner (s. a. Kap. 10). Wichtig ist hierbei eine vorurteilsfreie und empathische Haltung der Pflegeperson, damit der zu Pflegende seine Wünsche und Probleme offen ansprechen kann.

Auf keinen Fall sollte ein „Frage- und Antwortspiel" entstehen, weshalb in diesem Zusammenhang auf einen kritischen Umgang mit standardisierten Fragebögen hingewiesen wird. Checklisten über die einzelnen Problem- und Lebensbereiche können als Strukturierungshilfe unterstützend bei den ersten Gesprächen hinzugenommen werden. Sie dienen jedoch lediglich als Merkhilfe und dürfen nicht wie beim Fragebogen Punkt für Punkt „abgehakt" werden. Die Ergebnisse des Gesprächs werden auf einem entsprechenden Formular schriftlich dokumentiert (**Abb. 6.8**).

Merke: *Dem Aufnahmegespräch kommt bei der Datenerhebung eine wichtige Rolle zu, da es meist die erste längere Begegnung zwischen Pflegeperson und pflegebedürftigem Menschen ist.*

Dokumentation der erhobenen Daten

Die Dokumentation der erhobenen Daten sollte direkt im Anschluss an die Informationssammlung erfolgen. Dabei muss die Vollständigkeit der erhobenen Daten gewährleistet sein. Es sind bestimmte Kriterien zu berücksichtigen, um ein einheitliches Vorgehen aller an der Dokumentation beteiligten Personen zu gewährleisten.

Es wird kurz, knapp, klar und präzise formuliert. Dabei müssen die Daten, wenn sie Eigeneinschätzungen, Wertungen oder Interpretationen enthalten, entsprechend als subjektive Daten gekennzeichnet werden. Dies gilt gleichermaßen für Aussagen der pflegebedürftigen Menschen oder der Angehörigen wie für subjektive Eindrücke des Pflegepersonals.

Die Schrift muss für alle am Pflegeprozess Beteiligten lesbar sein. Jeder Eintrag wird mit Datum, Uhrzeit und einer Unterschrift bzw. einem Handzeichen versehen. Sobald von der Norm abweichende Daten erhoben werden, sind diese sofort dem Arzt und den weiteren betreuenden Personen des professionellen Teams zu melden.

Bei der fortlaufenden Informationserhebung werden die Reaktionen auf die Behandlung im Kurvenblatt und dem Pflegebericht dokumentiert. Jede Zustandsveränderung wird eingetragen und mit der Situation am Aufnahmetag oder den gesetzten pflegerischen Zielen verglichen. Gegebenenfalls erfordert die fortlaufende Informationssammlung eine Änderung im Pflegeplan (s. a. 6.5.4).

Zusammenfassung:
Informationssammlung

- Für die Informationssammlung ist eine gute Vorbereitung und geplante Durchführung ebenso wichtig wie die Pflegeanamnese.
- Die im Gespräch gewonnenen Informationen werden anschließend im Pflege-Aufnahme-Protokoll festgehalten:

6.5 Schritte des Pflegeprozesses

a

Fallsituation:
Frau Perlinger ist 72 Jahre alt und lebt seit 10 Jahren mit ihrem vier Jahre jüngeren Lebenspartner Herrn Moser in einer 4-Zimmer-Wohnung im Erdgeschoss eines Mehrfamilienhauses am Stadtrand. Frau Perlinger hat einen Sohn, der ca. 20 km entfernt mit seiner Familie in einem kleinen Dorf wohnt, ihre Tochter lebt in den USA. Ihre Tochter sieht sie aufgrund der Entfernung nur sehr selten, pflegt aber über Skype eine enge Verbindung mit ihr und ihren Enkelkindern. Ihr Sohn besucht sie und ihren Lebenspartner mindestens einmal in der Woche, um sie bei den Einkäufen und bei der Pflege des kleinen Schrebergartens zu unterstützen.

Vor drei Jahren stürzte Frau Perlinger beim nächtlichen Toilettengang und zog sich eine Oberschenkelhalsfraktur rechts zu. Frau Perlinger bekam damals aufgrund ihres Alters eine zementierte Hüft-TEP implantiert. Sie war anschließend in der Rehabilitationsklinik und kann ihr Bein normal belasten. Frau Perlinger hat eine bekannte globale Herzinsuffizienz, die medikamentös gut eingestellt ist.

Herr Moser berichtet, dass seine Lebenspartnerin nach dem damaligen Klinikaufenthalt jedoch körperlich sehr abgebaut hat. Sie hat Angst zu stürzen und geht deshalb auch nicht mehr oft aus dem Haus. Frau Perlinger wurde vor zwei Tagen wegen Exsikkose und allgemeiner Schwäche in die Klinik eingewiesen. Sie hat zu Hause kaum noch etwas getrunken und auch nur wenig gegessen. Als ihr Sohn zu Besuch kam, fand er sie im Sessel sitzend vor und seine Mutter wirkte leicht desorientiert.

Frau Perlinger berichtet im Erstgespräch auf die Nachfrage, warum sie so wenig getrunken habe, dass sie Schmerzen beim Wasserlassen hatte und sie diese durch das wenige Trinken vermeiden wollte. In ungewohnter Umgebung klagt Frau Perlinger immer wieder über Ein- und Durchschlafstörungen. Seit zwei Jahren besitzt sie einen Rollator, an dem sie kurze Strecken sicher und ohne Belastungsdyspnoe gehen kann.

b

Krankenhaus X – Stadt Aufnahmeprotokoll	
Name/Alter/Geschlecht (Evtl. Patientenaufkleber)	Lydia Perlinger, 72 Jahre weiblich
Einweisungs-/Klinikdiagnose	Exsikkose, reduzierter Allgemeinzustand

Eigene Angaben zum Wohlbefinden und gesundheitsfördernden Maßnahmen	Erläuterungen/Sonstiges
☐ Rauchen ☐ Alkohol ☐ Drogen ☐ sportliche Aktivitäten ☒ Arztbesuche ☒ häusliche Medikamente	fühlt sich derzeit schwach und kraftlos „möchte in Ruhe gelassen werden"

Essen und Trinken	Erläuterungen/Sonstiges
☐ ohne Besonderheiten ☐ Diät ☒ Vorlieben ☒ Abneigungen ☒ Zahnprothese ☐ Zahnspange ☐ Mundschleimhaut Größe: 160 cm Gewicht: 65 kg	trinkt gern Fencheltee verspürt kein Hungergefühl, mag keinen Fisch Lippen spröde, Mundwinkel sind eingerissen

Bewegung/Mobilität	Erläuterungen/Sonstiges
☐ ohne Einschränkung ☐ Spastik ☐ Lähmung ☒ Gehhilfe ☐ Amputation	Zustand nach Hüft TEP Rollator vorhanden jedoch starke Bewegungseinschränkung durch „Angst vor einem neuerlichen Sturz"

Schlaf	Erläuterungen/Sonstiges
☐ ohne Einschränkungen ☒ Einschlafprobleme ☒ Durchschlafprobleme ☐ Medikamente	schläft in fremder Umgebung schlecht ein, wacht immer wieder mal auf macht gerne einen Mittagsschlaf

Kommunikation	Erläuterungen/Sonstiges
☐ ohne Einschränkungen ☐ Sprachstörung ☒ Brille ☐ kurzsichtig ☒ weitsichtig ☐ Kontaktlinsen ☐ Glasauge ☐ Hörgerät	trägt Hörgerät, hat dieses aber oft nicht eingeschaltet

Bewusstseinslage	Erläuterungen/Sonstiges
☐ orientiert ☒ desorientiert ☒ zeitlich ☒ örtlich ☐ zur Person ☒ wach/ansprechbar ☐ somnolent ☐ komatös	Frau Perlinger wirkt z.T. desorientiert, manche Fragen müssen mehrmals gestellt werden

Waschen und Kleiden	Erläuterungen/Sonstiges
☐ selbständig ☒ Hilfestellung ☐ Übernahme ☐ spezielle Gewohnheiten	zu Hause bislang selbständig, aktuell Übernahme bzw. Hilfestellung durch eine Pflegeperson nötig

Hautzustand	Erläuterungen/Sonstiges
	sehr trockene Haut, kein Dekubitus

Ausscheidungen	Erläuterungen/Sonstiges
☐ ohne Einschränkung ☒ Miktionsprobleme ☐ Defäkationsprobleme ☐ Laxantien ☐ spezielle Gewohnheiten	Dysurische Beschwerden (Schmerzen und Brennen bei der Miktion) Frau Perlinger verspürt Harndrang, jedoch muss es dann sehr schnell gehen Stuhlgang alle zwei Tage morgens

Abb. 6.8 a, b (Fortsetzung ▶)

Atmen/Kreislauf regulieren	Erläuterungen/Sonstiges	Wünsche/Erwartungen der Patienten/der Angehörigen
Blutdruck: 160/90 mmHg Körper- temperatur: 37,3°C ax. Puls: 84/min Atmung: ☒ ohne Beschwerden ☐ Husten ☐ Geräusche ☐ Zyanose	Erläuterungen in Ruhe bei Belastung leichte Dyspnoe	möchte einen Internetanschluss am Bett haben (damit sie mit ihrer Tochter in den USA in Kontakt bleiben kann)
		Aufnehmende Pflegeperson Annegret Hassel / **Datum:** 09.02.2017 **Uhrzeit:** 16⁰⁰ Uhr
Schmerzen bei Miktion brennende Schmerzen	**Soziale Situation** wohnt mit ihrem Lebensge- fährten in einer Mietswoh- nung am Stadtrand (EG) Sohn wohnt in der Nähe (besucht sie regelmäßig einmal die Woche); Tochter u. Schwiegersohn wohnen in den USA	

Abb. 6.8 **a** Fallstudie Frau Perlinger, **b** Beispiel für ein Pflege-Aufnahme-Protokoll anhand der Fallstudie von Frau Perlinger

– *Vollständigkeit der Daten,*
– *jeder Eintrag beinhaltet Datum, Uhrzeit und Unterschrift der durchführenden Personen.*

Merke: *Der erste Schritt im Pflegeprozess nach Fiechter und Meier ist die Informationssammlung. Die durch Beobachtung, körperliche Untersuchung und Gespräche ermittelten objektiven, subjektiven, direkten und indirekten Daten sind die Basis für alle weiteren Schritte im Pflegeprozess.*

6.5.2 Erkennen von Pflegeproblemen und Ressourcen des pflegebedürftigen Menschen

Der zweite Schritt im Pflegeprozess nach Fiechter und Meier umfasst das Erkennen von **Pflegeproblemen** und **Ressourcen** des pflegebedürftigen Menschen.

▎Pflegeprobleme

Fiechter und Meier definieren ein Problem als eine „Beeinträchtigung des Patienten in irgendeinem Lebensbereich, die seine Unabhängigkeit einschränkt und ihn belastet. Wenn er dieses Defizit nicht selber kompensieren kann, braucht er Pflege. Wenn er selber damit fertig wird, ist es weder für ihn noch für die Schwester ein Problem" (Fiechter und Meier 1990, S. 49).

Im Rahmen des Pflegeprozesses lassen sich fünf Arten von Pflegeproblemen unterscheiden:
1. aktuelle Pflegeprobleme,
2. potenzielle Pflegeprobleme,
3. verdeckte Pflegeprobleme,
4. generelle Pflegeprobleme und
5. individuelle Pflegeprobleme.

Ein aktuelles Problem ist real, es ist momentan vorhanden und kann durch die Pflegeperson beobachtet oder durch eine körperliche Untersuchung festgestellt werden. Der pflegebedürftige Mensch ist meist in der Lage das aktuelle Problem zu benennen.

 Beispiel: *Ein aktuelles Problem kann sein: Herr M. leidet aufgrund einer Stomatitis unter Schmerzen.*

Potenzielle Pflegeprobleme sind mögliche Probleme, die bei einem pflegebedürftigen Menschen aufgrund einer spezifischen Situation eintreten können, aber nicht zwangsläufig eintreten müssen. Sie können durch eine qualifizierte Pflegeperson vorhergesehen werden.

Potenzielle Pflegeprobleme sind momentan nicht akut, können aber in Zukunft auftreten. Durch prophylaktische Maßnahmen kann verhindert werden, dass ein potenzielles Problem zu einem aktuellen Problem wird.

Beispiel: *Ein potenzielles Problem kann sein: Herr M. ist aufgrund einer Nahrungs- und Flüssigkeitskarenz soor- und parotitisgefährdet.*

Verdeckte Pflegeprobleme sind nicht offenkundig. Entweder kennt der betroffene Mensch sie und möchte nicht darüber reden oder er ist sich ihrer nicht bewusst. Die Pflegeperson kann verdeckte Pflegeprobleme anhand des Verhaltens und der Stimmungslage eines Menschen lediglich vermuten.

Ein Vertrauensverhältnis zwischen Pflegeperson und der zu betreuenden Person ist sehr wichtig, damit verdeckte Pflegeprobleme offen angesprochen werden können.

Beispiel: *Eine Pflegeperson könnte beobachten, dass Herr M. nach dem Besuch seiner Tochter sehr deprimiert ist. Sie vermutet die Ursache hierfür in einer problematischen Beziehung von Herrn M. zu seiner einzigen* **Tochter**.

Die Qualität der Beziehung zwischen Herrn M. und der verantwortlichen Pflegeperson wird maßgeblich darüber entscheiden, ob Herr M. bereit ist, über die Schwierigkeiten mit seiner Tochter zu sprechen.

Als generelle Pflegeprobleme werden typische voraussehbare Probleme bezeichnet, die den meisten Patienten unter gleichen Bedingungen und mit den gleichen Risikofaktoren gemeinsam sind.

Beispiel: *Alle Patienten sind nach einer abdominalen Operation aufgrund von Schmerzen und unterschiedlichen Zu- und Ableitungssystemen in ihrer Mobilität eingeschränkt.*

Generelle Pflegeprobleme betreffen häufig die Physiologie des Menschen, es sind Mechanismen, die bei allen Menschen ähnlich ablaufen und zudem wissenschaftlich erforscht werden können. Bei generellen Pflegeproblemen kommt außerdem ein gewisser Erfahrungswert hinzu. Für generelle Pflegeprobleme werden häufig standardisierte Pflegepläne ausgearbeitet (s. a. 6.8.2).

Ein generelles Problem kann immer auch zu einem individuellen Problem werden, sobald eine besondere Disposition des pflegebedürftigen Menschen vorliegt oder Abweichungen vom typischen Verlauf zu erkennen sind.

Ein solcher Fall liegt vor, wenn die Mobilität eines Menschen in der postoperativen Phase zusätzlich durch eine vorliegende Bewegungseinschränkung wie eine Hemiplegie beeinträchtigt ist.

Individuelle Pflegeprobleme dagegen sind charakteristisch für einen bestimmten Menschen. Sie sind für ihn typisch und betreffen seine persönliche Lebenssituation und sein persönliches Erleben.

Individuelle Pflegeprobleme lassen sich nicht generalisieren. Sie treten zu generellen Pflegeproblemen hinzu.

Beispiel: *Ein individuelles Problem kann sein: Herr M. kann sich aufgrund seiner Sehbehinderung nicht selbstständig in der für ihn ungewohnten Umgebung des Krankenhauses bewegen.*

Pflegediagnostischer Prozess

Als pflegediagnostischer Prozess wird der Weg von der Informationssammlung bis zur Formulierung eines oder mehrerer Pflegeprobleme oder Pflegediagnosen bezeichnet, d. h., das Pflegeproblem bzw. die Pflegediagnose ist das Produkt des pflegediagnostischen Prozesses. Eine Pflegediagnose beschreibt ein Pflegeproblem nach Problemart, der Ursache des Problems und den entsprechenden Zeichen und Auswirkungen (Müller-Staub 2007). Dies entspricht den Kriterien von der Nordamerikanischen Pflegediagnosenvereinigung (NANDA) formulierten Pflegediagnosen. Das Ergebnis der Informationssammlung und die erstellten Pflegeprobleme bzw. -diagnosen werden schriftlich in der Pflegedokumentation festgehalten. Wie aus den gewonnenen Informationen eine oder mehrere Diagnosen erstellt werden, wird meist nicht schriftlich festgehalten. Diese Zwischenschritte spielen sich im Kopf der Pflegeperson ab (Leoni-Schreiber, 2004).

Beim pflegediagnostischen Prozess handelt es sich um einen dauerhaften Prozess, der mit der festgestellten Diagnose erst einmal beendet zu sein scheint, doch schon mit einer erneuten Information über die zu betreuende Person wieder von Neuem beginnen kann. Er läuft sowohl bewusst und rational gesteuert als auch intuitiv und unter Einbezug von Erfahrung ab.

In der Literatur werden die Kompetenzen, die eine Pflegeperson für diagnostisches Handeln benötigt, in verschiedenen Modellen des diagnostischen Prozesses abgebildet. Unabhängig vom zugrunde gelegten Modell lassen sich folgende diagnostischen Schritte ausmachen: Zunächst werden im Rahmen der Informationssammlung subjektive, objektive, direkte und indirekte Daten durch Beobachtung, körperliche Untersuchungen und im Gespräch ermittelt (Pflegeanamnese). Die erhobenen Daten werden analysiert, d. h. systematisch untersucht und im Hinblick auf ihre Bedeutung für den pflegebedürftigen Menschen interpretiert. Hieraus ergeben sich eine oder mehrere Annahmen bezüglich des Pflegebedarfs, sog. Hypothesen. Diese Annahmen werden durch gezielte weitere Informationssammlung bestätigt, konkretisiert oder widerlegt und in Pflegeproblemen bzw. -diagnosen ausgedrückt.

Dokumentation der Pflegeprobleme

Im Pflegeplan werden die Pflegeprobleme nach ihrer Priorität, d. h. entsprechend ihrer Dringlichkeit und Wichtigkeit aufgelistet.

Das Pflegeproblem, dem der pflegebedürftige Mensch am meisten Bedeutung zumisst, steht an oberster Stelle. Dem gegenüber muss die Pflegeperson die Pflegeprobleme abwägen, die sie aus ihrer fundierten Pflegebedarfserhebung ermittelt hat und aus ihrer Fachexpertise heraus weiß, dass diese vorrangig bearbeitet werden müssen. Hierzu gehören z. B. Probleme, die eine vitale Bedrohung darstellen, oder auch Schmerzen, gegen die vorrangig Maßnahmen ergriffen werden müssen, da sie sich auf alle anderen Belange des betroffenen Menschen auswirken. In der Regel handelt es sich hierbei um aktuelle Probleme. Durch diese Priorisierung kann gewährleistet werden, dass die individuellen Bedürfnisse des pflegebedürftigen Menschen berücksichtigt und bearbeitet werden.

Die Pflegeprobleme müssen vollständig erhoben und dokumentiert sein. Erst wenn alle pflegerelevanten Probleme erfasst sind, können entsprechende Ziele formuliert und die entsprechenden Maßnahmen eingeleitet werden. Nur dann kann bei der Auswertung der Pflege auch ein gutes Ergebnis erzielt werden.

Das Problem wird kurz, prägnant und knapp beschrieben. Dabei ist auf eine lesbare Schrift und Übersichtlichkeit zu achten.

Merke: *Die Problemformulierung umfasst die Art und Weise des Defizits, den Bereich der Beeinträchtigung, den Umfang des Problems sowie dessen Ursachen und Auswirkungen auf den betroffenen Menschen.*

Die Angabe von Ursachen für die bestehenden Pflegeprobleme ist deshalb notwendig, weil nur so in einer späteren Phase des Pflegeprozesses das Problem richtig gelöst werden kann. Wenn die Ursache des Problems nicht bekannt ist, ist eine Vielzahl von Maßnahmen zur Problemlösung denkbar.

Beispiel: *Leidet ein Mensch unter einer Immobilität aufgrund einer Hemiplegie nach einem apoplektischen Insult, werden die Maßnahmen zur Mobilisation anders aussehen als bei einem Menschen, der immobil ist, weil er im Umgang mit seiner neuen Unterarmgehstütze noch ungeübt ist.*

Hiermit wird deutlich, dass eine effektive Maßnahmenplanung bzw. Problemlösung nur dann möglich ist, wenn die Ursache des Pflegeproblems bekannt ist.

Wird nach einer speziellen Pflegetheorie gearbeitet, dann wird bei der Dokumentation der Pflegeprobleme z. B. nach Orem festgehalten, in welchem Lebensbereich das Selbstfürsorgedefizit besteht, beziehungsweise bei Bezug auf die Lebensaktivitäten von Roper, Logan und Tierney wird notiert, welcher Bereich der Lebensaktivitäten auf welche Weise betroffen ist (s. a. Kap. 4).

Die gemachten Beobachtungen werden ohne Bewertungen und Interpretationen in der Spalte „Pflegeprobleme" im Pflegeplan festgehalten. **Tab. 6.2** zeigt ein mögliches Formular für einen Pflegeplan. Von links nach rechts werden folgende Punkte dokumentiert:

- Datum,
- Pflegeprobleme des pflegebedürftigen Menschen,

Tab. 6.2 Formular für den Pflegeplan

Datum	Pflegeprobleme	Ressourcen	Pflegeziele	Pflegemaßnahmen	Handzeichen	Stopp

- Ressourcen des pflegebedürftigen Menschen,
- Pflegeziele,
- Pflegemaßnahmen,
- Handzeichen der betreffenden Pflegeperson,
- Spalte für das Absetzen gelöster Probleme („Stopp").

Mittlerweile gibt es von unterschiedlichen Firmen eine Reihe von Dokumentationssystemen, die im Wesentlichen die oben genannten Elemente enthalten.

Zusammenfassung:
Pflegeprobleme
- *Es werden 5 Arten von Pflegeproblemen unterschieden,*
- *diese werden nach ihrer Priorität im Pflegeplan aufgelistet,*
- *Pflegeziele und Maßnahmen werden ihnen zugeordnet,*
- *sie enthalten keine Bewertung und keine Interpretation.*

Ressourcen

Der Begriff der Ressourcen wird in vielen Fachrichtungen benutzt.

Definition: *In der Psychologie wird unter einer Ressource die Art verstanden, wie ein Mensch eine an ihn gestellte Anforderung verarbeitet; der persönliche, individuelle Verarbeitungsstil des Einzelnen zur Bewältigung von auftretenden Lebensaufgaben, die sogenannte Handlungskompetenz.*

Nur wenn die Handlungskompetenz größer ist als die an den Menschen gestellte Anforderung, kann diese bewältigt werden.

Merke: *Das Ziel in der Pflege ist es, die Ressourcen des einzelnen Menschen optimal zu nutzen und in die Pflege einzubeziehen, damit dieser seinen Gesundungsprozess selbst aktiv unterstützen kann.*

Schwester Liliane Juchli hat den Begriff der Ressourcen bereits in den 70er Jahren verstärkt angewandt. Der Begriff stellt auch heute noch einen Gegenpol zu der stark defizit- und krankheitsbezogenen Pflege dar. Ziel ist es, sich stärker am Gesunden des Menschen zu orientieren, seine noch vorhandenen Möglichkeiten und Fähigkeiten zu fördern, sowie seine Selbstheilungskräfte in der Pflege zu nutzen.

Häufig werden die Ressourcen in der Praxis nicht oder nur unzureichend formuliert. Auch das andere Extrem kann beobachtet werden: Jedem Pflegeproblem wird eine Ressource zugeordnet. Dies ist jedoch nicht immer möglich.

Insgesamt ergibt sich ein großer Umfang an möglichen Ressourcen. Um einen sinnvollen Überblick der Gesamtheit aller möglichen Ressourcen zu erhalten, werden diese in unterschiedliche Kategorien eingeteilt.

Zu den körperlichen Ressourcen zählen alle körperlichen Leistungen wie zum Beispiel die Sehfähigkeit, das Hörvermögen, die Bewegungsmöglichkeiten, die wieder unterteilt werden in Fein- und Grobmotorik, in passive und aktive Bewegungsvorgänge. Des Weiteren gehören dazu die Aufnahme von Flüssigkeit und Nahrungsmitteln, das Atmen etc.

Zu den inneren, intellektuellen, persönlichen oder geistigen Ressourcen werden z. B. gerechnet:
- Entwicklung von eigenen Problemlösungsstrategien,
- Vertrauen in die eigene Person,
- Verstand, Vernunft, Verstehen,
- logisches und rationales Denkvermögen,
- Sprachgefühl, Wahrnehmungsfähigkeit, Lernfähigkeit,
- die Möglichkeit, das eigene Leben zu gestalten,
- die Fähigkeit, das eigene Tun zu reflektieren und verantwortliche Entscheidungen zu treffen,
- Lebensmut und Lebenslust,
- Kreativität, Fantasie und Flexibilität sowie
- Humor und Freude etc.

Aus dieser Kategorie ist die größte Aktivierung von Lebenskräften und Energie möglich, da sie sämtliche Existenzebenen des Menschen berührt und damit beeinflusst.

Unter der dritten Kategorie, den räumlichen Ressourcen, wird die Umgebung des Menschen verstanden. Lebt er z. B. in einer Millionenstadt mit guter Infrastruktur, aber schlechter Luft oder in einem ländlichen Gebiet mit weniger ausgeprägter Infrastruktur, dafür aber in einer „natürlicheren" Umgebung?

Die vierte Kategorie umfasst die sozialen Ressourcen. Hierunter werden die soziale Umwelt des Einzelnen, sein soziales Netz, wie z. B. Freunde und Verwandte, und seine sozialen Aktivitäten verstanden. Dazu gehört unter anderem die Frage, welche seiner Verwandten und Freunde in die Pflege einbezogen werden können.

Bei Kindern ist z. B. das Wissen und Können der Eltern eine wichtige Ressource. Um sich ein möglichst vollständiges Bild des Menschen machen zu können, ist es auch wichtig, seinen persönlichen Lebensstil zu kennen. Welche sozialen Erwartungen und Werte besitzt er, was ist ihm wichtig? Wie gestaltet er, wenn er noch beruflich tätig ist, sein Berufsleben, wie seine Freizeit? Welche Hobbys pflegt er?

Zu den ökonomischen Ressourcen eines Menschen gehören materielle Güter und finanzielle Möglichkeiten, die z. B. die Gestaltung des Lebensraums ermöglichen.

Unter spirituellen Ressourcen werden die Werte verstanden, welche die betreffende Person verinnerlicht hat. So ist es von Bedeutung, ob die zu betreuende Person einer Glaubensrichtung angehört oder ob sie nicht gläubig ist, ob sie Vorbilder für ihr Leben hat, Sinn in ihrem Leben sieht und voller Hoffnung ist oder eher mutlos und die Hoffnung in das Leben aufgegeben hat.

Tab. 6.3 gibt einen Überblick über die Einteilung der Ressourcen in sechs mögliche Kategorien und nennt jeweils ein Beispiel aus der Praxis.

Das Erkennen von Ressourcen erfordert Übung. Viele Pflegepersonen handeln problemorientiert, d. h. sie erkennen sofort die Pflegeprobleme und möchten diese möglichst schnell beseitigen. Dabei werden die Fertigkeiten und Fähigkeiten der zu betreuenden Person oft übersehen.

Werden die Ressourcen im Pflegeplan berücksichtigt, erlangt der hilfsbedürftige Mensch schneller seine Selbstständigkeit zurück.

> **Merke:** *Ressourcen sind Fähigkeiten und Fertigkeiten, die dem einzelnen Menschen zur Verfügung stehen und durch eine aktivierende Pflege gefördert werden können. Sie helfen, den Genesungsprozess positiv zu beeinflussen oder eine kritische Lebenssituation beziehungsweise -aufgabe sinnvoll zu bewältigen.*

Tab. 6.3 Praxisbeispiele zu den Kategorien der Ressourcen

Kategorie der Ressourcen	Praxisbeispiel
Körperliche Ressourcen	Fr. K. kann sich selbstständig im Bett umdrehen.
Innere, persönliche, geistige Ressourcen	Hr. L. weiß über die Auswirkungen des Diabetes mellitus Bescheid.
Räumliche Ressourcen	Fr. F. wohnt im Erdgeschoss und hat einen ebenerdigen Zugang zu ihrer Wohnung.
Soziale Ressourcen	Fr. I. hat eine Tochter, die sie regelmäßig besuchen kommt.
Ökonomische Ressourcen	Hr. M. verfügt über die finanziellen Mittel, für die Pflege zu Hause soziale Dienste in Anspruch zu nehmen.
Spirituelle Ressourcen	Hr. S. ist Christ, nimmt jeden Sonntag am Gottesdienst teil und findet in seinem Glauben Unterstützung für die Krankheitsbewältigung.

Dokumentation der Ressourcen des pflegebedürftigen Menschen

Die ermittelten Ressourcen des Menschen werden sinnvoll den jeweiligen Pflegeproblemen zugeordnet.

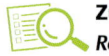

Beispiel: *Eine mögliche Ressource bei einer alleinerziehenden Mutter, die stationär aufgenommen werden muss und sich um die Betreuung ihres Kindes sorgt, könnte darin bestehen, dass ihre Eltern das Kind während ihres Krankenhausaufenthaltes zu sich nehmen.*

Im Pflegeplan werden die ermittelten Ressourcen des betroffenen Menschen in der dafür vorgesehenen Spalte schriftlich festgehalten (vgl. **Tab. 6.2**). Sie werden dabei den Pflegeproblemen zugeordnet, zu deren Bewältigung sie beitragen.

> **Zusammenfassung:**
> *Ressourcen*
> - Ressourcen in der Pflege sind Fähigkeiten, Möglichkeiten eines Menschen,
> - bisher war die Pflege eher Krankheits- und defizitorientiert,

- heute werden die Fähigkeiten zur Selbsthilfe und die Selbstheilungskräfte des pflegebedürftigen Menschen in den Pflegeprozess integriert.

6.5.3 Festlegung der Pflegeziele

Jeder Mensch setzt sich Ziele in seinem Leben, sei es im privaten oder beruflichen Bereich. Gäbe es keine Ziele in unserem Dasein, würden wir die Richtung unseres Lebens nicht kennen. Unter diesen Umständen wäre es für den Einzelnen schwer, den Sinn seines Lebens zu definieren. Realistische Ziele regen zum Handeln an und motivieren, an einer Aufgabe so lange zu arbeiten, bis sie mit Erfolg abgeschlossen ist; dann kann mit Stolz darauf zurückgeschaut werden.

Auch im Rahmen des Pflegeprozesses werden Ziele festgesetzt. Zu jedem formulierten Pflegeproblem gehört ein **Pflegeziel**, an dem die zu planenden Pflegemaßnahmen ausgerichtet werden.

Pflegeziele müssen realistisch, erreichbar und überprüfbar sein, um sowohl den hilfsbedürftigen Menschen als auch die an der Pflege beteiligten Personen zu motivieren, dieses Ziel zu erlangen. Wenn ein Mensch die angestrebten Ziele kennt und um die Maßnahmen weiß, die ihn zu diesem Ziel führen, kann er aktiv mitarbeiten. Aus diesem Grund sollten die Pflegeziele im Rahmen der Pflegeplanung auch immer gemeinsam mit dem betroffenen Menschen und ggf. dessen Angehörigen erarbeitet und festgelegt werden.

Pflegeziele müssen überprüfbar sein, da sie Kriterien und Maßstäbe für die Effektivität der Pflege sind. Als Kriterium wird z. B. ein bestimmter Zeitraum angegeben, in dem ein Ziel erreicht werden soll. Aber auch die Formulierung konkreter Messwerte bzw. Mengenangaben, z. B. „Hr. X. trinkt 3 Liter Flüssigkeit am Tag" macht ein Ziel überprüfbar. Nur durch die Überprüfung kann festgestellt werden, ob ein geplantes Ziel teilweise oder komplett erreicht ist: Die aktuelle Situation des pflegebedürftigen Menschen (Ist-Zustand) wird mit dem zu erreichenden Ziel (Soll-Zustand) verglichen.

> ⚠️ **Merke:** *Die Festlegung von Pflegezielen macht die durchgeführten Pflegemaßnahmen bewertbar, d. h. es kann bewertet werden, ob die ausgewählten Maßnahmen zum Erreichen des festgelegten Ziels geführt haben.*

Pflegeziele beziehen sich nicht nur auf den körperlichen, sondern auch auf den psychischen Lebensbereich. Die Zielsetzung kann auf folgende Kriterien Bezug nehmen:

- Leistung und Können eines Menschen,
- Wissen des Menschen,
- Verhalten und Erleben des Menschen,
- Messbare Befunde und Ergebnisse,
- Körperlicher Zustand,
- Gefahren und Risiken.

Praxisbeispiele zu den einzelnen Bezugskriterien sind in **Tab. 6.4** aufgeführt.

Jedes Pflegeziel muss der Lebenssituation des Menschen angepasst sein.

Tab. 6.4 Beispiele einzelner Pflegezielsetzungen mit den dazugehörigen Bezugskriterien

Bezug des Pflegeziels	Praxisbeispiel
Leistung/Können des Menschen	Fr. A. läuft innerhalb von 6 Tagen mit den Unterarmgehstützen selbstständig. Hr. B. wechselt innerhalb von 5 Tagen unter Anleitung seinen Stomabeutel.
Wissen des Menschen	Fr. C. kennt die Risiken bei Einnahme gerinnungshemmender Medikamente und hält sich an die Verhaltensvorschriften. Hr. D. kennt die Wirkungsweise seiner Medikamente und nimmt diese jeden Morgen um die gleiche Zeit (8.00 Uhr) ein.
Verhalten und Erleben des Menschen	Hr. E. kann über seine Trauer um seine verstorbene Tochter reden. Peter geht jeden Tag mindestens eine Stunde lang ins Spielzimmer, um mit anderen Kindern zu spielen.
Messbare Befunde und Ergebnisse	Fr. G. nimmt täglich eine reduzierte Trinkmenge von 1200 ml zu sich. Hr. H. reduziert innerhalb von einer Woche sein Körpergewicht um 1 kg.
Körperlicher Zustand	Fr. Is. Zunge ist belagfrei und ihre Mundschleimhaut ist feucht. Hr. Ks. Nasenschleimhaut ist bei liegender Nasensonde intakt.
Gefahren und Risiken	Fr. L. kennt die gesundheitlichen Risiken des Nikotinabusus und reduziert die tägl. Menge der Zigaretten schrittweise. Hr. M. kennt die Gefahr der Thrombose und führt prophylaktische Maßnahmen selbstständig durch.

Nicht immer kann von einer vollständigen Gesundung als Ziel ausgegangen werden. Manchmal muss die betreffende Person lernen, mit Behinderungen zu leben. Ein Ziel kann auch sein, einen würdigen, schmerzfreien Tod zu erleben.

Pflegeziele werden in Nah- und Fernziele, beziehungsweise Kurzzeit- oder Teilziele und Langzeitziele unterschieden. Fiechter und Meier beschreiben Fernziele als den Zustand, der nach Ablauf des gesamten Pflegeprozesses erreicht sein soll. Sie sind auf einen längeren Zeitraum bezogen, der bis zur Entlassung eines Menschen aus dem Krankenhaus oder darüber hinaus reichen kann.

Demgegenüber sind Nahziele kleine Etappen auf dem Weg zu einem End- oder Fernziel. Jedes erreichte Nahziel vermittelt dem pflegebedürftigen Menschen, dessen Angehörigen und der Pflegeperson, dem Fernziel ein Stück näher gekommen zu sein. In einem Gesundungsprozess können Nahziele die Motivation des Kranken sehr unterstützen. Zu hoch gesteckte, nicht erreichbare Pflegeziele, sei es Fern- oder Nahziele, können sich auf den pflegebedürftigen Menschen und die Pflegeperson demotivierend und entmutigend auswirken.

Eine mögliche Teilung eines Fernziels in mehrere Nahziele zeigt das folgende Beispiel:

Merke: *Fernziele sind übergeordnete Ziele, welche den Zustand des Menschen nach Durchlaufen des Pflegeprozesses beschreiben. Nahziele sind einzelne Teilziele, die zum Erreichen der Fernziele eingesetzt werden.*

Fernziel
Frau K. kann nach dem Einsetzen der TEP (Total-Endo-Prothese) am 25.07. selbstständig auf dem Stationsflur mit Unterarmgehstützen laufen.

Nahziele
- Fr. K. kann ab dem 21.07. mit Unterstützung vor dem Bett stehen.
- Fr. K. kann ab den 22.07. mit Hilfe einer Pflegeperson und Unterarmgehstützen einige Schritte im Zimmer machen.
- Fr. K. geht ab dem 23.07. selbstständig mit Unterarmgehstützen ins Bad.
- Fr. K. geht ab dem 24.07. mit Hilfe einer Begleitperson und Unterarmgehstützen den Stationsflur einmal auf und ab.

Dokumentation von Pflegezielen

Merke: *Das Formulieren von Pflegezielen begünstigt das reflektierte und systematische Handeln. Die Begründung für die durchgeführte Pflege wird somit nachvollziehbar.*

Deshalb müssen Pflegeziele formuliert und dokumentiert werden.

Die Formulierung der Pflegeziele erfolgt aus Sicht des pflegebedürftigen Menschen, auf positive Art und Weise und so präzise wie möglich. Das bedeutet, dass die Kriterien zur Überprüfung der Ziele, z. B. Zeiträume oder Mengenangaben, so genau wie möglich angegeben sein müssen.

Dabei ist darauf zu achten, dass Ziele eindeutig, kurz, knapp und präzise formuliert sind. Sie werden in der Gegenwartsform, im Präsens, verfasst.

Die Dokumentation der Pflegeziele (**Abb. 6.9**) erfolgt in der dafür vorgesehenen Spalte im Pflegeplan (vgl. **Tab. 6.2**).

Merke: *Pflegeziele beschreiben den Zustand und legen Ergebnisse fest, die durch eine geplante Pflege gemeinsam mit dem betroffenen Menschen angestrebt werden. Sie sind als Soll-Zustand definiert und leiten sich von dem Ist-Zustand ab. Sie sind richtungsweisend für die vorgenommenen Pflegemaßnahmen.*

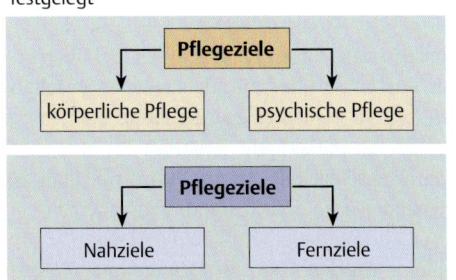

Abb. 6.9 Erhebung der Pflegeziele

6.5.4 Planung der Pflegemaßnahmen

Nach der Formulierung von Pflegeproblemen, Ressourcen und Pflegezielen erfolgt im vierten Schritt des Pflegeprozesses nach Fiechter und Meier die Planung der **Pflegemaßnahmen**. Hier bringt die Pflegeperson ihr Fachwissen und ihre praktischen Erfahrungen in den Pflegeprozess ein. Die Pflegemaßnahmen orientieren sich an den bekannten Pflegeproblemen und Ressourcen des pflegebedürftigen Menschen sowie an den gesetzten Pflegezielen.

Merke: *Pflegemaßnahmen sind die ausgewählten Mittel, mit denen die im vorherigen Schritt des Pflegeprozesses formulierten Pflegeziele erreicht werden sollen. Sie werden gemeinsam mit dem Betroffenen unter Berücksichtigung seiner Wünsche und ggf. der seiner Angehörigen formuliert.*

Dabei wird nicht nur die Art der Pflegemaßnahmen bestimmt, sondern auch, wer, wie, wann, womit und wie häufig diese Pflegemaßnahme durchführt. Die einzelnen Maßnahmen werden so konkret beschrieben, dass jede Pflegeperson sie auf die gleiche Art und Weise durchführen kann. Hierdurch wird die Kontinuität der Pflege gesichert und eine Bewertung oder Beurteilung der Pflege möglich.

Beispiel: *Ist bei einem dekubitusgefährdeten Menschen zum Erreichen des Pflegeziels „intakte Haut" ein zweistündlicher Lagewechsel durch Mikrolagerung als Maßnahme zur Dekubitusprophylaxe festgelegt, so lässt sich nur bei kontinuierlicher Durchführung der festgelegten Maßnahme die Effektivität dieser Maßnahme ermitteln.*

Im Gegensatz dazu ist die ungeplante Pflege ohne Erstellung eines Pflegeplanes ein intuitives Handeln jedes Einzelnen aus der Situation heraus, wobei nicht ermittelt werden kann, ob die bzw. welche Maßnahme effizient ist. Die Pflegemaßnahmen ergeben sich hierbei aus der zufälligen Entscheidung einzelner Personen, in Abhängigkeit von ihrem Wissen und Können. Dadurch variieren die Pflegemaßnahmen, so dass die Ergebnisse der Pflegehandlungen nicht ausgewertet werden können.

Dokumentation der Pflegemaßnahmen

Die erforderlichen Pflegemaßnahmen werden kurz, knapp und verständlich formuliert. Darüber hinaus werden sie in eine systematische und logische Reihenfolge gebracht und in der dafür vorgesehenen Spalte des Pflegeplans dokumentiert (vgl. **Tab. 6.2**). Dabei wird festgelegt:

- Personen, welche die Pflegemaßnahmen ausführen. Das können Pflegepersonen, Angehörige oder spezielle Fachleute aus anderen Fachgebieten wie zum Beispiel Logopäden oder Physiotherapeuten sein,
- Art und Anwendung der verwandten Materialien,
- Lokalisation der Anwendung (betroffenes Körperteil),
- Häufigkeit, Zeitpunkt und Zeitraum der Maßnahme,
- ggf. der einzuplanende Zeitaufwand der Anwendung.

Die Zusammenstellung von Pflegeproblemen, vorhandenen Ressourcen, Pflegezielen und geplanten Pflegemaßnahmen wird **Pflegeplan** genannt. Der Pflegeplan ist von großer Bedeutung, da er als verbindliche Pflegeverordnung für alle an der Pflege beteiligten Personen gilt.

Merke: *Pflegeprobleme, Ressourcen des pflegebedürftigen Menschen, Pflegeziele und ausgewählte Pflegemaßnahmen werden im sogenannten Pflegeplan dokumentiert. Er ist verbindliche Grundlage für alle an der Pflege beteiligten Personen.*

Der Pflegeplan umfasst:

- Pflegeprobleme des pflegebedürftigen Menschen,
- Ressourcen des pflegebedürftigen Menschen,
- Pflegeziele beziehungsweise die zu erreichenden Ergebnisse und
- Pflegemaßnahmen in systematischer und logischer Reihenfolge als verbindliche Pflegeverordnung.

Je intensiver der pflegebedürftige Mensch und seine Angehörigen in den Pflegeprozess einbezogen werden, desto mehr können sie an der Behebung der Pflegeprobleme mitwirken. **Tab. 6.5** zeigt den möglichen Pflegeplan mit den aktuellen Hauptpflegeproblemen von Frau Perlinger.

Wurde ein Pflegeziel erreicht, wird die dazugehörige Maßnahme mit einem Absetzungszeichen

Tab. 6.5 Pflegeplan für Frau Perlinger

Datum	Pflegediagnose/Ressource	Pflegeziele	Pflegemaßnahmen	Handzeichen	Stopp
20.07.	Frau Perlinger hat aufgrund einer zu geringen Trinkmenge Anzeichen dafür, dass sie ein Flüssigkeitsdefizit hat. Dies zeigt sich darin, • dass Frau Perlingers Haut trocken und schuppig ist, ihre Lippen spröde und in den Mundwinkeln eingerissen sind, • dass sie über Schmerzen beim Wasserlassen klagt und • dass sie zeitweise im Denken verlangsamt und desorientiert wirkt. Ressource: Frau Perlinger trinkt die ihr angebotenen Getränke nach Aufforderung selbstständig.	• Frau Perlinger trinkt täglich mindestens 1 bis max. 1,5 Liter Flüssigkeit. • Frau Perlingers Haut und Lippen sind bis zum (Datum) intakt und geschmeidig. • Frau Perlinger weiß bis zum (Datum), dass die Schmerzen beim Wasserlassen geringer werden, wenn sie die empfohlene Tagesdosis trinkt. • Frau Perlinger weiß bis zum (Datum), dass sie aufgrund der geringen Trinkmenge zeitweise verwirrt war.	• Frau Perlinger zu jeder Mahlzeit 1-2 Gläser Wasser bzw. Wunschgetränke anbieten und zum Trinken auffordern. • Frau Perlinger cremt jeden Morgen ihre Haut mit einer W/Ö Körpercreme und zweimal täglich ihre Lippen mit einem Lippenbalsam ein. • Mit Frau Perlinger und ihrem Lebenspartner am (Datum) ein Beratungsgespräch zu der empfohlenen Trinkmenge pro Tag führen, um ihr die Notwendigkeit und die Zusammenhänge zwischen einer ausgewogenen Flüssigkeitszufuhr und einer intakten Haut, dem schmerzfreien Wasserlassen und einer klaren Orientierung aufzuzeigen.	A.H.	
20.07.	Frau Perlinger ist aufgrund ihrer körperlichen Schwäche und der bestehenden Dranginkontinenz stark sturzgefährdet. Dies zeigt sich • an ihrem unsicheren Gangbild und • dem hektischen Handeln, wenn sie Harndrang verspürt. Ressource: Frau Perlinger steht in Begleitung einer Pflegekraft auf und geht sicher am Rollator	• Frau Perlinger kennt bis zum (Datum) ihre intrinsischen und extrinsischen Sturzrisikofaktoren und Strategien, um ihr Sturzrisiko zu minimieren. • Frau Perlinger weiß, dass sie nur in Begleitung einer Pflegeperson zum Bad oder auf den Flur gehen darf. • Frau Perlinger benutzt ab dem (Datum) den Toilettenstuhl neben ihrem Bett selbstständig und sicher.	• Mit Frau Perlinger und Herrn Moser am (Datum) ein Beratungsgespräch zu den bestehenden Sturzrisikofaktoren führen und gemeinsam mit dem Paar Strategien zur Vermeidung der extrinsischen Risikofaktoren entwickeln. • Frau Perlinger auf Wunsch mit dem Rollator ins Bad bzw. zum Frühstückstisch begleiten. • Frau Perlinger am (Datum) die Benutzung des Toilettenstuhls erklären und sie bei der Mobilisation auf den Toilettenstuhl anleiten.	A.H.	

Fortsetzung ▶

Tab. 6.5 (Fortsetzung)

Datum	Pflegediagnose/Ressource	Pflegeziele	Pflegemaßnahmen	Handzeichen	Stopp
20.07.	Frau Perlinger ist aufgrund ihrer körperlichen Schwäche und der bekannten Herzinsuffizienz in ihrer Belastbarkeit eingeschränkt. Dies zeigt sich darin, dass Frau Perlinger ihre Körperpflege nicht selbstständig durchführen kann. Ressource: Frau Perlinger kann sich ihr Gesicht und ihren Oberkörper selbstständig waschen.	Frau Perlinger führt ab sofort ihre Körperpflege ohne Anzeichen einer Dyspnoe durch.	• Frau Perlinger nach dem Frühstück mit dem Rollator ins Bad begleiten. • Frau Perlinger im Bad eine Sitzgelegenheit anbieten. • Frau Perlinger selbstständig die Pflege des Oberkörpers incl. Haare kämmen und Zähne putzen durchführen lassen. • Den Rücken und die Beine von Frau Perlinger waschen. • Frau Perlinger bei der Intimpflege unterstützen. • Während der Körperpflege auf Anzeichen der Belastungsgrenzen achten und evtl. Pausen einlegen. • Frau Perlinger beim An- und Auskleiden unterstützen. • Frau Perlinger mit dem Rollator zurück ins Zimmer zum Mobilisationsstuhl begleiten.	A.H.	
20.07.	Frau Perlinger hat aufgrund der ungewohnten Umgebung Ein- und Durchschlafprobleme. Dies zeigt sich darin, dass Frau Perlinger tagsüber müde ist und teilweise einnickt.	Frau Perlinger kann ab dem (Datum) ein- und danach ihrer gewohnten Zeit durchschlafen.	• Am (Datum) ein Gespräch mit Frau Perlinger bzgl. ihrer Schlafgewohnheiten/-rituale führen. • Frau Perlinger bei der Umsetzung ihrer persönlichen Gewohnheiten vor dem Schlafengehen unterstützen. (Beispielsweise Herrn Moser bitten, das Kopfkissen seines Lebenspartnerin mitzubringen, damit diese besser einschlafen kann.)	A.H.	
20.07.	Die häusliche Versorgung ist aufgrund der nachlassenden Selbst- und Dependenzpflegekompetenz von Frau Perlinger und Herrn Moser nicht gesichert. Dies zeigt sich darin, dass Frau Perlinger ihre Selbstpflege nicht mehr alleine bewältigen kann und ein Klinikaufenthalt erforderlich war.	Die Selbstpflege von Frau Perlinger nach ihrer Entlassung ist in ihrem häuslichen Umfeld gesichert.	• Am (Datum) ein Beratungsgespräch mit Frau Perlinger, ihrem Sohn und Herrn Moser bzgl. der Entlassung und der häuslichen Versorgung führen. • Am (Datum) ein Gesprächstermin mit dem Sozialdienst und Familie Perlinger bzgl. einer Pflegeeinstufung vereinbaren. • Am Tag vor der Entlassung den aktuellen poststationären Pflegebedarf von Frau Perlinger erheben.	A.H.	

(zum Beispiel: >) im Pflegeplan abgesetzt, evtl. neu auftretende Pflegeprobleme werden im Pflegeplan ergänzt.

Wird auf die geschilderte Art und Weise mit dem Pflegeplan gearbeitet, ist er ein nützliches und wertvolles Hilfsmittel in der Pflege. Mit ihm kann die Pflege individuell auf den Empfänger der Pflege abgestimmt werden.

Auch die interdisziplinäre Kommunikation und Kooperation wird gefördert. Pflegerische, medizinische und andere Verordnungen können besser koordiniert werden, die Pflege selbst wird transparent und der Nachweis der Pflege wird möglich. Gerade deshalb ist der Pflegeplan in der Aus- und Fortbildung von besonderer Bedeutung. Er erleichtert die Entwicklung von Fachwissen. Da die Ergebnisse der Pflege sichtbar gemacht werden, steigt die berufliche Zufriedenheit der Pflegeperson. Zuletzt darf der rechtliche Aspekt, der juristisch geforderte Nachweis der Dienstleistung Pflege, nicht vergessen werden.

Tab. 6.6 zeigt die Definitionen, Arten und Kriterien für die Formulierung von Pflegeproblemen, Ressourcen, Pflegezielen und Pflegemaßnahmen in der Übersicht.

Die Auswahl und das Zusammenstellen der erforderlichen Pflegemaßnahmen erfordert den optimalen Einsatz von fachlichem Wissen und praktischen Erfahrungen. Der pflegebedürftige Mensch und seine Angehörigen müssen aktiv einbezogen werden.

Zusammenfassung:

Pflegemaßnahmen

- beschreiben konkret jede Maßnahme,
- dokumentieren auf systematische und logische Art und Weise:

Tab. 6.6 Definitionen, Arten und Kriterien für die Formulierung von Pflegeproblemen, Ressourcen, Pflegezielen und Pflegemaßnahmen

	Pflegeproblem	*Ressource*	*Pflegeziel*	*Pflegemaßnahme*
Definition	Beeinträchtigung des pflegebedürftigen Menschen in einem Lebensbereich, die seine Unabhängigkeit einschränkt und ihn belastet	Fertigkeiten und Fähigkeiten, die dem einzelnen Menschen zur Verfügung stehen, um seinen Genesungsprozess positiv zu beeinflussen oder seine kritische Lebenssituation bzw. -aufgabe sinnvoll zu bewältigen	Zustand, der durch die geplante Pflege gemeinsam mit dem Betroffenen angestrebt wird	pflegerische Tätigkeiten, die zum Erreichen der Pflegeziele ergriffen werden
Arten	• aktuelle • potenzielle • verdeckte • generelle • individuelle	• körperliche • innere, persönliche, geistige • räumliche • soziale • ökonomische • spirituelle	Nah- und Fernziele nehmen Bezug auf: • Leistung und Können eines Menschen • Wissen • Verhalten und Erleben • messbare Befunde und Ergebnisse • körperlichen Zustand • Gefahren und Risiken	orientiert an Pflegeproblemen und formulierten Pflegezielen
Kriterien zur Formulierung	unter Angabe von: • Name des betroffenen Menschen • Art und Umfang der Beeinträchtigung • Ursachen und Auswirkungen des Pflegeproblems • kurz, präzise und frei von Interpretationen	sinnvolle Zuordnung der Ressourcen zu Pflegeproblemen	• aus Sicht des betroffenen Menschen • realistisch und erreichbar • präzise, d. h. unter Angabe von Kriterien zur Überprüfung (z. B. Mengenangaben, Zeiträumen)	so präzise, dass jede Pflegeperson sie auf die gleiche Art und Weise durchführen kann, d. h. unter Berücksichtigung der W-Fragen: • Wer? • Was? • Wie? • Wann? • Wie oft? • Womit? • Wo?

- so werden sie von allen Pflegepersonen auf dieselbe Weise durchgeführt und die
- Kontinuität in der Pflege ist gesichert.

6.5.5 Durchführung der Pflege

In der fünften Phase des Pflegeprozesses wird die Pflege nach dem bestehenden Pflegeplan durchgeführt. Dabei muss der Pflegeplan von allen beteiligten Personen immer wieder kritisch reflektiert und hinterfragt werden. Um einen Nachweis für die durchgeführten Pflegemaßnahmen und damit für die erbrachten Leistungen zu haben, werden diese im Durchführungsnachweis der Pflegedokumentation festgehalten.

Merke: *Die Pflegedokumentation dient u. a. im Fall eines Schadensersatzanspruches der rechtlichen Absicherung.*

Die durchgeführten Maßnahmen werden mit einem Handzeichen unter dem jeweiligen Datum und der entsprechenden Uhrzeit abgezeichnet.

Werden Veränderungen im Zustand des pflegebedürftigen Menschen festgestellt, müssen diese im Pflegebericht notiert werden. Der Pflegebericht gibt Auskunft über die Veränderungen, die durch die Pflegemaßnahmen eintreten. Vom Pflegeplan abweichende Pflegemaßnahmen werden hier begründet und kurz beschrieben. Treten solche Handlungen in einem kurzen Zeitraum gehäuft auf, ist dies ein Signal dafür, dass ein neues Pflegeproblem aktuell wurde, welches in den Pflegeplan aufgenommen werden muss. Die Eintragungen im Pflegebericht erfolgen stichwortartig, präzise, klar, kurz und knapp im dafür vorgesehenen Formular. **Tab. 6.7** zeigt einen Auszug aus dem Pflegebericht für Frau Perlinger.

Der Bericht ist sinnvoll gegliedert, dabei sind die Aussagen objektiv, wertfrei und für jeden gut lesbar. Sie enthalten Datum, Uhrzeit und das Handzeichen der jeweiligen Pflegeperson. Die Eintragungen sind auf die Pflegeprobleme und Pflegeziele bezogen und werden direkt nach der durchgeführten Pflege dokumentiert.

Merke: *Der Pflegebericht ist ein Teil der Pflegedokumentation. Er gibt über den aktuellen Zustand des pflegebedürftigen Menschen Auskunft, dabei finden dessen Reaktionen auf die Pflege, aber auch z. B. auf Besuche von Angehörigen, diagnostische Maßnahmen o. Ä. besondere Berücksichtigung.*

Die elektronische Datenverarbeitung (EDV) wird allgemein in Arbeitsbereichen eingesetzt, die:
- sich häufig wiederholen,
- standardisierbar sind,
- einen hohen Speicheraufwand aufweisen und
- einen hohen mathematischen und logischen Aufwand erfordern.

Auch in den Institutionen des Gesundheitswesens kommen verstärkt Computer zum Einsatz. So werden viele administrative Aufgaben wie Dienstplanerstellung, Belegungsstatistiken, Datenerfassung von Labor, Röntgen, Physiotherapie, Küche etc. computergestützt erledigt.

Auch im Zusammenhang mit dem Pflegeprozess bzw. der Pflegeplanung kann entsprechende Hard-

Tab. 6.7 Auszug aus dem Pflegebericht von Frau Perlinger

Datum	Zeit	Pflegebericht	Handzeichen
21.07.	8:00 Uhr	Frau Perlinger zum selbstständigen Benutzen des Toilettenstuhls angeleitet. Im Anschluss daran Frau Perlinger mit dem Rollator zum Tisch begleitet. Beim Richten des Frühstücks und der Einnahme der Medikamente unterstützt.	A.H.
21.07.	9:30 Uhr	Frau Perlinger mit dem Rollator zum Waschbecken begleitet. Frau Perlinger wäscht ihren Oberkörper selbstständig. Sie benötigt immer wieder kleine Erholungspausen. Ihre Haut ist intakt, aber weiterhin noch leicht schuppig.	A.H.
21.07.	16:00 Uhr	Mit Frau Perlinger und Herrn Moser das Beratungsgespräch zur kontinuierlichen Flüssigkeitsaufnahme geführt. Beide verstehen den Zusammenhang zwischen den Symptomen von Frau Perlinger und der zu geringen Trinkmenge. Sie kennen die Risiken einer zu geringen und einer zu hohen Flüssigkeitsaufnahme. Herr Moser wirkt sehr interessiert und zeigt selbstständig Beispiele auf, wann und wie er seine Lebenspartnerin unterstützen kann. Ein Trinkplan für zu Hause wurde gemeinsam erarbeitet.	P.W.

ware und Software eingesetzt werden, um die gesamte Dokumentation zu vereinfachen und zu beschleunigen.

Für jeden pflegebedürftigen Menschen wird eine elektronische Akte angelegt, in die alle Daten gespeichert und bei Bedarf auf dem Bildschirm abgerufen oder als Formulare ausgedruckt werden. Es existiert Software, die Standardpflegepläne enthält, die durch individuelle Pflegeprobleme und dazugehörige Pflegeziele und Pflegemaßnahmen ergänzt werden. In Zukunft sollen spezielle Software-Programme die Entscheidungsfindung in der Phase der Problemfindung und Planung der geeigneten Pflegemaßnahmen unterstützen.

Durch den Einsatz von EDV kann darüber hinaus die statistische Auswertung von Information für das Pflegemanagement und die Pflegeforschung erleichtert werden. Dazu ist eine einheitlich definierte Fachsprache ebenso wichtig wie die Definition und Klassifizierung von Pflegeproblemen, Pflegezielen und Pflegemaßnahmen. Verschiedene europäische Komitees, wie zum Beispiel die Association For Common European Nursing Diagnosis, Interventions and Outcomes, kurz ACENDIO, arbeiten an der Klassifikation von gemeinsamen europäischen Pflegediagnosen, Maßnahmen und Ergebnissen (s. a. Kap. 7).

Für den Einsatz der EDV müssen einige Rahmenbedingungen und Grundvoraussetzungen geschaffen sein. Aufgrund des Datenschutzes muss genau festgelegt sein, wer Zugriff zu den erhobenen Daten hat, diese ändern oder Daten hinzufügen darf. Für die Einführung einer EDV-gestützten Pflegeplanung müssen die Mitarbeiter mit der Methode des Pflegeprozesses vertraut und entsprechende Pflegestandards erarbeitet sein. Darüber hinaus müssen auch Schulungen der Mitarbeiter zum Umgang mit Computern durchgeführt werden.

Elektronische Patientenakte

Die elektronische Patientenakte wird derzeit in vielen Einrichtungen des Gesundheits- und Sozialwesens diskutiert und erprobt.

Definition: Bei der **elektronischen Patientenakte (EPA)** handelt es sich um eine Zusammenfassung aller gesundheitsbezogenen Daten einer Person (z. B. frühere Krankheitsbehandlungen, Laborparameter, Röntgenbilder usw.) in elektronischer Form.

Ziel ist es, den Datenaustausch innerhalb der Institutionen oder institutsübergreifend zu beschleunigen, um eine optimale Behandlung zu ermöglichen.

Einige Institutionen wenden bereits ein Notebook zur Abspeicherung der einzelnen elektronischen Patientenakten an (z. B. bei jeder Pflegeintervention mit der zu betreuenden Person oder während der Visite im interdisziplinären Team).

Der Vorteil der EPA liegt darin, dass Diagnosen schneller erstellt, therapeutische Maßnahmen zeitgleich eingeleitet, damit Therapieerfolge erhöht und die durchschnittliche Klinikaufenthaltsdauer reduziert werden. Behandlungsfehler und Doppeluntersuchungen werden vermieden, was insgesamt zur Kosteneffizienz beiträgt. Jedoch bestehen noch viele Unklarheiten im einheitlichen Vorgehen. Aus diesem Grund existieren internationale Standardisierungsgremien, die Festlegung weltweiter Standards z. B. für die medizinische Terminologie, den Umgang mit Datenaustausch, Zugangsberechtigung, Datensicherheit usw. bearbeiten.

6.5.6 Beurteilung der Wirkung der Pflege auf den pflegebedürftigen Menschen

Im sechsten Schritt des Pflegeprozesses wird die nach dem Pflegeplan durchgeführte Pflege hinsichtlich ihrer Effizienz bewertet und beurteilt. Die Bewertung wird auch als **Evaluation** bezeichnet. Der Begriff „Evaluation" wird von dem lateinischen Wort „valere" abgeleitet, was „stark sein" oder „wert sein" bedeutet. Evaluation bedeutet die sach- und fachgerechte Bewertung, also das Einschätzen eines Objektes oder eines Sachverhaltes nach seinem Wert und seiner Bedeutung. In den Sozialwissenschaften und der Technik wird damit die Analyse und Bewertung eines Sachverhalts beziehungsweise die Effizienz- und Erfolgskontrolle bezeichnet.

Merke: Zur Beurteilung der Wirkung der Pflege auf den pflegebedürftigen Menschen werden die festgelegten Pflegeziele (Soll-Zustand) mit der aktuellen Situation des pflegebedürftigen Menschen (Ist-Zustand) verglichen. Dabei werden die Auswirkungen der Pflege offen dargelegt und somit die Pflegeplanung auf ihre Sinnhaftigkeit hin überprüft.

Sind die formulierten Pflegeziele erreicht, können die entsprechenden Pflegeprobleme und Pflegemaßnahmen abgesetzt werden, da der gewünschte

Soll-Zustand mit dem Ist-Zustand identisch ist. Wurden die formulierten Ziele nicht erreicht, wird gegebenenfalls die Situation des pflegebedürftigen Menschen neu eingeschätzt, d. h. es werden neue Informationen gesammelt. In der Folge müssen entweder neue Pflegeziele formuliert oder andere Pflegemaßnahmen ausgewählt bzw. die Intensität oder die Häufigkeit der bereits durchgeführten Pflegemaßnahmen variiert werden.

Als Hilfsmittel für die Bewertungsphase im Pflegeprozess gilt der Pflegebericht. Er wird als Rechenschaftsbericht über die Wirkung der Pflege sowie über den sich ändernden Zustand des pflegebedürftigen Menschen gesehen. Er fungiert als Feedbacksystem, das die Entwicklung des Gesundheitszustandes nachvollziehbar macht.

In der Praxis ergeben sich einige Einschnitte, an denen es sinnvoll ist, die Pflege zu evaluieren und ggf. anzupassen.

Auf einer chirurgischen Station bietet sich der Zeitpunkt nach Abschluss der präoperativen Phase, nach der Operation oder zu Beginn der Rehabilitationsphase zur Evaluation an.

Fragen zur Evaluation
- Gibt es neue Informationen?
- Sind neue Pflegeprobleme entstanden?
- Welche Pflegeprobleme sind gelöst?
- Wurden neue Ressourcen geweckt oder entdeckt?
- Welche Ziele wurden erreicht, teilweise erreicht oder nicht erreicht?
- Müssen neue Ziele formuliert werden?
- Sind andere Ziele nicht mehr erstrebenswert?
- Welche Pflegemaßnahmen sind wirkungsvoll, weniger wirkungsvoll oder wirkungslos?
- Müssen neue Pflegemaßnahmen ergriffen werden?
- Können Pflegemaßnahmen abgesetzt werden?
- Inwieweit muss der Pflegeplan geändert werden?

Treten bei der Evaluation neue Pflegeprobleme auf, beginnt der Pflegeprozess von vorne.

Fiechter und Meier tragen dieser Möglichkeit Rechnung, indem sie den Verlauf des Pflegeprozesses als Spirale darstellen (**Abb. 6.10**).

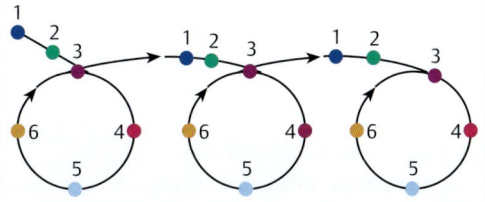

1 = Informationssammlung
2 = Erkennen von Problemen und Ressourcen des pflegebedüftigen Menschen
3 = Festlegung der Pflegeziele
4 = Planung der Pflegemaßnahmen
5 = Durchführung der Pflege
6 = Beurteilung der Wirkung der Pflege auf den pflegebedürftigen Menschen

Abb. 6.10 Der Pflegeprozess als Spirale

Zusammenfassung:
Durchführung und Evaluation
- Zur Durchführung und Evaluation gehört die Dokumentation der durchgeführten Maßnahmen im Pflegeplan,
- durch den Vergleich des Ist-Zustandes mit dem Soll-Zustand wird die Auswirkung der Pflege deutlich,
- der Pflegebericht ist ein Feedbacksystem zur Evaluation, da er die Veränderungen des Gesundheitszustandes enthält.

6.6 Entlassungsmanagement und Pflegeüberleitung

Der Pflegeprozess bezieht sich nicht nur auf die Erhebung und Deckung des stationären sondern auch auf den poststationären Pflegebedarf und beinhaltet somit das Entlassungsmanagement bzw. die Pflegeüberleitung.

Das Entlassungsmanagement und die Pflegeüberleitung nehmen in den letzten Jahren an Bedeutung zu. Grund dafür sind unter anderem die Einführung der DRGs und die damit verbundene Erhöhung der Fallzahlen sowie die Verringerung der Verweildauer im Krankenhaus. Pflegebedürftige Menschen, die aus dem stationären in den ambulanten Bereich entlassen werden, benötigen aufgrund der genannten Aspekte häufig eine intensivere pflegerische Betreuung. Ist diese nicht gewährleistet, wird oft unmittelbar nach der Entlassung in eine Situation mit unzureichender pflegerischer Betreuung ein erneuter Klinikaufenthalt erforderlich. Dieser „Drehtüreffekt" soll durch ein strukturiertes Entlassungsmanagement verhindert und der Schnittstellenproblematik zwischen den Institutionen vorgebeugt werden.

6.6.1 Pflegeüberleitung/Überleitungspflege

📌 **Definition: Pflegeüberleitung** *alle Gedanken, Gefühle und Haltungen, die nötig sind, um eine weitere kontinuierliche Qualität in der Pflege zu gewährleisten, und zwar beim Übergang vom Krankenhaus zur ambulanten Pflege oder Pflegeheimversorgung und umgekehrt* " (Joosten 1992 in Sieger, 2003). Sie wird als Prozess verstanden, beginnend am Tag der Aufnahme und endend am Tag der Übernahme durch eine weiterbetreuende Institution (Sieger, 2003, S. 23).

Überleitungspflege ist „*die am Patienten erbrachte Dienstleistung, d. h., die unmittelbare Betreuung des Patienten durch Pflegekräfte, die ihn beim Übergang von der einen Betreuungsform in die andere zumindest zeitweise begleiten*" (Domscheit, Wingenfeld 1996 in Sieger, 2003). Im Krankenhaus wird sie oft durch eine oder mehrere Pflegepersonen, die dafür geschult sind, durchgeführt.

Die Pflegeüberleitung bezieht sich auf das prozesshafte Planen der Entlassung der Pflegeperson beginnend bei der Aufnahme der zu betreuenden Person bis zu ihrer Entlassung. Überleitungspflege bezeichnet alle Maßnahmen, welche von einer oder mehreren speziellen Pflegepersonen zur Überleitung in eine andere Institution ergriffen werden. Dabei betreut die „Überleitungs-Pflegeperson" die entsprechende Person nur im Zusammenhang mit der Entlassung aus der Institution. Der nationale Expertenstandard Entlassungsmanagement in der Pflege gibt konkrete Richtlinien, wie die kontinuierliche Behandlungs- und Betreuungsleistungen bei der Entlassung aus dem Krankenhaus qualitativ gesichert werden können.

6.6.2 Expertenstandard Entlassungsmanagement in der Pflege

Ein Expertenstandard ist ein Instrument der Qualitätsentwicklung auf nationaler Ebene. Im Vergleich zu Pflegestandards aus der Praxis werden sie durch ein Expertenteam auf der Basis wissenschaftlicher Grundlagen entwickelt, in dem umfassende Literaturrecherchen und -analysen der nationalen und internationalen Fachliteratur betrieben und die Standards vor ihrer Veröffentlichung modellhaft in ausgewählten Einrichtungen implementiert und evaluiert werden. Sie dienen der Förderung der Pflegequalität in der Pflege in allen Handlungsfeldern. Die Entwicklung eines Expertenstandards dauert ca. 12 Monate. Da pflegerisches Wissen eine begrenzte Halbwertszeit hat und neue wissenschaftliche Ergebnisse hinzukommen, werden Expertenstandards in regelmäßigen Abständen überarbeitet.

Für die Entwicklung der Expertenstandards ist das DNQP verantwortlich. Das DNQP kooperiert mit dem Deutschen Pflegerat (DPR), der berufspolitischen Dachorganisation der Pflegeverbände und wird vom Bundesministerium für Gesundheit und soziale Sicherung gefördert. Die aktuellen Expertenstandards können Sie unter dem folgenden Link einsehen: www.dnqp.de/de/expertenstandards- und -auditinstrumente.

Laut Moers und Schiemann (2004) sind Expertenstandards nicht mit Handlungsrichtlinien gleichzusetzen, die sich beispielsweise auf knappe Arbeitsablaufbeschreibungen oder technische Anweisungen beschränken. Vielmehr geben sie die Zielsetzung komplexer pflegerischer Aufgaben, das professionelle Niveau sowie fachliche Handlungsalternativen und Handlungsspielräume an. So werden Themen bearbeitet, die einen hohen kommunikativen Einsatz sowie empathische Zuwendung erfordern und bei denen die Förderung der Patientenautonomie, Selbstpflegekompetenzen oder die Anpassung an veränderte Lebensumstände eine Rolle spielen. Demnach werden im Rahmen der Entwicklung von nationalen Expertenstandards Pflegethemen bearbeitet,

- die innovative und komplexe Inhalte transportieren
- die sich auf Pflegeprobleme beziehen, die einen erheblichen Einschätzungsbedarf mit hohem Interaktionsanteilen aufweisen
- die eine orientierungsgebende Funktion für die Pflegepraxis haben und
- die den Transfer pflegewissenschaftlicher Erkenntnisse fördern (ebd.).

Die Expertenstandards sind in Aussagen zu Struktur, Prozess und Ergebnis unterteilt. Die Struktur bezieht sich in der Regel auf die Kompetenzen und Fähigkeiten der Pflegeperson sowie auf die Rahmenbedingungen der Einrichtung, die beispielsweise geeignete Hilfsmittel zur Verfügung stellen oder bauliche Bedingungen vorhalten müssen. Das Prozesskriterium richtet sich auf die Durchführung der Maßnahmen. Die Pflegekraft wählt beispielsweise geeignete Assessmentinstrumente aus, um die Patientensituation kriteriengeleitet einzuschätzen. Mit dem Ergebnis wird formuliert, was erreicht werden soll, wenn die Vorgaben der Struktur- und Prozesskriterien eingehalten wurden.

Das Deutsche Netzwerk für Qualitätsentwicklung in der Pflege (DNQP) hat im November 2002 den Expertenstandard zum Thema Entlassungsmanagement veröffentlicht, die 1. Aktualisierung erfolgte im Juli 2009.

Der Expertenstandard „Entlassungsmanagement" ist ein verbindliches, auf wissenschaftlichen Untersuchungen beruhendes Instrument, welches die Richtung für das Vorgehen bei der Entlassung aus dem Krankenhaus in andere Versorgungsinstitutionen oder umgekehrt vorgibt.

Er bezieht sich auf das Krankenhaus und muss beim Einsatz in anderen Institutionen wie ambulanten Rehabilitationseinrichtungen, Pflegeheimen, zu Hause usw. modifiziert werden.

6.6.3 Funktion und Rolle des Pflegeprozesses im Entlassungsmanagement

Das Entlassungsmanagement wird als Prozess verstanden, der bereits mit der Aufnahme des pflegebedürftigen Menschen in eine Institution beginnt. Bereits bei der Aufnahme wird folglich die Entlassung bzw. Überleitung des pflegebedürftigen Menschen in eine andere pflegerische Versorgungseinrichtung in den Blick genommen und systematisch geplant. Auf diese Weise können zeitliche Reibungsverluste an der Schnittstelle zwischen den Institutionen verringert und die Kontinuität der pflegerischen Dienstleistung für den pflegebedürftigen Menschen auch zwischen unterschiedlichen Einrichtungen und Versorgungsstrukturen sichergestellt werden.

Der Entlassungsprozess kann als Teil des eigentlichen Pflegeprozesses oder als eigener Prozess ablaufen (Dangel 2004). Im ersten Schritt nimmt die Pflegeperson mithilfe eines Assessment- und Evaluationsinstrumentes die Einschätzung der Pflege- und Hilfsbedürftigkeit sowie mögliche Probleme bei der Bewältigung des täglichen Lebens spätestens 24 Stunden nach der Aufnahme vor. Im zweiten Schritt beurteilt sie diese Fähigkeiten und erkennt mögliche Probleme, welche nach der Entlassung auftreten könnten. Dementsprechend formuliert sie gemeinsam mit dem zu entlassenden Menschen und seinen Angehörigen die Ziele. Dabei steht die Selbstständigkeit im Vordergrund. Im vierten Schritt werden ggf. Hilfsmittel organisiert und die entsprechenden finanziellen Unterstützungen beantragt. Im fünften Schritt wird die Entlassung nach den geplanten Maßnahmen durchgeführt. Der sechste und letzte Schritt beinhaltet die Evaluation der Pflegeüberleitung. Dies geschieht, indem die Pflegeperson 48 Stunden nach der Entlassung mit der zu betreuenden Person, deren Angehörigen und der nachfolgenden Institution (Rehaklinik, häusliche Pflegeeinrichtung, Heim, etc.) Kontakt aufnimmt und die getroffenen Maßnahmen zur Entlassung auf ihre Zielerreichung hin kontrolliert. **Abb. 6.11** zeigt einen möglichen Kurz-Bericht zur Pflegeüberleitung und seine Inhalte.

Fazit: *Der Pflegeprozess wird seit Mitte der 70er Jahre des 20. Jahrhunderts in der deutschen Pflege diskutiert. Seit seiner gesetzlichen Verankerung im Krankenpflegegesetz von 1985 und im Altenpflegegesetz von 2001 ist er zur Pflicht in der professionellen Pflegepraxis geworden.*

Der Pflegeprozess ist eine systematische, zielgerichtete und dynamische Methode der Pflege zur Lösung von Problemen. Es sind verschiedene Modelle des Pflegeprozesses bekannt, die sich in erster Linie durch die Anzahl der aufeinander folgenden Schritte unterscheiden. Alle Modelle ermöglichen ein geplantes, systematisches und strukturiertes Arbeiten in der Pflege.

In den deutschsprachigen Ländern ist das „Sechs-Phasen-Modell" des Pflegeprozesses nach Fiechter und Meier am weitesten verbreitet. Sie sehen den Pflegeprozess sowohl als einen Problemlösungs- als auch als einen Beziehungsprozess. Dabei unterscheiden sie die Phasen der Informationssammlung, des Erkennens von Pflegeproblemen und Ressourcen des Patienten, der Festlegung der Pflegeziele, der Planung der Pflegemaßnahmen, der Durchführung der Pflege und der Beurteilung der Wirkung der Pflege auf den betreffenden Menschen.

In den einzelnen Phasen ist die schriftliche Dokumentation zur Ergebnissicherung und Weitergabe von Informationen im interdisziplinären Team von spezieller Bedeutung. Dabei spielen der Pflegeplan und der Pflegebericht eine besondere Rolle.

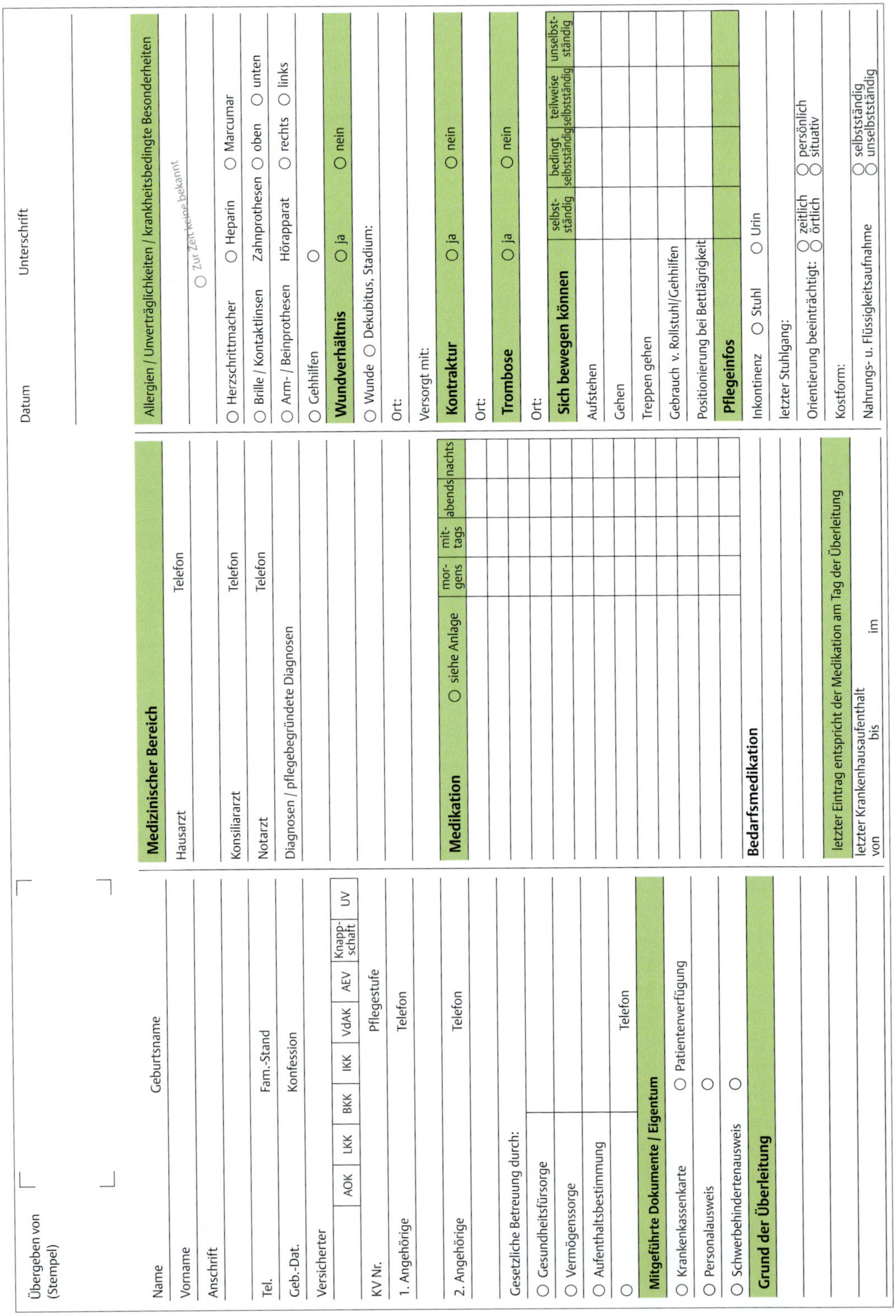

6 Pflegeprozess und Pflegequalität

Abb. 6.11 Die Überleitung enthält alle pflegerelevanten Informationen

Der Pflegeprozess ist als formales Handlungsmodell eine Methode, die keine Angaben zur inhaltlichen Gestaltung der einzelnen Phasen macht und der Einbindung in einen theoretischen Bezugsrahmen bedarf.

Das Arbeiten mit dem Pflegeprozess kann durch den Einsatz von EDV und Pflegestandards unterstützt werden. Bei dem Einsatz dieser Hilfsmittel muss jedoch immer die individuelle Situation des zu betreuenden Menschen im Auge behalten und berücksichtigt werden.

6.7 Einflussfaktoren auf die Durchführung der Pflege nach dem Pflegeprozess

Die Durchführung der Pflege nach dem Pflegeprozess ist von vielen Faktoren abhängig. In Anlehnung an Fiechter und Meier können drei Einflussgrößen unterschieden werden, die im Folgenden näher beschrieben werden.

▌ Qualifikation der betreuenden Personen

Im Arbeitsleben werden unter Qualifikation die Merkmale eines Menschen hinsichtlich seiner Arbeitsfähigkeit (= Wissen), seiner Arbeitsdisposition und Arbeitskondition (= Können) und seiner Arbeitsbereitschaft (= Wollen) verstanden. Zu den Merkmalen der Qualifikation eines Menschen gehören:

- kognitive Merkmale (Kenntnisse, Verstehen, Fähigkeit der Problemlösung),
- affektive Merkmale (Interessen, Empfinden, Werthaltung),
- sensomotorische Merkmale (manuelle Geschicklichkeit, Körpergeschicklichkeit, Reaktionsvermögen) und
- physiologische Merkmale (Belastbarkeit, Ausdauer, körperliche Kraft, Kondition, Sehen, Hören).

Die Qualifikationen der betreuenden Personen verlangen außerdem die sogenannten Schlüsselqualifikationen. Hierunter werden berufsübergreifende Qualifikationen, wie Teamfähigkeit oder Fähigkeit zur selbstständigen Problemlösung, verstanden (s. a. Kap. 3). Diese sind in allen Arbeitsbereichen aufgrund der schnellen Entwicklung der Technik und Wissenschaft von großer Notwendigkeit. Das Krankenpflegegesetz vom 21.07.2003 fordert in Abschnitt 2 Ausbildung § 3 Ausbildungsziele die

a. Erhebung und Feststellung des Pflegebedarfs, Planung und Organisation, Durchführung und Dokumentation der Pflege,
b. Evaluation der Pflege,... (BGBl. 2003 I, Nr. 36).

Demnach ist jede Pflegeperson für ihr Tun eigenverantwortlich. Um eigenverantwortlich handeln zu können, sind neben dem Fach- und Sachwissen auch Qualifikationen aus anderen Bereichen nötig. Hierzu gehören zum Beispiel Wissen über Arbeitsorganisation, Arbeits- und Lerntechniken, Kommunikations- und Kooperationsfähigkeit, etc. (s. a. Kap. 2).

Die Durchführung der Pflege nach dem Pflegeprozess hängt maßgeblich von der Qualifikation der jeweiligen Pflegepersonen ab.

▌ Arbeitsorganisation des Pflegedienstes

Der Pflegedienst muss Rahmenbedingungen schaffen, die eine geplante Pflege nach dem Pflegeprozess ermöglichen. Da die verschiedenen Institutionen des Gesundheitswesens unterschiedliche Ziele verfolgen, sind entsprechend unterschiedliche Zielvorgaben und Rahmenbedingungen von Bedeutung. Je nach den räumlichen, materiellen und personellen Gegebenheiten ergeben sich dadurch unterschiedliche Möglichkeiten für eine prozessorientierte Pflege. Im Folgenden werden einige Rahmenbedingungen beschrieben, die eine geplante Pflege nach dem Pflegeprozess unterstützen.

Rahmenbedingungen:

- Auf jeder Station/jedem Wohnbereich sollte ein Handbuch mit Beschreibung der Stationsgegebenheiten, angewandten Pflegemethoden und gültigen Pflegestandards zur Orientierung der Mitarbeiter vorhanden sein.
- Ein Pflegedokumentationssystem, das die prozessorientierte Pflegedokumentation erlaubt, sichert die Kontinuität der Information über die Pflege des einzelnen pflegebedürftigen Menschen.
- In regelmäßigen Abständen sollten Dienstübergaben stattfinden. Sie dienen dem Austausch und der Information über die erbrachte Pflege. In einer besonderen Form können sie auch als Übergabe am Patientenbett durchgeführt werden (s. a. Kap. 10).
- Die Durchführung von Pflegevisiten dient einem regelmäßigen Informationsaustausch zwischen

der betreuenden Pflegeperson und dem pflegebedürftigen Menschen (s. a. Kap. 10).
- Für die Durchführung der Pflege nach dem Pflegeprozess ist eine ausreichende Anzahl qualifizierter Pflegepersonen in einer Pflegeeinheit erforderlich. Sie wird im sog. Stellenplan festgeschrieben.
- Der Dienstplan sollte so strukturiert sein, dass eine kontinuierliche Betreuung der pflegebedürftigen Menschen und damit der Aufbau und die Fortsetzung einer Pflegebeziehung möglich sind.
- Die Durchführung der Pflege nach dem Pflegeprozess verlangt darüber hinaus ein sog. patienten- bzw. bewohnerorientiertes Pflegesystem, damit eine Beziehung zwischen pflegebedürftigem Menschen und Pflegeperson entstehen kann (s. a. Kap. 8).

Alle genannten Rahmenbedingungen sind Elemente der pflegerischen Arbeitsorganisation und beeinflussen die Durchführung der Pflege nach dem Pflegeprozess.

▎ **Zusammenarbeit im interdisziplinären Team**

Die Zusammenarbeit im interdisziplinären Team, welches auch als therapeutisches Team bezeichnet wird, beeinflusst die Durchführung der Pflege nach dem Pflegeprozess. Zum interdisziplinären Team gehören Mitglieder aller Berufsgruppen, die an der Betreuung der pflegebedürftigen Menschen beteiligt sind, wie zum Beispiel Pflegepersonal, Ärzte, Psychologen, Sozialarbeiter, Logopäden, Physiotherapeuten, Seelsorger etc.

Interdiziplinäre Besprechungen geben den verschiedenen Berufsgruppen die Möglichkeit, die Arbeit der anderen kennen und schätzen zu lernen. Sie fördern die Kooperationsbereitschaft, machen die gemeinsame Zielsetzung transparent und unterstützen die Abstimmung der Arbeit der jeweiligen Berufsgruppen.

Zusammenfassung:
Einflussfaktoren
- Zu den Einflussfaktoren bezogen auf die Durchführung der Pflege zählen die Qualifikation und Motivation der Pflegenden,
- unterstützende Rahmenbedingungen bezüglich der Arbeitsorganisation,
- Zusammenarbeit im Team: Abstimmung der Arbeit der verschiedenen am Gesundungsprozess beteiligten Berufsgruppen.

6.8 Pflegeprozess und Pflegetheorie

Der Pflegeprozess ist eine Methode, die das planmäßige und systematische Vorgehen bei der Pflege von Menschen unterstützt.

Als Methode macht der Pflegeprozess keine konkreten Angaben darüber, wie Pflegepersonen im Einzelfall richtig handeln bzw. ihre Pflege ausführen sollen.

Beim praktischen Arbeiten mit dem Pflegeprozess muss dieser mit „Inhalt" gefüllt werden. Konkret heißt das, dass ein theoretischer Bezugsrahmen benötigt wird, der definiert:
- Was gilt als Pflegeproblem?
- Wann werden pflegerische Aktivitäten erforderlich?
- Welche Ziele verfolgt die Pflege?
- Welche Pflegemaßnahmen sind zum Erreichen der Pflegeziele erforderlich?

Vielfach werden diese Fragen mit dem Rückgriff auf das persönliche Pflegeverständnis einer Pflegeperson beantwortet.

Das persönliche Pflegeverständnis kann als eine Art „Alltagstheorie" über Pflege bezeichnet werden. Jede Pflegeperson entwickelt in der Auseinandersetzung mit ihrer beruflichen Tätigkeit eigene Ansichten oder Vorstellungen darüber, was „gute Pflege" ausmacht.

Die Konsequenz hieraus ist, dass die Sichtweise über Pflege von Pflegeperson zu Pflegeperson unterschiedlich sein kann, wie die folgenden Beispiele verdeutlichen:

 Beispiel: *Pflegeperson A. versteht unter „guter Pflege", dass sie selbst so viel wie möglich für einen pflegebedürftigen Menschen tut. Konkret bedeutet dies, dass sie meint, Aufgabe als Pflegeperson sei es, dem pflegebedürftigen Menschen möglichst viel abzunehmen, damit er schnell wieder gesund werden kann. Pflegeperson A. übernimmt deshalb alle Tätigkeiten, in denen ein Pflegebedürftiger Einschränkungen unterliegt. Er wird nur in den Bereichen selbst tätig bzw. gefordert, die er ohne Unterstützung ausführen kann.*

Pflegeperson B. versteht unter „guter Pflege", dass sie die hilfsbedürftigen Menschen so viel wie möglich selbst tun lässt. Ihre Aufgabe als Pflegeperson sieht sie darin, sie in den Bereichen, in denen sie Einschränkungen unterliegen, zu unterstützen. Sie ist der Ansicht, dass das Ziel „Gesundheit" schneller erreicht werden kann, wenn hilfsbedürftige Menschen aktiv in die Pflege einbezogen werden, weil auf diese Weise das Vertrauen in ihre eigenen Fähigkeiten gestärkt wird und sie schneller lernen, mit Einschränkungen zurecht zu kommen.

Die Beispiele zeigen, wenn auch auf idealtypische Weise, dass Unterschiede im Pflegeverständnis bzw. in der persönlichen Sichtweise von Pflege Auswirkungen haben können auf:
- Art und Umfang, wie hilfsbedürftige Menschen in die pflegerischen Aktivitäten einbezogen werden,
- Art und Umfang der Handlungen der Pflegeperson und
- Zielsetzung der Pflege.

Hieraus können eine Reihe von Schwierigkeiten, z. B. für die Kooperation in einer Pflegeeinheit, aber auch für die jeweiligen hilfsbedürftigen Menschen, entstehen, da sie von den in den Beispielen beschriebenen Pflegepersonen eine recht unterschiedliche Pflege erfahren.

Pflegetheorien können an dieser Stelle zu einem gemeinsamen, einheitlicheren Pflegeverständnis beitragen. Darüber hinaus machen Pflegetheorien Aussagen zu:
- pflegerisch bedeutsamen Konzepten, wie z. B. Gesundheit, Krankheit, Pflege etc.,
- Art und Umfang pflegerischer Aktivitäten,
- Rolle der Pflegepersonen im Gesundheitswesen und
- Zielsetzung der Pflege.

Sie wirken sich so auf die inhaltliche Gestaltung aller Schritte des Pflegeprozesses aus.

Merke: *Der Pflegeprozess ist eine Methode, die das strukturierte und systematische Vorgehen bei der Pflege von Menschen ermöglicht. Er muss in den theoretisch-konzeptuellen Bezugsrahmen einer Pflegetheorie eingebunden werden, um inhaltlich sinnvoll gefüllt werden zu können.*

Im Folgenden wird exemplarisch anhand zweier Pflegetheorien (s. a. Kap. 4) beschrieben, wie diese sich auf die inhaltliche Gestaltung des Pflegeprozesses auswirken.

6.8.1 Roper, Logan und Tierney: Die Elemente der Krankenpflege

Merke: *Die Pflegetheorie der englischen Pflegewissenschaftlerinnen Nancy Roper, Winifred Logan und Alison Tierney ist im deutschsprachigen Raum bekannt, wird in vielen Fachbüchern besprochen und liegt einigen Curricula der Ausbildung in der Pflege zugrunde.*

Roper, Logan und Tierney veröffentlichen ihre Theorie in dem 1980 erschienenen Buch „Die Elemente der Krankenpflege". Die drei Pflegetheoretikerinnen verbinden dabei Erkenntnisse aus der Psychologie, der Physiologie und der Pflege. Ihrer Theorie liegt ein Modell des Lebens zugrunde, das wesentlich durch die zwölf Lebensaktivitäten charakterisiert ist, die allen Menschen gemeinsam sind. Der einzelne Mensch führt diese Lebensaktivitäten im Verlauf der Lebensspanne von der Geburt bis zum Tod mit unterschiedlich großer Unabhängigkeit bzw. Abhängigkeit von anderen Menschen aus (s. a. Kap. 4).

Die 12 Lebensaktivitäten nach Roper, Logan und Tierney sind:
1. Für eine sichere Umgebung sorgen,
2. Kommunizieren,
3. Atmen,
4. Essen und trinken,
5. Ausscheiden,
6. Sich sauber halten und kleiden,
7. Die Körpertemperatur regulieren,
8. Sich bewegen,
9. Arbeiten und spielen,
10. Sich als Mann und Frau fühlen und verhalten,
11. Schlafen und
12. Sterben.

Roper, Logan und Tierney gehen davon aus, dass die Unterschiede im Verhalten der jeweiligen Menschen sich aus deren biologischen Lebensläufen und den von ihnen in ihrem kulturellen und sozialen Umfeld gemachten Erfahrungen ergeben.

Sobald ein Mensch aus einer relativen Unabhängigkeit in eine relative Abhängigkeit in einer oder mehreren Lebensaktivitäten gerät, ist das ein Grund für ein Eingreifen der Pflege.

Dabei ist es die Aufgabe der Pflegeperson, den betroffenen Menschen darin zu unterstützen, schnell wieder eine größtmögliche Unabhängigkeit in der betroffenen Lebensaktivität zu erlangen oder mit einer bleibenden Abhängigkeit zurecht zu kommen.

Die Phasen des Pflegeprozesses können gut auf die Theorie von Roper, Logan und Tierney angewendet werden. In der Informationssammlung ermitteln Pflegeperson und pflegebedürftiger Mensch gemeinsam Pflegeprobleme und Ressourcen bezogen auf die Lebensaktivitäten.

In der zweiten Phase des Pflegeprozesses wird ermittelt, in welchen Lebensaktivitäten eine aktuelle oder potenzielle Abhängigkeit (Problem) vorliegt und über welche früheren Gewohnheiten und Bewältigungsstrategien der pflegebedürftige Mensch verfügt (Ressourcen).

Auf die gleiche Art und Weise werden die angestrebten Ziele bzw. der zu erreichende Grad der Unabhängigkeit in den einzelnen Lebensaktivitäten festgehalten.

In Abhängigkeit von den formulierten Zielen werden in einem vierten Schritt die Pflegemaßnahmen ausgewählt, die zum Erreichen des Ziels führen.

Zur Beurteilung bzw. Evaluation der Pflege werden die Lebensaktivitäten vor und nach der Durchführung der Pflege beurteilt und mit den geplanten Zielen verglichen. Dabei gilt der erreichte Grad der Unabhängigkeit des pflegebedürftigen Menschen als Kriterium für die Zielerreichung.

Sollte das vereinbarte Ziel in einem oder mehreren Bereichen der Lebensaktivitäten nicht erreicht sein, werden entweder neue Pflegemaßnahmen ausgewählt, die Intensität der bereits durchgeführten Maßnahmen gesteigert oder neue Pflegeziele formuliert. **Tab. 6.8** veranschaulicht die Schritte des Pflegeprozesses in der Pflegetheorie von Roper, Logan und Tierney.

6.8.2 Hildegard Peplau: Interpersonale Beziehungen in der Pflege

Hildegard Peplau veröffentlichte ihre Theorie der psychodynamischen Pflege 1952. Sie wird den sog. Interaktionsmodellen zugerechnet, da im Zentrum die Beziehung zwischen Pflegeperson und pflegebedürftigem Menschen steht. Peplau bezeichnet Pflege als einen psychodynamischen Prozess, in welchem die Beziehung zwischen Pflegeperson und pflegebedürftigem Menschen unterschiedliche Phasen durchläuft und die beteiligten Personen wechselnde Rollen innehaben (s. a. Kap. 4). Peplau beschreibt vier Phasen der Interaktion zwischen Pflegeperson und pflegebedürftigem Menschen:
1. Orientierung,
2. Identifikation,
3. Nutzung und
4. Ablösung.

In jeder dieser Phasen sind die Schritte des Pflegeprozesses anwendbar.

Die Orientierungsphase beschreibt Peplau als den Beginn der pflegerischen Beziehung. Pflegeperson und pflegedürftiger Mensch begegnen sich zum ersten Mal. Gemeinsam soll das Problem des pflegebedürftigen Menschen ermittelt werden. In der

Tab. 6.8 Schritte des Pflegeprozesses nach Fiechter und Meier im Rahmen der Pflegetheorie von Roper, Logan und Tierney

Schritte des Pflegeprozesses nach Fiechter und Meier	Inhalte nach der Pflegetheorie von Roper, Logan und Tierney
1. Informationssammlung	Erheben des relativen Abhängigkeitsgrades in allen 12 Lebensaktivitäten
2. Erkennen von Problemen und Ressourcen des pflegebedürftigen Menschen	Feststellen der aktuellen und/oder potentiellen Abhängigkeit in Bezug auf die 12 Lebensaktivitäten. Ermitteln der Gewohnheiten und Ressourcen in Bezug auf die 12 Lebensaktivitäten
3. Festlegung der Pflegeziele	Welche relative Unabhängigkeit kann/soll in den einzelnen Lebensaktivitäten erreicht werden?
4. Planung der Pflegemaßnahmen	Planung der Pflegemaßnahmen in Bezug auf die Lebensaktivitäten
5. Durchführung der Pflege	Durchführung von vorbeugenden, das Leben erleichternden und unterstützenden Pflegemaßnahmen unter Einbezug der Ressourcen
6. Beurteilung der Wirkung der Pflege auf den pflegebedürftigen Menschen	Beurteilung des erreichten Selbstständigkeitsgrades in Bezug auf die Lebensaktivitäten; ggf. Festlegung neuer Ziele und/oder Anpassung der Pflegemaßnahmen

Identifikationsphase hat sich laut Peplau eine Vertrauensbasis zwischen Pflegeperson und pflegebedürftigem Menschen entwickelt, die es dem pflegebedürftigen Menschen ermöglicht, sich der Pflegeperson zu öffnen. Der pflegebedürftige Mensch erkennt die Pflegeperson als einen Menschen, der ihm bei der Befriedigung seiner Bedürfnisse bzw. der Bearbeitung seiner Probleme helfen kann. Gemeinsam kann in dieser Phase ein Pflegeplan für den pflegebedürftigen Menschen erstellt werden. In der Phase der Nutzung nimmt der pflegebedürftige Mensch die ihm gebotene Unterstützung in Anspruch und zieht bedingungslosen Nutzen aus den Angeboten, die ihm von der Pflege entgegengebracht werden. Gemeinsam werden die Probleme des pflegebedürftigen Menschen bearbeitet. Die Ablösungsphase ist dadurch gekennzeichnet, dass die Bedürfnisse des pflegebedürftigen Menschen befriedigt sind. In dieser Phase steckt er sich Ziele für die Zukunft. In der Ablösungsphase berät und unterstützt die Pflegeperson den pflegebedürftigen Menschen in seinem Bemühen, künftig ohne fremde Hilfe handeln zu können.

Der Verlauf der Phasen in Peplaus Theorie ist linear, d. h. die einzelnen Phasen laufen idealtypisch entlang einer gedachten Achse in einer geraden Linie hintereinander ab (Überschneidungen bzw. „Rückfälle" in frühere Phasen sind möglich). Der Pflegeprozess mit seinen sechs Phasen ist ein zyklisches Geschehen, d. h. er wird im Sinne eines Regelkreises innerhalb der einzelnen Phasen so lange durchlaufen, bis das jeweilige Problem des pflegebedürftigen Menschen in der Phase gelöst ist. Treten nach dem Lösen eines Problems in einer Phase neue Probleme auf, beginnt der Pflegeprozess in dieser Phase von Neuem.

Entscheidend ist, dass das Bewusstsein der jeweiligen Pflegeperson über die Phase, in der sich die Beziehung zwischen ihr und dem pflegebedürftigen Menschen befindet, dazu beiträgt, den pflegebedürftigen Menschen effektiver beim Erkennen und Bewältigen seiner Probleme zu unterstützen.

Tab. 6.9 zeigt die Phasen der Interaktion zwischen Pflegeperson und pflegebedürftigen Menschen (nach Peplau) in Verbindung mit dem Pflegeprozess.

Pflege bezeichnet Peplau dann als hilfreich, wenn beide, Pflegeperson und pflegebedürftiger Mensch, aus der pflegerischen Beziehung heraus sich persönlich weiterentwickeln und etwas lernen konnten.

Wie exemplarisch an den Pflegetheorien von Roper, Logan und Tierney und Peplau gezeigt, können auch andere Pflegetheorien als theoretisch-konzeptueller Bezugsrahmen für den Pflegeprozess dienen.

Wichtig ist, dass der Pflegeprozess in einen theoretischen Bezugsrahmen eingebunden wird, wenn er sinnvoll eingesetzt wird und den Bedürfnissen von pflegebedürftigen Menschen Rechnung tragen soll.

Diese Ansicht vertreten auch Höhmann u. Mitarb., die in ihrer im Auftrag des Bundesministeriums für Arbeit und Sozialforschung durchgeführten Forschungsstudie „Die Bedeutung des Pflegeplanes für die Qualitätssicherung in der Pflege" bereits 1996 eine Schwierigkeit bei der Umsetzung des Pflegeprozesskonzeptes in die Pflegepraxis darin sehen, dass der Pflegeprozess häufig ohne Einbindung in theoretische Überlegungen in Pflegeeinrichtungen

Tab. 6.9 Phasen der Interaktion zwischen Pflegeperson und pflegebedürftigem Menschen (nach Peplau) und der Pflegeprozess

Pflegeprozess		Interaktionsphasen nach Peplau
Assessment (Einschätzung)	Sammeln von Informationen; erstellen einer Pflegediagnose	Orientierungsphase
Planung	Setzen von Prioritäten, dokumentieren der Pflegeziele	Identifikationsphase
Durchführung	Durchführung der Pflege	Nutzungsphase
Evaluation (Bewertung)	Bewerten der Pflege	Ablösungsphase
Der Pflegeprozess ist ein zyklischer Vorgang; es gibt kurzfristige und langfristige Ziele der Pflege: in jeder Phase des Peplauschen Modells kann es mehr als nur einen Pflegezyklus geben		das Modell von Peplau ist linear: es hat einen Anfang und ein Ende

eingeführt und damit zu einem rein mechanistischen Handlungsmodell wird.

6.9 Pflegeprozess und Pflegestandards

Im Allgemeinen wird unter einem Standard eine Richtschnur, ein Maßstab oder eine Norm verstanden. Ziel der Einführung eines Standards ist das Erzeugen und die Sicherstellung einer bestimmten Leistung.

Die berufliche Pflege erbringt ihre Leistung im Dienstleistungsbereich. Auch diese Arbeit muss strukturiert erfolgen und Qualität garantieren. Die hier eingesetzten Standards werden als **Pflegestandards** bezeichnet. Der Einsatz von Pflegestandards im Rahmen des Pflegeprozesses kann die pflegerische Arbeit u. a. dahingehend unterstützen, dass:

- die Qualität der zu erbringenden Pflege auf einem festgeschriebenen Niveau sichergestellt,
- die Einheitlichkeit von Arbeitsabläufen und Pflegemaßnahmen unterstützt,
- ein ökonomisches Zeitmanagement ermöglicht und
- die schriftliche Dokumentation erleichtert wird.

Pflegestandards sind Dienstanweisungen, die allgemein anerkannt und verpflichtend für alle Mitarbeiter sind. Die Kriterien in einem Pflegestandard sind eindeutig formuliert und sollten wissenschaftlich begründet sein. Laut WHO entsprechen Standards einem erreichbaren und professionell abgestimmten Leistungsniveau und geben ein festgelegtes SOLL der Pflegequalität wieder, an dem die tatsächliche Leistung gemessen werden kann.

> **Merke:** *Pflegestandards sind allgemein gültige und anerkannte Maßstäbe für das Erbringen der Pflege. Sie liefern Kriterien, anhand derer die Qualität in bestimmten Bereichen der Pflege erreicht und überprüft werden kann.*

Für die Pflege gibt es eine Reihe unterschiedlicher Standards, die verschiedenen Klassen zugeordnet werden. Eine Klassifizierung bzw. Einteilung von Pflegestandards kann u. a. hinsichtlich ihrer Größenordnung und Art vorgenommen werden.

Bienstein (1995) unterteilt Standards in Abhängigkeit von ihrer jeweiligen Größe. Standards der Makro-Ebene beziehen sich auf den Gesamtstandard eines Krankenhauses oder anderer Institutionen des Gesundheitswesens. Mediale Standards definieren übergreifende, größere pflegerelevante Handlungseinheiten im Gegensatz zu Mikrostandards, die einzelne Pflegesituationen beschreiben.

Neben dieser Einteilung der Standards nach ihrer Größenordnung ist die Zuordnung zu verschiedenen Standardarten gebräuchlich. Hierbei werden Pflegestandards in drei Arten unterschieden:
1. strukturorientierte Standards,
2. prozessorientierte Standards und
3. ergebnisorientierte Standards.

6.9.1 Strukturorientierte Standards

Strukturorientierte Standards beziehen sich allgemein auf die Organisationsstruktur eines Krankenhauses oder einer anderen Pflegeinstitution. Speziell davon abgeleitet beschreiben sie die Organisationsform in der Pflege. Dabei berücksichtigen strukturorientierte Standards die betriebliche Zielsetzung, budgetäre Verhältnisse, Personalbedarf und die Qualifikationen der einzelnen Pflegepersonen, Materialien und Ausstattung mit medizinischen Geräten sowie räumliche Erfordernisse etc.

> **Beispiele für strukturorientierte Standards in Pflegeeinrichtungen sind:**
> - Jeder Leiter einer Station oder eines Wohnbereichs hat die Weiterbildung zur Leitung erfolgreich abgeschlossen.
> - Auf jeder Station/Wohnbereich gibt es mindestens einen Mentor zur Einarbeitung neuer Mitarbeiter und zur Begleitung der praktischen Ausbildung von Lernenden in der Pflege.
> - Patienten dürfen nur unter Begleitung einer examinierten Pflegeperson aus dem Aufwachraum abgeholt werden.
> - Jede Pflegeperson muss mindestens 2mal jährlich an einer Fortbildung „Korrektes Handeln in Notfallsituationen" teilnehmen.
> - Jedes Zimmer eines Wohnbereiches hat maximal zwei Betten und eine räumlich abgetrennte Dusche mit Waschbecken und WC.
> - Mit jedem pflegebedürftigen Menschen wird ein Aufnahmegespräch durch die betreuende examinierte Pflegeperson geführt.

- Sofern vorhanden, wird das soziale Umfeld des Patienten, wie Angehörige, Lebenspartner, Freunde, Bezugspersonen im früheren Alten- oder Wohnheim etc., in die Pflege mit einbezogen.
- Bei jedem pflegebedürftigen Menschen wird die Pflege nach dem Pflegeprozess strukturiert und systematisiert.

Strukturstandards können besonders in ihren räumlichen Vorgaben je nach Einrichtung erhebliche Abweichungen voneinander aufzeigen. Durch die institutionsinternen Vorgaben, wie zum Beispiel Aufbau, personelle Besetzung, finanzielle Möglichkeiten, Ausstattung, etc., werden der Pflege bestimmte Rahmenbedingungen vorgegeben, mit denen sie sich arrangieren muss.

Manche Strukturstandards, wie zum Beispiel die räumliche Gestaltung, lassen sich nur auf lange Sicht hin verändern.

Merke: Strukturorientierte Standards beziehen sich auf die Organisationsstruktur einer Institution und berücksichtigen deren personelle, lokale, temporale, technische, organisatorische und ökologische Ausstattung.

6.9.2 Prozessorientierte Standards

Die prozessorientierten Standards sagen etwas über den Ablauf der einzelnen Tätigkeiten in der Pflege aus. Dabei ist der Pflegeprozess richtungsgebend. Der prozessorientierte Standard beinhaltet Art und Umfang der pflegerischen Maßnahmen. Die Pflegemaßnahmen werden durch pflegerische Zielsetzungen, zum Beispiel durch das Arbeiten nach einer Pflegetheorie geleitet. In dieser Art von Standards ist die Prozessqualität, d. h. die Qualität der durchgeführten einzelnen Pflegemaßnahmen in den Bereichen der Diagnostik, Therapie und Behandlung, dokumentiert. Prozessorientierte Standards können unterschieden werden in:
- Durchführungsstandards und
- Standardpflegepläne.

Durchführungsstandards

Durchführungsstandards standardisieren, wie die Bezeichnung bereits ausdrückt, die Durchführung einzelner pflegerischer Tätigkeiten. Sie enthalten Angaben dazu, auf welche Weise diese Tätigkeiten ausgeführt werden sollen. Sie können z. B. im Rahmen von Arbeitsgruppen in den verschiedenen Institutionen des Gesundheitswesens entwickelt werden. Zumeist werden die entwickelten Pflegestandards mit einer Nummer versehen. Im Pflegebericht sind bei der Durchführung einer Pflegemaßnahme nach einem Pflegestandard auf diese Weise nur noch die entsprechende Nummer des Standards und evtl. aufgetretene Besonderheiten zu dokumentieren. Hierdurch kann der Zeitaufwand für die Dokumentation erheblich gesenkt werden. Einen Durchführungsstandard für das Vorgehen beim Waschen der Haare im Bett zeigt folgendes Beispiel:

Beispiel: Krankenhaus X – Stadt
Pflegestandard 3.2: Waschen der Haare im Bett

Qualifikation:
1 Gesundheits- und Krankenpflegeperson

Ziel:
Wohlbefinden des pflegebedürftigen Menschen, Reinigung der Haare.

Häufigkeit:
nach Wunsch des pflegebedürftigen Menschen, mindestens 1 × pro Woche.

Vorbereitung
Material:
- *1 Kamm oder Bürste (patienten-/bewohnerbezogen), Einmalschürze,*
- *1 Föhn,*
- *1 Spezialwanne zur Haarwäsche im Bett,*
- *1 Eimer zum Auffangen des Spülwassers,*
- *1 wasserundurchlässiger Bettschutz,*
- *2 Handtücher (nach Möglichkeit patienten-/bewohnereigene verwenden),*
- *Shampoo (nach Möglichkeit patienten-/bewohnereigenes),*
- *1 Waschschale mit Wasser,*
- *1 Gefäß zum Spülen.*

Pflegebedürftiger Mensch:
- *Information,*
- *Bett in Arbeitshöhe bringen,*
- *Kopfkissen entfernen,*
- *1 Handtuch unter den Nacken legen.*

Pflegeperson:
- *Hygienische Händedesinfektion*

Raum:
- *Fenster schließen*

Durchführung
- *Schürze anziehen,*
- *Kopfteil des Bettes flach stellen,*
- *Bettschutz einziehen,*
- *Haarwaschwanne unter dem Oberkörper des pflegebedürftigen Menschen positionieren,*
- *Eimer zum Auffangen des Spülwassers positionieren,*
- *Haare anfeuchten,*
- *Haare shampoonieren, dabei die Kopfhaut mit kreisenden Bewegungen der Finger massieren,*
- *Haare so oft ausspülen, bis sich kein Shampoo mehr im Haar befindet,*
- *2. Handtuch um den Kopf wickeln, Haare frottieren,*
- *Waschwanne entfernen,*
- *Pflegebedürftigen Menschen nach Möglichkeit im Sitzen frisieren, Haare gründlich trocknen,*
- *Pflegebedürftigen Menschen bei der Einnahme einer angenehmen Position unterstützen.*

Nachbereitung
Material:
- *Waschwanne desinfizieren,*
- *Einmalutensilien entsorgen.*

Pflegeperson:
- *hygienische Händedesinfektion,*
- *Dokumentation der Maßnahme im Pflegebericht.*

Standardpflegepläne

Nach Fiechter und Meier (1998) ist ein **Standardpflegeplan** eine konstante pflegerische Verordnung für ein typisches, unter bestimmten Umständen auftretendes Problem.

In bestimmten Pflegebereichen tauchen spezifische Pflegeprobleme generell bei bestimmten Gruppen von pflegebedürftigen Menschen auf.

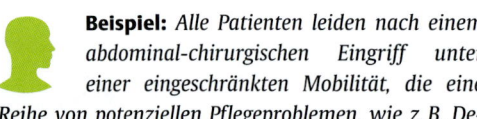

Beispiel: *Alle Patienten leiden nach einem abdominal-chirurgischen Eingriff unter einer eingeschränkten Mobilität, die eine Reihe von potenziellen Pflegeproblemen, wie z. B. Dekubitus, Thrombose oder Pneumonie, nach sich ziehen können.*

Im Standardpflegeplan werden solche generellen und potenziellen Pflegeprobleme festgehalten, welche bei der Mehrzahl der Patienten einer bestimmten Patientengruppe auftreten. Den einzelnen Pflegeproblemen werden die entsprechenden Pflegeziele und -maßnahmen zugeordnet, die sich durch berufliche Erfahrung und wissenschaftliche Forschung bestätigt haben. Dabei haben auch die Ziele und Maßnahmen einen generellen Charakter.

Standardpflegepläne können für pflegebedürftige Menschen sowie für typische pflegerische Situationen erarbeitet werden. Häufig werden sie für pflegebedürftige Menschen mit einer bestimmten typischen medizinischen Diagnose, beispielsweise für Menschen, die an einer Pneumonie, einem Herzinfarkt etc. erkrankt sind, formuliert. Auch für Pflegediagnosen ist die Entwicklung von Standardpflegeplänen möglich. Eine andere Möglichkeit der Zuordnung sind Pläne für bestimmte pflegerische Situationen, z. B. für die postoperative Pflege nach abdominalen Operationen oder für beatmungspflichtige Patienten im Bereich der Intensivpflege.

Die Vorgehensweise beim Erstellen eines Standardpflegeplanes ist jeweils identisch: Generelle und potenzielle Pflegeprobleme werden erarbeitet und mit den entsprechenden Pflegezielen und -maßnahmen versehen.

Das Arbeiten mit Standardpflegeplänen erleichtert die pflegerische Berufsausübung vor allem dahingehend, dass das Einarbeiten neuer Mitarbeiter und Berufsanfänger sowie Lernender in den Pflegeberufen unterstützt wird. Der Zeitaufwand für die schriftliche Dokumentation wird minimiert und eine bestimmte Qualität der zu erbringenden Pflegeleistung sichergestellt. **Tab. 6.10** zeigt einen Auszug aus einem Standardpflegeplan für Patienten nach einem abdominal-chirurgischen Eingriff.

Dabei ist jedoch unbedingt zu beachten, dass jeder Standardpflegeplan auf die individuellen Bedürfnisse und Ressourcen des pflegebedürftigen Menschen abgestimmt und angepasst werden muss. Auf keinen Fall dürfen Standardpflegepläne in der jeweiligen Situation unreflektiert für einen pflegebedürftigen Menschen übernommen werden.

Individuelle Pflegeprobleme, die keinem Standard entnommen werden können, werden dem Standard hinzugefügt. Genauso werden Abweichun-

Tab. 6.10 Auszug aus einem möglichen Standardpflegeplan für pflegebedürftige Menschen nach abdominal-chirurgischen Eingriffen

Pflegeproblem	Pflegeziel	Pflegemaßnahme
Schmerzen im Wundgebiet aufgrund der intraoperativen Gewebsverletzung	• Äußert Schmerzen nach NRS > 3 • Kennt Verhaltensweisen zur Schmerzreduktion (Positionierung) • Kennt die Möglichkeit der Schmerzkontrolle durch Gabe von Analgetika	• Information über Schmerzursache (OP-Reizung/Wunde) und Maßnahmen zur Schmerzlinderung (Positionierung/Analgetika nach Arztanordnung) am (Datum) **Positionierung:** • Bauchdecke entspannen (Kissen unter die Knie legen) • Oberkörper leicht erhöht
Kann die Körperpflege nicht selbstständig durchführen aufgrund postoperativer Immobilität	• Hat gepflegtes Äußeres und fühlt sich erfrischt • Führt Körperpflege ab 3. postoperativen Tag am Waschbecken überwiegend selbstständig durch	• 2 × täglich Körperpflege im Bett mit eigenen Körperpflegeutensilien ermöglichen • Hilfestellung/Übernahme durch die Pflegeperson je nach Zustand des Patienten • 1. und 2. postoperativer Tag Körperpflege im Bett • 3. postoperativer Tag Körperpflege am Waschbecken
Gefahr der Infektion der Einstichstelle und von Phlebitis aufgrund der Venenverweilkanüle zur Infusionstherapie	• Reizlose Einstichstelle und Venenverlauf • Kennt Anzeichen einer beginnenden Infektion und meldet sich bei auftretenden Anzeichen • Kennt Bewegungsradius und Umgang mit Infusionssystem	• Information über Sinn, Zweck, voraussichtliche Liegedauer und Umgang mit der Kanüle und dem Infusionssystem (keine Manipulationen, Bewegungsradius, Abknickungen) • 1 × tägl. aseptischer Verbandwechsel der Einstichstelle mit Inspektion der Einstichstelle und des Venenverlaufs auf Entzündungszeichen
Gefahr der postoperativen Darmatonie aufgrund der intraoperativen Manipulation am Bauchfell	• Führt am 3. postoperativen Tag ab • Kennt Notwendigkeit des Abführens	• Wenn bis zum 3. postoperativen Tag keine spontane Defäkation erfolgt: • am 3. postoperativen Tag Abführmaßnahmen nach Arztanordnung • Information über Sinn und Zweck sowie Wirkung der Abführmaßnahme
Gefahr des postoperativen Harnverhalts	• Lässt spontan und beschwerdefrei innerhalb von 6 Stunden nach OP Urin	• Wenn postoperativ nach 6 Stunden keine spontane Miktion erfolgt: • Stimulation der Miktion (Laufenlassen von Wasser/Hände in lauwarmes Wasser legen) • Evtl. Einmalkatheterismus nach Arztanordnung

gen vom Standard im Pflegebericht dokumentiert. Um mit Standardpflegeplänen effektiv arbeiten zu können, müssen diese in festgelegten Zeitabständen immer wieder überarbeitet und auf den aktuellen Stand der Wissenschaft gebracht werden.

> **Merke:** *Ein Standardpflegeplan umfasst generelle und potenzielle Pflegeprobleme, -ziele und -maßnahmen, die bei der Mehrzahl einer Patientengruppe auftreten. Er kann für Menschen mit bestimmten Krankheitsbildern, einzelne Pflegediagnosen oder typische pflegerische Situationen erarbeitet werden.*

6.9.3 Ergebnisorientierte Standards

Ergebnisorientierte Standards oder „Outcome-Standards" beschreiben die Wirkung der Pflegetätigkeiten. Es werden generelle Pflegeziele formuliert, nach denen beurteilt wird, ob durch die durchgeführten Pflegetätigkeiten das Endziel erreicht bzw. nicht erreicht und warum es nicht erreicht wurde.

Der ergebnisorientierte Standard bezieht sich auf den im Pflegeprozess letzten Schritt, die „Beurteilung der Wirkung der Pflege auf den pflegebedürftigen Menschen", also auf die Evaluation der Pflegemaßnahmen und der gesetzten Fernziele.

Ein Beispiel für einen ergebnisorientierten Standard ist: Patienten, die aus der speziellen Diabetes-Klinik entlassen werden, können sich bei der Entlassung selbstständig die jeweils erforderliche Menge Insulin injizieren.

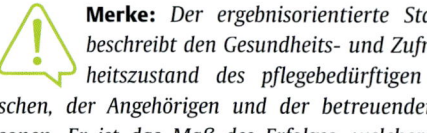**Merke:** *Der ergebnisorientierte Standard beschreibt den Gesundheits- und Zufriedenheitszustand des pflegebedürftigen Menschen, der Angehörigen und der betreuenden Personen. Er ist das Maß des Erfolges, welcher durch das Erreichen, teilweise Erreichen oder Nichterreichen der Pflegeziele nachweisbar ist.*

Die unterschiedlichen Standardarten sind unmittelbar voneinander abhängig. Der Ergebnisstandard kann nur so gut sein, wie der strukturorientierte und der prozessorientierte Standard dies ermöglichen. Es müssen immer alle drei Bereiche betrachtet und bearbeitet werden, um eine gute Pflegequalität zu erreichen und zu sichern (**Abb. 6.12**).

6.9.4 Vorteile und kritische Aspekte beim Arbeiten mit Pflegestandards

Das Arbeiten mit Pflegestandards bringt eine Reihe von Vorteilen mit sich. Pflegestandards gewährleisten eine qualitativ hochwertige und einheitliche Pflege für die betroffenen Menschen, indem sie ein bestimmtes Maß an Pflegequalität vorgeben. Sie sind ein rationales Arbeitsinstrument, da die zu beachtenden Punkte bei der Durchführung bestimmter Pflegemaßnahmen im Standard enthalten sind.

Arbeiten Pflegepersonen nach den Standards, ist routiniertes Handeln mit einem geringeren Zeitaufwand möglich. Dadurch wird wirtschaftliches Pflegen unterstützt. In vielen Institutionen des Gesundheitswesens haben sich Projektgruppen gebildet, die sich mit der Entwicklung von Pflegestandards beschäftigen.

Hierdurch wird gleichzeitig die Auseinandersetzung der Pflegepersonen mit beruflichen Themen gefördert. Die eigenen Tätigkeiten werden reflektiert, was sowohl die persönliche als auch die berufliche Weiterentwicklung unterstützt.

Auch der zeitliche Aufwand für die Dokumentation kann mit Hilfe von Standards vermindert werden. So kann z. B. im Pflegebericht vermerkt werden, dass der Dauerkatheter nach Standard X gelegt wurde. Dann müssen nur noch das Datum, die Zeit, die Charrière (Durchmesser des Katheterlumens), evtl. aufgetretene Komplikationen und das entsprechende Handzeichen der ausführenden Person dokumentiert werden.

Wurden die Standards gemeinsam von allen im Behandlungsteam Tätigen erarbeitet, werden sie in der Regel akzeptiert und somit eine Kontinuität der geleisteten Pflege und eine gute Zusammenarbeit im Team ermöglicht.

Des Weiteren kann eine Leistungserfassung der Pflegetätigkeiten durch Pflegestandards erfolgen, indem durch Vergleichsstudien der benötigte Zeitaufwand für bestimmte standardisierte pflegerische Tätigkeiten ermittelt wird.

Wird nun ein Pflegeplan an Hand von Standards für einen pflegebedürftigen Menschen erstellt, kann auf Grund des ermittelten Zeitaufwandes einzelner standardisierter Pflegetätigkeiten aus dem Dokumentationssystem die erbrachte Leistung im Sinne des Zeitaufwandes ermittelt werden.

Merke: *Die Vorteile beim Arbeiten mit Pflegestandards lassen sich wie folgt zusammenfassen:*
- *Pflegestandards machen Pflegeleistungen sichtbar und messbar,*

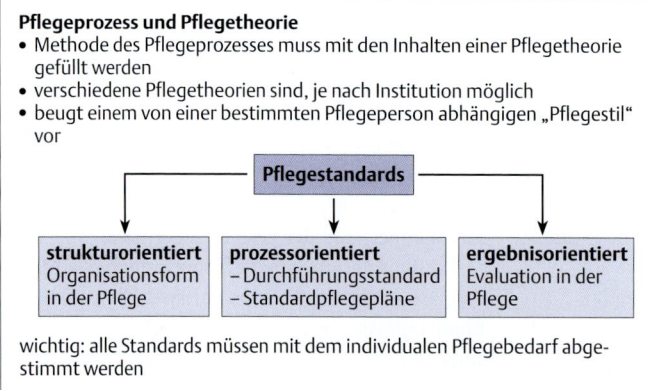

Abb. 6.12 Pflegeprozess in der Wechselwirkung mit Pflegetheorie und Pflegestandard

- *Pflegestandards dienen als Instrument für die Evaluation der Pflegequalität,*
- *Pflegestandards können eingesetzt werden, um den Bedarf an Pflegepersonal zu eruieren,*
- *Pflegestandards sind Richtlinien für die Inhalte von Curricula in Aus-, Fort- und Weiterbildung,*
- *Pflegestandards erleichtern im Zusammenhang mit dem Pflegeprozess die Pflegedokumentation,*
- *Pflegestandards unterstützen die Einarbeitung neuer Mitarbeiter, Berufsanfänger und Lernender in den Pflegeberufen,*
- *Pflegestandards tragen zur Rationalisierung von Arbeitsabläufen bei, ohne die individuelle Versorgung eines pflegebedürftigen Menschen zu beeinträchtigen.*

Beim Arbeiten mit Pflegestandards sind allerdings auch einige kritische Aspekte zu beachten. Pflegestandards dürfen nicht unüberlegt angewendet werden. Der unreflektierte Einsatz von Standards führt dazu, dass pflegerische Handlungen automatisch ablaufen und in unvorhergesehenen, plötzlich eintretenden Situationen u. U. nicht angemessen reagiert wird.

Werden Standardpflegepläne nicht an die individuelle Situation eines pflegebedürftigen Menschen angepasst, kann keine auf die tatsächlichen Bedürfnisse und Ressourcen des Menschen abgestimmte Pflege erfolgen.

6.10 Pflegequalität

Elke Kobbert

In den letzten Jahren hat das Thema „Qualität" in allen Handlungsfeldern der Pflege an Bedeutung gewonnen. Infolge des demografischen Wandels und dem daraus zu erwartenden Anstieg älterer und pflegeabhängiger Menschen, stellt sich zum einen die Frage, wie die Versorgungs- und Lebensqualität dieser Gruppen auch in Zukunft gewährleistet werden kann. Zum anderen hat der Gesetzgeber das Thema Qualität zu einem zentralen Thema erhoben, indem interne und externe Qualitätssicherungsmaßnahmen für alle Einrichtungen verpflichtend und verbindlich eingefordert werden.

Aufgrund des gesetzlichen Auftrags, den berufsethischen Ansprüchen der unterschiedlichen Berufsgruppen, der wirtschaftlichen Erfordernisse sowie des zunehmenden Konkurrenzdrucks hat sich in allen Einrichtungen des Gesundheitswesens in den letzten Jahren eine neue Qualitätskultur entwickelt.

6.10.1 Grundlagen zum Qualitätsbegriff

Beispiel: *Stellen sie sich vor: Sie haben von ihren Großeltern zum Geburtstag Geld für ein neues Handy geschenkt bekommen, das sie sich nun kaufen möchten. Sie haben sicherlich bestimmte Ansprüche an das Gerät. Formulieren Sie, nach welchen Kriterien Sie das Handy auswählen würden. Was wäre Ihnen besonders wichtig? Fertigen Sie ein Mind-Map an und machen Sie sich die verschiedenen Einflussfaktoren auf ihre Kaufentscheidung bewusst.*

Der Begriff **Qualität** (lat. qualitas) bedeutet neutral gesehen, so viel wie „Beschaffenheit", „Merkmal", „Eigenschaft" oder „Zustand" und kann sich auf ein Objekt, auf einen Prozess oder auf ein System beziehen. Häufig wird mit dem Begriff aber auch ein Gütemerkmal eines Produkts beschrieben. Das Produkt kann eine Ware oder eine Dienstleistung sein. Am Beispiel des Handykaufs könnte sich die Qualität auf das Produkt „Handy", auf dessen Eigenschaften beziehen oder auf den Prozess der Produktion und des Vertriebes durch den Hersteller oder auf das Management des Gesamtbetriebs. Werden die Qualitätsmerkmale des Handys betrachtet, geht es darum z. B. die Bedienung und die Vielfalt der Funktionen des Handys zu bewerten. Bezogen auf die Dienstleistung kann z. B. die Servicequalität bei der Beratung beim Kauf des Handys oder bei einer Reklamation unter bestimmten Kriterien beurteilt werden.

Merke: *Jedes Produkt oder jede Dienstleistung besitzt bestimmte Eigenschaften und Merkmale anhand derer einzelne Qualitätsmerkmale abgeleitet werden können.*

Beispiel: *Stellen Sie sich vor: Ihre 89jährige Nachbarin Frau Obermaier, kann sich aufgrund zunehmender Mobilitätseinschränkung nicht mehr alleine versorgen. Nun hat sie sich entschlossen, in eine stationäre Altenhilfeeinrichtung zu ziehen. Frau Obermaier bittet Sie, ihr bei der Suche nach einer für sie geeigneten Einrichtung zu helfen. Überlegen Sie, welche Kriterien zur Auswahl der Einrichtung Sie heranziehen und anhand welcher Fak-*

toren Sie die Qualität der Einrichtung einschätzen würden. Vergleichen Sie Ihre Aufzeichnungen mit denen für das Beispiel des Handykaufes. Welche übergeordneten Gemeinsamkeiten und Unterschiede werden für Sie deutlich?

Das Wort „Qualität" wird im Sprachgebrauch häufig verwendet, jedoch besteht keine Einigkeit darüber, was Qualität genau ist oder sein sollte. Wenn etwas von „höchster Qualität" ist, oder ein Qualitätssiegel besitzt, dann wird unter Qualität in der Regel etwas Positives verstanden. Aber was Qualität genau bedeutet, ist schwer zu bestimmen. So gibt es unterschiedliche Konzepte, die den Begriff konkretisieren. Nach DIN 66050 wird Qualität definiert als die Gesamtheit der Merkmale, die ein Produkt oder eine Dienstleistung zur Erfüllung vorgegebener Forderungen auszeichnet. Diese Definition zielt auf die Gebrauchstauglichkeit eines Produktes ab und darauf, dass zuvor gesetzte Erwartungen auch tatsächlich erfüllt werden.

Die Diskussion um den Begriff „Qualität" hat folglich einen sehr normgebundenen Charakter, denn es soll das Richtige getan werden, um die bestmögliche Qualität zu erreichen (vgl. Görres 1999). Avedis Donabedian gilt als der Begründer der Qualitätssicherung im Gesundheitswesen. Er hat das dem Qualitätsbegriff zugrunde liegende Prinzip herausgestellt: Er verdeutlichte, dass „Qualität erst mit der Übereinstimmung zwischen normativer Erwartung und tatsächlicher Leistung bzw. empirischer Realität resultiert" (Feigenbaum 1954 in Göres 1999, S. 51). Die Erfüllung der normativen Erwartungen beschreiben z. B. dass alle internen und externen Kunden mit den angebotenen Leistungen zufrieden sind. Die empirische Realität definiert, wie diese Qualität unter wissenschaftlichen bzw. systematisch ablaufenden Untersuchungen beschrieben werden kann. Demnach spielen subjektive Kriterien, die durch persönliche Bewertungen abgegeben werden und objektive Kriterien, die durch nachprüfbare Beschreibungen betrachtet werden können, eine Rolle. Damit wird die Mehrdimensionalität des Qualitätsbegriffes deutlich.

In der Industrie haben sich im Rahmen der Qualitätsdiskussion sogenannte DIN-ISO-Normen entwickelt, mit denen die Komplexität und Mehrdimensionalität bei der Herstellung eines Produktes transparent gemacht werden. DIN steht für **D**eutsches **I**nstitut für **N**ormung und ISO für **I**nternational **O**rganization for **S**tandardization. Für die Bestimmung der Qualität eines Produktes wird also nicht nur das Produkt allein analysiert, sondern die Gesamtheit aller Abläufe, d. h. die Entwicklungsgeschichte eines Produktes wie z. B. die Funktions- und Konstruktionsidee, Prototypentwicklung, Verantwortlichkeiten, Erprobungsphasen, Fertigung, Endkontrolle, Versand und Vertrieb.

Heute wird die Qualität von einer Vielzahl von Produkten von Zeitschriften oder Testberichten analysiert, um dem interessierten Käufer in dem unübersichtlichen Markt von Anbietern bei der Produktauswahl behilflich zu sein. Der Kunde kann das Preis-Leistungs-Verhältnis vergleichen und seine Kaufentscheidung unter Berücksichtigung der ausgewiesenen Qualitätskriterien treffen.

Pflegequalität

Auch im Begriff der Pflegequalität spiegelt sich die Komplexität des Qualitätsbegriffs wieder. So gibt es unterschiedliche Begriffsdefinitionen.

Donabedian definiert im Jahr 1966 Qualität als Grad der Übereinstimmung zwischen den Zielen des Gesundheitswesens und der wirklich geleisteten Pflege und der zuvor formulierten Standards und Kriterien.

Schiemann (1990, S. 527) erweiterte diese Definition: „Pflegequalität [ist] der Vorgang des Beschreibens von Zielen in Form von Pflegestandards und Kriterien, das Messen des tatsächlichen Pflegeniveaus und, falls erforderlich, das Festlegen und Evaluieren von Maßnahmen zur Modifizierung der Pflegepraxis". In den Definitionen von Donabedian und Schiemann zeigt sich, dass sich Pflegequalität auszeichnet, indem Ziele und Standards der Pflege beschrieben, Kriterien zur Beurteilung des Pflegeniveaus bestimmt sowie Pflegemaßnahmen und deren Evaluationskriterien festgelegt werden, mit deren Hilfe die Pflege angepasst werden kann. Pflegequalität wird demnach in Verbindung mit der Anwendung des Pflegeprozesses und das Arbeiten nach Pflegestandards betrachtet. Mit diesem Vorgehen werden keine überhöhten Erwartungen formuliert, sondern die Pflege auf ein „akzeptables" Niveau gehoben. Bei der Qualitätsbeurteilung werden neben der Prüfung, ob die individuellen Pflegeziele erreicht wurden, auch die Arbeitsbedingungen, unter denen die Pflege erfolgte, berücksichtigt. So spielen folgende Aspekte ebenfalls eine bedeutende Rolle:

- die einrichtungsspezifische Ablauforganisation
- die Pflegeorganisation und räumliche, personelle und materielle Rahmenbedingungen,
- Pflegemodelle und deren Umsetzung im Pflegeprozess
- die Zielsetzung der pflegerischen Behandlung und Koordination der unterschiedlichen Berufsgruppen.

Qualitätsmerkmale in der Pflege müssen aus der Zielsetzung abgeleitet werden und sind zum Teil aus der Sicht des Betrachters, d. h. zu einem bestimmten Maße von subjektiven Faktoren abhängig. Je nachdem wie hoch der Übereinstimmungsgrad zwischen definierten Pflegezielen und dem erreichten Ergebnis ist, kann ein Eindruck davon gewonnen werden, welche Aspekte gut sind und welche verbessert werden können.

Zur Differenzierung des Qualitätsbegriffes entwickelte Donabedian drei Kategorien: Struktur-, Prozess- und Ergebnisqualität.

Strukturqualität. Hier geht es um die Rahmenbedingungen, in denen die pflegerische Betreuung erfolgt. Unter Qualitätsgesichtspunkten spielen z. B. die Anzahl der Mitarbeiter, die technische Ausstattung sowie die zur Verfügung stehenden Hilfsmittel eine Rolle. Auch die Qualifikation der Beschäftigen in der Pflege sowie die Aus-, Fort- und Weiterbildungsbedingungen, die Koordination von Arbeitsabläufen und die Form der Kooperation der Pflegenden mit anderen Berufsgruppen werden hierzu gerechnet.

Prozessqualität. Sie bezieht sich auf die direkte Pflege und spiegelt die Art und den Umfang der pflegerischen Leistung wider. Hier werden alle Schritte des pflegediagnostischen Prozesses unter Qualitätsgesichtspunkten betrachtet. Somit stehen die Erhebung der Pflegediagnosen, die Erstellung der Pflegeplanung, die Durchführung und Evaluation der Pflege sowie die Dokumentation im Vordergrund. Aber auch die Entwicklung standardisierter und individueller Pflegepläne werden unter dem Fokus der Prozessqualität betrachtet.

Ergebnisqualität. Sie macht Aussagen über das Erreichen der geplanten Pflegeziele. Auch die Zufriedenheit der Mitarbeiter spielt bei der Ergebnisqualität eine Rolle.

6.10.2 Gesetzliche Grundlagen zur Qualitätssicherung in der Pflege

Qualitätssicherung in der Pflege bezieht sich auf die pflegerische Grundversorgung und Prävention in Krankenhäusern, ambulante Versorgung und Pflege in teilstationären und stationären Altenhilfeeinrichtungen. Qualitätssicherung umfasst alle Maßnahmen, die der Optimierung der Pflege, bzw. der Versorgung der Patienten dient und die Pflegequalität sichert. Der Qualitätsbegriff bezieht sich auf die zuvor dargestellten Kategorien: Struktur- Prozess- und Ergebnisqualität. Mit den Maßnahmen der Qualitätssicherung soll das pflegerische Handeln reflektiert, verbessert und gefördert werden.

Merke: *Es werden externe und interne Qualitätssicherungsanforderungen unterschieden. Bei den externen Qualitätsanforderungen werden die Qualitätskriterien nicht durch die Berufsangehörigen selbst, sondern von anderen Personen definiert und überprüft. Bei der internen Qualitätssicherung werden Überwachung und Überprüfung in der Einrichtung intern geregelt.*

Gesetzliche Grundlagen

Aufgabe der deutschen Sozialversicherung ist es, den Lebensstandard des Versicherten und seine Stellung in der Gesellschaft in existenziellen Risikosituationen zu erhalten. Zu den Grundpfeilern der sozialen Sicherheit gehören Renten-, Kranken-, Arbeitslosen-, Unfall- und Pflegeversicherung.

Die Sozialgesetze sind im Sozialgesetzbuch (SGB) zusammengefasst. Die wesentlichen Bereiche sind in zwölf Büchern gegliedert, die mit fortlaufenden Paragraphen nummeriert sind und jeweils als eigenständige Gesetze gelten.

Von den 12 Sozialgesetzbüchern regeln SGB V, SGB IX und SGB XI die Finanzierung der Versorgung in Krankenhäusern, ambulanten Einrichtungen und der Pflege in teilstationären und stationären Altenhilfeeinrichtungen. Die Träger von Gesundheitseinrichtungen, deren Leistungen über die Kranken- bzw. Pflegeversicherung finanziert werden, sind anhand gesetzlicher Regelungen verpflichtet, Maßnahmen zur Qualitätssicherung zu initiieren und kontinuierlich weiterzuentwickeln.

SGB-V: Durch das Gesundheitsreform-Gesetz (1988) wurden erstmals Qualitätssicherungsmaßnahmen in der Krankenversorgung für deutsche Leistungsanbieter im Sozialgesetzbuch (SGB) fünftes Buch (V) – **Gesetzliche Krankenversicherung** – gefordert und einheitlich geregelt. § 70 SGB-V trägt die Überschrift „Qualität, Humanität und Wirtschaftlichkeit". Krankenkassen und Leistungserbringer müssen
- eine bedarfsgerechte und auf den neuesten Erkenntnissen basierende Versorgung der Patienten gewährleisten,
- dafür sorgen, dass die Versorgung ausreichend und zweckmäßig ist,
- regeln, dass das Maß des Notwendigen nicht überschritten wird,
- die fachlich gebotene Qualität sichern und
- wirtschaftlich arbeiten.

§ 135 a schreibt die Verpflichtung zur Sicherung und Weiterentwicklung von Qualität vor. §§ 136-139 konkretisieren § 135 für die unterschiedlichen medizinischen Behandlungsbereiche. Die Maßnahmen beziehen sich auf die stationäre Versorgung, ambulante Rehabilitationseinrichtungen und ärztliche Leistungen. Alle Krankenhäuser und Vorsorge- und Rehabilitationseinrichtungen, die einen Vertrag mit den Trägern der gesetzlichen Krankenversicherungen abgeschlossen haben, sind verpflichtet, sich an Maßnahmen der Qualitätssicherung zu beteiligen und vergleichende Prüfungen zuzulassen. Zudem haben die jeweiligen Krankenhausträger die Qualität der Dienstleistungen, die von verschiedenen Berufsgruppen erbracht wurden, sicherzustellen, zu beobachten, qualitätssichernde Maßnahmen zu initiieren und zu bewerten.

Merke: *Halten die zugelassenen Leistungserbringer ihre Verpflichtungen zur Qualitätssicherung nicht ein, können Vergütungsabschläge erfolgen (§ 137 SGB V 2. Absatz).*

SGB IX: Das Neunte Buch Sozialgesetzbuch (SGB IX) enthält Vorschriften für **die Rehabilitation und Teilhabe behinderter Menschen** in Deutschland. Dieses Gesetz soll die Selbstbestimmung und gleichberechtigte Teilhabe in der Gesellschaft für behinderte oder von Behinderung bedrohte Menschen fördern und Benachteiligungen entgegenwirken. In § 20 (Qualitätssicherung) sind die Träger von Rehabilitationsdiensten und -einrichtungen gefordert, ihre Leistungen unter Qualitätssicherungsgesichtspunkten durchzuführen. Sie sind aufgefordert, gemeinsame Empfehlungen zur Sicherung und Weiterentwicklung der Qualität der Leistungen zu formulieren, insbesondere für barrierefreie Leistungen Sorge zu tragen. Gleichzeitig sollen vergleichende Qualitätsanalysen als Grundlage für ein effektives Qualitätsmanagement der Leistungserbringer dienen.

SGB XI: Für ambulante und stationäre Pflegeeinrichtungen sind Vorgaben zur Qualitätssicherung durch das Pflegequalitätssicherungsgesetz (PQsG) geregelt. Nach diesem seit dem 1.1.2002 geltenden Gesetz soll sowohl die Pflegequalität weiterentwickelt als auch die „Verbraucher" (die pflegebedürftigen Menschen) in ihren Rechten gestärkt werden. Das Gesetz bezieht sich auf Leistungen, die durch die Pflegeversicherung bezahlt werden. Hierzu wurde das Elfte Sozialgesetzbuch **(SGB XI)** – **Soziale Pflegeversicherung** – geändert und ergänzt. Das elfte Kapitel trägt die Überschrift „Qualitätssicherung, sonstige Regelungen zum Schutze des Pflegebedürftigen" und umfasst die Paragrafen 112-120. Das PQsG sichert zum einen eine staatliche Regulierung und Kontrolle der Qualitätssicherung in der Pflege. Zum anderen werden Einrichtungen verpflichtet, in der ambulanten und stationären Pflege einrichtungsinterne Qualitätsmanagementsysteme zur Qualitätssicherung und -verbesserung einzuführen, die eine stetige Sicherung und Weiterentwicklung der Pflegequalität gewährleisten.

Nach § 112 (SGB XI) liegt die Qualitätsverantwortung bei den Trägern der Pflegeeinrichtungen. Sie sind verantwortlich für die Qualität der Leistungen ihrer Einrichtungen einschließlich der Sicherung und Weiterentwicklung der Pflegequalität. Gleichzeitig sind sie verpflichtet, Maßnahmen der Qualitätssicherung sowie ein Qualitätsmanagement durchzuführen, Expertenstandards anzuwenden sowie bei Qualitätsprüfungen mitzuwirken. Bei stationärer Pflege erstreckt sich die Qualitätssicherung neben den allgemeinen Pflegeleistungen auch auf die medizinische Behandlungspflege, die soziale Betreuung, die Leistungen bei Unterkunft und Verpflegung sowie auf die Zusatzleistungen. Der Medizinische Dienst der Krankenversicherung (MDK) und der Prüfdienst des Verbandes der privaten Krankenversicherungen (PKV) beraten die Pflegeeinrichtungen in Fragen der Qualitätssicherung mit dem Ziel, Qualitätsmängeln rechtzeitig vorzubeugen und die Eigenverantwortung der Pflegeeinrichtungen und ihrer Träger für die Sicherung und Weiterentwicklung der Pflegequalität zu stärken.

Heimgesetz: Im Heimgesetz (HeimG) sind Rahmenbedingungen für Einrichtungen der stationären Altenhilfe festgelegt. Die Bedingungen für den Betrieb eines Heimes werden geregelt, die Sicherung und Weiterentwicklung der Betreuungsqualität in den Heimen sichergestellt und die Selbstbestimmung und Rechtstellung der Bewohner verbessert. Ziel ist es, den Heimbewohnern ein menschenwürdiges Leben zu sichern. Die Heimpersonalverordnung, die Heimmindestbauverordnung sowie das SGB XI legen Bestimmungen fest, die die Qualität der Versorgung gewährleisten. Qualitätssicherungsmaßnahmen müssen von den Einrichtungen dokumentiert und bei Prüfungen belegt werden. Die Heimaufsicht führt jährlich mindestens eine angemeldete bzw. unangemeldete Qualitätsprüfung durch. Heimaufsicht, der Medizinische Dienst der Krankenversicherung, Pflegekassen und Sozialhilfe sind zur Zusammenarbeit verpflichtet.

Für den Krankenhaussektor spielen die gesetzlichen Vorgaben des SGB V eine große Rolle. Im Rahmen des Entlassungsmangement und der Pflegeüberleitungen sind jedoch auch die Qualitätsentwicklungen in den ambulanten, teil- und vollstationären Pflegeeinrichtungen von Bedeutung.

6.10.3 Qualitätsmanagement

Definition: Qualitätsmanagement (QM) *umfasst alle Maßnahmen innerhalb einer Einrichtung, die darauf abzielen, die Qualität der Dienstleistungen zu verbessern (Thiemes Pflege).*

Mit der Umsetzung des Qualitätsmanagements in einer Einrichtung werden unterschiedliche Grundsätze verfolgt:

Verbesserung und Sicherung der Qualität. Die komplexen Abläufe in Gesundheitseinrichtungen können störanfällig sein. Ziel des effektiven Qualitätsmanagements ist es, einen kontinuierlichen Verbesserungsprozess einzuleiten. Alle Berufsgruppen und alle Ebenen der Berufsgruppen einer Einrichtung beteiligen sich an diesem Verbesserungsprozess.

Systemorientiertes Management. Sämtliche Prozesse im Rahmen der Leistungserbringung werden als System betrachtet, die sich aufeinander beziehen und von einander abhängen. Deshalb werden alle Abläufe nicht als Einzeltätigkeit analysiert, sondern auch deren Wechselwirkungen zu anderen Aufgabenbereichen einbezogen.

Beispiel: *Wird ein Pflegeempfänger in einem Krankenhaus aufgenommen, kann der Aufnahmeprozess aus verschiedenen Perspektiven betrachtet werden. So sind z. B. neben den Verwaltungsabläufen in der Patientenaufnahme, die pflegerischen und medizinischen Aufnahmeabläufe, die Essenversorgung von Seiten des Küchenpersonals, die hauswirtschaftliche Versorgungseinheiten usw. einbezogen. Um einen reibungslosen Ablauf zu gewährleisten, muss sichergestellt werden, welcher Bereich wann welche Informationen benötigt und wie die Koordination ablaufen muss, um gemeinsam das bestmögliche Ergebnis zu erzielen.*

Prozessorientierung. Alle in einer Einrichtung ablaufenden Prozesse können in kleinere Ablaufschritte unterteilt und festgelegt werden. Hierbei wird gefragt, welche Ziele und welche Maßnahmen erreicht und welche Schnittstellen zu anderen Prozessen berücksichtigt werden müssen. Dies muss für alle an den Prozessen beteiligten Mitarbeiter transparent sein und nach definierten Qualitätskriterien erfolgen.

Verantwortungsübernahme durch die Führungskräfte. Führungskräfte fungieren als Vorbilder und setzen mit ihrem Qualitätsanspruch einen Maßstab für ihre Mitarbeiter. Aufgabe der Führungskraft ist es, die Unternehmensziele transparent zu machen und die unterstellten Mitarbeiter bei der Bewältigung ihrer Aufgaben bestmöglich zu unterstützen.

Kundenorientierung. Im Mittelpunkt des Qualitätsmanagements stehen der Pflegeempfänger und dessen Erwartungen an die Dienstleistung der Einrichtung, die in der Regel über Versicherungsbeiträge bezahlt wird. Jeder Mitarbeiter muss seine Arbeit unter Berücksichtigung der Patientenzufriedenheit durchführen. So ist die Sorgfalt, mit der das Zimmer des Pflegeempfängers gereinigt wird, ebenso wichtig, wie das Auftreten und die Freundlichkeit der Servicekräfte, der Pflegenden und anderer Berufsgruppen. Jeder Mitarbeiter trägt mit seinem persönlichen und fachlichem Verhalten und seiner mehr oder weniger ausgeprägten Dienstleistungsorientierung zur Reputation, dem guten Ruf bzw. dem Ansehen der Einrichtung bei.

Mitarbeiterorientierung. Die Mitarbeiter gehören zu den wichtigsten Erfolgsfaktoren eines Dienstleistungsbetriebs. Jeder Mitarbeiter muss so qualifiziert sein, dass er die an ihn gestellten Aufgaben fachlich fundiert und ordnungsgemäß durchführen kann. Damit trägt er seinen Teil zum Erfolg des Unternehmens bei.

Erhalt der Wettbewerbsfähigkeit. Die Rekrutierung von Patienten, Bewohnern, Kunden und Klienten ist abhängig davon, wie die Leistungsfähigkeit einer Einrichtung von den Bürgern in der Umgebung eingeschätzt und wie sie in Konkurrenz zu anderen Einrichtungen wahrgenommen wird. Ein erfolgreiches Qualitätsmanagement erhält die Wettbewerbsfähigkeit im Vergleich mit anderen Leistungsanbietern.

Die Umsetzung eines Qualitätsmanagements setzt einen Lernprozess von allen in der Einrichtung beteiligten Mitarbeitern voraus. Qualitätsorientiertes Handeln kann nicht verordnet oder befohlen werden. Es müssen Rahmenbedingungen geschaffen werden, in denen die Mitarbeiter eine Qualitätskultur entwickeln und sich mit den Zielen der Einrichtung identifizieren.

Total Quality Management

Wird von Qualitätsmanagement gesprochen, wird meist auf das Qualitätsmanagement auf der Ebene des Total Quality Management (TQM) Bezug genommen.

Ein Qualitätsmanagementsystem umfasst die organisatorischen Maßnahmen, die sicherstellen, dass ein Unternehmen Qualität im oben beschriebenen Sinne systematisch und geplant umsetzt. Zum Qualitätsmanagement gehören:
- Qualitätspolitik/Standardisierung
- nachvollziehbare, dokumentierte Prozesse
- laufende Verbesserungen sowie Korrektur- und Vorbeugungsmaßnahmen
- jährliche Audits, die die Konformität des Systems mit der Norm bescheinigen

Das Total Quality Management ist ein Unternehmenskonzept und bedeutet:

T = Total ist mit den Begriffen „allumfassend" oder „ganzheitlich" zu beschreiben und zeigt auf, dass alle Bereiche eines Unternehmens, alle Abteilungen, Mitarbeiter, Zulieferer, Produkte und Dienstleistungen in den Qualitätsprozess einbezogen sind.

Q = Quality steht für die Erfüllung von Kundenerwartungen hinsichtlich fehlerfreier Produkte bzw. Dienstleistungen. Im Mittelpunkt stehen Führung und Prozesse, deren Leistungen kontinuierlich verbessert werden sollen.

M = Management macht deutlich, dass es sich um Führungsaufgaben handelt und steht für die strategische Zielsetzung, Planung und Ausführung anstehender Aufgaben unter Beachtung der Anforderungen wie Zeit, Wirtschaftlichkeit und Funktionalität.

Insgesamt stehen beim TQM drei wesentliche Prinzipien im Vordergrund:
- **Streben nach höchster Qualität.** Es werden keine Qualitätsmängel toleriert. Es geht darum das Richtige schon beim ersten Mal und auch weiterhin richtig zu tun. Fehler sollen in der Produktion (oder im Dienstleistungsbereich) systematisch eliminiert werden und Verbesserungen kontinuierlich erfolgen. Alle Prozesse müssen nachvollziehbar dokumentiert und Verbesserungen nachgewiesen werden.
- **Kundenorientierung.** Es gibt externe und interne Kunden, deren Qualitätserwartungen vollständig erfüllt werden sollen. Die externen Kunden sind bedeutend für die Existenz des Unternehmens, deren Wünsche erforscht werden müssen. Interne Kunden sind alle Mitarbeiter, deren Arbeitsbedingungen so zu gestalten sind, dass in allen Produktionsstufen die Qualitätsansprüche erfüllt werden können.
- **Einbezug aller Mitarbeiter.** Vom obersten Management bis zum einzelnen Mitarbeiter besteht die Verpflichtung zum qualitätsbewussten Handeln. Jeder Mitarbeiter eines Betriebes – unabhängig von seiner Position – soll in den Prozess der Qualitätsplanung und Qualitätserbringung einbezogen werden und Verantwortung übernehmen. Führungskräfte kontrollieren die Veränderungsprozesse und übernehmen Vorbildfunktion.

In Anlehnung an die TQM-Philosophie wurden verschiedene Qualitätsmanagementsysteme weiterentwickelt.

Beim TQM ist Qualität kein Ziel, sondern ein Prozess, der nie zu Ende ist. Qualität setzt aktives Handeln voraus und muss kontinuierlich erarbeitet werden. Es geht weniger um kurzfristige Verbesserungen, sondern um betriebliche und organisatorische Maßnahmen, mit deren Hilfe ein dauerhaftes Qualitätsniveau erreicht werden kann.

6.10.4 Qualitätsmanagementsysteme im Gesundheitswesen

Zu den häufigsten im Gesundheitswesen vertretenen Qualitätsmanagementsystemen gehören:

DIN EN ISO 9001 – entwickelt von der International Standard Organisation (ISO). Die Bezeichnung macht deutlich, dass sich diese Normen auf nationale (DIN = Deutsche Institut für Normung), europäische Ebene (EN = Europäische Norm) und weltweit (ISO = International Standard Organisation) beziehen. Im Rahmen des Qualitätsmanagement sind acht wesentliche Qualitätskriterien vorgegeben:

- Kundenorientierung
- Verantwortlichkeit der Führung
- Einbeziehung der beteiligten Personen
- prozessorientierter Ansatz (Sicherstellung von Struktur-, Prozess- und Ergebnisqualität)
- systemorientierter Managementansatz (in Wechselbeziehung stehende Prozesse erfassen und berücksichtigen)
- kontinuierliche Verbesserung
- sachbezogener Entscheidungsfindungsansatz
- Lieferantenbeziehungen zum gegenseitigen Nutzen

Die Anwendung des Qualitätsmanagementsystems nach DIN ISO 9001 ist in Einrichtungen des Gesundheitswesens stark verbreitet.

EFQM-Modell für Excellence – entwickelt von der Stiftung **E**uropean **F**oundation for **Q**uality **M**anagement. Der Fokus des Modells liegt auf der Fremd- oder Selbstbewertung eines Unternehmens. Mithilfe des Modells lassen sich Stärken und Verbesserungspotentiale ermitteln und die Unternehmensstrategie kann darauf ausgerichtet werden. Der Begriff **„Excellence"** wird definiert als überragende Vorgehensweise beim Managen eines Unternehmens. Die Ergebnisse sollen auf der Basis folgender Grundkonzepte erreicht werden:

- Ergebnisorientierung
- Kundenorientierung
- Führung und Zielkonsequenz
- Management mit Prozessen und Fakten
- Mitarbeiterentwicklung und -beteiligung
- kontinuierliches Lernen, Innovation und Verbesserung
- Aufbau von Partnerschaften
- Verantwortung gegenüber der Öffentlichkeit

Wird eine Selbst- oder Fremdbewertung nach dem EFQM-Modell durchgeführt, basiert die Bewertung auf dem sogenannten RADAR-Konzept, das nach den Anfangsbuchstabe der Bewertungsschritte benannt ist:

- **R**esults (Ergebnisse)
- **A**pproach (Vorgehen)
- **D**eployment (Umsetzung)
- **A**ssesment (Bewertung)
- **R**eview (Überprüfung)

Durch die permanente Beachtung aller Prozesse mit Hilfe des RADAR-Konzeptes werden Informationen über den aktuellen Stand erhoben, die die Basis für einen kontinuierlichen Verbesserungsprozess schaffen.

KTQ steht für „**K**ooperation für **T**ransparenz und **Q**ualität im Gesundheitswesen". Die KTQ GmbH wurde 2001 gegründet und ist ein Zertifizierungsverfahren für das interne Qualitätsmanagement, das sich auf Krankenhäuser, Rehabilitations- und Pflegeeinrichtungen, alternative Wohnformen, Arztpraxen und Rettungsdienste spezialisiert hat. Sie hat bundesweit einheitliche Richtlinien zur Überprüfung und Verbesserung der Qualität von Krankenhäusern und deren Auszeichnung mit dem Qualitätssiegel erstellt. Zu den Gesellschaftern bzw. Eigentümern der KTQ GmbH gehören die Bundesärztekammer, die Spitzenverbände der Gesetzlichen Krankenversicherung, die Deutsche Krankenhausgesellschaft, der Deutsche Pflegerat und der Hartmannbund. Da KTQ kein klassisches Qualitätsmanagementsystem ist, sollten die sich zertifizierenden Einrichtungen bereits über ein Qualitätsmanagementsystem verfügen. Bei einer Zertifizierung werden dann die Strukturen und Abläufe anhand des aktuellen KTQ-Kriterienkatalogs überprüft.

Das KTQ Zertifizierungsverfahren wird häufig auch in konfessionellen Einrichtungen angewandt. Hierzu hat sich proCum Cert GmbH gegründet, eine Initiative von Caritas und Diakonie, die mit der KTQ GmbH eng kooperiert. Zu den 69 KTQ-Kriterien wurden weitere 33 Kriterien von proCum Cert ergänzt, damit christliche Werte und ethische Fragestellungen im Qualitätsmanagement konfessioneller Organisationen stärker betont werden.

Zertifizierungsprozess nach KTQ. Soll das interne Qualitätsmanagement einer Einrichtung des Gesundheitswesens KTQ-zertifiziert werden, muss diese zunächst anhand eines Bewertungskatalogs eine Selbstbewertung vornehmen. Grundlage hierfür ist das sogenannte **KTQ-Manual** (= Qualitätsmanagementhandbuch), in dem alle notwendigen Schritte erläutert sind, mit allen zu bearbeitenden Fragen zu den Leistungen, Prozessabläufen und zum Qualitätsmanagement. Die Selbstbewertung erfolgt anhand der Struktur des PDCA-Zyklus (S. 215) und bezieht sich auf den gesamten Behandlungsprozess der Patientenversorgung. Es werden alle Berufsgruppen hierarchieübergreifend einbezogen. Folgende Schwerpunkte werden im Rahmen der KTQ-Kriterien erfasst:
- Patientenorientierung
- Mitarbeiterorientierung
- Sicherheit der Einrichtung
- Informationswesen
- Führung der Einrichtung
- Qualitätsmanagement

Diese sechs Kategorien gliedern sich in weitere Teilkategorien. Im Rahmen der Selbstbewertung wird somit eine Ist-Analyse der Einrichtung vorgenommen. Bereits bei der Selbstbewertung wird der kontinuierliche Verbesserungsprozess eingeleitet, indem identifizierte Probleme gelöst und Prozesse optimiert werden. Hat die Einrichtung die erforderliche Punktzahl bei der Selbstbewertung erreicht, kann ein Antrag für die Fremdbewertung bei der KTQ-GmbH gestellt werden. Im nächsten Schritt erfolgt die Fremdbewertung durch ein KTQ-Visitorenteam. In Stichproben überprüfen sie alle Bereiche und Abläufe der Einrichtung und die Übereinstimmung der Selbstbewertung mit der aktuellen Situation.

Die Fremdbewertung läuft in folgenden Schritten ab (Thiemes Pflege):
- Informationsgespräch
- Vorbereitung der Zertifizierung
- Prüfung und Bewertung der Qualitätsmanagementdokumente
- Zertifikataudit im Unternehmen
- Zertifikaterteilung, Überwachung und Wiederholungsaudit

Wird die Mindestpunktzahl bei der Selbst- und Fremdbewertung erreicht, kann das KTQ-Zertifikat für die gesamte Einrichtung erteilt werden. Der KTQ-Qualitätsbericht wird auf der einrichtungseigenen Homepage für den Gültigkeitszeitraum veröffentlicht. Damit erhalten Kunden die Möglichkeit, unterschiedliche Leistungsanbieter im Gesundheitsbereich miteinander zu vergleichen und unter Qualitätsgesichtspunkten auszuwählen.

6.10.5 Maßnahmen und Instrumente zur Förderung des Verbesserungsprozesses

Für die Umsetzung des Qualitätsmanagements müssen Rahmenbedingungen geschaffen und Mittel zur Verfügung gestellt werden, damit sich eine Qualitätskultur entwickeln kann. So gibt es verschiedene Maßnahmen und Instrumente, mit deren Hilfe kontinuierliche Verbesserungsprozesse in einem Unternehmen angeregt und gefördert werden sollen.

Qualitätszirkel

Definition: Qualitätszirkel *sind innerbetriebliche Arbeitskreise. Maximal 10 Mitarbeitern treffen sich, um Wissen und Erfahrungen der Mitarbeiter zu nutzen, damit die Qualität der Produkte, der Dienstleistung, Arbeitsabläufe oder Arbeitsbedingungen verbessert werden.*

Ziel der Qualitätszirkel ist die Verbesserung der Leistungsfähigkeit der Einrichtung. Die aktive Beteiligung der Mitarbeiter fördert das Problembewusstsein für kontinuierliche Verbesserungsprozesse, Motivation und Arbeitszufriedenheit der beteiligten Mitarbeiter.

Die Arbeitsgruppen können von Mitarbeitern einer Berufsgruppe oder interdisziplinär zusammengesetzt sein und unterschiedliche Hierarchieebenen einbeziehen. Die Teilnahme erfolgt auf freiwilliger Basis. Die Qualitätszirkelmitglieder treffen sich in regelmäßigen Abständen und bearbeiten anstehende Probleme aus dem Arbeitsbereich. Die Arbeitsthemen werden entweder von der Gruppe selbst bestimmt oder von der Führungsebene vorgegeben. Mithilfe eines Problemlösungsprozesses werden Verbesserungsvorschläge systematisch erarbeitet. Die Ergebnisse werden vor der Leitungsebene und anderen Mitarbeitern präsentiert, diskutiert und anschließend von der Arbeitsgruppe unter Einhaltung des Instanzenwegs umgesetzt und evaluiert.

Es gibt auch Qualitätszirkel zu fachlichen Themen, wie z. B. zur Einführung eines nationalen Expertenstandards in der Einrichtung.

▎ PDCA-Zyklus

Verbesserungsvorschläge von Mitarbeitern oder von hierzu eingerichteten Arbeitsgruppen (z. B. einem Qualitätszirkel) müssen systematisch geplant und durchgeführt werden. Hierzu wird häufig ein vierphasiger **Problemlösungsprozess** (PDCA-Zyklus oder Deming-Kreis, vgl. **Abb. 6.13**) angewendet:

P: Plan. In einer Ist-Analyse werden der aktuelle Stand transparent gemacht, notwendige Ziele für die Verbesserungsaktivitäten definiert und erforderliche Maßnahmen festgelegt.

D: Do. Die geplanten Maßnahmen werden (ggf. zunächst exemplarisch) umgesetzt und optimiert.

C: Check. Die Auswirkungen der umgesetzten Maßnahmen werden beobachtet, festgehalten und überprüft. Es wird gefragt, welche Resultate erzielt wurden und ob die zuvor formulierten Erwartungen tatsächlich eingetroffen sind.

A: Act. Die gesamten Ergebnisse werden analysiert, neue Verfahrensweisen bei positiver Gesamtbeurteilung standardisiert und auf breiter Ebene eingeführt, festgeschrieben und regelmäßig auf Einhaltung überprüft.

Es ergibt sich ein ständiger Zyklus von Planung, Tätigkeit, Kontrolle und Verbesserung. Dadurch werden sämtliche Vorgänge im Unternehmen kontinuierlich analysiert und verbessert.

▎ Ideenmanagement

Mit der Einführung eines **Ideenmanagements** werden die Mitarbeiter motiviert, Erfahrungen und kreatives Potenzial in das Unternehmen einzubringen. Auch kleinste Veränderungen sind erwünscht, da sie in der Summe zu erheblichen Optimierungen führen können. Um Anreize für die Mitarbeiter zu schaffen, werden angenommene Vorschläge prämiert und z. B. in der Mitarbeiterzeitung veröffentlicht. Durch diese Anerkennung kann es zu einer höheren Identifikation der Mitarbeiter mit dem Unternehmen kommen. Außerdem kann das Selbstwertgefühl der Arbeitnehmer gesteigert werden, dies wirkt sich wiederum positiv auf die Arbeitsleistung aus.

Ideen können von Arbeitsgruppen im Rahmen eines Qualitätszirkels entwickelt und eingebracht oder in Verbindung mit dem Feedbackmanagement auch von Kunden bzw. von Patienten stammen.

Mit dem Ideenmanagement werden folgende Ziele verfolgt:
- stetige Verbesserung von Produkten, Verfahren und Prozessen durch viele kleine Schritte
- Förderung von Rationalisierungsprozessen und Steigerung der Wirtschaftlichkeit
- Verbesserung der Arbeitsbedingungen
- Schonung der Umwelt
- Steigerung der Arbeitssicherheit

Die Organisation des Ideenmanagements kann über eine zentrale Stelle erfolgen oder direkt von dem jeweiligen Vorgesetzten in der Abteilung entgegengenommen werden. Generell wird eine formale Prüfung der Idee vorgenommen und an ausgewählte Entscheider weitergeleitet, die den Vorschlag fachlich beurteilen und eine mögliche Umsetzung in die Wege leiten.

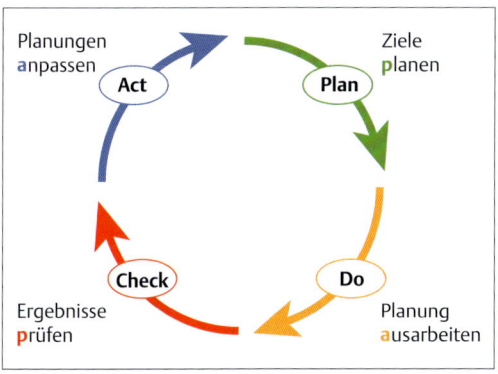

Abb. 6.13 PDCA-Zyklus

Mit der Etablierung eines Ideenmanagements wird das Potenzial der Mitarbeiter genutzt, um die Leistungs- und Wettbewerbsfähigkeit eines Unternehmens zu steigern und damit letztendlich auch Arbeitsplätze zu sichern.

Beschwerdemanagement

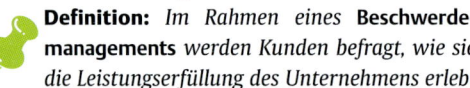

Definition: *Im Rahmen eines **Beschwerdemanagements** werden Kunden befragt, wie sie die Leistungserfüllung des Unternehmens erlebt haben und ob ihre Erwartungen erfüllt wurden. In Einrichtungen des Gesundheitswesens erhalten die Pflegeempfänger häufig einen Auswertungsbogen, der anonym schriftlich ausgefüllt und in einen zentral aufgestellten Briefkasten eingeworfen werden kann. Um die Zufriedenheit der Kunden kontinuierlich zu verbessern, werden die Rückmeldungen zeitnah und systematisch bearbeitet und ausgewertet. Ein gut funktionierendes Beschwerdemanagement liefert wichtige Hinweise über die Stärken und Schwächen eines Unternehmens.*

Der Begriff Beschwerdemanagement ist häufig negativ belegt, weil der Fokus auf die „Beschwerden" und damit auf die Unzufriedenheit der Kunden gelenkt wird. Vermehrt wird er durch den Begriff „Feedbackmanagement" ersetzt, da positive und negative Rückmeldungen gleichermaßen erfasst werden.

Das Feedbackmanagement kann helfen...
- die Einrichtung aus der Sicht der Kunden und deren Angehörigen zu beleuchten
- die Ausgewogenheit positiver und negativer Rückmeldungen zu erfassen
- abteilungsspezifische und abteilungsübergreifende Probleme zu identifizieren
- unterschwellige Probleme aufzuspüren
- potenzielle Risiken zu minimieren und die Marktchancen des Unternehmens zu erhöhen
- ein öffentlichkeitswirksames Zeichen der Kundenorientierung zu setzen
- aktiv und direkt Verbesserungen anzuregen

Werden Beschwerden vom Pflegeempfänger direkt geäußert, sind die Mitarbeiter gefordert, diese sensibel wahrzunehmen und ein konstruktives und sachliches Gespräch darüber zu führen. Der Inhalt der Beschwerde wird objektiv an die Führungsebene weitergeleitet. Generell gilt: Beschwerden sollen vermieden, aber nicht verhindert werden. Die Patientenzufriedenheit spielt in allen Gesundheitseinrichtungen eine zentrale Rolle und bildet die Basis für die Bestandssicherung der Einrichtung.

Befragungen von Patienten, Mitarbeitern und Einweisern

Im Rahmen des Qualitätsmanagements werden in regelmäßigen Abständen umfangreiche Befragungen von Patienten, Mitarbeitern und ärztlichen Einweisern durchgeführt und aus den Ergebnissen gezielte Maßnahmen abgeleitet.

So werden die Patienten z. B. zum Aufnahmeprozedere, zur Qualität der pflegerischen und ärztlichen Versorgung, zur Angehörigenintegration, zum Essen und zur Sauberkeit befragt.

Bei der Befragung der Mitarbeiter geht es um die Erfassung der Zufriedenheit aller Beschäftigen in dem Unternehmen. Hier können z. B. Aspekte zur Unternehmenskultur, zu den Arbeitsplatzbedingungen, zur Führungsqualität und zu Maßnahmen der Personalentwicklung abgefragt werden.

Eine Befragung der einweisenden Ärzte oder der Belegärzte spielt für die Kundengewinnung eine bedeutende Rolle. Hier können Fragen zur Außenwahrnehmung, also zum Image einer Einrichtung oder zu bestimmten Abteilungen, zur Bekanntheit besonderer Leistungsangebote, zu Anforderungen der Kommunikation und Kooperation sowie zur Zufriedenheit mit der Krankenhausinfrastruktur gestellt werden.

Risikomangement

Alle Tätigkeiten sind mit gewissen Risiken verbunden. In den letzten Jahren wurden im Rahmen von Qualitätsmanagementsystemen in Krankenhäusern oder Altenheime zunehmend Risikomanagementsysteme integriert. Dabei handelt es sich um ein Vorsorgeinstrument, das zur Schadenverhütung eingesetzt wird. Ziel ist es, mögliche Risiken systematisch zu identifizieren und sie hinsichtlich der Eintrittswahrscheinlichkeit und der Auswirkungen zu bewerten und auszuschalten.

Im Rahmen der Patientenversorgung werden pflegerische, ärztliche und verwaltungstechnische Tätigkeiten einer Analyse unterzogen, Maßnahmen zur Risikovermeidung oder -begrenzung ermittelt und Arbeitsabläufe und -prozesse optimiert. Dadurch sollen zum einen Patienten, Angehörige und Mitarbeiter vor Schaden bewahrt werden wie z. B.

der Schutz vor Behandlungsfehlern, Schutz vor Infektionen, Schutz vor Stürzen und zum anderen Schadensersatzansprüche reduziert werden. Des Weiteren geht es um den Schutz von Sachwerten, wie z. B. der Wertgegenstände von Pflegeempfängern oder medizinischer Geräte.

Ein Risikomanagement setzt voraus, dass über Fehler oder gefährdete Situationen in einer Einrichtung gesprochen wird. Aus Fehlern soll gelernt und eine positive Fehlerkultur entwickelt werden. Viele Einrichtungen haben ein elektronisches Fehlermeldesystem eingeführt, mit dem jeder Mitarbeiter Fehler oder Gefährdungen melden kann. Die durch das Risikomanagement optimierten Arbeitsabläufe vermindern nicht nur Schadenshöhe und -frequenz, sondern wirken sich u. a. auch positiv auf Personal- und Sachkosten sowie auf Versicherungsprämien aus.

Im Jahr 2005 wurde das Aktionsbündnis Patientensicherheit (APS) gegründet. Hierbei handelt es sich um eine Initiative von Vertretern der Gesundheitsberufe, ihrer Verbände und der Patientenorganisationen, die sich für die Verbesserung der Patientensicherheit in Deutschland einsetzen.

6.10.6 Maßnahmen und Instrumente zur Förderung der Pflegequalität

Im Rahmen des Qualitätsmanagements gibt es verschiedene Maßnahmen und Instrumente, die die Pflegequalität sicherstellen und anhand derer Pflegequalität nachgewiesen werden können:

Pflegediagnostischer Prozess und Pflegedokumentation

Im Pflege- und Behandlungsverlauf sind die Pflegenden gefordert, die Pflege nach dem Stand pflegewissenschaftlicher, medizinischer und anderer bezugswissenschaftlicher Erkenntnisse auszuüben. Die pflegerischen Hilfen werden darauf ausgerichtet, dass die körperlichen, geistigen und seelischen Kräfte der Pflegebedürftigen wieder gewonnen bzw. erhalten werden und dass sich die notwendigen Hilfen an den Wünschen der zu pflegenden Person orientieren. Die Pflegenden arbeiten eng mit anderen Berufsgruppen zusammen und entwickeln berufsübergreifend Lösungen zur Bewältigung von Gesundheitsproblemen. Sie stellen den Pflegebedarf fest, übernehmen die Planung, Organisation, Durchführung und Dokumentation sowie die Evaluation der Pflege. Alle pflegebezogenen Prozesse werden im Rahmen der Pflegeplanung nachvollziehbar abgebildet und der Pflegeverlauf systematisch dokumentiert. Durch die schriftlichen Aufzeichnungen findet zum einen der Informationstransfer statt, zum anderen wird die Qualität der Pflege abgebildet und kontrollierbar.

Damit spielt die Pflegedokumentation im Rahmen der Qualitätsentwicklung in der Pflege eine bedeutende Rolle, in der alle Informationen über den jeweiligen Patient oder Bewohner berufsübergreifend zusammengeführt werden. Die Notwendigkeit zur Pflegedokumentation ergibt sich aus unterschiedlichen gesetzlichen Forderungen des SGB V, SGB XI und den Landesheimgesetzen. Die Dokumentation enthält alle Informationen, die zur Pflege und Behandlung notwendig sind:

- die Pflegeanamnese als Grundlage des pflegediagnostischen Prozesses
- die verwendeten Assessmentinstrumente zur Risikoeinschätzung (z. B. zur Bestimmung eines Dekubitus- oder Sturzrisikos)
- Pflegeplanung und Berichte über den Pflegeverlauf
- Ergebnisse von Beobachtungen und Messungen (z. B. Vitalzeichen, Flüssigkeitsbilanzierung)
- ärztliche Leistungsnachweise (Verordnungen, durchgeführte diagnostische Verfahren und therapeutische Behandlungen)
- pflegerische Leistungsnachweise (z. B. Dokumentation der erbrachten Pflegeleistungen)

Die Pflegedokumentation dient damit

- der Sicherstellung des Informationstransfers im Pflege- und Behandlungsverlauf
- der Begründung der Pflegebedürftigkeit der Pflegeempfänger gegenüber Kostenträgern (z. B. Erfassung der Pflegestufe durch den MDK)
- der Vermeidung von Haftungsansprüchen und Schadenersatzforderungen durch eine Beweislastumkehr bei juristischen Auseinandersetzungen
- der Darstellung der erbrachten Leistungen gegenüber Kostenträgern
- als Grundlage für interne und externe Qualitätsprüfungen

Merke: *Alles was nicht dokumentiert ist, gilt als nicht durchgeführt!*

Alles was praxis- und vergütungsrelevant ist, muss übersichtlich, vollständig und nachvollziehbar dokumentiert werden. Folgende Richtlinien sind bei der Dokumentation zu beachten

- jeder, der pflegerische Maßnahmen durchführt, dokumentiert (einschl. Hilfskräfte und Praktikanten)
- die Dokumentation wird mit Handzeichen gekennzeichnet, bei vorliegender Handzeichenlegende
- es wird zeitnah dokumentiert – spätestens am Ende einer Schicht – sonst Verlust der Beweiskraft
- die Pflegedokumentation gilt als Urkunde im Sinne des § 267 StGB:
  - fehlerhafte Ausführungen dürfen nicht radiert, mit Tipp-ex überzeichnet oder überklebt werden (kann als Urkundenfälschung interpretiert werden)
  - Korrekturen erfolgen, in dem der Eintrag durchgestrichen und damit noch lesbar bleibt
  - nachträglich erforderliche Änderungen müssen als solche kenntlich gemacht werden

Merke: *Die Pflegedokumentation bildet eine wichtige Grundlage für interne und externe Qualitätsprüfungen und wird bei juristisch relevanten Haftungsansprüchen zur Beweisführung herangezogen.*

Pflegestandards

Im Rahmen des Pflegeprozesses wird mit Pflegestandards gearbeitet. Pflegestandards sind Richtlinien bzw. Normen, die das Ziel und die Qualität der Pflegeleistung bei einer definierten Problemstellung und nachvollziehbare sowie überprüfbare Regeln zur Leistungserstellung beschreiben. Sie legen fest, mit welchen Maßnahmen die pflegerische Leistung professionell erbracht werden soll. Damit wird die Durchführung der im Standard beschriebenen Pflegehandlungen nach aktuellen pflegefachlichen und wissenschaftlichen Erkenntnissen sichergestellt und für alle Pflegekräfte verbindlich festgelegt. Pflegestandards sind schriftlich fixiert und sind Teil des Qualitätsmanagementhandbuchs. Zur Vereinfachung und um den Schriftverkehr zu minimieren kann bei der Dokumentation auf den Standard verwiesen werden.

Die Orientierung an einem Pflegestandard bedeutet nicht, dass das pflegerische Handeln absolut einheitlich ablaufen sollte. Ein Standard muss den Bedürfnissen der zu pflegenden Person und in Abhängigkeit von situativen und pflegerischen Rahmenbedingungen individuell angepasst werden. Hierbei kann der Standard eine Orientierungshilfe sein, von dem eine professionell handelnde Pflegekraft begründet abweichen kann und muss.

Die verschiedenen Standardformen werden in Kapitel 6.9 ausführlich beschrieben.

Merke: *Pflegestandards sind ein wichtiges Element der Qualitätssicherung. Sie definieren den Handlungsrahmen, in dessen Korridor die individuelle Pflege stattfindet und anhand dessen die Pflegequalität bewertet werden kann.*
Laut der gesetzlichen Grundlagen des § 112 SGB XI sind die Träger von Pflegeeinrichtungen verpflichtet, im Rahmen der Qualitätssicherung Expertenstandards anzuwenden.
Damit sind alle Leistungsanbieter, die Leistungen der Pflegeversicherung erhalten, verpflichtet, Expertenstandards bei der Pflege zu berücksichtigen. Damit wird die weitreichende Akzeptanz der Expertenstandards deutlich.

Mitarbeiterqualifizierung

Die Erfüllung der Qualitätsanforderungen in der Pflege ist entscheidend von den Fähigkeiten und Kompetenzen der Pflegekräfte abhängig, die in der Einrichtung angestellt sind.

Berufliche Weiterentwicklung. Mit der Pflegeausbildung eignen sich Auszubildende die beruflichen Handlungskompetenzen an, um die im Beruf zu bewältigenden Aufgaben zu lösen. Wissen und Fähigkeiten, die während der Berufsausbildung und den ersten Berufsjahren gewonnen werden, genügen in der Regel nicht, um langfristig die notwendigen fachlichen Qualifikationen auf einem aktuellen Stand zu halten. Die Pflegenden sind nach der Ausbildung gefordert, Verantwortung für ihre persönliche und berufliche Weiterentwicklung zu übernehmen, indem sie regelmäßig an Fort- und Weiterbildungsmaßnahmen teilnehmen, um ihre in der Ausbildung erworbenen beruflichen Handlungskompetenzen kontinuierlich weiter zu entwickeln.

Gezielter Personaleinsatz. Für jeden Arbeitsplatz und Tätigkeitsbereich wird bestimmt, welche Personalqualifizierung notwendig ist. Anhand von Stellenbeschreibungen wird ausgewiesen, welches Anforderungsprofil der Stelleninhaber erfüllen bzw. über welche formalen Qualifikationen, Erfahrungen und Fähigkeiten er verfügen soll. Auch bei der täglichen Aufgabenverteilung ist die jeweilige Führungskraft gefordert, festzulegen, welche Pflegekraft, die einzelnen Patientengruppen mit unterschiedlichem Pflegebedarf übernehmen kann, damit die Qualitätsanforderungen in der pflegerischen Versorgung erfüllt werden. Der berufsfachliche Entwicklungsstand der Mitarbeiter wird von der Führungskraft eingestuft und im Mitarbeitergespräch thematisiert.

Die gezielte Förderung des Entwicklungspotenzials der Mitarbeiter durch Fort- und Weiterbildung ist ein wesentlicher Aspekt des Qualitätsmanagements.

Mitarbeitergespräch/Zielvereinbarungsgespräch.

Das Mitarbeitergespräch ist ein Instrument der Personalentwicklung. Es wird zwischen Führungskraft und Mitarbeiter in der Regel einmal jährlich geführt. Im Fokus des Gespräches stehen die im Jahr zuvor festgelegten Ziele, die Leistungen des Mitarbeiters und der gegenseitige Austausch zwischen der Führungskraft und dem Beschäftigten. Rückblickend werden beispielsweise Routineaufgaben, die die normalen Funktionsabläufe beschreiben, Arbeitsziele, die über die gewohnten Arbeitsprozesse hinausgehen, Entwicklungsarbeiten innerhalb der Abteilung und die persönliche Entwicklung des Mitarbeiters thematisiert. Gleichzeitig werden im Gespräch neue Zielvereinbarungen für das kommende Tätigkeitsjahr und Möglichkeiten zur beruflichen Entwicklung festgelegt. In Abhängigkeit der Unternehmensziele und des personellen Qualifikationsbedarfs in der Abteilung, bespricht die Führungskraft mit dem Mitarbeiter mögliche Fort- und Weiterbildungsangebote und unterstützt ihn im Interesse des Unternehmens bei seiner beruflichen Entwicklung.

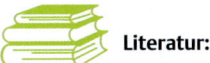

Literatur:

Baartmans P.C.M., V. Geng: Qualität nach Maß. Entwicklungen und Einführung von Qualitätsstandards im Gesundheitswesen. Verlag Hans Huber, Bern 2000

Bienstein et al.: Dekubitus. Die Herausforderung für Pflegende. Thieme, Stuttgart 1997

Dangel, B.: Pflegerische Entlassungsplanung Ansatz und Umsetzung mit dem Expertenstandard. Urban & Fischer, München 2004

Deutsches Netzwerk für Qualitätssicherung in der Pflege (Hrsg.): Expertenstandard Entlassungsmanagement in der Pflege. Entwicklung–Konsentierung–Implementierung. Schriftenreihe des Deutschen Netzwerks für Qualitätsentwicklung in der Pflege. 1. Aktualisierung Osnabrück 2009

Dielmann, G.: Krankenpflegegesetz und Ausbildungs- und Prüfungsverordnung für die Berufe in der Krankenpflege. Kommentar für die Praxis. 3. Aufl. Mabuse, Frankfurt a. M. 2013

Donabedian, A.: Evaluating the Quality of medical care. Milbank Memorial Fund Quarterly, 2/1966: 166-206

Elzer, M.,C. Sciborski: Kommunikative Kompetenzen in der Pflege. Theorie und Praxis verbaler und nonverbaler Interaktion. Verlag Huber, Bern 2007

Endrikat, S.: Temporale Kompetenz als Voraussetzung für das Prozessdenken in der Pflege. Pflegewissenschaft 09/10, S. 471-481

Fiechter, V., M. Meier: Pflegeplanung. Eine Anleitung für die Praxis, 10. Aufl., Recom, Basel 1998

Georg, J. (Hrsg.): Der Pflegeprozess in der Praxis. 2. Aufl., Huber, Bern 2007

Görres, S.: Qualitätssicherung in Pflege und Medizin. Bestandaufnahme, Theorieansätze, Perspektiven am Beispiel des Krankenhauses. Verlag Hans Huber, Bern 1999

Görres, S. u. a.: Strategien der Qualitätsentwicklung in Pflege und Betreuung. Genesis, Strukturen und künftige Ausrichtung der Qualitätsentwicklung in der Betreuung von Menschen mit Pflege- und Hilfebedarf. Hrsg. Bundeskonferenz zur Qualitätssicherung im Gesundheits- und Pflegewesen e. V. (BUKO-QS). C.F. Müller Verlag, Heidelberg 2006

Helberg, D. et al.: Welches Modell eignet sich zur Abbildung von Patientenzuständen in der Pflegepraxis? Pflegewissenschaft 10/10, S. 548-557

Huber, M.: Die fehlende diagnostische Kompetenz in der Pflege. Printernet 03/04, S. 153-161

Jaster H-J.: Qualitätssicherung im Gesundheitswesen. Thieme, Stuttgart 1997

Krohwinkel, M.: Fördernde Prozesspflege mit integrierten ABEDLs. Forschung, Theorie und Praxis. Hogrefe, Bern 2013

Lange-Weishaupt A., E. Peper: Qualität in der Pflege für Aus-, Fort- und Weiterbildung. Pflegiothek. Cornelsen Verlag, Berlin 2009

Leoni-Schreiber, C.: Der angewandte Pflegeprozess. Facultas, Wien 2004

Lunney, M.: Arbeitsbuch Pflegediagnostik. Pflegerische Entscheidungsfindung, kritisches Denken und diagnostischer Prozess – Fallstudien und -analysen. Verlag Huber, Bern 2007

Moers M., D. Schiemann: Expertenstandards in der Pflege. Vorgehensweise des Deutschen Netzwerks für Qualitätsentwicklung in der Pflege (DNQP) und Nutzen für die Praxis. In: Pflege & Gesellschaft. 9. Jahrgang 3/2004.

Müller-Staub, M. et al.: Pflegediagnosen, -interventionen und –ergebnisse – Anwendung auf die Pflegepraxis: eine systematische Literaturübersicht. Pflege 2015, S. 352-371

Neander K-D., H-J Flohr: Antidekubitusmatratzen im Vergleich. Thieme, Stuttgart 1995

Peplau, H.: Interpersonale Beziehungen in der Pflege. Ein konzeptueller Bezugsrahmen für eine psychodynamische Pflege. RECOM-Verlag, Basel 1995

Pippig, M.: Risikomanagement im Krankenhaus. Wismarer Diskussionspapiere. Hochschule Wismar, Fachbereich Wirtschaft. Heft 5 2005

Schrems, B.: Der Pflegeprozess im Kontext der Professionalisierung. Reflexionen zum problematischen Verhältnis von Pflege und Pflegeprozess. Printernet 01/06, S. 44-52

Seitz, E., R. Schäfer: Der Durchzug (das Stecklaken) – gefährlicher Luxus. Die Schwester/Der Pfleger 38/1999

Sieger, M. et al.: Situationswahrnehmung und Deutung in der Interaktion zwischen Pflegenden und Patienten – Ergebnisse einer empirischen Studie. Pflege 2010, S. 249-259

Wierz V., A. Schwarz, S. Gervink S.: Qualität in der Pflege. Beispiele aus der Praxis. Verlag W. Kohlhammer, Stuttgart 2000

WHO – Weltgesundheitsorganisation: Die Rolle des Beraters bei der Qualitätssicherung in der Pflegepraxis. Bericht über eine WHO-Tagung. Den Haag 1987

Im Internet:

www.aktionsbuendnis-patientensicherheit.de; Stand: 22.06.2017

7 Pflegediagnosen

Annette Lauber

Übersicht

Einleitung · 221
7.1 Entwicklung der Pflegediagnosen · 221
7.2 Arten von Pflegediagnosen · 224
7.2.1 Problemfokussierte Pflegediagnosen · 225
7.2.2 Risikopflegediagnosen · 226
7.2.3 Pflegediagnosen der Gesundheitsförderung · 226
7.3 Klassifikation von Pflegediagnosen · 227
7.3.1 Klassifikation der NANDA · 227
7.3.2 Andere Ordnungssysteme · 229
7.4 Pflegediagnosen im Pflegeprozess · 231
Fazit · 233
Literatur · 233

Schlüsselbegriffe

- Nordamerikanische Pflegediagnosenvereinigung (NANDA)
- Pflegefachsprache
- Klassifikation
- Taxonomie
- Pflegediagnostischer Prozess

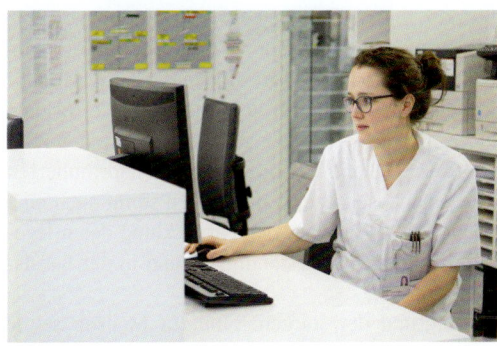

Einleitung

Viele Menschen denken bei dem Begriff „Diagnose" spontan nur an die bei einer Erkrankung von Ärzten gestellte, medizinische Diagnose. Es werden jedoch auch von anderen Berufsgruppen häufig Diagnosen gestellt: Ein Automechaniker, der ein defektes Auto reparieren soll und nach genauer Untersuchung ein „verstärktes Fahrgeräusch aufgrund defekten Auspuffs" feststellt, stellt ebenso eine Diagnose wie der Friseur, der einen vermehrten Schuppenbefall der Kopfhaut entdeckt, oder die Psychologin, die nach intensiven Gesprächen mit einem Klienten die Diagnose „Angststörung" stellt. Diese Beispiele verdeutlichen zweierlei: Dem Erstellen einer Diagnose geht erstens ein Prozess der Einschätzung und Beurteilung einer Situation voraus. Zweitens ist der Prozess des Diagnostizierens und das Erstellen von Diagnosen nicht an die Zugehörigkeit einer Berufsgruppe, sondern vielmehr an die Expertise eines Menschen für einen bestimmten Aufgaben- und Handlungsbereich gebunden.

Auch in der Pflege gibt es seit Mitte des 20. Jahrhunderts den Begriff „Pflegediagnose". Das folgende Kapitel gibt einen Überblick über die Entstehung und Entwicklung der Pflegediagnosen, stellt verschiedene Arten von Pflegediagnosen sowie deren Anwendung und Nutzen vor.

7.1 Entwicklung der Pflegediagnosen

Der Begriff Diagnose bezeichnet eine aufgrund genauerer Beobachtungen oder Untersuchungen abgegebene Feststellung oder Beurteilung über den Zustand und/oder die Beschaffenheit von etwas, beispielsweise von einer Krankheit.

Diagnose ist ein gewöhnliches Fremdwort, das in vielen Zusammenhängen gebraucht wird und dessen Verwendung nicht auf die Berufsgruppe der Mediziner beschränkt ist. Der Begriff Pflegediagnose wurde 1953 erstmals von V. Fry in den USA geprägt. Die Formulierung einer Pflegediagnose sah sie als einen notwendigen Schritt bei der Festlegung eines Pflegeplans an. Beides, die Formulierung einer Pflegediagnose und die Festlegung eines individualisierten Pflegeplans, stellte ihrer Meinung nach die wichtigste Aufgabe für jemanden dar, der kreativer pflegen will. Die Entwicklung von Pflegediagnosen hängt also auch eng mit der Orientierung und Systematisierung pflegerischen Handelns am wissenschaftlichen Ansatz zur Problemlösung, dem Pflegeprozess, zusammen (s. a. Kap. 6). Pflegepersonen konnten mittels der Pflegediagnosen erstmals sichtbar machen, dass sie einen eigenständigen und von der medizinischen Diagnostik und Therapie unabhängigen Beitrag in der Betreuung und Versorgung kranker Menschen erbringen. Der Einsatz des Pflegeprozesses und die in diesem Rahmen formulierten Pflegediagnosen hatten und haben somit auch eine wichtige Funktion bei der Entwicklung des pflegeberuflichen Selbstverständnisses und in der Berufspolitik.

Aufgrund der starken Nähe zur Medizin setzte sich die Verwendung des Begriffs Diagnose in der Pflege jedoch nur zögerlich durch. Er hielt verstärkt Einzug in die amerikanische Pflegeliteratur nach dem ersten Treffen der National Group for the Classification of Nursing Diagnosis 1973, bei dem sich Pflegepersonen aus Kanada und den USA zu einer Konferenz zur Klassifikation von Pflegediagnosen trafen. Diese Gruppe nannte sich ab 1982 **Nordamerikanische Pflegediagnosenvereinigung (North American Nursing Diagnosis Association = NANDA**), seit 2002 NANDA International, um die weltweite Verbreitung der Organisation zu verdeutlichen.

Pflegediagnosen der NANDA

Die NANDA trifft sich seit 1973 in zweijährigem Abstand, um anerkannte Diagnosen zu entwickeln, zu überprüfen und neue Diagnosen zu klassifizieren. Bis 2016 hat sie mittlerweile eine Liste von 235 anerkannten Pflegediagnosen formuliert, die fortlaufend ergänzt und evaluiert werden. Eine große Zahl dieser Pflegediagnosen ist in die deutsche Sprache übersetzt worden. Die Arbeit der NANDA hat auch in der deutschen Pflegelandschaft vielfältige Impulse gesetzt.

Vorschläge für neue Pflegediagnosen kommen aus der Pflegepraxis, beispielsweise von praktisch tätigen Pflegepersonen, Lehrkräften oder Pflegeforschern. Diese Vorschläge werden an den Prüfungsausschuss der NANDA weitergegeben, der sie entweder zur erneuten Überarbeitung an die Autoren zurückgibt oder an das Expertenkomitee weiterleitet. Wenn das Komitee die Empfehlung zur Aufnahme der neuen Pflegediagnose ausspricht, erfolgt die letzte Prüfung durch den NANDA-Vorstand und die schriftliche Abstimmung der Mitglieder auf den zweijährlich stattfindenden Generalversammlungen. Bei mehrheitlich positiver Abstimmung wird die Pflegediagnose zur Überprüfung in der Pflegepraxis empfohlen und in die Liste der Pflegediagnosen der NANDA aufgenommen.

Im Folgenden werden zwei von der NANDA anerkannten Pflegediagnosen gezeigt „Selbstversorgungsdefizit: Körperpflege" (aktuelle Pflegediagnose) und „Sturzgefahr" (Risiko-Pflegediagnose) (nach NANDA-I 2016).

Selbstversorgungsdefizit Körperpflege
(nach NANDA-I 2016, S. 237–238)
Domäne 4: Aktivität/Ruhe
Klasse 5: Selbstversorgung
Bathing self-care deficit (00 108) (1980, 1998, 2008; LOE 2.1)

Definition
Beeinträchtigte Fähigkeit, Aktivitäten des Waschens/der Körperhygiene selbstständig auszuführen oder abzuschließen.

Bestimmende Merkmale
- Beeinträchtigte Fähigkeit, das Bad zu erreichen
- Beeinträchtigte Fähigkeit, an Wasser zu gelangen
- Beeinträchtigte Fähigkeit, den Körper abzutrocknen
- Waschutensilien zusammenstellen
- Beeinträchtigte Fähigkeit, das Waschwasser zu regulieren
- Beeinträchtigte Fähigkeit, den Körper zu waschen

- **Beeinflussende Faktoren**
- Veränderung der kognitiven Funktion
- Angst
- Reduzierte Motivation
- Umgebungsbezogenes Hindernis
- Beeinträchtigte Fähigkeit, Körperteile wahrzunehmen
- Beeinträchtigte Fähigkeit, räumliche Verhältnisse wahrzunehmen
- Muskuloskeletale Beeinträchtigung
- Neuromuskuläre Beeinträchtigung
- Schmerzen
- Wahrnehmungsstörungen
- Schwäche

Sturzgefahr
Domäne 11: Sicherheit/Schutz
Klasse 2: Physische Verletzung
Risk for falls (00 155) (2000, 2013)

- **Definition**

Risiko der erhöhten Anfälligkeit für Stürze, die zu körperlichen Schäden führen und die Gesundheit beeinträchtigen könnten.

- **Risikofaktoren**

Erwachsene
- Alter über 65 Jahre
- Stürze in der Vorgeschichte
- Alleinlebend
- Prothese der unteren Gliedmaßen
- Gebrauch von Hilfsmitteln (z. B. Gehwagen, Gehstock, Rollstuhl)

Physiologisch
- akute Krankheit
- Veränderung des Blutglukosespiegels
- Anämie
- Arthritis
- körperlicher Zustand, der den Fuß beeinflusst
- Abnahme der Muskelkraft der unteren Extremität
- Diarrhö
- Gangunsicherheit
- Ohnmachtsgefühl beim Strecken des Kopfes
- Ohnmachtsgefühl beim Drehen des Kopfes
- Hörbeeinträchtigung
- Beeinträchtigung des Gleichgewichts
- beeinträchtigte Mobilität
- Inkontinenz
- Neoplasma
- Neuropathie
- orthostatische Hypotonie
- postoperative Erholungsphase
- propriozeptive Defizite
- Schlaflosigkeit
- Harndrang
- Gefäßerkrankung
- Sehstörung

Kognitiv
- Veränderung der kognitiven Funktion

Pharmazeutische Wirkstoffe
- Alkoholkonsum
- Pharmazeutische Wirkstoffe

Umwelt
- unordentliche Umgebung
- Exposition gegenüber wetterbezogenen Bedingungen (z. B. nasse Böden, Eis)
- unzureichende Beleuchtung
- unzureichend rutschfeste Materialien im Bad
- ungewohnte Umgebung
- Anwendung von freiheitseinschränkenden Maßnahmen
- Verwendung von nicht befestigten Teppichen

Kinder
- fehlende Treppensicherung
- fehlende Fenstersicherung
- Alter ≤ 2 Jahre
- unzureichende Beaufsichtigung
- Unzureichende Sicherung im Auto
- männliches Geschlecht bei einem Alter < 1 Jahr

7 Pflegediagnosen

Eine Pflegediagnose ist nach NANDA:

Definition: „Eine klinische Beurteilung einer menschlichen Reaktion auf Gesundheitszustände/Lebensprozesse oder einer Vulnerabilität für diese Reaktion eines Individuums, einer Familie, Gruppe oder Gemeinschaft. Eine **Pflegediagnose** stellt die Grundlage für die Auswahl der Pflegeinterventionen zur Erzielung von Outcomes dar, für die die Pflegefachpersonen verantwortlich sind" (angenommen auf der 9. NANDA-Konferenz, verändert in den Jahren 2009 und 2013) (NANDA-I 2016, S. 499).

Aus dieser Definition lassen sich mehrere Merkmale von Pflegediagnosen ableiten:

- Pflegediagnosen beschreiben die Reaktionen eines Menschen oder einer Gruppe von Menschen (Familien und Gemeinden) auf Gesundheitszustände oder Lebensprozesse. Pflegediagnosen beziehen sich auf das individuelle Verhalten und Erleben des Patienten und nicht, wie etwa medizinische Diagnosen, auf die Krankheit selbst.
- Die Reaktionen auf oder Folgen von Gesundheitsproblemen oder Lebensprozessen lassen sich an einem oder mehreren Zeichen und Symptomen beobachten.
- Gesundheitsprobleme oder Lebensprozesse können einerseits aktuell bestehen, also zum Zeitpunkt der Diagnosestellung bereits vorhanden sein, andererseits können sie auch potenziell vorliegen, d. h. es kann ein Risiko für deren Auftreten bestehen.
- Neben Gesundheitsproblemen können auch Lebensprozesse, wie z. B. die Zuschreibung oder Übernahme neuer Rollen, Reaktionen bei einem oder mehreren Menschen hervorrufen, die zur Formulierung einer Pflegediagnose führen, z. B. ein Elternrollenkonflikt.
- Bei der Planung der Pflege wählt die Pflegeperson die Pflegemaßnahmen und erreichbaren Pflegeziele aus, die sich auf die in der Pflegediagnose beschriebenen Reaktionen des Patienten beziehen. Die Pflegediagnose ist Ausgangspunkt für die Planung, Durchführung und Evaluation der Pflege.
- Die Pflegeperson ist verantwortlich für das Erreichen der aus der Pflegediagnose abgeleiteten Pflegeziele.

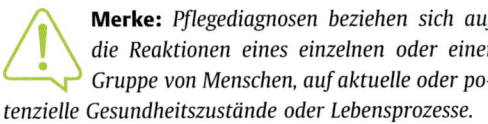

Merke: *Pflegediagnosen beziehen sich auf die Reaktionen eines einzelnen oder einer Gruppe von Menschen, auf aktuelle oder potenzielle Gesundheitszustände oder Lebensprozesse.*

7.2 Arten von Pflegediagnosen

Alle von der NANDA anerkannten Pflegediagnosen werden mit einem Pflegediagnosetitel und einer zugehörigen Definition versehen. Der Pflegediagnosetitel ist eine Bezeichnung, die kurz und präzise die Reaktion eines Menschen auf Gesundheitszustände/Lebensprozesse beschreibt.

Der Pflegediagnosetitel „Selbstversorgungsdefizit Körperpflege" wird z. B. von der NANDA definiert als „beeinträchtigte Fähigkeit, Aktivitäten des Waschens/der Körperhygiene selbstständig auszuführen oder abzuschließen". Der Vorteil dieser Vorgehensweise liegt darin, dass alle Pflegepersonen, die mit den NANDA-Pflegediagnosen arbeiten, erstens dieselbe Formulierung, also eine einheitliche Terminologie, verwenden und zweitens genau wissen, was sich hinter dem Pflegediagnosetitel „Selbstversorgungsdefizit Körperpflege" verbirgt.

Der Einsatz von Pflegdiagnosen kann sich in der Pflege in mehrerlei Hinsicht als nützlich und gewinnbringend erweisen: Zunächst einmal tragen Pflegediagnosen dazu bei, den eigenständigen und spezifischen Handlungs- und Verantwortungsbereich der Pflege zu beschreiben, indem sie Situationen und Zustände benennen und beschreiben, die von beruflich Pflegenden festgestellt werden und in denen beruflich ausgeübte Pflege erforderlich ist. Damit verdeutlichen sie – sowohl innerhalb der eigenen Berufsgruppe, aber auch gegenüber anderen Berufsgruppen – wichtige Bestandteile des Pflegewissens. Zugleich wird hierdurch die Entwicklung eines beruflichen Selbstverständnisses von Pflegepersonen unterstützt und der pflegerische Verantwortungsbereich von dem anderer Berufe im Gesundheitswesen abgegrenzt (**Tab. 7.1**). In Bezug auf die Systematisierung des Pflegewissens leistet hierbei das Klassifikationssystem der NANDA, die sog. Taxonomie II, einen großen Beitrag (s. S. 227).

Damit verkörpern Pflegediagnosen einen Teil der **Pflegefachsprache**, die der Verständigung von Pflegepersonen untereinander dient, indem sie die gezielte Informationssammlung und die Identifikation potenzieller und aktueller Patientenprobleme unter-

7.2 Arten von Pflegediagnosen

Tab. 7.1 Pflegediagnose und medizinische Diagnose im Vergleich

	Pflegediagnosen	Medizinische Diagnosen
Definition	Bezeichnungen für menschliche Reaktionen auf aktuelle oder potenzielle Gesundheitszustände oder Lebensprozesse	Bezeichnungen für Krankheiten oder Organstörungen
Ordnungssystem	z. B. Domänen und Klassen der NANDA-Taxonomie II	Organe
	z. B. elf funktionelle Gesundheitsverhaltensmuster („functionalhealth patterns") von Gordon (2013)	Nosologie (Krankheitslehre)
	kein international anerkanntes, einheitliches Klassifikationssystem	International anerkanntes, einheitliches Klassifikationssystem (International Classification of Diseases – ICD der WHO)
Gegenstand	Menschliches Verhalten und Erleben	Krankheit
	Folgen und Reaktionen auf Gesundheitsprobleme und Lebensprozesse	Pathophysiologische Veränderungen im Körper
Merkmale	Sind eher flexibel, d. h. sie können sich ändern, wann immer sich die Reaktion des Patienten auf die Gesundheitszustände oder Lebensprozesse ändert	Sind eher statisch, d. h. sie bleiben unverändert, bis die Krankheit oder Organstörung geheilt ist
	Individuell; abhängig von Person und Lebensumständen	Relativ unabhängig von Person und Lebensumständen
	Spezifische Pflegediagnosen integrieren das soziale Umfeld des Patienten und beschreiben z. B. die Familie oder Gemeinde als Funktionseinheit	Werden im Allgemeinen ohne Berücksichtigung der sozialen Beziehungen des Patienten formuliert
Verantwortlichkeit	Ausgangspunkt für Planung, Durchführung und Evaluation der Pflege	Ausgangspunkt für medizinische Therapie und deren Evaluation
		Durchführung der Therapie von Ärzten, aber auch von anderen Berufsgruppen
	Verantwortung der Pflegeperson	Verantwortung des Arztes

stützt und eine präzise und effiziente mündliche und schriftliche Informationsweitergabe ermöglicht.

Hier liegt auch der entscheidende Unterschied zu der in Kapitel 6 beschriebenen Formulierung von Pflegeproblemen: Pflegeprobleme lassen eine individuelle und damit uneinheitliche Formulierung zu; die Verwendung des Pflegediagnosetitels ist vorgegeben, von einer Definition gestützt und erscheint als einheitliche Terminologie, zum Beispiel:

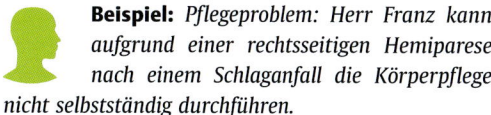

Beispiel: *Pflegeproblem: Herr Franz kann aufgrund einer rechtsseitigen Hemiparese nach einem Schlaganfall die Körperpflege nicht selbstständig durchführen.*
Pflegediagnose: Selbstversorgungsdefizit Körperpflege beeinflusst durch (b/d) neuromuskuläre Beeinträchtigung und beeinträchtigte Fähigkeit, die rechte Körperseite wahrzunehmen, angezeigt durch (a/d) beeinträchtigte Fähigkeit, die linke Körperhälfte zu waschen, an Wasser zu gelangen und Waschutensilien zusammenzustellen.

Merke: *Pflegediagnosen sind feststehende, mit einer Definition versehene Begriffe. Im Gegensatz zu Pflegeproblemen bieten sie den Vorteil einer einheitlichen Terminologie.*

Hinsichtlich ihrer Struktur werden aktuell drei Arten von Pflegediagnosen unterschieden: problemfokussierte Pflegediagnosen, Pflegediagnosen der Gesundheitsförderung und Risikopflegediagnosen.

7.2.1 Problemfokussierte Pflegediagnosen

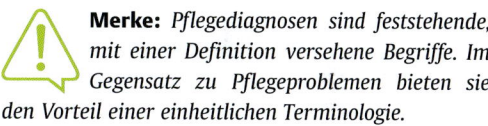

Definition: Problemfokussierte *Pflegediagnosen sind eine klinische Beurteilung einer unerwünschten menschlichen Reaktion auf einen Gesundheitszustand/Lebensprozesse, die bei einem Individuum, Familie, Gruppe oder Gemeinschaft auftreten* (NANDA-I 2016, S. 499).

Sie bestehen aus drei Elementen: dem Pflegediagnosetitel, beeinflussenden, ätiologischen (ursächlichen) Faktoren sowie bestimmenden Merkmalen. Die einzelnen Elemente werden mit den Formulierungen „beeinflusst durch" bzw. „angezeigt durch" verbunden. Die Struktur einer aktuellen Pflegediagnose zeigt folgende Übersicht:

> **Struktur einer aktuellen Pflegediagnose:**
> 1. Pflegediagnosetitel (PD)
>   *beeinflusst durch (b/d),*
> 2. Beeinflussende Faktoren
>   *angezeigt durch (a/d),*
> 3. Bestimmende Merkmale.

Beeinflussende Faktoren sind „Faktoren, die eine Art von zugehörigem Muster mit der Pflegediagnose aufzuweisen scheinen. Solche Faktoren können als der Diagnose vorangehend, mit ihr verbunden, mit ihr in Bezug stehend, zu ihr beitragend oder sie unterstützende" beschrieben werden (NANDA-I 2016, S. 504). Beeinflussende Faktoren sind unverzichtbarer Bestandteil problemfokussierter Pflegediagnosen.

Bestimmende Merkmale und Symptome können sowohl objektiver als auch subjektiver Natur sein. Objektive, d. h. messbare körperliche Zeichen wie beispielsweise „erhöhte Körpertemperatur" oder „verminderter Hautturgor" gehören ebenso dazu wie subjektive Zeichen, beispielsweise beobachtete Verhaltensänderungen oder Aussagen der problemfokussierten Patienten selbst.

Die Pflegediagnose „Flüssigkeitsdefizit" wird von der NANDA definiert als „Verminderung" des intravaskulären, interstitiellen und/oder intrazellulären Flüssigkeitsvolumens. Dieser Zustand bezieht sich auf Dehydratation, Wasserverlust ohne Veränderung des Natriumgehalts (NANDA-I 2016, S. 209). Sie könnte in der pflegerischen Praxis wie folgt formuliert werden: Flüssigkeitsdefizit beeinflusst durch (b/d) beeinträchtigten Regulationsmechanismus, angezeigt durch (a/d) trockene Haut und Schleimhäute, reduzierte Urinausscheidung und Durst.

7.2.2 Risikopflegediagnosen

Definition: Risikopflegediagnosen sind „eine klinische Beurteilung der Vulnerabilität eines Individuums, Familie, Gruppe oder Gemeinschaft, eine unerwünschte menschliche Reaktion auf Gesundheitszustände/Lebensprozesse zu entwickeln" (NANDA-I 2016, S. 499).

Eine Risikopflegediagnose besteht aus zwei Elementen: dem Pflegediagnosetitel und einem oder mehreren Risikofaktoren. Als Risikofaktoren betrachtet die NANDA „umweltbezogene Faktoren und physiologische, psychologische, genetische oder chemische Elemente, die die Vulnerabilität eines Individuums, einer Familie, Gruppe oder Gemeinschaft steigern, bis zu einem Ereignis mit ungesunden Folgen" (NANDA-I 2016, S. 504).

Risikofaktoren werden ausschließlich im Zusammenhang mit Risikopflegediagnosen angegeben. Bei der Formulierung einer Risikopflegediagnose wird der Pflegediagnosetitel mit dem Wort „Gefahr" ergänzt. Die folgende Übersicht zeigt die Struktur einer Risikopflegediagnose.

> **Struktur einer Risiko-Pflegediagnose:**
> 1. Gefahr von Pflegediagnosetitel (PD)
>   *beeinflusst durch (b/d)*
> 2. Risikofaktoren.

„Gefahr eines Flüssigkeitsdefizits" wird von der NANDA definiert als „Risiko einer Verminderung des intravaskulären, interstitiellen und/oder intrazellulären Flüssigkeitsvolumens, welche die Gesundheit beeinträchtigen könnte" (NANDA-I 2016, S. 210).

In der pflegerischen Praxis könnte diese Diagnose dann wie folgt aussehen: Gefahr eines Flüssigkeitsdefizits beeinflusst durch (b/d) übermäßigen Flüssigkeitsverlust über die physiologischen Wege (z. B. Durchfall).

7.2.3 Pflegediagnosen der Gesundheitsförderung

Definition: Pflegediagnosen der Gesundheitsförderung sind „eine klinische Beurteilung der Motivation und des Wunsches, das Wohlbefinden zu steigern und das menschliche Gesundheitspotenzial zu verwirklichen. Diese Reaktionen werden durch die Bereitschaft ausgedrückt, spezielle Gesundheitsverhaltensweisen zu verbessern und können bei jedem Gesundheitszustand angewendet werden. Gesundheitsfördernde Reaktionen können bei einem Individuum, einer Familie Gruppe oder Gemeinschaft vorliegen" (NANDA-I 2016, S. 499).

Auch bei Pflegediagnosen der Gesundheitsförderung können beeinflussende Faktoren angegeben werden, vor allem dann, wenn sie zur Eindeutigkeit der Diagnose beitragen.

Pflegediagnosen der Gesundheitsförderung werden dann formuliert, wenn ein Mensch den Wunsch äußert, sein Gesundheitsverhalten zu verbessern und von einem bestehenden Gesundheitsniveau zu einem höheren zu gelangen. Bei dieser Art von Pflegediagnosen wird der pflegerische Aufgabenbereich der Prävention und der Gesundheitsberatung betont.

Pflegediagnosen der Gesundheitsförderung sind zweiteilige Aussagen. Sie bestehen aus dem Pflegediagnosetitel und bestimmenden Merkmalen.

In der Pflegepraxis könnte eine Pflegediagnose der Gesundheitsförderung wie folgt gestellt werden: Bereitschaft für ein verbessertes Coping angezeigt durch (a/d) drückt den Wunsch aus, das Wissen über Stressbewältigungsstrategien zu vermehren und die Nutzung von problemorientierten Strategien zu verbessern.

Tab. 7.2 zeigt die verschiedenen Arten von Pflegediagnosen in der Übersicht.

Bereitschaft für eine verbesserte elterliche Fürsorge
Readiness for enhanced parenting (00164)
(2002, 2013; LOE 2.1)

Domäne 7: Rollenbeziehungen
– Klasse 1: Fürsorgerollen

Definition: Ein Muster zur Bereitstellung eines Umfelds für Kinder oder andere abhängige Personen, um Wachstum und Entwicklung zu fördern, welches gestärkt werden kann.

Bestimmende Merkmale
- Kinder äußern den Wunsch, das häusliche Umfeld zu verbessern
- äußerst den Wunsch, die elterliche Fürsorge zu verbessern
- Elternteil äußert den Wunsch, die emotionale Unterstützung der Kinder zu verbessern
- Elternteil äußert den Wunsch, die emotionale Unterstützung einer anderen abhängigen Person zu verbessern

Abb. 7.1 Bereitschaft für eine verbesserte elterliche Fürsorge (nach NANDA-I 2016).

Zusammenfassung:
Pflegediagnose

- *Aufbau einer Pflegediagnose: Pflegediagnosetitel und Definition, je nach Typ der Pflegediagnose Angabe von beeinflussenden Faktoren, bestimmenden Merkmalen oder Risikofaktoren.*
- *3 Arten von Pflegediagnosen:*
  - *problemfokussierte Pflegediagnose,*
  - *Risikopflegediagnose,*
  - *Pflegediagnose der Gesundheitsförderung.*

7.3 Klassifikation von Pflegediagnosen

Ähnlich wie bei der Ordnung von Pflegetheorien (s. a. Kap. 4.2.5) werden Ordnungssysteme auch im Zusammenhang mit Pflegediagnosen verwendet. Die NANDA hat hierzu ein Klassifikationssystem, die sog. Taxonomie II, entwickelt, das den Umgang mit und die Anwendung von Pflegediagnosen erleichtern soll.

7.3.1 Klassifikation der NANDA

Zu Beginn ihrer Arbeit listete die NANDA die anerkannten Pflegediagnosen alphabetisch auf. Um Übersichtlichkeit und Anwendung der Pflegediagnosen zu erleichtern, entwarf eine Gruppe von Pflegetheoretikern ein **Klassifikationssystem**. Ein Klassifikationssystem kann vereinfacht als eine Ordnungshilfe beschrieben werden, die die Zuordnung einzelner Elemente zu verschiedenen Klassen und deren Hierarchisierung ermöglicht. Das Klassifikationssystem der NANDA geht von 13 Bereichen (Domänen) und 47 Klassen aus, denen die einzelnen Pflegediagnosen zugeordnet werden. Damit umfasst die Taxonomie II der NANDA 3 Ebenen: 1. Domänen, 2. Klassen und 3. Pflegediagnosen (**Tab. 7.3**).

Klassifikationssysteme bilden in diesem Verständnis eine logische und konsistente Struktur für die Systematisierung des aktuellen pflegerischen Wissens. Wichtig ist dabei, dass sich die einzelnen Domänen, Klassen und Pflegediagnosen nicht überschneiden und klar voneinander abgrenzen lassen. Auf diese Weise können Pflegediagnosen im diagnostischen Prozess leichter aufgefunden werden.

Neue Pflegediagnosen werden ihrer Definition entsprechend klassifiziert, d. h. dem jeweils passenden Bereich und einer spezifischen Klasse zugeordnet. Gleichzeitig werden sie innerhalb der einzelnen Klassen alphabetisch nach dem diagnostischen Be-

7 Pflegediagnosen

Tab. 7.2 Arten von Pflegediagnosen

	Problemfokussierte Pflegediagnosen	Risiko-pflegediagnosen	Pflegediagnosen der Gesundheitsförderung
Situation des Patienten	Es bestehen ein oder mehrere Gesundheitsprobleme	Es liegen ein oder mehrere Risikofaktoren für ein Gesundheitsproblem vor	Zustand der Ausgeglichenheit; Stabiler Gesundheitszustand
Struktur	Pflegediagnosetitel + beeinflussende Faktoren + bestimmende Merkmale (dreiteilig)	Pflegediagnosetitel + Risikofaktor (zweiteilig) Zusatz im Titel: „Gefahr von …"	Pflegediagnosetitel + bestimmte Merkmale (zweiteilig) Formulierung: „Bereitschaft für eine verbesserte …"
Beispiel	Flüssigkeitsdefizit b/d beeinträchtigenden Regulationsmechanismus a/d trockene Haut und Schleimhäute, reduzierte Urinausscheidung und Durst	Gefahr eines Flüssigkeitsdefizits b/d übermäßigen Flüssigkeitsverlust über die physiologischen Wege (z. B. Durchfall)	Gesundheitsförderung anstrebende Verhaltensweisen Bereitschaft für eine verbesserte Ernährung b/d äußert den Wunsch, die Ernährung zu verbessern

griff (z. B. Selbstversorgung) geordnet und mit einem fünfstelligen Zifferncode versehen, der die Nummer der anerkannten Pflegediagnose enthält (z. B. 00 108 für „Selbstversorgungsdefizit: Körperpflege", da diese Diagnose die 108. von der NANDA anerkannte Pflegediagnose war). Folgende Übersicht zeigt den Ausschnitt aus der NANDA-Taxonomie II für den Bereich Aktivität/Ruhe.

NANDA Taxonomie II: Domäne 4 Aktivität/Ruhe

(nach NANDA-I 2016, S. 237 – 238)

Erzeugung, Erhalt, Verbrauch oder Gleichgewicht der Energieressourcen.

■ Klasse 1 Schlaf/Ruhe
Schlummer, Erholung, Behaglichkeit, Entspannung oder Inaktivität

■ angenommene Diagnosen
00 096 Schlafmangel
00 165 Bereitschaft für einen verbesserten Schlaf
00 095 Schlafstörung
00 198 gestörtes Schlafmuster

■ Klasse 2 Aktivität/Bewegung
Körperteile bewegen (Mobilität), Arbeiten oder Handlungen häufig (aber nicht immer) gegen Widerstand durchführen.

■ angenommene Diagnosen
00 040 Gefahr eines Immobilitätssyndroms
00 085 beeinträchtigte körperliche Mobilität
00 091 beeinträchtigte Mobilität im Bett
00 089 beeinträchtigte Mobilität mit dem Rollstuhl
00 090 beeinträchtigte Transferfähigkeit
00 088 beeinträchtigte Gehfähigkeit
00 237 beeinträchtigtes Sitzen
00 238 beeinträchtigtes Stehen

■ Klasse 3 Energiehaushalt
Ein dynamischer Zustand der Harmonie zwischen Aufnahme und Verbrauch von Ressourcen.

■ angenommene Diagnosen
00 154 ruheloses Umhergehen
00 093 Fatigue

■ Klasse 4 Kardiovaskuläre/Pulmonale Reaktionen
Kardiopulmonale Mechanismen, die Aktivität/Ruhe unterstützen.

■ angenommene Diagnosen
00 228 Gefahr einer peripheren Durchblutungsstörung
00 201 Gefahr einer zerebralen Durchblutungsstörung
00 239 Gefahr einer beeinträchtigten kardiovaskulären Funktion
00 240 Gefahr einer verminderten Herzleistung
00 029 verminderte Herzleistung
00 033 beeinträchtigte Spontanatmung
00 032 unwirksamer Atemvorgang

00 092 Aktivitätsintoleranz
00 094 Gefahr einer Aktivitätsintoleranz
00 034 erschwertes Weaning
00 200 Gefahr einer kardialen Durchblutungsstörung
00 228 Gefahr einer gastrointestinalen Durchblutungsstörung
00 203 Gefahr einer renalen Durchblutungsstörung
00 204 periphere Durchblutungsstörung

■ **Klasse 5 Selbstversorgung**
Fähigkeit, Aktivitäten zur Pflege des eigenen Körpers und der Körperfunktionen durchzuführen
00 098 beeinträchtigte Haushaltsführung
00 182 Bereitschaft für eine verbesserte Selbstfürsorge
00 193 Selbstvernachlässigung
00 102 Selbstversorgungsdefizit Essen und Trinken
00 108 Selbstversorgungsdefizit Körperpflege
00 109 Selbstversorgungsdefizit Sich kleiden
00 110 Selbstversorgungsdefizit Toilettenbenutzung

Diese Art der hierarchischen Ordnung wird auch als **Taxonomie** bezeichnet. Auf diese Weise können neue Pflegediagnosen in die Taxonomie II eingeordnet werden, ohne dass die Codes der einzelnen Diagnosen jeweils geändert werden müssen. Sie erleichtert auch die computerisierte Erfassung der Pflegediagnosen.

■ **Vorteile von Klassifikationssystemen**
Die Klassifikation der Pflegediagnosen bringt eine Reihe von Vorteilen mit sich. Ein Klassifikationssystem ermöglicht die Ordnung und Strukturierung pflegerischen Wissens und trägt dazu bei, wissenschaftlich fundiertes Pflegewissen zu beschreiben und zu entwickeln. Dies trägt auch wesentlich bei zur Auswahl und Bestimmung von Ausbildungsinhalten in den Pflegeberufen (**Abb. 7.2**).

Das Klassifikationssystem ermöglicht außerdem die computergesteuerte Erfassung, Analyse und Synthese pflegerischer Daten sowohl für die Pflegepraxis als auch für die Pflegeforschung. Gerade für den Bereich der Pflegeforschung sind eine einheitliche Terminologie und ein Klassifikationssystem wichtig, um Forschungsstudien vergleichbar machen und Forschungsergebnisse evaluieren zu können. Die Entwicklung neuer Pflegediagnosen kann auch als ein Beispiel für die induktive Vorgehensweise bei der Pflegeforschung gesehen werden (s. a. Kap. 5). Außerdem wird durch die Verwendung klassifizierter Pflegediagnosen die Leistungserfassung und Berechnung pflegerischer Leistungen nach pflegerischen (und nicht nach medizinischen) Diagnosen ermöglicht.

 Merke: *Die NANDA ordnet die von ihr anerkannten Pflegediagnosen in einem Klassifikationssystem, das von 13 Domänen und 47 Klassen ausgeht.*

7.3.2 Andere Ordnungssysteme
Eine andere Art der Zuordnung von Pflegediagnosen wird von der amerikanischen Professorin für Pflege Marjory Gordon vorgeschlagen. Sie verwendet als Diagnosekategorien elf funktionelle Gesundheitsverhaltensmuster („functional health patterns"). Neben den anerkannten und noch im Anerkennungsprozess befindlichen Pflegediagnosen der NANDA finden sich in ihrem auch in deutscher Sprache vorliegenden Handbuch weitere Pflegediagnosen, die sich in der Praxis als nützlich erwiesen haben, aber noch nicht von der NANDA anerkannt wurden.

Die elf von Gordon beschriebenen funktionellen Gesundheitsverhaltensmuster zeigt die folgende Übersicht:

Verhaltensmuster nach Gordon:
1. Wahrnehmung und Umgang mit der eigenen Gesundheit,
2. Ernährung und Stoffwechsel,
3. Ausscheidung,
4. Aktivität und Bewegung,
5. Schlaf und Ruhe,
6. Kognition und Perzeption,
7. Selbstwahrnehmung und Selbstkonzept,
8. Rollen und Beziehungen,
9. Sexualität und Reproduktion,
10. Bewältigungsverhalten und Stresstoleranz,
11. Werte und Überzeugungen.

Unabhängig davon, ob das Klassifikationssystem der NANDA oder Gordons funktionelle Verhaltensmuster zur Ordnung der Pflegediagnosen herangezogen werden, ergeben sich für die Übertragbarkeit der NANDA-Pflegediagnosen auf die Pflege in Europa und damit auch in Deutschland zwei große Problembereiche.

Erstens ist es schwierig, die NANDA-Pflegediagnosen in die deutsche Sprache zu übersetzen. Sprache und Wortwahl sind immer auch Ausdruck der

Tab. 7.3 Domänen und Taxonomie II (nach NANDA 2011)

Domäne	Klasse 1	Klasse 2	Klasse 3	Klasse 4	Klasse 5	Klasse 6
Gesundheitsförderung	Gesundheitsbewusstsein	Gesundheitsmanagement				
Ernährung	Nahrungsaufnahme	Verdauung	Absorption	Stoffwechsel	Flüssigkeitszufuhr	
Ausscheidung/Austausch	Harntraktfunktion	Magen-Darm-Funktion	Hautfunktion	Respiratorische Funktion		
Aktivität/Ruhe	Schlaf/Ruhe	Aktivität/Bewegung	Energiehaushalt	Kardiovaskuläre/Pulmonale Reaktionen	Selbstversorgung	
Wahrnehmung/Kognition	Aufmerksamkeit	Orientierung	Empfindung/Wahrnehmung	Kognition	Kommunikation	
Selbstwahrnehmung	Selbstkonzept	Selbstwertgefühl	Körperbild			
Rollenbeziehungen	Fürsorgerollen	Familienbeziehungen	Rollenverhalten			
Sexualität	Sexuelle Identität	Sexualfunktion	Fortpflanzung			
Bewältigung/Stresstoleranz	Posttraumatische Reaktionen	Bewältigungsreaktionen	Neurobehavioraler Stress			
Lebensprinzipien	Werte	Glauben	Übereinstimmung von Werten/Glauben/Handlung			
Sicherheit/Schutz	Infektion	Physische Verletzung	Gewalt	Umweltgefahren	Abwehrprozesse	Thermoregulation
Wohlbefinden	Physisches Wohlbefinden	Umfeldbezogenes Wohlbefinden	Soziales Wohlbefinden			
Wachstum/Entwicklung	Wachstum	Entwicklung				

jeweiligen Kultur, in der sie entstanden sind, deshalb muss bei den einzelnen Übersetzungen geprüft werden, ob sie für die bislang im deutschsprachigen Raum verwendete Sprache in der Pflege „passen".

Zweitens hat die Pflege in Amerika einen anderen, erheblich mehr medizinorientierten und größeren psychosozialen Zuständigkeitsbereich als in Deutschland. Auch diese Tatsache macht die Übernahme der NANDA-Pflegediagnosen problematisch.

Deshalb existieren neben der Klassifikation der NANDA verschiedene Projekte unterschiedlicher Verbände zur Schaffung anderer Klassifikationssysteme.

Allen gemeinsam ist das Bestreben, eine einheitliche Terminologie für die Pflege zu schaffen um so die systematische Weiterentwicklung des Pflegewissens über Forschung zu unterstützen (**Abb. 7.2**). Der International Council of Nurses (ICN) betont die Wichtigkeit der Etablierung einer gemeinsamen internationalen Fachsprache für die Pflege

- „(...) um die Pflegepraxis zu beschreiben und um die Kommunikation zwischen Pflegenden unter-

einander und zwischen Pflegenden und weiteren Personenkreisen zu verbessern
- die Pflege des Menschen (Individuen, Familien, Gemeinden) in ihrer Vielfalt zu beschreiben
- Pflegedaten über Versorgungssetting, Zeit und Raum hinweg vergleichen zu können und damit die Pflegeforschung zu optimieren
- Versorgungsschwerpunkte und Ziele der pflegerischen Versorgung zu bestimmen, aber auch eine angemessene Ressourcenverteilung auf der Grundlage diagnostizierter Patientenbedürfnisse und identifizierter Pflegediagnosen (DBfK 2011)."

Seit 1989 besteht ein Projekt ICN, das International Classification of Nursing Practice (ICNP®) genannt wird und inhaltlich alle bestehenden Klassifikationssysteme sowie Interventionen und Ergebnisse einschließen soll. Die Vereinigung für gemeinsame europäische Pflegediagnosen, Pflegeinterventionen und Pflegeergebnisse (Association for Common European Nursing Diagnosis, Interventions and Outcomes – ACENDIO) besteht seit 1995 und bietet eine internationale Diskussions-Plattform für Aspekte rund um das Thema Pflegediagnosen.

Pflegediagnosen leisten einen wertvollen Beitrag zur Bestimmung des pflegerischen Handlungs- und Verantwortungsbereichs. Zudem lenken sie den Blick auf den Zusammenhang zwischen Pflegeanamnese, pflegerischen Interventionen und der Evaluation der Pflege und damit auch auf die diagnostischen Fähigkeiten von Pflegepersonen.

7.4 Pflegediagnosen im Pflegeprozess

Der Weg von der Informationssammlung im Pflegeprozess bis zur Formulierung einer oder mehrerer Pflegediagnosen wird auch als (pflege-)diagnostischer Prozess bezeichnet. Er beschreibt das Vorgehen einer Pflegeperson bei der Analyse, Synthese und Interpretation der erhobenen subjektiven und objektiven gesundheits- und krankheitsbezogenen Daten eines pflegebedürftigen Menschen im Hinblick auf eine diagnostische Aussage. Dieser Prozess kann nach Gordon (2013) in folgenden Schritten beschrieben werden:

- Sammlung der Informationen: Zunächst werden aus allen verfügbaren Informationsquellen pflegerelevante subjektive und objektive Informationen erhoben (s. a. Kap. 6).
- Interpretation der Informationen: Die erhobenen Daten werden hinsichtlich ihrer Bedeutung analysiert, interpretiert und beurteilt. Dabei werden erste Schlussfolgerungen (Hypothesen) gezogen.
- Bündelung der Informationen: Die Informationen werden auf der Basis der Schlussfolgerungen zu sinnvollen Gruppen, sog. Kennzeichenclustern, zusammengefügt und mit möglichen Diagnosekategorien abgeglichen. Dabei werden mögliche

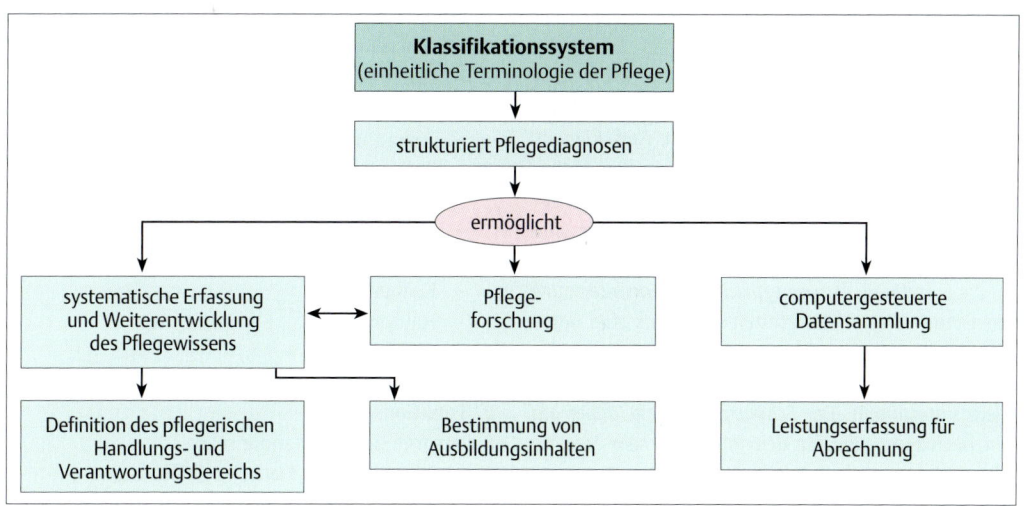

Abb. 7.2 Funktionen des Klassifikationssystems

Pflegediagnosen aus der Pflegediagnosenliste ausgewählt und hinsichtlich der Übereinstimmung zwischen Definition und Merkmalen mit den erhobenen Daten des pflegebedürftigen Menschen überprüft. Hierbei empfiehlt es sich, mit einem der in deutscher Sprache erhältlichen Handbücher über Pflegediagnosen zu arbeiten.
- Benennung des Kennzeichenclusters: Das Ergebnis des Abgleichs wird als definitives Gesundheitsproblem des pflegebedürftigen Menschen, also als Pflegediagnose dokumentiert.

Grundlage für das Formulieren einer Pflegediagnose bilden folglich das Assessment und die klinische Beurteilung der Gesundheitssituation eines Menschen. Hierbei werden subjektive und objektive Daten und Ressourcen systematisch erhoben.

Gordon (2013) beschreibt für die systematische Informationssammlung im Rahmen des Pflegeassessments Leitfragen, die sich an den funktionellen Gesundheitsverhaltensmustern orientieren und die dem Patienten im Rahmen des Anamnesegesprächs gestellt werden. Sie sind jeweils auf die Aspekte aktuell vorliegender Pflegediagnosen bezogen und ermöglichen so eine erste Einschätzung möglicher vorliegender Problembereiche. Folgende Leitfragen sind beispielsweise für das Gesundheitsverhaltensmuster „Aktivität und Bewegung" vorgesehen:

Definition: *Gesundheitsverhaltensmuster Aktivität und Bewegung.*

Mit diesem Gesundheitsverhaltensmuster werden die Bewegungs-, Aktivitäts-, Freizeit- und Erholungsmuster beschrieben. Es umfasst die kraft- und energieaufwändigen Aktivitäten des täglichen Lebens, wie etwa Körperpflege, Essen/Trinken, Sich-Kleiden, Toilettenbenutzung sowie die instrumentellen Aktivitäten des täglichen Lebens: Arbeiten, Einkaufen, Kochen und Haushaltsführung. Ebenfalls enthalten sind Art, Ausmaß und Form körperlicher Belastungen, die für die betreffende Person typisch sind, darunter auch Sport. Auch Muster des Freizeitverhaltens sind darin enthalten und beschreiben, welche Aktivitäten der Patient in seiner Freizeit entweder in einer Gruppe oder allein unternimmt. Der Schwerpunkt liegt dabei auf den Aktivitäten, die für den Patienten sehr wichtig oder bedeutsam sind, sowie auf jeglicher Form von Einschränkung.

[...] Schließlich enthält das Gesundheitsverhaltensmuster noch Faktoren, die sich störend auf die gewünschten oder erwarteten Aktivitäten der bzw. des Betreffenden auswirken, wie neuromuskuläre Defizite und deren Kompensationen, Dyspnoe, Angina, oder Muskelkrämpfe unter Belastung sowie ggf. eine kardiologische (kardiale Vitalfunktionen) bzw. pulmonologische (Atmung) Klassifikation und Zuordnung, soweit angezeigt" (Gordon 2013, S. 38).

▎ **Richtlinie für das Pflegeassessment im Gesundheitsverhaltensmuster „Aktivität und Bewegung"**

a. Haben Sie genügend Energie für die von Ihnen gewünschten bzw. geforderten Aktivitäten? Wie sind Ihre Bewegungsgewohnheiten? Welcher Art körperlicher Betätigung gehen Sie nach? Tun Sie dies regelmäßig? (sitzende Lebensweise?)
b. Wie verändert sich Ihr körperlicher Zustand, wenn Sie Aktivitäten ausführen bzgl. RR, P, Atmung, Gleichgewicht, Haut?
c. Können Sie körperliche Belastungen gut tolerieren oder werden Sie kurzatmig? Wie ausdauernd sind Sie?
d. Haben Sie genügend Energie, um sich selbst, Ihre Wohnumgebung und Ihre Gesundheit zu pflegen? Wächst Ihnen mitunter die Sorge um sich selbst, Ihre Wohnung und Ihre Gesundheit über den Kopf?
e. Welchen Freizeitaktivitäten gehen Sie nach? Bei Kindern: Was und womit spielst Du gern?
f. Welche der folgenden Tätigkeiten können Sie selbstständig ausführen (Funktionsgrade entsprechend eintragen):
    - Essen/Trinken
    - Baden/Körperpflege
    - Toilettengang/-benutzung
    - Bettmobilität
    - Sich-Kleiden
    - Pflege der äußeren Erscheinung
    - Allgemeine Mobilität
    - Kochen
    - Hausarbeit
    - Einkaufen

▎ **Funktionsgrade**

0 versorgt sich vollständig selbst
1 benötigt Hilfsmittel oder -vorrichtungen
2 ist auf die Hilfe, Beaufsichtigung oder Anleitung durch eine andere Person angewiesen

3 benötigt sowohl Unterstützung oder Überwachung durch eine andere Person als auch Hilfsmittel oder -vorrichtungen
4 ist vollständig abhängig und beteiligt sich nicht an der Versorgung

Weisen die erhobenen Daten auf ein aktuelles oder potenzielles Pflegeproblem hin, schlägt Gordon die Formulierung diagnostischer Hypothesen vor, die im weiteren Verlauf mit den Definitionen, Kennzeichen und Risikofaktoren der Pflegediagnosen im jeweiligen Gesundheitsverhaltensmuster abgeglichen werden. Ggf. sind differenzierte Assessments erforderlich, um eine endgültige Pflegediagnose festzulegen.

Der pflegediagnostische Prozess stellt sich damit weniger als eine einfache Abfolge der genannten Komponenten dar. Er verlangt vielmehr ein kontinuierliches Abgleichen der gezogenen Schlussfolgerungen mit weiteren Beobachtungen und neuen Informationen über den pflegebedürftigen Menschen. Dabei spielen die klinische Erfahrung einer Pflegeperson, ihr Fachwissen und die Fähigkeit zur kritischen Reflexion eine wichtige Rolle.

Pflegediagnosen stellen eine standardisierte sprachliche Form, d. h. eine einheitliche Terminologie für die aus der Informationssammlung im diagnostischen Prozess abgeleiteten Probleme eines pflegebedürftigen Menschen zur Verfügung. Sie sind das Ergebnis des (pflege-)diagnostischen Prozesses. Wie die formulierten Ressourcen und Probleme des pflegebedürftigen Menschen sind sie Ausgangspunkt für Planung, Durchführung und Evaluation der Pflege. Sie können also anstelle der Pflegeprobleme in den Pflegeprozess integriert werden.

Fazit: *Pflegediagnosen beschreiben die Reaktion von Menschen oder Gruppen von Menschen auf Gesundheitsprobleme oder Lebensprozesse und unterscheiden sich damit von den medizinischen Diagnosen. Pflegediagnosen sind formal definierte Pflegeprobleme und können an deren Stelle in den Pflegeprozess integriert werden. Sie sind sowohl ein Beispiel für die induktive Begriffsbildung in der Pflege als auch für die Pflegefachsprache. Unterschieden werden problemfokussierte und Risikopflegediagnosen sowie Pflegediagnosen der Gesundheitsförderung.*

Seit 1973 arbeitet die Nordamerikanische Pflegediagnosenvereinigung (NANDA) an der Entwicklung und Klassifizierung neuer Pflegediagnosen. Das Klassifikationssystem der NANDA geht von 13 Bereichen (Domänen) und 47 Klassen aus, denen die einzelnen Pflegediagnosen zugeordnet werden. Neben der Arbeit der NANDA existieren verschiedene Klassifikationsprojekte auf internationaler Ebene. Pflegediagnosen sind nicht unumstritten, können aber beispielsweise die Identifizierung und nähere Beschreibung des pflegerischen Tätigkeitsbereiches und die Systematisierung des Pflegewissens unterstützen und damit einen wesentlichen Beitrag zur Berufsentwicklung der Pflege leisten.

 **Literatur:**

Deutscher Berufsverband für Pflegeberufe (Hrsg.): Position der Berufsverbände DBfK, ÖGKV und SBK zur International Classification for Nursing Practice – ICNP®. DBfK 2011

Duden Fremdwörterbuch, 11. Aufl. Bibliographisches Institut, Berlin 2015

Ehmann, M., I. Völkel: Pflegediagnosen in der Altenpflege. Der Weg zur pflegefachlichen Aussage. 5. Aufl. Elsevier, München 2016

Freund, K.C.: Pflegequalitätsentwicklung und -leistungsdarstellung durch die Pflgeklassifikationen NANDA – NOC – NIC. Pflegewissenschaft 11 (2008) S. 601-613

Gordon, M.: Handbuch Pflegediagnosen. 5. Aufl. Hans Huber, Hogrefe AG, Bern 2013

International Council of Nurses (ICN): ICNP. Internationale Klassifikation für die Pflegepraxis. Hans Huber, Bern 2002

Müller-Staub, M. u. a.: Geführte klinische Entscheidungsfindung zur Einführung von Pflegediagnosen. Eine clusterrandomisierte Studie. Pflegewissenschaft 4 (2010) S. 233-240

Müller-Staub, M. u. a.: Eine Studie zur Einführung von NANDA-I Pflegediagnosen, Pflegeinterventionen und pflegesensiblen Patientenergebnissen. Pflegewissenschaft 12 (2009) S. 688-696

Müller-Staub, M., J. Georg, C. Abderhalten (Hrsg.): Pflegediagnosen und Pflegemaßnahmen. 5. Aufl. Hogrefe, Bern 2014

Müller-Staub, M., K. Schalek, P. König (Hrsg.): Pflegeklassifikationen und pflegerische Begriffssysteme. Hogrefe, Bern 2016

NANDA International: Pflegediagnosen. Definitionen und Klassifikation 2015 – 2017. Herdman, T.H., Kamitsuru, S. (Hrsg.). RECOM, Kassel 2016

Pschyrembel Klinisches Wörterbuch. 266. Aufl. de Gruyter, Berlin 2014

Schmitt, A.: Studien, Projekte und Implementierungen von Pflegediagnosen im deutschsprachigen Raum. Pflegewissenschaft 12 (2008) S. 662-675

Schrems, B.: Verstehende Pflegediagnostik. Grundlagen zum angemessenen Pflegehandeln. Facultas, Wien 2008

Schrems, B.: Der Prozess des Diagnostizierens in der Pflege. Facultas, Wien 2003

Wieteck, P. (Hrsg.): Praxisleitlinien Pflege: Planen und Dokumentieren auf Basis von Pflegediagnosen der Klassifikation ENP®. 2. Aufl. RECOM, Kassel 2013

Im Internet:
www.acendio.net; Stand: 22.06.2017
www.dbfk.de; Stand: 22.06.2017
www.icn.ch; Stand: 22.06.2017

8 Arbeitsorganisation und Pflegesysteme

Astrid Hammer*, Elke Kobbert

Übersicht

Einleitung · 235
8.1 **Pflegesysteme** · 235
8.1.1 Funktionelle Pflege/Funktionspflege · 236
8.1.2 Patientenorientierte Pflege/Individualisierte Pflege · 238
8.2 **Arbeitsorganisationen** · 240
8.2.1 Gruppenpflege/Bereichspflege · 240
8.2.2 Zimmerpflege · 240
8.2.3 Einzelpflege · 240
8.2.4 Primary Nursing · 241
Fazit · 243
Literatur · 244

Schlüsselbegriffe

- Pflegesystem
- Funktionelle Pflege/Funktionspflege
- Patientenorientierte Pflege/Individualisierte Pflege
- Gruppen- bzw. Bereichspflege
- Zimmerpflege
- Einzelpflege
- Primary Nursing

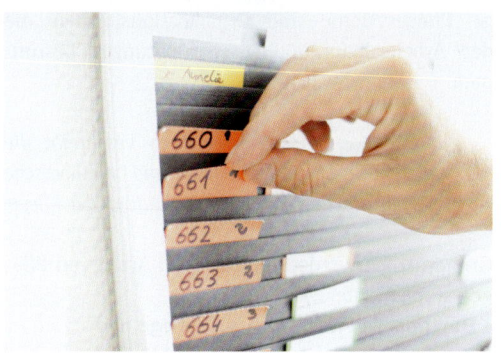

Einleitung

Der Pflegeberuf ist ein Dienstleistungsberuf, in dem die Pflegenden gefordert sind, ihre Arbeit nach dem Stand pflegewissenschaftlicher, medizinischer und anderer bezugswissenschaftlicher Erkenntnisse auszuüben. Pflegende unterstützen und begleiten Menschen bei der Bewältigung von Gesundheitsproblemen mit dem Ziel, das höchstmögliche Maß an Lebensqualität und Selbstständigkeit wieder zu erlangen.

Sollen Pflegeempfänger eine qualitativ hochwertige Pflege erhalten, auch unter Berücksichtigung der zunehmenden Leistungsverdichtung und dem erhöhtem Kostendruck in allen Einrichtungen des Gesundheitswesens, müssen alle zur Verfügung stehenden Ressourcen effektiv eingesetzt werden. Arbeitsorganisationsformen unterstützen die koordinierte und zielgerichtete Durchführung von Arbeitsaufgaben und die zu verrichtenden Tätigkeiten. Im Rahmen einer gut funktionierenden Arbeitsorganisation wird ein patientenorientierter Pflegeansatz angestrebt.

Das folgende Kapitel gibt einen Überblick über die verschiedene Arbeitsorganisationsformen bzw. Pflegesysteme, die in der Pflegepraxis zur Anwendung kommen. Diese Pflegesysteme zielen darauf ab, Arbeitsabläufe patientenorientiert, effektiv und systematisch zu gestalten.

8.1 Pflegesysteme

Jede Arbeit, ob sie nun zur Befriedigung von Bedürfnissen oder zur Existenzsicherung erfolgt und bei der schnellstmöglich und effektiv ein bestimmtes Ziel erreicht werden soll, bedarf einer Planung. Die berufliche Arbeitsorganisation ist die Bezeichnung für alle Maßnahmen der Gestaltung von betrieblich anfallender und arbeitsteilig verrichteter Arbeit. Mit einer gut funktionierenden Arbeitsorganisation wird zum einen die Wirtschaftlichkeit gesteigert und zum anderen eine Humanisierung der Arbeit gewährleistet. Zur Humanisierung der Arbeit gehören alle Bemühungen, welche die Arbeitswelt und die Arbeitsbedingungen menschenwürdig gestalten. Dabei sollen unzumutbare Belastungen abgebaut und einer Unter- oder Überforderung der arbeitenden Menschen entgegengewirkt werden.

8 Arbeitsorganisation und Pflegesysteme

Auch die Arbeit in der Pflege innerhalb von Institutionen des Gesundheitswesens muss organisiert und strukturiert werden. Dies wirkt sich nicht nur auf die Pflegepersonen als Erbringer der Arbeit aus, sondern auch direkt auf die Empfänger der Pflege. Pflegesysteme sind Organisationsformen, die den Arbeitsablauf in Pflegeeinrichtungen bestimmen.

Definition: Ein **Pflegesystem** beschreibt die planmäßige, systematische und methodische Strukturierung der Arbeitsabläufe in der Pflege.

Grundsätzlich werden hierbei zwei Arten von Pflegesystemen unterschieden:
- **Funktionelle Pflege/Funktionspflege** und
- **Patientenorientierte Pflege/Individualisierte Pflege**

8.1.1 Funktionelle Pflege/Funktionspflege

Die funktionelle Pflege war gegen Ende der siebziger Jahre das in Deutschland am häufigsten verbreitete Pflegesystem. Sie basierte auf den Prinzipien des Taylorismus, mit der Vorstellung, dass durch eine differenzierte Arbeitsaufteilung die Qualität der Arbeitsergebnisse verbessert wird. Die einzelnen Arbeitsschritte werden von Spezialisten ausgeführt, die dadurch begrenzte und überschaubare Handgriffe besser beherrschen als komplexe Aufgabenstellungen.

Merke: Mit Taylorismus wird eine wissenschaftlich begründete Betriebsführung bezeichnet, die von dem amerikanischen Ingenieur Winslow Taylor (1856-1915) begründet wurde, mit der u. a. durch eine systematische Arbeitsaufteilung eine Produktivitätssteigerung erzielt werden sollte.

Das die Arbeit organisierende Prinzip liegt hierbei in der Verteilung der Arbeit nach einzelnen Funktionen bzw. nach Einzeltätigkeiten. Dadurch soll in kurzer Zeit viel Leistung erbracht werden. Problematisch bei dieser Form der Arbeitsorganisation ist die Tatsache, dass die Arbeitserbringer nur Teilsequenzen bzw. einzelne Arbeitsschritte, nie jedoch das Gesamtprodukt und Endergebnis ihrer Arbeit kennen lernen. Daher werden auch in der Industrie, z. B. der Automobilherstellung, neue Formen der Arbeitsorganisation erprobt.

Im Rahmen der funktionellen Pflege betreuen alle Pflegepersonen einer Pflegeeinheit die Gesamtzahl der dort anwesenden Patienten oder Bewohner. Die Gesamtverantwortung für den entsprechenden Pflegebereich liegt bei der Stationsleitung. Sie hält die Verbindung zu anderen Dienstleistungsträgern der Institution und koordiniert die auf der eigenen Station anfallenden Aufgaben. Sie verteilt die anstehenden Aufgaben und Tätigkeiten auf die Mitarbeiter, die in der jeweiligen Schicht arbeiten. Die Arbeitszuweisung ist abhängig von der Qualifikation der Mitarbeiter und ihrer hierarchischen Stellung im Team. Dabei werden einzelne Aufgaben und Tätigkeiten von jeweils einer Person für die gesamte Anzahl von Bewohnern, Klienten oder Patienten erledigt.

Bei der funktionellen Pflege gibt es demnach eine zuständige Pflegeperson, die z. B. für das Richten der Medikamente, eine weitere für die Ermittlung der Vitalzeichen und wieder eine andere für die Durchführung der Behandlungspflege zuständig ist. Entscheidend ist hierbei, dass die jeweilige Pflegeperson diese Aufgaben und Tätigkeiten für alle pflegebedürftigen Menschen der Pflegeeinheit ausführt. Sie trägt die Verantwortung für die Durchführung, der ihr zugeteilten Arbeitsaufgaben. Pflegemaßnahmen werden hierbei in die Begriffe der Grund- und Behandlungspflege eingeteilt. Die „grundpflegerischen" Tätigkeiten werden dann meist hierarchisch nach „unten" und Maßnahmen der „Behandlungspflege" nach oben delegiert. Die Versorgung des Pflegeempfängers ergibt sich aus der Summe der Einzelleistungen. Nicht die individuellen Bedürfnisse der Pflegeempfänger stehen bei der Arbeitsorganisation im Vordergrund, sondern die Stationsroutine gibt den Arbeitsablauf vor. Aus diesem Grund wird die funktionelle Pflege auch als stark arbeitsteilige bzw. tätigkeitsorientierte Organisationsform bezeichnet (**Abb. 8.1**).

▌ **Vorteile der funktionellen Pflege**
Die Vorteile der Funktionspflege liegen in der Übersichtlichkeit der Arbeitsorganisation und der Einsparung von Personalkosten.

Ausbildung spezieller Fertigkeiten. Durch die Arbeit in Form von ineinander übergehenden, doch gesonderten Einzeltätigkeiten erlangen bestimmte Personen in bestimmten Arbeitsbereichen eine große Fertigkeit. Die Arbeitenden spezialisieren sich auf

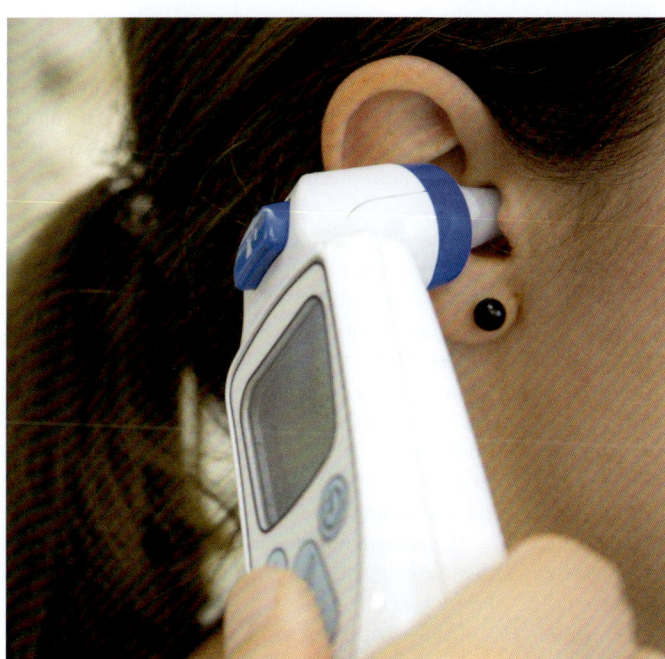

Abb. 8.1 Funktionelle Pflege

vorgeschriebene Handlungen und sind in diesen Bereichen Experten.

Flexibler Personaleinsatz. Die Zuteilung der Aufgaben erfolgt bei der funktionellen Pflege in Abhängigkeit der formalen Qualifikation der einzelnen Pflegeperson: Weniger „anspruchsvolle" Aufgaben werden geringer qualifiziertem Personal übertragen. Nicht selten werden gering qualifizierte Mitarbeiter für einzelne Pflegetätigkeiten angelernt, während ausgebildetes, qualifiziertes Pflegepersonal die Anordnungen und Kontrollfunktionen übernimmt.

▎ Nachteile der funktionellen Pflege

Die Organisation im Rahmen der funktionellen Pflege führt jedoch zu einer Reihe von Nachteilen sowohl für die arbeitenden Pflegepersonen als auch für die Empfänger der Pflege.

Fehlende Bezugspersonen. Inhaltlich zusammenhängende Arbeitsaufgaben werden zerlegt. Der Patient weiß nicht, welche Pflegeperson als Bezugsperson für ihn zur Verfügung steht. Er hat viele Ansprechpartner, die sich jeweils nur für ihren Aufgabenbereich zuständig fühlen und nur über Teilbereiche der Pflege informiert sind. Daher kann keine intensive Pflegebeziehung zwischen Patient und Pflegeperson aufgebaut und keine ganzheitliche Sichtweise auf den Patienten entwickelt werden.

Begrenzte Verantwortungsübernahme. Die einzelnen Aufgaben und Tätigkeiten werden streng hierarchisch bzw. zentralistisch durch die Stationsleitung delegiert. Die berufliche Verantwortung bezieht sich sehr auf Einzelaufgaben und Tätigkeiten und steht weniger in Zusammenhang mit einer umfassenden Patientenversorgung. Informationen, welche Pflegepersonen benötigen, um ihre Einzeltätigkeiten durchzuführen, werden gezielt an diese weitergegeben. Arztvisiten und Übergaben zwischen den Schichten werden in der Regel nur von der Stationsleitung oder den Schichtleitungen durchgeführt, da sie die meisten Informationen über die Patienten besitzen. Im Rahmen der funktionellen Pflege genießt die Stationsleitung absolute Autorität. Das Arbeiten mit einer begrenzten Verantwortlichkeit kann bei den Pflegekräften zu einer sinkende Motivation und mangelnde Berufszufriedenheit führen und eine hohe Personalfluktuation auslösen.

Einseitige Spezialisierungen. Durch die zunehmende Spezialisierung verliert die einzelne Pflegeperson die Qualifikation für Arbeitsaufgaben, die sie nur noch selten durchführt. Die Kompetenzen der einzelnen Pflegeperson werden nur in der jeweils durchzuführenden Pflegetätigkeit deutlich. Ihre Stärken und Schwächen bei der Übernahme der Gesamtverantwortung für den Pflegeempfänger kann nicht ausgebildet werden.

Abwertung patientennaher Tätigkeiten. Bei der Aufteilung der Pflege in grund- und behandlungspflegerische Aufgaben besteht die Gefahr, dass patientennahe Aufgaben wie z. B. die Unterstützung bei der Körperpflege überwiegend Mitarbeitern mit geringerer Qualifikation zugewiesen werden und z. B. organisatorische Aufgaben den in der Stationshierarchie höher gestellten Pflegepersonen vorbehalten sind. Damit werden die patientennahen Tätigkeiten und originären Pflegeaufgaben oftmals als weniger anspruchsvoll angesehen und mit einem geringeren Sozialprestige belegt.

Überschneidungen und Koordinationsprobleme. Werden Arbeitsgänge nicht gut zwischen den Mitarbeitern abgesprochen, häufen sich Doppelarbeiten und Arbeitsüberschneidungen, was einer effektiven Arbeitsweise widerspricht.

Mangelnde Ausbildungsqualität. Auch die Ausbildung in den Gesundheitsfachberufen wird erschwert. Die Auszubildenden erhalten kaum die Möglichkeit, Pflege in ganzheitlichen Zusammenhängen kennen zu lernen. Sie beobachten lediglich Teilsequenzen und Einzeltätigkeiten der Pflege.

Ein Pflegesystem das dauerhaft auf eine Funktionspflege ausgerichtet ist, muss eher negativ bewertet werden, da die Bedürfnisse der Pflegeempfänger der Stationsroutine untergeordnet werden und keine vertrauensvolle Pflegebeziehung aufgebaut werden kann. Die Funktionspflege kommt aufgrund von knappen wirtschaftlichen bzw. personellen Ressourcen heute wieder zunehmend zum Tragen.

8.1.2 Patientenorientierte Pflege/ Individualisierte Pflege

Mit der Orientierung an Pflegemodellen in den 1980er-Jahren und der Etablierung des Pflegeprozessmodells in der Praxis, wurden die Bedürfnisse des Pflegeempfängers in den Mittelpunkt der Betrachtung gerückt. Damit kam es auch zunehmend zu Veränderungen in der Arbeitsorganisation und zur Einführung patientenorientierter Pflegesysteme.

Die **patientenorientierte Pflege** wird auch als patientenzentrierte, ganzheitliche oder individuelle Pflege bezeichnet.

Bei der patientenorientierten Pflege steht die individuelle Betreuung des Pflegeempfängers im Mittelpunkt. Im Rahmen des Behandlungs- und Pflegeverlaufes übernimmt die Pflegekraft die Verantwortung für die Erhebung des Pflegebedarfs, für die Planung, Durchführung und Bewertung der Pflegeleistungen, also für den gesamten Pflegeprozess (**Abb. 8.3**).

Die Pflegeperson orientiert sich an den Bedürfnissen des Patienten und übernimmt alle anfallenden pflegerischen Aufgaben. Die Arbeitsorganisation wird flexibel gestaltet.

Die Verantwortung für die Pflege des Pflegeempfängers liegt bei der Pflegeperson, die dem Patienten zugeteilt wurde. Die Stationsleitung übernimmt meist übergeordnete Aufgaben. Jede einzelne Pflegeperson ist gleichermaßen über ihren Pflegebereich informiert. Ansprechpartner für die verschiedenen Berufsgruppen im Gesundheitswesen ist jeweils die dem Patienten zugeteilte Pflegekraft. Sie ist bei Visiten und anderen Besprechungen beteiligt und vertritt die Belange der Pflegeempfänger, für die sie zuständig ist (**Abb. 8.5**).

Die einzelnen Pflegepersonen müssen in der Lage sein, sämtliche zu verrichtenden Aufgaben und Tätigkeiten an einem Patienten durchführen zu können. Dementsprechend muss genügend und ausreichend qualifiziertes Pflegepersonal vorhanden sein.

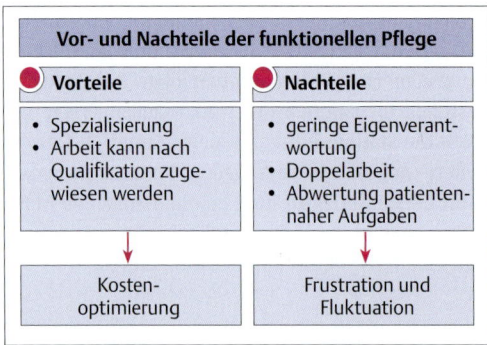

Abb. 8.2 Funktionelle Pflege: Vor- und Nachteile

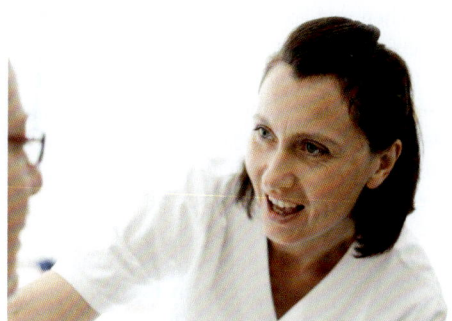

Abb. 8.3　Patientenorientierte Pflege

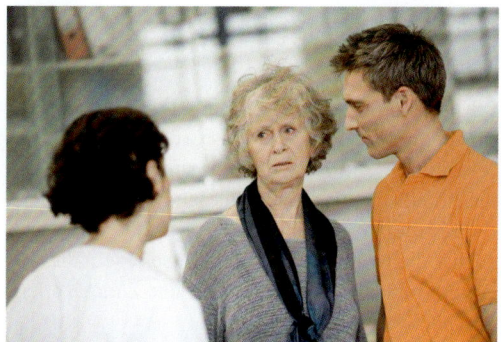

Abb. 8.5　Pflegeperson mit Patientin und ihrem Angehörigen im Gespräch

Vorteile der patientenorientierten Pflege

Höhere Patientenzufriedenheit. Der pflegebedürftige Mensch ist darüber informiert, welche Pflegekraft in der jeweiligen Schicht seine Ansprechpartnerin bzw. sein Ansprechpartner ist und kann seine Bedürfnisse äußern und alle gewünschten Informationen erfragen. Ziel ist eine ganzheitliche Betreuung zu gewährleisten, bei der körperliche, psychische, geistige, seelische und soziale Bedürfnisse des Patienten berücksichtigt werden.

Ein ganzheitliches Pflegeverständnis berücksichtigt sowohl die Bedürfnisse des Pflegeempfängers als auch dessen soziales Umfeld. So kann sich zwischen dem Pflegeempfänger und seinen Angehörigen eine vertrauensvolle Pflegebeziehung entwickeln und die Patientenzufriedenheit gefördert werden (**Abb. 8.4**).

Vorbildfunktion für die Auszubildenden. Die Auszubildenden können eine ganzheitliche Sicht von Pflege und pflegebedürftigen Menschen erwerben.

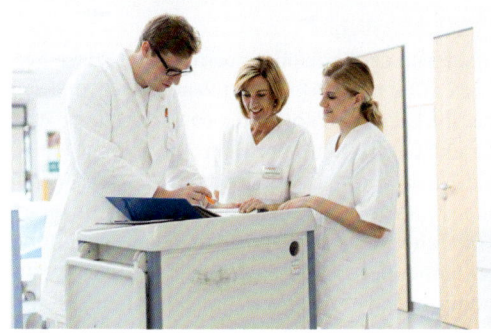

Abb. 8.4　Pflegende und Arzt bei der Visite

Sie erleben die ganzheitliche Betreuung der Pflegeempfänger in ihrer Einbindung in den Stationsablauf. Durch die kontinuierliche Betreuung der Menschen können sie ihre beruflichen Handlungskompetenzen umfassend entwickeln.

Höhere Berufszufriedenheit. Die bessere Pflegequalität durch die Anwendung des Pflegeprozesses, die höhere Verantwortung und der abgegrenzte Arbeitsbereich im Berufsalltag können sich positiv auf die Berufszufriedenheit und Arbeitsmotivation der Pflegekräfte auswirken.

Zu berücksichtigende Aspekte bei der patientenorientierten Pflege. Die Stationsleitung tritt bei der patientenorientierten Pflege bei der Patientenversorgung in den Hintergrund und widmet sich ihren Führungsaufgaben. Sie ist dann nicht mehr über alle Details informiert, sodass die interdisziplinäre Zusammenarbeit und dem Informationstransfer eine erhöhte Aufmerksamkeit gewidmet werden muss. Der Informationstransfer wird durch die Pflegedokumentation, durch die Übergaben und andere Besprechungen durch die einzelnen Pflegekräfte sichergestellt.

In den meisten Einrichtungen des Gesundheitswesens haben sich patientenorientierte Pflegesysteme durchgesetzt. Festgelegte Abläufe können als Gerüst dienen, die einen stationsspezifischen Arbeitsablauf gewährleisten, aber gleichzeitig einen individuellen Ansatz der Patientenversorgung zulassen. In Zeiten knapper Personalressourcen entstehen manchmal vorübergehend Arbeitsorganisationen, die notgedrungen mehr oder weniger zu Mischformen der beiden Pflegesysteme führen.

8.2 Arbeitsorganisationen

Die **patientenorientierte Pflege** lässt sich anhand der Rahmenbedingungen in die Gruppen- bzw. Bereichspflege und Zimmerpflege unterteilen. Da sich die Arbeitsorganisation bei diesen beiden Organisationsformen nur wenig unterscheidet, wird zunächst die Gruppen- bzw. Bereichspflege näher erläutert und die Besonderheiten der Zimmerpflege anschließend ergänzt.

8.2.1 Gruppenpflege/Bereichspflege

In der **Gruppenpflege** wird eine größere Pflegeeinheit (Station) je nach Größe und Anzahl des Personals in mehrere einzelne, kleinere Pflegeeinheiten aufgeteilt. Entscheidend hierbei ist, dass die Pflegenden jeder Gruppe die Verantwortung für die pflegerische Versorgung der Pflegeempfänger und die dazugehörigen administrativen Aufgaben übernehmen. Übergeordnet ist die Stationsleitung den verschiedenen Gruppen vorgesetzt. Sie stellt die jeweiligen Teams zusammen und teilt sie den Gruppen zu. Dabei sollte das Ausmaß der anfallenden Arbeit in den einzelnen Gruppen annähernd gleich sein. Zusätzlich übernimmt sie Führungs- und Koordinationsaufgaben und steht den einzelnen Pflegegruppen als Ansprechpartner zur Verfügung. Je nach Pflegebedarf und Komplexität der Versorgungsanforderungen der Patienten können Pflegekräfte mit unterschiedlichen Qualifikationsprofilen in den Gruppen zusammenarbeiten. Diese führen alle erforderlichen Pflegeleistungen für eine Gruppe von Personen oder Bewohnern durch. Dabei erfolgt die Einteilung nach Zimmern, Gruppen von Bewohnern oder Stationsbereichen. Durch die Gruppenpflege erhält die einzelne Pflegeperson einen überschaubaren Arbeitsbereich.

Für die Arbeit im Pflegeteam ist eine examinierte Gruppenleiterin zuständig. Sie arbeitet selbst in einer Gruppe mit, koordiniert die Zusammenarbeit der einzelnen Gruppenmitglieder, wirkt unterstützend bei pflegefachlichen Problemstellungen und begleitet die einzelnen Teammitglieder. In der Gruppe können einzelne Zimmer oder Patienten nochmals auf einzelne Teammitglieder aufgeteilt werden. Die Betreuung der jeweiligen Personen wird als Gruppenaufgabe gesehen. Auftretende Veränderungen bei den Pflegeempfängern werden in der Gruppe besprochen und gemeinsam Ziele festgelegt und bedarfsgerechte Maßnahmen eingeleitet.

Die Gruppenpflege benötigt einige Mindestvoraussetzungen an Rahmenbedingungen. Dazu gehört, dass die baulichen Gegebenheiten der Institution eine Einteilung in Bereiche bzw. Gruppen möglich macht. Des Weiteren müssen ausreichend Materialien und Hilfsmittel zur Verfügung stehen, damit die einzelnen Gruppen optimal ausgestattet sind. Dazu gehört im stationären Bereich u.a. für jede Gruppe ein Visiten- und Bettenwagen, eine ausreichende Zahl Blutdruckmessgeräte, Spritzentabletts etc. Auch muss es eine ausreichende Anzahl von examinierten Pflegepersonen geben, damit die Leitung der Gruppe durch eine kompetente Pflegefachkraft gewährleistet ist.

8.2.2 Zimmerpflege

Im Vergleich zur Gruppen- bzw.- Bereichspflege übernimmt nur eine Pflegeperson die Verantwortung für eine bestimmte Anzahl von Patienten in einem oder mehreren Zimmern der Pflegeeinheit. Die Zahl der zu betreuenden Personen ist abhängig vom jeweiligen Pflegebedarf und kann zwischen 4 bis 12 Pflegeempfänger betragen. Die Arbeitsorganisation erfolgt bei der **Zimmerpflege** patientenorientiert.

Auch bei der Zimmerpflege gehören entsprechende bauliche Gegebenheiten und eine ausreichende materielle Ausstattung zu den erforderlichen Rahmenbedingungen. Wie bei der Gruppenpflege ist auch hier die berufliche Qualifikation des Personals von entscheidender Bedeutung.

Die Zimmerpflege ist eine patientenorientierte Form der Arbeitsorganisation, bei der eine Gruppe von Patienten in einem oder mehreren Zimmern eine Pflegeeinheit bilden. Diese wird von einer Pflegeperson in ihrer Gesamtheit betreut.

8.2.3 Einzelpflege

In Rahmen der **Einzelpflege** betreut eine Pflegekraft einen Pflegeempfänger und pflegt diesen rund um die Uhr. Die hohen Kosten haben dazu geführt, dass dieses Pflegesystem nur selten Anwendung findet, wie z. B. in der ambulanten oder in der stationären Intensivpflege bei Patienten mit einem außergewöhnlichen hohen Pflegebedarf. Eine Sonderform der Einzelpflege ist die Sitzwache, die bei Schwerstkranken und besonders gefährdeten Patienten, sterbenden oder desorientierten Patienten zur Anwendung kommt.

Die Einzelpflege ist die älteste Form der Arbeitsorganisation in der Pflege. Sie geht auf die Zeit vor dem Entstehen von Krankenhäusern zurück, als kranke Personen zumeist von einem Familienangehörigen versorgt wurden.

Auch in der häuslichen Pflege findet die Einzelpflege statt. Pflegepersonen, die in mobilen Pflegediensten arbeiten, betreuen für definierte pflegerische Aufgaben hilfsbedürftige Menschen in ihrer häuslichen Umgebung.

Zu den erforderlichen Rahmenbedingungen für die Einzelpflege gehört eine entsprechende personelle Besetzung durch qualifiziertes Personal und Kostenträger, die die Finanzierung sicherstellen.

8.2.4 Primary Nursing

Primary Nursing ist ein Pflegesystem, das in den 1960er Jahren in den USA von der Krankenschwester Marie Manthey am University of Minnesota Hospital entwickelt wurde. Dieses System verbindet in besonderer Weise die Umsetzung einer patientenorientierten Pflege mit den notwendigen Arbeitsabläufen.

Definition: *Der Begriff „Primary Nursing" wird im Deutschen mit Bezugspflege oder Primär-Pflege übersetzt. Auch in Deutschland wird in neuerer Zeit das Konzept der Primary Nursing in einzelnen Pflegeeinrichtungen umgesetzt.*

Primary Nursing, Primäre Pflege oder Bezugspflege sind unterschiedliche Bezeichnungen für die gleiche Form einer patientenorientierten Pflegeorganisation, die in verschiedenen Regionen unterschiedlich genutzt werden.

Bei diesem Pflegesystem übernimmt die Primary Nurse eine Gruppe von Pflegeempfängern. Dabei liegt das Zahlenverhältnis zwischen Pflegeperson und Patienten je nach Pflegeaufwand im Durchschnitt zwischen 1:5 bzw. 1:7. Die Arbeitszeit der Primary Nurse ist auf die Kernprozesse der Versorgung abgestimmt. Sie steuert den gesamten pflegediagnostischen Prozess, in dem sie die Pflegeanamnese erhebt, den Pflegebedarf feststellt, Pflegeprobleme priorisiert und die Pflegeplanung erstellt, die die Pflegeziele, Pflegemaßnahmen und Evaluationsaspekte der Pflege nachvollziehbar abbilden. Sie ist ebenfalls zuständig für die Koordinierung des Entlassungsmanagements. Die bei den Patienten notwendigen Pflegeerfordernisse werden im Wesentlichen entweder von ihr selbst ausgeführt oder sie koordiniert und delegiert die Pflegemaßnahmen nach Einschätzung des Pflegebedarfs an andere Pflegekräfte. Sie prüft das Erreichen der Pflegeziele und passt bei Bedarf die Pflegeplanung an. Beratung und Anleitung der Patienten oder deren Angehörigen werden in der Regel von ihr vorgenommen. Im Rahmen einer kontinuierlichen Rechenschaftspflicht werden alle Planungsschritte und die Ergebnisse des Pflegeprozesses nachvollziehbar dokumentiert und Entscheidungen begründet.

Während bei der Gruppen- bzw. Bereichspflege die Verantwortung am Ende der Schicht aufhört, hat die Primary nurse die Hauptverantwortung über die ihr zugeteilten Patienten für die Dauer ihres Aufenthaltes über den gesamten Pflege- und Behandlungsprozess hinweg. Die Verantwortung wird nach Schichtwechsel nicht übertragen.

Vorteile des Primary Nursing

Das Primary Nursing Konzept bietet den Vorteil, dass der Patient eine Bezugsperson hat, die ihn während des gesamten Behandlungs- und Pflegeprozesses betreut und an die er sich mit seinen Bedürfnissen und Wünschen wenden kann. Die Primary Nurse kooperiert eng mit Angehörigen und Bezugspersonen, sodass sich ein intensiver Kontakt entwickelt und eine effektive Pflegebeziehung gefördert wird, die sich auf die Sicherheit und das Wohlbefinden des betroffenen Menschen vorteilhaft auswirken kann. Für die im Rahmen der Gesundheitsgesetzgebung in den letzten Jahren entstandene Wettbewerbssituation unter den Gesundheitseinrichtungen kann eine erhöhte Patientenzufriedenheit ein maßgeblicher Faktor für die Kundenbindung sein.

Hohe berufliche Handlungskompetenz der Primary Nurse. Die Pflegekräfte, die die Funktion als Primary Nurse ausüben, verfügen insgesamt über eine hohe berufliche Handlungskompetenz mit hoher fachlicher Expertise in der Einschätzung des Pflegebedarfs, in der Planungs- und Steuerungskompetenz sowie in der Durchführung komplexer Pflegesituationen. Gleichzeitig müssen diese Pflegekräfte über eine ausgeprägte Delegationskompetenz verfügen, damit der Pflegeempfänger von den Pflegepersonen anstatt denjenigen Pflegepersonen betreut wird, die seinem Pflegebedarf angemessen sind. Das heißt, zugeordnete Pflegefachkräfte, Pflegeassistenten bzw. Pflegehilfskräfte und Auszubildende haben genau definierte Aufgaben und Tätigkeiten, die von der Primary Nurse koordiniert und kontrolliert werden. Diese Anforderungen an die berufliche Handlungskompetenz der Primary Nurse macht die kontinuierliche Teilnahme an gezielten Fort- und Weiterbildungsmaßnahmen erforderlich.

Orientierung an einem partizipativen Menschenbild. Das Konzept des Primary Nursing erfordert ein Umdenken bezüglich der Rolle, Einstellung und Wertorientierung in der pflegerischen Beziehung zwischen Pflegeperson und Patient. Das zugrunde liegende Menschenbild betrachtet die Person als entscheidungsfähiges und mündiges Individuum, welches an seinem Genesungsprozess aktiv mitwirkt. Demnach entwickeln die Pflegeperson und der pflegebedürftige Mensch eine partnerschaftliche Beziehung, in der beide gleichberechtigt miteinander interagieren.

Definition: *Bei einem* **partizipativen Menschbild** *(partizipativ = „mitwirkend" oder „durch Beteiligung bestimmt") wird der Pflegeempfänger als selbstbestimmter und selbstverantwortlich handelnder Mensch wahrgenommen, der bei allen Entscheidungsprozessen bezüglich seines Pflegeprozesses einbezogen wird und diesen maßgeblich selbst bestimmt.*

Gewährleistung einer kontinuierlichen Versorgung. Da die Primär-/Pflegeperson nicht an 7 Tagen der Woche über 24 Stunden in der Institution anwesend sein kann, delegiert sie in ihrer Abwesenheit die pflegerische Versorgung an eine andere Pflegekraft, die sogenannte Associated Nurse. Ihre Verantwortung liegt in der Ausführung des vorgegebenen Pflegeplans und der Dokumentation des Pflegeergebnisses. Nur in Notsituationen oder bei akuten Zustandsveränderungen des Patienten handelt die Associated Nurse abweichend vom Pflegeplan, die sie im Anschluss dann mit der Primary Nurse reflektiert. Demnach sind die Associated Nurses keine Pflegenden zweiter Klasse, sondern werden mit ihren gesamten fachlichen Fähigkeiten gefordert, indem sie sich z. B. kritisch mit der Pflegeplanung der Primary Nurse auseinandersetzen.

Je nach Qualifikationsprofil kann die Associated Nurse selbst bei einer limitierten Zahl von Patienten die Funktion der Primary Nurse übernehmen, genauso wie die Primary Nurse bei einem Teil der Patienten als Associated Nurse fungieren kann.

Die Associated Nurse vertritt die Primary Nurse bei deren Abwesenheit. Ihre Verantwortung liegt in der Ausführung des vorgegebenen Pflegeplans und der Dokumentation der Pflegeergebnisse.

Veränderte Rollenanforderungen der Stationsleitung. Die Stationsleitung ordnet die Patienten der Primary Nurse zu, überträgt ihr jedoch die Gesamtverantwortung für den kompletten Pflegeprozess. Sie führt regelmäßige Reflexionsgespräche mit der Primary Nurse, in denen diese ihre Rechenschaftspflicht zur Sicherstellung der Pflegequalität nachkommt. Bei Problemen, die die Primary Nurse nicht selbstständig lösen kann, steht sie dieser zur Verfügung. Ihre Aufgabenschwerpunkte liegen im allgemeinen Stationsmanagement und in der Mitarbeiterführung.

Sicherstellung des Informationstransfers. Die Primary Nurse ist die Schlüsselfigur in der Kommunikation mit allen am Pflege- und Behandlungsprozess beteiligten Personen und mit vor- und weiterbetreuenden Einrichtungen. Sie vertritt die Belange der Pflegeempfänger bei Besprechungen im interdisziplinären Team und gewährleistet so den Informationstransfer zur Sicherstellung der Versorgungskontinuität.

Wurde Anfang der 1990er-Jahre Primary Nursing in Deutschland als absoluter Exot in der Pflegelandschaft gehandhabt, besteht seit Mitte/Ende der 1990er-Jahre ein verstärktes Interesse an diesem Pflegesystem. Zuerst erfolgten Pilotprojekte an einzelnen Krankenhäusern und Einrichtungen der Rehabilitation, heute sind auch vermehrt Einrichtungen der Altenhilfe und ambulante Dienste mit der Implementierung befasst. In einigen Häusern ist Primary Nursing fest institutionalisiert (Tewes, 2006).

In Umfragen konnte bezüglich des Primary Nursing nachgewiesen werden, dass aus Sicht der befragten Pflegebedürftigen und Pflegepersonen eine sehr hohe Zustimmung für die Bezugspflege vorhanden ist, die individuelle Beratung und Betreuung der zu betreuenden Personen sowie deren Angehörigen intensiviert werden konnte und durch Primary Nursing eine hohe Patientenzufriedenheit erreicht wird. Die Mitarbeiter schätzen hauptsächlich ihr eigenverantwortliches Handeln sowie ihren größeren Handlungsspielraum, was sich positiv auf die Arbeitszufriedenheit auswirkt (Böhrenkam, 2006; Krüger u. a., 2006).

Beim Primary Nursing übernimmt eine erfahrene Pflegefachperson die Verantwortung für die Betreuung einer begrenzten Anzahl von Patienten vom Zeitpunkt ihrer Aufnahme bis zu ihrer Entlassung und dies 24 Stunden am Tag und 7 Tage die Woche. Der Vorteil dieser Organisationsform liegt in der Sicherstellung einer effizienten Arbeitsweise und einem gezielten Personaleinsatz. Durch eine kontinuierliche Betreuung eines Menschen von seiner Aufnahme bis zur Entlassung wird die pflegerische Leistung transparent und trägt sowohl entscheidend zur gesteigerten Zufriedenheit der Patienten und Angehörigen als auch zur Arbeitszufriedenheit der Pflegepersonen bei.

 Fazit: Unter Berücksichtigung der zunehmenden Leistungsverdichtung und dem erhöhtem Kostendruck müssen in allen Einrichtungen des Gesundheitswesens die zur Verfügung stehenden Ressourcen effektiv eingesetzt werden. Es gibt unterschiedliche Pflegesysteme, mit deren Hilfe die Arbeitsabläufe in der Pflege geplant und systematisiert werden. Hierbei haben sich funktional ausgerichtete Pflegeorganisationsformen und patientenorientierte Pflegesysteme entwickelt.

Das funktionelle Pflegesystem organisiert die anfallende Arbeit in der Pflege nach einzelnen Tätigkeiten. Dabei wird stark arbeitsteilig vorgegangen. Die Arbeitsaufgaben werden in einzelne Fragmente „zerlegt", welche von unterschiedlichen Personen „bedient" werden. Das die Arbeit organisierende Prinzip liegt hierbei in der Verteilung der Arbeit nach einzelnen Funktionen beziehungsweise nach Einzeltätigkeiten.

Bei der patientenorientierten Pflege orientieren sich die Arbeitsabläufe an der momentanen Situation und den aktuellen Bedürfnissen des zu betreuenden Menschen. Dabei wird der Patient in seiner Gesamtheit von Körper, Geist und Seele wahrgenommen. In den meisten Einrichtungen des Gesundheitswesens haben sich patientenorientierte Pflegesysteme durchgesetzt. Als Grundgerüst dienen festgelegte Arbeitsabläufe, die aber gleichzeitig eine individuelle Patientenbetreuung zulassen sollen. In Zeiten knapper Personalressourcen entstehen manchmal vorübergehend Arbeitsorganisationen, die notgedrungen mehr oder weniger zu Mischformen der beiden Pflegesysteme führen.

Die patientenorientierte Pflege lässt sich anhand der Rahmenbedingungen in die Gruppen- bzw. Bereichspflege und Zimmerpflege unterteilen.

- Gruppen- bzw. Bereichspflege: ein Pflegeteam betreut eine Gruppe von Patienten unter ganzheitlichen Gesichtspunkten; dem Pflegeteam steht eine Gruppenleiterin vor
- Zimmerpflege: eine Pflegeperson betreut fünf bis sieben Patienten (ein bis mehrere Zimmer), pflegerisch und administrativ
- Einzelpflege: eine Pflegeperson betreut einen Patient 24 Std./Tag

Im Rahmen der verschiedenen Pflegesysteme hat sich das Konzept des Primary Nursing etabliert. Es ist eine patientenorientierte Form der Arbeitsorganisation, bei der eine Pflegeperson die Gesamtverantwortung für einen Patienten oder eine Patientengruppe von der Aufnahme bis zur Entlassung über 24 Stunden und 7 Tage in der Woche trägt. Während der Abwesenheit der Primary Nurse wird sie von der sogenannten Associated Nurse vertreten. Das Konzept ermöglicht die prozessorientierte, individuelle, ganzheitliche Betreuung eines Menschen im Problemlösungs- und Beziehungsprozess der Pflege.

Damit das Primary Nursing eine erhoffte Qualitätsverbesserung in der pflegerischen Versorgung leistet, sind bei der Umsetzung folgende Anforderungen zu erfüllen:

- Hohe berufliche Handlungskompetenz der Primary Nurse
- Orientierung an einem partizipativen Menschenbild
- Gewährleistung einer kontinuierlichen Versorgung
- Veränderte Rollenanforderungen der Stationsleitung
- Sicherstellung des Informationstransfers

Der Vorteil dieser Organisationsform liegt in der Sicherstellung einer effizienten Arbeitsweise und einem gezielten Personaleinsatz. Durch eine kontinuierliche Betreuung eines Menschen durch eine fachlich kompetente Pflegekraft wird pflegerische Leistung transparent gemacht und trägt zur Zufriedenheit der Patienten und Angehörigen und zur Arbeitszufriedenheit der Pflegepersonen bei.

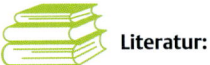

Literatur:

Beske, F.: Lehrbuch für Krankenpflegeberufe, Band 1, Theoretische Grundlagen. Thieme, Stuttgart 1997

Bleses, H. (Hrsg.): Entwicklung und Erprobung eines ganzheitlichen Pflegesystems zum Abbau der arbeitsbelastenden und qualitätseinschränkenden Auswirkungen der Funktionspflege. Pflege Zeitschrift 1 (1997) Beilage

Bleses, H. (Hrsg.): Ganzheitliches Pflegesystem soll die Pflege verbessern, Bundespflegemodell. Pflege Zeitschrift, 2 (1996), 116–118

Bleses, H.: Patientenorientierte Bereichspflege weder erfolglos noch folgenlos. Die Schwester/Der Pfleger, 5 (1998), 372

Bökenkamp, A.: Primary Nursing, Patientenurteil: sinnvoll. Die Schwester/Der Pfleger, 2 (2006) 96 ff

Breithaupt, A. (Hrsg.): Arbeitszufriedenheit fördert die Verweildauer von Pflegenden im Beruf. Feste Arbeitszeiten und Zimmerpflege. 2. Teil Pflege Zeitschrift 6 (1996) 398

Breithaupt, A. (Hrsg.): Ein neues Modell erleichtert den Pflegenden das Leben. Feste Arbeitszeiten und Zimmerpflege. 1. Teil, Pflege Zeitschrift 5 (1996) 315

Brockhaus Enzyklopädie: Band 2. F.A. Brockhaus, Mannheim 1987

Bundesgesetzblatt: Teil 1, Nr. 26, ausgegeben zu Bonn am 11. Juni 1985

Elkeles, T.: Arbeitsorganisation in der Krankenpflege – Zur Kritik der Funktionspflege. Verlag Mabuse GmbH, Frankfurt/Main 1991

Ersser, S., E. Tutton (Hrsg.): Primary Nursing. Grundlagen und Anwendung eines patientenorientierten Pflegesystems. Hans Huber, Bern 2000

Görres, S., K. Luckey, J. Stappenbeck (Hrsg.): Qualitätszirkel in der Alten- und Krankenpflege. Verlag Hans Huber, Bern 1997

Hall, D.: Ein Positionspapier zur Krankenpflege. World Health Organisation 1980

Kellnhauser, E.: – Primary nursing – Ein neues Pflegemodell. Die Schwester/Der Pfleger 9 (1994) 747

Kellnhauser, E.: Primary Nursing – Primär-Pflege. Primary Nursing und die Interaktionstheorie von Hildegard Peplau. Die Schwester/Der Pfleger 8 (1998), 633

Kellnhauser, E.: Primary Nursing und Feminismus. Die Schwester/Der Pfleger 8 (1998) 639

Kleine-Hörstkamp, S.: Die Bedeutung der Implementierung von Primary Nursing für das Management. Österreichische Pflegezeitschrift 8 – 9 (2004) 29 ff

Knüppel, J.: Merkmale von Primary Nursing, Eine Orientierung und Handlungshilfe zur Umsetzung der pflegerischen Organisationsform Primary Nursing. Deutsches Netzwerk Primary Nursing. Hrsg. Deutscher Berufsverband für Pflegeberufe (DBfK) e. V. 2008

Krüger, H. et al.: Implementierung Primary Nursing – lohnt sich der Aufwand? Die Schwester/Der Pfleger 2 (2006) 92 ff

Lorenz-Krause, R.: Die Einführung neuer Arbeitsmethoden in der Krankenpflege. Erfahrungen im Rahmen von Prozessen der Organisationsgestaltung illustriert am Beispiel zweier Modellkrankenhäuser. Verlag LIT, Münster 1993

Matthews, A., J. Whelan: Stationsleitung. Handbuch für das mittlere Management in der Kranken- und Altenpflege. Verlag Hans Huber, Bern 2002

Schäfer W., P. Jacobs: Praxisleitfaden Stationsleitung. Handbuch für die stationäre und ambulante Pflege. Kohlhammer, Stuttgart 2011

Schewior-Popp S., F. Sitzmann, L. Ullrich (Hrsg.): Thiemes Pflege. Das Lehrbuch für Pflegende in der Ausbildung. 13. Aufl. Thieme, Stuttgart 2017

Stratmeyer, P.: Primäre Zuständigkeit in der Pflege – oder auch: Mehr Verantwortung und Hierarchie wagen. Dokumentation 1 (2005)

Tewes, R.: Primary Nursing, „Das Pflegesystem der Zukunft". Die Schwester/Der Pfleger 2 (2006) 88 ff

Uhde, C.: Die Aufgaben müssen neu verteilt werden. Die Rolle der Stationsleitung im Krankenhaus der Zukunft. Pflege Zeitschrift 8 (1997) 475

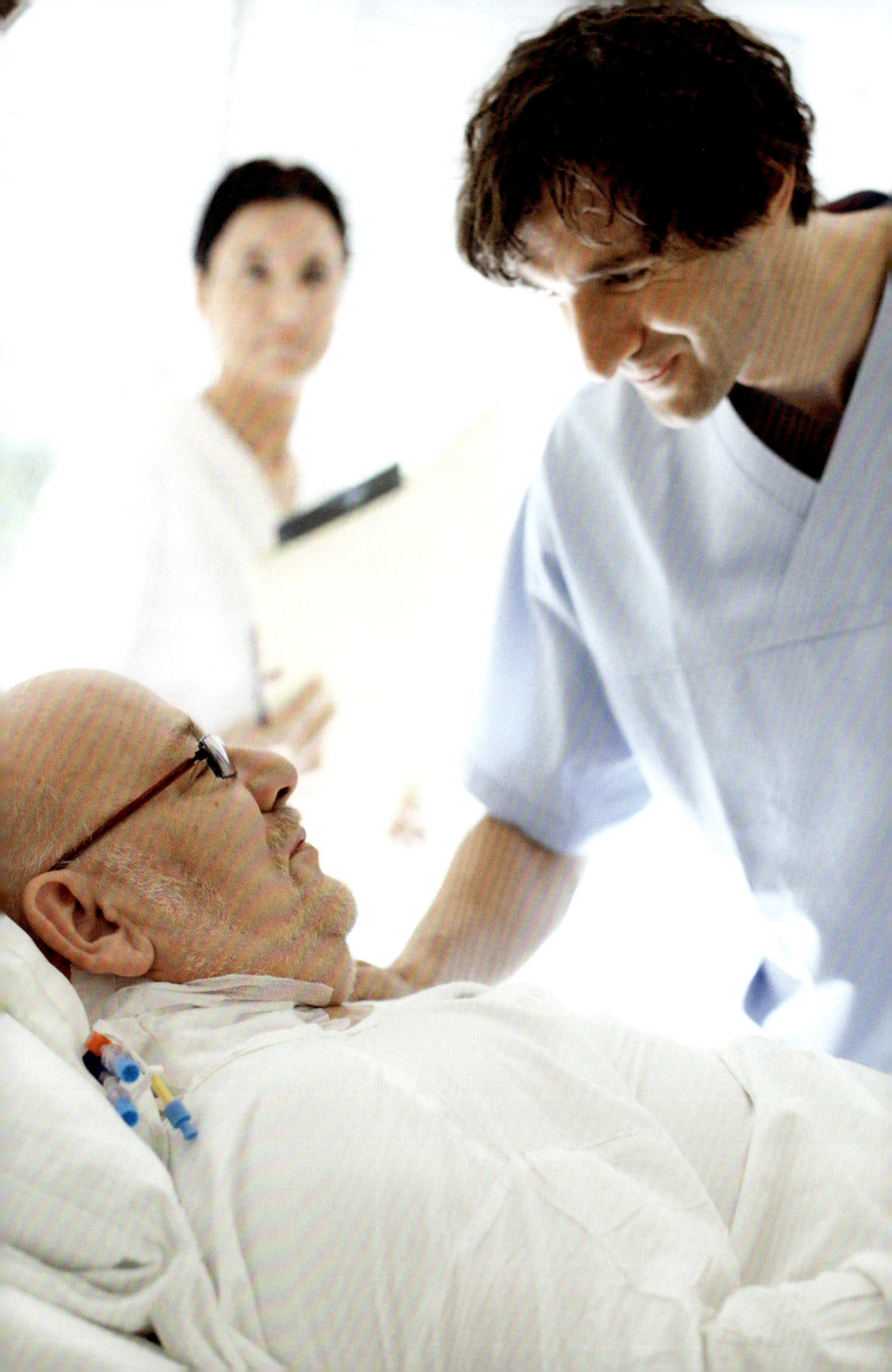

III Pflege und Beziehung

> **Übersicht**
>
> **9 Ethik und Pflege** · 248
> **10 Kommunikation und Pflege** · 283

Kommunikation und Ethik sind Themen, die im täglichen Miteinander eine wichtige Rolle spielen. Auch in der pflegerischen Berufsausübung sind sie von wesentlicher Bedeutung, insbesondere für den Aufbau und die Gestaltung einer professionellen Beziehung zwischen pflegebedürftigem Menschen und Pflegeperson.

Sie muss geprägt sein von Wertschätzung und Akzeptanz dem Menschen mit Pflege- und Hilfebedarf gegenüber sowie der Bereitschaft der Pflegeperson, die Situation des Gegenübers in ihrer subjektiven Bedeutung zu erfassen und hiermit verbundene Chancen und Herausforderungen aus der jeweils individuellen Perspektive zu betrachten. Beides ist Voraussetzung für die Anbahnung und Gestaltung einer vertrauensvollen Pflegebeziehung.

Kommunikative und ethisch-moralische Kompetenzen der Pflegepersonen sind hierzu unerlässlich, denn gerade die Gestaltung zwischenmenschlicher Beziehungen im professionellen Kontext – also sowohl zwischen pflegebedürftigem Menschen und Pflegeperson, als auch zwischen Pflegepersonen und Mitarbeitern der eigenen oder anderer Berufsgruppen – präsentiert sich nicht selten als komplexe und störanfällige Angelegenheit.

Kommunikationswissenschaft und Ethik stellen in Form von Theorien, Modellen und Prinzipien Hilfen für eine gelungene Gestaltung von Interaktion und Kommunikation sowie für die systematische Reflexion und Bearbeitung ethischer Konfliktsituationen im Pflegealltag bereit.

Die folgenden Kapitel beleuchten sowohl die Ethik als auch die Kommunikation im Hinblick auf ihre Bedeutung und Ausgestaltung in den Pflegeberufen.

9 Ethik und Pflege

Annette Lauber

Übersicht

Einleitung · 248
9.1 Zentrale Begriffe der Ethik · 249
9.1.1 Werte · 249
9.1.2 Normen · 251
9.1.3 Gewissen · 253
9.2 Ethik · 254
9.2.1 Formen der Ethik · 255
9.2.2 Normative Ethik · 255
9.3 Pflegeethik · 259
9.3.1 Geschichtlicher Überblick · 259
9.3.2 Berufskodizes · 260
9.3.3 Verantwortung und verantwortliches Handeln in der Pflege · 265
9.3.4 Ethische Prinzipien für die Pflegepraxis · 267
9.4 Ethische Entscheidungsfindung · 275
9.4.1 Modell für die ethische Reflexion · 275
9.4.2 Stufenpläne · 276
9.4.3 Ethische Fallbesprechung · 278
9.4.4 Nimwegener Methode der ethischen Fallbesprechung · 279
Fazit · 281
Literatur · 281

Schlüsselbegriffe

- ▶ Werte
- ▶ Normen
- ▶ Gewissen
- ▶ Pflegeethik
- ▶ Verantwortliches Handeln
- ▶ Ethische Prinzipien
- ▶ Berufskodizes

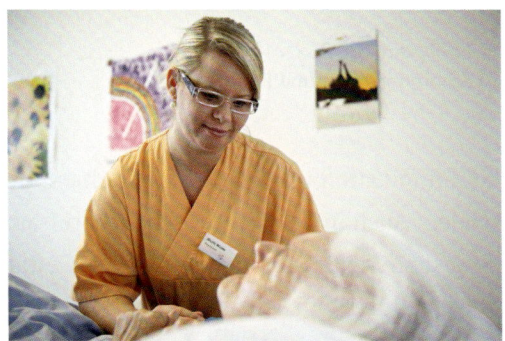

Einleitung

Überall dort, wo Menschen mit anderen Menschen in Kontakt kommen, stellt sich die Frage nach gutem und richtigem Handeln. Sie stellt sich auch und gerade in der beruflich ausgeübten Pflege, da hier das In-Beziehung-Treten zwischen Pflegepersonen und pflegebedürftigen Menschen eine wesentliche Bedingung für eine gelungene und effektive Berufsausübung ist.

Da sich die Ethik als Wissenschaft systematisch mit der Untersuchung menschlichen Handelns hinsichtlich seiner moralischen Qualität auseinandersetzt, kann sie wertvolle Hilfen bereitstellen, wenn es darum geht, für moralische Aspekte pflegerischen Handelns sensibel zu werden und in der Pflege moralisch verantwortlich und begründet zu handeln.

Veränderungen im beruflichen Selbstverständnis der Pflegeberufe und die verstärkten Professionalisierungsbestrebungen fordern von den Pflegepersonen neben dem Pflegewissen auch ethisch-moralische Kompetenzen und folglich die systematische Auseinandersetzung mit den Werten und Normen, auf denen pflegerisches Handeln basiert.

Dabei müssen alle Bereiche der Pflege (z. B. Pflegeforschung, Pflegelehre, Pflegepraxis) der ethischen Reflexion unterzogen werden, wenn die Pflegeberufe ihrem gesellschaftlichen Auftrag verantwortungsvoll nachkommen wollen.

Das folgende Kapitel beschreibt zunächst Grundbegriffe und theoretische Ansätze der Ethik sowie deren Bedeutung für das pflegerische Handeln.

Es gibt einen Überblick über die Geschichte der Pflegeethik und stellt ethische Prinzipien sowie ein Modell zur ethischen Beschlussfassung vor und kann so eine Hilfe sein, wenn moralische Entscheidungen in der Pflege getroffen werden müssen.

9.1 Zentrale Begriffe der Ethik

Wie jede Wissenschaft hat auch die Ethik ihre spezifischen Vokabeln, d. h. Begriffe, die immer wieder verwendet werden, um Situationen zu beschreiben und zu analysieren. Zentrale Begriffe, die innerhalb der Ethik eine wichtige Rolle spielen, sollen im Folgenden zunächst erläutert werden, da ihr Verständnis die Voraussetzung für die nähere Auseinandersetzung mit der Ethik ist.

9.1.1 Werte

Definition: Werte *sind bewusste oder unbewusste Orientierungsstandards und Leitvorstellungen, die menschliches Handeln oder auch Entscheidungen leiten.*

Somit sind **Werte** ein wesentlicher Bezugspunkt für menschliches Handeln. Entscheidungen für oder gegen eine Handlung werden – bewusst oder unbewusst – beeinflusst von Dingen, die einem Menschen wichtig bzw. wertvoll erscheinen.

Diese Aussage gilt für alle Menschen und in nahezu allen Situationen – unabhängig davon, ob es um die Entscheidung für oder gegen den Kauf eines bestimmten Autos, die Auswahl der täglichen Kleidung oder die Entscheidung für oder gegen aktive Sterbehilfe geht.

Für jeden Menschen ergeben sich aus seiner persönlichen Lebensgeschichte, seiner Erziehung und seiner Zugehörigkeit zu einer kulturellen und religiösen Gruppe persönliche Werte, d. h. Aspekte, die ihm als wesentlich für ein gutes und richtiges Leben erscheinen. Im Folgenden zeigt eine Liste mögliche Werte, die im menschlichen Leben eine Rolle spielen können:

Werte

Freiheit	Gehorsam
Solidarität	Gleichheit
Aufrichtigkeit	Menschenwürde
Frieden	Freundschaft
Gemeinschaft	Besonnenheit
Barmherzigkeit	Klugheit
Fleiß	Ordnungsliebe
Minderheitenschutz	Leben
Gerechtigkeit	Mitmenschlichkeit
Bescheidenheit	Zuverlässigkeit

Die Entwicklung persönlicher Wertvorstellungen ist stark abhängig von dem soziokulturellen Umfeld, in dem ein Mensch aufwächst. Eltern, Freunde und andere wichtige Bezugspersonen sind ausschlaggebend dafür, für welche Werte sich ein Mensch entscheidet und welche Werte er für sich als wichtig erachtet.

Kulturelle Werte ergeben sich aus der Akzeptanz und/oder der Zugehörigkeit zu einer bestimmten Kultur. Die amerikanische Pflegewissenschaftlerin Madeleine Leininger hat hierzu zahlreiche Untersuchungen durchgeführt und festgestellt, dass z. B. die Wertvorstellungen bezüglich der Fürsorge zwischen den Kulturen Gemeinsamkeiten, aber auch Unterschiede aufweisen (s. a. Kap. 4.3.6). Auch die Bedeutung familiärer Bindungen kann zwischen den einzelnen Kulturen stark variieren.

Religiöse Werte sind durch die Zugehörigkeit zu einer bestimmten Religionsgemeinschaft oder Glaubensrichtung bestimmt. In vielen Religionen gibt es z. B. Vorschriften darüber, welche Art von Nahrungsmitteln zu welcher Zeit gegessen werden dürfen oder wie die Beziehung zwischen Ehepartnern gestaltet sein sollte.

Daneben können Werte entweder als nichtmoralisch oder moralisch bezeichnet werden. Werte, die beim Kauf eines Autos oder der Wahl der Kleidung beteiligt sind, werden auch nichtmoralische Werte genannt, da sie auf Vorlieben, persönlichen Ansichten oder Geschmacksfragen basieren.

Moralische Werte sind solche, die menschlichem Handeln, Verhalten oder auch Charakterzügen zugeschrieben werden. Bei der Entscheidung für oder gegen die Durchführung aktiver Sterbehilfe ist beispielsweise solch ein grundlegender moralischer Wert betroffen: das menschliche Leben. In der Ethik geht es zu einem wesentlichen Teil um die Diskussion dieser moralischen Werte und Normen.

Persönliches Wertesystem

Alle Werte, die ein Mensch für sich und sein Handeln als wichtig erkennt, werden in einem persönlichen Wertesystem geordnet.

Definition: *Das* **Wertesystem** *besteht aus moralischen und nichtmoralischen Werten, die hierarchisch angeordnet sind, d. h. die Werte werden entsprechend ihrer Wichtigkeit und Bedeutung für den jeweiligen Menschen in einer Rangfolge angeordnet.*

Deshalb wird das Wertesystem auch als Werteskala bezeichnet.

Die Wertesysteme der einzelnen Menschen können sich stark voneinander unterscheiden: Werte, die ein Mensch für sich selbst als wichtig erkannt hat, müssen nicht zwangsläufig auch für andere Menschen von gleichrangiger Bedeutung sein. Wesentlich ist auch, dass das Wertesystem bzw. die Werteskala eines Menschen nicht unbedingt über den gesamten Lebensprozess hinweg gleich bleiben muss: Da alle Menschen im Verlauf ihres Lebens kontinuierlich neue Erfahrungen machen, neuen Lebenssituationen ausgesetzt sind und neues Wissen erlangen, kann sich analog dazu auch die jeweilige Werteskala verändern.

So spielt z. B. der Wert „Gesundsein" für jüngere Menschen oftmals eine weniger entscheidende Rolle als für ältere. Dies kann sich ändern, wenn beispielsweise eine Krankheit auftritt: Durch die Erfahrungen, die während der Erkrankung gemacht werden, erhält der Wert „Gesundsein" für den betroffenen Menschen einen höheren Stellenwert als vor der Erkrankung.

Die Auseinandersetzung mit eigenen Wertvorstellungen ist entscheidend für die bewusste Gestaltung des eigenen Lebens und die Fähigkeit, eigene Entscheidungen zu begründen. Dabei hat jeder Mensch grundsätzlich die Freiheit, aus verschiedenen Alternativen die für ihn wichtigen Werte zu wählen.

> **Merke:** *Werte sind bewusste und unbewusste Orientierungsstandards für menschliches Handeln. Moralische und nichtmoralische Werte werden in einem persönlichen Wertesystem hierarchisiert, das von Mensch zu Mensch Unterschiede aufweist.*

Wertekonflikte

Diese Freiheit bei der Gestaltung eines Wertesystems bringt jedoch auch die Problematik eines möglichen Wertekonflikts mit sich: Selbst wenn ein Mensch Klarheit über sein persönliches Wertesystem hat und sich in seinen Handlungen ausdrücklich auf bestimmte Werte beruft, muss er damit rechnen, dass andere Menschen in derselben Situation anders handeln würden, weil sie sich auf andere, ihnen wichtige Werte berufen.

In einer solchen Situation hilft die Klärung und das sorgfältige Abwägen der beteiligten Werte, um im Dialog zu einer für alle Beteiligten tragbaren Lösung zu kommen. Die Ethik unterstützt diesen Prozess des sorgfältigen Abwägens, indem sie es u. a. ermöglicht, die an einem Wertekonflikt beteiligten Werte systematisch zu diskutieren.

Des Weiteren motivieren Werte menschliches Handeln: Um die als wichtig erkannten persönlichen Werte zu verwirklichen, handeln Menschen entsprechend.

Wird beispielsweise der Wert „Gesundsein" als wichtig für das persönliche Leben erkannt, wird der betreffende Mensch motiviert sein, gesundheitsfördernde Maßnahmen zu ergreifen und sich eventuell sportlich betätigen, das Rauchen aufgeben oder auch bestimmte Ernährungsvorschriften einhalten.

Werthaltung

Dieser motivierende Aspekt von Werten wird auch mit dem Begriff „Werthaltung" beschrieben. Hierunter wird eine anhaltende Neigung verstanden, sich so zu verhalten, dass das eigene Wertesystem im Handeln zum Ausdruck kommt, also Gutes (Werte) zu tun und zu fördern bzw. Böses (Nichtwerte) zu unterlassen.

Wenn Menschen beispielsweise den Wert „Aufrichtigkeit" für sich als wichtig erkannt haben, sind sie eher geneigt, sich im Fall eines Konflikts für das Aussprechen der Wahrheit zu entscheiden.

In diesem Fall kann von einer ethisch „guten" Gesinnung gesprochen werden.

Wichtig für die Ausbildung der Werthaltung sind zum einen die Erfahrungen, die Menschen mit ihrem Handeln in vorherigen Situationen gemacht haben, zum anderen auch andere Menschen, z. B. Eltern, Freunde etc., die als Vorbilder fungieren und eine bestimmte Werthaltung vorleben. Die Werthaltung wird dabei zu einer Art unbewussten Wissens bzw. zu einer inneren Haltung des Menschen. Das hat den Vorteil, dass nicht in jeder Situation erneut über die beteiligten Werte nachgedacht werden muss und daher Entscheidungen für oder gegen Handlungen schneller getroffen werden können.

Mit anderen Worten: Je öfter ein Mensch in Situationen gerät, in denen er sich für oder gegen Werte entscheiden muss, desto mehr verfestigt sich die eigene Wertvorstellung. Sie wird verinnerlicht und schließlich zu einer überdauernden Werthaltung, die sich äußert in der Neigung, diesen Wert bei erneuter Prüfung im Handeln zu praktizieren.

9.1 Zentrale Begriffe der Ethik

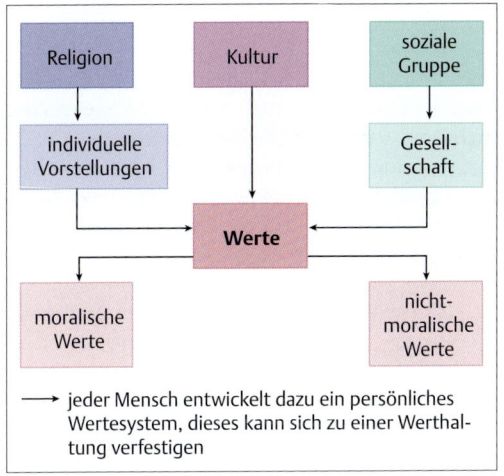

Abb. 9.1 Werte und Werthaltung

Im Fall eines oben erwähnten Wertekonflikts ist es aber wichtig, sich die eigene Haltung bewusst zu machen, damit sie entweder für andere Menschen nachvollziehbar wird oder aber evtl. auch korrigiert werden kann.

Merke: *Wenn Wertvorstellungen sich verfestigen und verinnerlicht werden, spricht man von einer Werthaltung* (**Abb. 9.1**).

9.1.2 Normen

Die Ethik macht Aussagen zu dem, was „gut" und „richtig" ist, d. h. sie beschäftigt sich u. a. mit **Normen** für menschliches Handeln. Der Begriff „Norm" stammt aus der lateinischen Sprache und bedeutet übersetzt so viel wie „Richtschnur", „Maßstab" oder „Regel". In der Industrie beschreibt dieser Begriff fest vereinbarte Maße für bestimmte Arbeitsmaterialien oder standardisierte Verfahren für Arbeitsabläufe.

Normen haben einen verbindlichen Charakter. Der Vorteil beim Umgang mit ihnen liegt darin, dass alle Menschen, die damit arbeiten, genau wissen, was sich hinter einer bestimmten Norm verbirgt. Sie erleichtern das Alltagsleben, z. B. kann sich jeder Mensch darauf verlassen, dass ein nach DIN genormter A4-Briefbogen auch in einen DIN-A4-Briefumschlag passt.

Normen gibt es darüber hinaus aber auch im zwischenmenschlichen Bereich. Sie erfüllen die wichtige Funktion, die ihnen zugrunde liegenden Werte zu schützen.

Definition: *Unter* **Normen** *werden verbindliche Leitlinien oder Regeln verstanden, die das moralische Handeln von einzelnen Menschen oder Gruppen leiten, ohne dass diese in jeder Situation erneut über grundlegende Werte nachdenken müssen.*

Normen sollen menschliches Handeln koordinieren und auf diese Weise eine soziale Ordnung ermöglichen. Das geordnete Leben einer Gesellschaft wäre nur schwer möglich, wenn sich die Mitglieder der Gemeinschaft nicht an vereinbarte Normen wie „Du sollst nicht töten, stehlen, lügen etc." halten würden. Das Nichtbefolgen von Normen innerhalb einer Gesellschaft hat in der Regel nachteilige Konsequenzen, indem z. B. ein Tadel oder eine juristische Bestrafung ausgesprochen wird.

Allgemeine und konkrete Normen

Normen können unterschieden werden in allgemeine und konkrete Normen. Allgemeine Normen werden auch als handlungsleitende Prinzipien bezeichnet. Sie werden unabhängig von einer konkreten Situation formuliert und gelten für alle Menschen gleichermaßen.

Aus diesem Grund machen sie auch keine genauen Angaben dazu, wie in einer konkreten Situation gehandelt werden sollte. Sie fungieren vielmehr als eine Art Kompass, der die Richtung des Handelns vorgibt, damit es gut und richtig ist. Beispiele für Prinzipien sind: Gerechtigkeit, Autonomie, Aufrichtigkeit etc. Die Ethik untersucht u. a., ob diese Prinzipien für menschliches Handeln gerechtfertigt sind bzw. begründet werden können.

Einige dieser Prinzipien, die für das pflegerische Handeln richtungsgebend sind, werden unter 9.3.4 näher beschrieben.

Konkrete Normen beziehen sich demgegenüber auf Handlungen in Abhängigkeit von bestimmten Situationen, d. h. sie wenden allgemeine Normen auf eine konkrete Situation an. Bei vielen konkreten Normen ist die Einhaltung durch gesetzliche Bestimmungen geregelt.

Menschliches Leben wird in nahezu jedem Land dieser Welt als Wert anerkannt. Deshalb gibt es Normen, die dazu beitragen, menschliches Leben zu schützen. Die allgemeine Norm, die sich aus dem Wert „menschlichen Lebens" ableitet, ist die Aufforderung „Du sollst menschliches Leben achten". Die konkreten Normen, die sich auf den Wert „menschliches Leben" beziehen, werden jedoch von Land zu Land unterschiedlich formuliert. In vielen Ländern wird z. B. die Beteiligung an der aktiven Sterbehilfe strafrechtlich verfolgt. Die allgemeine Norm „Du sollst das Leben achten" wird hier in der konkreten Situation zu „Es darf keine aktive Sterbehilfe geleistet werden", also zu einer konkreten Norm, die sich auf eine bestimmte Situation, in diesem Fall auf die Beteiligung an und die Durchführung von aktiver Sterbehilfe bezieht.

Das Beispiel zeigt, dass selbst wenn über den Wert und das Prinzip als solches innerhalb einer Gruppe von Menschen Einigkeit besteht, die Meinung darüber, mit welchen konkreten Normen dieser Wert umgesetzt werden soll, sehr unterschiedlich sein kann.

Merke: *Allgemeine und konkrete Normen schützen die ihnen zugrunde liegenden Werte. Darüber hinaus fungieren sie als verbindliche Regeln im menschlichen Zusammenleben und ermöglichen so eine soziale Ordnung.*

Moralprinzip

Prinzipien und konkreten Normen übergeordnet ist das sogenannte Moralprinzip. Es kann als Grundnorm bezeichnet werden. Das Moralprinzip schließt die Tatsache ein, dass menschliches Handeln nicht im luftleeren Raum geschieht, sondern immer auch Auswirkungen auf andere Menschen hat. Deshalb verlangt es vom Einzelnen, den Standpunkt des unparteiischen Beobachters einzunehmen und nicht nur so zu handeln, wie es für einen selbst, sondern so, wie es für alle Menschen zuträglich wäre. Formulierungen des Moralprinzips sind z. B. das Gebot der Nächstenliebe in der christlichen Religion „Liebe Deinen Nächsten wie Dich selbst" oder der Kategorische Imperativ des deutschen Philosophen Immanuel Kant: „Handele nur nach derjenigen Maxime, durch die du zugleich wollen kannst, daß sie ein allgemeines Gesetz werde" (Kant 1983, zit. n. Steinkamp/Gordijn 2005, S. 63). Den Zusammenhang zwischen Werten, Normen und Prinzipien zeigt folgender Auszug aus dem Grundgesetz für die Bundesrepublik Deutschland.

Grundgesetz

Art. 4 [Glaubens- und Bekenntnisfreiheit] (1) Die Freiheit des Glaubens, des Gewissens und die Freiheit des religiösen und weltanschaulichen Bekenntnisses sind unverletzlich. (2) Die ungestörte Religionsausübung wird gewährleistet. (3) Niemand darf gegen sein Gewissen zum Kriegsdienst mit der Waffe gezwungen werden. Das Nähere regelt ein Bundesgesetz.

Art. 38 [Wahl] (1) Die Abgeordneten des Deutschen Bundestages werden in allgemeiner, unmittelbarer, freier, gleicher und geheimer Wahl gewählt. Sie sind Vertreter des ganzen Volkes, an Aufträge und Weisungen nicht gebunden und nur ihrem Gewissen unterworfen.

Definition: *Das geltende Verständnis und das Befolgen bzw. die tatsächliche Umsetzung von Werten und Normen durch den Einzelnen oder durch eine Gruppe von Menschen in praktisches Handeln wird als* **Moral** *bezeichnet.*

Die Bezeichnung „Moral" leitet sich ab von dem lateinischen Begriff „mores", was mit „Sitte" oder „Charakter" übersetzt werden kann. Entsprechend werden für die Beschreibung bzw. Bewertung konkreten menschlichen Handelns die Adjektive „sittlich" bzw. „moralisch" verwendet (**Abb. 9.2**).

Die Moral beispielsweise innerhalb einer Gesellschaft zeigt sich nicht nur in persönlichen Verhaltensweisen und Überzeugungen, sondern auch in der sozialen, politischen und kulturellen Ordnung.

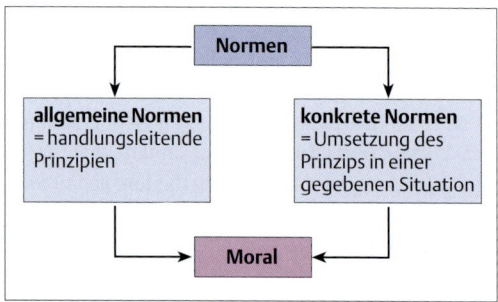

Abb. 9.2 Arten von Normen

Merke: *Moral ist die gelebte sittliche Überzeugung bzw. die praktizierte Umsetzung von Werten und Normen durch einzelne Menschen sowie Institutionen oder eine Gesellschaft.*

9.1.3 Gewissen

Die Fähigkeit, die Menschen dabei unterstützt, Gutes von Bösem bzw. Werte von Nichtwerten zu unterscheiden, wird **Gewissen** genannt.

Definition: *Das **Gewissen** fungiert als persönliche moralische Instanz, die Menschen dazu auffordert, sich in konkreten Situationen für gutes und richtiges Handeln zu entscheiden.*

Das setzt voraus, dass Menschen eine Vorstellung davon oder ein Gefühl dafür haben, was als „gut" und „richtig" gilt. Die Vorstellung davon, was als „gut" und „richtig" gilt, bildet sich im Laufe der Entwicklung eines Menschen in der Auseinandersetzung mit bzw. der Kenntnis von geltenden Werten und Normen heraus. Wichtig ist hierbei – ähnlich wie bei der Entwicklung persönlicher Werte – der Austausch mit anderen Menschen.

Eltern, Lehrer, Freunde und andere wichtige Bezugspersonen leben ihre Vorstellung von „gut" und „richtig" und geben diese an Kinder und andere Menschen weiter.

Jeder kennt das ungute Gefühl bzw. „schlechte Gewissen", das sich bei einer „verbotenen" Handlung einstellt – unabhängig davon, ob andere Menschen hiervon Kenntnis erlangen oder nicht. Demgegenüber vermitteln Handlungen, die im Einklang mit dem Gewissen vollzogen werden, ein gutes Gefühl. In diesem Fall fungiert das „gute Gewissen" sprichwörtlich als „sanftes Ruhekissen".

Merke: *Das Gewissen ist eine ganz persönliche Angelegenheit, eine Art „innere Stimme", die den einzelnen Menschen in seinem Handeln verpflichtet, das sittlich Gute zu tun.*

Gewissensinhalte können nicht vorgeschrieben und niemand darf gegen sein Gewissen zu Handlungen gezwungen werden. Deshalb ist die Gewissensfreiheit z. B. auch im Grundgesetz der Bundesrepublik Deutschland verankert (siehe oben). Die Ablehnung bestimmter Handlungen unter Berufung auf das Gewissen hat vor dem Gesetz Gültigkeit, so beispielsweise die Verweigerung des Kriegsdienstes aus Gewissensgründen.

Eine Problematik bei der Auseinandersetzung mit dem Gewissen besteht darin, dass sich das Gewissen nicht bei jedem Menschen in der gleichen Art und Weise und mit der gleichen Intensität meldet. Dies hängt damit zusammen, dass das Gefühl für „gut" und „richtig" wie auch die Entscheidung für oder gegen einzelne Werte stark vom soziokulturellen Umfeld eines Menschen beeinflusst ist.

Dabei besteht einerseits die Gefahr, dass sich bei einem Menschen die Überzeugung herausbildet, dass nur das, was sein Gewissen als „richtig" empfindet, auch richtig ist und andere Meinungen für ihn keine Gültigkeit besitzen. Andererseits können natürlich auch die im soziokulturellen Umfeld eines Menschen vermittelten Vorstellungen über richtiges und falsches Handeln selbst problematisch sein: Wenn wichtige Bezugspersonen es mit der Ehrlichkeit nicht so genau nehmen, besteht die Gefahr, dass sich diesbezüglich das Gewissen bei von ihnen abhängigen Personen, z. B. Kindern, nur mangelhaft ausbildet.

Darüber hinaus besteht für Menschen auch die Möglichkeit, sich gegen das eigene Gewissen zu entscheiden: Das Gewissen wird so bewusst übergangen und kann sogar regelrecht abstumpfen, so dass es seine richtungsweisende Funktion auf das Gute verliert. Der Ethik kommt hierbei die Funktion zu, dieses „Verhalten" kritisch zu beleuchten und zu hinterfragen.

Die Berufung auf das Gewissen mit der Aussage „Das gebietet mir mein Gewissen" reicht für die Begründung einer Handlung in problematischen Situationen oft nicht aus, da sie für andere Menschen manchmal inhaltlich nicht nachvollziehbar ist. In solchen Fällen ist es wichtig, klarzustellen, auf welchen Werten und Normen eine Handlung oder Entscheidung basiert und aus welchen Gründen jemand der Meinung ist, dass sie so und nicht anders ausgeführt werden sollte.

Zusammenfassung:
Gewissen

- *Das Gewissen ist die Fähigkeit eines Menschen, Gutes und Böses zu unterscheiden,*
- *für die Entwicklung des Gewissens ist der Austausch mit anderen Menschen notwendig,*
- *Gewissensinhalte sind individuell, im Grundgesetz ist „Gewissensfreiheit" verankert,*

- die Ethik hilft, Gewissensentscheidungen zu begründen.

Hierzu kann die Ethik als Wissenschaft wichtige Hilfen geben: Sie trägt dazu bei, die hinter dem Gefühl stehenden Werte und Normen zu analysieren, bringt sie in einen Zusammenhang und hilft so, ethisch begründbare Handlungsmöglichkeiten und Entscheidungen zu entwerfen. Damit wird das Gewissen nicht überflüssig, aber die Überzeugungen, Gefühle, Werte und Normen, auf denen es beruht, werden offen dargelegt, für andere Menschen nachvollziehbar und damit einer Diskussion und einem echten Austausch zugänglich.

Einen Überblick über die beschriebenen Begriffe zeigt die **Tab. 9.1**.

 Merke: Das Gewissen unterstützt in konkreten Situationen das Abwägen zwischen Werten und Nichtwerten und die Entscheidung für gutes und richtiges Handeln.

Tab. 9.1 Wichtige Begriffe der Ethik

Begriff	Definition
Wert	Bewusste oder unbewusste Orientierungsstandards bzw. Leitvorstellungen für menschliches Handeln (Beispiel: Freundschaft, Luxus, Pünktlichkeit, Ordnungsliebe etc.)
Werthaltung	Neigung, sich aufgrund von Werten so zu verhalten, dass diese Werte im Handeln zum Ausdruck kommen
Allgemeine Normen (Prinzipien)	Verbindliche Leitlinien oder Regeln, die das moralische Handeln von einzelnen oder Gruppen von Menschen leiten. Prinzipien schützen die ihnen zugrunde liegenden Werte (Beispiel: Gerechtigkeit, Autonomie etc.)
Konkrete Normen	Konkretisierung allgemeiner Normen in einer bestimmten Situation (Beispiel: Es darf keine aktive Sterbehilfe geleistet werden)
Moralprinzip	Grundnorm, die die Notwendigkeit moralischen Handelns begründet (Beispiel: Die „Goldene Regel": Handele nur so, wie du selbst behandelt werden möchtest)
Moral	Gelebte, praktizierte moralische Überzeugung von einzelnen oder Gruppen von Menschen
Gewissen	Persönliche moralische Instanz, inneres Gefühl für „richtig" und „falsch", unterstützt bei der Unterscheidung zwischen Werten und Nichtwerten

9.2 Ethik

Die vorangegangenen Ausführungen machen deutlich, dass Werte, Normen und das Gewissen als moralische Instanz im Leben jedes Menschen eine große Rolle spielen. Sie gehören zum Menschsein dazu und sind für das geordnete Zusammenleben von entscheidender Bedeutung. So gesehen beschäftigt sich jeder Mensch mit Ethik, wenn er sich Gedanken macht über gutes und richtiges Handeln oder nach Begründungen für moralische Entscheidungen sucht. Die „Besonderheit" der Ethik liegt darin, dass sie sich systematisch und methodisch mit dem moralisch richtigen, an den Kategorien „gut" und „böse" orientierten Handeln des Menschen auseinandersetzt.

Der Begriff „Ethik" ist abgeleitet von dem griechischen Wort „ethos", das „gewohnter Ort des Lebens, Sitte oder Charakter" bedeutet. Die Ethik ist ein Teilbereich der Philosophie und geht auf den griechischen Philosophen Aristoteles (384–322 v. Chr.) zurück. Sie untersucht das sittliche Wollen und Handeln von Menschen in verschiedenen Lebenssituationen und versucht, allgemeingültige Aussagen über gutes und gerechtes menschliches Handeln zu machen.

Einige wichtige Funktionen der Ethik sind unter 9.1 bereits erwähnt worden. Allgemein können die Aufgaben der Ethik wie folgt beschrieben werden:
- Ethik beschäftigt sich mit der systematischen Betrachtung von Werten und Normen,
- Ethik untersucht das menschliche Handeln hinsichtlich seiner moralischen Qualität,
- Ethik beschreibt die in einer Gesellschaft geltenden Werte und Normen und untersucht, ob diese zu rechtfertigen sind,
- Ethik versucht, allgemein gültige Grundsätze zu formulieren, und löst damit das Handeln des einzelnen Menschen aus der persönlichen Beliebigkeit.

Aber: Ethik ist keine exakte Wissenschaft, d.h. es dürfen von ihr keine „fertigen", konkreten Handlungsanweisungen für jede erdenkliche Situation erwartet werden. Sie macht eher allgemeine Aussagen dazu, welche Richtung menschliches Handeln einschlagen sollte, damit es gut und richtig ist. Die Ethik hat also eine mehr begleitende und unterstüt-

9.2 Ethik

zende Funktion vor allem da, wo Menschen nach einer Orientierung für ihr Handeln suchen.

Sie bietet einen neutralen Rahmen, in dem z. B. Probleme, die menschliches Wohlbefinden betreffen, diskutiert werden können. Für viele dieser problematischen Situationen gibt es nicht die eine richtige Lösung: Hier stellt die Ethik Theorien und Prinzipien bereit, die im Rahmen eines Gesprächs mit allen beteiligten Personen zu einer Lösung beitragen können (s. a. 9.4).

 Merke: *Die Wissenschaft, die sich mit der systematischen und methodischen Untersuchung und Reflexion von Werten und Normen beschäftigt, wird Ethik genannt.*

9.2.1 Formen der Ethik

Je nach Erkenntnisinteresse, also dem Ziel der Untersuchung, lassen sich im Bereich der Ethik drei Formen unterscheiden: deskriptive Ethik, normative Ethik und Metaethik.

Die *deskriptive Ethik* (beschreibende Ethik) stellt die in einer Gesellschaft, Institution, Berufsgruppe oder Kultur geltenden ethischen Grundsätze, Werte und Normen dar. Dabei geht es der deskriptiven Ethik nicht um eine Wertung oder Beurteilung der beschriebenen Handlungen. Sie stellt lediglich fest, welche Werte und Normen innerhalb einer Gruppe Geltung haben, versucht diese zu erklären und kann so zu einer Theorie über menschliches Verhalten in verschiedenen Situationen führen.

Die *normative Ethik* geht hier einen Schritt weiter: Sie untersucht die in einer Gesellschaft geltenden ethischen Normen und Werte und bewertet sie hinsichtlich ihrer moralischen Qualität. Dabei werden ethische Kriterien bzw. Prinzipien und Modelle zur Bewertung menschlichen Handelns entworfen.

Aufgabe der normativen Ethik ist es darüber hinaus, Begründungen für gutes und richtiges Handeln bereitzustellen. Die normative Ethik kann im Rahmen ethischer Konflikte und Probleme Orientierungshilfe für Entscheidungen geben. Für das tägliche Leben hat diese Form der Ethik die größte Relevanz. Deshalb werden verschiedene Denkrichtungen der normativen Ethik unten näher betrachtet.

Die *Metaethik* schließlich beschäftigt sich mit methodischen und sprachlichen Fragen, die die Ethik allgemein betreffen. Ähnlich wie im Bereich der Metatheorie (s. a. Kap. 4.2.4) werden hier u. a. Überlegungen angestellt, mit welchen sprachlichen Begriffen ethische Diskussionen geführt und welche Methoden dabei angewandt werden sollten. Der Metaethik geht es folglich um die Auseinandersetzung über Ethik als Wissenschaft schlechthin.

 Merke: *Innerhalb der Ethik werden in Abhängigkeit von ihrem jeweiligen Erkenntnisinteresse drei Formen unterschieden: deskriptive Ethik, normative Ethik und Metaethik.*

9.2.2 Normative Ethik

 Definition: Normative Ethik *prüft Normen für menschliches Handeln hinsichtlich ihrer moralischen Qualität und versucht, diese Normen zu begründen.*

Die Aufgabe der normativen Ethik besteht darin, die moralischen Werte und Normen in einen systematischen Zusammenhang zu bringen und durch ein oder mehrere Moralprinzipien zu begründen. Der normativen Ethik geht es darum, das vorherrschende Verständnis von Moral, d. h. von gutem und richtigen Handeln, nicht nur – wie in der deskriptiven Ethik – zu beschreiben, sondern darüber hinaus zu bewerten. Ergebnis normativer Ethik können auch ethische Prinzipien und Modelle zur Beurteilung menschlichen Verhaltens sein.

Im Rahmen der normativen Ethik lassen sich verschiedene Denkrichtungen bzw. Arten der moralischen Begründung menschlichen Handelns unterscheiden. Eine der bekanntesten Einteilungen der normativen Ethiktheorien ist die in folgenorientierte und nicht-folgenorientierte Theorien.

▌ Folgenorientierte Theorien

 Definition: *Die* **folgenorientierten Theorien** *betrachten die Folgen bzw. Konsequenzen, die eine menschliche Handlung nach sich zieht, und bewerten sie nach einem höchsten Ziel.*

Aus diesem Grund werden sie auch als konsequentialistische Theorien oder teleologische Theorien bezeichnet. Der Begriff „teleologisch" ist abgeleitet von griechischen Wort „télos", was „Ziel" oder „Zweck" bedeutet. Das höchste Ziel, das als ethisches Kriterium fungiert, ist dabei innerhalb der verschiedenen teleologischen Theorien sehr unterschiedlich.

Zu den Hauptvertretern dieser Gruppe von Ethiktheorien gehört der sogenannte Utilitarismus. Der Begriff „Utilitarismus" ist vom lateinischen Adjektiv "utilis" abgeleitet, was mit „nützlich" übersetzt werden kann. Eine Handlung gilt im Rahmen dieser Ethiktheorie dann als ethisch gerechtfertigt, wenn ihre positiven Folgen die negativen Folgen für alle von dieser Handlung betroffenen Menschen überwiegen. Allerdings ist damit noch nicht geklärt, was als positive Folge bzw. als negative Folge in einem konkreten Fall anzusehen ist.

Für die ethische Rechtfertigung einer Handlung im Rahmen der utilitaristischen Normbegründung ist es streng genommen unwichtig, ob die Handlung selbst von moralischen Wert ist.

Beispiel: *Verdeutlicht werden kann dies an der Notlüge: Die Handlung als solche widerspricht dem ethischen Prinzip der Wahrhaftigkeit, wenn dadurch aber z. B. Menschen vor Schaden bewahrt werden können, darf gelogen werden.*

Der Utilitarismus ist nicht unumstritten. Problematisch ist vor allem, dass niemand alle Folgen, die eine Handlung nach sich zieht, voraussehen kann. Darüber hinaus wird gegen den Utilitarismus häufig angeführt, dass er in einer konkreten Situation große Nachteile für Minderheiten mit sich bringen kann: Wird die Richtigkeit einer Handlung allein anhand der Menge von Menschen gemessen, für die sie Vorteile bringt, müssen die Interessen einer kleineren Zahl dahinter zurücktreten, was in einer konkreten Situation erhebliche Nachteile für einzelne Menschen bringen kann.

▍ **Nicht-folgenorientierte Theorien**

Innerhalb der nicht-folgenorientierten Ethiktheorien werden die Folgen einer Handlung bei ihrer Bewertung völlig außer Acht gelassen. Sie werden auch als deontologische Ethiktheorien bezeichnet. Der Begriff „Deontologie" ist abgeleitet vom griechischen Wort „to déon", was „das Erforderliche" oder „die Pflicht" bedeutet.

Definition: *Innerhalb der* **Deontologie** *gelten Handlungen dann als sittlich richtig, wenn sie Grundsätzen folgen, die in sich gut sind.*

Deontologische Theorien betonen folglich die innere Qualität einer Handlung – ohne Berücksichtigung der Folgen, die die jeweilige Handlung nach sich zieht.

Einer der wichtigsten Vertreter dieser Art von Ethiktheorien ist der deutsche *Philosoph Immanuel Kant* (1724 – 1804). Das, was eine Handlung zu einer moralisch bzw. sittlich guten Handlung macht, bemisst sich seiner Meinung nach ausschließlich am Willen des Handelnden. Entsprechend kommt Kant zu der Ansicht, dass im strengen Sinne nur das Wollen sittliche Qualität haben kann, da an der Handlung selbst nicht unmittelbar zu erkennen ist, welcher Motivation sie entsprungen ist.

Menschen können als autonome Wesen willentlich denken und handeln. Die dem Menschen innewohnende Fähigkeit zur Vernunft fordert von ihm, sich bei seinen Handlungen für das sittlich Gute zu entscheiden. Diese Forderung erscheint als Pflicht. Handlungen, die aus der Anerkennung dieser Pflicht, der Achtung des moralischen Gesetzes getätigt werden, sind entsprechend sittlich gute Handlungen.

(9.1) Als oberste sittliche Forderung bzw. als Moralprinzip formulierte Kant den „Kategorischen Imperativ" (s. S. 252). Menschliche Handlungen müssen folglich Maximen (Willensgrundsätzen) entsprechen, die in sich gut und für jeden Menschen und in jeder Situation gültig, also verallgemeinerbar sind.

Beispiel: *Wenn die Pflicht, die Wahrheit zu sagen, als gut erkannt wird, besteht die unbedingte Verpflichtung, in jeder Situation die Wahrheit zu sagen – unabhängig davon, welche Folgen hieraus entstehen können. Notlügen, die vielleicht größeren Schaden abwenden, sind im Rahmen dieser Ethiktheorie nicht zu rechtfertigen.*

Kant war außerdem der Überzeugung, dass Menschen aufgrund der Tatsache, dass sie denkende, autonome Wesen sind, Achtung verdienen. Sie dürfen nicht als „Mittel zum Zweck" benutzt werden. Kant formuliert deshalb den zweiten Teil des „Kategorischen Imperativs" als: „Handle so, dass du die Menschheit, sowohl in deiner Person als in der Person eines jeden anderen, jederzeit zugleich als Zweck, niemals bloß als Mittel brauchst" (Kant 1983, zit. n. Steimkamp und Gordijn 2005, S. 63).

Dem Menschen kommt als autonomem Wesen absoluter, innerer Wert zu – auch als Menschenwürde bezeichnet, der von anderen Menschen respektiert und geachtet werden muss.

Auch die Deontologie ist nicht unumstritten. Problematisch bei dieser Art von Ethiktheorie ist, dass sie der konkreten Situation, in der gehandelt werden muss, keine Beachtung schenkt. Einige Kritiker meinen auch, dass bei der ethischen Bewertung von menschlichen Handlungen unbedingt die Folgen der Handlung einbezogen werden müssen. Auch können verschiedene Pflichten miteinander konkurrieren: Welcher Pflicht soll dann der Vorrang gegeben werden?

Teleologische und deontologische Begründungen bzw. Rechtfertigungen von ethischen Normen unterscheiden sich in Bezug auf die Schwerpunkte, die sie bei der Begründung setzen. Beide Ansätze der Ethik verfolgen jedoch dasselbe Ziel: Sie wollen dazu beitragen, Maßstäbe für richtiges menschliches Handeln zu entwerfen und zu begründen.

Da beide Ansätze für die alltägliche menschliche Praxis aus den oben angeführten Gründen jedoch häufig als zu einseitig angesehen werden, wenden sich aktuelle Ansätze häufig der sogenannten Verantwortungsethik zu (**Abb. 9.3**).

In diesem Rahmen wird versucht, alle an einer Handlung beteiligten Elemente bei der ethischen Bewertung einer Handlung zu berücksichtigen. Dabei werden vor allem – aber nicht ausschließlich – die Folgen, die eine Handlung nach sich zieht, berücksichtigt. Auch die Handlung selbst und die motivierende Gesinnung spielen im Rahmen der Verantwortungsethik bei der Bewertung des Handelns eine wichtige Rolle.

Die niederländischen Pflegewissenschaftler und Ethiker Arie van der Arend und Chris Gastmans haben 1996 ein Modell der „personalistischen Verantwortungsethik" als Grundlage für die Pflegeethik beschrieben (**Abb. 9.4**).

Sie betrachten für die ethische Bewertung menschlichen Handelns drei Aspekte als wesentlich:
1. die motivierende Gesinnung,
2. die wahrnehmbare Handlung und
3. die vorhersehbaren Folgen der Handlung.

Hierdurch werden einseitige Sichtweisen vermieden, die sich wie folgt darstellen lassen:
- Die alleinige Betrachtung der motivierenden Gesinnung läuft Gefahr, in einen Subjektivismus zu entgleisen, was bedeutet, dass das Subjekt, der einzelne Mensch, zum absoluten Maßstab für Wahrheit und Werte wird und die moralische Qualität der wahrnehmbaren Handlung sowie ihrer Folgen unberücksichtigt bleibt.
- Die ausschließliche Betrachtung der Konsequenzen einer Handlung (Konsequentialismus) lässt die ethische Qualität der motivierenden Gesinnung und der wahrnehmbaren Handlung außer Acht.
- Wird allein die moralische Qualität der wahrnehmbaren Handlung beachtet (Objektivismus), zählen allein objektive Gegebenheiten, nicht aber die Folgen einer Handlung und die motivierende Gesinnung des handelnden Menschen.

Im Rahmen dieses Modells müssen zur ethischen Bewertung menschlichen Handelns alle drei Aspekte berücksichtigt werden.

Als personalistisch bezeichnen van der Arend/Gastmans ihren Entwurf deshalb, weil sie die menschliche Person als zentralen Wert betrachten. Gleichzeitig ist sie der Maßstab, der zur Beurteilung menschlichen Handelns herangezogen wird.

Merke: *Eine Handlung gilt im Rahmen dieses Modells dann als ethisch vertretbar, wenn sowohl die motivierende Gesinnung und die wahrnehmbare Handlung als auch die absehbaren Folgen der Handlung dem Kriterium der Menschenwürde standhalten bzw. die Menschenwürde fördern.*

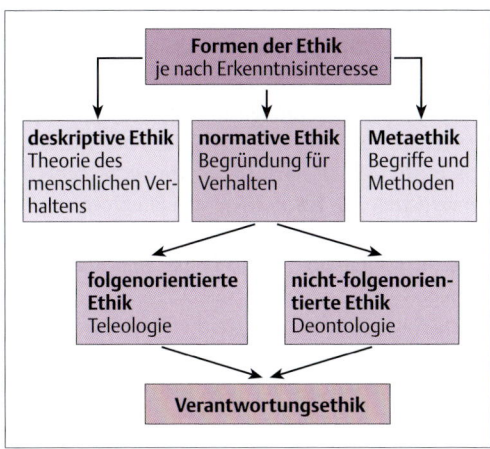

Abb. 9.3 Formen der Ethik

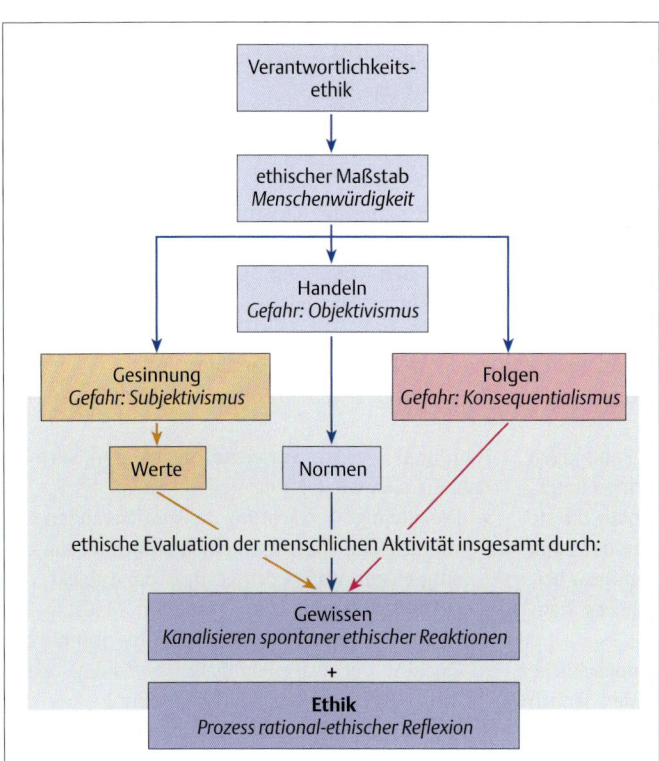

Abb. 9.4 Modell der personalistischen Verantwortlichkeitsethik

Die von van der Arend/Gastmans betonte Unterscheidung zwischen Gesinnung und Handlung schlägt sich auch im Sprachgebrauch nieder: Die ethische Bewertung der motivierenden Gesinnung wird mit „gut" und „böse" bezeichnet, die der Handlung mit den Begriffen „richtig" und „falsch". Selbst wenn eine Handlung aus einer subjektiv guten Gesinnung heraus erfolgt, kann sie objektiv betrachtet falsch sein, wie das folgende Beispiel zeigt:

Beispiel: Frau Hitzmann, 29 Jahre alt, ist vor vier Tagen an einer angeborenen Fehlbildung des Nierenbeckens der linken Niere operiert worden, die zu immer wiederkehrenden Nierenbeckenentzündungen geführt hatte. Um die Operationsnaht im Nierenbecken vor einer Insuffizienz zu schützen, wurde die bei dieser Art von Operation (Nierenbeckenplastik) übliche Nierenfistel gelegt, eine Drainage, die den Urin direkt aus dem Nierenbecken in ein Ableitungssystem überführt.
Frau Hitzmann meldet sich in der Nacht mit Schmerzen und einem Druckgefühl in der Nierengegend, die sie nicht schlafen lassen. Die nachtdiensthabende Pflegeperson, die erst kürzlich ihr Pflegeexamen abgelegt hat und ihren ersten alleinverantwortlichen Nachtdienst absolviert, erneuert den Verband und kontrolliert die Einstichstelle der Nierenfistel, die sich als unauffällig darstellt. Sie gibt sich viel Mühe, den ableitenden Schlauch neu zu befestigen, damit er Frau Hitzmann nicht stört, weil sie vermutet, dass der alte Verband zu fest verklebt war und die Schmerzen ausgelöst hat. Als das Druckgefühl nach einer Stunde nicht nachgelassen hat, verabreicht sie Frau Hitzmann die vom Arzt für den Bedarfsfall angeordneten Analgetika. Kurze Zeit darauf fühlt Frau Hitzmann sich etwas besser. Wenngleich sie nicht ganz beschwerdefrei ist, beschließen die Pflegeperson und Frau Hitzmann gemeinsam, den diensthabenden Arzt nicht zu verständigen, sondern bis zum Morgen zu warten.
Als die Nierenfistel am Morgen durch den zuständigen Arzt kontrolliert wird, stellt sich heraus, dass sie verstopft ist. Hierdurch konnte der Urin nicht abfließen, hat sich im Nierenbecken gestaut und das Druckgefühl verursacht. Glücklicherweise ist die Operationsnaht nicht in Mitleidenschaft gezogen worden, so

dass Frau Hitzmann eine erneute Operation erspart werden konnte.
Wie würden Sie die motivierende Gesinnung der Pflegeperson in diesem Fall beurteilen? War die Handlung der Pflegeperson richtig oder falsch? Hätten Sie sich in dieser Situation anders verhalten? Wenn ja, warum? Welche Rolle spielt pflegerisches Fachwissen bei der ethischen Bewertung einer Pflegehandlung?

Wenn der **Pflegeethik** dieser integrative Ansatz zugrunde gelegt wird, kommt dem Begriff „Verantwortung" bzw. „verantwortliches Handeln" eine zentrale Rolle in der pflegerischen Berufsausübung zu. Aus diesem Grund wird er unter 9.3.3 näher beschrieben.

Merke: *Innerhalb der normativen Ethik werden folgenorientierte Theorien und nicht-folgenorientierte Theorien unterschieden. Vertreter der Verantwortungsethik plädieren für eine gleiche Bewertung von Gesinnung, Handlung und Folgen bei der ethischen Evaluation menschlichen Handelns.*

9.3 Pflegeethik

Die Verbindung zwischen Ethik und Pflege hat eine lange Tradition. Schon Florence Nightingale beschrieb in ihrem Gelübde Normen für die pflegerische Berufsausübung. Der Schwerpunkt der ethischen Reflexion in der Pflege hat sich im Laufe ihrer geschichtlichen Entwicklung jedoch von den Eigenschaften der Pflegepersonen auf das konkrete pflegerische Handeln mit den pflegebedürftigen Menschen verlagert.

Definition: Pflegeethik *ist die „Untersuchung von moralischen Aspekten im Zusammenhang mit der Ausübung des Pflegeberufs"* (van der Arend/Gastmans 1996).

Zur Untersuchung moralischer Aspekte pflegerischen Handelns kommen die ethischen Methoden und Prinzipien zur Anwendung, die auch in der allgemeinen Ethik Gültigkeit haben. Bei der Pflegeethik handelt es sich folglich nicht um eine neue Form der Ethik bzw. um eine „Sonderethik". Vielmehr werden innerhalb der Pflegeethik Prinzipien und Theorien der allgemeinen Ethik auf die pflegerische Berufsausübung angewandt. Aus diesem Grund wird die Pflegeethik auch zu dem Bereich der „angewandten Ethik" gerechnet.

Ethische Überlegungen in der Pflege haben zum Ziel, für moralische Aspekte pflegerischen Handelns zu sensibilisieren und gutes und richtiges Handeln in der Pflege zu begründen. Auch in der Pflege kommt der Ethik die wichtige Aufgabe zu, u. a. in Form von Theorien und Prinzipien moralisches Handeln in der Pflege zu begründen und Hilfestellung zur Entscheidungsfindung bei moralischen Problemen zu geben. Dabei liegt der Schwerpunkt der pflegeethischen Diskussion aktuell auf den moralischen Aspekten der Beziehung zwischen Pflegepersonen und pflegebedürftigen Menschen, Bewohnern von Alten- und Pflegeheimen sowie deren Angehörigen.

Betrachtet man die Geschichte der Pflegeethik, so zeigt sich, dass das moralische Handeln von Pflegepersonen in der Beziehung zu pflegebedürftigen Menschen und deren Angehörigen erst seit Mitte der 80er-Jahre des 20. Jahrhunderts in das Blickfeld der pflegeethischen Diskussion gerückt ist.

9.3.1 Geschichtlicher Überblick

Seit der Mitte des 19. Jahrhunderts bis weit in das 20. Jahrhundert hinein beschäftigten sich ethische Fragen in der Pflege nahezu ausschließlich mit dem moralischen Charakter der Pflegepersonen. Die Voraussetzung für gute Pflege war dann gegeben, wenn die jeweilige Pflegeperson Tugenden wie Freundlichkeit, Zurückhaltung, Aufrichtigkeit, Pünktlichkeit, Ordentlichkeit sowie Gehorsam – besonders dem Arzt gegenüber – aufwies. Der Grund hierfür war nicht zuletzt die enge Anbindung der Pflege an das ärztliche Handeln. Das berufliche Selbstverständnis der Pflege war in erster Linie durch das gewissenhafte Ausführen ärztlicher Anweisungen und die Sorge für einen reibungslosen Ablauf der medizinischen Therapie gekennzeichnet (s. a. Kap. 2).

Gegenstand ethischer Überlegungen in der Pflege waren zu dieser Zeit folglich nahezu ausschließlich Verhaltensregeln und Umgangsformen für Pflegende, die auch mit dem Begriff „Etikette" umschrieben werden. Entsprechend war auch der Ethik-Unterricht in der Pflegeausbildung dieser Zeit in erster Linie auf Verhaltensregeln und Umgangsformen ausgerichtet.

Die Art der Berufsausübung wurde als Spiegel der moralischen Tugend, des persönlichen Charakters und der inneren Stärke einer Pflegeperson angesehen. Diese Identifikation kommt im folgenden Gelübde von Florence Nightingale besonders stark zum Ausdruck.

> **Gelübde von Florence Nightingale**
> Ich gelobe feierlich vor Gott und in Gegenwart dieser Versammlung, dass ich ein reines Leben führen und meinen Beruf in Treue ausüben will. Ich will mich alles Verderblichen und Bösen enthalten und will wissentlich keine schädlichen Arzneien nehmen und verabreichen. Ich will alles tun, was in meiner Macht steht, um den Stand meines Berufes hochzuhalten und zu fördern, und will über alle persönlichen Dinge, die mir anvertraut werden, Schweigen bewahren; ebenso über alle Familienangelegenheiten, von denen ich in der Ausübung meines Berufes Kenntnis erhalte. In Treue will ich danach streben, dem Arzt in seiner Arbeit zu helfen, und mich ganz einsetzen für das Wohl derer, die meiner Pflege anvertraut sind.   Florence Nightingale

Von der Mitte des 19. bis weit in das 20. Jahrhundert hinein war die Ethik in der Pflege nahezu ausschließlich auf den moralischen Charakter der Pflegepersonen und Regeln der Etikette gerichtet.

Mitte des 20. Jahrhunderts erhob die Pflege jedoch zunehmend Anspruch auf die Anerkennung als eigenständiger, von der Medizin weitgehend unabhängiger Beruf.

Zusammenfassung:
Pflegeethik
- *eine Form der angewandten Ethik,*
- *beschreibt berufs- und standespolitische Aspekte,*
- *bietet Richtlinien für moralisches Handeln von Pflegepersonen in der Berufsausübung.*

Diese Entwicklung wurde von den pflegerischen Berufsverbänden maßgeblich durch die Erarbeitung und Verbreitung sogenannter **Berufskodizes** für Pflegepersonen unterstützt. Sie sollen einerseits einen gewissen moralischen Standard für die pflegerische Berufsausübung sicherstellen, andererseits auch anderen Berufsgruppen und vor allem der Gesellschaft verdeutlichen, was sie von den Berufsangehörigen der Pflegeberufe erwarten können. Auf die Entstehung und Bedeutung von Berufskodizes wird im Folgenden näher eingegangen.

9.3.2 Berufskodizes

Das persönliche Wertesystem und die in einer Gemeinschaft oder Gesellschaft geltenden Normen bestimmen zum großen Teil, wie Menschen handeln. Neben diesen persönlichen Werten und Normen spielen im Zusammenhang mit der beruflichen Arbeit auch berufliche Werte und Normen eine wichtige Rolle.

Berufliche Werte und Normen ergeben sich für den einzelnen Menschen aus der Zugehörigkeit zu einer bestimmten Berufsgruppe.

Sie sind diejenigen Leitvorstellungen und Orientierungsstandards für berufliches Handeln, die innerhalb einer Berufsgruppe als wichtig erachtet werden.

Der Schutz dieser Werte und Normen wird durch einen Berufskodex, der auch als Ethik-Kodex bezeichnet wird, für die jeweilige Berufsgruppe festgeschrieben.

Er enthält Prinzipien und Regeln für berufliches Handeln und macht deutlich, welche Ziele eine Berufsgruppe mit ihrer Arbeit verfolgt. Hierdurch geben sie die Richtung beruflichen Handelns an und verpflichten einerseits die Berufsangehörigen, sich bei der Berufsausübung an diesen Regeln zu orientieren, geben andererseits aber auch eine Entscheidungshilfe für moralische Probleme im beruflichen Handeln.

Definition: *Ein* **Berufskodex** *ist „ein zusammenhängendes Ganzes von ethischen Prinzipien und Regeln bezüglich der Ziele und Werte eines Berufes und die Haltung und das Verhalten, die für das Fördern und Evaluieren des beruflichen Handelns notwendig sind"* (Van der Arend/Gastmans 1996, S. 56).

Bezogen auf die Pflege beschäftigen sich Berufskodizes für Pflegepersonen mit denjenigen Werten und Normen, die für das pflegerische Handeln maßgeblich sind.

Merke: *Berufskodizes beschreiben berufliche Werte und Normen und geben Berufsangehörigen eine Orientierungshilfe für berufliches Handeln.*

Berufskodizes in der Pflege

Das erste Dokument, das sich mit Regeln für gutes und richtiges pflegerisches Handeln auseinandersetzt, ist das bereits erwähnte Gelübde von Florence Nightingale (1893). Hier stehen die Person der Krankenschwester und ihr persönliches Verhalten stark im Vordergrund.

Neueren Berufskodizes für Pflegepersonen geht es verstärkt um die Beziehung der Berufsangehörigen zu pflegebedürftigen Menschen und der Unterstützung der Berufsangehörigen bei moralischen Konflikten.

Heute gibt es eine Reihe von Berufskodizes für Pflegepersonen, die zumeist von den verschiedenen Berufsverbänden herausgegeben werden. Viele der aktuellen Berufskodizes orientieren sich am bekanntesten Ethik-Kodex für Pflegepersonen, der 1953 vom ICN (International Council of Nurses – Weltbund der Krankenschwestern und Krankenpfleger) verfasst worden ist. Die letzte Überarbeitung dieses Berufskodex hat im Jahr 2012 stattgefunden.

Der ICN-Kodex beschreibt die grundlegenden Aufgaben der Pflegepersonen, grundlegende Werte und Normen der Berufsangehörigen (Achtung vor dem Leben, der Würde, den Grundrechten des Menschen etc.) und die Beziehung der Berufsangehörigen zu ihren Mitmenschen, zur Berufsausübung, zur Profession sowie die Kooperation mit Kollegen und anderen Professionen.

Ethische Grundregeln für die Krankenpflege

Pflegende haben vier grundlegende Aufgaben: Gesundheit zu fördern, Krankheit zu verhüten, Gesundheit wiederherzustellen und Leiden zu lindern.

Es besteht ein universeller Bedarf an Pflege. Untrennbar von Pflege ist die Achtung der Menschenrechte, einschließlich dem Recht auf Leben und Entscheidungsfreiheit, kultureller Rechte, auf Würde und auf respektvolle Behandlung. Pflege wird mit Respekt und ohne Wertung des Alters, der Hautfarbe, des Glaubens, der Kultur, einer Behinderung oder Krankheit, des Geschlechts, der sexuellen Orientierung, der Nationalität, der politischen Einstellung, der ethnischen Zugehörigkeit oder des sozialen Status ausgeübt.

Die Pflegende übt ihre berufliche Tätigkeit zum Wohle des Einzelnen, der Familie und der sozialen Gemeinschaft aus; sie koordiniert ihre Dienstleistungen mit denen anderer beteiligter Gruppen.

Elemente des ICN-Ethik-Kodex

Der ICN-Ethik-Kodex für Pflegende hat 4 Grundelemente, die den Standard ethischer Verhaltensweise bestimmen.

Pflegende und ihre Mitmenschen

Die grundlegende professionelle Verantwortung der Pflegenden gilt dem pflegebedürftigen Menschen. Bei ihrer professionellen Tätigkeit fördert die Pflegende ein Umfeld, in dem die Menschenrechte, die Wertvorstellungen, die Sitten und Gewohnheiten sowie der Glaube des Einzelnen, der Familie und der sozialen Gemeinschaft respektiert werden.

Die Pflegende gewährleistet, dass die pflegebedürftige Person zeitgerecht die richtige und ausreichende Information auf eine kulturell angemessene Weise erhält, auf die sie ihre Zustimmung zu ihrer pflegerischen Versorgung und Behandlung gründen kann. Die Pflegende behandelt jede persönliche Information vertraulich und geht verantwortungsvoll mit der Weitergabe von Informationen um.

Die Pflegende teilt mit der Gesellschaft die Verantwortung, Maßnahmen zugunsten der gesundheitlichen und sozialen Bedürfnisse der Bevölkerung, besonders der von benachteiligten Gruppen, zu veranlassen und zu unterstützen.

Die Pflegende setzt sich für Gleichheit und soziale Gerechtigkeit bei der Verteilung von Ressourcen, beim Zugang zur Gesundheitsversorgung und zu anderen sozialen und ökonomischen Dienstleistungen ein.

Die Pflegende zeigt in ihrem Verhalten professionelle Werte wie Respekt, Aufmerksamkeit und Eingehen auf Ansprüche und Bedürfnisse, sowie Mitgefühl, Vertrauenswürdigkeit und Integrität.

Pflegende und die Berufsausübung

Die Pflegende ist persönlich verantwortlich und rechenschaftspflichtig für die Ausübung der Pflege sowie für die Wahrung ihrer fachlichen Kompetenz durch kontinuierliche Fortbildung.

Die Pflegende achtet auf ihre eigene Gesundheit, um ihre Fähigkeit zur Berufsausübung nicht zu beeinträchtigen.

Die Pflegende beurteilt die individuellen Fachkompetenzen, wenn sie Verantwortung übernimmt oder delegiert.

Die Pflegende achtet in ihrem persönlichem Verhalten jederzeit darauf, ein positives Bild des Pflegeberufs zu vermitteln sowie das Ansehen des Berufs hochzuhalten und das Vertrauen der Bevölkerung in den Pflegeberuf zu stärken.

Die Pflegende gewährleistet bei der Ausübung ihrer beruflichen Tätigkeit, dass der Einsatz von Technologie und die Anwendung neuer wissenschaftlicher Erkenntnisse vereinbar sind mit der Sicherheit, der Würde und den Rechten der Menschen.

Die Pflegende strebt danach, in der beruflichen Praxis eine Kultur ethischen Verhaltens und offenen Dialoges zu fördern und zu bewahren.

Pflegende und die Profession

Die Pflegende übernimmt die Hauptrolle bei der Festlegung und Umsetzung von Standards für die Pflegepraxis, das Pflegemanagement, die Pflegeforschung und Pflegebildung.

Die Pflegende beteiligt sich an der Entwicklung forschungsbasierter beruflicher Kenntnisse, die eine evidenzbasierte Berufsausbildung unterstützt.

Über ihren Berufsverband setzt sich die Pflegende für die Schaffung einer positiven Arbeitsumgebung und für den Erhalt von sicheren, sozial gerechten und wirtschaftlichen Arbeitsbedingungen in der Pflege ein. Die Pflegende handelt zur Bewahrung und zum Schutz der natürlichen Umwelt und ist sich deren Bedeutung für die Gesundheit bewusst. Die Pflegende trägt zu einem ethisch verantwortlichen Arbeitsumfeld bei und engagiert sich gegen unethisches Handeln und unethische Rahmenbedingungen.

Pflegende und ihre Kollegen

Die Pflegende sorgt für eine gute Zusammenarbeit mit ihren Kolleginnen und mit den Mitarbeitenden anderer Bereiche.

Die Pflegende greift zum Schutz des Einzelnen, der Familie und der sozialen Gemeinschaft ein, wenn deren Wohl durch eine Kollegin oder eine andere Person gefährdet ist.

Die Pflegende ergreift geeignete Schritte, um Mitarbeitende bei der Förderung ethischen Verhaltens zu unterstützen und zu leiten.

(Quelle: www.dbfk.de)

Die erste Verantwortung der Pflegenden gilt laut ICN-Kodex dem pflegebedürftigen Menschen, dessen Glauben, Wertvorstellungen und Gewohnheiten sie in der Berufsausübung respektiert. Er beschreibt u. a. auch die Verantwortung der Pflegenden, aktiv an der Weiterentwicklung der wissenschaftlichen Grundlagen der Profession mitzuwirken.

Auf den ICN-Kodex nimmt auch ausdrücklich die Rahmen-Berufsordnung für professionell Pflegende Bezug, die im Mai 2004 vom Deutschen Pflegerat e. V. (DPR) erstellt und von dessen Mitgliederversammlung verabschiedet wurde (s. a. Kap. 1). Sie gilt für Altenpflegerinnen/Altenpfleger, Gesundheits- und Kinderkrankenpflegerinnen/Gesundheits- und Kinderkrankenpfleger sowie für Gesundheits- und Krankenpflegerinnen/Gesundheits- und Krankenpfleger, die in der Bundesrepublik Deutschland ihren Beruf ausüben. Neben den Aufgaben professionell Pflegender umfasst die Rahmen-Berufsordnung auch Angaben über die Berufspflichten (u. a. Schweige-, Auskunfts-, Beratungs- und Dokumentationspflicht).

Die Charta der Rechte hilfe- und pflegebedürftiger Menschen ist im September 2005 vom „Runden Tisch Pflege" veröffentlicht worden. Im Auftrag der Bundesministerien für Familie, Senioren, Frauen und Jugend sowie Gesundheit erarbeiteten Vertreterinnen und Vertreter aus Verbänden, Ländern und Kommunen, Praxis und Wissenschaft Handlungsempfehlungen zur Umsetzung menschlicher, fachlicher und finanzierbarer Pflege und Betreuung. Ein Ergebnis ist die genannte Charta, die die Rechte von Menschen in Deutschland beschreibt, die der Hilfe und Pflege bedürfen.

Ein Dokument, das sich mit den Rechten des Kindes im Krankenhaus auseinandersetzt, ist die „Charta für Kinder im Krankenhaus". Obwohl sie nicht als Berufskodex für Gesundheits- und Kinderkrankenpflegerinnen und -pfleger bezeichnet werden kann, beschreibt sie dennoch wichtige Werte und Normen, die bei der beruflich ausgeübten Pflege und Therapie von Kindern im Krankenhaus von allen hieran beteiligten Berufsgruppen beachtet werden müssen.

Charta der Rechte hilfe- und pflegebedürftiger Menschen – September 2005

Präambel

Jeder Mensch hat uneingeschränkten Anspruch auf Respektierung seiner Würde und Einzigartigkeit. Menschen, die Hilfe und Pflege benötigen, haben die gleichen Rechte wie alle anderen Menschen und dürfen in ihrer besonderen Lebenssituation in keiner Weise benachteiligt werden. Da sie sich häufig nicht selbst vertreten können, tragen Staat und Gesellschaft eine besondere Verantwortung für den Schutz der Menschenwürde hilfe- und pflegebedürftiger Menschen. Ziel dieser Charta ist es, die Rolle und die Rechtstellung hilfe- und pflegebedürftiger Menschen zu stärken, indem grundlegende und selbstverständliche Rechte von Menschen, die der Unterstützung, Betreuung und Pflege bedürfen, zusammengefasst werden. Diese Rechte sind Ausdruck der Achtung der Menschenwürde, sie sind daher auch in zahlreichen nationalen und internationalen Rechtstexten verankert. Sie werden in den Erläuterungen zu den Artikeln im Hinblick auf zentrale Lebensbereiche und Situationen hilfe- und pflegebedürftiger Menschen kommentiert. Darüber hinaus werden in der Charta Qualitätsmerkmale und Ziele formuliert, die im Sinne guter Pflege und Betreuung anzustreben sind. Menschen können in verschiedenen Lebensabschnitten hilfe- und pflegebedürftig sein. Die in der Charta beschriebenen Rechte gelten in ihrem Grundsatz daher für Menschen aller Altersgruppen. Um hilfe- und pflegebedürftigen Menschen ihre grundlegenden Rechte zu verdeutlichen, werden sie in den Erläuterungen zu den Artikeln unmittelbar angesprochen.

Zugleich soll die Charta Leitlinie für die Menschen und Institutionen sein, die Verantwortung in Pflege, Betreuung und Behandlung übernehmen. Sie appelliert an Pflegende, Ärztinnen, Ärzte und alle Personen, die sich von Berufs wegen oder als sozial Engagierte für das Wohl pflege- und hilfebedürftiger Menschen einsetzen. Dazu gehören auch Betreiber von ambulanten Diensten, stationären und teilstationären Einrichtungen sowie Verantwortliche in Kommunen, Kranken- und Pflegekassen, privaten Versicherungsunternehmen, Wohlfahrtsverbänden und anderen Organisationen im Gesundheits- und Sozialwesen. Sie alle sollen ihr Handeln an der Charta ausrichten. Ebenso sind die politischen Instanzen auf allen Ebenen sowie die Leistungsträger aufgerufen, die notwendigen Rahmenbedingungen zur Gewährleistung der hier beschriebenen Rechte, insbesondere auch die finanziellen Voraussetzungen, weiter zu entwickeln und sicher zu stellen.

Die staatliche und gesellschaftliche Verantwortung gegenüber hilfe- und pflegebedürftigen Menschen entbindet den Einzelnen nicht von seiner Verantwortung für eine gesunde und selbstverantwortliche Lebensführung, die wesentlich dazu beitragen kann, Hilfe- und Pflegebedürftigkeit hinauszuzögern, zu mindern oder zu überwinden.

Artikel der Charta

Artikel 1: Selbstbestimmung und Hilfe zur Selbsthilfe
Jeder pflegebedürftige Mensch hat das Recht auf Hilfe zur Selbsthilfe und auf Unterstützung, um ein möglichst selbstbestimmtes und selbstständiges Leben führen zu können.

Artikel 2: Körperliche und seelische Unversehrtheit, Freiheit und Sicherheit
Jeder hilfe- und pflegebedürftige Mensch hat das Recht, vor Gefahren für Leib und Seele geschützt zu werden.

Artikel 3: Privatheit
Jeder hilfe- und pflegebedürftige Mensch hat das Recht auf Wahrung und Schutz seiner Privat- und Intimsphäre.

Artikel 4: Pflege, Betreuung und Behandlung
Jeder hilfe- und pflegebedürftige Mensch hat das Recht auf eine an seinem persönlichen Bedarf ausgerichtete, gesundheitsfördernde und qualifizierte Pflege, Betreuung und Behandlung.

Artikel 5: Information, Beratung und Aufklärung
Jeder hilfe- und pflegebedürftige Mensch hat das Recht auf umfassende Informationen über Möglichkeiten und Angebote der Beratung, der Hilfe, der Pflege sowie der Behandlung.

Artikel 6: Kommunikation, Wertschätzung und Teilhabe an der Gesellschaft
Jeder hilfe- und pflegebedürftige Mensch hat das Recht auf Wertschätzung, Austausch mit anderen Menschen und Teilhabe am gesellschaftlichen Leben.

Artikel 7: Religion, Kultur und Weltanschauung
Jeder hilfe- und pflegebedürftige Mensch hat das Recht, seiner Kultur und Weltanschauung entsprechend zu leben und seine Religion auszuüben.

Artikel 8: Palliative Begleitung, Sterben und Tod
Jeder hilfe- und pflegebedürftige Mensch hat das Recht, in Würde zu sterben.
(www.pflege-charta.de)

Charta für Kinder im Krankenhaus

Verabschiedet durch die 1. Europäische „Kind im Krankenhaus"-Konferenz, Leiden (NL) Mai 1988 Das Recht auf bestmögliche medizinische Behandlung ist ein fundamentales Recht, besonders für Kinder (**E**uropean **A**ssociation for **C**hildren in **H**ospital; EACH). Das bedeutet:

1. Kinder sollen nur dann in ein Krankenhaus aufgenommen werden, wenn die medizinische Betreuung, die sie benötigen, nicht ebensogut zu Hause oder in einer Tagesklinik erfolgen kann.
2. Kinder im Krankenhaus haben das Recht, ihre Eltern oder eine andere Bezugsperson jederzeit bei sich zu haben.
3. Bei der Aufnahme eines Kindes im Krankenhaus soll allen Eltern die Mitaufnahme angeboten werden, und ihnen soll geholfen und sie sollen ermutigt werden zu bleiben. Eltern sollen daraus keine zusätzlichen Kosten oder Einkommenseinbußen entstehen. Um an der Pflege ihres Kindes teilnehmen zu können, sollen Eltern über die Grundpflege und den Stationsalltag informiert werden. Ihre aktive Teilnahme daran soll unterstützt werden.
4. Kinder und Eltern haben das Recht, in angemessener Art ihrem Alter und ihrem Verständnis entsprechend informiert zu werden. Es sollen Maßnahmen ergriffen werden, um körperlichen und seelischen Stress zu mildern.
5. Kinder und Eltern haben das Recht, in alle Entscheidungen, die ihre Gesundheitsfürsorge betreffen, einbezogen zu werden. Jedes Kind soll vor unnötigen medizinischen Behandlungen und Untersuchungen geschützt werden.
6. Kinder sollen gemeinsam mit Kindern betreut werden, die von ihrer Entwicklung her ähnliche Bedürfnisse haben. Kinder sollen nicht in Erwachsenenstationen aufgenommen werden. Es soll keine Altersbegrenzung für Besucher von Kindern im Krankenhaus geben.
7. Kinder haben das Recht auf eine Umgebung, die ihrem Alter und ihrem Zustand entspricht und die ihnen umfangreiche Möglichkeiten zum Spielen, zur Erholung und Schulbildung gibt. Die Umgebung soll für Kinder geplant, möbliert und mit Personal ausgestattet sein, das den Bedürfnissen von Kindern entspricht.
8. Kinder sollen von Personal betreut werden, das durch Ausbildung und Einfühlungsvermögen befähigt ist, auf die körperlichen, seelischen und entwicklungsbedingten Bedürfnisse von Kindern und ihren Familien einzugehen.
9. Die Kontinuität in der Pflege kranker Kinder soll durch ein Team sichergestellt sein.
10. Kinder sollen mit Takt und Verständnis behandelt werden, und ihre Intimsphäre soll jederzeit respektiert werden.

Teilnehmende Länder und ihre Initiativen:
Belgien – Kind en Ziekenhujs, BR Deutschland – AKIK, Dänemark – NOBAB, Finnland – NOBAS, Frankreich – APACHE, Großbritannien – NAWCH, Island – NOBAB, Italien – ABIO, Niederlande – Kind en Ziekenhuis, Norwegen – NOBAB, Schweden – NOBAB, Schweiz – Kind im Krankenhaus; unterstützt durch die Weltgesundheitsorganisation (WHO) während der 2. Europäischen „Kind im Krankenhaus"-Konferenz, Mutzing (BRD) September 1991.

Aufgaben und Ziele von Berufskodizes

Berufskodizes sind das Ergebnis innerberuflicher Diskussionen über die ethischen Aspekte eines Berufes. Sie erfüllen die wichtige Funktion zu verdeutlichen, wie die Berufsgruppe ihren gesellschaftlichen Auftrag erfüllen will. Sie können auch ein Mittel zur Selbstregulation der Berufsgruppe sein.

Die amerikanische Pflegewissenschaftlerin Sara T. Fry (1995) beschreibt die Funktionen und Ziele eines Berufskodex wie folgt:
- Berufsangehörige sollen zu moralischem Verhalten angehalten und für moralische Aspekte ihrer Arbeit sensibilisiert werden,
- ethische Standards in der Berufspraxis sollen innerhalb der Berufsgruppe durchgesetzt und geschützt werden,
- der Berufskodex soll Hilfestellung bei der Lösung moralischer Konflikte geben und der Gesellschaft verdeutlichen, was sie von den Berufsangehörigen erwarten kann.

Der Berufskodex für Pflegepersonen beschreibt diejenigen Werte und Normen, die für das berufliche Handeln der Pflegepersonen maßgeblich sind. Er verdeutlicht der Gesellschaft, was sie von Pflegepersonen erwarten kann, und gibt den Berufsangehörigen Hilfestellung bei der moralischen Entscheidungsfindung.

Prinzipien der allgemeinen Ethik werden auf das Praxisfeld der Pflege bezogen. Auf diese Weise wird deutlich, wie berufliches Pflegehandeln aussehen sollte, wenn es Bedürfnislagen von pflegebedürftigen Menschen und deren Autonomie respektieren will.

Da Berufskodizes versuchen, möglichst viele ethische Aspekte pflegerischen Handelns zu erfassen, können sie konsequenterweise keine konkreten Handlungsanweisungen für spezifische Situationen geben.

Es ist nicht möglich, alle Aspekte und Umstände, die in einer konkreten Pflegesituation zum Tragen kommen, in einem Ethik-Kodex abzubilden. Daher können Berufskodizes die eigenständige Auseinandersetzung der Pflegepersonen mit ihrem moralischem Handeln im Beruf nicht ersetzen.

Für das moralisch kompetente und verantwortliche Handeln im Pflegealltag ist das Wissen über Theorien und Prinzipien der Ethik eine wichtige Hilfestellung. Was aber ist unter dem Begriff „Verantwortung" bzw. **verantwortliches Handeln** zu verstehen? Und welche Kriterien muss pflegerisches Handeln erfüllen, um verantwortlich zu sein?

9.3.3 Verantwortung und verantwortliches Handeln in der Pflege

Der Begriff „Verantwortung" wird im alltäglichen Sprachgebrauch häufig verwendet: Redewendungen wie „Verantwortlich sein für etwas oder jemand", „etwas nicht verantworten können" oder „die Verantwortung übernehmen" belegen diese Aussage.

Er gehört darüber hinaus auch zu den grundlegenden Begriffen der Ethik. Der Mensch besitzt die Freiheit, willentlich zu denken und zu handeln. Diese Fähigkeit wird auch als Autonomie bezeichnet. Ohne Autonomie, d. h. die Freiheit selbst zu bestimmen, was man tun möchte, hätte Moral letztlich keine Bedeutung, denn moralisches Handeln kann sich nur dort zeigen, wo ein Mensch in freier Entscheidung und ohne Zwang unter einer Vielzahl von Möglichkeiten das Gute und Richtige wählt bzw. wählen kann.

Aus diesem Grund kann er auch für sein Handeln verantwortlich gemacht werden, d. h. er kann gefragt werden, warum er so und nicht anders handelt bzw. gehandelt hat.

Verantwortung besteht immer:
- von jemandem (z. B. von Pflegepersonen),
- für etwas (z. B. für Pflegehandlungen),
- vor einer Instanz (z. B. vor dem eigenen Gewissen, vor pflegebedürftigen Menschen, vor dem Gericht),
- nach Maßgabe bestimmter Kriterien (z. B. Fachwissen der Pflegewissenschaft).

Um voll verantwortlich für etwas gemacht werden zu können, müssen zwei Bedingungen erfüllt sein. Ein Mensch ist ethisch dann verantwortlich für sein Handeln, wenn er dieses:
1. selbst ausgeführt hat und
2. das Ausführen seiner Handlung aus freiem Willen und aufgrund eigener Einsicht geschehen ist. Wer zu einer Handlung gezwungen wird (z. B. unter Androhung von Strafe), hat keine Wahl, sich anders zu entscheiden, und muss seine Handlung deshalb auch nur begrenzt verantworten. Wer jedoch anders hätte handeln können, ist für sein Handeln voll verantwortlich.

Wenn ein Mensch etwas „verantworten" soll, bedeutet das, dass er sein Handeln „in Frage stellen lassen" und „Antwort auf eine Frage geben" soll. Er wird gebeten zu erklären und zu begründen, warum er so und nicht anders handelt. Er steht für sein Handeln sich selbst oder anderen Menschen gegenüber „Rede und Antwort" und legt „Rechenschaft" darüber ab.

Wenn ein Mensch diese Bereitschaft zeigt, schließt das gleichzeitig ein, dass er den anderen Menschen und seine Frage ernst nimmt. Das setzt aber voraus, dass er nicht absolut auf dem eigenen Standpunkt und seinen Interessen beharrt.

 Merke: *Verantwortliches Handeln schließt die Bereitschaft ein, sein eigenes Handeln in Frage stellen zu lassen und es auf Anfrage zu begründen bzw. zu rechtfertigen.*

Die Aufforderung zu verantwortlichem Handeln begegnet Menschen in ihrem Alltag auf vielfältige Weise. Häufig sind es unausgesprochene Fragen, z. B. durch das eigene Gewissen, die einen Menschen zum verantwortlichen Handeln auffordern. In der Pflege gehen diese „unausgesprochenen Fragen" in erster Linie vom anderen Menschen, d. h. vom pflegebedürftigen Menschen bzw. der besonderen Situation, in der er sich befindet, seinen Bedürfnissen, seiner Hilflosigkeit oder auch seinem Leiden aus. Die Pflegeperson „antwortet" auf die „Anfrage" des pflegebedürftigen Menschen zunächst mit ihrer Bereitschaft, Verantwortung für ihn zu übernehmen.

Besonders offensichtlich geschieht dies z. B. bei der Aufnahme eines Menschen in eine Institution des Gesundheitswesens während des Aufnahmegespräches. Die Pflegeperson erklärt sich als zuständig, als Ansprechpartnerin bzw. als Bezugsperson für den zu pflegenden Menschen. Sie signalisiert und übernimmt damit Verantwortung für sein Wohlergehen.

Diese besonderen Situationen und Bedürfnisse, aus denen die Fragen an die Pflegeperson gestellt werden, sind von Mensch zu Mensch verschieden. Die „Antworten" auf die „Anfragen" des pflegebedürftigen Menschen werden im persönlichen beruflichen Handeln gegeben und müssen zwangsläufig so vielfältig und unterschiedlich sein, wie es die Situationen der pflegebedürftigen Menschen sind. Verantwortliches Handeln in der Pflege ist die Antwort auf die individuelle Situation des zu Pflegenden. Es muss demzufolge an der individuellen Situation und den Bedürfnissen des pflegedürftigen Menschen orientiert sein.

Hieraus lässt sich z. B. ableiten, warum der Pflegeprozess als methodisches Handeln in der Pflege unter Einbezug des zu pflegenden Menschen stattfinden muss. Geplante Pflege nach dem Pflegeprozess kann letztlich nur dann verantwortlich sein, wenn sie am pflegebedürftigen Menschen und seinen Problemen und Ressourcen orientiert ist.

Unverantwortlich ist demgegenüber, wenn unabhängig von der individuellen Situation jedem Menschen dieselbe Pflege verordnet wird. In diesem Fall wird nicht auf seine individuelle „Frage" und Situation „geantwortet", sondern an ihm und seinen Bedürfnissen vorbei und damit nicht verantwortlich gehandelt.

Konkret zeigt sich verantwortliches pflegerisches Handeln z. B., wenn einem pflegebedürftigen Menschen auf seinen Wunsch und seine Bitte hin das morgendliche Duschen anstelle einer Körperpflege am Waschbecken ermöglicht wird. Pflegepersonen sind als Berufsgruppe zuständig für diese Dienstleistung und Hilfestellung, die von keiner anderen Berufsgruppe im Krankenhaus angeboten wird. Die Hilfestellung bei der Körperpflege fällt in ihren Verantwortungsbereich. Unverantwortlich wäre es, diesem Wunsch des pflegebedürftigen Menschen nicht zu entsprechen.

Ähnliches gilt für viele andere Pflegesituationen. Dennoch wird es in einzelnen Fällen nicht immer möglich sein, allen Wünschen und Bitten pflegebedürftiger Menschen nachzukommen.

Im oben angeführten Fall kann das beispielsweise aufgrund der Tatsache sein, dass der betreffende Mensch eine noch nicht geschlossene Operationswunde hat. In diesem Fall ist eine Körperpflege unter der Dusche nicht angebracht, da sie die Wundheilung gefährden würde. Die entsprechende Pflegeperson würde also auch unverantwortlich handeln, wenn sie diesem Menschen die Hilfestellung beim Duschen leisten würde. Sie darf dem Wunsch des zu Pflegenden nicht entsprechen, weil es gegen das gültige Fachwissen verstößt.

Die Verantwortlichkeit der Pflegeperson zeigt sich in diesem Fall darin, dass sie ihr Handeln gegenüber dem pflegebedürftigen Menschen rechtfertigt, d. h. ihm gegenüber begründet, warum sie seinem Wunsch nicht entsprechen kann. Sie kann auch Alternativen aufzeigen, z. B. eine Haarwäsche am Waschbecken oder ein Fußbad. Das fördert das Wohlbefinden des anderen, ohne jedoch die Heilung der Wunde zu gefährden.

An diesem Beispiel wird zweierlei deutlich:
1. Verantwortliches Handeln in der Pflege bedeutet nicht automatisch, jeder Bitte oder jedem Bedürfnis eines anderen Menschen zu entsprechen. Handeln kann auch verantwortlich sein, wenn der Bitte des anderen nicht entsprochen wird. Unerläßlich für verantwortliches Handeln ist jedoch, dass die ausgesprochene oder unausgesprochene Frage des anderen ernst genommen wird. Dieses „Ernstnehmen" verlangt von der Pflegeperson, das eigene Handeln dem anfragenden Menschen gegenüber zu begründen bzw. zu rechtfertigen, sich also auf einen Dialog einzulassen. Verantwortliches Handeln zeigt sich folglich in erster Linie in der Haltung der Pflegeperson, der grundsätzlichen Einstellung und Bereitschaft, sich vom pflegebedürftigen Menschen anfragen zu lassen und seine Fragen ernst zu nehmen.
2. Verantwortliches Handeln in der Pflege setzt pflegerisches Fachwissen voraus. Verantwortliches Handeln ist begründetes Handeln. Um Gründe für oder gegen pflegerische Handlungen angeben zu können, müssen Pflegepersonen Pflegewissen besitzen. Dieses Wissen ist auch die Voraussetzung dafür, in einem konkreten Fall mögliche Handlungsalternativen aufzeigen zu können.

Der Wissensaspekt des verantwortlichen Handelns zeigt sich konkret auch dort, wo eine Pflegeperson eine Handlung nicht ausführt, weil ihr das nötige Fachwissen fehlt.

Beispiel: *Es ist „unverantwortlich" von einer Auszubildenden in einem Pflegeberuf, wenn sie z. B. einen Verbandwechsel ohne Kenntnis der Verbandtechnik, der Wundarten oder der Phasen der Wundheilung durchführt.*

Der Anspruch, verantwortlich handeln zu wollen, verlangt in dieser Situation, die eigenen Grenzen zu erkennen und den Verbandwechsel von anderen Pflegepersonen durchführen zu lassen bzw. ihn unter der Anleitung einer erfahrenen Pflegeperson durchzuführen.

Die Übernahme von Verantwortung in der Pflege bedeutet, sich von der individuellen Situation des pflegebedürftigen Menschen ansprechen zu lassen und ihn als Mensch mit Wünschen, Bedürfnissen und Ressourcen zu respektieren.

Diese Sichtweise von Verantwortung betont den Aspekt der Wechselseitigkeit. Verantwortliches Handeln in der Pflege ist nicht auf ein bestimmtes Handeln gerichtet, sondern verlangt die grundlegende Bereitschaft (Haltung), auf den pflegebedürftigen Menschen einzugehen und sich im wechselseitigen Dialog über die jeweils beste „Antwort" in einer Situation zu verständigen, d. h. im gegenseitigen Austausch über eine mögliche, für alle Beteiligten nachvollziehbare, wünschenswerte, gute „Antwort" bzw. Handlung nachzudenken.

Zusammenfassung:
Verantwortung
- *Ethische Verantwortung besteht für Handlungen, die ein Mensch selbst sowie aus freiem Willen und aufgrund eigener Einsicht ausgeführt hat.*
- *Verantwortliches Handeln in der Pflege setzt pflegerisches Fachwissen voraus,*
- *ist an die Bereitschaft geknüpft, im Dialog mit pflegebedürftigen Menschen zu einer Entscheidung für eine Handlung zu kommen und*
- *beschreibt eine grundlegende Haltung von Pflegepersonen.*

9.3.4 Ethische Prinzipien für die Pflegepraxis

Die voranstehenden Ausführungen haben Verantwortlichkeit als Grundhaltung für Pflegepersonen beschrieben. Hieraus ergeben sich bereits einige Anforderungen, denen pflegerisches Handeln als Antwort auf die Situation des pflegebedürftigen Menschen entsprechen muss. Verantwortliches Handeln ist begründetes und begründbares Handeln. Hierzu können **ethische Prinzipien** einen wichtigen Beitrag leisten.

Ethische Prinzipien bzw. allgemeine Normen sind theoretische Werkzeuge der Ethik. Diese Prinzipien sind Richtlinien für menschliches Handeln. Sie können wesentlich dazu beitragen, moralisches bzw. gutes und richtiges Handeln zu begründen und den Prozess der moralischen Entscheidungsfindung unterstützen.

Prinzipien geben die Richtung an, die menschliches Handeln nehmen sollte, um gut und richtig zu sein. Sie dienen der Rechtfertigung bzw. Begründung von konkreten Normen oder Handlungsregeln. Viele in der pflegerischen Berufsausübung geltende Regeln bei der Pflege von Menschen lassen sich auf ethische Prinzipien zurückführen.

Darüber hinaus bieten Prinzipien eine Argumentationshilfe beim Austausch über ethische Probleme und tragen so dazu bei, einerseits die eigene Entscheidung zu begründen, andererseits im gemeinsamen Austausch mit anderen zu einer ethisch vertretbaren Entscheidung zu kommen.

Da Prinzipien jedoch sehr allgemein formuliert sind, machen sie keine Aussagen darüber, wie eine Handlung in einer konkreten Situation aussehen sollte, deshalb muss in der konkreten Situation jeweils geprüft werden, welches Prinzip auf welche Art und Weise zur Anwendung kommen kann.

Die konkrete Anwendung von Prinzipien kann zwischen den einzelnen Kulturen stark variieren. Selbst wenn Einigkeit über ein Prinzip, wie z. B. Wahrhaftigkeit, besteht, kann es innerhalb verschiedener Kulturen durchaus unterschiedliche Auffassungen darüber geben, was als Lüge gilt und was nicht.

Auch sind Situationen denkbar, in denen Prinzipien konkurrieren, in der Pflege sind dies häufig die Prinzipien Autonomie und Fürsorge. Hier muss dann entschieden werden, welches Prinzip in dieser Situation größere Bedeutung hat.

> **Merke:** Ethische Prinzipien fungieren als theoretische Werkzeuge, die die Richtung menschlichen Handelns aufzeigen, damit es als gut und richtig gelten kann. Sie tragen dazu bei, Handeln zu begründen und in problematischen Situationen zu einer guten und richtigen Entscheidung zu kommen.

Die amerikanische Pflegewissenschaftlerin Sara T. Fry (1995) erachtet folgende ethische Prinzipien als für die pflegerische Berufsausübung wichtig und hilfreich:
- Autonomie,
- Wohltätigkeit,
- Gerechtigkeit,
- Aufrichtigkeit,
- Loyalität.

Diese Prinzipien und ihre Bedeutung für pflegerisches Handeln werden im Folgenden näher beschrieben.

Autonomie

Das Prinzip der Autonomie bezieht sich auf die Freiheit des Menschen, willentlich zu denken und zu handeln. Die zwei Aspekte der Autonomie werden entsprechend als Willensfreiheit und Handlungs- bzw. Entscheidungsfreiheit bezeichnet.

Unter Willensfreiheit wird dabei die innere Fähigkeit des Menschen verstanden, überhaupt wählen zu können bzw. einen Zustand von selbst anzufangen.

Der Mensch hat die Freiheit, sich in einem Prozess der Reflexion mit den Gegebenheiten auseinanderzusetzen und sie entweder gutzuheißen oder sie zu verwerfen und auf ihre Veränderung hinzuwirken.

Die Handlungsfreiheit ist immer dann gegeben, wenn unter mehreren Möglichkeiten eine gewählt werden kann. In diesem Zusammenhang gilt auch Nicht-Handeln als Handeln.

> **Definition:** Der Begriff **Autonomie** leitet sich ab von den griechischen Worten „autos" = „selbst" und „nomos" = „Gesetz". Ein autonomer Mensch zu sein heißt demzufolge, freie Entscheidungen bezüglich des eigenen Lebensweges zu treffen und dabei Rücksicht auf die autonomen Entscheidungen anderer Menschen zu nehmen.

Der Respekt vor der Autonomie eines Menschen ist abgeleitet von der Tatsache, dass alle Menschen einen bedingungslosen Wert an sich haben, wie es auch Immanuel Kant im zweiten Teil seines Kategorischen Imperativs ausdrückt (s. a. 9.2.2 Normative Ethik).

Respekt vor der Autonomie anderer Menschen heißt, den Willen des anderen bei Entscheidungen einzubeziehen und zu respektieren. Grundsätzlich bedeutet die Achtung des Prinzips der Autonomie auch, vor jeder Handlung, die Auswirkungen auf einen anderen Menschen hat, ihn darüber zu informieren und sein Einverständnis einzuholen.

In der Geschichte der Betreuung kranker und pflegebedürftiger Menschen ist mit diesem Prinzip nicht immer verantwortungsvoll umgegangen worden. Häufig kam hier ein Modell zum Tragen, das dem kranken Menschen die Rolle des Kindes, der Krankenschwester die Mutter- und dem behandelnden Arzt die Vaterrolle zuschrieb. „Mutter" und „Vater" des kranken Menschen wussten am ehesten, was für ihn, das „Kind", das Beste war. Entsprechend wenig wurden die „Kinder" in Entscheidungen bezüglich ihrer medizinischen und pflegerischen Therapie einbezogen. Viele Patienten ordneten sich ohne Widerspruch dieser Rollenzuschreibung unter.

Heute hat dieses auch als „parentalistisch" bezeichnete Modell seine Tragfähigkeit und Gültigkeit eingebüßt, nicht zuletzt deshalb, weil immer mehr kranke und pflegebedürftige Menschen verständlicherweise auf ihr Informations- und Mitspracherecht bei Entscheidungen, die ihr Wohlbefinden betreffen, bestehen.

Besondere Relevanz für die Pflege hat das ethische Prinzip der Autonomie deshalb, weil Pflegepersonen in ihrer pflegerischen Praxis häufig mit Situationen konfrontiert werden, in denen die Willens- und Entscheidungsfreiheit von pflegebedürftigen Menschen eingeschränkt sein kann. In diesem Fall erfährt das Prinzip Autonomie Grenzen, z. B. wenn:
- ein pflegebedürftiger Mensch über zu wenig Informationen verfügt, um eine Entscheidung treffen zu können,
- die Willens- und Entscheidungsfreiheit eines Menschen eingeschränkt ist, z. B. durch eine psychische Erkrankung oder die besondere psychische Situation, die sich aus der Auseinandersetzung mit einer schwerwiegenden Erkrankung ergibt,

- die Willens- und Entscheidungsfreiheit z. B. bei komatösen Patienten ganz fehlt.

Auch bei der Pflege von Kindern sind dem Prinzip Autonomie Grenzen gesetzt, da die Willens- und Entscheidungsfähigkeit eng an die Reife der Persönlichkeit und damit an das Alter gekoppelt sind. Je jünger ein Kind ist, desto weniger wird es in der Regel als in der Lage betrachtet, autonome Entscheidungen zu treffen. In diesen Fällen treten die Eltern als Entscheidungsträger auf; der volle rechtliche Anspruch auf eigenständige Entscheidungen beginnt erst mit der Vollendung des 18. Lebensjahres.

Dies schließt jedoch nicht aus, dass auch jüngere Kinder dem Reifegrad ihrer Persönlichkeit entsprechend in Entscheidungen, die ihr Wohlbefinden betreffen, einbezogen werden sollten. Wenngleich es wohl problematisch sein kann, Kindern die eigenständige Entscheidung zu überlassen, ob sie sich einer Chemotherapie unterziehen wollen oder nicht, können auch jüngere Kinder durchaus in der Lage sein, z. B. die Entscheidung zu treffen, ob sie lieber im Krankenhaus oder zu Hause gepflegt werden wollen.

In jedem Fall sollte der Wunsch des Kindes Berücksichtigung finden, was auch hier bedeutet, dass die relevanten Informationen in einer für Kinder verständlichen Sprache vermittelt werden.

Aus dem Einbeziehen der Willens- und Entscheidungsfreiheit haben sich zwei Konzepte in der Medizin und auch in der Pflege entwickelt, die in konkreten Situationen die Handhabung der Einwilligung erleichtern können: die „wirksame Einwilligung" und die „mutmaßliche Einwilligung".

- **Wirksame Einwilligung**

Die wirksame Einwilligung eines Menschen in Maßnahmen der Pflege und Therapie, die auch als sog. „informed consent" bezeichnet wird, gilt nicht nur für die Teilnahme an Forschungsvorhaben, sondern auch für die Einwilligung in die pflegerische Betreuung und Behandlung.

Wer eine Entscheidung treffen soll bzw. seine Zustimmung zu etwas geben soll, benötigt Informationen darüber, was zu tun beabsichtigt ist und mit welchen Konsequenzen gerechnet werden muss. Deshalb ist ein sorgfältiges Informieren über die möglichen Schritte eine wesentliche Voraussetzung für eine wirksame Einwilligung.

Konkret bedeutet dies, dass dem betroffenen Menschen alle relevanten Informationen gegeben werden, damit er in die Lage versetzt wird, eine echte Entscheidung über das weitere pflegerische Vorgehen zu treffen. Dabei müssen mögliche Sachverhalte und Alternativen in einer für ihn verständlichen Sprache präsentiert werden.

Das bedeutet auch, dass hier auf keinen Fall eine Fachsprache verwendet werden darf (s. a. Kap. 10). Gegebenenfalls kann man sich rückversichern, indem der betroffene Mensch aufgefordert wird, den Sachverhalt in seinen eigenen Worten zu wiederholen. So kann man sichergehen, dass er ihn verstanden hat.

In konkreten Situationen muss auch die jeweilige psychische Situation eines Menschen berücksichtigt werden: Schwierige private Situationen oder auch die Mitteilung einer schwerwiegenden medizinischen Diagnose bedeuten häufig auch eine vorübergehende Einschränkung der Entscheidungsfähigkeit.

Hier ist es oftmals angebracht, die Entscheidung zu vertagen, da sie in diesen Fällen am tatsächlichen Bedürfnis des betroffenen Menschen vorbeigeht, wenn er aktuell oder vorübergehend nicht in der Lage ist, eine autonome Entscheidung zu treffen.

Wie eng die Willens- und Entscheidungsfähigkeit eines Menschen mit seiner umfassenden und verantwortlichen Information verbunden ist, zeigt folgendes Beispiel:

Beispiel: Herr Gardek ist 70 Jahre alt, verheiratet und Rentner. Seine Ehe blieb kinderlos. Frau Gardek leidet seit mehreren Jahren an einer Depression, die medikamentös gut eingestellt ist, von Zeit zu Zeit jedoch in eine akute Phase übertritt. Herr Gardek liebt seine Frau sehr und fühlt sich für sie verantwortlich.

Vor 4 Wochen hat Herr Gardek bei der Miktion zum ersten Mal Blut im Urin bemerkt. Sein Urologe überweist ihn ins Krankenhaus, wo bei einer Blasenspiegelung mit Gewebeentnahme ein Blasen-Karzinom festgestellt wird. Der behandelnde Arzt klärt Herrn Gardek über seine Diagnose auf und informiert ihn gleichzeitig darüber, dass die einzig mögliche kurative Therapie in der Entfernung der Harnblase mit anschließender Anlage einer künstlichen Urinableitung (Urostomie) mit Beutelversorgung besteht.

Herr Gardek ist nach dem Gespräch sehr deprimiert. Seine spontane Reaktion ist: „Sie können alles mit mir machen, aber einen Beutel am Bauch will ich auf keinen Fall". Er fragt sich auch, wie er seiner Frau die

Diagnose mitteilen soll, ohne dass sie erneut in eine depressive Phase hineinrutscht.

Seine Sorgen und Befürchtungen äußert er gegenüber der für ihn zuständigen Pflegeperson, die nach den Gründen für seine ablehnende Haltung gegenüber dem Eingriff fragt und ihm aufmerksam zuhört. Sie vermutet, dass seine ablehnende Haltung auf mangelndes Wissen über die Möglichkeiten der Stomaversorgung zurückzuführen ist.

Zusammen mit Herrn Gardek beschließt sie, ihm verschiedene Stomaversorgungssysteme zu zeigen, damit er genauer einschätzen kann, wofür bzw. wogegen er sich entscheidet. Sie macht ihm auch deutlich, dass seine Entscheidung, unabhängig davon, wie sie letztendlich ausfällt, in jedem Falle respektiert wird.

Herr Gardek nutzt das Angebot der Pflegeperson und entschließt sich nach einigen Tagen, die Blasenentfernung durchführen zu lassen.

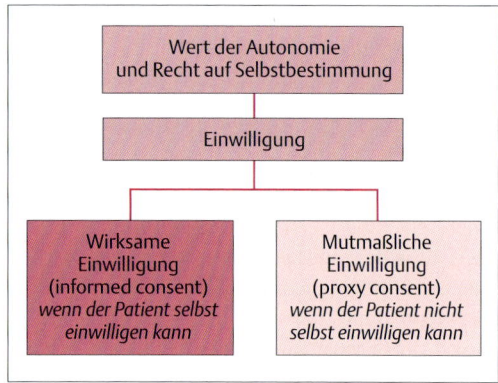

Abb. 9.5 Aspekte der Einwilligung

Mutmaßliche Einwilligung

Die mutmaßliche Einwilligung, der sog. „proxy consent", tritt dann in Kraft, wenn keine Einwilligung vom betroffenen Menschen eingeholt werden kann. Dies ist z. B. der Fall, wenn eine psychische Erkrankung (Manie, Depression etc.), ein Koma oder ein apallisches Syndrom vorliegen. Andere Menschen treffen für den Pflegebedürftigen dann stellvertretend eine Entscheidung – und zwar so, dass nach dem mutmaßlichen Willen des betroffenen Menschen entschieden wird. Da ein grundlegendes ethisches Prinzip betroffen ist, werden hier alle an Pflege und Therapie beteiligten Personen sowie Angehörige oder wichtige Bezugspersonen eines Menschen für die Entscheidungsfindung herangezogen.

Auch wenn in einem solchen Fall andere Menschen für den Betroffenen selbst die Entscheidung treffen müssen, bleibt es eine Entscheidung nach dem mutmaßlichen Willen des Betroffenen, die auf diese Weise den Respekt vor der Autonomie wahrt.

Den Zusammenhang zwischen Autonomie, Einwilligung sowie „Wirksame Einwilligung" (informed consent) und „Mutmaßliche Einwilligung" (proxy consent) zeigt **Abb. 9.5**.

Die Achtung vor der Autonomie eines pflegebedürftigen Menschen lässt sich auf fünf Kernaspekte zusammenführen:
- das Recht auf Zustimmung oder Ablehnung auch von Handlungen, die in der Absicht zu helfen geschehen (insbesondere bei körpernaher Unterstützung, bei der meist von einer stillschweigenden Einwilligung ausgegangen wird)
- das Recht auf eine individuelle und situationsbezogene Information
- das Recht, selbst festzulegen, was als das eigene Wohl angesehen wird (auch gegen die fachlichen Überzeugungen der Helfer)
- das Recht auf Wahl zwischen verschiedenen möglichen Alternativen
- das Recht auf eine möglichst geringe Einschränkung des eigenen Handlungsspielraums durch die Institution (Bobbert 2002; zit. n. Rabe 2009, S. 132)

Pflegende respektieren die Autonomie pflegebedürftiger Menschen, indem sie sie dabei unterstützen, den für sie besten Weg bei einer Entscheidung zu finden. Sie bringen dabei ihr Wissen und Können sowie ihre Wertungen und Einschätzungen unterstützend und beratend ein.

Patientenverfügung, Vorsorgevollmacht und Betreuungsverfügung

Die Autonomie eines Menschen gilt auch in Situationen, in denen er seinen Willen nicht oder nicht mehr äußern kann. Für diese Situationen kann jeder Mensch eine Patientenverfügung, Vorsorgevollmacht und/oder Betreuungsverfügung erstellen.

Gesetzlich geregelt sind Patientenverfügungen im 3. Betreuungsänderungsgesetz als Teil des BGB, das im September 2009 in Kraft getreten ist. Danach ist die Patientenverfügung „eine schriftliche Festlegung eines einwilligungsfähigen Volljährigen für den Fall seiner Einwilligungsunfähigkeit, ob er in bestimmte, zum Zeitpunkt der Festlegung noch nicht unmittelbar bevorstehende Untersuchungen seines Gesundheitszustands, Heilbehandlungen oder ärztliche Eingriffe einwilligt oder sie untersagt" (§ 1901a Abs. 1 Satz 1 BGB). Eine Patientenverfügung ist folglich die schriftliche Niederlegung des erklärten Willens eines Menschen. Sie gibt Auskunft darüber, was ein Mensch in Fragen der Gesundheitsversorgung wollen und wünschen wird, wenn er nicht mehr in der Lage ist, seinen Willen aktiv und selbstbestimmt zu äußern. Sie ist eine vorsorgliche Willenserklärung, die dann wirksam wird, wenn der Betroffene nicht mehr in der Lage ist, seine notwendige Zustimmung oder Ablehnung zu einer Behandlungsmaßnahme direkt zu äußern.

Vielfach wird zusätzlich zur Anfertigung einer Patientenverfügung auch die schriftliche Niederlegung einer Vorsorgevollmacht empfohlen. Sie kann für unterschiedliche Bereiche erstellt werden, z. B. für Rechtsgeschäfte in Vermögensangelegenheiten, für Aufenthalt- und Wohnungsangelegenheiten, Behörden etc. Der Vollmachtgeber überträgt für den Fall, dass er selbst geschäfts- und einwilligungsunfähig ist, einer Person seines Vertrauens die Vollmacht, für ihn gemäß seinem Willen zu handeln. Für die Betreuung und Pflege in Einrichtungen des Gesundheitswesens ist insbesondere eine Vorsorgevollmacht in Gesundheits- und Aufenthaltsangelegenheiten wesentlich. Hierin werden die Befugnisse des Bevollmächtigten zur Einwilligung bzw. Ablehnung von ärztlichen Maßnahmen, zur Unterbringung mit freiheitsentziehender Wirkung und zu freiheitsentziehenden Maßnahmen (z. B. durch Bettgitter, Medikamente und Ähnliches) in einem Heim oder in einer sonstigen Einrichtung geregelt.

Darüber hinaus können in einer sogenannten Betreuungsverfügung Wünsche geäußert werden, welche Person im Falle einer Betreuungsbedürftigkeit als gesetzlicher Vertreter vom Betreuungsgericht eingesetzt werden soll.

Merke: *Schriftlich verfasste Patientenverfügungen, Vorsorgevollmachten und Betreuungsverfügungen sind vorsorgliche Willenserklärungen eines Menschen. Sie werden dann wirksam, wenn der Betroffene nicht mehr in der Lage ist, seine notwendige Zustimmung oder Ablehnung zu einer Behandlungsmaßnahme direkt zu äußern und sind im konkreten Entscheidungsfall für alle Beteiligten bindend.*

▌ Wohltätigkeit

 Definition: *Das Prinzip „Wohltätigkeit" ist „die Verpflichtung Gutes zu tun und Leiden zu verhüten"* (Fry 1995, S. 26).

Strenggenommen fallen hierunter die ethischen Prinzipien der „Benefizienz" und der „Non-malefizienz".

Der Begriff „Benefizienz" kommt aus der lateinischen Sprache und bedeutet „Wohltat". Hierunter werden Handlungen verstanden, die auf das Wohlergehen anderer Menschen abzielen. Das Prinzip der Benefizienz beschreibt eine moralische Verpflichtung, zum Wohl anderer Menschen zu handeln.

Pflegerisches Handeln zielt auf das Wohlergehen des pflegebedürftigen Menschen. Das bedeutet, dass alle pflegerischen Maßnahmen zum Wohl des zu pflegenden Menschen beitragen sollen. Was im Einzelnen das Wohl des pflegebedürftigen Menschen ausmacht, ist sehr individuell. Der ICN-Kodex konkretisiert dies in den vier grundlegenden Aufgaben pflegerischen Handelns:

- Gesundheit fördern,
- Krankheit verhüten,
- Gesundheit wiederherstellen und
- Leiden lindern.

Unter Non-malefizienz wird das Bewahren vor Schaden verstanden. Der Begriff leitet sich ab aus dem Lateinischen und bedeutet „keinen Schaden zufügen". Pflegerisches Handeln soll so ausgerichtet sein, dass es dem pflegebedürftigen Menschen nicht schadet.

Beide Prinzipien verlangen von Pflegepersonen u. a., dass sie ihre Fachkenntnisse auf dem aktuellen Stand der Wissenschaft halten, um zum größtmöglichen Wohl des pflegebedürftigen Menschen beitragen zu können und Schaden durch wissenschaftlich überholte Pflegehandlungen zu vermeiden.

Zusammenfassung:
Ethische Prinzipien für die Pflegepraxis
- zeigen die Richtung für ethisches Handeln auf,
- sind Entscheidungshilfe und tragen dazu bei, Handeln zu begründen.

Gerechtigkeit

Das Prinzip „Gerechtigkeit" geht zurück auf Aristoteles, der hierzu den Satz prägte: „Gleiches muss gleich, Ungleiches ungleich behandelt werden". Diese Ausführung ist eine formale Bestimmung der Gerechtigkeit, denn sie macht keine genaueren Angaben dazu, unter welchen Umständen zwei oder mehr Menschen als gleich oder ungleich gelten.

Hieraus lässt sich jedoch ableiten, dass Menschen nicht ungleich behandelt werden sollten, es sei denn, dass es wichtige Aspekte einer Situation gibt, die dies rechtfertigen. Die Frage bleibt: Was ist Gleichheit?

Der formale Aspekt dieser Aussage benötigt folglich eine Konkretisierung. Arndt (1996, S. 63) schlägt hierzu unter Bezug auf Beauchamp und Childress (1989) fünf Möglichkeiten gerechter Verteilung vor:
1. jeder Person das Gleiche,
2. jeder Person entsprechend individueller Bedürfnisse,
3. jeder Person entsprechend eigener Bemühungen,
4. jeder Person im Austausch für eigene Beiträge,
5. jeder Person nach den Gesetzen des freien Marktes.

Das Prinzip der Gerechtigkeit ist überall dort von besonderer Bedeutung, wo knappe Ressourcen gerecht verteilt werden sollen. Ein aktuelles Problem, das unter dem Prinzip der Gerechtigkeit diskutiert wird, ist beispielsweise die Verteilung von Organen zur Organtransplantation.

Bezogen auf die pflegerische Berufsausübung geht es bei der Diskussion über Gerechtigkeit um die gerechte „Verteilung" pflegerischer Dienstleistung. Fry hält hierfür die Zuteilung von pflegerischen Leistungen entsprechend den individuellen Bedürfnissen eines Menschen für angebracht.

Sie interpretiert das Prinzip Gerechtigkeit so, dass Menschen, die gleiche Pflegebedürfnisse haben, auch gleiche Pflegeleistungen erhalten sollten. Ebenso sollten diejenigen, die größere Bedürfnisse haben, entsprechend mehr Pflegeleistungen erhalten.

Unter das Prinzip der Gerechtigkeit fällt auch die Tatsache, dass alle Menschen, unabhängig von ihrer Rasse, Kultur, Hautfarbe etc., den gleichen Zugang zu und den prinzipiell gleichen Anspruch auf pflegerische Leistungen erhalten sollten. Dieser Aspekt ist beispielsweise auch im ICN-Kodex beschrieben.

Aufrichtigkeit

Das Prinzip „Aufrichtigkeit" verpflichtet, die Wahrheit zu sagen, nicht zu lügen bzw. andere zu hintergehen. Es bezieht sich wesentlich auf die Kommunikation zwischen Menschen und damit natürlich auch auf die Gestaltung zwischenmenschlicher Beziehungen.

Auch das Prinzip der Aufrichtigkeit ist nicht nur in der Pflege von Bedeutung. Überall da, wo Menschen miteinander in Beziehung treten – auch im privaten Alltag, ist Aufrichtigkeit im Reden und Handeln wichtig.

In der beruflich ausgeübten Pflege treten Menschen auf einer professionellen Basis miteinander in Beziehung. Der Pflegeprozess als methodisches Handeln ist neben einem Problemlösungs- auch ein Beziehungsprozess (s. a. Kap. 6). Hierbei nimmt die interpersonale Kommunikation einen hohen Stellenwert ein. Sie ist wesentlich an der Gestaltung eines erfolgreichen Pflegeprozesses zwischen Pflegepersonen und pflegebedürftigen Menschen beteiligt.

Der Aufbau einer tragfähigen und vertrauensvollen Beziehung ist wiederum untrennbar verbunden mit der Aufrichtigkeit und Authentizität der Beziehungspartner, denn Vertrauen kann nur dort entstehen, wo sich die beteiligten Personen gegenseitig auf die Ehrlichkeit des anderen verlassen können.

Ist dies nicht der Fall, wird eine erfolgreiche und effiziente pflegerische Betreuung nur schwer bzw. überhaupt nicht möglich sein.

Das Prinzip der Aufrichtigkeit ist auch eng mit dem Prinzip der Autonomie verbunden. Pflegebedürftige Menschen haben ein Recht darauf, umfassend über die sie betreffenden Dinge informiert zu werden, da das Treffen von Entscheidungen möglichst viele und richtige Informationen voraussetzt.

Hier können Schwierigkeiten mit dem Prinzip der Aufrichtigkeit für Pflegepersonen besonders dann entstehen, wenn es um die Aufklärung eines pflegebedürftigen Menschen hinsichtlich seiner medizinischen Diagnose geht. Die Aufklärungsverantwortung bzw. -pflicht liegt beim Arzt. Häufig kommt es hier zu der Situation, dass Pflegepersonen bereits früher als der pflegebedürftige Mensch über seine medizinische Diagnose informiert sind. Sie dürfen aber mit dem betroffenen Menschen von Rechts wegen nicht darüber sprechen, was zu inneren Konflikten führen und die Beziehung zum pflegebedürftigen Menschen beeinträchtigen kann.

Loyalität

Das Prinzip „Loyalität" beschreibt die Verpflichtung, sich selbst oder anderen Menschen gegenüber treu zu bleiben. Loyalität kann beispielsweise gefordert sein gegenüber einer Regierung, einem Vorgesetzten oder auch gegenüber Berufskollegen.

Sich loyal gegenüber Berufskollegen zu verhalten, zeigt sich konkret beispielsweise in der Tatsache, dass vor pflegebedürftigen Menschen, deren Angehörigen oder Mitarbeitern anderer Berufsgruppen nicht schlecht über diese Kollegen gesprochen wird.

In der Pflege geht es aber nicht nur um die Loyalität gegenüber Mitarbeitern oder Vorgesetzten, sondern auch um die Verpflichtung zur Treue gegenüber dem pflegebedürftigen Menschen. Diese Verpflichtung ergibt sich aus der pflegerischen Beziehung und umfasst beispielsweise den vertraulichen Umgang mit Informationen von und über den pflegebedürftigen Menschen.

 Definition: *Die Pflicht, solche Informationen vertraulich zu behandeln, wird auch als* **Berufsgeheimnis** *oder* **berufliche Schweigepflicht** *bezeichnet.*

Die Bedeutung, die der Wahrung des Berufsgeheimnisses und der Schweigepflicht zugemessen wird, erkennt man auch daran, dass sie als grundlegende Pflicht in vielen pflegerischen Ethik-Kodizes beschrieben und in der Bundesrepublik Deutschland in § 203 des Strafgesetzbuches geregelt ist.

Auch die deutsche Pflegeethikerin Marianne Rabe (2009) beschreibt ethische Prinzipien für die pflegerische Berufsausübung. Neben Verantwortung, Autonomie und Gerechtigkeit beschreibt sie Würde, Fürsorge und Dialog, die sie im Gesundheitswesen und in der Pflege als besonders verletzlich und für die Bewahrung einer guten moralischen Praxis als sehr wichtig erachtet.

Würde. Rabe stellt die Würde als übergeordnetes Prinzip in den Mittelpunkt ihrer Ausführungen; alle anderen Prinzipien sind auf sie bezogen und konkretisieren jeweils spezifische Aspekte der Würde (**Abb. 9.6**). Alle sechs Prinzipien ergänzen und korrigieren sich; die Überbetonung eines Prinzips führt häufig zur Verletzung eines anderen, z. B. kann sehr fürsorgliches Handeln Menschen in ihrer Autonomie einschränken.

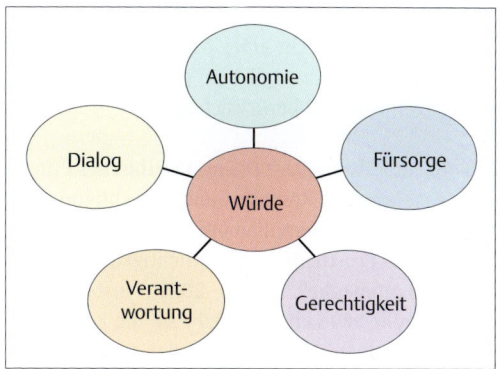

Abb. 9.6 Ethische Prinzipien für die Ethik in der Pflege (nach Rabe 2009)

Als Person kommt dem Menschen Würde zu – so hat es auch Kant im zweiten Teil des Kategorischen Imperativs formuliert (s. a. Kap. 9.2.2). Im Gesundheitswesen ist die Würde eines Menschen häufig bedroht: Körperliche oder psychische Einschränkungen führen zur Abhängigkeit von Helfern, Expertenwissen und institutionelle Routinen sind häufig nur schwer zu durchschauen, auch in der Sprache werden pflegebedürftige Menschen durch die Bezeichnung „Patient" entpersonalisiert. Bedeutung hat das ethische Prinzip „Würde" in der Pflege vor allem, weil Pflegende Körper- und Schamgrenzen überschreiten, bei sehr persönlichen Lebensaktivitäten wie Körperpflege, Ausscheidung, Ernährung unterstützen und nicht zuletzt auch Verständnis, Zuwendung und Begleitung anbieten. Mit Informationen vertraulich umgehen sowie das Einverständnis vor jedweder Handlung mit und an pflegebedürftigen Menschen einholen, sind wichtige Aspekte einer Pflege, die die Würde des Menschen beachtet.

Fürsorge. Fürsorge wird laut Duden definiert als „tätige Bemühung um jemanden, der der Fürsorge bedarf" (Duden 2011). Der Begriff wird verwendet z. B. im Zusammenhang mit der Sorge von Eltern für ihre Kinder (elterliche Fürsorge) oder auch – etwas veraltet – für öffentliche Mittel, die Bedürftigen zukommen. Als ethisches Prinzip sieht Rabe die Fürsorge als Antwort oder Reaktion des Menschen auf Verletzlichkeit oder Leiden eines anderen Menschen – als „professionalisierte Nachfolgerin des alten Liebesideals" in der Pflege". Sie ist die unterstützende Handlung für einen Menschen und eng verbunden mit dem Prinzip „Autonomie". In vielen Pflegesituationen kann es für Pflegende eine große Herausforderung sein, das Recht eines Menschen auf Selbstbestimmung im fürsorglichen pflegerischen Handeln angemessen zu berücksichtigen.

Dialog. Für Rabe umfasst Dialog als ethisches Prinzip den „gegenseitigen Respekt, Gleichberechtigung und Gerechtigkeit, das Bemühen um Verstehen und Konsens, sowie Ernsthaftigkeit, Aufrichtigkeit und Unvoreingenommenheit" (Rabe 2009). Insbesondere im Gesundheitswesen beschreibt sie die Kommunikation und Interaktion als geprägt von Ritualen, Machtstrukturen und Zeitmangel – alles Aspekte, die einem auf Verständigung und gegenseitigen Respekt ausgerichteten Miteinander entgegenstehen. Für Pflegende ist es wichtig, eine dialogische Grundhaltung zu entwickeln, die Wünsche und Bedürfnisse pflegebedürftiger Menschen ernst nimmt und versucht, Ursachen und Bedingungen für spezifische Verhaltensweisen zu ergründen und zu verstehen – insbesondere dann, wenn eine empfohlene pflegerische oder medizinische Therapie abgelehnt wird. Rabe sieht die dialogische Grundhaltung aber auch als wesentlich für den Umgang innerhalb der eigenen Berufsgruppe und im interprofessionellen Kontext. In einem konfliktfreien Umfeld können sich pflegebedürftige Menschen sicher und „in guten Händen" fühlen – und ethische Problemstellungen gemeinsam diskutiert und angegangen werden.

> **Zusammenfassung:**
> *Ethische Prinzipien (Pflegepraxis)*
> - Autonomie: Willens- und Handlungs- bzw. Entscheidungsfreiheit des pflegebedürftigen Menschen respektieren, z. B. über „wirksame" und „mutmaßliche Einwilligung",
> - Wohltätigkeit: Pflegerisches Handeln auf das Wohlergehen des pflegebedürftigen Menschen ausrichten und ihn vor Schaden bewahren,
> - Gerechtigkeit: Gleiches muss gleich, Ungleiches ungleich behandelt werden, z. B. Pflegeleistungen an der Pflegebedürftigkeit ausrichten,
> - Aufrichtigkeit: Nicht lügen, die Wahrheit sagen, (Grundlage für den Beziehungsprozess zwischen Pflegeperson und pflegebedürftigem Menschen),
> - Loyalität: Treu zu jemandem stehen, z. B. Vertraulicher Umgang mit Informationen, berufliche Schweigepflicht wahren.

Die beschriebenen Prinzipien bestimmen die grundsätzliche Richtung pflegerischen Handelns. Als Grundsätze der Ethik tragen sie dazu bei, menschlichem Handeln eine gute und richtige Richtung zu weisen. Nicht immer ist es möglich, alle dieser Prinzipien in vollem Umfang im pflegerischen Handeln zu verwirklichen.

In manchen Situationen können auch mehrere Prinzipien betroffen sein, die miteinander konkurrieren, so dass die Wahl des guten und richtigen Handelns schwerfällt. Dennoch können sie eine wichtige Hilfe sein, wenn es darum geht, eigenes Handeln verantwortlich zu gestalten und zu begründen, wie in folgendem Beispiel:

> **Beispiel:** Herr Schmidt, 74 Jahre, ist verwitwet und seit dem Tod seiner Frau vor 6 Monaten im Alten- und Pflegeheim. Vor 3 Jahren erlitt er einen linkshirnigen Apoplex, der zu einer Hemiplegie der rechten Körperseite führte.
> Bis zu ihrem Tod hatte seine Frau ihn zu Hause gepflegt. Herr Schmidt ist seit 15 Jahren an einem insulinpflichtigen Diabetes mellitus erkrankt und benötigt 2× täglich eine Insulininjektion. Die Injektionen werden vom Pflegepersonal verabreicht, da Herr Schmidt aufgrund seiner Hemiplegie und einer Sehbehinderung durch eine diabetische Retinopathie die Einheiten an der Spritze nicht selbst ablesen kann.
> Herr Schmidt kommt mit seiner veränderten sozialen Situation, dem Verlust und der Trauer um seine Frau sowie dem Umzug ins Alten- und Pflegeheim schlecht zurecht, was sich in einer aggressiven Grundhaltung und häufigen Beschwerden über das Essen, sein Zimmer und vor allem über die pflegerische Betreuung äußert.
> Frau Hartmann hat vor 6 Wochen ihr Altenpflegeexamen erfolgreich bestanden und ist an diesem Wochenende die verantwortliche Pflegeperson für Herrn Schmidt. 30 Minuten vor dem Abendessen bereitet sie das Insulin für Herrn Schmidt vor und injiziert es. Bei der Dokumentation der Insulin-Injektion stellt sie fest, dass sie versehentlich die für morgens vorgesehene Insulinmenge injiziert hat.
> Wie soll sich Frau Hartmann Ihrer Meinung nach verhalten? Welche ethischen Prinzipien sind betroffen?

9.4 Ethische Entscheidungsfindung

Ethische Prinzipien sind ein wichtiges Hilfsmittel, um menschlichem Handeln eine moralisch richtige und gute Richtung zu geben. Die Problematik in konkreten Situationen ist häufig jedoch sehr komplex, d. h. es kommen mehrere Prinzipien zum Tragen oder es sind mehrere gleichrangige Werte betroffen, die miteinander konkurrieren (s. a. Kap. 9.1.1).

Dennoch müssen auch in diesen moralisch problematischen Situationen Entscheidungen für oder gegen Handlungen getroffen werden.

Merke: Die Fähigkeit, moralische Entscheidungen zu treffen, wird zu den wesentlichen Merkmalen einer professionellen Pflege gerechnet.

Bevor einige Hilfsmittel zur moralischen Entscheidungsfindung vorgestellt werden, soll zunächst geklärt werden, welche Merkmale ein Problem zu einem moralischen Problem machen.

In der beruflich ausgeübten Pflege sind es im Wesentlichen vier Problemfelder für moralische Konflikte:
1. Konflikte zwischen Pflegepersonen und pflegebedürftigen Menschen,
2. Konflikte innerhalb der pflegerischen Berufsgruppe,
3. Konflikte zwischen Pflegepersonen und Angehörigen anderer Berufsgruppen,
4. Konflikte zwischen persönlichen und beruflichen Werten.

Moralische Konflikte unterscheiden sich von nichtmoralischen Konflikten dadurch, dass ein oder mehrere moralische Werte und Normen beteiligt sind, von denen nicht alle gleichzeitig im Handeln verwirklicht werden können. So entsteht Unsicherheit darüber, wie in dieser Situation richtig entschieden werden kann. Im Folgenden ein Beispiel für diesen Konflikt:

Beispiel: *Frau Zertel, 44 Jahre, ist verheiratet und hat 2 Kinder im Alter von 18 und 20 Jahren. Seit einiger Zeit fühlt sie sich schlapp und antriebslos. Hinzu kommt, dass ihre Monatsblutung in letzter Zeit sehr unregelmäßig ist und sie, obwohl objektiv keine Gewichtszunahme festzustellen ist, neuerdings Probleme hat, ihre Hosen und Röcke im Bund zu schließen.*
Ihr Gynäkologe weist sie zur genaueren Abklärung in die örtliche Klinik ein. Dort wird nach einer Ultraschalluntersuchung eine Geschwulst am Eierstock festgestellt. Die bei der Laparotomie entnommene Gewebeprobe ergibt ein Ovarial-Karzinom, das bereits in das umliegende Gewebe metastasiert hat und als inoperabel eingestuft wird.
Der betreuende Arzt spricht zuerst mit Herrn Zertel über die Diagnose seiner Frau und erklärt ihm, dass seine Frau unheilbar erkrankt ist. Herr Zertel bittet den Arzt, seiner Frau die infauste Prognose nicht mitzuteilen, da Frau Zertels Mutter erst vor 2 Jahren nach langem Leiden an Brustkrebs verstorben ist. Herr Zertel möchte, dass seine Frau ihre letzten Monate unbeschwert verbringen kann. Er ist der Meinung, dass es seiner Frau noch schlechter ginge, wenn sie die Wahrheit erführe.
Der Arzt respektiert den Wunsch von Herrn Zertel. Frau Zertel ist zu diesem Zeitpunkt so schwach, dass sie ihre Körperpflege nicht selbstständig durchführen kann. Bei der morgendlichen Hilfestellung fragt Frau Zertel ihre Bezugspflegeperson: „Ich fühle mich so schwach und jetzt kann ich mich nicht einmal mehr selbst waschen. Wenn ich den Arzt frage, warum es mir so schlecht geht, habe ich das Gefühl, er weicht mir aus. Ich glaube, dass ich sterben muss. Das stimmt doch, Schwester, oder?"
Wie soll sich die zuständige Pflegeperson verhalten?

Um in einer solchen Situation Klarheit zu gewinnen, sollte versucht werden, das moralische Problem und den Kontext, in dem es auftritt, möglichst genau zu beschreiben, die beteiligten Werte und Prinzipien zu identifizieren und unter Einbezug aller Betroffenen und unter Zuhilfenahme ethischer Theorien und Prinzipien zu einer gemeinsamen und verantwortlichen Entscheidung zu kommen.

9.4.1 Modell für die ethische Reflexion

Marianne Rabe (2009) schlägt für die ethische Reflexion konkreter Problemstellungen und Entscheidungskonflikte in der Berufspraxis ein Modell in drei Schritten vor (**Abb. 9.7**). Nach einer Schilderung der Situation sollen zunächst die persönlichen Reaktionen der Diskussionsteilnehmerinnen thematisiert werden. Die spontane Äußerung von Gefühlen wie moralischem Unbehagen, Mitgefühl, Empörung etc. trägt dazu bei, diese potenziellen Störfaktoren auszuschalten und den Weg frei zu machen für die Betrachtung der Situation aus Sicht der jeweiligen beteiligten Personen. Auf dieser Basis können mögliche Handlungsalternativen für die aktuelle Situation ermittelt werden.

Für den Schritt der ethischen Reflexion ist die Bestimmung des ethischen Problems zentral, das vor dem Hintergrund der in der Situation bedeutsamen Grundsätze, Prinzipien und Werthaltungen diskutiert wird. Dabei ist auch die Frage nach der Verantwortung für die Situation und den Ebenen, auf denen die Verantwortung angesiedelt ist (persönlich, institutionell, gesellschaftspolitisch), wesentlich.

Schließlich werden im dritten Schritt die Erkenntnisse aus der Diskussion als ethisch begründete Beurteilung zusammengefasst. Dabei sind nicht nur die Feststellungen als solche (Konsens oder Dissens) wichtig, sondern auch deren jeweilige Begründungen und Erläuterungen. Insbesondere hierin drückt sich laut Rabe die ethische Kompetenz der Beteiligten aus, die sie als wichtiges Bildungsziel beschreibt.

Im Gegensatz zu den im Folgenden beschriebenen Stufenplänen und Modellen ist das Modell der ethischen Reflexion wesentlich weniger stark durch Fragestellungen strukturiert. Rabe sieht hierin die Chance, die Diskussion stärker geleitet durch die Aspekte des aktuellen Problems und durch die Interessen, Erkenntnisse und Gedanken der Teilnehmerinnen zu leiten. Dabei ist ihrer Meinung nach die Gefahr geringer, inhaltliche Aspekte zugunsten des Abarbeitens der Prozessschritte zu vernachlässigen.

9.4.2 Stufenpläne

Ein wichtiges Hilfsmittel bei der Suche nach einer verantwortlichen Problemlösung können sogenannte Stufenpläne sein – auch als Bezugsrahmen für ethische Entscheidungsfindungen bezeichnet. Es gibt eine ganze Reihe unterschiedlicher Bezugsrahmen.

Allen gemeinsam ist, dass sie einen Rahmen bieten, der die systematische und methodische Herangehensweise an ein bestehendes moralisches Problem unterstützt. Sie tragen dazu bei, die aktuelle Problemsituation genau zu untersuchen, um möglichst alle relevanten Informationen und Interessen der beteiligten Personen offenzulegen.

Einige dieser Bezugsrahmen sind – ähnlich wie der Pflegeprozess – in Form eines Problemlösungsprozesses konzipiert (s. a. Kap. 6). Verena Tschudin (1988) hat ihr Stufenmodell zur ethischen Entscheidungsfindung ausdrücklich an die Schritte des Pflegeprozesses angelehnt. Es wird im Folgenden vorgestellt und erläutert.

▎ **Stufenplan für den ethischen Entscheidungsfindungsprozess**
▎ **Erster Schritt: Erkennen des Problems**
- Handelt es sich um ein aktuelles oder um ein potenzielles Problem?
- Wie ist das Problem entstanden?
- Weshalb ist es ein schwieriges Problem?
- Welche Fakten sind wichtig? Welche Fakten sind irrelevant oder unwichtig?
- Welche Werte sind in Frage gestellt?
- Weist das Problem Aspekte auf, die zur Aufwertung der Person eines Beteiligten beitragen, oder

---

1. Situationsanalyse
- Persönliche Reaktionen
- Die Sicht der anderen.
  Perspektive aller am Fall beteiligten Personen
- Alternative Handlungsmöglichkeiten und ihre Folgen für die Betroffenen

2. Ethische Reflexion
- Benennung des ethischen Problems
- Formulierung der normative Orientierungen und übergeordneten Prinzipien[1], die für diese Situation von Bedeutung sind
- Verantwortungsebenen:
  - persönlich
  - institutionell
  - gesellschaftspolitisch

3. Ergebnisse
- Ethisch begründete Beurteilung
- Konsens/Dissens
- Nötige praktische Konsequenzen und ihre Durchsetzung

[1] Zu den normativen Orientierungen gehören die moralischen Normen, Grundsätze und Werthaltungen, die den Diskutanten zu dem Fall einfallen.

Abb. 9.7 Modell für die ethische Reflexion (nach Rabe 2009)

solche, die sich mit dem Gewissen von Beteiligten nicht vereinbaren lassen?
- Welches sind die Ansichten des Patienten? Was will er?
- Welche Personen sind direkt betroffen?
- Welche Rolle spielen die beteiligten Personen?
- Wie sieht jede einzelne Person das Problem?
- Welches sind die Erwartungen jeder Person bezüglich des Ergebnisses?
- Welche Personen haben eine Schlüsselposition?
- Wie sieht die allgemeine, pflegerische, medizinische und soziale Situation dieser Schlüsselperson(en) aus?
- Welche Aspekte lassen sich verändern, welche nicht?
- Lässt sich dieses Problem mit andern Situationen oder ähnlichen Fällen vergleichen?
- Welche weiteren wesentlichen Punkte sind zu berücksichtigen?

Zweiter Schritt: Planung
- Welche Vorgehen sind möglich?
- Welches sind die kurzfristigen oder langfristigen Möglichkeiten?
- Welches sind die möglichen Folgen jedes Vorgehens?
- Wem wird geholfen?
- Inwiefern ist es überhaupt möglich, zu einem Ergebnis zu gelangen?
- Wird jemandem durch ein bestimmtes Ergebnis Schaden zugefügt? Wenn ja, wie?
- Ist das Problem mit einer einzigen Entscheidung größer oder ist anzunehmen, dass weitere Entscheidungen notwendig sein werden?
- Besteht ein zeitliches Limit?
- Welches ist die grundsätzliche Frage bei diesem Problem?
- Geht es um das Recht der Person oder um die Handlung (Deontologie)?
- Geht es darum, die Wünsche des Patienten zu respektieren?
- Geht es um berufliche Verantwortung?
- Welche ethischen Prinzipien stehen auf dem Spiel?
- Besteht ein Konflikt zwischen diesen Prinzipien oder überschneiden sie sich?
- Welches dieser Prinzipien ist das wichtigste?
- Geht es um die Folgen einer Handlung (Teleologie)?

- Geht es um die Frage, ob weiter behandelt werden soll oder nicht?
- Geht es um Werte, die einander widersprechen?
- Welche Werte sind wichtiger? Weshalb?
- Ist es eine Frage der beruflichen Beziehungen?
- Wird an eine Klausel der Berufsethik appelliert?
- Wird dadurch die Situation beeinflusst oder verändert?
- Ist ein Kompromiss möglich, oder muss das Problem durch einen entschiedenen Schritt gelöst werden?

Dritter Schritt: Ausführung
- Was soll getan werden?
- Wer tut es? Wann? Wie?

Vierter Schritt: Auswertung
- Ist das Problem durch die Entscheidung gelöst worden? Wenn nicht, weshalb nicht?
- Inwiefern hat die Lösung eines spezifischen Problems einen Einfluss auf das Verhalten in weiteren ähnlichen Fällen?
- Waren die Erwartungen realistisch? Wenn nicht, weshalb nicht?
- Waren nur einzelne Aspekte realistisch? Welche?
- Weshalb waren einzelne Aspekte nicht realistisch?
- Wenn wir noch einmal entscheiden müssten, würden wir wieder gleich entscheiden? Wenn nicht, weshalb nicht?
- Können wir sagen, dass die Entscheidung zur Mehrung des Guten beigetragen hat?
- Haben andere Leute von der ursprünglichen Entscheidung ebenfalls einen Nutzen gehabt?
- Waren, dank dieser Entscheidung, weitere ähnliche Entscheidungen leichter zu fällen?
- Ist irgendein Aspekt dieser ethischen Entscheidung zu einem universellen Gesetz geworden?

Das Modell systematisiert die ethische Entscheidungsfindung in den vier Schritten
1. Analyse,
2. Planung,
3. Durchführung und
4. Evaluation.

Innerhalb der einzelnen Phasen des Modells formuliert Tschudin eine Reihe von Fragen, die helfen, das moralische Problem, die betroffenen Werte und

Standpunkte der beteiligten Personen und Folgen möglicher Entscheidungen genau zu bestimmen.

In der Phase der Analyse wird die aktuelle problematische Situation so genau wie möglich beschrieben, damit das moralische Problem genau bestimmt und besser verstanden werden kann. Hierbei geht es darum, die vom Konflikt betroffenen Personen, deren Interessen, Meinungen und Standpunkte zu identifizieren. Wichtig ist auch, die moralischen Aspekte auf der einen Seite, also z. B. die beteiligten Werte, und auf der anderen Seite die nicht-moralischen Aspekte, beispielsweise pflegerische und medizinische Tatsachen, aufzudecken.

In der Phase der Planung werden unter Einbezug ethischer Theorien und Prinzipien mögliche Handlungsalternativen und deren Folgen diskutiert. Hier kommen die unterschiedlichen Betrachtungsweisen der Ethik zum Tragen, die Diskussion ethischer Prinzipien oder auch die Rolle, die das Gewissen einzelner Betroffener in dieser Situation spielt. Am Ende der Planungsphase steht die Entscheidung für eine der möglichen Handlungsalternativen.

In der Phase der Durchführung wird die ausgewählte Handlungsalternative nach dem in der Planungsphase festgelegten Plan durchgeführt. Tschudin betont, dass die Entscheidung, die in der Planungsphase getroffen wurde, auch wirklich in der vereinbarten Art und Weise ausgeführt werden muss. Nur so kann eine effektive Bewertung der vereinbarten Handlung erfolgen.

Wie im Rahmen des Pflegeprozesses sieht Tschudin in ihrem Modell der pflegerisch-ethischen Beschlussfassung eine Phase der Evaluation vor. Hier werden sowohl der Prozess der Entscheidungsfindung als auch die Effizienz der ausgewählten Entscheidung hinsichtlich der Lösung des Problems beurteilt. Erfolgreiche Problemlösungen lassen sich auf zukünftige ähnliche moralische Probleme übertragen.

Bei nicht zufriedenstellenden Lösungen muss erneut nach einer Lösung gesucht, d. h. der Prozess erneut durchlaufen und fehlende bzw. zu wenig berücksichtigte Elemente ergänzt werden. Die sorgfältige Evaluation der Entscheidung und des Entscheidungsprozesses erleichtert nicht zwangsläufig die Lösung eines zukünftigen Problems, aber sie kann neue Entscheidungsprozesse erheblich erleichtern.

Merke: *Stufenpläne bzw. Bezugsrahmen für ethische Entscheidungsfindungen sind Hilfsmittel, die den Prozess der Entscheidungsfindung strukturieren und systematisieren.*

Einsatz von Stufenplänen

Stufenpläne zur ethischen Beschlussfassung sind eine Methode, die dazu beiträgt, eine komplexe Situation – in diesem Fall ein moralisches Problem – möglichst genau zu untersuchen. Der große Vorteil liegt darin, dass ein zunächst wenig überschaubares Problem anhand konkreter Fragen exakt beschrieben und der Prozess der Problemlösung auf eine systematische, strukturierte und für alle beteiligten Personen nachvollziehbare Art und Weise erfolgt.

Die Entscheidung wird auf diese Weise nicht überflüssig, aber sie wird durch die Beteiligung der Betroffenen im wechselseitigen Austausch auf eine gemeinsame, breite Basis gestellt und zu einer begründeten, ethisch verantwortlichen Entscheidung.

Berücksichtigt werden muss jedoch, dass die von Tschudin vorgeschlagenen Fragen zur Identifikation des Problems sich nicht als abgeschlossene Liste verstehen. Sie können und müssen je nach Situation um relevante Fragen erweitert werden.

Auch lässt sich der gesamte Prozess der ethischen Reflexion nur schwer vollständig in einem Stufenplan abbilden. Er fungiert – wie auch der Pflegeprozess – als Methode, die der Einbindung in ethische Theorien und Prinzipien bedarf. Ein Stufenplan systematisiert lediglich den Rahmen der ethischen Entscheidung und gibt die Form des Prozesses, nicht jedoch die ethischen Prinzipien selbst vor.

9.4.3 Ethische Fallbesprechung

Ähnlich wie Stufenpläne können auch ethische Fallbesprechungen einen strukturierten und systematischen Rahmen für ethische Entscheidungsfindungen bieten.

Definition: *„Ethische Fallbesprechung auf Station ist der systematische Versuch, im Rahmen eines strukturierten, von einem Moderator geleiteten Gesprächs mit einem multidisziplinären Team innerhalb eines begrenzten Zeitraumes zu der ethisch am besten begründbaren Entscheidung zu gelangen"* (Steinkamp u. Gordijn 2005, S. 220).

Die Nimwegener Methode der ethischen Fallbesprechung ist an der Universität Nimwegen in den Niederlanden entwickelt worden und sieht die Entscheidungsfindung als Ergebnis eines interdisziplinären Austauschs aller an Pflege und Therapie beteiligten Personen vor. Auf diese Weise können die spezifischen Sichtweisen und Expertisen der jeweiligen Berufsgruppen offen gelegt und für die ethisch am besten begründbare Entscheidung nutzbar gemacht werden. Die ethische Entscheidung wird so auf eine breite Basis gestellt, explizit begründet und für alle Beteiligten nachvollziehbar. Unter Begleitung durch einen Moderator werden im Rahmen der ethischen Fallbesprechung Fragestellungen erörtert, die alle Beteiligten dabei unterstützen (Steinkamp u. Gordijn, 2005):
- das ethische Problem zu erfassen,
- medizinische, pflegerische, soziale, weltanschauliche und organisatorische Fakten zu analysieren,
- Argumente aus einer ethischen Perspektive heraus zu entwickeln und zu bewerten,
- eine begründete ethische Entscheidung zu treffen.

Der Prozess der ethischen Entscheidungsfindung wird dabei in den genannten vier Schritten systematisiert, denen jeweils eine Reihe von Leitfragen zugeordnet ist (s. u.).

Steinkamp und Gordijn schlagen parallel zur Durchführung ethischer Fallbesprechungen auch die Einrichtung klinischer Ethikkomitees vor. Sie sollten die in der Institution vertretenen Berufsgruppen repräsentieren (z. B. Ärzte, Pflegepersonen, Sozialarbeiter, psychologischer Dienst, Physiotherapie, Seelsorge, Verwaltung, Juristen, Ethiker). Ihre Aufgabe besteht im Wesentlichen darin, Träger und Institutionen des Gesundheits- und Sozialwesens in Bezug auf ethische Fragen zu beraten, ethische Leitlinien zu entwickeln, für die ethische Aus-, Fort- und Weiterbildung von Mitarbeitern Verantwortung zu tragen und Empfehlungen für wiederkehrende, ethisch problematische Situationen zu entwickeln. Leitlinien und Empfehlungen haben dann wiederum eine unterstützende Funktion für die ethischen Fallbesprechungen. Auch in Deutschland haben sich bereits in einigen Kliniken und Pflegeeinrichtungen Ethikkomitees etabliert.

9.4.4 Nimwegener Methode der ethischen Fallbesprechung (Steinkamp u. Gordijn, 2005)

1. Problem
Wie lautet das ethische Problem?

2. Fakten
Medizinische Gesichtspunkte:
- Wie lautet die Diagnose des Patienten und wie ist die Prognose?
- Welche Behandlung kann vorgeschlagen werden?
- Hat diese Behandlung einen günstigen Effekt auf die Prognose? In welchem Maße?
- Wie ist die Prognose, wenn von dieser Behandlung abgesehen wird?
- Welche Erfolgsaussicht hat die Behandlung?
- Kann die Behandlung dem Patienten gesundheitlich schaden?
- Wie verhalten sich die positiven und negativen Auswirkungen zueinander?

Pflegerische Gesichtspunkte:
- Wie ist die pflegerische Situation des Patienten zu beschreiben?
- Welcher Pflegeplan wird vorgeschlagen?
- Inwieweit kann der Patient sich selbst versorgen? (Ist zusätzliche Unterstützung von außen verfügbar?)
- Welche Vereinbarungen sind über Aufgabenverteilungen in der Pflege getroffen worden?

Weltanschauliche und soziale Dimension:
- Was ist über die Weltanschauung des Patienten bekannt?
- Gehört der Patient einer Glaubensgemeinschaft an?
- Wie sieht er selbst seine Krankheit?
- Wie prägt die Weltanschauung des Patienten seine Einstellung gegenüber seiner Krankheit?
- Hat er ein Bedürfnis nach seelsorgerischer Begleitung?
- Wie sieht das soziale Umfeld des Patienten aus?
- Wie wirken sich Krankheit und Behandlung auf seine Angehörigen, seinen Lebensstil und seine soziale Person aus?
- Übersteigen diese Auswirkungen die Kräfte des Patienten und seiner Umgebung?
- Wie können persönliche Entfaltung und soziale Integration des Patienten gefördert werden?

Organisatorische Dimension:
- Kann dem Bedarf an Behandlung und Pflege des Patienten nachgekommen werden?

3. Bewertung
Wohlbefinden des Patienten:
- Wie wirken sich Krankheit und Behandlung auf das Wohlbefinden des Patienten aus (Lebensfreude, Bewegungsfreiheit, körperliches und geistiges Wohlbefinden, Schmerz, Verkürzung des Lebens, Angst usw.)?

Autonomie des Patienten:
- Wurde der Patient umfassend informiert und hat er seine Situation verstanden?
- Wie sieht der Patient selbst seine Krankheit?
- Wurde der Patient bis dato ausreichend an der Beschlussfassung beteiligt?
- Wie urteilt er über Belastungen und den Nutzen der Behandlung?
- Welche Werte und Auffassungen des Patienten sind relevant?
- Welche Haltung vertritt der Patient gegenüber lebensverlängernden Maßnahmen und Intensivtherapie?
- Ist es richtig, dem Patienten die Entscheidung zur Behandlung zu überlassen?

Verantwortlichkeit von Ärzten, Pflegenden und anderen Betreuenden:
- Gibt es zwischen Ärzten, Pflegenden, anderen Betreuenden, dem Patienten und seinen Angehörigen Meinungsverschiedenheiten darüber, was getan werden soll?
- Kann dieser Konflikt gelöst werden durch die Auswahl einer bestimmten Versorgung?
- Gab es genügend gemeinsame Beratung unter Ärzten, Pflegenden und anderen Betreuenden?
- Sind ihre Verantwortlichkeiten deutlich genug abgegrenzt worden?
- Wie wird mit vertraulichen Informationen umgegangen (Vertraulichkeit)?
- Ist der Patient der Wahrheit entsprechend über seine Situation in Kenntnis gesetzt worden (Aufrichtigkeit)?
- Gibt es im Team Spannungen angesichts des Falles (Kollegialität)?
- Ist das vorgeschlagene Vorgehen im Hinblick auf andere Patienten zu verantworten (Gerechtigkeit)?

- Müssen Interessen Dritter mitberücksichtigt werden?
- Welches sind die relevanten Leitlinien der Einrichtung?

4. Beschlussfassung
- Wie lautet nun das ethische Problem?
- Sind wichtige Fakten unbekannt? Kann dennoch ein verantwortlicher Beschluss gefasst werden?
- Kann das Problem in Formulierungen miteinander im Konflikt stehender Werte übersetzt werden?
- Gibt es einen Ausweg aus diesem Dilemma? Welche Handlungsalternative steht am meisten in Übereinstimmung mit den Werten des Patienten?
- Welche weiteren Argumente spielen bei der Entscheidung eine Rolle?
- Welche Handlungsweise verdient den Vorzug auf der Basis der genannten Argumente (Behandlung, Änderung der Pflege, Konsultation, Überweisung, Abwarten usw.)?
- Welche konkreten Verpflichtungen gehen die Betroffenen ein? Welche Fragen bleiben unbeantwortet?
- In welchen Fällen muss die Entscheidung aufs Neue überdacht werden?
- Wie kann man die Entscheidung und die Auswertung zusammenfassen?

Besondere Situationen
Patienten ohne eigene Willensfähigkeit:
- Wie und durch wen wird festgestellt, dass der Patient nicht zu einem eigenen Willen fähig ist?
- In welcher Hinsicht ist er nicht willensfähig?
- Wird die Willensunfähigkeit als zeitlich begrenzt oder dauerhaft angesehen?
- Welche Aussicht besteht auf Wiederherstellung der Willensfähigkeit?
- Können die jeweils zu treffenden Entscheidungen so lange aufgeschoben werden?
- Was weiß man über die Werte des Patienten?
- Gibt es einen guten Vertreter der Interessen des Patienten?

Kinder:
- Wurde dem Kind ausreichend Gehör geschenkt?
- Kann das Kind in Hinsicht auf die Behandlung selbst entscheiden?

- Welche Behandlungsalternative steht am meisten in Übereinstimmung mit den Werten der Eltern?
- Was bedeutet es für das Kind, falls der Auffassung der Eltern entsprochen bzw. gerade nicht entsprochen wird?

Lange andauernde Behandlung:
- In welchen Situationen muss das Vorgehen in der Pflege überdacht und evtl. verändert werden?
- Welche Haltung vertritt der Patient gegenüber Veränderungen des Vorgehens in der Pflege?

Zusammenfassung:
Ethische Entscheidungsfindung
- *Ethische Entscheidungsfindung bei Wertekonflikten,*
- *wesentliche Fähigkeit einer professionellen Pflege,*
- *Stufenpläne und Modelle ethischer Fallbesprechungen ermöglichen systematische und strukturierte Problemlösung,*
- *Entscheidungsfindung und deren Begründung wird nachvollziehbar.*

Fazit: *Die Ethik beschäftigt sich mit der systematischen und methodischen Beschreibung und Begründung von moralischen Werten und Normen. Werte sind Orientierungsstandards für menschliches Handeln. Sie werden von Normen geschützt, die als verbindliche Regeln das geordnete Zusammenleben von Menschen ermöglichen. Das Gewissen als persönliche moralische Instanz unterstützt das Abwägen zwischen Werten und Nichtwerten.*

Theorien und Prinzipien der allgemeinen Ethik finden ihren Niederschlag in der Pflegeethik, die sich als angewandte Ethik mit dem moralischen Handeln von Pflegepersonen beschäftigt. Dabei hat im Zuge der Professionalisierungsbestrebungen der Pflegeberufe ein Wandel innerhalb der pflegeethischen Diskussion von der Betrachtung des moralischen Charakters der Pflegepersonen hin zum konkreten moralischen Handeln in der Beziehung zu pflegebedürftigen Menschen und deren Angehörigen stattgefunden. Wichtige Prinzipien, die sich auch in den pflegerischen Berufskodizes wiederfinden, sind Autonomie, Wohltätigkeit, Gerechtigkeit, Aufrichtigkeit und Loyalität.

Für die pflegerische Berufsausübung kommt dem Begriff „Verantwortung" bzw. „verantwortliches Handeln" zentrale Bedeutung zu. Pflegerisches Handeln, als „Antwort" auf ausgesprochene und unausgespro-chene Fragen des pflegebedürftigen Menschen an die Pflegeperson, setzt die Bereitschaft zum Dialog in der pflegerischen Beziehung sowie pflegerisches Fachwissen voraus, um mit dem pflegebedürftigen Menschen gemeinsam zu einer tragbaren Entscheidung zu gelangen.

Hilfestellung im Prozess der moralischen Entscheidungsfindung können darüber hinaus Stufenpläne und Modelle ethischer Fallbesprechungen geben, die diesen Prozess strukturieren und systematisieren.

Literatur:

Arend, A. van der: Pflegeethik. Ullstein Medical, Wiesbaden 1998

Arend, A. van der, C. Gastmans: Ethik für Pflegende. Verlag Hans Huber, Bern 1996

Arndt, M.: Ethik denken – Maßstäbe zum Handeln in der Pflege. 2. Aufl. Thieme, Stuttgart 2007

Arndt, M.: Aus Fehlern lernen. Pflege 9 (1996) 12

Beauchamp, T. L., J. F. Childress: Principles of Biomedical Ethics, 7th ed., Oxford University Press, Oxford 2012

Bundesärztekammer (Hrsg.): Empfehlungen der Bundesärztekammer und der Zentralen Ethikkommission bei der Bundesärztekammer zum Umgang mit Vorsorgevollmacht und Patientenverfügung in der ärztlichen Praxis. Deutsches Ärzteblatt 33-34 (2013) A1580-A1585

Deutscher Bundestag: Drittes Gesetz zur Änderung des Betreuungsrechts. BGBl 2009 Teil I Nr. 48, 2286-2287

Dörries, A. et al. (Hrsg.): Klinische Ethikberatung. Ein Praxisbuch für Krankenhäuser und Einrichtungen der Altenpflege. 2. Aufl. Kohlhammer, Stuttgart 2010

Elsbernd, A.: Zum Verhältnis von pflegerischem Wissen, pflegerischer Handlungsfreiheit und den Grenzen des Gehorsams der individuellen Pflegeperson. Pflege 7 (1994) 105

Elsbernd, A., A. Glane: Ich bin doch nicht aus Holz. Wie Patienten verletzende und schädigende Pflege erleben. Ullstein Mosby, Berlin 1996

Fölsch, D.: Ethik in der Pflegepraxis. 2. Aufl. Anwendung moralischer Prinzipien auf den Pflegealltag. Facultas, Wien 2012

Fry, S. T.: Ethik in der Pflegepraxis. Anleitung für ethische Entscheidungsfindungen. Deutscher Berufsverband für Krankenpflege (DBfK), Eschborn 1995

Grundgesetz 47. Aufl., Beck, München 2016

Höffe, O. (Hrsg.): Lesebuch zur Ethik. Philosophische Texte von der Antike bis zur Gegenwart. 6. Aufl. Beck, München 2015

Höffe, O. (Hrsg.): Lexikon der Ethik. 7. Aufl., Beck, München 2008

Körtner, U.: Grundkurs Pflegeethik. 2. Aufl. Facultas, Wien 2011

Lay, R.: Ethik in der Pflege. Ein Lehrbuch für die Aus-, Fort- und Weiterbildung. 2. Aufl. Schlütersche Verlagsgesellschaft, Hannover 2012

Lauxen, O.: Moralische Probleme in der ambulanten Pflege. Eine deskriptive pflegeethische Untersuchung. Pflege 6 (2009) 421-430

Pieper, A.: Einführung in die Ethik, 6. Aufl., Tübingen 2007

Rabe, M.: Ethik in der Pflegeausbildung. Beiträge zur Theorie und Didaktik. Verlag Hans Huber, Bern 2009

Riedel, A. et al.: Zentrale Aspekte der Ethikkompetenz in der Pflege. Empfehlungen der Sektion Lehrende im Bereich der Pflegeausbildung und der Pflegestudiengänge in der Akademie für Ethik in der Medizin e.V. Ethik Med 2016 DOI 10.1007/s00481-016-0415-7

Riedel, A., S. Lehmeyer, A. Elsbernd: Einführung von ethischen Fallbesprechungen. Ein Konzept für die Pflegepraxis. 3. Aufl. Jakobs, Lage 2013

Richardson, J., I. Webber: Ethische Aspekte der Kinderkrankenpflege. Ullstein Medical, Wiesbaden 1998

Salomon, F. (Hrsg.): Praxisbuch Ethik in der Intensivmedizin. Konkrete Entscheidungshilfen in Grenzsituationen. 2. Aufl. MWV, Berlin 2012

Sass, H.-M. (Hrsg.): Ethik und öffentliches Gesundheitswesen. Ordnungsethische und ordnungspolitische Einflussfaktoren im öffentlichen Gesundheitswesen. Springer-Verlag, Berlin 1998

Schnell, M.W. (Hrsg.): Ethik der Interpersonalität. Die Zuwendung zum Menschen im Licht empirischer Forschung. Schlütersche Verlagsgesellschaft, Hannover 2005

Schnell, M.W.: Ethik als Schutzbereich. Kurzlehrbuch für Pflege, Medizin und Philosophie. Verlag Hand Huber, Bern 2008

Schnell, M.W. (Hrsg.): Patientenverfügung. Begleitung am Lebensende im Zeichen des verfügten Patientenwillens. Kurzlehrbuch für die Palliative Care. Verlag Hans Huber, Bern 2009

Schnepp, W., W. Scharf, S. Schoppmann, R. Wippermann: Pflegeforschung in der Psychiatrie. Ullstein Mosby, Berlin 1997

Schwerdt, R.: Eine Ethik für die Altenpflege. Verlag Hans Huber, Bern 1998

Steinkamp, N., B. Gordijn: Ethik in Klinik und Pflegeeinrichtung. Ein Arbeitsbuch. 2. überarb. Aufl., Wolters Kluwer Deutschland GmbH, Neuwied 2005

Tschudin, V.: Ethik in der Krankenpflege. RECOM, Basel 1988

Vollmann, J.: Patientenselbstbestimmung und Selbstbestimmungsfähigkeit. Beiträge zur klinischen Ethik. Kohlhammer, Stuttgart 2008

Watson, J.: Pflege: Wissenschaft und menschliche Zuwendung. Verlag Hans Huber, Bern 1996

Wulff, I. u. a.: Autonomie im Pflegeheim. Konzeptionelle Überlegungen zu Selbstbestimmung und Handlungsfähigkeit anhand eines Modells. Pflege 4 (2010) 240-248

Im Internet:
www.akik.de; Stand: 22.06.2017
www.deutscher-pflegerat.de; Stand: 22.06.2017
www.dbfk.de; Stand: 22.06.2017
www.bmfsfj.de; Stand: 22.06.2017
www.icn.ch; Stand: 22.06.2017

10 Kommunikation und Pflege

Anja Heißenberg*, Annette Lauber

Übersicht

Einleitung · 283
10.1 Kommunikation im täglichen Handeln · 284
10.2 Kommunikation als Regelkreis · 285
10.3 Formen der Kommunikation · 286
10.3.1 Verbale Kommunikation · 286
10.3.2 Nonverbale Kommunikation · 287
10.3.3 Kongruenz und Inkongruenz der Nachricht · 289
10.3.4 Beziehungen und Kommunikation · 289
10.4 Das Kommunikationsmodell nach Schulz von Thun · 291
10.4.1 Vier Seiten einer Nachricht · 292
10.4.2 Vier Empfangs-Ohren · 294
10.5 Kommunikationsstörungen vermeiden · 296
10.6 Kommunikation als Beziehungsgrundlage in der Pflege · 300
10.7 Spezielle Gesprächssituationen · 301
10.7.1 Vorüberlegungen · 301
10.7.2 Informationsgespräche · 306
10.7.3 Anleitungsgespräche · 310
10.7.4 Beratungsgespräche · 311
10.7.5 Kollegiale Beratung · 313
10.7.6 Konfliktgespräche · 314
10.8 Partnerzentrierte Gespräche · 315
10.9 Themenzentrierte Interaktion (TZI) · 318
10.9.1 Axiome · 318
10.9.2 Zentrale Elemente · 319
10.9.3 Postulate · 319
10.9.4 Hilfsregeln · 320
10.9.5 Themenzentrierte Interaktion in der Pflege · 321
10.10 Supervision · 321
10.10.1 Supervision in der Pflege · 322
10.10.2 Formen der Supervision (Setting) · 323
10.10.3 Balint-Gruppen · 324
Fazit · 325
Literatur · 325

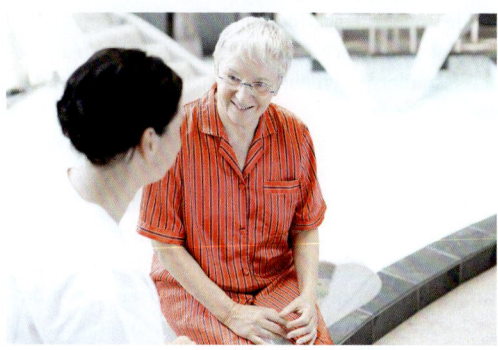

Schlüsselbegriffe

▶ Verbale Kommunikation
▶ Nonverbale Kommunikation
▶ Kongruente Botschaft
▶ Inkongruente Botschaft
▶ Beziehung
▶ Kommunikationsstörung
▶ Aktives Zuhören
▶ Partnerzentriertes Gespräch
▶ Supervision
▶ Themenzentrierte Interaktion
▶ Feedback

Einleitung

Kommunizieren ist eine grundlegende Tätigkeit jedes Menschen. Es ermöglicht den Informationsaustausch zwischen Menschen bezüglich Sachfragen, aber auch die Mitteilung von Stimmungen, Wünschen, Gefühlen und Bedürfnissen. Menschen treten über verbale und nonverbale Kommunikation zueinander in Beziehung.

Das gilt nicht nur im privaten Bereich, sondern auch für das berufliche pflegerische Handeln: Der Pflegeprozess ist sowohl ein Problemlösungs- als auch ein Beziehungsprozess, der nur dann erfolgreich verlaufen kann, wenn sich die beteiligten Personen einander mitteilen können.

Darüber hinaus erfordert auch die Kooperation im Team kommunikative Kompetenzen. Kommunikation ist jedoch ein sehr komplexes Geschehen und hierdurch sehr störanfällig. Nicht immer versteht der Gesprächspartner das Gesagte so, wie es gemeint ist. Die Folge hiervon sind Kommunikationsstörungen, die sich nicht nur auf den Informationsfluss, sondern auch auf die Beziehung zwischen den Gesprächspartnern auswirken können.

Sowohl im persönlichen als auch im beruflichen Bereich sind deshalb Kenntnisse über die verschiedenen Ausdrucksformen und möglichen Störfaktoren der Kommunikation unerlässlich. Mögliche Störfaktoren erkennen hilft, Kommunikationsstörungen zu vermeiden, und trägt dazu bei, Kommunikationsabläufe und zwischenmenschliche Beziehungen effektiv und erfolgreich zu gestalten.

Das folgende Kapitel beschreibt die Grundlagen zwischenmenschlicher Kommunikation, gibt Hilfen zum Vermeiden von Kommunikationsstörungen und geht auf verschiedene Gesprächsarten und -formen des pflegerischen Alltags ein.

10.1 Kommunikation im täglichen Handeln

 Definition: *Als* **Kommunikation** *wird der Prozess der Informationsübertragung zwischen Individuen mittels sprachlicher (verbaler) und/oder nichtsprachlicher (nonverbaler) Ausdrucksmittel bezeichnet.*

In einer hochtechnisierten Zeit findet Informationsaustausch als eine besondere Form auch zwischen Mensch und Maschine (als Hilfsmittel) statt.

Im Zusammenhang mit der Pflege interessiert vor allem die Kommunikation zwischen Menschen. Diese Art der Kommunikation wird auch als interpersonale bzw. zwischenmenschliche Kommunikation bezeichnet.

 Definition: Kommunikation *ist die Verständigung durch die Verwendung von Zeichen und Sprache, die der Übertragung und dem Austausch von Informationen dienen.*

Kommunizieren ist eine Tätigkeit, die von jedem Menschen in vielfältiger Form ständig ausgeübt wird. Und doch gibt es gleichzeitig kaum etwas im Leben, das so oft für Missverständnisse verantwortlich ist wie eine missglückte Kommunikation.

Im menschlichen Zusammenleben erfüllt die Kommunikation vielfältige Aufgaben:
- Kommunikation ermöglicht den Austausch, die Vermittlung und die Aufnahme von Sachinformationen.
- Kommunikation ermöglicht den Austausch, die Vermittlung und die Aufnahme von Gefühlen, Empfindungen und Bedürfnissen.
- Kommunikation ermöglicht die Einflussnahme auf das Verhalten anderer Menschen und trägt so entscheidend zur Organisation menschlichen Zusammenlebens bei.

Ohne Kommunikation ist ein geregeltes Zusammenleben nicht denkbar. Sie bietet Menschen die Möglichkeit, ihre Bedürfnisse zu äußern und mit anderen Menschen in Kontakt zu treten, um z. B. Beziehungen einzugehen und aufrechtzuerhalten.

Dementsprechend kann Kommunikation als die Grundlage menschlicher Beziehungen bezeichnet werden. Deshalb ist Kommunikation auch eine Form der Interaktion zwischen Menschen. Dabei regelt die Sprache als Kommunikationsmittel zu einem wesentlichen Teil menschliches Zusammenleben.

Zwischenmenschliche Beziehungen sind auch die Grundlage zwischen Pflegeperson und Patient. Der Pflegeprozess ist sowohl ein Problemlösungs- als auch ein Beziehungsprozess.

Ein wesentliches Mittel zum Aufbau einer professionellen Beziehung zum hilfsbedürftigen Menschen ist die Kommunikation mit ihren verschiedenen Formen. Ohne Kommunikation ist das Pflegeprozessgeschehen nicht denkbar.

Aus diesem Grund ist kommunikative Kompetenz eine Voraussetzung für pflegerisches Handeln und im Weiteren auch die Grundlage des beruflichen Miteinanders.

10.2 Kommunikation als Regelkreis

Zwischenmenschliche Kommunikation umfasst mehrere Aspekte, die in ihrem Zusammenwirken als Regelkreis der Kommunikation dargestellt werden können (**Abb. 10.1**).

Zu diesen Aspekten gehören: der Sender einer Nachricht, die Kommunikationsmittel und Kommunikationskanäle, der Empfänger der Nachricht und das sog. „Feedback", die Antwort bzw. Reaktion des Empfängers auf die gesendete Nachricht. Der Sender vermittelt Informationen in Form einer Nachricht. Diese Informationen können auf unterschiedliche Art und Weise codiert bzw. verschlüsselt sein, d. h. er bedient sich zur Informationsweitergabe verschiedener Kommunikationsmittel.

Hierzu gehören vor allem das gesprochene und/oder das geschriebene Wort, z. B. in Form von Zeitungsartikeln, Briefen, Gedichten etc. Zu den Kommunikationsmitteln werden aber auch Gemälde, Bilder, Morsezeichen oder etwa die Blindenschrift gerechnet.

Je nach gewähltem Kommunikationsmittel wird ein entsprechender Kommunikationskanal aktiviert. Das gesprochene Wort wird beispielsweise über den Kommunikationskanal „Hören" aufgenommen. Setzt der Sender neben der Sprache in Form von Gestik, Mimik oder Körperhaltung zusätzliche Kommunikationsmittel ein, spricht er den Empfänger in diesem Moment nicht nur über den Kommunikationskanal „Hören" sondern auch über das „Sehen" an.

Wichtig ist hierbei, dass der Sender für die Übermittlung seiner Nachricht ein Kommunikationsmittel wählt, das der Empfänger auch verstehen kann. Der Empfänger kann die Nachricht nur decodieren, bzw. entschlüsseln, wenn er in der Lage ist, den Code des Senders zu verstehen. Wird beispielsweise von einem Sender eine Nachricht in deutscher Sprache gesendet, muss er sicher sein, dass der Empfänger seiner Nachricht die deutsche Sprache versteht. Gleiches gilt für das Senden von Nachrichten mit vielen „Fremdwörtern" bzw. spezifischen Fachausdrücken.

Hat der Empfänger die Nachricht decodiert und aufgenommen, teilt dieser im Idealfall dem Sender wörtlich mit, wie er die Nachricht verstanden hat. Durch dieses sog. „Feedback" (Rückmeldung), kann der Sender erkennen, ob die Botschaft in seinem Sinne angekommen ist. Aber auch Gestik und Mimik, z. B. ein fragender Gesichtsausdruck, kann dem Sender einer Nachricht mitteilen, ob und wie seine Aussage vom Empfänger verstanden worden ist. In dem Moment, in dem der Empfänger das Feedback sendet, wird auch er zum Sender einer Nachricht, unabhängig davon, ob diese Reaktion sprachlich oder nichtsprachlich, eindeutig oder uneindeutig gezeigt wird.

Im Regelkreis der Kommunikation erzeugt das Verhalten des Senders wiederum Verhalten (Reaktionen) des Gesprächspartners. Der Philologe und

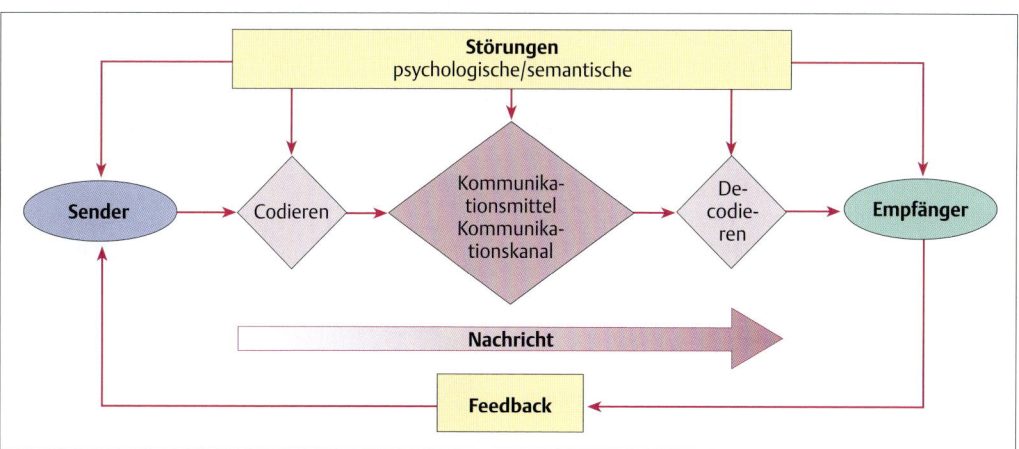

Abb. 10.1 Regelkreis der Kommunikation

Psychologe Watzlawick, der sich u. a. mit menschlicher Kommunikation beschäftigte, formulierte hierzu folgenden Grundsatz: „Jedes Verhalten erzeugt ein Gegenverhalten!"

Hierdurch schließt sich der Regelkreis und beginnt von neuem. In allen Sequenzen verbergen sich mögliche Störfaktoren, die den Regelkreis der Kommunikation behindern können. Insbesondere im Bereich der Codierung und Decodierung können Missverständnisse auftreten, da diese Bereiche den Gesprächspartnern viel Gestaltungsfreiheit erlauben. Die Ursachen für mögliche Störungen sind vielseitig: sie können sowohl im semantischen als auch im psychologischen Bereich, also der Wahrnehmung liegen. Semantische Störungen stehen häufig im Zusammenhang mit dem gewählten Kommunikationsmittel. Wenn Sender und Empfänger einer Nachricht nicht dieselbe Sprache sprechen oder ein Vokabular gewählt wird, das dem Empfänger nicht vertraut ist, kann die gesendete Nachricht nicht entschlüsselt werden. Gleiches gilt für nonverbale Kommunikationsmittel wie Mimik, Gestik, etc., die z. B. in verschiedenen Kulturen unterschiedliche Bedeutung haben.

Psychologische Störungen des Regelkreises hängen i. d. R. mit der psychischen Verfassung des Senders oder Empfängers einer Nachricht zusammen. Eine wichtige Rolle spielt hierbei auch die bestehende Beziehung zwischen den Kommunikationspartnern. Kommunikation wird beeinflusst von den verschiedenen Beziehungen (Rollen und Erwartungen, berufliche Positionen) von Menschen zueinander, aber Kommunikation beeinflusst auch die Gestaltung von Beziehungen.

Merke: *Im Regelkreis der Kommunikation bedienen sich Sender und Empfänger verschiedener Kommunikationsmittel und -kanäle, um sich zu verständigen. Um eine gesendete Nachricht verstehen zu können, muss der Code des Senders vom Empfänger decodiert werden. Gelingt dieses nicht, kann es zu Kommunikationsstörungen kommen.*

Zusammenfassung:
Interpersonale Kommunikation
- Aufgaben: Kommunikation von Sachinformationen und Mitteilungen über Gefühle,
- wesentliches Mittel zum Aufbau einer professionellen Beziehung zum Patienten,
- Kommunikation geschieht in einem Regelkreis (Feedback-Schleife),
- Kommunikation kann bei Störungen zu Missverständnissen führen.

10.3 Formen der Kommunikation

Der Mensch verfügt durch verbale (sprachliche) und nonverbale (nicht-sprachliche) Ausdrucksmöglichkeiten über zwei Hauptformen der Informationsübertragung. Auf die verschiedenen Ausdrucksformen und ihre Bezüge zueinander wird in den folgenden Teilkapiteln eingegangen.

10.3.1 Verbale Kommunikation

Zur **verbalen Kommunikation** wird das gesprochene, das geschriebene und auch das vertonte Wort gezählt. Sprache und Stimme eines Menschen als Träger der verbalen Kommunikation spielen eine entscheidende Rolle.

Die verbale Kommunikation wird auch als digitale Kommunikation bezeichnet. Sprache ist die differenzierteste Möglichkeit, sich ganzheitlich darzustellen. Kinder erwerben das Sprachverständnis etwa im zweiten, das Sprachvermögen im dritten Lebensjahr. Ob die Fähigkeit des Spracherwerbs genetisch bedingt ist, wird bis heute kontrovers diskutiert.

Gesichert ist dagegen die Tatsache, dass Menschen ein gewisses sprachliches Umfeld benötigen, um sprechen zu lernen. Um herauszufinden, welche Nationalsprache isolierte Menschengruppen erlernen würden, wurden um das 15. Jahrhundert von dem schottischen König James IV. recht unmenschliche Versuche durchgeführt. Die isolierten Men-

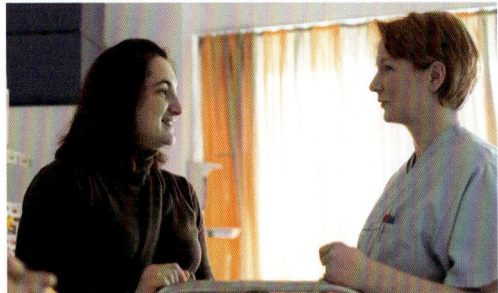

Abb. 10.2 Kommunikation ist ein wesentlicher Bestandteil professioneller Pflege

schen entwickelten aber wider Erwarten eine ganz eigene Laut- und Zeichensprache. Daraus kann zum einen geschlossen werden, dass Menschen in Gruppen eine Art Sprache als Kommunikationsmittel entwickeln, dass aber zum Erlernen einer bestimmten Nationalsprache ein entsprechendes sprachliches Umfeld nötig ist.

Das soziale Umfeld wirkt sich auf Art und Umfang des Wortschatzes aus. Dieser wird unterschieden in einen aktiven Wortschatz, also Wörter, die von einem Menschen in Sprache und Schrift verwendet werden, und einen passiven Wortschatz, d. h. Wörter, die lediglich verstanden werden. Eine erfolgreiche Kommunikation ist allerdings auch abhängig vom Sprachcode, den eine Person aufgrund von Erziehung und sozialer Umgebung erfahren hat. Wissenschaftler unterscheiden diesbezüglich den restringierten vom elaborierten Sprachcode.

Der restringierte Sprachcode ist u. a. gekennzeichnet durch geringe Ausdrucksalternativen und eine bildliche Darstellung von Sachverhalten. Der elaborierte Sprachcode zeichnet sich demgegenüber aus durch einen differenzierten Wortschatz und die Fähigkeit, abstrakte Sachverhalte verbal darstellen zu können.

Innerhalb einer Landessprache werden zudem häufig Dialekte gesprochen, die je nach Situation zum Gelingen, aber auch Misslingen von Kommunikationsabläufen beitragen können. Sprache und Wortschatz variieren z. B. aber auch zwischen einzelnen Berufsgruppen. Hier werden häufig sogenannte „Fachsprachen" gesprochen, da die Alltagssprache mit ihren regionalen und sprachlichen Varianten und individuellen persönlichen Prägungen einer fachlichen Verständigung nur begrenzt gerecht werden kann (s. a. Band 2, Kap. 4).

Eine Fachsprache dient dem effizienten und ökonomischen Informationsaustausch innerhalb bzw. zwischen Berufsgruppen. Ein Ansatz einer einheitlichen Fachsprache in der Pflege ist die Anwendung von Pflegediagnosen (s. a. Kap. 7).

So sehr die Fachsprache in der Kommunikation zwischen Berufsangehörigen und im Rahmen der Professionalisierung der Pflegeberufe von Nutzen ist, darf sie als Kommunikationsmittel jedoch nur in Situationen verwendet werden, in denen beide Kommunikationspartner diesen Sprachcode verstehen. In der Kommunikation zwischen Pflegepersonen und hilfsbedürftigen Menschen sollte sie deshalb nicht eingesetzt werden, da zunächst davon ausgegangen werden muss, dass diese die Fachsprache nicht beherrschen.

Merke: *Die sprachlichen Aspekte Sprachcode, Dialekt und Fachsprache können zu Kommunikationsstörungen führen, wenn die Sprache (das Kommunikationsmittel) vom Empfänger nicht decodiert werden kann.*

Die Fähigkeit, die Stimme einzusetzen, ist abhängig von anatomischen und physiologischen Voraussetzungen und entwickelt sich durch Erziehung, Gewohnheiten und Erfahrungen. Ihr Einsatz kann trainiert werden. Sie dient als natürliches Kommunikationsmittel des gesprochenen Wortes und besitzt eine starke Ausdruckskraft. Sie kann beim Gesprächspartner gewollte, aber auch ungewollte Empfindungen auslösen.

Der Klang einer Stimme wird als tief, hoch, rau, nasal, hell, sanft etc. beschrieben. Ferner vermitteln Aspekte wie Geschwindigkeit und Rhythmus dem Empfänger Informationen über die Befindlichkeit des Senders.

Beispiel: *Einen Menschen, dessen Stimme in den Ohren des Empfängers ungewöhnlich hoch klingt, durch schnelle Sprechgeschwindigkeit gekennzeichnet ist, einen unregelmäßigen Rhythmus hat, wobei vielleicht sogar Wortsilben verschluckt werden, wird der Empfänger wahrscheinlich als aufgeregt interpretieren, selbst dann, wenn die verwendeten Worte sehr sachlich sind.*

Auch die Betonung der einzelnen Worte kann die eigentlichen Gedanken des Senders verraten. Je nach der Beziehung der beiden Kommunikationspartner kann die Stimme unterschiedliche Empfindungen auslösen, wie z. B. Verärgerung, Betroffenheit oder auch Besorgnis. Welche Ausdruckskraft allein die Stimme im Rahmen der verbalen Kommunikation hat, wird besonders beim Telefonieren deutlich, da hier die optische Wahrnehmung des Gesprächspartners vollständig entfällt.

10.3.2 Nonverbale Kommunikation

Definition: *Die nonverbale Kommunikation bezieht sich auf die Körpersprache und wird über Körperhaltung, Mimik und Gestik ausgedrückt.*

Aber auch Gegenstände, wie etwa ein Blumenstrauß als Zeichen der Zuneigung, haben zu entsprechenden Anlässen eine eigene Aussagekraft.

Etwa 65 % des Kommunikationsablaufes erfolgen über den Einsatz von Körpersprache, die i. d. R. unbewusst vonstatten geht. Die Körpersprache hat also einen wesentlichen Anteil an der zwischenmenschlichen Kommunikation. Wird diese Tatsache im Gespräch beachtet und werden die nonverbalen Signale in der Kommunikation berücksichtigt, kann Missverständnissen vorgebeugt werden.

Merke: *Körpersprache qualifiziert die verbale Kommunikation zusätzlich und gibt Aufschluss über Gefühle und Beziehung der Gesprächspartner zueinander.*

Die Körperhaltung eines Menschen bestimmt ganz wesentlich den Eindruck, den dieser bei einem anderen hinterlässt. Häufig ist die Körperhaltung Ausdruck der emotionalen Stimmung eines Menschen.

Beispiel: *Eine gekrümmte Körperhaltung mit hängenden Schultern und eingezogenem Kopf lässt z. B. auf ein mangelndes Selbstwertgefühl oder auf eine momentane Niedergeschlagenheit schließen. Demgegenüber drückt eine gerade Haltung mit erhobenem Kopf und straffen Schultern eher positives Selbstwertgefühl oder eine momentan gehobene Stimmung aus (*Abb. 10.3*).*

Damit wird deutlich, dass die Art der Körperhaltung im Rahmen der Kommunikation ebenfalls Informationen bzw. Nachrichten übermittelt.

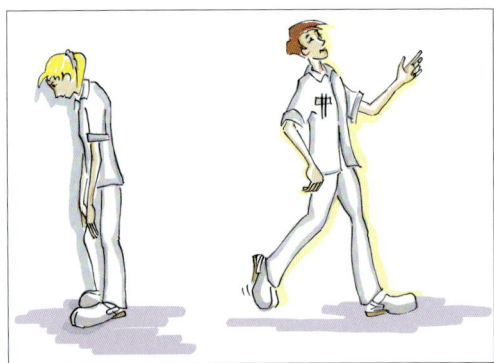

Abb. 10.3 Selbstwertgefühl

Unter dem Begriff Gestik werden alle menschlichen Gebärden zusammengefasst. Vor allem die Bewegungen der Arme und Hände begleiten die verbale Kommunikation. Sie werden auch als Ausdrucksbewegungen bezeichnet und können zur Verstärkung des gesprochenen Wortes eingesetzt werden.

Als Mimik wird das Mienenspiel des Gesichtsausdrucks mittels Gesichtsmuskulatur bezeichnet. Auch der Gesichtsausdruck eines Menschen kann Informationen über seine emotionale Stimmung geben. Lachen, Weinen, Stirnrunzeln etc. sind beobachtbare mimische Ausdrucksmöglichkeiten.

Merke: *Der Kommunikationswissenschaftler Paul Watzlawick betont die Bedeutung nonverbaler Aspekte in der Kommunikation, indem er den Grundsatz formuliert: „Man kann nicht nicht kommunizieren. Alles Verhalten in einer zwischenmenschlichen Situation hat Mitteilungscharakter".*

Jedes Verhalten und jede Körperhaltung, aber auch Schweigen bzw. Regungslosigkeit, wirkt beim Gesprächspartner und erzeugt immer ein Gegenverhalten.

Merke: *Zu den nonverbalen Kommunikationsformen gehören Körperhaltung, Mimik und Gestik.*

■ Kulturelle Besonderheiten nonverbaler Kommunikation

Die Kommunikation über nonverbale Ausdrucksmöglichkeiten ist stark von der Zugehörigkeit zu einer kulturellen Gruppe geprägt. Körperhaltung, Mimik und Gestik werden in unterschiedlichen Kulturen mit unterschiedlicher Bedeutung belegt. So stellt das Kopfnicken in unserem Kulturkreis eine bejahende Geste, das Wiegen des Kopfes eine Haltung der Skepsis dar. In manchen indischen Regionen wird unter dem Wiegen des Kopfes jedoch eine Geste der Zustimmung verstanden.

■ Distanz und Nähe

Neben den bisher beschriebenen Kommunikationsformen gibt auch die Distanz, die Gesprächspartner einhalten, Aufschluss über ihre Beziehung und über die Art der Kommunikation. In der öffentlichen Distanzzone, die im westlichen Kulturkreis ca. 4 m beträgt, nehmen wir andere Menschen wahr.

In unpersönlichen Beziehungen, wie z. B. auf einem städtischen Amt, wird die sog. soziale Distanz eingehalten, bei der Körperkontakt ausgeschlossen wird. Bewegt sich ein Mensch unter Menschen in gewöhnlichen Alltagssituationen, so versucht er automatisch, einen Schutzabstand von etwa einem Meter um sich herum zu erhalten, was als persönliche Distanz bezeichnet wird. Die Intimdistanz beschreibt die Nähe, die den körperlichen Kontakt zwischen zwei Liebenden erlaubt.

Die einzelnen Distanzen können als eine Art Schutzzone des Menschen gesehen werden. Nur ausgewählte Personen wie Freunde oder Lebenspartner dürfen die persönliche bzw. die Intimdistanz „betreten". Die besondere Bedeutung der einzelnen Distanzen wird immer dann offensichtlich, wenn es auf engem Raum zu einem Gedränge mit Körperkontakt kommt. Hierbei wird die persönliche Distanz einzelner Menschen „verletzt". Die Art der gewählten Distanz während der Kommunikation lässt dementsprechend Rückschlüsse auf die Beziehung der Kommunikationspartner zu.

Merke: *Die räumliche Distanz kennzeichnet die Art einer Kommunikationssituation und zeigt die Beziehung zweier Menschen zueinander auf. Es werden die öffentliche, die soziale, die persönliche Distanz und die Intimdistanz unterschieden.*

10.3.3 Kongruenz und Inkongruenz der Nachricht

Verbale und nonverbale Kommunikation mit ihren jeweiligen Aspekten gehören eng zusammen. Sie können sich gegenseitig ergänzen, aber auch im Widerspruch zueinander stehen. Stimmt die Körpersprache mit der verbalen Aussage und dem Tonfall überein, wird dies als **kongruente Botschaft** bezeichnet.

Beispiel: *Äußert z. B. ein hilfsbedürftiger Mensch gegenüber einer Pflegeperson seine Angst vor einer Operation, neigt dabei seinen Kopf und lässt die Schultern fallen, so wird seine Aussage von der nonverbalen Ausdrucksform bestätigt und bekräftigt. Die verbale Nachricht „Ich habe Angst vor der Operation" wird durch die nonverbale Nachricht (gesenkter Kopf, hängende Schultern) un-*

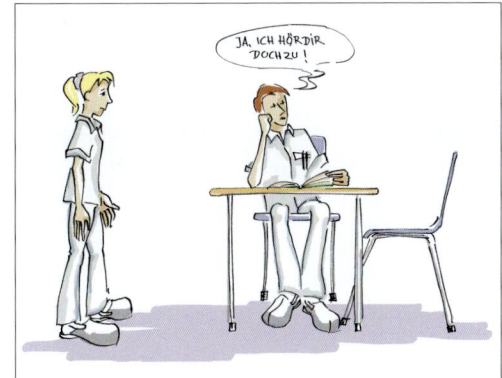

Abb. 10.4 Inkongruente Nachricht

terstützt. Beide passen zueinander; die Pflegeperson erhält eine eindeutige Nachricht.

Stimmt die Körpersprache nicht mit der sprachlichen Aussage überein, wird dies als **inkongruente Botschaft** bezeichnet.

Antwortet z. B. ein hilfsbedürftiger Mensch auf die Frage nach seinem Befinden „Mir geht es gut", macht dabei jedoch gleichzeitig eine abwertende Handbewegung mit einem resignierten Gesichtsausdruck, passen verbale und nonverbale Kommunikation nicht zueinander (**Abb. 10.4**). Diese Art der Botschaft ist für den Gesprächspartner schwierig zu interpretieren. Der Empfänger der Botschaft ist unsicher, ob er der verbalen oder nonverbalen Nachricht Glauben schenken soll. Inkongruente Botschaften bedürfen deshalb unbedingt der Klärung (s. a. 10.4).

Verschiedene Situationen, emotionale Empfindungen, Hoffnungslosigkeit, Ärger etc. können Ursache für das mehrdeutige Verhalten des betreffenden Menschen sein. Oftmals hängt es damit zusammen, dass der Sender sich selbst über eine Situation unklar ist. Um in dieser Situation eine weitere erfolgreiche Kommunikation zu ermöglichen, liegt es an dem Gegenüber, in obigem Beispiel an der Pflegeperson, durch gezieltes Nachfragen die eigentliche Botschaft zu ermitteln (**Abb. 10.5**).

10.3.4 Beziehungen und Kommunikation

Wie kommuniziert wird, ist auch abhängig von der bereits bestehenden **Beziehung**, die von Rollenerwartungen geprägt wird. Menschen haben aufgrund ihres Alters, ihrer beruflichen Position, ihrer privaten Umgebung usw. bestimmte Aufgaben zu

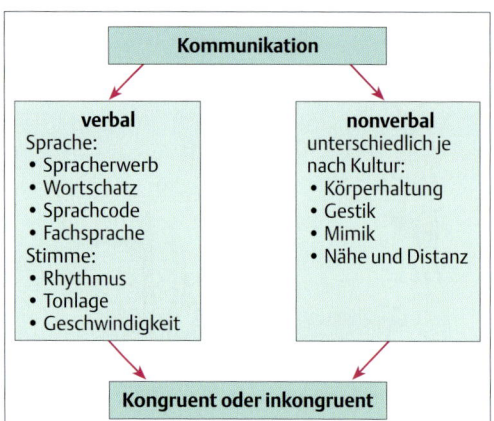

Abb. 10.5 Verbale und nonverbale Kommunikation

erfüllen. Im Wissen um die verschiedenen Aufgaben erwarten Mitmenschen diesbezüglich ein entsprechendes Verhalten, was sich auch in der Kommunikation widerspiegelt.

Merke: Watzlawick formuliert hierzu den Grundsatz: „Jede Kommunikation hat einen Inhalts- und einen Beziehungsaspekt". Das „Was" einer Nachricht deutet dabei auf den Inhalt hin, das „Wie" der Nachricht auf die Beziehung der Gesprächspartner, und beinhaltet, wie der Sender die Nachricht vom Empfänger verstanden haben möchte.

Kommunikation bzw. Interaktion kann in Abhängigkeit von Beziehungen, Rollen und Positionen in vier verschiedene Grundtypen unterschieden werden, die alle je nach Situation ihre Vor- und Nachteile sowie ihre Berechtigung haben können: es geht um die asymmetrische, die symmetrische, die wechselseitige Kommunikation sowie die Pseudokommunikation.

Asymmetrische Kommunikation

Die asymmetrische Kommunikation ist durch ein Hierarchiegefälle, durch Rollenunterschiede der kommunizierenden Personen gekennzeichnet, wie z. B. eine unterschiedliche Machtverteilung. Dabei verläuft die Kommunikation nach bestimmten Regeln, wobei der „Ranghöhere" aufgrund seiner Autorität z. B. Anweisungen, Befehle oder Empfehlungen von Verhaltensweisen erteilt und somit das Verhalten des Gegenüber dirigieren und kontrollieren kann.

Der „rangniedrigeren" Person kommt dabei die Rolle des nach Anweisung Reagierenden zu. Innerhalb asymmetrischer Kommunikationsabläufe können sich beide Gesprächspartner ergänzen, was auch komplementär asymmetrisch genannt wird.

Beispiel: *Eine Mutter wird mit ihrem Kleinkind eine eher leitende, anweisende Kommunikation führen, um in ihrer Rolle als Mutter dem Kind Anleitung und Sicherheit zu bieten. Auch zwischen Lehrern und Schülern finden sich asymmetrische Beziehungen mit der entsprechenden Kommunikationsweise.*

Die Gründe für das Ungleichgewicht in den Beziehungen können unterschiedlich sein: In der Erziehung ist der Sicherheitsaspekt oft ein Hauptgrund für die asymmetrische Kommunikation, während z. B. in der Bundeswehr die Amtsautorität und somit die Befugnis, Befehle zu erteilen, eine Rolle spielen.

Oft sind bei Berufsgruppen innerhalb einer Institution, wie z. B. dem Krankenhaus, die verschiedenen Kompetenzbereiche mit Weisungsbefugnis ein Grund für asymmetrische Kommunikation.

Symmetrische Kommunikation

Die symmetrische Kommunikation stellt ein Streben nach gleichberechtigter Kommunikation und nach Verminderung von Rollen- und Statusunterschieden dar. Sie ist gekennzeichnet durch den gemeinsamen partnerschaftlichen Informationsaustausch. Die Kommunikation verläuft auf einer Ebene, d. h., es besteht kein Hierarchiegefälle, also z. B. keine Weisungsbefugnis.

Die symmetrische Kommunikation findet unter gleichberechtigten Kollegen, Freunden, Ehepartnern usw. statt. Sie ist die zwischen Pflegepersonen und hilfsbedürftigem Menschen geeignete Gesprächsform, um eine vertrauensvolle Beziehung zu fördern.

Wechselseitige Kommunikation

Von einer wechselseitigen Kommunikation ist die Rede, wenn die Gesprächspartner wechselseitig sachlich und zielgerichtet Bezug nehmen auf die Informationen. Nur wenn sie jeweils genau auf die Inhalte des Gesagten, d. h. auf die Argumentation des Gesprächspartners eingehen, kann das Gesprächsziel erreicht werden. Daher bildet die wechselseitige Kommunikation die Grundlage für die unter 10.7 dargestellten Gesprächstypen.

Pseudokommunikation
Die Pseudokommunikation hat bestimmte Rituale, wie es z. B. bei einer Vereidigung oder einem Gottesdienst der Fall ist. Es gibt eine feste Rollenverteilung und religiöse Rituale.

Die Absicht der Kommunikation ist bereits vor der eigentlichen Durchführung bekannt, so dass die Kommunikationspartner nach einem festgelegten und ihnen bekannten Schema agieren können. Ebenso ist die Position und Beziehung der Kommunizierenden bereits im Vorfeld festgelegt.

Rollenmerkmale
Die Beziehungen bei der Kommunikation werden oft durch Rollenmerkmale verstärkt, wie z. B. äußere Attribute oder stumme Merkmale, die eine Aussagekraft (Signalkraft) besitzen und dadurch zu einem automatischen Verhalten führen können. Äußere Attribute können sich positiv oder negativ auf eine Beziehung auswirken.

Beispiel: *So geben im Krankenhaus die Kleidung, deren Farbe und das Namensschild einer Person klare Signale über ihre Position, Stellung und Aufgabe, wodurch eine Rollenzuschreibung stattfindet, die dann die Form der Kommunikation und der Beziehung beeinflusst bzw. regelt (*Abb. 10.6*).*

Ähnlich kann es einem Menschen ergehen, der einem anderen zum ersten Mal begegnet und aufgrund äußerer Merkmale zu einer Bewertung des anderen kommt.

Auch frühere Erfahrungen spielen eine Rolle.

Beispiel: *Wenn Kinder von einer Person in weißer Kleidung eine schmerzhafte Spritze erhalten haben, werden die äußeren Attribute, wie z. B. der weiße Kittel, mit erlebten Schmerzen verbunden und lösen die Erinnerung an eine unbeliebte Situation aus.*

Damit wird die Kommunikation dann stark beeinflusst von den Erwartungshaltungen und den Rollenzuschreibungen zwischen den Kommunikationspartnern.

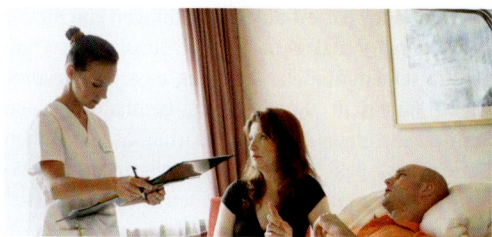

Abb. 10.6 Rollenmerkmale und äußere Attribute einer Rolle nehmen Einfluss auf die Kommunikation

Merke: *Kommunikation und die Gestaltung von Beziehungen wird u. a. beeinflusst von Erwartungen an Personen aufgrund ihrer beruflichen Rolle. Diese kann durch äußere Rollenmerkmale verstärkt werden.*

Zusammenfassung:
Beziehung und Kommunikation
- Asymmetrische Kommunikation ist gekennzeichnet durch Rollenunterschiede und ein Hierarchiegefälle.
- Symmetrische Kommunikation bezeichnet die Kommunikation zwischen gleichberechtigten Gesprächspartnern.
- Wechselseitige Kommunikation meint den wechselseitigen Austausch aufeinander bezogener Äußerungen.
- Pseudokommunikation erfolgt mittels festgelegter Schemata.
- Rollenmerkmale und äußere Attribute einer Rolle beeinflussen die Kommunikation und die Beziehungen zwischen Gesprächspartnern.

10.4 Das Kommunikationsmodell nach Schulz von Thun

Erfolgreiche Kommunikation ist nicht nur von den bereits beschriebenen Aspekten abhängig. Der deutsche Professor Friedemann Schulz von Thun, der sich an der Universität Hamburg im Fachbereich Psychologie intensiv mit Informationsvermittlung beschäftigt hat, entwarf 1977 ein Modell der Kommunikation, das auch als „Quadrat der Nachricht" bezeichnet wird (**Abb. 10.7**).

Das Modell basiert auf Entwicklungen von Bühler (1934) und Watzlawick (1969). Schulz von Thun geht in seinem Modell davon aus, dass jede gesprochene Nachricht vier Aspekte beinhaltet: einen Sachaspekt, einen Selbstoffenbarungsaspekt, einen Beziehungsaspekt und einen Appellaspekt. Die Aspekte werden auch als die „Seiten einer Nachricht" bezeichnet.

Das Modell beschreibt, dass innerhalb einer einzigen Aussage vier verschiedene Informationen i. d. R. unterschiedlicher Bedeutung weitergegeben werden, obwohl nur der Sachaspekt wörtlich ausgesprochen wird. Schulz von Thun unternimmt eine differenzierte Beschreibung des Kommunikationsgeschehen in den Bereichen „Codierung" und „Decodierung" der Nachricht, die in der **Abb. 10.1** bereits angesprochen wurden. Im Folgenden werden die vier Aspekte einer Nachricht näher beschrieben (**Abb. 10.8**).

10.4.1 Vier Seiten einer Nachricht

Sachaspekt

Der Sachaspekt einer Nachricht umfasst die reine sachliche Information. Die Sachlichkeit einer Nachricht ist dann gegeben, wenn weitere versteckte oder auch offene Botschaften, die noch der Decodierung bedürften, den Informationsaustausch nicht stören und keinen Einfluss nehmen.

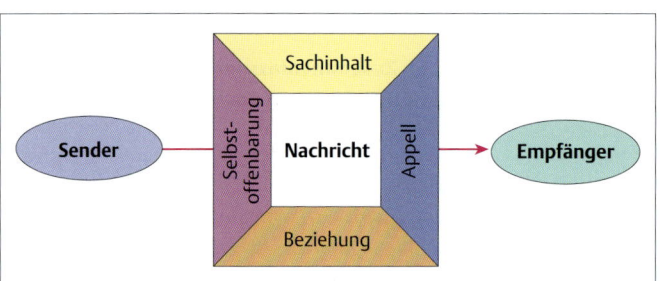

Abb. 10.7 Quadrat der Nachricht

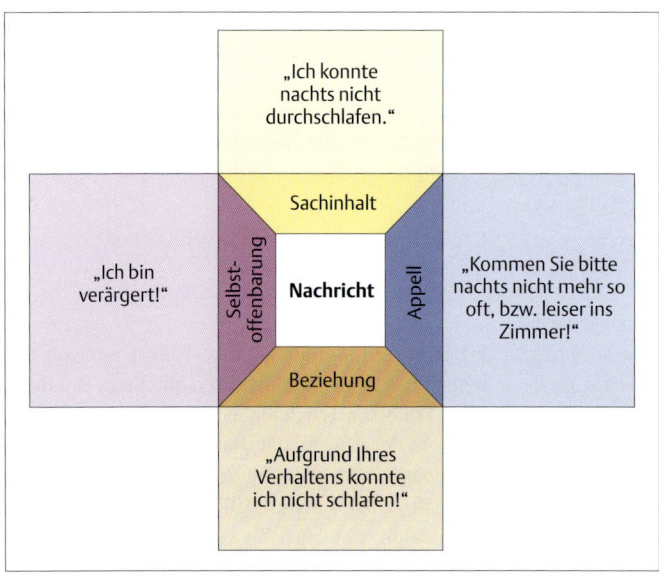

Abb. 10.8 Quadrat der Nachricht mit Beispiel

10.4 Das Kommunikationsmodell nach Schulz von Thun

Beispiel: *Herr M. morgens zur nachtdiensthabenden Pflegeperson: „Jedesmal, wenn Sie ins Zimmer kamen, bin ich aufgewacht und habe ewig gebraucht, bis ich wieder einschlafen konnte." Die Sachinformation dieser Aussage beinhaltet, dass Herr M. nicht durchschlafen konnte und die Nachtschwester mehrmals ins Zimmer kam.*

Merke: *Der Sachaspekt einer Nachricht beinhaltet reine Informationen zur Sache.*

Selbstoffenbarungsaspekt

Nach Schulz von Thun enthält eine Nachricht neben der Sachinformation auch einen Selbstoffenbarungsaspekt. Dieser „offenbart" Informationen über den Sender, sog. Ich-Botschaften. Dabei offenbart der Sender etwas von sich und seiner Persönlichkeit. Dieses kann freiwillig und bewusst oder unfreiwillig und unbewusst geschehen. Offenbart der Sender einer Nachricht bewusst etwas von sich und seiner Persönlichkeit („so bin ich"), um bei seinem Gesprächspartner ein bestimmtes gewünschtes Bild von sich zu produzieren, so wird diese Art der Selbstoffenbarung auch als „Selbstdarstellung" bezeichnet. Die unbewusste Selbstoffenbarung, welche auch „Selbstenthüllung" genannt wird, geschieht häufig über den nonverbalen (Mimik, Gestik etc.) aber auch über den verbalen Ausdruck (Wortwahl, Lautstärke). Auch sie kann zur Preisgabe persönlicher Meinungen, Einstellungen und Emotionen des Senders führen, ohne dass dieser sie bewusst beabsichtigt.

Merke: *Der Selbstoffenbarungsaspekt liefert Informationen über den Sender einer Nachricht. Sie können bewusst oder unbewusst vermittelt werden.*

Nach Schulz von Thun ist es nicht möglich, Nachrichten ohne Selbstoffenbarungsaspekt zu senden.

Beispiel: *Herr M., dessen Nachtruhe durch das Hereinkommen der Pflegeperson unterbrochen wurde, könnte je nach Gesichtsausdruck, Tonfall und Betonung der Worte der Selbstoffenbarungsaspekt sein: „Ich bin unausgeschlafen, was mich sehr ärgert".*

Im Selbstoffenbarungsaspekt einer Nachricht verbirgt sich auch die Gefahr, einen falschen oder ungewollten Eindruck zu hinterlassen.

Beziehungsaspekt

Der Beziehungsaspekt einer Nachricht gibt sowohl Aufschluss darüber, wie der Sender den Empfänger sieht („Das halte ich von Dir"), als auch darüber, wie er die Beziehung zum Kommunikationspartner einschätzt. Der Beziehungsaspekt ist beeinflusst von den Rollen, die Menschen einnehmen, und verbunden mit entsprechenden Erwartungshaltungen (s. a. 10.3.4). Bereits die Anrede („Du" oder „Sie") lässt eine bestimmte Beziehung erkennen. Vor allem nonverbale Ausdrucksformen, wie Mimik, Gestik, aber auch der Tonfall, zeigt dem Gegenüber, was der Sender von dem Empfänger hält.

Gewollt oder ungewollt werden hierbei auch bestimmte Gefühle beim Empfänger der Botschaft ausgelöst. Strenggenommen beinhaltet der Beziehungsaspekt eine „Du-Botschaft", in der es um den Empfänger selbst geht („So bist Du"; „So sehe ich Dich"). Deshalb ist der Empfänger für diesen Aspekt der Nachricht häufig sehr sensibel.

Beispiel: *Die Nachricht des Herrn M. könnte folgenden Beziehungsaspekt enthalten: „Aufgrund Ihres Verhaltens konnte ich nicht schlafen!" Diese Botschaft beinhaltet die Erwartungshaltung, dass eine Pflegeperson in der Funktion als Nachtschwester die Ruhe auf Station gewährleisten muss.*

Merke: *Der Beziehungsaspekt beinhaltet Informationen über die Einstellung des Senders zum Empfänger und darüber, wie er die Beziehung zwischen den Kommunikationspartnern einschätzt.*

10 Kommunikation und Pflege

▎ Appellaspekt

Nach Schulz von Thun enthält eine Nachricht immer auch einen Appellaspekt, mit dem auf das Verhalten des Empfängers Einfluss genommen werden soll. Die Verhaltensänderung kann sowohl im Handeln wie auch im Denken oder Fühlen erwünscht sein. Sie kann sich wiederum offen oder aber versteckt zeigen und ist u. a. abhängig von Beziehungen, Position, Hierarchiegefüge und Rolle der Gesprächspartner.

Wird der Appellaspekt offen ausgesprochen, hat der Gesprächspartner die Möglichkeit, hierauf ebenso offen zu reagieren. Verdeckte Appelle haben einen manipulativen Charakter, d. h., Menschen können hierdurch ohne ihr Wissen zu der gewünschten Verhaltensänderung gebracht werden.

Beispiel: *Herrn M.'s Nachricht könnte folgenden Appellaspekt enthalten: „Kommen Sie bitte nachts nicht mehr so oft bzw. leiser ins Zimmer!"*

Merke: *Der Appellaspekt einer Nachricht kann offen oder versteckt sein, und umfasst die Absicht, Verhalten zu verändern.*

10.4.2 Vier Empfangs-Ohren

Dieselben Aspekte, die beim Senden einer Nachricht mit ihren vier Botschaften in unterschiedlicher Ausprägung beinhaltet sind, spielen beim Empfänger einer Botschaft eine wichtige Rolle. Sie werden bezüglich des Empfängers die vier „Empfangs-Ohren" genannt (**Abb. 10.9**).

▎ Sach-Ohr

Der Sachaspekt einer Nachricht wird durch das kognitive Verständnis für die gesendeten Inhalte empfangen. Hierbei geht es um das Verstehen-Können bezüglich Fakten, Daten und Informationen.

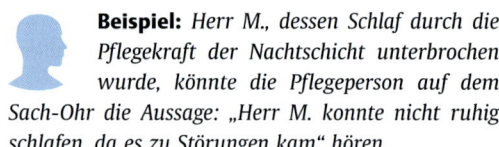
Beispiel: *Herr M., dessen Schlaf durch die Pflegekraft der Nachtschicht unterbrochen wurde, könnte die Pflegeperson auf dem Sach-Ohr die Aussage: „Herr M. konnte nicht ruhig schlafen, da es zu Störungen kam" hören.*

Merke: *Auf dem Sach-Ohr hört der Empfänger den Sachaspekt einer Nachricht.*

▎ Selbstoffenbarungs-Ohr

Mit dem Ohr, welches die Selbstoffenbarung des Senders wahrnimmt, wird der Empfänger zum einen versuchen herauszufinden, mit wem er es zu tun hat. Zum anderen ist er um eine Situationseinschätzung des Senders bemüht: „Wie geht es dem Sender?" Dieser Aspekt kann sich sowohl auf eine momentane Situation wie auch auf eine Lebenssituation beziehen. Dabei kann der Empfänger anhand verbaler oder nonverbaler gesandter Botschaften Gefühle entdecken. Voraussetzung für den Empfang solcher Botschaften ist eine gewisse Sensibilität und Offenheit für das ausgedrückte Empfinden des Senders.

Beispiel: *Die Pflegeperson könnte registrieren, dass Herr M. verärgert ist. Sicherlich gibt es weitere Möglichkeiten, wie die Pflegekraft die Selbstoffenbarung des Herrn M. wahrnimmt, was wiederum von der Gesamtsituation und auch von der Befindlichkeit der Pflegeperson abhängig ist.*

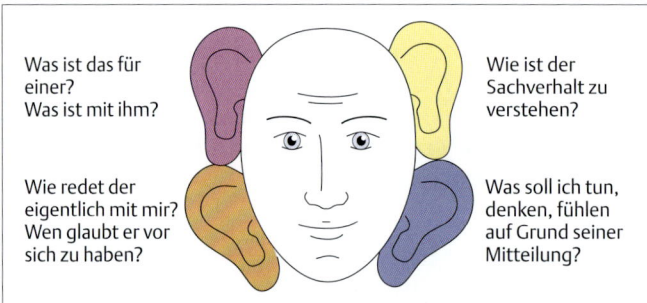

Abb. 10.9 Mit vier Ohren empfangen

10.4 Das Kommunikationsmodell nach Schulz von Thun

 Merke: *Auf dem Selbstoffenbarungs-Ohr nimmt der Empfänger die Selbstdarstellung, Selbstenthüllung und damit verbundene Befindlichkeiten des Senders einer Nachricht wahr.*

Beziehungs-Ohr

Durch die Nachricht, die der Empfänger auf dem Beziehungs-Ohr hört, wird er persönlich angesprochen. Diese Ansprache geschieht aufgrund eines bestimmten Verhältnisses der Gesprächspartner zueinander, oder aufgrund einer vermuteten Beziehung durch Erwartungen an eine bestimmte Berufsgruppe und die dazugehörige Aufgabe bzw. Rolle. „Warum behandelt der mich gerade so" oder „wie redet die Person mit mir" und „als welche Person in welcher Rolle sieht mich der Sender der Botschaft" können Fragen sein, die sich der Empfänger stellt.

Beispiel: *Die nachtdiensthabende Pflegeperson fühlt sich im Beispiel des Herrn M. vielleicht verantwortlich für die Gewährung einer ausreichenden Nachtruhe. Auf dem Beziehungs-Ohr könnte sie die Nachricht hören: „Ich bin verantwortlich dafür, dass Herr M. nicht schlafen konnte"* (**Abb. 10.10**).

Merke: *Auf dem Beziehungs-Ohr nimmt der Empfänger ein bestimmtes Verhältnis wahr, das vom Sender signalisiert wird.*

Appell-Ohr

Mit dem Appell-Ohr hört der Empfänger, was von ihm gefordert wird, welches Verhalten bzw. welche Verhaltensveränderungen von ihm gewünscht werden. Bei Übereinstimmung mit dem Sachaspekt wird der Empfänger überlegen, was er tun kann, um die Informationen umzusetzen.

Beispiel: *Die Pflegekraft empfängt im Beispiel des Herrn M. mit ihrem Appell-Ohr wahrscheinlich die Aufforderung, nachts nicht mehr so oft bzw. leiser ins Zimmer zu kommen, damit Herr M. durchschlafen kann.*

 Merke: *Mit dem Appell-Ohr hört der Empfänger, welches Handeln und welche Verhaltensänderung von ihm gewünscht wird.*

Das beschriebene Beispiel verdeutlicht, dass das Gelingen von Kommunikation zu einem wesentlichen Teil bei dem Empfänger einer Botschaft liegt.

Die eigentliche Herausforderung an den Empfänger liegt darin, die Hauptnachricht zu entschlüsseln, das Zusammenspiel von nonverbalen und verbalen Kommunikationsaspekten zu verstehen und zu ent-

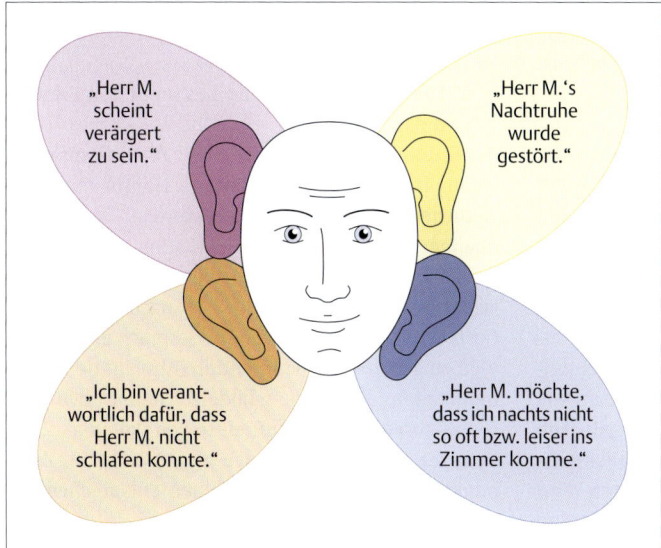

Abb. 10.10 Mit vier Ohren empfangen mit Beispiel

scheiden, welche Seite der Botschaft überwiegend angesprochen ist, um dann entsprechend reagieren zu können. Hört die Person „einseitig", wird die eigentliche Nachricht dann vielleicht gar nicht empfangen.

> **Zusammenfassung:**
> **Kommunikationsmodell (Schulz von Thun)**
> - jede Nachricht hat vier Seiten:
>   - Selbstoffenbarungsaspekt,
>   - Beziehungsaspekt,
>   - Sachaspekt,
>   - Appellaspekt.
> - Der Empfänger hat die Aufgabe, die Hauptnachricht zu entschlüsseln.

10.5 Kommunikationsstörungen vermeiden

In den vorherigen Kapiteln wurden bereits einige Bereiche benannt, die Gefahren einer **Kommunikationsstörung** in sich bergen können. Da die geschilderten Vorgänge innerhalb des Nachrichtenquadrates und der Empfangs-Ohren zu einem wesentlichen Teil unbewusst ablaufen, ist es sinnvoll, nochmals auf die Momente hinzuweisen, die Kommunikation zum Scheitern bringen können.

Merke: *Eine Störung der Kommunikation liegt dann vor, wenn die an der Kommunikation beteiligten Personen ihr Ziel nicht erreichen und dadurch die gewünschte Wirkung ausbleibt.*

Das hat zur Folge, dass z. B. Erwartungen an das Verhalten einer Person nicht erfüllt oder eigene Bedürfnisse und die des Partners ggf. nicht befriedigt werden.

Eine gestörte Kommunikation wirkt sich deshalb auch auf die Beziehung der Kommunikationspartner aus. Kommunikationsstörungen können darüber hinaus auch in individuelle Lebensbereiche hineinreichen. Kontaktprobleme, Schulversagen, Einsamkeit, Depressionen u.v.m. bis hin zu Selbstmordgedanken können Folgen von andauernden Kommunikationsstörungen und damit verbundenen Konflikten sein.

Im Bereich des Pflegehandelns kann es aufgrund von Kommunikationsstörungen zu Hindernissen im Verlauf des Pflegeprozesses kommen. Um mögliche Gefahren für Kommunikationsstörungen vermeiden zu können, gibt **Tab. 10.1** einen Überblick über sehr häufig auftretende Störfaktoren in der Kommunikation.

Die Kenntnisse möglicher Störfaktoren können helfen, Gesprächssituationen besser zu verstehen und daraufhin gezielt eine gelingende Kommunikation anzustreben, die innerhalb des Pflegeprozesses die Basis für professionelle Pflege und Teamarbeit darstellt.

Merke: *Eine erfolgreiche Kommunikation ist dann gegeben, wenn das Kommunikationsziel für alle Beteiligten erreicht wird, die Erwartungen an den Gesprächspartner sich somit erfüllen und Bedürfnisse befriedigt werden können.*

Eine gelungene Kommunikation ist jedoch nicht nur von der Kenntnis um die verschiedenen Aspekte innerhalb von Kommunikationsabläufen abhängig, sondern auch vom gekonnten „miteinander Reden". Für dieses Gelingen können folgende Kommunikationsregeln hilfreich sein:

Kommunikationsregeln

Die zu beachtenden Grundsätze in der Gesprächsführung gelten gleichermaßen für Sender und Empfänger, da in einem Gespräch jede Person, entsprechend des Regelkreises der Kommunikation, beide Positionen einnimmt. Deshalb wird an dieser Stelle keine explizite Trennung der Gesprächsregeln bezüglich Sender und Empfänger vorgenommen.

1. Eine gute Vorbereitung bestimmt den Erfolg und das Ergebnis

Die Grundvoraussetzung für einen guten Gesprächsanfang ist eine gute Vorbereitung. Hierfür muss ein zeitlicher Freiraum geschaffen werden. Dazu sollte überlegt werden, in welche Situation sich die Gesprächspartner begeben, oder in welcher Situation sich beide bereits befinden. Je nach Anlass des Gespräches ist es sinnvoll, dem Gespräch einen Rahmen zu geben, d. h. die Intention (Absicht) der Kommunikation kurz zu schildern, damit sich die Gesprächspartner darauf einstellen können. Zum richtigen Anfang gehört auch die Auswahl des Zeitpunktes, um dem Gespräch einen entsprechenden zeitlichen Rahmen zu geben (10.7).

10.5 Kommunikationsstörungen vermeiden

Tab. 10.1 Übersicht Kommunikationsstörungen

Semantische bzw. verbale Kommunikationsstörungen	Nonverbale Kommunikationsstörungen	Inkongruente Kommunikation	Psychologische Kommunikationsstörungen	Kommunikationsstörungen innerhalb bestehender Beziehungen
Kommunikationsstörungen im semantischen Bereich treten besonders dann auf, wenn • der Sender seine Nachricht nicht entsprechend codiert • der Empfänger den vom Sender verwendeten Code nicht decodieren/entschlüsseln kann • ungeeignete Kommunikationsmittel und -kanäle gewählt wurden	Nonverbale Kommunikationsstörungen treten besonders dann auf, wenn • die nonverbale Nachricht mehrdeutig gesendet wird und nicht eindeutig entschlüsselt werden kann • bestimmte Zeichen aufgrund unterschiedlicher kultureller Bedeutung nicht verstanden werden können • aufgrund von Rollenmerkmalen automatisch spezifische Verhaltensweisen erwartet werden • durch das Nichtbeachten von Kommunikationsdistanzen Signale vermittelt werden, die nicht der Beziehung der Kommunikationspartner entsprechen	Inkongruente Kommunikation tritt besonders dann auf, wenn • der verbale und nonverbale Aspekt der Nachricht nicht zusammenpassen bzw. sich widersprechen	Psychologische Kommunikationsstörungen treten besonders dann auf, wenn • der Empfänger einer Nachricht besonders „einseitig" auf nur einem der vier „Empfangs-Ohren" hört, ohne die anderen Aspekte der Nachricht wahrzunehmen • der Kommunikationskanal vom Sender nicht entsprechend dem Empfänger ausgewählt wurde • Stress und Ärger etc. den eigentlichen Sachaspekt einer Nachricht verdrängen oder die eigene Befindlichkeit zum Zeitpunkt der Kommunikation im Vordergrund steht • Wahrnehmungsstörungen auftreten, z. B. durch Vorurteile, Stereotypisierungen, Wahrnehmungsfehler (s. a. Band 2, Kap. 1)	Kommunikationsstörungen können innerhalb von Beziehungen besonders dann auftreten, wenn • Beziehungsprobleme über den Sachaspekt einer Nachricht ausgetragen werden • Sachprobleme über den Beziehungsaspekt einer Nachricht ausgetragen werden • ein Gesprächspartner bewusst versucht, den Beziehungsaspekt außer Acht zu lassen • ein Gesprächspartner z. B. eine asymmetrisch angelegte Beziehung mit der ihm obliegenden Rolle und Position nicht akzeptieren kann • innerhalb einer Beziehung Gefühle von Abhängigkeit, Unmündigkeit etc. im Vordergrund stehen • Unklarheit über die Art der Beziehung besteht

2. Den Gesprächspartner ernst nehmen

Ungeachtet der Beziehung der Kommunikationspartner zueinander lautet eine Hauptregel, die Perspektive (Sichtweise) des Gegenüber zu berücksichtigen. Das verlangt von den Gesprächspartnern die Fähigkeit, sich in den anderen hineinversetzen zu können, um ggf. für einen Moment seine Sichtweise annehmen und so seine Argumente verstehen zu können. Wird diese Regel berücksichtigt (unterstützt durch gezieltes Nachfragen, s. a. Feedback), ist der Boden für eine symmetrische Kommunikation bereitet.

> **Merke:** Den Gesprächspartner ernst nehmen zeigt sich in der Wertschätzung und in dem ihm entgegengebrachten Respekt, nicht in der Übereinstimmung der Meinungen.

3. Die richtige Wortwahl treffen

Worte können eine hemmende Wirkung auf die Kommunikation haben, wenn sie z. B. unverständlich sind oder einen Inhalt bewerten. Auch die Fähigkeit, einen elaborierten Sprachcode anzuwenden, hemmt die Kommunikation, wenn der Gesprächspartner einen restringierten Sprachcode verwendet. Die Nachricht bleibt dem Gesprächspartner unverständlich. Um solche semantische Kommunikationsstörungen zu vermeiden, sollte darauf geachtet werden, dass

- beide Gesprächspartner denselben Sprachcode verwenden, oder bei Anwendung unterschiedlicher Sprachcodes diese gegenseitig verstanden werden,
- die Sprache und Ausdrucksweise des Gesprächspartners berücksichtigt wird,
- Fachsprache vermieden wird, sobald diese von einem Gesprächspartner nicht verstanden werden kann,

- eine eindeutige, klare Sprache verwendet wird,
- neutrale, nicht wertende Worte benutzt werden, um eine ungewollte Betroffenheit zu vermeiden.

Merke: *Kommunikation kann durch die Auswahl der für die Gesprächssituation angemessenen Worte und Sprachcodes positiv beeinflusst werden.*

4. Den geeigneten Kommunikationskanal ansprechen

Dieser Aspekt beinhaltet, sich zu überlegen, wie der Gesprächspartner die Nachricht empfangen kann. So ist es wenig sinnvoll, eine Broschüre zur Information zu geben, wenn die betreffende Person an einer Seheinschränkung leidet. Um also diesbezüglichen Missverständnissen vorzubeugen, muss eine dem Gesprächspartner entsprechende Möglichkeit gefunden werden, die Nachricht verständlich und ansprechend zu übermitteln.

Merke: *Die Auswahl eines oder mehrerer geeigneter Kommunikationskanäle hilft, Missverständnisse zu vermeiden.*

5. Die Eindeutigkeit der Körpersprache beachten

Dem nonverbalen Verhalten in Kommunikationssituationen kommt eine wesentliche Bedeutung zu. Zu beachten ist
- eindeutige Signale gesendet werden, die der Gesprächspartner verstehen kann,
- die verbale Nachricht und die Körpersprache zueinander stimmig bzw. kongruent sind,
- die Kommunikationsdistanz dem Gesprächsanlass entspricht,
- Blickkontakt zum Gesprächspartner hergestellt werden kann, um Bereitschaft zur Kommunikation zu signalisieren.

Merke: *Der Inhalt von Nachrichten kann durch den Einsatz von eindeutiger Körpersprache unterstützt und verdeutlicht werden.*

6. Für sich selbst sprechen

Ein wesentlicher Aspekt der kommunikativen Kompetenz besteht darin, Verallgemeinerungen im Gespräch, z. B. die verbreitete Anwendung von Redewendungen wie „man macht" und „wir haben uns überlegt" zu vermeiden. Hierbei wird nämlich nicht deutlich, von wem diese Nachricht eigentlich ausgeht. So kann es sich um eine Tatsache oder eine Meinung handeln. Ferner kann eine Nachricht bedrohlich wirken, wenn durch „Wir"-Sprache die ganze Welt hinter einer Aussage zu stehen scheint.

In der Pflege erhält die „Wir"-Sprache ihre Brisanz zudem dadurch, dass Tätigkeiten zwar angekündigt, jedoch praktisch nur von einer Person durchgeführt werden: „Wir waschen uns jetzt". Besser wäre: „ich unterstütze Sie bei der Körperpflege".

Durch die Verwendung einer klaren Ich-Botschaft erhält die Kommunikation ihre Deutlichkeit. Deshalb sollten folgende Punkte beachtet werden:
- Ich-Botschaften senden und für sich selbst sprechen, es sei denn, es wird im Namen einer bestimmten Gruppe gesprochen. Dazu gehört auch das Aussprechen von Befürchtungen oder von dem, was einem nicht gefällt.
- „Wir"- und „Man"-Redewendungen sollten vermieden werden, um Verallgemeinerungen einzuschränken.
- Die eigene Meinung sollte nicht durch „Man"-Redewendung als Tatsache verkleidet, sondern als „Ich meine", „Ich denke" formuliert werden, um herauszustellen, dass es um die persönliche Meinung geht.

Merke: *Das Senden von Ich-Botschaften verdeutlicht den Inhalt einer Nachricht sowie die Beziehung der Gesprächspartner zueinander und zeigt eindeutig, von wem die Nachricht ausgeht.*

7. Ein Feedback geben

Um zu klären, ob die Nachricht auch im Sinne des Senders angekommen ist, oder um von Seiten des Empfängers Unklarheiten zu beseitigen, ist ein **Feedback** (Rückmeldung) notwendig. Hierdurch kann in allen störanfälligen Bereichen, sei es nun im verbalen oder nonverbalen Bereich, eine Klärung herbeigeführt werden.

Liegen nicht zu deutende Botschaften im Bereich der Beziehung, ist hierdurch die Möglichkeit gegeben, Beziehungsprobleme anzusprechen und aufzudecken. Nicht vergessen werden darf auch die Tatsache, dass ein Feedback beim Gesprächspartner positive Verhaltensweisen stützen und fördern kann, weil diese im Feedback anerkannt werden.

Ein Feedback sollte immer aus Ich-Botschaften bestehen. Des Weiteren helfen folgende Aspekte für das Gelingen des Feedbacks:
- Nachfragen gezielt stellen, um die nicht verstandene Botschaft möglichst genau zu benennen. Das Feedback stellt sozusagen den Beginn eines neuen Dialogs zwischen den Gesprächspartnern dar. Der Gesprächspartner, dem das Feedback gegeben wurde, bekommt Gelegenheit, darauf zu reagieren.
- Auch durch Körpersprache wird ein Feedback gegeben, so dass der Empfänger einer Nachricht die Möglichkeit besitzt, eine nonverbale Rückmeldung zu senden. Diese muss jedoch eindeutig sein.
- Das Feedback sollte zu einem Zeitpunkt gegeben werden, an dem der andere es auch annehmen kann.
- Ein Feedback umfasst sowohl positive als auch negative Aspekte.
- Beim Anhören eines Feedbacks muss genau darauf gehört werden, was der andere Mensch sagen möchte. Der Feedbackgeber sollte nicht unterbrochen werden.
- Letztlich bedeutet Feedback-Geben die Weitergabe von Informationen über die eigene Wahrnehmung. Es ist nicht dazu da, den anderen zu verändern.

8. Aktiv Zuhören

Aktiv *Zuhören* ist mehr als nur die physiologische Fähigkeit, mit den Ohren hören zu können und Aussagen durch „mmh" oder Kopfnicken zu bestätigen. Zuhören ist eine Tätigkeit, die auch mit den Augen, dem Herzen, mit dem ganzen Körper durchgeführt wird. Es ist ein aktives Tun, das in dieser besonderen Qualität auch aktives Zuhören genannt wird. Seinen Ursprung hat das aktive Zuhören in der humanistischen Psychologie. Diese aktive Form des Zuhörens
- fördert die Klärung von Ausgangspositionen, um zu einer Kommunikationsgrundlage zu gelangen,
- fördert das Verständnis der Gesprächspartner füreinander,
- hilft, gezielte Feedbacks zu geben und darüber hinaus Inhalte und Gefühle zu reflektieren,
- fördert die Denkprozesse und trägt somit wesentlich zum Gelingen des Kommunikationsregelkreises in allen Aspekten bei. Kommunikation wird dadurch präziser und intensiver.

Folgende Aspekte gehören zu den Voraussetzungen, um aktiv zuhören zu können:
- Von den Gesprächspartnern gehen Haltungen aus, die möglichst frei sind von vorgefassten Meinungen. Die Gesprächspartner nehmen sich ernst.
- Den Gesprächspartnern liegt eine wertschätzende Haltung zugrunde, die weder beurteilen, Kritik üben, Ratschläge geben will, oder gar Schuldgefühle wecken möchte. Sie ist von gegenseitigem Respekt geprägt.
- Die Gesprächspartner haben eine möglichst symmetrische Position zueinander.

Die Form des aktiven Zuhörens empfiehlt sich, um Informationen zu gewinnen, um Konflikte zu klären, um jemanden zu bestätigen oder zu unterstützen, oder um in einer emotionsgeladenen Situation für Verständnis zu sorgen (s. a. 10.8).

Ist die Ausgangsposition der Gesprächspartner erst einmal geklärt, kann zur Problemlösung übergegangen werden. Lässt sich eine Situation jedoch bereits im Anfang nicht klären, kann ggf. auf die Anwendung der Metakommunikation zurückgegriffen werden.

Merke: *Aktives Zuhören fördert die Qualität der Kommunikation hinsichtlich des Verständnisses füreinander, der Reflexion von Inhalten und Gefühlen sowie der Konzentration auf das Hauptanliegen des Gespräches.*

9. Die Möglichkeiten der Metakommunikation nutzen

Kommunikationsforscher halten das Gespräch über Kommunikation und Kommunikationsstörungen für den wichtigsten Aspekt, um Klarheit zu gewinnen und Kommunikationsstörungen zu vermeiden.

Metakommunikation ist die Auseinandersetzung über die Art, wie Menschen miteinander umgehen. Unter dem aus der Psychologie kommenden Begriff Metakommunikation werden dreierlei Aspekte verstanden:
- Kommunikation über die Kommunikation,
- Kommunikation über die Beziehung zwischen den Kommunikationspartnern,
- Verdeutlichen, wie eine Information verstanden werden soll.

Metakommunikation als Kommunikation über die Kommunikation dient z. B. dazu, Verabredungen und Regeln für die Art und Weise, wie Personen miteinander kommunizieren möchten, zu benennen. Es geht also um die Gestaltung einer Kommunikationssituation, z. B.: „Wie wollen wir unser Gespräch gestalten? Ich schlage vor, dass zunächst jeder der Anwesenden eine kurze Stellungnahme abgibt, bevor wir die einzelnen Punkte näher diskutieren. Sind Sie alle damit einverstanden?" So können vor dem eigentlichen Gespräch Vereinbarungen getroffen werden, um ein Gespräch strukturiert und diszipliniert zu führen. Voraussetzung ist jedoch, dass alle beteiligten Personen die aufgestellten Regeln akzeptieren können.

Metakommunikation als Kommunikation über die Beziehung zwischen den Kommunikationspartnern dient dazu, Positionen innerhalb von Kommunikationssituationen zu klären. Sie hat jedoch auch das Ziel, Kommunikation partnerschaftlich zu gestalten. Hierbei steht die Frage im Vordergrund „Wie erlebe ich dich und was spielt sich zwischen uns ab?"

Beispiel: *Ein Gesprächspartner könnte die Rückmeldung geben: „Ich erlebe Sie im Moment als sehr aufgeregt und habe den Eindruck, dass Sie sehr verärgert sind. Ist das so?"*

Auch der Aspekt, wie Kommunikation in diesem Moment geschieht, kann ggf. zunächst analysiert werden, wenn eine konstruktive Gesprächssituation nicht mehr möglich ist. In einer solchen Situation ist es manchmal sinnvoll, das Gespräch zu unterbrechen, über das gemeinsame Verfahren zu beraten, um dann die Kommunikation weiterhin erfolgreich zu gestalten.

Metakommunikation zur Verdeutlichung, wie eine Information verstanden werden möchte, ist sehr eng mit der Beziehung zwischen den Kommunikationspartnern verbunden.

Beispiel: *„Ich möchte jetzt nicht die Ausübung Ihrer Arbeit kritisieren. Gerne möchte ich erfahren, nach welchen Kriterien Sie die Pflegemaßnahmen für den Patienten ausgewählt haben."*

Die Chancen, die Metakommunikation bietet, liegen z. B. in der Entspannung einer angespannten Situation oder in der Möglichkeit, Situationen zu klären, um eine gemeinsame kommunikative Basis zu schaffen und die Zusammenarbeit konstruktiv und professionell zu gestalten.

Merke: *Wann immer eine Situation festgefahren erscheint, ist Metakommunikation eine Möglichkeit, Kommunikation und menschliche Beziehungen konstruktiv in Bewegung zu setzen. Metakommunikation hilft durch Auseinandersetzung über die Kommunikationsvorgänge, Kommunikation an sich zu verstehen und diese erfolgreich zu führen.*

Zusammenfassung:
Neun Regeln für erfolgreiche Kommunikation
1. *Das Gespräch vorbereiten.*
2. *Den Gesprächspartner ernst nehmen.*
3. *Die richtige Wortwahl treffen.*
4. *Den geeigneten Kommunikationskanal ansprechen.*
5. *Eindeutigkeit der Körpersprache beachten.*
6. *Für sich selbst sprechen.*
7. *Feedback geben.*
8. *Aktiv zuhören.*
9. *Metakommunikation nutzen.*

10.6 Kommunikation als Beziehungsgrundlage in der Pflege

Kommunikation ist die Grundlage des Pflegeprozesses. Die in der Kommunikation erhaltenen Informationen dienen dazu, einen Eindruck über die Gesamtsituation des pflegebedürftigen Menschen zu bekommen, d. h. nicht nur über seinen körperlichen Zustand, sondern auch über die Bereiche des Lebens, die durch die körperlichen Veränderungen betroffen sind. Die Erfassung der Gesamtsituation bezieht sich deshalb auf die einzelnen Aktivitäten des täglichen Lebens. So kann auch der psychische, emotionale und soziale Bereich des kranken Menschen in Erfahrung gebracht werden.

Beispiel: *Wichtig kann die Klärung sein, ob die Angehörigen für die Zeit des Krankenhausaufenthaltes versorgt sind etc., damit der Patient nicht durch die Sorge um die Angehörigen noch zusätzlich belastet ist.*

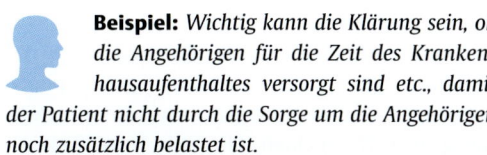 **Merke:** *Das Ziel der Kommunikation besteht in der Pflege u. a. darin, eine Beziehung aufzubauen, innerhalb der eine erfolgreiche Pflege möglich wird.*

Die Qualität der Kommunikation kann jedoch sehr unterschiedlich sein. Sie ist abhängig von der kommunikativen Kompetenz, dem eigenen Selbstverständnis sowie Rollenverständnis als Pflegekraft, oder aber auch von der Einstellung der Kommunikationspartner sowie den Erwartungen, die eine Pflegeperson an den Betroffenen stellt und umgekehrt.

Eine wesentliche Bedingung für den gelungenen Aufbau einer Beziehung ist Transparenz. Das bedeutet, der hilfsbedürftige Mensch erfährt z. B., warum gewisse Informationen für die Pflegeanamnese erbeten werden. Dadurch wird dem Betroffenen das Ziel des Gespräches verdeutlicht.

Notwendig ist außerdem eine gezielte Gesprächsführung, um sich einer symmetrischen Beziehung anzunähern. Spürt der zum Krankenhausaufenthalt gezwungene Mensch echtes Interesse, so entwickelt sich ein Gespräch, das die Basis für gegenseitiges Vertrauen bilden kann. Durch aktives Zuhören, aufmerksame Fragestellungen und Feedbacks gelingt es dann, eine Beziehung zu gestalten, auf deren Grundlage gemeinsam mit dem hilfsbedürftigen Menschen Ziele im Pflegeprozess formuliert werden können. Auch hierbei sollte die Bedeutung des Fragen-Stellens als gemeinsame Arbeitsgrundlage erklärt werden, um Verständnis und Einverständnis zu erzielen.

Der betroffene Mensch wird durch das Einbeziehen zum aktiv mitgestaltenden Partner und ist nicht mehr nur passiver Teilnehmer, an dem gehandelt und der behandelt wird.

Um diesen Ansprüchen des Beziehungsaufbaus gerecht zu werden und für das Erreichen der Ziele zu sorgen, sind einige Vorüberlegungen notwendig. Diese betreffen z. B. die Bestimmung der Gesprächsart mit dem entsprechenden Ziel sowie besonders zu beachtende Aspekte z. B. bezüglich der Rahmenbedingungen. Auch die Planbarkeit und Spontaneität solcher Gesprächssituationen wird dadurch deutlich. Die Vorüberlegungen werden im Folgenden näher beschrieben.

 Zusammenfassung:
Kommunikation in der Pflege
- Ziel der Kommunikation in der Pflege ist, eine professionelle Beziehung aufzubauen, in der erfolgreiche Pflege möglich ist.
- Mittel:
  – Transparenz, Offenlegung des Ziels der Pflege,
  – symmetrische Beziehung,
  – Fragestellung und Feedback, aktives Zuhören.

10.7 Spezielle Gesprächssituationen

Spezielle Kommunikationssituationen erfordern speziell strukturierte Vorgehensweisen. Im Pflegeberuf werden täglich sehr spezielle Gespräche, wie z. B. Informations-, Beratungs-, Anleitungs- sowie Konfliktgespräche u. v. m., geführt. Unabhängig von der Art des zu führenden Gespräches sind einige Vorüberlegungen notwendig, um den unterschiedlichen kommunikativen Ansprüchen gerecht zu werden.

10.7.1 Vorüberlegungen

Die Vorüberlegungen sollen helfen, sich für eine Art des Gespräches zu entscheiden, das Ziel zu verdeutlichen und Besonderheiten z. B. bezüglich des Gesprächspartners zu berücksichtigen.

Je nach Art des Gespräches erhält dieses somit einen speziellen Schwerpunkt, der dann im Vordergrund steht.

Die Vorüberlegungen zur Planung von Kommunikationssituationen betreffen die Kriterien Intention, Aufmerksamkeit, Behalten, Teilnehmen und Wahrnehmung. Die einzelnen Kriterien stehen in enger Wechselbeziehung zueinander; ihre Übergänge sind fließend.

Intention eines Gespräches

Zunächst können vier Leitfragen gestellt werden, um die Intention eines Gespräches, d. h. die Absicht, mit der es erfolgt, zu klären:
1. Inhalt des Gespräches?
2. Wer ist der Gesprächspartner?
3. Grund des Gespräches?
4. Geeigneter Moment für das Gespräch?

Was ist der Inhalt des Gespräches? Diese erste Frage bezieht sich z. B. auf den Sachaspekt eines Gespräches. Beinhaltet das Gespräch die Klärung eines Konfliktes, kann neben dem Sachaspekt auch der Beziehungsaspekt eine wesentliche Rolle spielen.

Nachdem diese Frage geklärt wurde, ist es notwendig, eine persönliche Einschätzung zur eigenen Kompetenz bezüglich des zu klärenden Inhaltes vorzunehmen. Das ist notwendig für die Entscheidung, ein spezielles Gespräch selbstständig durchzuführen oder ggf. eine Fachperson zur Hilfe hinzuzuziehen.

Die nächste Leitfrage bezieht sich auf den Empfänger. *Wer ist der Gesprächspartner?* soll klären, welche Erwartungen der Kommunikationspartner hat und über welche Erfahrungen er verfügt. Hierzu gehört auch die persönliche Situation des Empfängers, die z. B. beim kranken Menschen einen starken Einfluss auf die Erwartungen an die Pflegeperson als Sender einer Nachricht ausübt. Je mehr die Pflegeperson über den Empfänger ihrer Nachricht informiert ist, desto gezielter und erfolgreicher kann die Kommunikation gestaltet werden.

Die dritte Leitfrage erfasst den Grund, den eigentlichen Anlass der Kommunikation. *Warum findet das Gespräch statt?* Diese Frage klärt die Art des Gespräches, so dass entschieden werden kann, ob es sich z. B. um ein Informationsgespräch oder ein Beratungsgespräch handelt.

Der vierte Aspekt zur Verdeutlichung der Intention von Kommunikation ist die Frage nach dem Zeitpunkt der Kommunikation. *Wann ist der geeignete Moment für das geplante Gespräch?* Die Antwort darauf richtet sich nach der Art der Gesprächsinhalte. Bei Informationen, die voraussichtlich belastende Nachrichten darstellen, muss unbedingt der aktuelle seelische Zustand des hilfsbedürftigen Menschen berücksichtigt werden. Weitere Faktoren, die die Auswahl des Zeitpunktes für eine gezielte Kommunikation beeinflussen, wie z. B. der Zeitaufwand, die Dringlichkeit eines Gespräches oder Rahmenbedingungen (Vorbereitung des Raumes etc.), finden zuvor Beachtung.

Die Frage nach der Intention eines Gespräches klärt die Absicht und den Anlass unter Berücksichtigung der Individualität des Gesprächspartners und des geeigneten Zeitpunktes.

Aufmerksamkeit

Das Kriterium Aufmerksamkeit klärt die Frage, wie der Empfänger einer Nachricht die Signale optimal empfangen kann. Konkret geht es um die Wahrnehmung von Nachrichten über die verschiedenen Kommunikationskanäle (s. a. 10.1 und 10.2). Der Sender einer Nachricht überlegt sich hierzu, über welchen Kommunikationskanal er den Gesprächspartner am besten erreichen kann, um dem Empfänger seine Nachricht zu verdeutlichen. Dementsprechend wird der Sender seine Auswahl an Kommunikationskanälen treffen.

Die Notwendigkeit, die Aufmerksamkeit des Empfängers zu erregen, besteht darin, dass nur ein aufmerksamer Mensch Informationen aufnehmen kann. Ferner kann ein Mensch durch die Aufmerksamkeit eigenverantwortlich und aktiv an Entscheidungen beteiligt sein.

Nachrichten jeglicher Art können mit den fünf Sinnen bzw. Kommunikationskanälen aufgenommen werden: durch Sehen, Tasten, Riechen, Hören und Schmecken. Ob Informationen, Geschehnisse etc. Aufmerksamkeit erregen, hängt von zwei Faktoren ab:

Objektive Faktoren sind die Einflüsse von außen, die Aufmerksamkeit auf sich lenken können. Das kann z. B. eine bestimmte Art der Bewegung eines von Schmerzen geplagten Menschen sein, ein Geräusch, Musik, Situationen usw., worauf eine Person aufmerksam wird.

Objekte wirken z. B. in ihrer Ästhetik, durch ihre Größe, Neuheit, Intensität, oder weil sie Betroffenheit hervorrufen. Außergewöhnliche Ereignisse erregen ein größeres Maß an Aufmerksamkeit als gewohnte Ereignisse, auch wenn diese gewohnten Ereignisse noch so spektakulär in ihrem Ausmaß sein sollten.

Die subjektiven Faktoren beziehen sich auf jene Einflüsse in den Personen selbst. So kann Müdigkeit, Verärgerung etc. die Aufmerksamkeit einer Person beeinflussen. Ferner geht es um die Faktoren, die ein Mensch selber erlernt und verinnerlicht hat, die verstanden werden, oder die ihn interessieren. Diese inneren subjektiven Faktoren, die bei jedem Menschen aufgrund von Erfahrungen und Interessen anders ausgerichtet sind, führen dazu, dass Beziehungen, Situationen etc. auf ebenso unterschiedliche Weise wahrgenommen werden.

Die objektiven und subjektiven Faktoren haben folgende Konsequenz für die Planung von Kommunikationssituationen: Es ist grundsätzlich zu überlegen, welche Kommunikationskanäle die Aufmerksamkeit der Gesprächspartner erregen können. In Institutionen des Gesundheitswesens bedeutet dies, im Umgang mit hilfsbedürftigen Menschen zu überlegen, wie Aufmerksamkeit für Informationen über bestimmte Maßnahmen geweckt werden kann. Auch für den pflegerischen Bereich sind solche Möglichkeiten denkbar.

Beispiel: *Möchte die Pflegefachkraft einen Blasenkatheter legen, so kann sie dem Betroffenen mit einem „Anschauungskatheter" zu Demonstrationszwecken und mit verbalen Erklärungen durchaus verständlich machen, zu welchem Zweck sie diese Maßnahme durchführt, ohne dem Betroffenen ein außergewöhnliches Vorstellungsvermögen abzuverlangen.*

Sie nutzt somit zur Veranschaulichung verbale Reize kombiniert mit optischen, damit sich der Betroffene die Maßnahme besser vorstellen kann. In diesem Fall werden die Kommunikationskanäle und -mittel Sprache (Hören) und Visualisierung (Sehen) genutzt, um Vertrauen durch Verstehen aufzubauen und damit Einverständnis für die erforderlichen Eingriffe zu erreichen.

In Fällen, in denen dem betroffenen Menschen bestimmte Sinne nicht mehr zur Verfügung stehen, muss die Pflegeperson geeignete Möglichkeiten finden, Aufmerksamkeit zu erlangen, um Verständigung zu ermöglichen.

Die zweite Konsequenz zielt auf die Transparenz der Maßnahme ab, auf die Frage des Nutzens, des Gewinns für den Empfänger der Nachricht. Diese Aspekte müssen gleich zu Beginn der Kommunikation verdeutlicht werden. Dazu müssen auch subjektive Faktoren, wie z. B. persönliche Erfahrung, berücksichtigt werden.

Beispiel: *Im Beispiel des zu legenden Blasenkatheters könnte aufgrund einer negativen Erfahrung auch eine ablehnende Haltung gegenüber der Maßnahme auftreten.*

Auch dadurch wäre die Aufmerksamkeit erregt, jedoch bedürfte es in einem solchen Fall weiterer Nachforschungen, um den persönlichen Vorteil und Nutzen verdeutlichen zu können.

Die Überlegungen zur Aufmerksamkeit unter Berücksichtigung von objektiven und subjektiven Faktoren sollen klären, wie am besten die Bereitschaft zur Aufnahme einer Nachricht geschaffen werden und welchen Nutzen der Empfänger daraus ziehen kann.

Behalten

Um Nachrichten verarbeiten zu können, müssen sie behalten werden. Eine grundlegende Voraussetzung dafür ist die Motivation, die durch die Aufmerksamkeit gefördert werden kann, indem dem Empfänger der Nutzen verdeutlicht wird. Er soll die Nachricht speichern, sich erinnern und diese gebrauchen können.

Trotzdem kommt es dann immer wieder zum Vergessen, insbesondere, wenn jemand die Nachricht nicht über die dem Empfänger entsprechenden Kommunikationsmittel und -kanäle gesendet hat, die Nachricht zu kompliziert war oder gar zu viele Informationen gleichzeitig gegeben wurden. Behalten und Erinnern sind abhängig von der Qualität der gesendeten Nachricht.

Durch einige zu berücksichtigende Aspekte kann dem Vergessen entgegengewirkt und das Behalten gefördert werden.

Für das Senden von Nachrichten ist es notwendig, möglichst viele Sinne anzusprechen oder auch Ressourcen zu nutzen (z. B. bei Patienten mit Einschränkungen bezogen auf die Wahrnehmungsfähigkeit, wie Sehen, Hören, Sprechen), um den zu vermittelnden Sachverhalt überhaupt zugänglich zu machen. Diesbezüglich wird auch von sog. „Behaltwerten" gesprochen, die den unterschiedlichen Erfolg verdeutlichen:

- lesen: etwa 10%,
- hören: etwa 20%,
- sehen: etwa 30%,
- sehen und hören: etwa 50%,
- selbst vortragen: etwa 70%,
- selbst ausführen: etwa 90%.

Hinsichtlich dieser Werte soll auf keinen Fall der Eindruck entstehen, dass ausschließlich das eigenständige Handeln zum gewünschten Erinnern, Verhalten und Können führt. Es ist durchaus sinnvoll, sich vielleicht visuell mit einer Maßnahme zu beschäftigen, dann sich mit einem geeigneten Text auseinanderzusetzen usw., bevor die praktische Übung durchgeführt wird. Hierbei spielt die individuelle Einschätzung, wie Sachverhalte am besten behalten werden können, eine bedeutende Rolle. Berücksichtigt werden muss jedoch unbedingt: Je komplexer der zu vermittelnde Sachinhalt ist, desto gezielter müssen die einzelnen Schritte geplant werden. Ist das Ziel einer Nachricht das Können einer bestimmten Maßnahme, so sollte das Wissen durch baldiges praktisches Einüben gefestigt werden. Aber auch das Durchdenken und Wiederholen von Informationen und Handlungsabläufen unterstützt das Behalten von Sachverhalten.

Eine andere Ursache des Vergessens ist ein Zuviel an neuen Inhalten, die ältere Informationen überdecken können, besonders dann, wenn kaum Gelegenheit war, die vorherigen Kenntnisse zu vertiefen. Hier eignet sich das Vermitteln von Informationen in kleinen Schritten mit Pausen ebenso wie die zuvor genannten Tipps.

Bedeutung hat die Verarbeitung von Nachrichten in kleinen Schritten aber auch für die eigene Ausbildung, in diesem Fall das Lernen. Wichtig ist sie auch in der Begegnung mit vergesslichen, z. B. älteren Menschen. Erhalten diese eine Fülle von aneinandergereihten Informationen, so sind sie schnell überfordert und fühlen sich unter Druck gesetzt. Informationen wohldosiert in kleinen Schritten zu vermitteln, hilft auch dem Pflegepersonal, da es sich stereotype Wiederholungen („das habe ich Ihnen doch schon mal erklärt") ersparen kann. Vor allem aber bleibt dem hilfsbedürftigen Menschen hierdurch das Gefühl der Überforderung in der neuen Umgebung erspart.

Beispiel: *Eine einfache Übung verdeutlicht, welche Informationen in einer bestimmten Zeit behalten werden können:*

Lassen Sie sich von einem Gesprächspartner ca. 15–20 Gegenstände benennen. Anschließend versuchen Sie, diese Gegenstände zu wiederholen, wobei die Reihenfolge der Nennung vernachlässigt werden kann.

Festzustellen ist, dass üblicherweise die zuerst und die zuletzt benannten Gegenstände zügig wiederholt werden können, während die anderen nur mühsam genannt bzw. nicht erinnert werden können. Besonders wichtige Informationen sollten deshalb zu Beginn bzw. zum Ende eines Gespräches gegeben werden.

Entsprechend sollten am Anfang und Ende eines Gespräches eher positive emotionale Informationen/Nachrichten gegeben werden, da diese durch den gewählten Zeitpunkt am ehesten im Gedächtnis bleiben. Wird die strukturierte und dosierte Informationsweitergabe an hilfsbedürftige Menschen berücksichtigt, so kann dies das Gefühl der Sicherheit in der häufig nur wenig kontrollierbaren Situation der Erkrankung oder Behinderung unterstützen.

Merke: *Vorüberlegungen, wie Inhalte einer Nachricht am besten behalten werden können, haben zum Ziel, Gesprächssituationen so effektiv wie möglich zu gestalten.*

Zusammenfassung:
Gespräche in der Pflege

Bei allen Gesprächstypen gelten die gleichen Vorüberlegungen für erfolgreiche Gespräche:

- Was ist die Absicht und der Anlass für das Gespräch?
- Wie bekomme ich die Aufmerksamkeit meines Gesprächspartners?
- Wie behält mein Gesprächspartner die Informationen?
- Wie fördere ich seine aktive Teilnahme am Gespräch?
- Wie nehme ich meinen Partner – und er mich – wahr?

Teilnahme

Die Planung der Teilnahme zielt darauf ab, die aktive Beteiligung des Kommunikationspartners zu fördern. Das Kriterium der Teilnahme zieht sich durch alle Vorüberlegungen zur Gestaltung von Kommunikation hindurch.

- Der Sender einer Nachricht plant hierzu bereits bei den Überlegungen zur Intention, welchen Nutzen der Empfänger von der Botschaft hat, wie er diese verarbeiten kann, also wie der Kommunikationspartner an dem Gespräch und der ganzen Situation zu seinem Nutzen teilnehmen kann.
- Er überlegt sich, wie Aufmerksamkeit erregt werden kann, also soll auch hier eine aktive Teilnahme erzielt werden.
- Der Sender überlegt, wie der Empfänger durch Eigenbeteiligung einbezogen werden und so Sachaspekte besser behalten kann.

Dadurch entsteht ein Dialog mit wechselseitiger Aufrechterhaltung der Kommunikation. Kann ein Gesprächspartner z. B. aufgrund von Kommunikationsstörungen nicht mehr am Gespräch teilnehmen, ist der Dialog beendet.

Um diese Teilnahme zu erreichen, ist es notwendig, Feedback einzufordern oder zu ermöglichen. Dadurch erkennt der Sender, ob der Empfänger die Nachricht verstanden hat, um weiterhin am Gespräch teilnehmen zu können.

Auch das Zuhören (s. a. 10.5) ist eine aktive Teilnahme an der Kommunikation, auch wenn vom Zuhörenden in diesem Moment keine verbale Aktivität erfolgt.

Die Vorüberlegung zur aktiven Beteiligung des Gesprächspartners hat den Dialog zum Ziel. Die aktive Beteiligung findet sich in allen Bereichen des Kommunikationsregelkreises, jedoch stellt das Feedback eines der wichtigsten Möglichkeiten zur Teilnahme dar.

▌ Wahrnehmung

Grundsätzlich sind Aufmerksamkeit und Wahrnehmung sehr eng miteinander verbunden. Wahrnehmung dient dazu, sich ein Bild von seinem Gegenüber oder von einer Situation zu machen. Bei der Wahrnehmung interpretiert der Empfänger die Nachricht auf eine bestimmte Art und Weise. Wahrnehmungsvorgänge geschehen zum Teil unbewusst und auf der Basis verschiedener Einflussfaktoren. Zu diesen Faktoren gehören
- Selbstwahrnehmung,
- äußere Faktoren,
- soziale Vergleichsprozesse.

Diese Einflussfaktoren sind geprägt durch Erziehung, Bildung und Erfahrungen, die ein Mensch im Laufe seines Lebens macht. Dabei entwickelt er bestimmte geistige Ordnungssysteme, entsprechend denen er dann wahrnimmt, vergleicht und reagiert. So gelangt ein Mensch zu verschiedenen Standpunkten, Einstellungen und Meinungen (s. a. Band 2, Kap. 1). Zwei Personen können das gleiche Signal empfangen und dennoch unterschiedlich wahrnehmen und interpretieren.

Beispiele dafür finden sich oft in Diskussionen um wirtschaftliche Belange einer Institution: Während die eine Position von Umsatzwachstum durch gezielte Maßnahmen spricht, fürchtet die andere Position um Arbeitsplätze.

Diese Problematik der unterschiedlichen Sichtweisen kann Kommunikation erheblich erschweren. Deshalb muss eine Vorüberlegung bezüglich der Wahrnehmung sein, die Nachricht so zu senden, dass der Empfänger den Standpunkt des Senders versteht. Hilfreich kann diesbezüglich sein, sich in die Position des Gesprächspartners hineinzuversetzen. Voraussetzung hierfür ist, möglichst viel über den Gesprächspartner und seine besondere Situation zu erfahren. Im Rahmen des Pflegeprozesses ist das insbesondere in der Phase der Informationssammlung und Erhebung der Pflegeanamnese möglich.

 Merke: *Werden Personen von anderen Personen wahrgenommen, so wird dieser Vorgang auch soziale Wahrnehmung genannt.*

Die Art und Weise, wie eine Person eine andere wahrnimmt, wirkt sich auf den Umgang miteinander aus. Die Wirkung sozialer Wahrnehmung und des weiteren Kommunikationsverlaufes zwischen zwei sich begegnenden Menschen verdeutlicht **Abb. 10.11**. Wie mag die Kommunikation zwischen diesen beiden Personen wohl verlaufen?

Weiterhin beinhaltet der Begriff soziale Wahrnehmung auch psychische und soziale Aspekte, wie z. B. Wertvorstellungen und Vorurteile, Gelerntes,

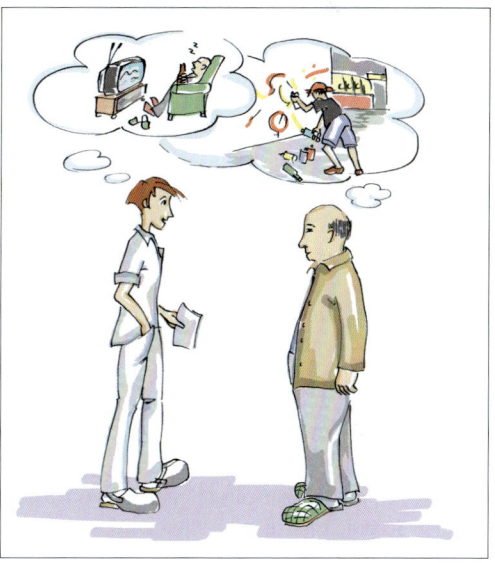

Abb. 10.11 Soziale Wahrnehmung

Erwartungen, die eigene momentane emotionale Stimmung, aber auch die berufliche Position, Rollenbeziehungen (beruflich und privat), Bedürfnisse sowie das persönliche Selbstverständnis. Auch die soziale Schichtzugehörigkeit sowie kulturelle Aspekte haben maßgeblichen Einfluss auf die Art und Weise, wie wir unsere Mitmenschen wahrnehmen.

Da Pflegepersonen immer mit Menschen zu tun haben, spielt die soziale Wahrnehmung, z. B. bei der Erstellung einer Pflegeanamnese, eine große Rolle. Zur Verdeutlichung können drei Leitfragen zur sozialen Wahrnehmung hilfreich sein:
1. Welche Kriterien sind wichtig, wenn sich Pflegepersonen einen Eindruck von einem Menschen verschaffen möchten?
2. Wie beeinflusst die äußere Erscheinung eines Menschen den Eindruck, der von ihm gewonnen wird?
3. Wie bilden sich Urteile über andere Menschen?

Diese drei Leitfragen sollen die Gefahr der Wahrnehmungsfehler verhindern (s. a. Band 2, Kap. 1).

Wahrnehmungsfehler führen zu einem verfälschten Eindruck von Personen. Gelangt eine Pflegeperson im Umgang mit einem hilfsbedürftigen Menschen zu einem falschen Eindruck, kann das u. U. eine falsche Pflegemaßnahme zur Folge haben, ggf. mit weitreichenden Konsequenzen.

Ursachen für Wahrnehmungsfehler sind zum einen die zuvor beim Thema Aufmerksamkeit erwähnten subjektiven Einflüsse (Emotionen, Motivation, Interesse, soziale Situation). Auch die physische Konstitution einer Pflegeperson kann sich auf die Wahrnehmung auswirken. In der täglichen Stationsarbeit sind das Unruhe, Rückenschmerzen etc., die zu Wahrnehmungsfehlern führen können.

Diese individuellen Befindlichkeiten können ihre Auslöser in den zuvor beschriebenen objektiven Faktoren haben, wie z. B. in knappen personellen bzw. zeitlichen Ressourcen. Hier gilt es, sich solche Besonderheiten und Einflüsse auf die Wahrnehmung bewusst zu machen, da sie zu einem falschen Eindruck von dem anderen Menschen führen können.

Da die Wahrnehmung einer der störanfälligsten Bereiche von Kommunikation ist, erscheint es notwendig, sich in manchen Situationen klarzumachen, wie der Gesprächspartner gesehen wird, welche Eigenschaften ihm zugeschrieben werden und welcher Eindruck von ihm gewonnen wurde. Möglicherweise können mithilfe der oben genannten Leitfragen Vorurteile oder Situationen aufgedeckt werden, die für einen verfälschten Eindruck verantwortlich sind, so dass dieser korrigiert werden kann.

Ein Beruf wie die Pflege verlangt eine professionelle Einstellung: Die Haltung anderer Menschen gegenüber muss von Offenheit und bewusster Wahrnehmung geprägt sein. Überlegungen zu den formulierten Leitfragen können die Entwicklung einer solchen Haltung unterstützen.

Durch Vorüberlegungen zur Wahrnehmung können Wahrnehmungsverzerrungen und verfälschte Eindrücke von anderen Menschen vermieden werden.

Tab. 10.2 gibt einen Überblick über die wichtigsten Aspekte der Gesprächsvorbereitung.

Die zuvor beschriebenen Vorüberlegungen sind die Voraussetzungen für die im Folgenden dargestellten speziellen Gesprächssituationen. Diese kommen in Institutionen des Gesundheitswesens täglich vor.

Vorüberlegungen wirken sich positiv auf Gesprächsgestaltung, Erfolg, Verständlichkeit und auch auf die eigene Sicherheit in besonders schwierigen Situationen aus. Dabei spielt Routine eine wichtige Rolle.

10.7.2 Informationsgespräche

Ein Informationsgespräch verfolgt immer ein oder mehrere Ziele, es ist somit zweckgebunden. Im Vordergrund steht das Erreichen von Transparenz zu einem bestimmten Thema. Auch die Aufnahmebereitschaft zur Umsetzung von Neuerungen sowie das Gewinnen von Sicherheit im Handeln sind Zielsetzungen eines Informationsgespräches.

Bezogen auf die Information eines pflegebedürftigen Menschen ist auch das Erreichen von Kooperation ein häufiges Ziel dieser Gespräche, da Informationen die Basis für Handeln darstellen. Unter Berücksichtigung des Beziehungsaspektes stellen sie auch ein Forum für Fragen dar, um durch Transparenz der Informationen zu dem beabsichtigten Ziel zu gelangen.

In der Pflege haben Informationen drei Hauptaspekte:

10.7 Spezielle Gesprächssituationen

Tab. 10.2 Vorüberlegungen zur Gestaltung spezieller Gesprächssituationen

Intention	Aufmerksamkeit	Behalten	Teilnahme	Wahrnehmung
Die Vorüberlegungen zur Intention klären folgende Aspekte: • Was ist der Inhalt des Gespräches? • Wer ist der Gesprächspartner? • Welches ist der Anlass, der Grund des Gespräches? • Wann ist der geeignete Zeitpunkt zur Durchführung eines Gespräches?	Die Aufmerksamkeit in einer Gesprächssituation wird beeinflusst durch: • Äußere Einflüsse, wie z. B. Intensität, Größe, Bedeutung, Neuheit • Innere Einflüsse, z. B. Müdigkeit, vorausgegangene Erfahrungen etc.	Die Vorüberlegungen dazu, wie sich der Gesprächspartner die Gesprächsinhalte am besten merken kann, berücksichtigen: • Die Motivation des Gesprächspartners • Die Ansprache der geeigneten Sinne, der Kommunikationskanäle • Die Möglichkeit zur praktischen Übung • Die Notwendigkeit zum Wiederholen und Durchdenken eines Sachverhaltes • Das Vermitteln von Sachverhalten in kleinen Schritten	Durch Vorüberlegungen bezüglich der Teilnahme wird geplant, wie und wann: • Der Empfänger einer Nachricht aktiv an der Kommunikation teilnehmen kann • Ein Feedback eingeplant oder eingefordert werden kann. Es ermöglicht darüber hinaus den aktiven Dialog zwischen beiden Gesprächspartnern	Die Vorüberlegungen zur Wahrnehmung wollen, um einen falschen Eindruck zu vermeiden, grundsätzlich klären: • Wie eine Person zu einem bestimmten Eindruck kommt • Welchen Einfluss die äußere Erscheinung dabei spielt • Wie daraufhin die persönliche Urteilsbildung erfolgt

1. Informationen sind Basis für den Pflegeprozess,
2. Informationen sind notwendig, um die Zusammenarbeit mit anderen Berufsgruppen zum Nutzen des hilfsbedürftigen Menschen zu gestalten,
3. Informationen an den hilfsbedürftigen Menschen bilden die Grundlage für ein gemeinsames zielgerichtetes Miteinander.

Die Inhalte des Informationsgespräches beziehen sich hauptsächlich auf die Vermittlung von Fakten, wie z. B. die Vorgehensweise bei bestimmten Pflegemaßnahmen, Inhalte von Dienstanweisungen, Umgang mit neuen Medikamenten oder die Vorstellung von Jahresstatistiken.

Der Empfänger soll aufgrund der erhaltenen Information Nutzen daraus ziehen können und das neue Wissen auch anwenden. Dieses Wissen bildet die Grundlage, auf der dann weitere Informationen aufgebaut werden können.

Fehler, die im Zusammenhang mit Informationsgesprächen gemacht werden, sind die Verwendung von Fachsprache, die nicht von allen Empfängern verstanden wird, oder die Vermittlung von mehr Informationen als verarbeitet werden können. Beides kann dazu führen, dass das Ziel der Information nicht erreicht wird. Dies sollte deshalb bereits in der Vorbereitung ausgeschlossen werden. Es kann sonst anstelle eines Gefühls von Sicherheit das der Unsicherheit entstehen, welches sich wiederum auf die Beziehung zwischen den Kommunizierenden auswirkt.

Merke: *Das Informationsgespräch ist zielgerichtet, wobei der Sachaspekt im Vordergrund steht. Das Ziel ist, Transparenz zu schaffen, um Sicherheit im Handeln zu erreichen und Möglichkeiten zur Mitentscheidung zu schaffen.*

Informationsgespräche mit dem Patienten

Im Rahmen von Informationsgesprächen mit dem hilfsbedürftigen Menschen müssen Informationen dem Betroffenen so angeboten werden, dass er diese verstehen und verarbeiten kann. Zur Gestaltung eines effektiven Informationsgespräches mit dem pflegebedürftigen Menschen sind im Folgenden einige Überlegungen aufgeführt, die als Leitfaden genutzt werden können.

Merke: *Ein maßgeblicher Aspekt für ein erfolgreiches Informationsgespräch ist die Auswahl von Inhalt und Zielsetzung der Information. Hierauf basiert jedes weitere Vorgehen.*

Der Inhalt einer Information kann sehr kurz und wenig erläuterungsbedürftig sein, wie z. B. die Information über den Zeitpunkt einer angeordneten Untersuchung (sofern der Betroffene bereits durch die zuständige Person zur Notwendigkeit aufgeklärt wurde). Pflegerische Informationen können aber je nach Art auch sehr umfassend bzw. komplex sein.

Auch sollte man sich vorher über die Zielsetzung des Gespräches im Klaren sein, z. B. welche Informationen muss ich unbedingt vermitteln?

Grundsätzlich ist es für das Verständnis hilfreich, die Informationen zu veranschaulichen, sei es durch entsprechende Geräte, Zeichnungen oder vorgefertigte Abbildungen.

Der Inhalt einer Information an den Betroffenen ist weiterhin entscheidend für die Auswahl von Zeitpunkt und Tempo einer Information. Handelt es sich um eine recht komplexe Information, wie z. B. die Informationen über den Ablauf und das Vorgehen bei einer präoperativen Vorbereitung, so ist es sinnvoll, einen Zeitpunkt zu wählen, bei dem Ruhe und ausreichend Zeit garantiert werden kann. Das Tempo der Informationsweitergabe muss individuell angepasst werden.

Der Inhalt einer Information kann auch so umfassend sein, dass es sinnvoll ist, nicht alle Informationen auf einmal zu vermitteln, sondern diese in Teilinformationen zu zerlegen. Bei einer großen Fülle von Informationen geschieht es leicht, dass ein Teil der Informationen in Vergessenheit gerät (s. a. 10.7.1). Oftmals geschieht eine solche typische Überhäufung mit Informationen am Tage der Aufnahme (Informationen zu Untersuchungen, Tagesablauf, Visiten etc.), so dass sich die informierende Person überlegen sollte, welche Informationen zu diesem Zeitpunkt absolut notwendig sind, damit sich die Person zurechtfindet, und welche auch noch zu einem späteren Zeitpunkt vermittelt werden können.

Der Inhalt einer Information wirkt sich auch auf die Auswahl der Räumlichkeiten aus. Die Auswahl der geeigneten Räumlichkeiten oder aber das Schaffen einer entsprechenden Umgebung hat den Sinn, Ablenkungen und vor allem Störungen während des Informationsgespräches zu vermeiden. Insbesondere das Aufnahmegespräch erfordert eine ruhige und freundliche Atmosphäre, da die Basis des gemeinsamen Miteinanders oft bei der ersten Begegnung gelegt wird (s. a. Kap. 6.5.1).

Bei der Durchführung eines Informationsgespräches, spätestens aber nachdem die ausgewählten Informationen im geeigneten Rahmen vermittelt wurden, sollte Gelegenheit zu Rückfragen bzw. Feedback gegeben werden. Hierdurch kann sich die Pflegeperson versichern, ob die übermittelten Informationen verstanden wurden.

Pflegevisite

Die Kommunikation mit einem pflegebedürftigen Menschen über seinen Pflegeprozess wird auch als Pflegevisite bezeichnet.

Als Pflegevisite wird ein „regelmäßiger Besuch und ein Gespräch mit dem Patienten über seinen Pflegeprozess" bezeichnet. Die Pflegevisite dient der gemeinsamen
- „Benennung der Pflegeprobleme und Ressourcen bzw. der Pflegediagnosen,
- Vereinbarung der Pflegeziele,
- Vereinbarung der Pflegeinterventionen sowie
- der Evaluation der Pflege" (Heering 2012).

Die Pflegevisite ermöglicht einen Austausch von Informationen zwischen dem pflegebedürftigen Menschen und der für ihn zuständigen Pflegeperson. Alle wichtigen Aspekte im Zusammenhang mit dem Pflegeprozess werden hier besprochen. Der pflegebedürftige Mensch wird so aktiv in die Pflege einbezogen (**Abb. 10.12**).

Informationsgespräche im Team und mit anderen Berufsgruppen

Informationsgespräche finden nicht nur mit pflegebedürftigen Menschen und deren Angehörigen statt, sondern auch im Pflegeteam bzw. im therapeutischen Team. Diese Art von Informationsgesprächen ist oft institutionalisiert, d. h. sie finden in einem vorher festgelegten zeitlichen Rahmen, an bestimmten Orten und in regelmäßig wiederkehrenden Abständen statt. Zu dieser Art von Informationsgesprächen gehören:
- Dienstübergabe,
- Besprechungen im Pflegeteam,
- Arztvisite.

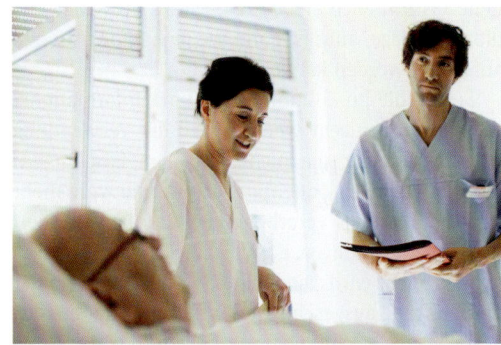

Abb. 10.12 Pflegevisite

Dienstübergabe

Ziel ist der Austausch über die aktuelle Situation pflegebedürftiger Menschen bzw. die Gewährleistung des Informationsflusses zwischen allen Mitarbeitern, um so die Kontinuität der Pflege sicherzustellen. Grundsätzlich kann die Dienstübergabe intradisziplinär (auf die Berufsgruppe der Pflegenden beschränkt) oder interdisziplinär (unter Beteiligung verschiedener Berufsgruppen) ablaufen. Dienstübergaben finden i. d. R. dreimal täglich statt bzw. immer bei einem Wechsel der Pflegepersonen.

Da es sehr unterschiedlich organisierte Pflegesysteme mit stark variierenden Zuständigkeiten der einzelnen Pflegepersonen gibt, wird die Übergabe dementsprechend unterschiedlich gestaltet. Allen gemeinsam ist i. d. R. jedoch die Übergabe mittels der dokumentierten Pflegeplanung und des Pflegeberichts, sowie der Austausch über Beobachtungen zur aktuellen Befindlichkeit der zu Pflegenden. Hierbei werden vor allem Veränderungen und Reaktionen eines pflegebedürftigen Menschen auf Pflegemaßnahmen besprochen. Dabei sollte die Bezugsperson des pflegebedürftigen Menschen die Übergabe an die Mitarbeiter durchführen, da sie den jeweiligen Menschen am besten kennt. Weitere Inhalte der Dienstübergabe sind die Weiterleitung medizinischer Informationen (Organisation, Ergebnisse von Untersuchungen, etc.).

Um die Zeit der Dienstübergabe effektiv zu nutzen, empfiehlt es sich, nach einer im Team besprochenen Struktur vorzugehen. Diese Struktur unterstützt ein zeitökonomisches Vorgehen und verhindert das Vergessen wichtiger Aspekte und ausufernde Abschweifungen vom Thema.

Die Dienstübergabe findet in einigen Institutionen auch als sog. „Übergabe mit dem Patienten" statt. Der Vorteil dieser Vorgehensweise liegt vor allem darin, dass der jeweilige pflegebedürftige Mensch in die Übergabe einbezogen wird und so die aus seiner Sicht wichtigen Dinge ansprechen kann.

 Merke: *Dienstübergaben dienen der Übermittlung pflegebezogener Informationen auf der Basis der dokumentierten Pflegeplanung eines pflegebedürftigen Menschen.*
Sie kann intra- oder interdisziplinär oder als Übergabe mit dem Patienten organisiert sein.

Besprechungen im Pflegeteam

Bei der Teambesprechung stehen alle Themen im Vordergrund, die wichtig für die Stations- bzw. Wohnbereichsorganisation sind.

Das können z. B. Überlegungen zur Gestaltung der Ablauforganisation sein oder Veränderungen der Bestellung von Materialien oder Medikamenten, die Bekanntgabe von Dienstanweisungen, Klärung organisatorischer Probleme, Einführung neuer Pflegeprodukte und -hilfsmittel etc. Sinnvoll ist es, ein Protokoll anzufertigen, damit jede Pflegekraft und neue Kolleginnen sich über die Neuerungen informieren können.

Arztvisite

Inhaltlich dient die gängige Arztvisite dem Informationsaustausch zwischen:
- dem kranken Menschen und dem behandelnden Arzt,
- Pflegekräften und Arzt sowie
- Ärzten untereinander (z. B. Chefvisiten).

Dabei handelt es sich um Informationen bezüglich der weiteren medizinischen Behandlung, wie z. B. Festlegung der Medikamentengabe, Planung von Untersuchungen oder operativen Eingriffen, Entlassungsvorgehen etc.

Weitere Informationsgespräche (**Abb. 10.13**) finden im Rahmen von Besprechungen, z. B. Stationsleitungs-, Mentoren-, und interdisziplinären Teambesprechungen, statt. Sie geben neben dem Informationsaustausch einen Rahmen ab für die Diskussion von Sichtweisen und Meinungen sowie für die gemeinsame Suche nach Lösungen bei Problemen.

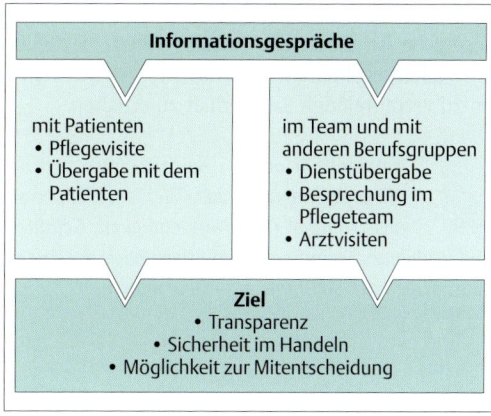

Abb. 10.13 Informationsgespräche in der Pflege

10.7.3 Anleitungsgespräche

Anleitungsgespräche dienen der Wissensvermittlung mit dem Ziel, dieses Wissen später praktisch anwenden und umsetzen zu können. Dabei werden unterschiedliche Methoden eingesetzt, wie z. B. verbale Informationsweitergabe, Zeigen, Vormachen und Üben usw. Zielgruppen sind Menschen, die z. B. aufgrund einer Krankheit bestimmte Fähigkeiten und Wissen benötigen, um eine neue Lebenssituation bewältigen zu können.

Andere Adressaten von Anleitungsgesprächen sind Auszubildende und neue Kollegen. Aber auch in der Fort- und Weiterbildung ist die Anleitung gerade in speziellen Fachbereichen eine gängige Form des praktischen Lehrens und Lernens. Anleitungsgespräche unterscheiden sich von Informationsgesprächen dahingehend, dass sie das Wissen in praktisches Tun umzusetzen helfen.

An einem Beispiel soll die Vorgehensweise einer Anleitungssituation verdeutlicht werden. Das Prinzip der Anleitung ist grundsätzlich auf unterschiedliche Anleitungssituationen übertragbar. Die einzelnen Schritte erhalten ihre unterschiedliche Gewichtung in der praktischen Situation, die sich dann jeweils individuell nach der anzuleitenden Person richten muss.

Beispiel: *Nach einer Thrombektomie (operatives Entfernen eines Blutgerinnsels) in den Beinen soll Herr Sauber zu Hause weiterhin Kompressionsstrümpfe tragen. Die Aufgabe der Pflegeperson besteht darin, Herrn Sauber in der Technik des Anziehens der Kompressionsstrümpfe anzuleiten.*

Eine entscheidende Voraussetzung für Anleitungsgespräche ist, die eigene Fachkompetenz bezüglich des Anleitungsthemas zu ermitteln, um Sicherheit im zu vermittelnden Sachverhalt zu erhalten.

Beispiel: *In obigem Beispiel muss sich die Pflegeperson über das Thema „Kompressionsstrümpfe" (z. B. Notwendigkeit, Gefahren und Probleme, Technik und Tipps bezüglich des Anziehens, Pflege der Strümpfe etc.) informieren.*

Der nächste Aspekt der Vorbereitung bezieht sich auf die individuelle Situation des Betroffenen.

Beispiel: *Dazu muss überlegt werden, wie Herr Sauber den notwendigen Sachverhalt aufnehmen kann und über welche Kommunikationskanäle seine Aufmerksamkeit geweckt werden kann.*

Ferner muss eine Vertrauensbasis zwischen beiden Personen bestehen:

Beispiel: *Herr Sauber muss sich sicher sein, dass er eine sinnvolle und korrekte Hilfestellung erhält, die für ihn von Nutzen ist.*

Inhaltlich ist zu entscheiden, welchen Umfang und Komplexität der Sachverhalt (hier: „Anziehen von Kompressionsstrümpfen") aufweist. Abhängig davon kann eine Anleitung in mehreren Teilschritten geplant werden. Hier muss die Pflegeperson überlegen, ob eine einmalige Anleitung oder ggf. Staffelung sinnvoll ist, wobei das Ziel evtl. innerhalb einer Woche erreicht wird. Sie überlegt auch, welche Rolle sie in der Anleitung einnimmt.

Beispiel: *Gegebenenfalls ist es zunächst sinnvoll, eine führende und erklärende Position einzunehmen, wenn Herrn Sauber die Information noch neu ist.*

Im weiteren Verlauf kann sich die Rolle der Pflegeperson zu einer mehr unterstützenden Funktion verändern.

Beispiel: *Sie gibt dann nur noch Hilfestellung zu einzelnen Schritten, die Herrn Sauber noch schwerfallen.*

Auch hierbei gilt, dass die Staffelung und Rollenverteilung nach Möglichkeit mit dem betroffenen Menschen abgesprochen werden sollte.

10.7 Spezielle Gesprächssituationen

Beispiel: Bei Herrn Sauber könnte eine geplante Staffelung und die jeweilige Rolle der Pflegeperson wie folgt aussehen:
- 1. Tag: Pflegeperson demonstriert und erklärt das Anziehen der Kompressionsstrümpfe; Herr Sauber hört und sieht zu.
- 2. Tag: Herr Sauber zieht die Kompressionsstrümpfe selbstständig unter Anleitung durch die Pflegeperson an.
- 3. Tag: Herr Sauber zieht die Kompressionsstrümpfe selbstständig an ohne begleitenden Kommentar der Pflegeperson; sie sieht zu und korrigiert, falls nötig.

Wichtig ist, dass die anzuleitenden Menschen weder über- noch unterfordert werden. Das Tempo der Anleitung ist immer an die individuelle Situation und Aufnahmefähigkeit des Menschen anzupassen.

Überlegungen zu den Rahmenbedingungen beziehen sich auf die zur Verfügung stehende Zeit, im Krankenhaus auch auf Besuchszeiten, aber auch auf die räumlichen Gegebenheiten. Je nach dem zu vermittelnden Sachverhalt und unter Berücksichtigung der Intimsphäre empfiehlt es sich, einen ruhigen, externen Raum aufzusuchen. Zum einen gewährleistet das eine konzentrierte Anleitung, ohne Ablenkung bzw. Störungen, zum anderen bietet diese Umgebung einen geschützten Raum für Nachfragen des Betroffenen.

Nach den einzelnen Teilschritten oder nach der gesamten Anleitung muss bei dem angeleiteten Menschen unbedingt eine Rückmeldung über die vermittelten Inhalte eingeholt werden. Hierdurch bekommt dieser einerseits die Gelegenheit, noch nicht verstandene Aspekte der Anleitung zu erfragen, andererseits kann eine Überprüfung erfolgen, ob das Ziel der Anleitung erreicht worden ist. Grundsätzlich kann das Feedback bei Anleitungsgesprächen verbal durch eine kurze Wiederholung des Gelernten durch den Patienten erfolgen, in vielen Fällen bietet sich jedoch eine Demonstration bzw. das praktische Wiederholen der Situation an. Gegebenenfalls wird daraufhin eine Korrektur vorgenommen.

Beispiel: Herr Sauber könnte entweder den Inhalt des Anleitungsgespräches noch einmal mit eigenen Worten wiedergeben oder einzelne Schritte der Technik des „Anziehens von Kompressionsstrümpfen" wiederholen.

Viele Menschen scheuen sich aus unterschiedlichen Gründen nachzufragen. Daher ist es sinnvoll, den Anzuleitenden dazu zu ermuntern auszusprechen oder nachzufragen, was ihm noch schwer fällt oder unklar ist. Somit erhält der Anleiter auch gleichzeitig eine Rückmeldung hinsichtlich der Verständlichkeit seiner Anleitung.

Beide erhalten hierdurch die Gelegenheit, eine kurze Auswertung durchzuführen, zu überlegen, ob das Vorhaben gelungen ist, die Ziele erreicht wurden, oder ob ggf. zu einem anderen Zeitpunkt eine nochmalige Anleitungssituation notwendig ist.

Anleitungsgespräche dienen der Weitergabe von Wissen mit dem Ziel, dieses Wissen im Folgenden praktisch anwenden zu können. Die Zielgruppe für Anleitungen sind neben pflegebedürftigen Menschen häufig Lernende in den Pflegeberufen oder Berufsanfänger sowie neue Mitarbeiter.

Zusammenfassung:
Anleitung

Anleitungsgespräche dienen der Wissensvermittlung und praktischen Umsetzung des Wissens
1. Eigene Fachkompetenz überprüfen,
2. Situation des Betroffenen berücksichtigen:
   - Material zur Veranschaulichung,
   - Umfang und Komplexität des Sachverhalts,
3. Vorgehen in Teilschnitten,
4. Rahmenbedingungen der Anleitung (Raum, Zeit),
5. Rückmeldung/Feedback; Wiederholung/Einübung.

10.7.4 Beratungsgespräche

Beratungsgespräche beziehen sich inhaltlich meist auf bestimmte Probleme in einzelnen Lebensbereichen oder -situationen, in denen der Betroffene nicht alleine zurechtkommt und Hilfe benötigt.

Merke: Ziel eines Beratungsgespräches ist es, den betroffenen Menschen in der Suche nach Lösungsmöglichkeiten zu unterstützen und/oder eine Entscheidungshilfe bei der Bewältigung neuer bzw. schwieriger Lebenssituationen zu geben.

Wenn pflegebedürftige Menschen mit einschneidenden Veränderungen ihrer Lebenssituation, z. B. durch die Diagnose einer chronischen Erkrankung oder auch mit der Tatsache, dass sie in ihrem häuslichen Umfeld nicht mehr ohne pflegerische Unterstützung zurechtkommen, stellt dies in der Regel eine Situation dar, in der Beratung durch eine Pflegeperson hilfreich sein kann.

Grundsätzlich soll mit einem Beratungsgespräch der Ratsuchende in die Lage versetzt werden, selbstständig nach geeigneten Lösungsvorschlägen zu suchen und dadurch für sein weiteres Handeln auch Verantwortung übernehmen. Dabei muss dem Ratsuchenden die Möglichkeit der Entscheidungsfreiheit gegeben sein, damit die Lösung auch als eine für ihn akzeptable angesehen werden kann.

Die Kunst der Beratung besteht darin, dem Menschen keine vorgefertigten Lösungen anzubieten, sondern entsprechend seiner individuellen Situation Möglichkeiten aufzuzeigen und ihn aktiv einzubeziehen, da die Betroffenen sich und ihre Ressourcen am besten kennen.

Dabei übernimmt die Pflegeperson als Beraterin die Rolle einer Impulsgeberin, die Hilfe zur Selbsthilfe bietet, in einer lenkenden, jedoch nicht bevormundenden Weise (s. a. Band 4, Kap. 2).

Diese Aspekte sind die wesentlichen Unterschiede zur puren Information, in der es darum geht, Fakten zu vermitteln, die bereits feststehen. Bei einem reinen Informationsaustausch gibt es kaum Entscheidungsspielraum für die beteiligten Personen. Die Beratung setzt demgegenüber an den Fakten, den gegebenen Tatsachen an, um nach Lösungen im Umgang mit den Gegebenheiten zu suchen. Der Rahmen der Entscheidungsfreiheit kann dabei variieren und ist auch abhängig von der Dringlichkeit der Lösungssuche bzw. der notwendigen Verhaltensveränderung.

Beispiel: *So wird ein junger Mensch, der plötzlich mit der Situation eines insulinpflichtigen Diabetes mellitus konfrontiert ist, nicht frei entscheiden können, ob er Insulin spritzen möchte oder nicht, da die Verabreichung lebensnotwendig für ihn ist. Jedoch gibt es wichtige Aspekte der weiteren Lebensgestaltung, wo er selbst Entscheidungen treffen kann und für die er fachliche Beratung benötigt. An dieser Stelle können Pflegepersonen Hilfestellungen (z. B. bezüglich Besonderheiten der Körperpflege, sportlicher Aktivitäten u.v.m.) geben.*

Je nach Intensität der notwendigen Beratung ist zu entscheiden, ob die Pflegekraft als alleinige Fachkraft beratend tätig sein kann oder ob das Hinzuziehen von anderen Fachkräften notwendig ist.

Grundsätzlich findet Beratung auch institutionalisiert statt. Dabei handelt es sich oft um präventive Beratung außerhalb des Krankenhauses, wie z. B. die Empfehlung diverser Impfungen oder die breit angelegte AIDS-Prävention.

Auch kommunale Einrichtungen bieten gesundheitliche Beratungsmöglichkeiten – teilweise in Seminaren – an. Hierzu gehören auch Angebote für pflegende Angehörige. Ferner haben sich Pflegepersonen durch Weiterqualifizierungen spezialisiert, um spezielle Beratungsangebote für die betroffenen Menschen geben zu können wie z. B. in der Ernährungsberatung oder Stomaberatung.

Um beratend tätig werden zu können, sind kommunikative Kompetenzen unabdingbar. Außerdem verlangen Beratungsgespräche Fähigkeiten wie:
- fachliche Kompetenzen bezüglich des Beratungsthemas,
- soziale Kompetenzen, die dazu beitragen, die Situation und die Fähigkeiten bzw. Ressourcen des betroffenen Menschen einzuschätzen,
- Fähigkeit, ein ausgewogenes Verhältnis zwischen Nähe und Distanz zum ratsuchenden Menschen einzuhalten.

Die Planung und Vorgehensweise des Beratungsgespräches ist vergleichbar mit dem prozesshaften Geschehen der Anleitung. Die Gruppe der Ratsuchenden in Institutionen des Gesundheitswesens besteht in erster Linie aus pflegebedürftigen Menschen und deren Bezugspersonen. Beratungsgespräche finden aber auch innerhalb der pflegerischen Berufsgruppe, z. B. zwischen Lernenden in der Pflege und Pflegepersonen, oder aber auch zwischen neuen Kollegen und Pflegepersonen statt.

Entsprechend beinhalten die von Pflegekräften durchgeführten Beratungsgespräche mit betroffenen Menschen und deren Angehörigen fachliche Informationen im pflegerischen Rahmen, Hilfe zur Entscheidungsfindung, Hilfestellungen zur Bewältigung und Auseinandersetzung mit neuen Lebenssituationen. Beratungsgespräche mit Lernenden in der Pflege betreffen meist gezielte Lernsituationen.

Merke: *Das Beratungsgespräch dient der Bewältigung veränderter Lebenssituationen unter der Aktivierung der Eigenverantwortlichkeit und Kompetenz des betroffenen Menschen.*

Zusammenfassung:
Beratung

- Ziel eines Beratungsgesprächs: Unterstützung bei der Suche nach Lösungs- und Bewältigungsmöglichkeiten
- Mittel:
  - impulsgebende Gesprächsführung
  - „Hilfe zur Selbsthilfe"
- verlangt kommunikative, soziale und fachliche Kompetenz des Beraters.

10.7.5 Kollegiale Beratung

Im Zusammenhang mit Herausforderungen und Problemen im beruflichen Kontext wird häufig auch die Methode der kollegialen Beratung eingesetzt, bei der sich Menschen aus ähnlichen Arbeitsfeldern gegenseitig beraten. Sie stellt einen systematischen Rahmen für die professionelle Bewältigung beruflicher Probleme auf kollegialer Basis bereit. Kollegiale Beratung findet üblicherweise in Gruppen von 5–10 Personen und ohne eine professionelle externe Begleitung statt. Es werden also das in der Gruppe vorhandene Wissen und die Fähigkeiten der Gruppenmitglieder für die Erarbeitung einer Lösungsstrategie genutzt.

Definition: „Kollegiale Beratung ist ein strukturiertes Beratungsgespräch in einer Gruppe, in dem ein Teilnehmer von den übrigen Teilnehmern nach einem feststehenden Ablauf mit verteilten Rollen beraten wird mit dem Ziel, Lösungen für eine konkrete berufliche Schlüsselfrage zu entwickeln" (Tietze 2008, S. 11).

Als „kollegial" wird diese Form der Beratung aus mehreren Gründen bezeichnet: Die Gruppenmitglieder helfen sich erstens gegenseitig bei der Entwicklung von Lösungen für ein berufliches Problem (wechselseitige Hilfsbereitschaft der Teilnehmer). Zweitens stammen die Gruppenmitglieder aus ähnlichen beruflichen Handlungs- und Betätigungsfeldern, müssen aber nicht direkte Kollegen sein (Zusammensetzung der Gruppe). Es kann drittens jedes Gruppenmitglied in der Rolle des zu Beratenden oder des Ratgebers sein (Umkehrbarkeit der Beratungsbeziehung) und viertens werden die Erfahrungen und Beiträge aller Gruppenmitglieder prinzipiell als gleichwertig gewichtet (Gleichberechtigung der Gruppenmitglieder).

Die Gruppenmitglieder übernehmen während der kollegialen Beratung unterschiedliche Rollen, die entsprechend der genannten Grundsätze in jedem Beratungsdurchlauf wechseln können. Der Fallerzähler bringt einen Fall in die Gruppe ein, indem er das berufliche Problem, für das er eine Lösung sucht, in wesentlichen Zügen schildert und mit der für ihn wichtigen Schlüsselfrage darstellt. Der Moderator leitet den Gruppenprozess durch die unterschiedlichen Phasen, präzisiert wesentliche Aspekte und achtet auf die Einhaltung vereinbarter Regeln. Alle anderen Gruppenmitglieder sind in der Rolle der Beratenden und bringen eigene Ideen, Wissen, Perspektiven, Gedanken und Erfahrungen ein, um Lösungsmöglichkeiten und Handlungsoptionen für den Fallerzähler zu entwickeln. Darüber hinaus können auch ein Protokollant, der wesentliche Schritte des Ablaufs der kollegialen Beratung schriftlich festhält, sowie ein Prozessbeobachter, der der Gesamtgruppe zum Abschluss der kollegialen Beratung eine Rückmeldung gibt, gewählt werden.

Der Ablauf der kollegialen Beratung folgt einer rahmenden Struktur in 6 Schritten, die zusammen bis max. 45 Min. dauern können: Casting, Spontanerzählung, Schlüsselfrage, Methodenwahl, Beratung, Abschluss und Ausblick.

In der Phase des Casting werden die Rollen in der Gruppe festgelegt. Hieran schließt sich die Spontanerzählung des Fallgebers an, die in seiner Schlüsselfrage mit dem Klärungswunsch mündet. Im Anschluss werden die einzusetzenden Methoden ausgewählt (s. **Abb. 10.14**), nach denen in der folgenden Phase beraten wird. Zum Abschluss schätzt der Fallerzähler die Beiträge der Berater und zieht ein Resümee. Zusätzlich kann in dieser Phase auch der Prozessbeobachter seine Rückmeldung an die Gruppe geben. Auch ein Feedback der Gruppe an den Moderator ist möglich.

Die kollegiale Beratung wird aus vielen Gründen gerade für den Einsatz im pflegeberuflichen Kontext als geeignet erachtet, weil sie vorhandenes Wissen und Fähigkeiten im Pflegeteam anerkennt und nutzt und auf diese Weise dazu beiträgt, Kollegialität und Teamarbeit in der konkreten Auseinandersetzung über Fachfragen und Aufgaben zu entwickeln.

10 Kommunikation und Pflege

Methode	Ziel	Leitfrage
Brainstorming	Lösungsideen für den Fallerzähler sammeln	Was könnte man in einer solchen Situation alles tun?
Kopfstand-Brainstorming	Ideen in die Gegenrichtung der Schlüsselfrage produzieren	Wie könnte der Fallerzähler die Situation verschlimmern?
Ein erster kleiner Schritt	Den Anfang für einen Lösungsweg finden	Was könnte der nächste kleine Schritt für den Fallerzähler sein?
Gute Ratschläge	Empfehlungen für den weiteren Lösungsweg zusammentragen	Welche Ratschläge habe ich für den Fallerzähler?
Resonanzrunde	Feedback in Bezug auf die Spontanerzählung	Was löst die Fallerzählung bei mir an inneren Reaktionen aus?
Sharing	Bezug zu eigenen ähnlichen Erlebnissen herstellen	An welche eigene Erfahrung erinnert mich die Fallerzählung?
Schlüsselfrage (er-)finden	Schlüsselfrage für den Fallerzähler finden	Was könnte die Schlüsselfrage des Fallerzählers (noch) sein?
Zwei wichtige Informationen	Die Informationen der Fallschilderung neu gewichten	Was sind für mich die beiden wichtigsten Informationen?
Kurze Kommentare	Stellungnahmen zum Geschehen abgeben	Was ist mir an dem Inhalt oder der Art der Fallerzählung aufgefallen?
Erfolgsmeldung	Faktoren beschreiben, die zum Erfolg geführt haben	Wie hat der Fallerzähler seinen Erfolg wohl erreicht?

Abb. 10.14 Basis-Methoden, Ziele und Leitfragen in der kollegialen Beratung (nach Tietze 2003)

Zusammenfassung:
Kollegiale Beratung

- zielt auf die Lösungssuche für Probleme und Herausforderungen im beruflichen Kontext
- wird in Gruppen nach einem festen Ablauf und mit definierten Methoden durchgeführt
- Gruppenmitglieder sind gleichberechtigt in wechselnden Rollen als Beratende und Ratsuchende beteiligt

10.7.6 Konfliktgespräche

Konflikte können immer dann auftreten, wenn Menschen miteinander in Beziehung treten.

Die Auslöser von Konflikten im beruflichen Bereich sind oft sehr unterschiedlich: Kommunikationsstörungen, Meinungsverschiedenheiten, Streitigkeiten bezüglich der Arbeitsorganisation und Anwendung bestimmter Pflegemaßnahmen oder bezüglich der Verteilung von Kompetenzen u. v. m. können Anlass zu Konflikten geben. Dabei ergeben sich Konfliktsituationen auch zwischen den verschiedenen Berufsgruppen. Auch Konflikte zwischen Pflegepersonen und pflegebedürftigen Menschen sowie deren Angehörigen können auftreten.

Die Folgen sind häufig Belastungen durch die entstehende unangenehme Arbeitssituation, Unstimmigkeiten zwischen Mitarbeitern, die das Arbeiten im Team erschweren, wenn das Arbeitsklima für die betreffenden Personen unerträglich wird. Unabhängig von der Art der beteiligten Personen können alltägliche Konflikte durch die Berücksichtigung einiger wichtiger Regeln angegangen und bewältigt werden.

Das Ziel eines Konfliktgespräches ist, eine Klärung des auslösenden Sachverhaltes durch eine konstruktive Auseinandersetzung herbeizuführen, so dass alle Beteiligten mit der gemeinsam erarbeiteten Lösung einverstanden sein können.

Diese Klärung bzw. Konfliktlösung kann in der Beseitigung der Ursache liegen, z. B. in der Klärung von Missverständnissen, Kompromisse beinhalten und ggf. zu einer Verhaltensänderung führen. Notwendig ist hierbei eine von Respekt und gegenseitiger Achtung geprägte Grundeinstellung, mit der nach einer Lösung gesucht wird, die für alle Beteiligten zufriedenstellend ist.

Neben dieser Grundeinstellung müssen weitere Aspekte bedacht werden, wenn ein Problem gelöst werden soll. Diese Aspekte können anhand der verschiedenen Phasen eines Konfliktgespräches verdeutlicht werden soll:

Günstig ist es, sich auf das kommende Konfliktgespräch vorzubereiten, dieses zu planen, einen Termin in ruhiger Atmosphäre zu vereinbaren und den Grund des Treffens zu benennen. Rahmen und Umfang des Gespräches sollte von dem zu besprechenden Sachverhalt abhängig gemacht werden.

Die gesprächsführende Person sollte sich über das Problem im Klaren sein, damit sie es konkret benennen kann.

Das Konfliktgespräch sollte in einem möglichst freundlichen und spannungsfreien Klima stattfinden, denn diese Voraussetzungen sind als Ressource für das Gespräch an sich und auch für die weitere Zusammenarbeit unerlässlich.

Zunächst sollte der Gesprächsanlass sachlich und ohne Verallgemeinerungen („immer", „nie") geschildert werden.

Ziel des Einstieges in ein Konfliktgespräch ist es, die Inhalte des Konfliktes durch Sachlichkeit als Tatsache offen und ehrlich zu formulieren, Geschehnisse konkret zu beschreiben, um so eine Basis für das weitere Gespräch zu bereiten.

Anhand der Fakten wird dann herausgestellt, welche Auswirkungen das zum Konflikt führende Verhalten auf die Arbeitsorganisation und die Kollegen hat, um die eigentliche Problematik zu verdeutlichen.

Eine Schilderung der Perspektive der betroffenen Person ist hierzu absolut notwendig, denn in den meisten Fällen gibt es Gründe und Ursachen für ein bestimmtes Verhalten. Viele Konflikte lassen sich bereits zu diesem Zeitpunkt klären. Ideen und Wünsche werden hierbei deutlich, Alternativen zeigen sich auf, der eigentliche Konfliktinhalt beginnt sich zu lösen und vielleicht sind sogar schon erste Lösungen erkennbar.

Ziel des weiteren Gesprächsverlaufes ist es, gemeinsam nach Lösungsansätzen für zukünftiges Handeln zu suchen. Hierzu muss die betroffene Person unbedingt aktiv mit einbezogen werden, damit sie die Lösungen akzeptieren kann.

In dieser Phase wird eine Lösung zur Veränderung des kritisierten Verhaltens erarbeitet. Idealtypisch wird die Lösung von der betroffenen Person formuliert, sie kann aber auch gemeinsam überlegt werden.

In der Abschlussphase werden in beiderseitigem Einvernehmen Vereinbarungen zur Erprobung und Evaluation der gewünschten Veränderungen getroffen um so Verbindlichkeit herzustellen und die Effektivität und Sinnhaftigkeit der gemeinsamen Lösung ermitteln zu können.

Sollten Konfliktlösungen durch solche Strategien nicht zu bewältigen sein oder beziehen sich Konflikte auf das gesamte Team und erreichen ein Ausmaß, in dem fremde Hilfe notwendig wird, da jede Person zu betroffen ist, um zur Lösung beizutragen, kann hier der Einsatz von Supervision als Hilfe sinnvoll sein (10.10).

> **Zusammenfassung:**
> *Regeln für ein Konfliktgespräch*
> - *Respekt und gegenseitige Achtung der Konfliktpartner: Bei der Konfliktlösung sollte es nur „Gewinner" geben,*
> - *Vorplanung von Raum und Zeit: gutes Klima schaffen,*
> - *Einleitung: sachliche Formulierung des kritischen Sachverhalts, ohne persönlichen Angriff,*
> - *Aufzeigen der möglichen Auswirkungen des problematischen Verhaltens,*
> - *zur Stellungnahme auffordern: „Hinter jedem Verhalten stecken gute Gründe",*
> - *Lösungsansatz für zukünftiges Verhalten suchen,*
> - *gemeinsam überprüfbare Verhaltensweisen festlegen.*

10.8 Partnerzentrierte Gespräche

Das **Partnerzentrierte Gespräch** wird auch als „Helfendes Gespräch" bzw. als klienten- oder personenzentriertes Gespräch bezeichnet. Es basiert auf den Arbeiten des amerikanischen Psychologen Carl Rogers, eine der führenden Persönlichkeiten der Humanistischen Psychologie. Die Humanistische Psychologie vertritt eine Sichtweise des Menschen, bei der dem Menschen grundsätzliche Fähigkeiten zur Selbstheilung zugesprochen werden, und eine Grundhaltung der Therapeuten, die u. a. geprägt ist von zentralen Begriffen wie „menschliche Begegnung", „Wachstum der Persönlichkeit" und „persönliche Freiheit".

Rogers entwickelte ab den 40er Jahren des 20. Jahrhunderts das Konzept der „Klientenzentrierten Psychotherapie", die heute auch unter dem Begriff „Personenzentrierte Gesprächsführung" bekannt ist. Er ging davon aus, dass Menschen ein Grundstreben nach Selbstverwirklichung haben, durch Erlebnisse in ihrer Kindheit aber den Zugang zu eigenen Gefühlen teilweise verlieren bzw. unter Wahrnehmungsverzerrungen vor allem im Bereich der sozialen Wahrnehmung leiden können.

Ziel der Personenzentrierten Gesprächsführung ist es, im Gespräch ein Klima des Vertrauens und der Offenheit herzustellen und so dem betroffenen Menschen einen neuen Zugang zu seinem Erleben und seinen Gefühlen zu geben. Rogers spricht hier auch von einem „wachstumsfördernden Klima" zwischen Klient und Therapeut. Er beschreibt in seinen Ausführungen eine Grundhaltung des Therapeuten, die ein solches Klima entstehen lassen kann und deren Elemente auch in helfenden Gesprächen eine zentrale Rolle spielen:

1. Echtheit

Das Element „Echtheit" bedeutet, dass der „Helfer" in der Beziehung zu seinem Gesprächspartner ehrlich und vor allem er selbst ist. Es soll kein „professionelles Gehabe" an den Tag gelegt werden, sondern eine echte Beziehung im Gespräch mit dem anderen Menschen entstehen. Das geht letztlich nur dann, wenn eine Bereitschaft besteht, sich auch mit dem eigenen Gefühlsleben auseinanderzusetzen.

2. Akzeptanz

Bei der Akzeptanz geht es darum, dem Gesprächspartner das Gefühl zu vermitteln, dass ihm wertfrei begegnet wird. Dies geschieht zum einen durch eine bedingungslose positive Zuwendung und zum anderen durch emotionale Wärme. Zentraler Gedanke hierbei ist, dass Menschen in der Lage sind, ihre Situation für sich selbst positiv zu lösen, wenn sie über die Dinge, die sie bewegen, frei sprechen können. Dabei steht die Gefühls- und Erlebniswelt des Gesprächspartners im Zentrum, nicht die des „Helfers".

3. Einfühlsames Verstehen

Das einfühlsame Verstehen wird auch als „Empathie" oder „Aktives Zuhören" bezeichnet (s. a. 10.5). Hierbei geht es darum, sich in die Situation des anderen Menschen hineinzuversetzen und zu verstehen, welche Gefühle er in der aktuellen Situation hat bzw. welche Gefühle er mit der aktuellen Situation verbindet. Anders ausgedrückt: Einfühlsames Verstehen ist die Strategie zur Umsetzung von Echtheit und Akzeptanz. Hierzu gehören Aspekte wie z. B. das Ansprechen des beim anderen Menschen wahrgenommenen Gefühls oder die Wiederholung der Äußerungen in eigenen Worten, um sicherzustellen, dass das Gesagte auch richtig verstanden wurde. Dabei kommt es vor allem darauf an, die wahrgenommenen Gefühle des Gegenübers richtig zu verstehen.

Menschen, denen mit dieser Grundhaltung begegnet wird, können nach Rogers ihre Selbstheilungskräfte aktivieren, sich selbst mehr Achtung und Akzeptanz entgegenbringen und aktiv nach Lösungen für aktuelle Situationen oder Probleme suchen.

In der Pflege ergeben sich häufig Situationen, in denen helfende Gespräche den betroffenen Menschen unterstützen können. Das gilt sowohl für pflegebedürftige Menschen, die schwerwiegende medizinische Diagnosen verarbeiten müssen, als auch für Bezugspersonen, die ebenfalls von schwierigen, problematischen Situationen betroffen sein können. Einfühlsames Verstehen bzw. aktives Zuhören kann und muss geübt werden.

Regeln zur Umsetzung aktiven Zuhörens

1. Ehe ich ein Gespräch führe, versuche ich, mir die äußeren und inneren Einflüsse und Gefühle, unter denen ich momentan und grundsätzlich stehe, weitmöglichst bewusst zu machen. (...) Das kann u. a. dadurch geschehen, dass ich vor einem Gespräch wahllos auf ein Papier aufschreibe, was mir gerade einfällt.
2. Ich sorge vor und während des Gesprächs für ein Höchstmaß an äußerer und innerer Ruhe.
3. Ich verhalte mich klientenzentriert (und nicht egozentrisch): Ich zentriere und konzentriere mich auf den Gesprächspartner, auf seine Aussagen und Erfahrungen, auf sein Vermögen und Unvermögen.
4. Aufmerksames und ernsthaftes Zuhören kann sich halbverbal (ja, hm) oder averbal äußern (Kopfnicken, Kopfhaltung, Sitzhaltung, Mimik, Handbewegung usw.).
5. Ich höre nicht nur auf den Wortlaut, sondern auch auf Wortwahl, Tonfall, Stimmlage, Sprechtempo, Sprechpausen, Bruchstellen im Gesprächsverlauf usw. Nicht was die Worte sagen, ist von Bedeutung, sondern wie sie gesagt werden. Der Ton wird wichtiger als der Inhalt.
6. Ich stütze mich nicht nur auf das Hören, sondern auch auf das Sehen, und beachte also Mimik (vor allem die Sprache der Augen), Gestik, Körperbau usw. des Partners. Gleichzeitig beachte ich meine eigene Körpersprache und Stimme: Kommt darin eher echtes Zuhören oder eher Überhören und Weghören (also Ablehnung) zum Ausdruck?
7. Ich achte nicht nur auf die logischen Aussagen des Gesprächspartners, sondern versuche zu erfassen, was der andere (noch) nicht verbalisieren kann, z. B. starke Gefühle, negative Emotionen (Vorsicht vor subjektiven Unterschiebungen!).
8. Ich beachte Stichwörter, Reizwörter, Schlüsselsätze, Hauptfragen, aber auch Bruchstellen und Pausen. Gibt es einen „roten Faden", ein bestimmtes Gefälle oder Wiederholungen?
9. Wenn irgend möglich, notiere ich wichtige Gesprächsprodukte. Der Partner muss damit einverstanden sein und darf nicht durch auffälliges Mitschreiben irritiert werden.
10. Ich vermeide ein zeitweises Abschalten sowie ein innerliches Abschweifen zu anderen Themen.
11. Ich lasse den Partner ausreden und falle ihm nicht ins Wort mit Meinungsäußerungen, voreiligen Interpretationen und Zwischenfragen. Ich habe Zeit und Geduld.
12. Legt der Partner eine Pause ein, so wird sie „durchgestanden". Ich suche nicht krampfhaft nach überbrückenden Worten und fülle nicht die Pause kurzentschlossen mit dem, „was ich schon lange sagen oder fragen wollte".
13. Ich stelle nur notwendige weiterführende Fragen. Die Fragen müssen aus dem Gespräch herauswachsen und dürfen nicht hineingetragen werden.
14. Wenn der Gesprächspartner Fragen stellt, höre ich zunächst darauf, welche Antworten er selber finden kann. Ich kann zu ihm sagen: Sie haben sich sicherlich schon selber Gedanken gemacht.
15. Ich achte sorgsam auf Verlockungen zu eigenem, langatmigen Reden (Erzählungen aus meinem Leben und Erfahrungsbereich, Schilderungen eines „ähnlichen Falles", Überredungsversuche, Dogmatisieren, Interpretieren usw.).
16. Sofern ich rede, wächst es aus dem Zuhören heraus (ist also reaktiv) und soll in neues Zuhören einmünden, also dem Partner ein neues Reden ermöglichen.
17. Mittels Selbstwahrnehmung und Selbsterfahrung erkenne ich, wo ich wenig oder gar nicht zuhören kann: Bei welchen Personen kann ich schwer zuhören (Alter? Geschlecht? Beruf? Aussehen? Stimme?), bei welchen Gesprächsthemen fällt mir das Zuhören schwer (z. B. Sexualität, Religion, Gewalt, Suizid, Zwanghaftigkeit)? Häufig liegt das an meinen Schutz- und Abwehrmechanismen: Diese möchte ich erkennen und vorsichtig damit umgehen.
18. Während ich zuhöre, habe ich die Grundhaltung des Akzeptierens und der Wertschätzung gegenüber dem Partner und allem, was er sagt.

(nach Weber 1996)

Für partnerzentrierte bzw. helfende Gespräche ist eine Gesprächsgrundhaltung und Gesprächsatmosphäre erforderlich, die geprägt ist von Echtheit, Akzeptanz und einfühlsamem Verstehen.

10.9 Themenzentrierte Interaktion (TZI)

Das Konzept der **Themenzentrierten Interaktion (TZI)** wurde von Ruth Cohn entwickelt, einer deutschen Jüdin und Psychotherapeutin, die 1941 in die USA emigrierte. Sie selbst suchte nach einem Konzept, das in der Lage sein sollte, großen Menschengruppen zu helfen, und in möglichst allen Bereichen und zu jeder Zeit anwendbar sein sollte.

> **Merke:** *Die TZI ist eine Form der Gesprächsführung, bei der die beteiligten Personen gemeinsam an einem Thema oder einer Aufgabe arbeiten (Interaktion), wobei das Thema im Zentrum der Begegnung steht (Themenzentrierung). Sie wird vor allem bei der Kommunikation in Gruppen angewandt, ist aber auch im Einzelgespräch oder bei der Partnerberatung einsetzbar.*

Heute bedienen sich neben Therapeuten, Lehrern und Geistlichen auch Firmen und Organisationen der TZI, um im Miteinander Themen zu bearbeiten und z. B. Lösungen für bestehende Problem zu entwickeln. In speziellen Fortbildungsseminaren werden Experten für Themenzentrierte Interaktion ausgebildet.

10.9.1 Axiome

Die TZI basiert auf sog. „wertbetonenden Voraussetzungen", d. h. sie geht von einem bestimmten Menschenbild und grundlegenden Werten aus. Hierzu gehört, dass sie jedem Menschen die Fähigkeit zuschreibt, aus eigener Kraft sein Leben zu gestalten und auftretende Probleme bearbeiten zu können. Dies ist einer der wichtigsten Grundsätze der sog. Humanistischen Psychologie, die die Fähigkeit des Menschen zu Wachstum und Reifung in seinem Leben betont.

Ruth Cohn formuliert für die Themenzentrierte Interaktion drei sog. Axiome, d. h. Aussagen, die keines weiteren Beweises bedürfen, um die der TZI zugrunde liegenden Werte zu verdeutlichen:

1. Das existenziell-anthropologische Axiom

„Der Mensch ist eine psycho-biologische Einheit. Er ist auch Teil des Universums. Er ist darum autonom und interdependent. Autonomie (Eigenständigkeit) wächst mit dem Bewusstsein der Interdependenz (Allverbundenheit)" (Cohn 1988, S. 120).

Der Mensch besteht für Ruth Cohn sowohl aus psychischen als auch biologischen Anteilen, die immer als Ganzes, bzw. als Einheit betrachtet werden müssen. Änderungen in einem Bereich haben Auswirkungen auf den gesamten Menschen. Darüber hinaus existiert der Mensch aber nicht nur für sich allein, sondern steht in einer Wechselbeziehung zu anderen Menschen. In der Interaktion mit anderen kann man erkennen, welche Werte einem selbst wichtig sind.

2. Das ethisch-soziale Axiom

„Ehrfurcht gebührt allem Lebendigen und seinem Wachstum. Respekt vor dem Wachstum bedingt bewertende Entscheidungen. Das Humane ist wertvoll; Inhumanes ist wertbedrohend" (Cohn 1988, S. 120).

Der Fortbestand humaner (menschlicher) Werte ist nach Cohn sowohl eine politische als auch die Aufgabe jedes Einzelnen.

3. Das pragmatisch-politische Axiom

„Freie Entscheidung geschieht innerhalb bedingender innerer und äußerer Grenzen. Erweiterung dieser Grenzen ist möglich" (Cohn 1988, S. 120).

Menschen können letztlich nie ganz frei sein in ihren Entscheidungen bzw. werden diese Entscheidungen innerhalb bestimmter, von Mensch zu Mensch verschiedener Grenzen getroffen. Zu den äußeren Grenzen gehören z. B. die finanziellen Möglichkeiten, innere Grenzen können mangelnde Reife oder auch Krankheiten sein. Je nach Struktur der Grenzen ergibt sich für den jeweiligen Menschen ein größerer oder kleinerer Entscheidungsspielraum. Aber: Jeder Mensch kann die Grenzen seiner Entscheidungsfreiheit potenziell verändern.

Mit den formulierten Axiomen bindet Ruth Cohn die TZI an grundlegende Werte, die handlungsleitend für das gemeinsame Miteinander sind. Ohne diese wertgebundene Ausrichtung besteht die Gefahr, die TZI als eine bloße Methode anzusehen.

10.9.2 Zentrale Elemente

Ruth Cohn geht davon aus, dass bei der Kommunikation in Gruppen vier Elemente eine entscheidende Rolle spielen:

- Das „Ich" (jedes einzelne Gruppenmitglied). Auf die Pflege bezogen können das Pflegepersonen in Institutionen des Gesundheitswesens, Mitglieder des Therapeutischen Teams oder Angehörige anderer Berufsgruppen sein.
- Das „Wir" (die gemeinsame Interaktion untereinander).
- Das Thema (das zu bearbeitende Thema bzw. der Lernstoff oder die gemeinsame Aufgabe). In der Pflege könnten dies Themen wie Pflegeverständnis, eine auszuwählende Theorie für eine Pflegeeinheit, der Umgang mit verwirrten Menschen, Optimierung der Arbeitsabläufe etc. sein.
- Der sog. „Globe" (alles, was den Einzelnen und die Gruppe umgibt). Hierunter sind u. a. zeitliche, finanzielle und/oder personelle Rahmenbedingungen, die Erwartungen von pflegebedürftigen Menschen und Angehörigen an Pflegepersonen, aber auch Ereignisse, die das einzelne Gruppenmitglied oder die gesamte Gruppe betreffen, zu verstehen.

„Ich", „Wir" und „Thema" sind dabei grundsätzlich gleich wichtig. Es muss ein ausgewogenes Verhältnis zwischen diesen Elementen herrschen, damit ein konstruktives Arbeiten der Gruppe am Thema möglich ist. Ruth Cohn hat hierzu ein Modell entwickelt (**Abb. 10.15**). Das „Ich", das „Wir" und das Thema werden durch die Ecken des Dreiecks repräsentiert. Das Dreieck selbst ist von einem Kreis umgeben, der den „Globe", das Umfeld, in welchem „Ich", „Wir" und Thema in Beziehung zueinander stehen, symbolisiert.

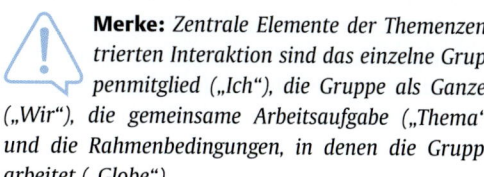

Merke: Zentrale Elemente der Themenzentrierten Interaktion sind das einzelne Gruppenmitglied („Ich"), die Gruppe als Ganzes („Wir"), die gemeinsame Arbeitsaufgabe („Thema") und die Rahmenbedingungen, in denen die Gruppe arbeitet („Globe").

Ruth Cohn geht davon aus, dass ein gewinnbringendes, konstruktives und persönlich bereicherndes Arbeiten in Gruppen nur dann erfolgen kann, wenn alle vier Elemente die gleiche Gewichtung erhalten. Hilfe und Unterstützung hierbei können die von ihr formulierten zwei Postulate (Grundannahmen) und neun Hilfsregeln sein.

10.9.3 Postulate

Ruth Cohn formuliert zwei Postulate, die sich aus den Axiomen ableiten lassen und diese in „handfeste", praktikable Handlungsrichtlinien fassen:

1. „Sei dein eigener Chairman, der Chairman deiner selbst. Das bedeutet:
    a. Sei dir deiner inneren Gegebenheiten und deiner Umwelt bewusst.
    b. Nimm jede Situation als Angebot für deine Entscheidungen. Nimm und gib wie du es verantwortlich für dich selbst und andere willst" (Cohn 1988, S. 120f).

Menschen können und sollen eigenverantwortliche Entscheidungen treffen. Wichtig ist hierfür, dass sowohl das eigene Erleben als auch das der anderen Gruppenmitglieder in die bewusste Entscheidung einfließen soll. Jeder Mensch ist gefordert, das zu vertreten, was ihm wichtig ist, und dabei die beiden Extreme Autonomie und Interdependenz zu berücksichtigen. Das Postulat fordert darüber hinaus aber auch, die eigenen Spannungen zwischen physischen, emotionalen, kognitiven und praktischen Fähigkeiten und Bedürfnissen bei der jeweiligen Entscheidung zu berücksichtigen.

2. „Beachte Hindernisse auf deinem Weg, deine eigenen und die von anderen. Störungen haben Vorrang (ohne ihre Lösung wird Wachstum erschwert oder verhindert)" (Cohn, R. 1988, S. 120f).

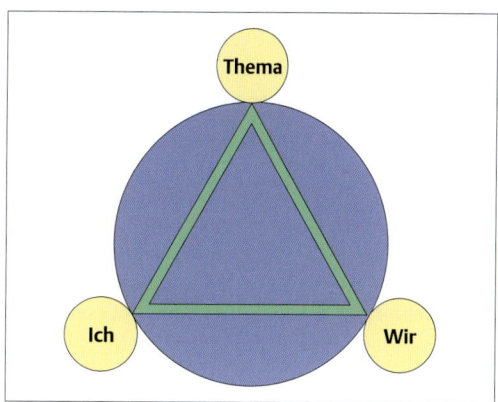

Abb. 10.15 TZI-Dreieck

Der Begriff der Störung steht in der Themenzentrierten Interaktion für alles, was den einzelnen Menschen daran hindern kann, am Thema in der Gruppe mitzuarbeiten. Dabei können die Störungen sowohl durch positive Gedanken, Erlebnisse etc. als auch durch negative Erfahrungen, Ereignisse oder auch durch körperliche Beeinträchtigungen, wie z. B. Schmerzen, hervorgerufen werden. Beiden gemeinsam ist, dass sie verhindern, aufmerksam und „ganz bei der Sache" zu sein.

Wichtig ist hierbei, dass diese Störungen offen angesprochen werden, entweder von der betroffenen Person selbst oder von den anderen Gruppenmitgliedern. Konstruktives Arbeiten ist nur mit der uneingeschränkten Aufmerksamkeit aller möglich.

Die zwei Postulate der Themenzentrierten Interaktion betonen die Verantwortlichkeit des einzelnen Gruppenmitglieds sowohl für sich selbst als auch für das gemeinsame Miteinander.

10.9.4 Hilfsregeln

Die von Ruth Cohn aufgestellten neun Hilfsregeln für die Themenzentrierte Interaktion sollen die Gruppenmitglieder bei der Arbeit im TZI-Dreieck unterstützen. Die Regeln selbst sind nach Cohn prinzipiell in jeder TZI-Gruppe anwendbar, dürfen aber nicht verabsolutiert oder „verordnet" werden.

Eine Möglichkeit kann sein, mit der Gruppe zu Beginn der Arbeit die Regeln zu diskutieren und sich dann für einige oder auch alle der Regeln zu entscheiden. Die Regeln sind so angelegt, dass sie sowohl den eigenen Selbstverwirklichungsprozess unterstützen als auch dazu beitragen, die anderen Gruppenmitglieder ernst zu nehmen. Im Folgenden werden die Hilfsregeln (zitiert nach Cohn 1988, S. 124ff) mit einer kurzen Erläuterung vorgestellt.

1. Vertritt dich selbst in deinen Aussagen; sprich per „Ich" und nicht per „Wir" oder per „Man".

Redewendungen wie „Wir sind der Meinung, dass" oder „Man sollte aber berücksichtigen, dass" führen dazu, dass anderen Menschen nicht klar ist, wessen Aussage oder Meinung gerade angeführt wird. Ruth Cohn geht noch weiter, indem sie sagt, dass der Sprechende in diesem Fall nicht die Verantwortung für das übernimmt, was er sagt, sondern sich hinter einer „öffentlichen Meinung" versteckt. In diesem Fall ist keine offene Kommunikation möglich. Die Gesprächspartner haben aber nur dann eine Chance, zu einer Aussage Stellung zu nehmen, wenn sie Sicherheit darüber haben, dass der Sprecher auch ganz hinter seiner Aussage steht.

2. Wenn du eine Frage stellst, sage, warum du fragst und was deine Frage für dich bedeutet. Sage dich selbst aus, und vermeide das Interview.

Fragen, die ohne Angabe von Gründen gestellt werden, haben häufig den Charakter des „Ausfragens". Ruth Cohn bezeichnet sie als „unecht", weil sie kein echtes Interesse an der Antwort vermitteln können. Bei unechten Fragen besteht die Gefahr, dass unechte Antworten gegeben werden und kein echter Dialog zwischen den Gesprächspartnern entsteht.

3. Sei authentisch (echt) und selektiv (auswählend) in deinen Situationen. Mache dir bewusst, was Du denkst und fühlst, und wähle, was du sagst und tust.

Diese Regel fordert, nur dann zu sprechen, wenn ein Bedürfnis nach verbalen Äußerungen besteht. Die Äußerungen sollen im Einklang mit dem stehen, was dem jeweils sprechenden Menschen wichtig ist, und ehrlich sein. Lügen oder manipulative Äußerungen zerstören das Vertrauen und Verständnis zwischen den Gesprächspartnern.

4. Halte dich mit Interpretationen von anderen so lange wie möglich zurück. Sprich statt dessen deine persönlichen Erfahrungen aus.

Es unterstützt die Interaktion zwischen den Gesprächspartnern, wenn sie ihre eigenen Empfindungen und Bedürfnisse aussprechen, anstatt vorschnell das Verhalten anderer zu interpretieren („Bitte rede jetzt nicht" im Gegensatz zu: „Du redest immer, weil Du im Mittelpunkt stehen willst").

5. Sei zurückhaltend mit Verallgemeinerungen.

Verallgemeinerungen haben eine ähnlich störende Wirkung auf den Gruppenprozess wie das Sprechen per „Wir" oder per „Man".

6. Wenn du etwas über das Benehmen oder die Charakteristik eines anderen Teilnehmers aussagst, sage auch, was es dir bedeutet, dass er so ist, wie er ist (d. h. wie du ihn siehst).

Jede Meinung von bzw. über einen anderen Menschen ist eine persönliche, subjektive Meinung. Sie muss nicht zwangsläufig für alle anderen Gruppenteilnehmer gelten, d. h. sie ist nicht allgemeingültig.

7. Seitengespräche haben Vorrang.
Wann immer Seitengespräche in einer Gruppensituation auftreten, macht dies deutlich, dass ein Gesprächsbedürfnis existiert. Dem betreffenden Teilnehmer sollte dann auf jeden Fall die Gelegenheit gegeben werden, sein Anliegen in die Gruppe einzubringen.

8. Nur einer zur gleichen Zeit bitte.
Die Gruppe kann nur dann konstruktiv arbeiten, wenn die Gruppenteilnehmer einander konzentriertes Interesse entgegenbringen. Die Konzentration auf mehrere verbale Beiträge gleichzeitig ist jedoch nicht möglich.

9. Wenn mehr als einer sprechen will, verständigt euch in Stichworten, über was ihr zu sprechen beabsichtigt.

Die kurze Verständigung darüber, welche Gesprächsbeiträge anstehen, verhindert, dass sich jemand übergangen fühlt. Die Reihenfolge der anstehenden Beiträge kann in der Gruppe abgesprochen werden.

Die genannten Hilfsregeln der Themenzentrierten Interaktion sind in vielen Bereichen anwendbar, in denen es um Kommunikation in Gruppen geht.

Das gilt sowohl für das Therapeutische Team einer Pflegeeinheit als auch für die Arbeit in Kleingruppen während des Pflegeunterrichts. Sie können auch helfen in der Kommunikation zwischen zwei Menschen, z. B. zwischen Pflegeperson und pflegebedürftigem Menschen.

10.9.5 Themenzentrierte Interaktion in der Pflege

Die Themenzentrierte Interaktion integriert alle Bereiche des Menschseins. Durch die Anwendung dieser Art von Gesprächsführung werden über die Arbeit an einem Thema gleichzeitig auch alle sozialen Kompetenzen des einzelnen Teilnehmers gefördert. So wird sowohl ein persönlicher Reifungsprozess als auch ein Reifungsprozess der Gruppe ermöglicht. Da die Themenzentrierte Interaktion besonders geeignet ist, die Kommunikation von Gruppen zu unterstützen, die an einem Thema bzw. einem Arbeitsauftrag arbeiten, ist ihr Einsatz auch in vielen Bereichen pflegerischen Handelns denkbar. Sie kann z. B. eingesetzt werden beim Arbeiten eines Teams einer Pflegeeinheit an Projekten wie:
- dem Erarbeiten von Pflegestandards,
- der Arbeit an einem gemeinsamen Pflegeverständnis unter Berufung auf eine Pflegetheorie,

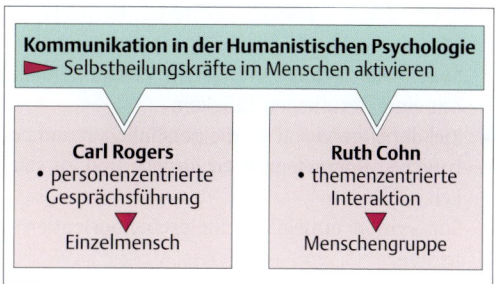

Abb. 10.16 Kommunikation in der Humanistischen Psychologie

- der Auswahl eines bestimmten Pflegesystems,
- Teambesprechungen (Dienstübergabe etc.),
- Teambesprechungen, die die Arbeit mit Patienten zum Gegenstand haben,
- interdisziplinären Konferenzen,
- Kleingruppenarbeit in Pflegeschulen etc.

Da die Effektivität und Kontinuität der Pflege zu einem großen Teil auf die Zusammenarbeit mehrerer Menschen angewiesen ist, kann auch hier das konstruktive Miteinander zu einer wesentlichen Verbesserung des „Klimas" zwischen den Mitarbeitern beitragen. Von diesem verbesserten Miteinander profitiert letztlich das zentrale Anliegen der Pflege, der hilfsbedürftige Mensch (**Abb. 10.16**).

Die Themenzentrierte Interaktion ist eine Form der Gesprächsführung, die häufig im Rahmen der **Supervision** angewandt wird. Auf die Supervision wird im nächsten Kapitel ausführlich eingegangen.

10.10 Supervision

Definition: *Wörtlich übersetzt bedeutet das angloamerikanische Wort* **Supervision** *soviel wie „Aufsicht, Kontrolle, Leitung, Überwachung".*

Der Supervisor ist demnach eine Person, die über das Geschehen wacht, die darübersteht, von oben bzw. außen schaut, kontrolliert. In einigen Bereichen und Ländern entspricht die o. a. Übersetzung des Begriffes auch der Funktion, der Aufgabe von Supervision.

In den meisten Bereichen der Supervision hat sie sich im Laufe ihrer Geschichte jedoch immer mehr differenziert und von der reinen Kontrolle zu einer Form der Praxisbegleitung, Beratung und Unterstüt-

zung entwickelt. Einzelne Aspekte wie beispielsweise:
- Supervision erfolgt immer im Zusammenhang mit einer beruflichen Tätigkeit,
- Ziel der Supervision ist, die persönlichen und beruflichen Kompetenzen zu fördern und zu stärken,
- Supervision ermöglicht ein problemorientiertes Lernen,

gelten auch heute noch für alle Formen der Supervision, unabhängig davon, in welchem Kontext sie erfolgt.

Die Entwicklung der Supervision ist gekennzeichnet durch die verschiedenen Absichten, die mit der Supervision verfolgt wurden. Supervision, die bereits Ende des letzten Jahrhunderts in England und den USA als eine Art Vorreiterposition entstanden ist, hatte zunächst die Tätigkeit der Sozialarbeiter im Blick, mit dem Ziel, deren Arbeitsleistung zu erhöhen und zu verbessern.

Später, etwa in den 30er-Jahren, wurde die Supervisionstätigkeit mit dem Ziel der Selbstreflexion über die eigene Berufstätigkeit in einen institutionellen Rahmen gestellt. Hiermit wurde der Grundstein für die berufliche Supervisionstätigkeit gelegt. In den 50er Jahren orientierte sich die Supervision immer mehr an der Psychologie und Psychotherapie.

Seit den 70er Jahren gewinnt auch in Deutschland die Supervision für Mitarbeiter in sozialen und medizinischen Berufen immer mehr an Bedeutung, wodurch sie gleichzeitig einen praxisbezogenen Schwerpunkt erhält. Sie wird in unterschiedlichen Gruppen, Institutionen und Projekten eingesetzt, wodurch sich die verschiedenen Formen der Gruppen- und Teamsupervision entwickeln. Neben der Einbeziehung der verschiedenen Berufsfelder ändern sich auch die Ziele und Schwerpunkte der Supervision. Sie will nun nicht mehr kontrollierende Instanz sein, sondern Unterstützung und Beratung bieten.

 Merke: *Supervision ist eine Form der Praxisbegleitung und Beratung bei der Auseinandersetzung bzw. Reflexion der beruflichen Tätigkeit. Sie ermöglicht ein problemorientiertes Lernen und hat zum Ziel, persönliche und berufliche Kompetenzen zu fördern.*

10.10.1 Supervision in der Pflege

Seit einigen Jahren findet die Supervision in Deutschland auch zunehmend Eingang in die Pflege.

Vorreiter waren zumeist die psychiatrischen Abteilungen. Die Gründe, die für eine Supervision von Pflegekräften sprechen, sind vielfältig. So wird beispielsweise von einer Pflegekraft neben einem fachlichen Wissen, manuellen Fähigkeiten und Fertigkeiten vor allem auch ein hohes Maß an empathischen Fähigkeiten gefordert.

Gerade in einer patientenorientierten Pflege ist diese soziale Kompetenz mehr gefordert als die reine Ausübung von Pflegetätigkeiten, um eine tragfähige, konstruktive Beziehung zwischen Pflegekraft und Patient aufzubauen. Themen wie „Nähe und Distanz", „Macht und Ohnmacht", „Abhängigkeit und Unabhängigkeit" und der Umgang mit Leid und Tod bestimmen häufig den Alltag von Pflegenden. Durch die knapper werdenden finanziellen Mittel und die fortschreitende Technisierung wird die Belastung der Pflegekräfte ständig erhöht.

Häufig tritt ein Gefühl der Unzulänglichkeit und der Frustration auf, da dem eigenen Anspruch an Pflege nicht entsprochen, die Diskrepanz zwischen Anspruch und Wirklichkeit nicht überbrückt werden kann. Eine der bekanntesten Folgen ist neben einer hohen Fluktuation das Burnout-Syndrom. Durch Änderungen der Organisation innerhalb einer Institution und/oder einer Abteilung treten daneben vermehrt auch Konflikte innerhalb und zwischen verschiedenen Berufsgruppen auf.

Die Supervision ist eine Möglichkeit der Unterstützung z. B. beim Umgang mit den verschiedensten Belastungen sowie intra- und interpersonellen Konflikten. Sie hat u. a. zum Ziel:
- die Förderung der Fähigkeit zur differenzierten Wahrnehmung (Fremd- und Eigenwahrnehmung),
- die Förderung der sozialen Kompetenzen,
- die Klärung der beruflichen Identität,
- Raum zu geben, Situationen aus dem beruflichen Alltag zu reflektieren.

Supervision kann als eine präventive Maßnahme gegenüber berufsbedingtem Stress und dem Burnout-Syndrom angesehen werden. Zudem stellt sie auch ein Instrument der Pflegequalitätsverbesserung und -sicherung sowie der Professionalisierung dar. Wünschenswert ist eine Einbindung der Supervision in die Ausbildung von Pflegepersonen, um gerade Berufsanfängern zu helfen, sich mit ihrer Persönlichkeit in den institutionellen Strukturen zu orientieren und soziale Kompetenzen im Umgang mit Patienten, Kollegen und Vorgesetzten zu entwicklen.

Eine Supervision kann aus persönlichem Interesse, aus persönlicher Motivation („weil ich Unterstützung haben möchte") in Anspruch genommen werden, aber auch durch institutionelle Interessen (z. B. Verbesserung der Arbeitszufriedenheit, gut „funktionierende" Arbeitskraft) angeregt werden.

Um einen kleinen Einblick in die Supervision zu geben, werden im Folgenden kurz die verschiedenen Formen der Supervision dargestellt.

10.10.2 Formen der Supervision (Setting)

Als Setting wird in der Supervision die Arbeitsform, der institutionalisierte Rahmen bezeichnet, in welchem die Supervision stattfindet. Grundsätzlich können zwei Formen, die Einzel- und Gruppensupervision, unterschieden werden. Die Auswahl und Entscheidung für eine bestimmte Form der Supervision richtet sich nach der Zielsetzung, wird aber auch beeinflusst von der aktuellen Situation des Einzelnen sowie von den organisatorischen und institutionellen Rahmenbedingungen.

Einzelsupervision

Die Einzelsupervision ist dadurch gekennzeichnet, dass einem Supervisanden mit seiner beruflichen Situation ein Supervisor gegenübersteht. Der Supervisand hat bei der Einzelsupervision die Möglichkeit, Thema und Tempo der Sitzung weitestgehend selbst zu gestalten. Da der Supervisand immer im Zentrum der Sitzung steht, ist diese Form der Supervision sehr intensiv. Es fehlen allerdings Anregungen durch andere Personen, insbesondere bei der Bearbeitung von Situationen, an denen mehrere Personen beteiligt sind. Beispiele für mögliche Gründe, eine Einzelsupervision zu nehmen, sind:
- Entwicklung der eigenen Pflegepersönlichkeit,
- Findung der eigenen Rolle, Position,
- Diskrepanz zwischen Anspruch und Wirklichkeit,
- Änderungen im Tätigkeits-/Arbeitsfeld,
- Berufliche Umorientierung,
- Erfahrung von Defiziten.

Coaching

Eine besondere Form der Einzelsupervision stellt das Coaching als Lösungs- und Zielorientierte Begleitung dar. Es wendet sich vor allem an Personen in Führungspositionen und wird deshalb auch als „Führungs- oder Leitungssupervision" bezeichnet. Im Mittelpunkt der gemeinsamen Reflektion steht hierbei das konkrete Handeln der Person als Führungskraft.

Gruppensupervision

Bei der Gruppensupervision stehen mehrere Teilnehmer einem Supervisor gegenüber. Hierbei können heterogene und homogene Supervisionsgruppen unterschieden werden. Bei den heterogenen Gruppen treffen sich Teilnehmer aus unterschiedlichen beruflichen Feldern nur zum Zweck der Supervision.

Im Gegensatz dazu handelt es sich bei den homogenen Gruppen um Teilnehmer aus einem Berufsfeld und zumeist aus einer Institution. Bei den homogenen Gruppen kann es sich um Arbeits- und Projektgruppen handeln, die begleitend eine Supervision für die Zeit der gemeinsamen Arbeit in Anspruch nehmen. Aber auch Personen mit ähnlichen Aufgaben- und Tätigkeitsfeldern wie z. B. Pflegekräfte, Ärzte, Mentoren, Lehrkräfte, Stationsleitungen u. a. können sich zu einer gemeinsamen Supervision zusammenschließen.

Die Vielfalt der Anregungen und Assoziationen, die durch die verschiedenen Teilnehmer erfolgen, und die Möglichkeit, einzelne Aspekte von unterschiedlichen Positionen aus zu beleuchten sowie unterschiedliche Sicht- und Handlungsweisen kennenzulernen, stellen einen Vorteil der Gruppensupervision gegenüber der Einzelsupervision dar.

Im Gegensatz zur Teamsupervision (s. u.) findet die Gruppensupervision nicht in dem engen sozialen Verband des eigenen Arbeitsplatzes statt. Die Reflexion der beruflichen Situation mit Personen, die nicht in einem unmittelbaren kollegialen Bezug zur eigenen Person stehen, werden vielfach als „einfacher" angesehen.

Gründe für eine Teilnahme an einer Gruppensupervision können, neben den Gründen für eine Einzelsupervision z. B. sein:
- Das Kennenlernen der eigenen Wirkung auf andere,
- Anregungen und Unterstützung durch andere zu erfahren,
- die eigene Wahrnehmung zu schärfen,
- Verbesserung der sozialen Kompetenzen, insbesondere der kommunikativen Fähigkeiten.

Teamsupervision

Eine besondere Form der Gruppensupervision stellt die Teamsupervision dar, da die Mitglieder der Gruppe nach den Sitzungen nicht auseinandergehen, sondern weiter miteinander arbeiten. Neben den Problemen der beruflichen Arbeit sind häufige Themen einer Teamsupervision die Beziehungen der

Teammitglieder untereinander. Gründe, die ein Team veranlassen, Supervision für sich in Anspruch zu nehmen, sind u. a.:
- Verbesserung der Kommunikation und Kooperation innerhalb des Teams, Teamentwicklung,
- Sicherung und Verbesserung der Qualität der Arbeit,
- Verbesserung der Arbeitseffizienz,
- Hilfe, Unterstützung bei der Bearbeitung von Konflikten innerhalb des Teams oder zwischen Team und Träger,
- Erkennen und Verlassen eingefahrener Arbeitsroutine,
- Fehlende Transparenz von Entscheidungsstrukturen,
- Fallbesprechungen.

Merke: *Supervision erfolgt in verschiedenen Settings. Grundsätzliche Formen sind die Einzel- und die Gruppensupervision.*

10.10.3 Balint-Gruppen

Die Methoden und Konzepte, die in der Supervision Anwendung finden, sind sehr vielfältig. Sie entstammen unterschiedlichen Richtungen und Schulen (z. B. der Verhaltens-, Gesprächs-, Gestalttherapie oder der Psychoanalyse). Welche Methode Anwendung findet, ist auch abhängig vom Inhalt und dem Ziel der Supervision. Eine der bekanntesten Methoden ist die Balintarbeit im Rahmen von Fallbesprechungen. Sie soll deshalb als eine Möglichkeit kurz vorgestellt werden.

Nach dem Begründer Michael Balint wurde diese spezielle Form der Fallbesprechung benannt, bei der einzelnen „Fälle" aus dem beruflichen Alltag, z. B. die Konfrontation mit tumorkranken Menschen, die den Einzelnen stark beschäftigen, in der Gruppe bearbeitet werden. Bei der Balintarbeit treffen sich die Teilnehmer regelmäßig in ca. 14-tägigen Abständen zu $1^1/_2$ – 2-stündigen Sitzungen.

Bei den Teilnehmern handelt es sich um Personen mit gleicher Berufstätigkeit (in der Regel Ärzte). Ziel der Balint-Gruppe ist, die Beziehung zwischen Helfer (z. B. Arzt) und Hilfesuchendem (z. B. Patient) zu analysieren und dabei unbewusste Übertragungs- und Gegenübertragungsphänomene sichtbar zu machen, um die Beziehung so besser zu verstehen. Da die Fallbesprechungen in dieser oder auch ähnlicher Form nicht gruppendynamisch ausgerichtet sind, bereiten sie in der Regel wenig Unbehagen und Angst.

Leiter einer solchen Balintgruppe darf nur ein Psychoanalytiker mit entsprechender Ausbildung sein.

Das Vorgehen einer Fallbesprechung innerhalb einer Balintgruppensitzung kann folgendermaßen aussehen:
- Vorstellung der Fälle, die die einzelnen Mitglieder mitbringen, und Entscheidung der Gruppe für einen Fall.
- Vorstellung des Falles durch den Einbringer in Form eines spontanen mündlichen Berichtes.
- Rückfragen der Gruppe und des Leiters zur Sache.
- Nach dieser Materialsammlung wird der Falleinbringer für die folgende Bearbeitung des Falles in der Gruppe ausgeschlossen. Er nimmt nun die Rolle eines Beobachters ein.
- Die Teilnehmer beschreiben jetzt ihre Gefühle bezüglich des Falles sowie spontan auftauchende Bilder, Phantasien und Assoziationen.
- Als nächstes folgt die Analyse und Diagnose des Falles (z. B.: „Der Fall beinhaltet...", „Das Problem ist, dass...").
- Die nachfolgende Diskussion dient der Suche nach Lösungswegen.
- Im Anschluss daran wird der Falleinbringer wieder in die Gruppe zurückgeholt und erhält von jedem Teilnehmer einen Vorschlag.
- Der Falleinbringer hat zum Abschluss das Wort und kann der Gruppe mitteilen, welche Aspekte er mitnehmen kann, welche er für wichtig hielt und ob er hieraus Empfehlungen für das nächste Mal verwenden kann.

Die Balintgruppen haben für eine Reihe nachfolgender Formen von Fallbesprechungen Modell gestanden, die auch im pflegerischen Bereich von Bedeutung sind, da sie zu einem besseren Verständnis der Beziehung zum Patienten führen und eine Begleitung, insbesondere auch von unheilbar Kranken oder sterbenden Patienten, unterstützen.

Merke: *Die Arbeit in Balintgruppen ist eine Methode, die im Rahmen von Supervision angewandt werden kann. Hier werden einzelne „Fälle" in der Gruppe bearbeitet, um mögliche Lösungswege für diese und ähnliche Situationen zu entwickeln.*

Zusammenfassung:
Supervision

- Supervision dient der Förderung der persönlichen und beruflichen Kompetenzen.
- Es gibt sowohl Einzelsupervision, z. B. Coaching als auch Gruppensupervison:
    - homogene Gruppe: Personen mit ähnlichen Aufgaben, z. B. Balintgruppe,
    - heterogene Gruppe: z. B. Teamsupervision.

Fazit: Kommunikation ist die Verständigung zwischen Menschen mittels Zeichen und Sprache. Sie kann unterschieden werden in verbale und nonverbale Kommunikation. Neben der Verständigung ermöglicht die Kommunikation auch den Aufbau von zwischenmenschlichen Beziehungen. Kommunizieren wird als Tätigkeit von jedem Menschen täglich ausgeführt. Eine Reihe von Störfaktoren kann den Erfolg einer Kommunikation beeinträchtigen.

Auch in der beruflichen Ausübung der Pflege spielt die Kommunikation eine bedeutende Rolle. Der Austausch von Informationen, die Anleitung von pflegebedürftigen Menschen und anderen Pflegepersonen, Beratungsgespräche und die gemeinsame Lösung von Konflikten sind Bestandteile pflegerischen Handelns, die vielseitige kommunikative Kompetenzen erfordern.

Die Themenzentrierte Interaktion ist eine Form der Kommunikation, die sehr häufig in Gruppen eingesetzt wird, die sich intensiv mit einem Thema beschäftigen, um die Gruppe zu einem konstruktiven Miteinander zu führen. Sie gewinnt auch in der Arbeit im Pflegeteam einen immer größeren Stellenwert.

Spezielle Situationen im menschlichen und im beruflichen Miteinander bzw. in der Beziehung zu pflegebedürftigen Menschen können bestimmte Arten kommunikativer Interventionen erforderlich machen. Die Supervision bietet hierbei einen Rahmen, sich das eigene berufliche Handeln bewusst zu machen und zu reflektieren.

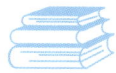

Literatur:

Belardi, N.: Supervision für helfende Berufe 3. Auflage, Lambertus Verlag, Freiburg 2015

Cohn, R. C.: Von der Psychoanalyse zur Themenzentrierten Interaktion. Von der Behandlung einzelner zu einer Pädagogik für alle, 15. Aufl., Klett-Cotta, Stuttgart 2016

Deutsche Gesellschaft für Pflegewissenschaft (DGP) e. V./ Sektion BIS (Beraten – Informieren – Schulen) (Hrsg.): Kollegiale Beratung in der Pflege. Ein praktischer Leitfaden zur Einführung und Implementierung. Duisburg 2012

Elzer, M., C. Sciborski: Kommunikative Kompetenzen in der Pflege. Theorie und Praxis der verbalen und non-verbalen Interaktion. Huber Verlag, Bern 2007

Frey, K.: Die Projektmethode. 12. Aufl., Beltz-Verlag, Weinheim 2012

Heering, C.: Das Pflegevisiten-Buch. 3. Aufl. Huber Verlag, Bern 2012

Hornung, R., J. Lächler: Psychologisches und soziologisches Grundwissen für Gesundheits- und Krankenpflegeberufe: Lehrbuch und Nachschlagewerk. 10. Aufl. Beltz-Verlag, Weinheim 2011

Klug-Redmann, B.: Patientenedukation. Kurzlehrbuch für Pflege- und Gesundheitsberufe. 2. Aufl., Huber Verlag, Bern 2009

Loffing, C., D. Loffing (Hrsg.): Konfliktgespräche in der Pflege. So meistern Sie schwierige Situationen in der Praxis. Schlütersche, Hannover 2014

Matolycz, E.: Kommunikation in der Pflege. Springer Vienna Verlag, 2009

Rappe-Giesecke, K.: Supervision für Gruppen und Teams. 4. Aufl. Springer, Berlin 2009

Rogall-Adam, R. u. a.: Professionelle Kommunikation in Pflege und Management. Ein praxisnaher Leitfaden. 2. aktualisierte Aufl., Schlütersche, Hannover 2011

Schulz von Thun, F.: Miteinander reden 1-4. Störungen und Klärungen. Stile, Werte und Persönlichkeitsentwicklung. Das „innere Team" und situationsgerechte Kommunikation. Rowohlt Taschenbuch Verlag, Reinbek 2014

Schwarz, R.: Supervision in der Pflege. Leitfaden für Pflegemanager und –praktiker. Huber Verlag, Bern 2007

Schwarz, R.: Supervision und professionelles Handeln Pflegender. VS Verlag für Sozialwissenschaften, Wiesbaden 2009

Tewes, R.: „Wie bitte?" Kommunikation in Gesundheitsberufen. 2. Aufl. Springer, Berlin 2015

Tietze, K.-O.: Kollegiale Beratung. Problemlösungen gemeinsam entwickeln. 3. Aufl. Rowohlt, Reinbek 2008

Watzlawick, P., J. H. Beavin, D. D. Jackson: Menschliche Kommunikation: Formen, Störungen, Paradoxien, 13. Aufl., Huber Verlag, Bern 2016

Weber, W.: Wege zum helfenden Gespräch, 14. Aufl., Ernst Reinhard Verlag, München 2012

Weinberger, S.: Klientenzentrierte Gesprächsführung. Lern- und Praxisbegleitung für psychosoziale Berufe. 14. Aufl., Beltz Juventa, Weinheim 2013

Wingchen, J.: Kommunikation und Gesprächsführung für Pflegeberufe. 3. Aufl. Schlütersche, Hannover 2014

Zegelin, A., W. Schnepp: Sprache und Pflege. 2. Aufl. Huber Verlag, Bern 2005

Glossar Band 1

Abhängige Variable. Wird in der (Pflege-) Forschung beobachtet, um die Auswirkung der unabhängigen Variable zu messen.

Abstraktionsgrad. Beschreibt den Grad der Übereinstimmung zwischen der beobachtbaren Wirklichkeit und der Beschreibung und Erklärung dieser Wirklichkeit. Je höher der Abstraktionsgrad, desto größer der Unterschied zwischen beiden und umgekehrt

Akkommodation. Bezeichnet nach dem schweizer Psychologen Jean Piaget einen Vorgang, bei dem die kognitive Struktur eines Menschen erweitert werden muss, um ein neues Element einordnen zu können

Angewandte Forschung. Dient der Überprüfung und Bewertung von Theorien im Hinblick auf ihre Brauchbarkeit und zur Lösung von Problemen in der Pflegepraxis

Anleitungsgespräch. Gespräch mit dem Ziel, Wissen so zu vermitteln, dass es in praktisches Tun umgesetzt werden kann, in der Pflege z. B. als Anleitung von pflegebedürftigen Menschen und/oder deren Angehörigen zur selbständigen Durchführung von Pflegemaßnahmen oder zur Einarbeitung neuer Mitarbeiter

Äquilibration. Bezeichnet nach dem schweizer Psychologen Jean Piaget das Bestreben eines Menschen über die Mechanismen Akkommodation und Assimilation ein Gleichgewicht zwischen bislang unbekannten Elementen und der eigenen kognitiven Struktur herzustellen

Arbeitsorganisationsform. Beschreibt, welche Arbeit anfällt und wie sie auf das zur Verfügung stehende (Pflege-) Personal verteilt wird; in der Pflege werden Einzel-, Zimmer-, Gruppenpflege und Primary Nursing unterschieden

Assimilation. Bezeichnet nach dem schweizer Psychologen Jean Piaget einen Vorgang, bei dem neue Elemente in die bestehende kognitive Struktur eines Menschen eingeordnet werden

Association for Common European Nursing Diagnosis, Interventions and Outcomes (ACENDIO). Vereinigung für gemeinsame europäische Pflegediagnosen, Pflegeinterventionen und Pflegeergebnisse, die eine Klassifikation für europäische Pflegediagnosen erstellt

Aufnahmegespräch. Gespräch zwischen Pflegeperson und pflegebedürftigem Menschen im Rahmen der Informationssammlung, dem ersten Schritt des Pflegeprozesses

Aufrichtigkeit. Für die pflegerische Berufsausübung wichtiges ethisches Prinzip, das sich u. a. auf Ehrlichkeit und Wahrhaftigkeit in menschlichen Beziehungen bezieht

Autonomie. Für die pflegerische Berufsausübung wichtiges ethisches Prinzip, das sich auf die Freiheit des Menschen, willentlich zu denken und zu handeln bezieht; umfasst die Willensfreiheit und Handlungs- bzw. Entscheidungsfreiheit eines Menschen

Balintgruppe. Form der Fallbesprechung, bei der einzelne „Fälle" aus dem beruflichen Alltag in der Gruppe bearbeitet werden, um mögliche Lösungswege für diese und ähnliche Situationen zu entwickeln. Findet u. a. Anwendung bei der Auseinandersetzung mit problematischen Situationen in der Pflege, z. B. bei der Begleitung schwerstkranker Menschen oder Sterbender

Bedürfnismodell. Klasse von Pflegetheorien, bei denen die Bedürfnisse der zu pflegenden Menschen im Mittelpunkt der Theorie stehen

Benedikt von Nursia (480 – 547). Begründer des Benediktinerordens, dessen Hauptanliegen die Ausübung der christlichen Caritas war

Benefizienz. Für die pflegerische Berufsausübung wichtiges ethisches Prinzip, das sich darauf bezieht, anderen Menschen Gutes zu tun bzw. tun zu wollen

Beratungsgespräch. Bezieht sich inhaltlich auf bestimmte Probleme in einzelnen Lebensbereichen oder -situationen, in denen der Betroffene nicht alleine zurechtkommt und Hilfe benötigt, mit dem Ziel, Verhaltensveränderungen unter Berücksichtigung der Eigenverantwortlichkeit des Ratsuchenden zu erreichen, eine Verschlechterung des Zustandes zu vermeiden, Verbesserung zu ermöglichen oder Beeinträchtigungen, wie z. B. Krankheiten grundsätzlich zu verhindern

Beruf. Eine auf den Erwerb ausgerichtete Tätigkeit, die eine spezialisierte und formalisierte Ausbildung verlangt, gegen Bezahlung ausgeübt wird und der Absicherung der wirtschaftlichen Existenz und sozialen Stellung dient

Berufliche Handlungskompetenz. Umfasst die Teilkompetenzen Fachkompetenz, Sozialkompetenz und Selbstkompetenz; befähigt einen Menschen zum selbst- und zielbewussten, reflektierten und verantwortlichen Handeln im beruflichen Feld

Berufsbild. Von Berufsverbänden verfasste Grundsätze über Verantwortungsbereich und Aufgaben eines Berufes

Berufsethik. Teil ethischer Theorien, der sich mit dem moralischen Handeln einer Berufsgruppe beschäftigt

Berufskodex. Beschreibt die innerhalb einer Berufsgruppe geltenden Werte und Normen

Bestimmungswörter. Im Zusammenhang mit Pflegediagnosen festgelegte Begriffe, die bei der Erstellung neuer Pflegediagnosen verwandt werden

Christliche Caritas. Christlich motivierte Nächstenliebe, die zum Dienst am Nächsten verpflichtet

Deduktion. prinzipielle Vorgehensweise bei der Theoriebildung und Pflegeforschung, bei der von allgemeinen Beziehungsaussagen Rückschlüsse auf Einzelfälle gezogen werden

Deontologie. Art der Normbegründung innerhalb der Ethik, bei der eine menschliche Handlung dann als ethisch gerechtfertigt gilt, wenn sie Grundsätzen folgt, die in sich gut sind

Deskriptive Ethik. Beschreibt die in einer Gruppe von Menschen geltenden Werte und Normen

Deskriptive Forschungsmethode. Versucht das Gegenwärtige zu beschreiben, um mit den gesammelten Daten ein bestehendes Forschungsproblem zu klären

Dienstübergabe. Informationsgespräch im Pflegeteam mit dem Ziel, sich über die aktuelle Situation pflegebedürftiger Menschen auszutauschen bzw. den Informationsfluss zwischen allen Mitarbeitern und so die Kontinuität der Pflege sicherzustellen. Kann sowohl intra- als auch interdisziplinär stattfinden

Dios, Juan de (1495 – 1550). Gründete 1540 den Orden der barmherzigen Brüder, die sich zum Krankendienst verpflichteten

Direkte Daten. Werden aus primären Datenquellen ermittelt; im Rahmen der Informationssammlung vom pflegebedürftigen Menschen selbst

Dualismus. Auf den französischen Philosophen und Mathematiker René Descartes zurückgehende Annahme, nach der Körper und Geist eines Menschen voneinander unabhängige „Substanzen" seien

Dunant, Henry (1828 – 1910). Schweizer Bankier, organisierte bei der Schlacht von Solferino eine spontane Hilfsaktion für die gefallenen und verwundeten Soldaten. Sein Engagement führte 1863 zu einer ersten internationalen Konferenz über die Versorgung Kriegsverwundeter, die als Gründungsversammlung des Roten Kreuzes gilt

Edikt von Clermont (1130). Päpstlicher Erlass, der zu einer Einschränkung der Mönchsmedizin führte

Einwilligung, mutmaßliche. Von wichtigen Bezugspersonen gegebene Einwilligung in Maßnahmen der Diagnostik, Therapie und Pflege, wenn vom betroffenen Menschen keine Einwilligung eingeholt werden kann; Synonyme: „stellvertretende Einwilligung", „proxy consent"

Einwilligung, wirksame. Vom betroffenen Menschen eingeholte Einwilligung in Maßnahmen der Diagnostik, Therapie und Pflege, gekoppelt an effektive

Information des Betroffenen; Synonym „informed consent"

Einzelpflege. Älteste Form der Arbeitsorganisation in der Pflege; Zahlenverhältnis zwischen Pflegeperson und zu pflegendem Menschen beträgt 1:1

Elementenlehre. Von Empedokles von Agrigent (495–435 v. Chr.) begründete Lehre, wonach die vier Elemente Feuer, Wasser, Luft und Erde die Bausteine der natürlichen Welt darstellen

Entscheidungstheorie. Interdisziplinäre Lehre von Entscheidungsinhalten, -prozessen und -verhalten einzelner und Gruppen von Menschen

Ethik. Wissenschaft, die sich mit der systematischen und methodischen Reflexion von Werten und Normen beschäftigt

Evaluation. Analyse und Bewertung eines Sachverhaltes mit dem Ziel der Erfolgskontrolle; letzter Schritt des Pflegeprozesses

Experimentelle Forschungsmethode. Beschreibt ein Ursache-Wirkung-Verhältnis, welches durch Manipulation einer Versuchsgruppe und anschließenden Vergleich mit einer Kontrollgruppe belegt werden soll

Falsifikation. Widerlegung einer wissenschaftlichen Aussage durch ein Gegenbeispiel

Fliedner, Theodor (1800–1864). Evangelischer Pfarrer, der 1836 in Kaiserswerth einen Verein für christliche Krankenpflege gründete. Die Pflege sollte seiner Meinung nach von theoretisch und praktisch ausgebildeten Diakonissen ausgeübt werden

Freiberufliche Pflege. Hierzu zählten die nicht konfessionell gebundenen Frauen, die in der Krankenpflege arbeiteten und auch als „wilde Schwestern" beschimpft wurden

Feedback. Rückmeldung; im Rahmen der Kommunikation vom Empfänger gesendete Nachricht darüber, wie er die Nachricht des Senders verstanden hat

Fernziel. Im Rahmen des Pflegeprozesses Bezeichnung für Langzeitziele, die nach Abschluss des Pflegeprozesses erreicht sein sollen

Forschungsprozess. Systematische Untersuchung mittels logisch aufeinander aufbauenden Schritten, mit dem Ziel, neue, gültige Erkenntnisse zu gewinnen

Funktionelle Pflege. Pflegesystem, das sich an den anfallenden Tätigkeiten und den Betriebsabläufen orientiert

Ganzheitlichkeit. Grundannahme über den Menschen, nach der der Mensch eine Einheit aus Körper, Geist und Seele ist

Gerechtigkeit. Für die pflegerische Berufsausübung wichtiges ethisches Prinzip, das sich u. a. auf die gerechte Verteilung von Ressourcen bezieht

Gestik. Sammelbegriff für alle Gesten/Gebärden eines Menschen

Gewissen. persönliche moralische Instanz, die das Abwägen zwischen Werten und Nichtwerten unterstützt

Gruppenpflege. Form der Arbeitsorganisation in der Pflege, bei der eine Gruppe von Pflegepersonen eine Gruppe von pflegebedürftigen Menschen betreut; Synonym: Bereichspflege

Hippokrates (460–377 v. Chr.). Griechischer Arzt und Begründer der Humoralpathologie, die von der Elementenlehre ausgeht

Historische Forschungsmethode. Bezieht sich auf vergangene Ereignisse, um mit den dort gewonnenen Daten neue Phänomene zu erklären

Holismus. Philosophische Richtung, nach der der Mensch eine untrennbare Einheit aus Körper, Geist und Seele ist

Hospitaliterorden. Geistliche Orden, Ritterorden und weltliche Orden, die sich im Mittelalter in unterschiedlicher Art und Weise der Krankenbetreuung annahmen

Hypothese. Eine vorläufige Annahme über die erwartete Beziehung zwischen den untersuchten Variablen, die durch das Resultat der Untersuchung belegt oder widerlegt wird

Indirekte Daten. Werden aus Sekundärquellen ermittelt; im Rahmen der Informationssammlung von Drittpersonen, Dokumenten etc.

Individuelle Pflege. Bezeichnung für Pflege, die auf die individuellen Bedürfnisse und Fähigkeiten bzw. Ressourcen eines Menschen ausgerichtet ist

Induktion. Prinzipielle Vorgehensweise bei der Theoriebildung und Pflegeforschung, bei der von Einzelfällen Rückschlüsse auf allgemeine Sachverhalte gezogen werden

Informationsgespräch. Gespräch, das in erster Linie dem Austausch von Informationen dient; in der Pflege z. B. im Rahmen der Pflegevisite, Dienstübergabe, Übergabe am Bett, Aufnahmegespräch etc.

Informationssammlung. Erster Schritt des Pflegeprozesses mit Erhebung aller für die Pflege relevanten Daten

Inkongruente Botschaft/Nachricht. Nachricht, bei der verbale und nonverbale Aussagen einander widersprechen

Interaktionsmodell. Klasse von Pflegetheorien, bei denen die Interaktion und Beziehung zwischen Pflegeperson und pflegebedürftigem Menschen im Mittelpunkt der Theorie steht

International Classification of Deseases (ICD). Internationale Klassifikation der Krankheiten der Weltgesundheitsorganisation (WHO)

International Classification of Nursing Practice (ICNP). Projekt des International Council of Nurses (ICN) zur Klassifikation von Pflegediagnosen, Interventionen und Pflegeergebnissen

International Council of Nurses (ICN). Weltbund für Pflegepersonen; internationale Interessenvertretung. 1904 trat der erste deutsche Berufsverband bei

Intuition. Gefühlsmäßiges Reagieren auf eine Situation

Karll, Agnes (1868 – 1927). Die deutsche, ehemalige Rotkreuzschwester setzte sich dafür ein, die Krankenpflege zu einem nicht gesundheitsgefährdenden, gesellschaftlich anerkannten und selbständigen Frauenberuf zu machen. 1903 gründete sie die erste „Berufsorganisation der Krankenpflegerinnen Deutschlands"

Klassifikationssystem. System, das die Strukturierung und Ordnung von Elementen, in der Pflege von pflegerischem Wissen ermöglicht; Klassifikationssysteme existieren u. a. für Pflegediagnosen, Pflegetheorien etc.

Klassifizierung. Zuordnung von Elementen zu bestimmten Klassen, um eine übersichtliche und strukturierte Ordnung zu erhalten

Kommunikation. Verständigung durch die Verwendung von Zeichen und Sprache; dient der Übertragung und dem Austausch von Informationen

Kommunikation, asymmetrisch. Gekennzeichnet durch ein Hierarchiegefälle zwischen den Kommunikationspartnern

Kommunikation, nonverbale. Kommunikation mittels Körperhaltung, Mimik und Gestik; Synonym „analoge Kommunikation"

Kommunikationsdistanz. Gewählter räumlicher Abstand zwischen zwei Kommunikationspartnern, gibt Aufschluss über die Beziehung zwischen ihnen. Unterschieden werden die öffentliche, soziale, persönliche Distanz und die Intimdistanz

Kommunikationskanal. Beschreibt die Art, wie Informationen während der Kommunikation aufgenommen werden, z. B. durch Hören, Sehen etc.

Kommunikationsmittel. Sammelbegriff für das zur Kommunikation eingesetzte Mittel, umfasst das gesprochene und/oder das geschriebene Wort, Bilder, Morsezeichen, Blindenschrift etc.

Kommunikationsstörung. Liegt dann vor, wenn keine Verständigung zwischen den Kommunikationspartnern zustande kommt und so das Ziel der Kommunikation nicht erreicht werden kann

Kommunikation, symmetrische. Gekennzeichnet durch gleichberechtigte Kommunikationspartner

Kommunikation, verbale. Kommunikation mittels gesprochenem, geschriebenem und vertontem Wort, vor allem mittels Sprache; Synonym „digitale Kommunikation"

Kommunikation, wechselseitige. Gekennzeichnet durch wechselseitige Interaktion der Kommunikationspartner

Kompetenz. Kognitives Regelsystem, das menschlichem Handeln zugrunde liegt und Menschen zum Handeln befähigt

Konfliktgespräch. Gespräch zur Bearbeitung von Konflikten mit dem Ziel, eine Klärung des auslösenden Sachverhaltes durch eine konstruktive Auseinandersetzung herbeizuführen, so dass alle Beteiligten mit der gemeinsam erarbeiteten Lösung einverstanden sein können

Kongruente Botschaft/Nachricht. Nachricht, bei der verbale und nonverbale Aussage übereinstimmen

Konkrete Norm. Regel, die eine allgemeine Norm (Prinzip) auf eine konkrete Situation anwendet

Konstrukt. Abstraktes Konzept, das mehrere weniger abstrakte Konzepte umfasst

Konzept. Kleinstes Element einer Theorie, sprachlicher Begriff für in der Realität wahrgenommene Dinge oder Ereignisse

Konzeptionelles Modell. Theorie großer Reichweite mit hohem Abstraktionsgrad; Synonyme: „grand theorie", „konzeptueller Rahmen"

Kybernetik. Interdisziplinäre Lehre zur Zielanalyse und -erreichung unter Anwendung eines Regelkreissystems

Laienpflege. Von Personen ohne pflegerische Berufsausbildung ausgeübte Pflege

Lohnwartesystem. Bezeichnung für die Wärter und Wärterinnen, die für einen Naturallohn den Dienst am Kranken ausführten

Loyalität. Für die pflegerische Berufsausübung wichtiges ethisches Prinzip, das sich auf die Verpflichtung bezieht, sich selbst und anderen gegenüber treu zu bleiben

Mai, Franz Anton (1782 – 1814). Heidelberger Professor der Geburtshilfe, eröffnete im Jahr 1801 die erste deutsche Krankenpflegeschule

Menschenbild. Sichtweise von bzw. Grundannahmen über den Menschen, die u. a. für wissenschaftliche Disziplinen von Bedeutung sind

Metaethik. Form der Ethiktheorie, die sich u. a. mit der Diskussion wissenschaftlicher Methoden innerhalb der Ethik als Wissenschaft beschäftigt

Metakommunikation. Kommunikation über die Kommunikation; Auseinandersetzung über die Art und Weise, wie Menschen miteinander kommunizieren, vor allem um Kommunikationsstörungen zu vermeiden oder zu beheben

Metatheorie. Theorieart, die sich mit methodischen und philosophischen Fragen über Theorien und Theoriebildung auseinandersetzt

Mimik. Mienenspiel des Gesichtsausdrucks eines Menschen

Modell. Vereinfachte Darstellung der Funktion eines Gegenstands oder des Ablaufs eines Sachverhalts zu dessen Veranschaulichung

Moral. Gelebte sittliche Überzeugung, Umsetzung von Werten und Normen in konkretes Handeln

Moralprinzip. Moralische Grundnorm, oberstes moralisches Prinzip, das verlangt, bei einer moralischen Entscheidung den Standpunkt des unparteiischen Beobachters einzunehmen

Mutterhaussystem. Vom Mutterhaus des Ordens wurden die Schwestern ausgesandt, um die Krankenpflege auszuüben. Die Mutterhausverträge regelten das Verhältnis zwischen Schwestern, Hospital und Mutterhaus

Nahziel. Kurzzeit- bzw. Teilziele auf dem Weg zum Erreichen eines Fernziels

Nightingale, Florence (1820 – 1910). Englische Krankenschwester, die während des Krimkrieges die Betreuung der verletzten Soldaten organisierte und die praktische Kriegskrankenpflege verbesserte. Mit ihren Veröffentlichungen „Notes of nursing" (1869) und „Hints on hospitals" gilt sie als erste Pflegetheoretikerin der Neuzeit

Non-malefizienz. Für die pflegerische Berufsausübung wichtiges ethisches Prinzip, das sich darauf bezieht, anderen Menschen nicht zu schaden bzw. nicht schaden zu wollen

Nordamerikanische Pflegediagnosenvereinigung (NANDA). Gruppe von Pflegepersonen aus den USA und Kanada, die Pflegediagnosen entwickelt, überprüft und klassifiziert

Norm. Fest vereinbarter Standard oder Maß für Arbeitsmaterialien oder -abläufe; in der Ethik verbindliche Regeln im zwischenmenschlichen Bereich, leiten moralisches Handeln von Menschen und schützen die ihnen zugrunde liegenden Werte

Normative Ethik. Prüft, ob geltende Werte und Normen begründbar und ethisch zu rechtfertigen sind und untersucht menschliches Handeln hinsichtlich seiner moralischen Qualität

Objektive Daten. Alle durch Messung zu erhebenden Daten

Paracelsus (1493 – 1541). Bedeutender Arzt der Medizingeschichte; er widerlegte die Elementen- und Säftelehre, indem er die Krankheiten nach ihren Ursachen einteilte

Parentalismus. Haltung, aus der heraus für andere aufgrund vermeintlich besseren Wissens entschieden wird

Partnerzentriertes Gespräch. Gesprächsform mit dem Ziel, ein Klima des Vertrauens und der Offenheit zwischen den Kommunikationspartnern herzustellen, um so dem hilfesuchenden Menschen einen neuen Zugang zu seinem Erleben und seinen Gefühlen zu geben; Synonym „Helfendes Gespräch" bzw. „klienten- oder personenzentriertes Gespräch"

Pathogenese. Entstehung von Krankheiten

Patientenorientierte Pflege. Pflegesystem, das sich am zu pflegenden Menschen und seinen Bedürfnissen orientiert

Performanz. Gebrauch der Sprache; im weiteren Sinn menschliches Handeln (als Sprechen, Tun, Denken)

Pflegebericht. Schriftlicher Bericht über Wirkung und Verlauf der durchgeführten Pflege; Hilfsmittel bei der Evaluation der Pflege; Teil der Pflegedokumentation

Pflegediagnose. Formal definiertes Pflegeproblem, klinische Beurteilung einer menschlichen Reaktion auf Gesundheitszustände/Lebensprozesse oder einer Vulnerabilität für diese Reaktion eines Individuums, einer Familie, Gruppe oder Gemeinschaft. Ausgangspunkt für Planung, Durchführung und Evaluation der Pflege

Pflegediagnose der Gesundheitsförderung. Klinische Beurteilung der Motivation und des Wunsches, das Wohlbefinden zu steigern und das menschliche Gesundheitspotenzial zu verwirklichen. Sie werden durch die Bereitschaft ausgedrückt, spezielle Gesundheitsverhaltensweisen zu verbessern und können bei jedem Gesundheitszustand sowie bei Individuen, Familien, Gruppen oder Gemeinschaften vorliegen.

Pflegedokumentation. Schriftlicher Nachweis über die geleistete Pflege; umfasst Informationssammlung, Pflegeplan und Pflegebericht

Pflegeergebnismodell. Klasse von Pflegetheorien, bei denen das Ergebnis und Ziel der Pflege im Mittelpunkt der Theorie steht

Pflegeethik. Berufsethik, die sich mit dem moralischen Handeln in der pflegerischen Berufsausübung beschäftigt

Pflegefachsprache. Innerhalb der pflegerischen Berufsgruppe zur effektiven Kommunikation verwandte pflegespezifische Begriffe

Pflegeforschung. Systematische Untersuchung zur Entwicklung von Wissen, das für die Ausübung der Pflege von Bedeutung ist

Pflegeplan. Verbindliche Pflegeverordnung, umfasst Pflegeprobleme, Ressourcen, Pflegeziele und -maßnahmen des pflegebedürftigen Menschen

Pflegeproblem. Beeinträchtigung eines Menschen in einem Lebensbereich, die seine Unabhängigkeit einschränkt, belastend auf ihn wirkt und Pflege erforderlich macht

Pflegeprozess. Systematische, zielgerichtete, kontinuierliche und dynamische Methode der Pflege zur Problemlösung; umfasst in Abhängigkeit vom jeweils zugrunde gelegten Modell vier bis sechs Schritte: Einschätzen des Pflegebedarfs, Planung der Pflege, Durchführung der Pflege, Evaluation der Pflege

Pflegestandards. Allgemein anerkannte und verbindliche Richtlinien für pflegerisches Handeln; tragen zur Vereinheitlichung und Qualitätssicherung in der Pflege bei; werden unterschieden in ergebnis-, prozess- und strukturorientierte Standards

Pflegesysteme. Systematisch und methodisch gestaltete Arbeitsabläufe in der Pflege; idealtypisch werden die funktionelle und die patientenorientierte Pflege unterschieden

Pflegetheorie. Ansammlung mehrerer Konzepte und Thesen, die eine systematische Betrachtung und Untersuchung von für die Pflege wichtigen Phänomenen ermöglicht

Pflegevisite. Regelmäßige Gespräche zwischen Pflegeperson und pflegebedürftigem Menschen mit dem Ziel, gemeinsam Pflegeprobleme, Ressourcen, Pflegeziele und –maßnahmen zu vereinbaren sowie die durchgeführte Pflege zu bewerten

Pflegewissenschaft. Junge wissenschaftliche Disziplin, die sich mit der Entwicklung von Inhalten und Methoden der Pflege beschäftigt und so den selbständigen und gegen andere Wissenschaften abgrenzbaren Bereich der Pflege beschreibt

Pflegeziele. Beschreiben das zu erreichende Ergebnis der Pflege und müssen erreichbar, realistisch und überprüfbar sein

Phänomen. In der Realität wahrgenommene und beobachtete Objekte oder Ereignisse

Population. Eine klar definierte Gruppe mit spezifischen Merkmalen, die für die Untersuchung relevant sind

Praxistheorie. Normative (Pflege-)Theorie, die nicht nur das Ergebnis vorschreibt, d. h. wie gehandelt werden soll, sondern auch bewertet, ob das Ergebnis erstrebenswert ist oder nicht

Pretest. Ein Vortest, mit dem die Forschungsfrage und Hypothese präzisiert oder die Genauigkeit und Zuverlässigkeit eines Messinstrumentes überprüft werden kann

Primary Nursing. Form der Arbeitsorganisation in der Pflege, bei der eine Pflegeperson die Gesamtverantwortung für eine bestimmte Anzahl von pflegebedürftigen Menschen vom Zeitpunkt ihrer Aufnahme bis zu deren Entlassung für 24 Stunden am Tag und an 7 Tagen in der Woche übernimmt

Prinzip. In der Ethik allgemeine Norm für moralisches Handeln, die unabhängig von konkreten Situationen formuliert wird

Problemlösungsprozess. Wissenschaftliche Methode zur organisierten, systematischen und strukturierten Vorgehensweise bei der Lösung von Problemen; findet in der Pflege in Form des Pflegeprozesses Anwendung

Professionalisierungsprozess. Entwicklung, in deren Verlauf ein Beruf sich bemüht, durch zunehmende Annäherung an die Professionsmerkmale zu einer Profession zu werden

Professionsmerkmale. Berufsprestige, Handlungsmonopol, Berufsethik, Berufsorganisation, soziale Dienstorientierung, kollegiales Führungsprinzip, Fachsprache, spezialisiertes und systematisiertes

Wissen und eine universitäre Ausbildung gelten als sozialwissenschaftlich anerkannte Professionsmerkmale, die die Anerkennung eines Berufes als Profession ermöglichen

Pseudokommunikation. Gekennzeichnet durch vorher festgelegte Inhalte und ritualisierten Ablauf

„Quadrat der Nachricht". Bestandteil des Kommunikationsmodells des deutschen Psychologen Friedemann Schulz von Thun, der jeder Nachricht vier Aspekte zuschreibt: Sachaspekt, Selbstoffenbarungsaspekt, Beziehungsaspekt und Appellaspekt; diese werden vom Empfänger je nach Situation in unterschiedlicher Ausprägung gehört

Qualifikation. Handlungsfähigkeit mit bestimmtem Gütemaßstab bzw. bestimmter Qualität bezogen auf eine konkrete Anforderung

Qualitative Forschung. Versucht die Meinungen und Interpretationen der einzelnen Personen zu bestimmten Themen unverfälscht zu würdigen. Es erfolgt keine Steuerung durch vorgegebene Fragen und Antworten

Quantitative Forschung. Standardisiertes Verfahren, bei dem die Fragen und Antworten gezielt vorgegeben werden. Die Auswertung erfolgt nach statistischen Regeln

Reichweite. In Bezug auf (Pflege-)Theorien gebrauchte Bezeichnung. Je umfassender eine Pflegetheorie das Fachgebiet Pflege beschreibt, desto größer ihre Reichweite. Unterschieden werden: Globale Theorien, Theorien mittlerer Reichweite und praxisnahe Theorien

Reliabilität. Maß für die Zuverlässigkeit eines Messinstrumentes. Bei Wiederholung des Tests sollen dieselben Messergebnisse erzielt werden

Ressource. Körperliche, ökonomische, persönliche, räumliche, soziale und spirituelle Eigenschaften und Fähigkeiten eines Menschen, die seinen Gesundungsprozess positiv beeinflussen

Risikopflegediagnose. Klinische Beurteilung der Vulnerabilität eines Individuums, Familie, Gruppe oder Gemeinschaft, eine unerwünschte menschliche Reaktion auf Gesundheitszustände/Lebensprozesse zu entwickeln

Salutogenese. Entstehung von Gesundheit; Gesundheitsmodell, das auf den amerikanischen Medizinsoziologen Aaron Antonovsky zurückgeht

Schlüsselqualifikationen. Übergeordnete Qualifikationen, die Menschen auch in veränderten Situationen zum Handeln befähigen

Standardpflegeplan. Standardisierter Pflegeplan für generelle und potentielle Pflegeprobleme, die bei einer Mehrzahl von Personen mit hoher Wahrscheinlichkeit auftreten

Stichprobe. Auswahl von Individuen aus der Grundgesamtheit (Population), über die anhand einer Untersuchung eine Aussage getroffen werden soll

Subjektive Daten. Nicht-messbare Daten, die von der subjektiven Sichtweise einer Person beeinflusst werden, z. B. Stimmungen, Gefühle etc.

Supervision. Form der Praxisbegleitung und Beratung bei der Auseinandersetzung bzw. Reflexion der beruflichen Tätigkeit mit dem Ziel, persönliche und berufliche Kompetenzen zu fördern. Formen sind Einzelsupervision, Coaching, Gruppen- und Teamsupervision

Systemtheorie. Interdisziplinäre Lehre, die natürliche, soziale oder technische Systeme beschreibt und erklärt

Teleologie. Art der Normbegründung innerhalb der Ethik, bei der eine menschliche Handlung anhand ihrer Folgen ethisch bewertet wird

Themenzentrierte Interaktion (TZI). Form der Gesprächsführung, bei der die beteiligten Personen gemeinsam an einem Thema oder einer Aufgabe arbeiten (Interaktion), wobei das Thema im Zentrum der Begegnung steht (Themenzentrierung); vor allem angewandt bei Kommunikation in Gruppen

These. Beziehung zwischen Konzepten einer Theorie; Synonym: „Proposition"

Tradition. Übernahme und/oder Weitergabe von Brauchtum, Sitte, Lebenserfahrungen und Wissen von einer Generation auf die nächste

Umfassende Pflege. Bezeichnung für eine Pflege, die neben körperlichen auch psychische und soziale Bedürfnisse pflegebedürftiger Menschen einbezieht

Unabhängige Variable. Wird von außen manipuliert oder bewusst in eine Situation hineingebracht, um die Auswirkung auf die abhängige Variable beobachten zu können

Utilitarismus. Eine Art teleologischer Normbegründung innerhalb der Ethik, bei der eine menschliche Handlung dann als ethisch gerechtfertigt gilt, wenn ihre positiven Folgen ihre negativen für alle von der Handlung betroffenen Menschen überwiegen

Validität. Maß für die Gültigkeit, mit der die Messergebnisse die Wirklichkeit repräsentieren. Gibt den Grad der Genauigkeit der Messmethoden an

Variable. Alle messbaren Merkmale, Eigenschaften, Charakteristika, die in einer Studie untersucht werden

Verantwortungsethik. Art der Ethiktheorie, bei der sowohl die Folgen einer Handlung als auch die Handlung selbst und die motivierende Gesinnung für die ethische Bewertung eine Rolle spielen

Verdachts-Pflegediagnose. Vermutete Reaktion eines Menschen auf Gesundheitsprobleme

Verifikation. Bestätigung der Richtigkeit von etwas durch Überprüfung

Versuch und Irrtum. Nicht rationaler Problemlösungsansatz, bei dem durch Experimentieren die Problemlösung gesucht wird

Vincenz von Paul (1581 – 1660). Französischer Geistlicher, der 1633 den Orden der Barmherzigen Schwestern bzw. der Vinzentinerinnen gründete, dessen Schwestern für die praktische Arbeit am Krankenbett ausgebildet wurden

Wahrnehmung, soziale. Wahrnehmung von Personen durch Personen

Wert. Bewusste oder unbewusste Orientierungsstandards oder Leitvorstellungen für menschliches Handeln, häufig religiösen oder kulturellen Ursprungs

Wertekonflikt. Aufeinandertreffen unterschiedlicher Wertvorstellungen, die nicht gleichzeitig realisiert werden können

Wertesystem. Hierarchisches Ordnungssystem für persönliche moralische und nichtmoralische Werte; Synonym: Werteskala

Werthaltung. Neigung, Werte im Handeln zu praktizieren

Xenodochien. Frühchristliches Haus für sozial Hilfsbedürftige und Kranke, Vorläufer des Krankenhauses.

Zimmerpflege. Form der Arbeitsorganisation in der Pflege, bei der eine Pflegeperson die Gesamtverantwortung für pflegebedürftige Menschen in einem oder mehreren Zimmern einer Pflegeeinheit übernimmt.

Abbildungsverzeichnis

Herausgeberfoto Annette Lauber: Robert-Bosch-Krankenhaus Stuttgart

1 Einstieg: A. Fischer, Thieme
2.1 creative commons: Museo Chiaramonti. Marie-Lan Nguyen (2006) https://commons.wikimedia.org/wiki/File:Asklepios_Leutari_Chiaramonti_ Inv2023.jpg
2.3 C. Schiller, Fotolia.com
2.8 creative commons: Artist: Simon François de Tours (1606–1671). Current location: Mission des Lazaristes, Paris, France. Photographer: Allposters https://commons.wikimedia.org/wiki/File:Simon_ Fran%C3%A7ois_de_ Tours_-_Portrait_Vincent_de_ Paul.jpeg
2.13 Deutscher Berufsverband für Pflegeberufe (DBfK), Berlin
3 Einstieg: A. Fischer, Thieme
4 Einstieg: A. Fischer, Thieme
5 Einstieg: P. Blåfield, Thieme
6 Einstieg: P. Blåfield, Thieme
7 Einstieg: K. Oborny, Thieme
8 Einstieg: A. Fischer, Thieme
8.1 K. Oborny, Thieme
8.3 A. Fischer, Thieme
8.4 A. Fischer, Thieme
8.5 A. Fischer, Thieme
9 Einstieg: W. Krüper, Thieme
10 Einstieg: A. Fischer, Thieme
10.2 A. Fischer, Thieme
10.3 Comic: R. Hartmann, Witten
10.4 Comic: R. Hartmann, Witten
10.6 A. Fischer, Thieme
10.11 Comic: R. Hartmann, Witten
10.12 A. Fischer, Thieme
10.14 Tietze, Kim-Oliver. Kollegiale Beratung. Problemlösungen gemeinsam entwickeln. Miteinander reden: Praxis. Herausgegeben von Friedemann Schulz von Thun. Copyright © 2003 Rowohlt Taschenbuch Verlag GmbH, Reinbek bei Hamburg
Part 1: K. Oborny, Thieme
Part 2: P. Blåfield, Thieme
Part 3: A. Fischer, Thieme

Sachverzeichnis

A

Abhängigenpflege 106
Abhängig/Unabhängigkeits-Kontinuum 125
Ablösungsphase des Patienten 97
Absolutheit 14
Abwehr-Linie 110
– Stressoren 112
ACENDIO, Klassifikation 192, 231
ABEDL 132
Agnes-Karll-Verband 49, 60
Akkommodation 73
Akzeptanz, partnerzentriertes Gespräch 318
Alltagsbewältigung, Hilfestellung 71
Alltagsleben, Pflegeprozess–Modell 171
Alltagssprache 287
Alltagstheorie 198
Altenhilfe, berufliche Pflege 9
Altenpflege 7
– Entwicklung der Ausbildung 60
– Gesetze über die Berufe 62 f
– praktische Ausbildung 63
– Ziele 7
Altenpflegegesetz (AltPflG) 70
Altenpflegerin/Altenpfleger
– Aufgaben 7
– Berufsbild 7 f
Altersfürsorge, Mittelalter 38
Ambulatorien 43
Anforderungsprofil 70
Angehörige, pflegende, Seminar 312
Angleichung 73
Angstbekämpfung 128
Anleitung, individuelle Situation 311
Anleitungsgespräch 311 ff
Anspruch, ganzheitlicher, Totalität 14
Antike 28 ff
Antonovsky, Aaron 19
Appell, verdeckter 294
Appell-Ohr 295
Äquilibration 73
Arbeit
– Humanisierung 235
– Strukturierung 236
Arbeiten
– in kleinen Schritten 304
– theoriegeleitetes 86
Arbeitsfelder 64
Arbeitsgemeinschaft Deutscher Schwesternverbände

und Pflegeorganisationen (ADS) 65
Arbeitsorganisation
– Pflegedienst 198
Arbeitszufriedenheit, Primary Nursing 243
van der Arend, Arie 257
Aristoteles 254
Arztvisite 309
Asklepiades von Bithymien 30
Asklepios 28
Assessment-Instrumente 176
Assimilation 73
Associated Nurse 243
Association For Common-European Nursing Diagnosis, Interventions and Outcomes (ACENDIO) 192
Atmen 125
Aufgabenfelder, veränderte 72
Aufgabenzuteilung 237
Aufklärungsverantwortung 272
Aufmerksamkeit 303 f, 305
– Erregen 304
– Förderung 305
Aufnahmegespräch 177
Aufrichtigkeit 272 f
Auftragsforschung 149
Augustinerinnen 36
Ausbildung 208
– patientenorientiertes Pflegesystem 238
Ausbildungs- und Prüfungsverordnung für die Berufe in der Krankenpflege (KrPflAPrV) 208
Ausbildungsverordnung, neue 61
Ausdrucksmöglichkeiten
– nonverbale 287
– verbale 286
Ausdrucksbewegungen 288
Authentizität 320
Autonomie 87, 268, 270
Autorität 164 f
Axiom 318
– ethisch-soziales 318
– existenziell-anthropologisches 318
– pragmatisch-politisches 318

B

Bachelorabschluss 64
Badischer Frauenverein 53
Balint-Gruppen 324
Balkendiagramm 154
Barmherzige Brüder 39

Bedürfnismodell 95,105
Befragung 151, 216
Beginen 37
Begriffsbildung 89
Behalten 303
Behaltwerte 303
Behandlung, Durchführen und Überwachen, Kompetenz 80
Belastung
– Patient 99
– Umgang, Supervision 322
Belastungs-Bewältigungs-Modell 17
Benedikt von Nursia 32
Benediktinerorden 32
Beneffizienz 273
Benner, Patricia 77 f
Beobachtung, teilnehmende 176
Beobachtungsfähigkeit 75
Beraten, Kompetenz 80
Beratungsgespräch 311 f
Beratungsmöglichkeit, gesundheitliche 312
Bereichspflege 241
Beruf
– Definition 87
– Konflikt, Auslöser 314
Berufsbild 5 ff
– grundlegende Annahmen 4
– WHO 18 f
Berufsbildbeschreibung 5 f
Berufsentwicklung 24 ff
– Zeittafel 25 ff
Berufsgeheimnis 273
Berufskodex 262
– Aufgaben und Ziele 264
– Definition 260
– ICN 18 f
– in der Pflege 261
Berufsorganisation der Krankenpflegerinnen Deutschlands (B.O.K.D.) 49
Berufsprofil, Veränderungen 87
Berufsverband
– Aufgaben 65
– Kinderkrankenpflege Deutschland (BeKD) 65
Beschlussfassung, ethische, Stufenplan 280
Beschwerdemanagement 216
Besprechung im Pflegeteam 309
Betreuung
– Kompetenz 80
– Versorgungskontinuität 242
Betreuungsverfügung 271
Bettelorden 36
Bevölkerung, Altersaufbau 71

Bevölkerungswandel 61
Bewältigungsmöglichkeit, individuelle 17
Beziehung
– und Kommunikation 293
– lebendige, Pflegender und Patient 96 ff,102
– Ida Jean Orlando 98 ff
– pflegerische erfolgreiche 173
Beziehungsaufbau, Transparenz 301
Beziehungs-Ohr 295
Beziehungsprozess 172 f
– dynamischer 172
– Phasen 96
Bezugspflege 241
Bischoff, Claudia 13 f
BKK s. Körperkonzeption, biografische
Blaue Schwestern 56
Blickkontakt 298
Borromäerinnen 45
Botschaft
– inkongruente 289
– kongruente 289
Braune Schwestern 56
Brephotropheion 31
Burnout-Syndrom 322

C

Caritas 31
Charta
– für Kinder im Krankenhaus 264
– der Rechte hilfe- und pflegebedürftiger Menschen 262 f
Choleriker 29
Christentum 31
Chronic Illness Trajectory Model 119 ff
Clemensschwestern 45
Coaching 323
Codierung 286
Copingressourcen 19
Coping-Strategie 17
Corbin, Juliet 119

D

Dachverband 66
Daten
– direkte 175 f
– Häufigkeitsverteilung 153
– indirekte 175 f
– Kreisdiagramm 154
– objektive 174 f
– primäre 175
– subjektive 174
Datenerhebung 151

- Dokumentation 178 f
- Methoden 176
- Pflegeprozess 174 f
de Dios, Juan 39
Decodierung 286
Deduktion 91
Defizitorientierung, Pflegediagnose 236
Dekubitus, Versuch und Irrtum 166
Deming-Kreis 215
Denken, logisches 139
Deontologie 256 f
Dependenzpflege 106
Dependenzpflegekompetenz 107
Deutscher
- Berufsverband für Altenpflege (DBVA) 65
- - für Krankenpflege(DBfK) 49
- - für Pflegeberufe 65
- Bildungsrat, Bildungskonzept für Pflegeberufe 66
- Pflegerat e. V., Berufsbild 66
Deutsches Netzwerk für Qualitätsentwicklung in der Pflege (DNQP) 195
Deutschritter 36
Diagnostik, Kompetenz 79
Diagnostischer Prozess 231
Diakonie, evangelische 46
Diakonissen 46
Dialekt 287
Dialog, wechselseitige Aufrechterhaltung 305 f
Diätetik 30
Dieffenbach, Johann Friedrich 42, 44
Dienstanweisung 202
Dienstleistung, Bedarf 87
Dienstübergabe 309
- mit dem Patienten 309
- Zeitpunkt 311
Distanz
- öffentliche 288
- persönliche 289
- soziale 289
Dokumentation, Standards 206
Dominikanerorden 36 f
Dominikus aus Calaroga 37
Domus hospitium 33
Drei-Phasen-Modell des Pflegeprozesses 100, 161
Dreyfus/Dreyfus-Modell 78
Dritter Orden 36
Dualismus, kartesianischer 11
Du-Botschaft 293
Dunant, Jean Henri 52 f
Durchführungsstandard 203
Dynamik, einheitliche 104

E

EACH 264
Echtheit 316
- partnerzentriertes Gespräch 316
Edikt von Clermont 35 f
EFQM-Modell für Excellence 213
Eid, hippokratischer 30
Eigenverantwortlichkeit 197
Eigenverantwortung 319
- geringe 238
Einwilligung
- mutmaßliche 270
- wirksame 269 f
Einzelpflege 240
Einzelsupervision 323
Eklektiker 30
Elemente der Krankenpflege, Roper/Logan und Tierney 199 f
Elementenlehre 15, 29
Elisabeth von Thüringen 36 f
Empathie 316
Empedokles von Agrigent 29
Empirie 88
Energiefeld 103
Entlassungsmanagement 193 ff
- Expertenstandard 194 ff
Entscheidung, eigenverantwortliche 319
Entscheidungsfindung
- ethische 275 ff
- - Fallbesprechung 278 f
- - Schritte 276
Entscheidungsfindungsprozess, ethischer, Stufenplan 276 f
Entscheidungsfreiheit 268
Entscheidungsprozess 168 f
Entscheidungstheorie 168
Entwicklung, kognitive 73 f
EPA s. Patientenakte, elektronische
Ergebnis
- Darstellungen 153
- Interpretation 154
- Qualität 219
Erhebungsmethode, deskriptive 153 f
Erkennen von Pflegeproblemen 280
Ersatzrollen 97
Ethik 248 ff, 254 ff
- angewandte 261
- Aufgaben 256
- deskriptive 255
- Formen 255, 257
- Kodex 260
- normative 255
- und Pflege 259
- wichtige Begriffe 254
- zentrale Begriffe 249 f
Ethik–Kodex 272

- Berufsgeheimnis 273
Ethikkomitee, klinisches 279
Ethikkommission 157
Ethiktheorie, deontologische 256
Etikette 259
European Foundation for Quality Management 213
Euthanasie 55 ff
- Aussagen von Krankenschwestern 57 f
- Widerstand 58
Evaluation 192
- Fragen 193
Evidence-Based-Nursing 142, 155 f
Evidence-Based Practice 155
Experten 77
Expertenstandard 194 f
- Entlassungsmanagement 194

F

Fachausschuss für Schwesternwesen 56
Fachkompetenz 75
Fachsprache 307
- Kommunikation 287
- Vermeidung 297
- wirksame Einwilligung 269
Fachweiterbildung 87
Fähigkeit zur Selbstregulation 103
Fallbesprechung, ethische 278 f
Familie, systemische Pflege 131
Familiensystem 128
- Ziel- und Prozessdimensionen 129 f
Fawcett, Jacqueline 95
Feedback 167
- Gelingen 299
- Kommunikation 285
- Nachricht 299 f
Feedbackmechanismus 127
Feld, phänomenales 117
Fernziel, Pflegeprozess 186
Fliedner
- Friederike 47
- Theodor 46 f
Fluss, intersubjektiver 117
Forschung 88
- qualitative, quantitative 152
- regelgeleitete 141 f
- Stichprobe 152
Forschungsansatz 144 ff
- qualitativer 145 f
- - Grundprinzipien 147
- quantitativer 144
- - Grundprinzipien 147
- Wahl 146
- Wissensquellen 138 f
Forschungsanwendung 155

Forschungsdesign 151
Forschungsfragen 149 f
Forschungsprozess 148 ff
- Ergebnisdarstellung 153
Fortbildung, Anleitung 310 f
Fragebogen
- standardisierter 144
- - Umgang 178
Frank–Schultz, Ehrengard 58
Franz von Assisi 36
Franziskaner 36
Frauenvereine, vaterländische 47
Friedemann, Marie-Luise 127 ff
Führungsstil, demokratischer 97
Fünf-Phasen-Modell 169
Funktionspflege 238
- Nachteile 238 f
- Vorteile 236 f
Fürsorge 114, 273
- kulturspezifische 114
- - Sunrise–Modell 115

G

Galen 30
Ganzheitlichkeit 12 f
Ganzkörperpflege 14 f
Gastmans, Chris 258
Gebärden 288
Gemeindeschwestern 60
Genfer Konvention 52 f
Gerechtigkeit 272
Gerokomeion 31
Gesinnung
- ethisch-gute 250
- und Handlung 257
Gespräch
- helfendes 316
- partnerzentriertes 316 ff
- Vorüberlegungen 301
Gesprächsanfang, guter 296 f
Gesprächsführung, personenzentrierte 315
Gesprächsinhalt 302
Gesprächsintention 302 f
Gesprächssituation, spezielle 301 ff
Gesprächspartner 302 f
Gestik 288
Gesundheit 15 ff, 70
- Definition der WHO 18
- Krohwinkel 132 f
- moderne Sicht 21
Gesundheitsbegriff, Entwicklung 17
Gesundheitsberatung 227
Gesundheitsdiagnose 230
Gesundheitseinrichtung, Wettbewerbssituation 241
Gesundheitsfachberuf, Ausbildung 238
Gesundheitsförderliches Verhalten 226

337

Sachverzeichnis

Gesundheitsförderung 71
– Ausbildung 61
Gesundheits-Krankheits-Kontinuum 20
Gesundheitssicherung 71
Gesundheitstheorie nach Antonovsky 19
Gesundheitszustand, stabiler 233
Gewissen 253
Gewissensfreiheit 253
Gewissensinhalte 253
Graue Schwestern 36 f
Gregor der Große 32
Griechenland, Antike 28
Grundgesetz 252
Grundlagen, theoretische der Pflege 102 ff
Grundnorm 252
Gruppenpflege 240
Gruppensupervision 323

H

Haltung, wertschätzende 299
Handeln
– begründetes 266
– berufliches, Orientierungshilfe 260
– bewusstes, aktives 80
– und Denken 72
– eigenes 80
– nach einer Autorität 164 f
– menschliches
– – Normen 251
– – Werte 249
– moralische Qualität 248
– – Regeln 251
– ritualisiertes 165
– tägliches, Kommunikation 284 ff
– verantwortliches
– – Pflege 266
– – pflegerisches 266
– – Rechenschaft 265
– – Wissensaspekt 267
Handlung
– der Pflegenden 99
– pflegerische
– – Arten 99
– – Beschreibung 15
Handlungsfreiheit 269
Handlungskompetenz 72
– berufliche 69 ff, 75
– Entwicklung 73
– Primary Nursing 243
– Teilkompetenzen 76
Handlungsorientierung 87
Harvey, William 38
Haus der beruflichen Handlungskompetenz 76
Heilberufe 62
Heilig-Geist-Hospital, Lübeck 34
Heilkunde
– griechische 28

– Kloster 32
Heimgesetz 211
Helfen, Kompetenz 79
Henderson, Virginia 10
Hexenhammer 38
Hexenverfolgung 37 f
Hildegard von Bingen 34
Hilfe zur Selbsthilfe 312
Hilfsbedürftigkeit, Verantwortung der Pflegenden 99
Hippokrates 30
Holismus 12 f
Hospital
– Langhausform 34
– Neugestaltung 42
– Neuzeit 42
– Wandel zum Krankenhaus 41
Hospitale pauperum 34
Hospitalfieber 42
Hospitaliterorden 35 f
Hospitalium 32
Hôtel Dieu 34, 36
Humanistische Psychologie, Kommunikation 321
Humanwissenschaft 118
Humoralpathologie 30

I

Ich-Botschaft, klare 298
ICN s. International Council of Nurses
ICN-Ethik-Kodex 261
ICN-Kodex, Gerechtigkeit 272
Ideenmanagement 216
Identifikationsphase des Patienten 96 f
Immobilitätssyndrom 228 f
Imperativ, kategorischer 256
Individuum, systemische Pflege 131
Induktion 91
Industrialisierung 44
Infirmarium 33
Information 174
– Datenquelle 175
– in der Pflege, Hauptaspekte 306 f
– pflegerische 308
– subjektive 174
– – Objektivierung 175
– Überhäufung 308
Informationsaustausch 284
Informationsgespräch 306 f
– andere Berufsgruppen 308 f
– mit dem Patienten 307 f
– in der Pflege 309
– Team 309 f
Informationsinhalt 308 f
Informationssammlung 168, 174
– Aufnahmegespräch 176
– Datenerhebung 176
– Prozess 88

Informationsübertragung 286
Informationsweitergabe, Tempo 308
Informed Consent 270
Inhalt, neuer 304
Inkongruenz der Nachricht 289
Input 167
Interaktion 290
– Phasen 96
– themenzentrierte 318 ff
Interaktionsmodell 95, 200
Interdependenz 318
International Council of Nurses 18, 49, 65
– Berufskodex 18
– Klassifikationssysteme 233
Interpersonale Beziehung in der Pflege, Hildegard Peplau 95 ff, 201 f
Interventionen
– der primären Prävention 112
– der sekundären Prävention 112
– der tertiären Prävention 112 f
Intimdistanz 289
Intuition 165
– pflegekundige 165

J

Johanniterorden 36

K

Kant, Immanuel 256
Karll, Agnes 48 f
Katharina von Siena 37
Katholischer Pflegeorden von Vincenz von Paul 40
Kausalitätsprinzip 12
Kennzeichencluster, Benennung 232
Kinder, Autonomie 269
Kinderheilkunde, Mittelalter 38
Kinderkrankenpflege, Entwicklung der Ausbildung 60
Klassifikation der NANDA 227 f
Klassifikationssystem 229
– Erfassung 229
– Funktionen 231
– Verhaltensmuster nach Gordon 231
– Vorteile 229 f
Klientensystem 110 f
– Stabilisierung 110
Kloster 32
– von Cluny 34
– St. Gallen 33
Klostermedizin 34
Know-how 78

Kohärenz 128
Kohärenzgefühl 20
Kommunikation 89, 283 ff
– asymmetrische 290
– Beziehungsaspekt 293
– als Beziehungsgrundlage in der Pflege 300 ff
– Codierung 286
– Decodierung 286
– Definition 284
– Deutlichkeit 298
– erfolgreiche 296
– Feedback 285
– festgefahrene 300
– Formen 286 ff
– über Gegenstände 288
– Inhaltsaspekt 292
– Körperhaltung 288
– missglückte, Aufgaben 284
– nonverbale 287 f
– – kulturelle Besonderheiten 288
– als Regelkreis 285 f
– Rollenmerkmal 291
– symmetrische 290
– verbale 286 f
– Wahrnehmung 305
– wechselseitige 291
– – Aufrechterhaltung 305 f
– Zeitpunkt 302
– zentrale Elemente 319
– zwischenmenschliche 285
Kommunikationsdistanz 298
Kommunikationsfähigkeit 75
Kommunikationskanal 285
– geeigneter 298
Kommunikationsmittel 285
Kommunikationsmodell nach Schulz von Thun 291 ff
Kommunikationspartner
– Beteiligung 306
– Beziehung 296, 297 f
– Gegenüber 297
Kommunikationsregeln 296
Kommunikationssituation 298
– Gesprächssituationen, spezielle 301 ff
Kommunikationsstörung 296 ff
– Lebensbereiche 296
– semantische 297
– Übersicht 299
– Vermeidung 284 ff
Kompetenz 69
– Definition 69
– pflegerische, Aspekte 72
– Zusammenspiel der Faktoren 74
Kompetenzbegriff 69 ff
Kompetenzbereiche 79
Kompetenzentwicklung 74
Kompetenzerwerb 77 ff
– Lernort Schule 81
– Patricia Benner 77 ff
– Pflegeausbildung 80

338

Sachverzeichnis

Kompetenzstufen 78
Konflikt
– Auslöser 314
– kognitiver 73
– moralischer 275
– – Berufskodex 264
– Supervision 322
Konfliktgespräch 314 f
– Einstieg 315
– Klima 315
– Regeln 315
– Stellungnahme 315
– Vorbereitung 315
– Ziel 314
Konfliktlösung 315
Kongruenz der Nachricht 289
Konsequentialismus 257
Konstrukt 88
Konzentrationslager 56
– Widerstand 58
Konzept 88
– Abhängig/Unabhängigkeits-Kontinuum 124
– Definition 88
– Familie 130
– – und Familiengesundheit 128
– Familiengesundheit 130 f
– Fürsorge 114
– Gesundheit 130
– der Lebensspanne 125
– Mensch 128
– Person 132
– Pflege 131
– Umwelt 128
– der Zuwendung 118
Konzeptionelles Modell der Pflege nach Rogers 103 ff
Kooperation 306
– für Transparenz und Qualität im Gesundheitswesen 213 f
– Kompetenz 74
Körperhaltung 288
Körperkonzeption, biografische 120 f
Körpersprache 288, 298
Korrelationsstudie 153
Krankenpflege
– ethische Grundregeln 261
– freiberufliche, Neuzeit 48
Krankenpflegegesetz 18 f, 61
– Ausbildungs- und Prüfungsordnungen 62
– novelliertes 59
Krankenpflegeprozess 170
Krankenpflegeschule, erste 42
Krankenschwester, Berufskodex 18
Krankenversicherung, gesetzliche 213
Krankenwärterschule, erste 42
Krankenwartung, Anleitung, 19. Jahrhundert 44
Krankheit 15 ff

– moderne Sicht 21
Krankheitsbegriff, Entwicklung 17
Krankheitsmodell, biomedizinisches 16 f
– – Erweiterung 17 f
– – Kritikpunkt 16 f
Krankheitsverlaufskurve 119 ff
Kreisdiagramm 155
Kriegskrankenpflege 52, 55
Krohwinkel, Monika 132 ff
KTQ s. Kooperation für Transparenz und Qualität im Gesundheitswesen
Kulturelle Dimensionen menschlicher Pflege, Madeleine Leininger 114 ff
Kunst
– der Beratung 314
– der Pflege 118 f
Kybernetik 167 f

L

LA s. Lebensaktivitäten
Laienpflege 5
Lazariter 36
Leben, Individualität 125
Lebensaktivitäten 124 f, 132
– beeinflussende Faktoren 125
– nach Roper/Logan und Tierney 200
Lebensspanne 125
Lehren 97
Leininger, Madeleine 114 ff
Leitlinien, verbindliche 251
Leprosorium 33
Lernen 304
– Definition 73
– lebenslanges 74
– problemorientiertes 322
– – Kompetenzerwerb 81
Lernort
– Praxis 80
– Schule 81
Literaturrecherche 150
Logan, Winifred 123 ff
Lohnwartesystem 39
Loyalität 273

M

Madame le Gras 40
Mai, Franz Anton 42
Malpighi, Marcello 38
Malteser 36
Management, Weiterbildung 64
Man-Redewendung 300
Manthey, Marie 241
Marriner-Tomey, Ann 94
Martin Luther 38
Mastalier 43
Masterabschluss 64
Maxime 256

Medizin, hippokratische 30
Medizinische Errungenschaften
– 19. Jahrhundert 44
– 20. Jahrhundert 54
– Neuzeit 39
Melancholie 29
Melancholiker 29
Meleis, Afaf 95
Mensch
– einheitlicher 103
– Grundbedürfnisse 10
– Qualifikation 200
– unitärer 12
Menschenbild 11 ff
– ganzheitliches 12 f
– kartesianisches 11 f
– pflegerelevante 3
– Psychosomatik 12
– nach Watson 117
Menschenversuche 57
Menschenwürde 257 f
Messmethoden, biophysikalische 152
Metaethik 255
Metakommunikation 299 f
Metatheorie 92
Methode
– helfende 108
– induktive 91
Methodenkompetenz 76
Middle-Range-Theories 93
Migranten 71
Mittelalter 32
Modelle 88
5-D-Modell 161
– des Kompetenzerwerbs 77
– – Kompetenzstufen 77
– konzeptionelles 90, 92 f
– des Lebens 124 f
– der Salutogenese 19
Modellversuchsklausel 62
Mönchsmedizin 32
Moral 252
Moralprinzip 252, 256
Motivation, Förderung 303
Mutterhaussystem 41
Mutterhausverband, weltlicher 47

N

Nachricht
– behalten 303 f
– decodieren 285
– Feedback 289 f
– Inkongruenz 289
– Kongruenz 289
– verarbeiten 306
– verbale 289
Nähe 288 f
Nahziel, Pflegeprozess 186
NANDA
– Klassifikationen 224, 227 ff
– Pflegediagnosen 222
– – sprachliche Besonderheiten 236

NANDA-Taxonomie II 230 f
Narrow-Scope-Theories 93
Nationalsozialismus 54 ff
– Aufgabenfelder der Krankenpflege 57
– Ausbildungsordnung 56 f
Naturphilosophie 29 f
Neumann, Betty 109 ff
Neuzeit 38 ff
– 19. Jahrhundert 44 ff
– 20. Jahrhundert 54 ff
– 21. Jahrhundert 61 ff
– Organisationsformen der Pflege 44 f
Nightingale, Florence 51 f
– Gelübde 260
– Pflegetheorie 93 f
Nightingale-Fonds 52
Nightingale-System 52
Nimwegener Methode der ethischen Fallbesprechung 279 f
Non-Malefizienz 271
Nordamerikanische Pflegediagnosenvereinigung siehe NANDA
Normbegründung, utilitaristische 256
Normen 253
Notfall, wirkungsvolles Handeln 79
NS-Schwesternschaft 56
Nutzungsphase des Patienten 96 f

O

Orden
– der Barmherzigen Schwestern 40
– geistliche 36
– weltliche 36 f
Ordenspflege 36
– katholische 45
Ordnungssysteme 94
Orem, Dorothea 105 ff
Organisation, Kompetenz 79 f
Orientierungsphase des Patienten 96
Orientierungsstandard, Werte 250
Orlando, Ida Jean 91, 98 ff
Outcome-Standard 205 f
Output 167

P

Paracelsus 35
Paradigma 92 f
Partnerzentriertes Gespräch 315
Patientenakte, elektronische 192
Patientenorientierung 14
Patientenüberwachung, Kompetenz 79
Patientenverfügung 270

Sachverzeichnis

Patientenzufriedenheit, erhöhte 242 f
PDCA-Zyklus 215
Peplau, Hildegard 95 ff
Performanz 72
Person, betreuende, Qualifikation 197
Personalfluktuation 237
Pflege
- Begriffsbestimmung 4 f
- berufliche
- – Ausdrucksform 15
- – Ausübung 9
- – Wissensquellen 138 f
- Berufsbildbeschreibung 6
- Berufsentwicklung 24 ff
- – Zeittafel 25 ff
- Beurteilung der Wirkung 192 f
- Beweis-basierte s. Evidence-Based-Nursing
- Definition 10 f
- – nach Leininger 116
- – nach Naumann 113
- – nach Orem 108
- – nach Orlando 102
- – nach Peplau 98
- – nach Rogers 105
- – nach Roper/Logan und Tierney 126
- – nach Watson 119
- Durchführung 191
- funktionelle 236
- Nachteile 237 f
- – und patientenorientierte, Vergleich 238
- – Vorteile 236 f
- ganzheitliche 238
- – Definition 13
- – Kritikpunkte 13 f
- häusliche, Zunahme 71
- holistische 12
- individuelle 14 f, 238
- konzeptuelle Modelle, Übersicht 94
- kulturkongruente 114
- patientenorientierte 14, 239, 240 ff, 322
- – Rahmenbedingungen 240
- – Supervision 321
- professionelle 87 f
- psychodynamische 95, 200
- systemische 131 f
- theoretische Grundlagen, Martha Rogers 102 ff
- transkulturelle 72
- umfassende 14 f
- Wissenschaft und menschliche Zuwendung 117 ff
Pflegeanamnese 177
- Transparenz 301
- Wahrnehmung, Leitfragen 306
Pflege-Aufnahme-Protokoll, Beispiel 179 f

Pflegeausbildung, Neuordnung nach 1945 58 f
Pflegebedarf, Assessment-Instrumente 176
Pflegebegriffe, Abgrenzung 9
Pflegebericht
- Beispiel 191
- Eintragungen 191 f
Pflegebeziehung, intensive 231
Pflegebildung 66
Pflegediagnose 161, 169, 221 ff
- aktuelle 225 f
- Arten 224 ff, 228
- Definition nach NANDA 226
- defizitorientierte 236
- Entwicklung 221 ff
- Fachsprache 289
- Klassifikation 227 f
- Konzept, Kritik 235 f
- und medizinische Diagnose, Vergleich 225
- Merkmale 227
- neue, Entwicklung 233
- im Pflegeprozess 233 f
- Standardpflegeplan 207
- strukturelle Definition 236
Pflegedienst, Arbeitsorganisation 198
Pflegedokumentation 181, 218
- ganzheitliches Pflegesystem 242
- Pflegebericht 191
Pflegeergebnismodell 95
Pflegeethik 259 ff
- Aspekte, moralische 259
- Definition 259
- Geschichte 259 f
- Verantwortung 259
Pflegeethnografie 114
Pflegeexperten 77
Pflegefachkraft, Berufsordnung 7
Pflegefachsprache 224
Pflegeforschung 87, 139 ff, 141 ff
- Aufgaben 143 f
- Begriffsbestimmung 141 ff
- empirische 144 ff
- Exkurs, historischer 138
- klinische 142
- Makro-Ebene 143
- Meso-Ebene 143
- Mikro-Ebene 143
- Systematisierung 143
- Vorgehen, ethisches 156 f
Pflegehandlung
- automatische 99 f
- gezielte 100
Pflegekompetenz 77
Pflegekraft/Patient-Beziehung, Phasen und Rollen 97

Pflegekraft/Patient-Kontinuum 98
Pflegemaßnahmen
- Definition, Arten und Kriterien für die Formulierung 190
- Dokumentation 187
- Durchführung 187 f
- Evaluation 208
- Planung 187 ff
Pflegemodelle 90
Pflegender
- erfahrener 78
- Funktion 99
- kompetenter 78
Pflegenotstand 162 f
Pflegeorden, katholischer, Vinzenz von Paul 40
Pflegeorganisationen 65 f
Pflegeperson
- akademisch qualifizierte 64 f
- kompetente 70
- und Patient, Phasen der Interaktion 201
Pflegepersonal, Funktionen 6
Pflegeplan 181
- Beispiel 188 ff
- Dokumentation 181 f, 186
- Durchführung 191
- Inhalte 188
- Pflegeziele 185
- Ressourcen 183
- Standards 202 f
Pflegeplanung, dokumentierte, Übergabe 309
Pflegepraxis, ethische Prinzipien 267
Pflegeproblem 180 f
- Definition, Arten und Kriterien für die Formulierung 190
- Dokumentation 182
- Rangfolge 182
- Ursache 183
Pflegeprozess 100, 161 ff
- Altenpflegegesetz 163
- am Beispiel von Schlaganfallpatienten 132 ff
- Bezugsrahmen 202
- Durchführung, Einflussfaktoren 198 ff
- Entwicklung 162
- Geschichte 161 f
- gesetzliche Grundlagen 209 ff
- Inhalt 201 f
- Kommunikation 300 ff
- Kommunikationsstörung 296
- Krankenpflegegesetz 162, 213
- Krankenversicherung, gesetzliche 163
- Modelle 168 ff

- – Gegenüberstellung 170
- und Pflegestandards 204 ff
- Problemlösungs- und Beziehungsprozess 173
- Regeln 101
- Schritte, nach Fiechter/Meier 174 ff
- und Pflegetheorie 201 f
Pflegeprozessbericht 101
Pflegeprozessberichtsbogen 101
Pflegeprozess-Modell, sechs Phasen 170 f
Pflegequalität 208 ff
- Ergebnisqualität 209
- Prozessqualität 209
- Strukturqualität 209
Pflegeritual 165
Pflegesituation
- Elemente 99
- Probleme 101
Pflegestandard
- kritische Aspekte 209 f
- Vorteile 209 f
Pflegestandards 202 ff, 218
Pflegesysteme 235 ff
- generisches 116
- grundlegende, Überblick 109
- patientenorientiertes, Ausbildung 242
- professionelles 116
- unterstützend-erzieherisches 108
- Varianten 108
Pflegeteam, Gruppenpflege 240
Pflegetheorie (s. auch Theorie) 88
- Ausbildung 88
- Begriffe 88
- Einteilung 93 f
- Entwicklung 87
- Konzepte 88
Pflegetheoriemodelle 88 ff
Pflegeüberleitung 194
Pflegeversicherung, soziale 210 f
Pflegeversicherungsgesetz 71
Pflegeverständnis
- einheitliches 199
- persönliches 198
Pflegevisite 308
Pflegewissen
- Autorität 138
- Denken, logisches 139
- Erfahrung, persönliche 138
- Forschung, regelgeleitete 139
- Intuition 139
- Tradition 138
- Versuch und Irrtum 139
Pflegewissenschaft 137 ff
- Begriffsbestimmung 140 f
- Exkurs, historischer 138
- Grundlagen 103

- Problemlösung 164 f
Pflegeziel
- Anpassung 185
- Definition, Arten und Kriterien für die Formulierung 190
- Dokumentation 186
- Festlegung 185 ff
- formuliertes 192
- Kriterien 185 f
- Nah- und Fernziele 186
Pflegezielsetzung, Bezugskriterien 185
Phänomene 88
Phlegmatiker 29
Piaget, Jean 73
Pneumatiker 30
Postulate 319
PQRST-Gedächtnisstütze 175
Prämissen 91
Prävention
- als Intervention 113
- primäre, Interventionen 112
Praxisbegleitung 321
Praxisdomäne 142
Praxistheorie 90
Primäre Prävention, Interventionen 112
Primary Nursing 241 ff
- Arbeitszufriedenheit 243
- Handlungskompetenz 243
- Patientenzufriedenheit 243
- Pflegeaufwand 241 f
Prinzip(ien)
- der Aufrichtigkeit 274
- der Autonomie 268 f
- - Grenzen 268
- der Gerechtigkeit 272
- der Homöodynamik 104
- der Integralität 104
- der Resonanz 104
- der Spiralität 104
Prinzipien
- ethische 267 ff
- handlungsleitende 251
Problem, moralisches, Merkmale 275
Problemformulierung 182
Problemlösung 164 f
- nicht-rationaler Ansatz 164
- rationaler Ansatz 166 ff
- - Methode, wissenschaftliche 166
- traditionelle 164 f
Problemlösungsprozess 167, 172 f, 215
- Entscheidungstheorie 169
- Phasen 162
Professionalisierungsprozess 87 f
Professionalität, Kriterien 87
Professionell Pflegende
- - Aufgaben 7
- - Berufsbild 7

Projektunterricht, Kompetenzerwerb 81
Propositionen 89
Proxy Consent 270
Prozess
- der ethischen Entscheidungsfindung 279
- offener pflegerischer 101
- pflegediagnostischer 181
- der Reflexion 100
Prozesspflege, fördernde, Rahmenmodell 133
Prozessqualität 209
Prüfungsverordnung, neue 61
Pseudokommunikation 291
Psychologie, humanistische, Kommunikation 321
Psychosomatik, Menschenbild 12

Q

Quadrat der Nachricht 292 f
Qualifikation 197
Qualität 207 f
- der Kommunikation 299
- moralische 248
- Überwachung und Sicherstellung, Kompetenz 80
Qualitätsmanagement 211 ff
Qualitätsmanagementsysteme im Gesundheitswesen 213 ff
Qualitätssicherung, gesetzliche Grundlagen 210
Qualitätszirkel 214 f

R

RADAR-Konzept 213
Referat, Kompetenzerwerb 81
Reflexion 80
- ethische 275
Reformation 39
Regelkreis der Kommunikation 285 f
- Störfaktoren 286
Regeln des Pflegeprozesses 101
Rehabilitation 71
Rekonstitution 112
Ressourcen 14, 20
- Definition, Arten und Kriterien für die Formulierung 190
- geistige 183
- Kategorien, Praxisbeispiele 184
- körperliche 183
- ökonomische 184
- des Patienten 180, 183
- - Dokumentation 184
- persönliche 183
- räumliche 183
- soziale 183
- spirituelle 184

Risikodiagnose 229
Risikomanagement 216 f
Risiko-Pflegediagnose 222, 226
Ritterorden 36
Rogers, Martha 12, 102 ff
Rollen in der Pflege 97
Rollenmerkmal 293
Rollenspiele, Kompetenzerwerb 81
Rollenzuschreibungen 97
- parentalistische 268
Römisches Reich, Antike 30
Roper, Nancy 123 ff
Rotes Kreuz 53
Rot-Kreuz-Krankenschwestern 53
Rousseau 43
Rückkoppelungsprozess 127

S

Sach-Ohr 294
Säftelehre 29, 31
Salutogenese 19
Schadensersatzanspruch, Pflegedokumentation 191
Schlaf-Wach-Rhythmus 104
Schlüsselqualifikation 197
Schulz von Thun, Friedemann 291 ff
Schweigepflicht, berufliche 273
Schweizerische Gemeinnützige Gesellschaft 53
Sechs-Phasen-Modell 171
Seiten einer Nachricht 294 ff
Seitengespräch 322
Selbst 117
Selbstdarstellung 295
Selbstenthüllung 295
Selbstkompetenz 76 f
Selbstoffenbarungs-Ohr 294
Selbstpflegebedarf, situativer 106 f
Selbstpflegedefizit 107
Selbstpflegedefizit-Theorie 93
- Dorothea Orem 93
Selbstpflegeeinschränkung 107
Selbstpflegeerfordernisse, entwicklungs- und gesundheitsbedingte 106
Selbstpflegekompetenz 107
- Bereiche 107
Selbstregulation 103
Selbstversorgungsdefizit, Körperpflege 222 f
Seminar, gesundheitliche Beratung 312
Setting 323
Sieveking, Amalie 46
Sitte 252
Situation, festgefahrene 300
Sozialgesetzbuch

- IX 210
- V 163, 210
- XI 164, 210
Sozialkompetenz 75
Sozialprestige 238
Sozialversicherung 44
Spannungszustand 20
Spätmittelalter 35
Spezialisierungslehrgang 63 f
Spiegel der Seele 290
Spiritualität 128
- Familie 130 f
Sprachcode 287
- elaborierter 287
- restringierter 287, 297
Sprache 286
Sprachvermögen 286
Sprachverständnis 286
Standard
- ergebnisorientierter 205 f
- Klassifizierung 202
- prozessorientierter 203
- strukturorientierter 202 f
- Ziel der Einführung 202
Standardpflegeplan 204
- Beispiel 205
- Vorgehensweise 204
Stationsleitung 237
- Gruppenpflege 240
- Primary Nursing 241
Stecklaken 165
Stichprobe 152
Stimme 287
- Empfindungen 287
Strauss, Anselm 119
Stress 112
- berufsbedingter, Supervision 322
Stress-Coping-Modell 17 f
Stressoren 20, 110
- Arten 112
Strukturkonzepte der Pflegepraxis, Dorothea Orem 105 ff
Strukturmodell ABEDL 132
Strukturqualität 209
Stufenplan 276 f
- Einsatz 278
Sturzgefahr, Pflegediagnose 222
Sunrise-Modell 115 f
Supervision 321 ff
- Burnout-Syndrom 322
- Formen 323
- in der Pflege 323
Supervisionstätigkeit, berufliche 322
Syndrom, Pflegediagnose 229 f
System
- Definition 109
- individuelles 128
- menschliches, Prozessdimensionen 129
- offene 127
- soziales 128

Sachverzeichnis

Systemerhaltungsdimension 129
Systemerhaltungsstrategie 130
System-Instabilität 111
System–Modell 109 ff
- Betty Neumann 92, 109 ff
Systemtheorie 12, 167
- Subsystem 167

T

Taxonomie 229
- II 224, 228
Taylorismus 236
Team, interdisziplinäres 198
Teamarbeit, Kompetenz 74
Teambesprechung 309
Teamfähigkeit, Kompetenz 75
Teamsupervision 323
Teilnahme 304 f
Tempelmedizin 28
Terminologie, einheitliche 224 f
Themenzentrierte Interaktion (TZI) 318 ff
- - Hilfsregeln 320
- - Störung 319 f
Theorie
- der beschleunigten Evolution 104
- Definition 89
- deskriptive 90
- erklärende 90
- folgenorientierte 256 f
- globale 90, 92 f
- kontrollierende 90
- Merkmale 89 f
- mittlerer Reichweite 93
- nicht folgenorientierte 258
- des Pflegesystems 108
- prädiktive 90
- praxisnahe 93
- der Selbstpflege 105 f
- des Selbstpflegedefizits 105, 107
- des systemischen Gleichgewichts in der Pflege 128
- - nach Friedemann 127 ff
- teleologische 255
- der transpersonalen Zuwendung 117

- Zielsetzung 90
Theoriebildung 88, 91
- Ebenen 92 f
- - Abstraktionsgrad 92
- Modelle 90
Thesen 89
Throughput 167
Tierney, Alsion 123 ff
Tollhäuser 43
Total Quality Management TQM 212
Tradition 164
Transparenz der Maßnahme 303
Trial-and-Error-Methode 166
TZI 318 ff
TZI-Dreieck 319

U

Überforderung 304
Übergabe mit dem Patienten 309
Überlastung, berufsbedingte, Supervision 322
Überleitungsbogen 196
Überleitungspflege 194
Umfeld, soziales, Wortschatz 287
Umgebung 132
Umweltfeld 104
Utilitarismus 255

V

Verallgemeinerung 320
Verantwortlichkeitsethik, personalistische 258
Verantwortung in der Pflege 265 ff
Verantwortungsethik, personalistische 257
Verdachts-Pflegediagnose 230, 235
Vergessen 303
Vergewaltigungssyndrom 229 f
Verhalten, Patient 99
Verstehen, einfühlsames, partnerzentriertes Gespräch 316

Versuch und Irrtum 139 f, 166
Verteilung, gerechte 274
Vier Seiten einer Nachricht 292 ff
- - Appellaspekt 294 f
- Beziehungsaspekt 293
- - Sachaspekt 292 f
- Selbstoffenbarungsaspekt 293
Vierdimensionalität des Lebens 104
Vier-Empfangs-Ohren 294 f
Vier-Phasen-Modell 161, 169
Vincenz von Paul 40
Vinzentinerinnen 40, 45 f
Volkswohlfahrt 56
Vorgehen nach Intuition 165
Vorsorgevollmacht 271
Vortrag, Kompetenzerwerb 81

W

Wahrnehmung 305 f
- von Nachrichten 302
- soziale 305
- - Leitfragen 306
Wahrnehmungsfehler 306
Watson, Jean 117 ff
Weimarer Republik 55
Weiterbildung, Anleitung 310 f
Weiterbildungsmöglichkeiten 63 f
Wellness-Pflegediagnose 230
Weltbund der Krankenpflegerinnen 49
Weltkrieg, erster und zweiter 55 f
Wert, Gesundheit 250
Werte
- Definition 249
- kulturelle 249
- moralische 249
- motivierender Aspekt 250
- nichtmoralische 249
- religiöse 249
Wertekonflikte 250
Werteskala 250
Wertesystem, persönliche 249 f

Werthaltung 250
Wertvorstellung, persönliche 249 f
WICHE, Pflegeprozess 161
Widerstands-Linien 111
- Stärkung 112
Widerstandsressourcen, generalisierte 20 f
Wiederaufbau, Kriegsende 58 ff
Wilde Schwestern 48
Willensfreiheit 268
Wir-Sprache 298
Wissen
- Quellen beruflicher Pflege 138 ff
- praktisches 78
- Streben nach 86
- theoretisches 78
Wissenserwerb 139
Wissensquellen
- strukturierte 141
- unstrukturierte 141
Wissenschaft und menschliche Zuwendung 117 ff
Wohltätigkeit 271
Wortschatz 287
Wortwahl, richtige 297 f
Würde 273

X

Xenodochion 32

Z

Zeitalter der Aufklärung 41
Zentralwertbezogenheit 87
Zimmerpflege 240
Zuhören 305
- aktives 299, 316
- - Regeln zur Umsetzung 317
- - Voraussetzungen 299
Zusammenarbeit, Kompetenz 79 f
Zuständigkeitsbereich 70
- Wandel 70 f
Zuwendung, transpersonale in der Pflege 117 f
Zuwendungsbeziehung, transpersonale 118